国家卫生健康委员会"十三五"规划教材

专科医师核心能力提升导引丛书

供专业学位研究生及专科医师用

胸心外科学

Thoracic and Cardiovascular Surgery

第 2 版

主　编　胡盛寿

副主编　王　俊　庄　建　刘伦旭　董念国

人民卫生出版社

·北　京·

图书在版编目（CIP）数据

胸心外科学 / 胡盛寿主编 . —2 版 . —北京：人
民卫生出版社，2022.11
　　ISBN 978-7-117-33810-3

　　Ⅰ. ①胸… 　Ⅱ. ①胡… 　Ⅲ. ①胸腔外科学②心脏外科
学 　Ⅳ. ①R655②R654

　　中国版本图书馆 CIP 数据核字（2022）第 197213 号

人卫智网	www.ipmph.com	医学教育、学术、考试、健康，
		购书智慧智能综合服务平台
人卫官网	www.pmph.com	人卫官方资讯发布平台

胸心外科学
Xiongxin Waikexue
第 2 版

主　　编：胡盛寿
出版发行：人民卫生出版社（中继线 010-59780011）
地　　址：北京市朝阳区潘家园南里 19 号
邮　　编：100021
E - mail：pmph @ pmph.com
购书热线：010-59787592　010-59787584　010-65264830
印　　刷：廊坊一二〇六印刷厂
经　　销：新华书店
开　　本：850×1168　1/16　印张：33　插页：8
字　　数：931 千字
版　　次：2014 年 5 月第 1 版　　2022 年 11 月第 2 版
印　　次：2022 年 11 月第 1 次印刷
标准书号：ISBN 978-7-117-33810-3
定　　价：155.00 元

打击盗版举报电话：010-59787491　E-mail：WQ @ pmph.com
质量问题联系电话：010-59787234　E-mail：zhiliang @ pmph.com
数字融合服务电话：4001118166　E-mail：zengzhi @ pmph.com

编　者 （按姓氏笔画排序）

丁以群　广东省人民医院

于存涛　中国医学科学院阜外医院

王　俊　北京大学人民医院

王　群　复旦大学附属中山医院

王　巍　中国医学科学院阜外医院

王兴安　同济大学附属上海市肺科医院

石志华　河北医科大学第四医院

朱　勇　福建医科大学附属协和医院

庄　建　广东省人民医院

刘小刚　同济大学附属上海市肺科医院

刘成武　四川大学华西医院

刘伦旭　四川大学华西医院

刘俊峰　河北医科大学第四医院

刘晓程　天津市泰达医院

刘锦纷　上海儿童医学中心

齐　宇　郑州大学第一附属医院

安　琪　四川大学华西医院

许　林　南京医科大学附属肿瘤医院

许尚栋　首都医科大学附属北京安贞医院

孙寒松　中国医学科学院阜外医院

花中东　中国医学科学院阜外医院

李　运　北京大学人民医院

李　炘　苏州大学附属儿童医院

李　辉　首都医科大学附属北京朝阳医院

李　潞　四川大学华西医院

李小飞　空军军医大学唐都医院

李向楠　郑州大学第一附属医院

李守军　中国医学科学院阜外医院

李剑锋　北京大学人民医院

李晓峰　首都医科大学附属北京儿童医院

杨　帆　北京大学人民医院

杨　剑　空军军医大学西京医院

杨一峰　中南大学湘雅二医院

肖颖彬　陆军军医大学第二附属医院

岑坚正　广东省人民医院

谷天翔　中国医科大学附属第一医院

沈振亚　苏州大学附属第一医院

宋云虎　中国医学科学院阜外医院

张春芳　中南大学湘雅医院

陈　刚　广东省人民医院

陈　椿　福建医科大学附属协和医院

陈克能　北京大学肿瘤医院

陈寄梅　广东省人民医院

苗劲柏　首都医科大学附属北京朝阳医院

易　蔚　空军军医大学西京医院

周建业　中国医学科学院阜外医院

周清华　四川大学华西医院

郑　哲　中国医学科学院阜外医院

孟　龙　山东第一医科大学附属省立医院

赵　松　郑州大学第一附属医院

赵　珩　上海交通大学医学院附属胸科医院

胡　坚　浙江大学医学院附属第一医院

胡盛寿　中国医学科学院阜外医院

钟文昭　广东省人民医院

侯生才　首都医科大学附属北京朝阳医院

闾夏轶　浙江大学医学院附属第一医院

姜　涛　河北医科大学第四医院

姜格宁　同济大学附属上海市肺科医院

秦昌龙　四川大学华西医院

贾　兵　复旦大学附属儿科医院

倪一鸣　浙江大学医学院附属第一医院

倪云峰　空军军医大学唐都医院

徐志云　长海医院

徐志伟　上海儿童医学中心

涂远荣　福建医科大学附属第一医院

崔玉尚　中国医学科学院北京协和医院

康晓征　北京大学肿瘤医院

董念国　华中科技大学同济医学院附属协和医院

蒋　伟　复旦大学附属中山医院

舒　畅　中国医学科学院阜外医院

谭群友　陆军军医大学大坪医院

谭黎杰　复旦大学附属中山医院

主 编 简 介

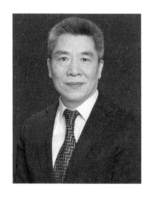

　　胡盛寿　教授,博士生导师,中国工程院院士。现任国家心血管病中心主任,中国医学科学院阜外医院院长,心血管疾病国家重点实验室主任,国家心血管疾病临床医学研究中心主任,国家"973计划"首席科学家,"国家杰出青年科学基金"获得者,教育部"创新团队"学科带头人,法国医学科学院外籍院士。

　　主要学术贡献有:建立了冠状动脉搭桥微创系列技术"三步曲",引领并推动了中国冠状动脉搭桥微创技术的发展和普及;创建了我国首个心血管再生医学实验室,其领导的团队在国际上创立了"固有免疫反应介导心肌再生"的理论;在国际上首次建立致心律失常型右室心肌病集临床预后、病理表型与基因型相连的精准分型;领导的心脏移植团队将阜外医院打造成了世界上最大的心脏移植中心之一;主持研制了具有自主知识产权的FWⅠ—FWⅢ轴流泵,并与国内公司合作将全植入磁悬浮人工心脏成功应用于临床;创立主动脉-肺动脉"双根部调转手术(DRT)",解决了复杂先心病外科治疗领域的一个难点问题。

副主编简介

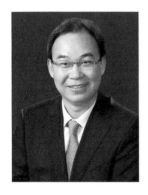

王　俊　中国工程院医药卫生学部院士，国家卫生健康委员会胸外科内镜诊疗技术专家组组长，中国医师协会毕业后医学教育胸心外科专业委员会主任委员，中国抗癌协会肺癌专业委员会主任委员，中国医师协会胸外科医师分会及内镜医师分会副会长等。

坚持在临床一线工作了34年，从事胸部微创和肺癌研究27年。1997年获得国际胸心外科学界最高青年奖 Graham Fellowship（每年全世界仅一人），先后在芝加哥大学、麻省总医院、梅奥医学中心等单位学习、工作。在中国最早成功开展电视胸腔镜手术，探索出绝大多数胸腔镜手术的中国术式，并一直在手术例数和难度上处于领先地位。连续25年举办全国胸腔镜手术学习班，培训了我国早期80%以上的胸腔镜医师，主持制定了胸腔镜手术国家规范，引领中国胸外科完成了从传统开胸到现代微创的转型升级。创建中国肺癌微创综合诊疗技术体系，研创出被《柳叶刀·肿瘤学》命名的肺癌手术"王氏技术"，解决了中国肺癌手术的独特难题，推动了我国肺癌微创手术的普及。早期肺癌的系列创新研究成果写入多项国际指南，使我国肺癌的早诊早治水平位居国际前列。先后获国家科技进步奖二等奖，中国工程院光华工程科技奖及中央保健工作先进个人奖等。发表论文380余篇，中英文专著14部。

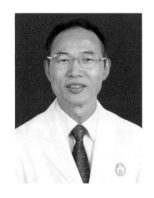

庄　建　医学博士，主任医师，教授，博士生导师，国家百千万人才工程国家级人选，国家有突出贡献中青年专家。现任广东省人民医院心血管病中心主任，广东省华南结构性心脏病重点实验室主任，广东省人民医院心外科首席专家，中华医学会胸心血管外科学分会前任主任委员。

长期从事先天性心脏病系统防治和先天性心脏病外科治疗研究。在国内率先开展多项新术式并成功应用于复杂先心病的外科治疗，率先将3D打印等三维技术综合应用于先心病外科辅助诊疗中，负责建立国内首个省级先心病综合防治网络，牵头制定了我国首个胎儿心脏超声检查和先心病产前咨询规范，组织开展国内首例产时心脏外科手术和胎儿先心病宫内介入治疗，推动我国先心病治疗进入胎儿期。

副主编简介

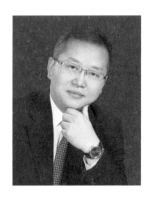

刘伦旭　胸外科学教授，主任医师，博士生导师。现任四川大学华西临床医学院/华西医院副院长，中华医学会胸心血管外科学分会副主任委员/胸腔镜外科学组组长，中国医师协会胸外科医师分会副会长/肺外科学组组长，中国抗癌协会肺癌专业委员会委员，四川省医学会胸心血管外科专业委员会主任委员，四川省抗癌协会肺癌专业委员会主任委员。担任《中国胸心血管外科临床杂志》主编，*Video-Assisted Thoracic Surgery* 杂志共同主编。皇家外科医师学会会员（英国），美国胸心血管外科学会（AATS）会员，欧洲胸外科医师协会国际委员，国家卫生计生突出贡献中青年专家，四川省学术和技术带头人，四川省"天府万人计划"天府名医。

从事本科/研究生教学任务 20 余年，致力于肺癌外科综合治疗及肺癌基础研究，且在微创肺外科领域进行了系统探索创新，在国内率先开展全胸腔镜肺癌根治术，在国际上创立了"单向式胸腔镜肺手术学"，并在国内国际广泛应用，极大推动了微创胸外科的发展。主持国家自然科学基金研究 5 项，作为第一完成人获中华医学科技奖一等奖一项，四川省科技进步奖一等奖一项。

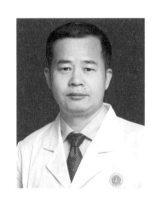

董念国　二级教授、主任医师、博士生导师，现任华中科技大学同济医学院附属协和医院心血管病研究所所长、心脏大血管外科主任、器官移植中心主任，中华医学会胸心血管外科学分会副主任委员，中国医师协会心血管外科医师分会副会长，美国胸心血管外科学会（AATS）会员。《临床心血管病杂志》《国际心血管病杂志》《中国心血管病研究》副主编。

致力于提升危重心血管疾病外科疗效，围绕重症心力衰竭外科治疗，创新心脏移植供/受体理论与心脏移植技术，是中国心脏移植进入国际先进行列的推动者，中国儿童心脏移植的引领者。主持承担国家级课题 10 余项，发表论文 384 篇，SCI 收录 154 篇，申请/授权国家发明专利 36 项。主编及主审专著 6 部，主译 1 部。以第一完成人获国家科技进步奖二等奖 1 项，省部级一等奖 5 项。获全国卫生计生系统先进工作者、卫生部有突出贡献中青年专家、国家卫健委最美抗疫医生、国家名医等荣誉称号。

全国高等学校医学研究生"国家级"规划教材
第三轮修订说明

进入新世纪,为了推动研究生教育的改革与发展,加强研究型创新人才培养,人民卫生出版社启动了医学研究生规划教材的组织编写工作,在多次大规模调研、论证的基础上,先后于2002年和2008年分两批完成了第一轮50余种医学研究生规划教材的编写与出版工作。

2014年,全国高等学校第二轮医学研究生规划教材评审委员会及编写委员会在全面、系统分析第一轮研究生教材的基础上,对这套教材进行了系统规划,进一步确立了以"解决研究生科研和临床中实际遇到的问题"为立足点,以"回顾、现状、展望"为线索,以"培养和启发读者创新思维"为中心的教材编写原则,并成功推出了第二轮(共70种)研究生规划教材。

本套教材第三轮修订是在党的十九大精神引领下,对《国家中长期教育改革和发展规划纲要(2010—2020年)》《国务院办公厅关于深化医教协同进一步推进医学教育改革与发展的意见》,以及《教育部办公厅关于进一步规范和加强研究生培养管理的通知》等文件精神的进一步贯彻与落实,也是在总结前两轮教材经验与教训的基础上,再次大规模调研、论证后的继承与发展。修订过程仍坚持以"培养和启发读者创新思维"为中心的编写原则,通过"整合"和"新增"对教材体系做了进一步完善,对编写思路的贯彻与落实采取了进一步的强化措施。

全国高等学校第三轮医学研究生"国家级"规划教材包括五个系列。①科研公共学科:主要围绕研究生科研中所需要的基本理论知识,以及从最初的科研设计到最终的论文发表的各个环节可能遇到的问题展开;②常用统计软件与技术:介绍了SAS统计软件、SPSS统计软件、分子生物学实验技术、免疫学实验技术等常用的统计软件以及实验技术;③基础前沿与进展:主要包括了基础学科中进展相对活跃的学科;④临床基础与辅助学科:包括了专业学位研究生所需要进一步加强的相关学科内容;⑤临床学科:通过对疾病诊疗历史变迁的点评、当前诊疗中困惑、局限与不足的剖析,以及研究热点与发展趋势探讨,启发和培养临床诊疗中的创新思维。

该套教材中的科研公共学科、常用统计软件与技术学科适用于医学院校各专业的研究生及相应的科研工作者;基础前沿与进展学科主要适用于基础医学和临床医学的研究生及相应的科研工作者;临床基础与辅助学科和临床学科主要适用于专业学位研究生及相应学科的专科医师。

全国高等学校第三轮医学研究生"国家级"规划教材目录

1　医学哲学（第 2 版）

主　编　柯　杨　张大庆
副主编　赵明杰　段志光　边　林　唐文佩

2　医学科研方法学（第 3 版）

主　审　梁万年
主　编　刘　民　胡志斌
副主编　刘晓清　杨土保

3　医学统计学（第 5 版）

主　审　孙振球　徐勇勇
主　编　颜　艳　王　彤
副主编　刘红波　马　骏

4　医学实验动物学（第 3 版）

主　编　秦　川　谭　毅
副主编　孔　琪　郑志红　蔡卫斌　李洪涛
　　　　王靖宇

5　实验室生物安全（第 3 版）

主　编　叶冬青
副主编　孔　英　温旺荣

6　医学科研课题设计、申报与实施（第 3 版）

主　审　龚非力　李卓娅
主　编　李宗芳　郑　芳
副主编　吕志跃　李煌元　张爱华

7　医学实验技术原理与选择（第 3 版）

主　审　魏于全
主　编　向　荣
副主编　袁正宏　罗云萍

8　统计方法在医学科研中的应用（第 2 版）

主　编　李晓松
副主编　李　康　潘发明

9　医学科研论文撰写与发表（第 3 版）

主　审　张学军
主　编　吴忠均
副主编　马　伟　张晓明　杨家印

10　IBM SPSS 统计软件应用

主　编　陈平雁　安胜利
副主编　欧春泉　陈莉雅　王建明

11	SAS 统计软件应用（第 4 版）	主　编	贺　佳			
		副主编	尹　平	石武祥		
12	医学分子生物学实验技术（第 4 版）	主　审	药立波			
		主　编	韩　骅	高国全		
		副主编	李冬民	喻　红		
13	医学免疫学实验技术（第 3 版）	主　编	柳忠辉	吴雄文		
		副主编	王全兴	吴玉章	储以微	崔雪玲
14	组织病理技术（第 2 版）	主　编	步　宏			
		副主编	吴焕文			
15	组织和细胞培养技术（第 4 版）	主　审	章静波			
		主　编	刘玉琴			
16	组织化学与细胞化学技术（第 3 版）	主　编	李　和	周德山		
		副主编	周国民	肖　岚	刘佳梅	孔　力
17	医学分子生物学（第 3 版）	主　审	周春燕	冯作化		
		主　编	张晓伟	史岸冰		
		副主编	何凤田	刘　戟		
18	医学免疫学（第 2 版）	主　编	曹雪涛			
		副主编	于益芝	熊思东		
19	遗传和基因组医学	主　编	张　学			
		副主编	管敏鑫			
20	基础与临床药理学（第 3 版）	主　编	杨宝峰			
		副主编	李　俊	董　志	杨宝学	郭秀丽
21	医学微生物学（第 2 版）	主　编	徐志凯	郭晓奎		
		副主编	江丽芳	范雄林		
22	病理学（第 2 版）	主　编	来茂德	梁智勇		
		副主编	李一雷	田新霞	周　桥	
23	医学细胞生物学（第 4 版）	主　审	杨　恬			
		主　编	安　威	周天华		
		副主编	李　丰	杨　霞	王杨淦	
24	分子毒理学（第 2 版）	主　编	蒋义国	尹立红		
		副主编	骆文静	张正东	夏大静	姚　平
25	医学微生态学（第 2 版）	主　编	李兰娟			
26	临床流行病学（第 5 版）	主　编	黄悦勤			
		副主编	刘爱忠	孙业桓		
27	循证医学（第 2 版）	主　审	李幼平			
		主　编	孙　鑫	杨克虎		

42	消化内科学（第3版）	主　审	樊代明	李兆申		
		主　编	钱家鸣	张澍田		
		副主编	田德安	房静远	李延青	杨　丽
43	心血管内科学（第3版）	主　审	胡大一			
		主　编	韩雅玲	马长生		
		副主编	王建安	方　全	华　伟	张抒扬
44	血液内科学（第3版）	主　编	黄晓军	黄　河	胡　豫	
		副主编	邵宗鸿	吴德沛	周道斌	
45	肾内科学（第3版）	主　审	谌贻璞			
		主　编	余学清	赵明辉		
		副主编	陈江华	李雪梅	蔡广研	刘章锁
46	内分泌内科学（第3版）	主　编	宁　光	邢小平		
		副主编	王卫庆	童南伟	陈　刚	
47	风湿免疫内科学（第3版）	主　审	陈顺乐			
		主　编	曾小峰	邹和建		
		副主编	古洁若	黄慈波		
48	急诊医学（第3版）	主　审	黄子通			
		主　编	于学忠	吕传柱		
		副主编	陈玉国	刘　志	曹　钰	
49	神经内科学（第3版）	主　编	刘　鸣	崔丽英	谢　鹏	
		副主编	王拥军	张杰文	王玉平	陈晓春
			吴　波			
50	精神病学（第3版）	主　编	陆　林	马　辛		
		副主编	施慎逊	许　毅	李　涛	
51	感染病学（第3版）	主　编	李兰娟	李　刚		
		副主编	王贵强	宁　琴	李用国	
52	肿瘤学（第5版）	主　编	徐瑞华	陈国强		
		副主编	林东昕	吕有勇	龚建平	
53	老年医学（第3版）	主　审	张　建	范　利	华　琦	
		主　编	刘晓红	陈　彪		
		副主编	齐海梅	胡亦新	岳冀蓉	
54	临床变态反应学	主　编	尹　佳			
		副主编	洪建国	何韶衡	李　楠	
55	危重症医学（第3版）	主　审	王　辰	席修明		
		主　编	杜　斌	隆　云		
		副主编	陈德昌	于凯江	詹庆元	许　媛

56	普通外科学（第3版）	主　编	赵玉沛			
		副主编	吴文铭	陈规划	刘颖斌	胡三元
57	骨科学（第3版）	主　审	陈安民			
		主　编	田　伟			
		副主编	翁习生	邵增务	郭　卫	贺西京
58	泌尿外科学（第3版）	主　审	郭应禄			
		主　编	金　杰	魏　强		
		副主编	王行环	刘继红	王　忠	
59	胸心外科学（第2版）	主　编	胡盛寿			
		副主编	王　俊	庄　建	刘伦旭	董念国
60	神经外科学（第4版）	主　编	赵继宗			
		副主编	王　硕	张建宁	毛　颖	
61	血管淋巴管外科学（第3版）	主　编	汪忠镐			
		副主编	王深明	陈　忠	谷涌泉	辛世杰
62	整形外科学	主　编	李青峰			
63	小儿外科学（第3版）	主　审	王　果			
		主　编	冯杰雄	郑　珊		
		副主编	张潍平	夏慧敏		
64	器官移植学（第2版）	主　审	陈　实			
		主　编	刘永锋	郑树森		
		副主编	陈忠华	朱继业	郭文治	
65	临床肿瘤学（第2版）	主　编	赫　捷			
		副主编	毛友生	沈　铿	马　骏	于金明
			吴一龙			
66	麻醉学（第2版）	主　编	刘　进	熊利泽		
		副主编	黄宇光	邓小明	李文志	
67	妇产科学（第3版）	主　审	曹泽毅			
		主　编	乔　杰	马　丁		
		副主编	朱　兰	王建六	杨慧霞	漆洪波
			曹云霞			
68	生殖医学	主　编	黄荷凤	陈子江		
		副主编	刘嘉茵	王雁玲	孙　斐	李　蓉
69	儿科学（第2版）	主　编	桂永浩	申昆玲		
		副主编	杜立中	罗小平		
70	耳鼻咽喉头颈外科学（第3版）	主　审	韩德民			
		主　编	孔维佳	吴　皓		
		副主编	韩东一	倪　鑫	龚树生	李华伟

71	眼科学（第3版）	主　审	崔　浩　黎晓新
		主　编	王宁利　杨培增
		副主编	徐国兴　孙兴怀　王雨生　蒋　沁
			刘　平　马建民
72	灾难医学（第2版）	主　审	王一镗
		主　编	刘中民
		副主编	田军章　周荣斌　王立祥
73	康复医学（第2版）	主　编	岳寿伟　黄晓琳
		副主编	毕　胜　杜　青
74	皮肤性病学（第2版）	主　编	张建中　晋红中
		副主编	高兴华　陆前进　陶　娟
75	创伤、烧伤与再生医学（第2版）	主　审	王正国　盛志勇
		主　编	付小兵
		副主编	黄跃生　蒋建新　程　飚　陈振兵
76	运动创伤学	主　编	敖英芳
		副主编	姜春岩　蒋　青　雷光华　唐康来
77	全科医学	主　审	祝墡珠
		主　编	王永晨　方力争
		副主编	方宁远　王留义
78	罕见病学	主　编	张抒扬　赵玉沛
		副主编	黄尚志　崔丽英　陈丽萌
79	临床医学示范案例分析	主　编	胡翊群　李海潮
		副主编	沈国芳　罗小平　余保平　吴国豪

全国高等学校第三轮医学研究生"国家级"规划教材评审委员会名单

顾　问

韩启德　桑国卫　陈　竺　曾益新　赵玉沛

主任委员（以姓氏笔画为序）

王　辰　刘德培　曹雪涛

副主任委员（以姓氏笔画为序）

于金明　马　丁　王正国　卢秉恒　付小兵　宁　光　乔　杰
李兰娟　李兆申　杨宝峰　汪忠镐　张　运　张伯礼　张英泽
陆　林　陈国强　郑树森　郎景和　赵继宗　胡盛寿　段树民
郭应禄　黄荷凤　盛志勇　韩雅玲　韩德民　赫　捷　樊代明
戴尅戎　魏于全

常务委员（以姓氏笔画为序）

文历阳　田勇泉　冯友梅　冯晓源　吕兆丰　闫剑群　李　和
李　虹　李玉林　李立明　来茂德　步　宏　余学清　汪建平
张　学　张学军　陈子江　陈安民　尚　红　周学东　赵　群
胡志斌　柯　杨　桂永浩　梁万年　瞿　佳

委　员（以姓氏笔画为序）

于学忠　于健春　马　辛　马长生　王　彤　王　果　王一镗
王兰兰　王宁利　王永晨　王振常　王海杰　王锦帆　方力争
尹　佳　尹　梅　尹立红　孔维佳　叶冬青　申昆玲　田　伟
史岸冰　冯作化　冯杰雄　兰晓莉　邢小平　吕传柱　华　琦
向　荣　刘　民　刘　进　刘　鸣　刘中民　刘玉琴　刘永锋
刘树伟　刘晓红　安　威　安胜利　孙　鑫　孙国平　孙振球
杜　斌　李　方　李　刚　李占江　李幼平　李青峰　李卓娅
李宗芳　李晓松　李海潮　杨　恬　杨克虎　杨培增　吴　皓

前　言

全国高等学校医学研究生"国家级"规划教材《胸心外科学》于2014年首次出版,为紧跟日新月异的临床诊疗技术发展,编委会再次组织专家编写第2版。

胸心血管外科是所有临床学科中涉及知识面最广、专业医师培养周期最长的学科之一,尤其是近十年我国胸心血管外科快速发展,一方面需要对一些基本的知识和技术重新加以审视和巩固,另一方面一些新理论、新技术不断出现,创新过程又多充满争议,亟待一本新的教材为学生指引方向。但这也给本书的编写工作带来了极大的挑战。

在本书的编写过程中,全体编委围绕编写大纲,结合我国胸心血管外科发展的实际情况展开讨论,力图使这本主要为研究生使用的教材能在科学、准确地介绍胸心血管外科基本知识、基本技能的同时,突出介绍胸心血管外科各领域的现状、研究热点和发展趋势,更主要的是为引导学生提出问题、分析问题,锻炼科研思维,提高临床能力和科研能力,为进一步获取知识解决问题提供工具与技能。

参与本书编写的各位专家在繁忙的临床工作之余勤奋笔耕,通力合作才得以完成冗繁的编写工作,在此我们表示衷心的感谢。

限于编写时间和笔者的水平,本教材难免存在缺陷或偏颇,恳请各位同行专家、使用本书的临床医生和其他读者批评指正,以便再版之际修正。

胡盛寿

2022 年 6 月

目　录

第一篇　胸　外　科　学

第二篇 心血管外科

第一篇 胸外科学

第一章　胸外伤

第一节　病因及病理生理的认识过程与启示

有记载的人类胸部创伤可追溯到公元前3000年,由于文明发展程度的不同,胸部创伤的主要致伤原因亦有不同。在古代,人类为了生存主要与自然灾难做斗争;随后随着冷兵器的发展,人类战争使用锐器作战,所以锐性损伤成为主导;近代,火器伤逐渐增多;如今,交通事故已成为"世界第一公害",据WHO《2018年道路安全全球状况报告》显示,全世界每年约有5 000万人在道路交通事故中受伤,其中135万人致死,在全球疾病和伤害中的排位中居第8位。《中国统计年鉴2018》报告显示,在中国城乡居民主要死亡率及死因构成比中创伤和中毒外部因素居第5位。胸部创伤无论平时和战时都常见,占创伤的8%~12%,其住院死亡率为1.3%~8.5%,是仅次于颅脑创伤的第二大创伤死亡原因,约25%的伤员直接死于胸部创伤,另25%的死亡与胸部创伤有关。

一、胸部创伤的病因

胸部创伤的致伤病因可分为钝性损伤(钝性伤)和穿透性损伤(穿透伤)。不同致伤病因、暴力强度、致伤部位决定胸部创伤的发生率和损伤的严重程度。

(一)钝性伤

胸部钝性伤较胸部穿透伤多见。多由交通事故、高处坠落、建筑物倒塌、钝器打击胸部等造成。根据损伤时状态可为直接损伤、减速伤和挤压伤。①直接损伤:被暴力直接打击胸部,发生单一或多发性肋骨骨折、胸骨骨折,可同时发生血胸、气

胸或胸内脏器损伤。②减速伤:当身体在高速运动时突然停止,无论是否碰撞到物体,由于惯性作用,胸内脏器仍继续向一定方向急速移动,从而发生胸部减速伤。伤后胸壁可无损伤,而胸内脏器和组织可出现撕裂和破裂。③挤压伤:由于重物,如建筑物、土石方、车辆等重物体挤压于胸部,使胸部前后径或左右径发生变形,超过机体抗张弹性限度,可造成胸壁及胸内脏器严重损伤,死亡率高达30%。若第4肋以上发生肋骨骨折,常合并有胸骨骨折、气管、支气管破裂和/或锁骨下血管损伤。下胸部第5~9肋骨骨折,常为多发骨折或多根多处肋骨骨折而出现连枷胸,多合并有血胸、肺挫伤等。第10肋以下肋骨发生骨折,常伴有腹内脏器,如肝、脾损伤或膈肌破裂。若胸部前后径受过度挤压,还可发生纵隔和心脏大血管移位、扭曲而出现严重的心脏大血管挫裂伤。

(二)穿透伤

胸部穿透伤是由火器投射物或锐器造成胸壁软组织、骨性结构及胸内脏器,如肺、食管、心脏及大血管的损伤,伤情多较为严重且复杂,常引起呼吸和循环功能障碍,甚至穿透膈肌引起腹腔脏器损伤。

1. 火器伤　胸部火器伤是由于火器发射的投射物,如弹片、弹丸、弹珠所致的胸部损伤。由于胸部暴露面积大,故战伤中胸部火器伤较为常见。当投射物穿入组织时,作用力分两个方向前进,一是向前冲进,称为前冲力,二是同时向四周扩散,称为侧冲力。前者直接使弹道组织损伤,后者则使弹道形成瞬时空腔。①直接损伤作用:当投射物击穿组织后,沿其运动轴线前进,可造成胸壁或胸内组织、脏器击穿、离断或撕裂,并释放出大量热能造成局部高温使组织破坏,形成原发伤道或残留伤道。如果投射物动能大、速度快而形成贯通伤,可无投射物残留。如投射物动能小、速

度慢,在未穿通人体以前能量已耗尽,则形成非贯通伤,有异物存留于体内。②瞬时空腔效应:高速运动的投射物进入组织,具有很大的侧冲力,释放出巨大能量,形成的冲击波以压力波的形式压缩伤道周围组织,使其向四周迅速移位,形成一个比原发创道或投射物直径大数倍甚至几十倍的瞬时空腔。瞬时空腔形成后,空腔内为负压期,除使创道周围被压迫组织返回外,还可将伤道入口与出口处的污物吸入创道内造成污染。因此,火器伤无论是贯通伤还是非贯通伤,其伤口都是污染的。由于肺是一种含气和具有高度弹性的组织,对高速投射物的动能具有缓冲作用,多不形成瞬时空腔或形成的瞬时空腔很小。但肺内压可急剧增加,导致肺泡破裂、肺微血管破裂出血。心脏、大血管内血液压缩性小,传播快,衰减慢,遭受损伤更大。因此,在火器伤中,心脏大血管损伤多严重于肺损伤。胸壁肌肉组织丰富,且有骨性结构支撑,高速投射物击中后,即使只有胸壁的切线伤,也能将冲击伤传递给肺组织,造成严重的肺挫伤。如救治中缺乏对其严重性的认识而未予重视,可导致伤员死亡。如投射物击中肋骨,骨碎片可呈圆柱形放射状分布,造成胸壁及肺组织继发性损伤。

2. 锐器伤 胸部锐器伤平时较为常见,主要由刀、剑、钢筋、竹竿、木棍,以及其他尖锐物的切、砍、刺伤胸部所致,可造成胸壁组织及胸内脏器的损伤,如肋间血管、肺脏、气管、食管、心包、心脏、大血管损伤,损伤的严重程度直接与锐器的形状、大小、暴力程度、受伤部位等有关。锋利(如刀刃)锐器伤,其创缘多较整齐,周围组织创伤轻。若为钢筋、木棍等损伤,可造成胸壁组织缺损,甚至穿通身体,可将衣物及体表污染物带入伤口及胸腔,造成污染。锐器刺入胸腔可出现血气胸及心脏压塞。

胸部锐器伤创口的体表位置、创道方向及锐器进入体表的长度等因素对伤情判断具有重要指导意义。①上胸部锐器伤:若出现伤口周围及颈部皮下气肿,合并少量血胸,提示有肺、气管和食管损伤。②中胸部锐器伤:如仅为气胸或少量血气胸,多为肺损伤出血,因为肺循环压力低,出血多可自行停止。如伴有中至大量血胸,而出血速度相对较慢,主要考虑肋间血管或胸廓内动脉损

伤出血。若伤口位于心前区,伴有休克或急性心脏压塞,提示有心脏大血管损伤,此类伤员多来不及急救而死于现场。③下胸部锐器伤:要注意穿透性胸腹联合伤。伤口位于右侧,应考虑右侧膈肌和肝脏损伤。位于左侧时,则有可能损伤膈肌、脾脏、胃及结肠。

二、胸外伤的病理生理

公元 1267 年,Theodric 首次对胸壁创伤采用了正确闭合胸壁的方法。胸部生物力学致伤机制的研究始于 20 世纪 40 年代,在应用动物、尸体和假体进行大量模拟研究的基础上,现在已进入应用呼吸/心跳同步的高速致伤装置的活体动物实验,通过多导压力传感仪、生理记录仪,记录并定量分析胸部组织、器官在不同撞击条件下力的传播,机体组织的力学响应和确定其耐受限度,研究能量和损伤程度之间的量效关系等,为进一步阐明致伤机制和设计防护装置创造了良好条件。20 世纪 70 年代后,放射影像学胸部计算机断层摄影、磁共振、二维超声心动图、核素扫描等先进技术的相继问世,并逐渐完善,给胸部创伤的早期诊断、早期治疗和疗效评价提供了重要手段,也为胸部创伤的深入研究增添了可靠观察指标。近年来,多层螺旋 CT 使胸部创伤的诊断变得相对快捷与准确,微创性诊治手段如电视辅助胸腔镜和血管内介入修复技术以及体外膜肺氧合(ECMO)疗法使胸部创伤患者的死亡率进一步降低。分子生物学和免疫组织化学技术在创伤外科的应用,进一步深化了对胸部创伤的认识,在一定程度上解释了胸部创伤致急性肺损伤、急性呼吸窘迫综合征(ARDS)及多脏器功能不全综合征(MODS)之间的关系;解释了当前对 ARDS 救治死亡率仍居高不下的原因,阐明了对严重胸部创伤早期治疗的重要性,并对严重胸部创伤防治提出了新思路。胸腔是呼吸和循环等重要器官所在的部位,因此,胸部伤所致病理生理学改变,除了局部和全身创伤反应之外,主要是不同类型和不同程度的急性呼吸和循环功能障碍,两者又互相影响,互为因果。

(一)呼吸功能障碍

1. 通气功能障碍 胸部创伤后引起肺通气功能障碍的原因主要有阻塞性通气功能障碍、限

制性通气功能障碍和其他合并因素对呼吸功能的影响。

（1）阻塞性通气功能障碍：呼吸道狭窄或阻塞使呼吸道阻力增加所引起的通气不足称为阻塞性通气功能障碍。胸部创伤时最常见的原因有：①气道内异物、误吸、气管和支气管损伤出血，分泌物淤积等引起的气道梗阻；②喉痉挛、声带水肿或麻痹所致中央性气管阻塞，引起严重呼吸困难；③气管或支气管断裂；④下呼吸道分泌物聚积、缺氧或分泌物刺激所致支气管痉挛，以及感染所致支气管炎症等引起的广泛性中小气道梗阻，对通气功能影响更大，更难以处理，应引起重视。

（2）限制性通气功能障碍：主要是由于呼吸驱动力不足和呼吸运动受限所引起，又称之为呼吸泵衰竭，常见的原因有：①胸壁的顺应性降低：胸壁软组织损伤或 / 和肋骨骨折，引起胸痛可导致胸壁肌肉呈保护性痉挛状态，使胸壁呼吸运动减弱；胸壁软组织的直接损伤或 / 和肋骨骨折造成的继发性损伤，均可引起组织出血、渗出和水肿等改变，使胸壁的弹性降低。这些均可引起胸壁顺应性降低，从而使肺的通气功能下降。②连枷胸（浮动胸壁）：连枷胸患者，疼痛和胸廓的完整性、稳定性被破坏使呼吸运动明显受限。多发性肋骨骨折可使潮气量降低 30%，连枷胸反常呼吸运动时降低 50% 以上，并使咳嗽和排痰无力，呼吸道内分泌物积聚，阻力增加。③肺的顺应性降低：肺挫伤或肺爆震伤可引起广泛的肺泡和毛细血管破裂、肺出血和肺水肿，致使肺顺应性降低；胸部创伤引起的疼痛，产生保护性抑制反应，使患者不敢咳嗽和深呼吸，从而使潮气量下降，肺泡不能充分膨胀，引起肺泡表面活性物质减少，肺泡表面张力相应增加，易造成肺不张，导致肺泡膜及毛细血管内膜缺氧，增加了毛细血管的通透性，使肺泡内渗出增加。上述各种因素如不能及时得到控制或解除，可导致急性肺损伤（ALI），甚至导致急性呼吸窘迫综合征（ARDS）。④胸膜腔内压的改变：创伤性血胸、气胸及连枷胸等，都会使胸膜腔正常的负压变小甚至消失，同时也使两侧胸腔压力失去平衡，这样影响了胸廓的正常运动，且限制了肺的膨胀，导致通气功能的障碍。⑤膈肌功能受损：膈肌是主要的呼吸肌，保障 2/3 的正常潮气量，当发生血胸、气胸和连枷胸时，影响膈肌的升

降运动；若发生创伤性膈疝时，膈肌功能损害和对肺脏的压迫可使通气功能严重受损。⑥呼吸肌动力不足和疲劳：胸部伤若合并脊柱骨折伴高位截瘫或合并颅脑损伤时，可引起中枢性呼吸驱动力不足，导致通气功能障碍。此外，胸外伤致肺挫伤、急性肺损伤和急性呼吸窘迫综合征时，由于肺顺应性降低和生理无效腔增大，为维持正常 PaO_2 和 $PaCO_2$ 所需每分通气量增加和单位容量通气所消耗的呼吸功能增加，导致能量供 / 需失衡，从而引起呼吸肌疲劳。

2. 换气功能障碍　肺的换气功能取决于气体弥散功能以及肺泡通气（V）、肺血流量（Q）和 V/Q 比率。胸部创伤导致肺换气功能障碍的原因有：

（1）肺泡壁肿胀：在通气功能障碍的情况下，通气量减少，加之胸部伤所致肺挫伤，引起广泛的肺泡和毛细血管破裂、肺出血和肺水肿，可导致肺泡膜及毛细血管内膜缺氧而水肿，使肺泡与毛细血管内血流的 O_2 和 CO_2 的交换发生障碍。

（2）ARDS 和肺不张：这两种情况都可使肺通气量减少，部分血液不能充分摄取 O_2 和排出 CO_2，因而使通气 / 灌流比例失调、无效腔通气和肺内右向左分流增大。ARDS 时肺泡 - 毛细血管内膜损伤，透明膜形成是胸部伤后呼吸功能障碍的常见原因。

（3）血胸和 / 或气胸：胸内积血或积气均可使肺萎陷，不仅使呼吸面积减少，也产生右向左分流。

（4）胸壁和肺的顺应性降低：胸部外伤时，因疼痛、胸部软组织损伤、骨折和肺挫伤等导致肺功能障碍，进一步加重通气 / 灌流比例失调。

3. 其他合并因素对呼吸功能的影响　胸部创伤急性呼吸功能障碍的发生还与合并伤、基础肺功能，以及伤后治疗因素等有关。临床常见的原因有：①胸部伤合并严重低血容量、低血红蛋白或严重颅脑伤等，常伴有呼吸功能改变；②合并长骨骨折或多发骨折可引起脂肪栓塞，从而加重急性肺损伤；③原有肺气肿、慢性阻塞性肺疾病以及老年人肺储备功能低下者，胸部伤后很容易发生呼吸衰竭；④肺挫伤后输入过量晶体溶液可加重肺水肿和肺损伤；⑤大量输入库血时血小板和血细胞的聚集物等微栓栓塞肺毛细血管并释

放炎性介质,也可引起肺的损伤。

胸部创伤在临床上呼吸功能紊乱常常是通气功能障碍和换气功能障碍同时存在,限制性与阻塞性通气功能障碍同时存在,生理分流与生理无效腔增大因素同时存在,同时还应考虑到与合并伤、甚至肺功能及伤后治疗等因素。处理时必须抓住主要矛盾,并且要兼顾其他方面,更应注意其病情转化。

(二)循环功能障碍

严重胸部创伤发生循环功能紊乱的原因有以下几方面:

1. **胸部创伤引起失血** 导致有效循环血容量减少,甚至产生失血性休克。

2. **心脏压塞** 胸外伤并发出血,尤其是造成心包腔内出血,引起急性心脏压塞。心包尚有一定的弹性,心包内少量的积血,一般不会引起血流动力学变化,但心包的弹性甚为有限,一旦超过极限,心包腔内即使增加少量血液也会使心包腔内压力急剧增加,可限制心脏的收缩和舒张功能,尤其是舒张功能,心排血量减少,出现严重的心源性休克。

3. **心脏本身和大血管的直接损伤** 如心肌损伤可发生心律失常及心力衰竭;若伴有冠状动脉损伤,尤其原有冠状动脉粥样硬化者,则可发生急性心肌梗死。创伤性心室间隔穿孔、主动脉瓣膜损伤所致关闭不全或二尖瓣乳头肌和腱索断裂所致二尖瓣关闭不全等,可导致急性左心衰竭。

4. **连枷胸和开放性气胸** 均可引起纵隔摆动,使上、下腔静脉回心血量减少,心排血量下降。此外,胸膜和肺遭受刺激,可引起胸膜肺休克,加重循环功能障碍。

5. **胸部创伤引起的通气或换气功能障碍** 造成呼吸衰竭,出现缺氧、酸中毒和高血钾,使心功能受到抑制。

了解本节内容可以获得如下启示:

1. 胸外伤是十分常见的胸部疾病,位居各种病损前十位,而且发病率有逐渐升高趋势。

2. 由于涉及呼吸、循环等致命器官,故死亡率高。

3. 对呼吸、循环病理生理的深入研究,使严重胸外伤的救治成功率有所提高;但重症病例仍是临床治疗难点。

第二节 临床表现的基本特点及新变化

一、胸部疼痛

疼痛是胸部创伤最常见的症状,无论胸外伤的轻或重,总是会伴有胸部的疼痛,只是疼痛的程度与性质会有所不同。在胸廓有骨折时,胸痛最为显著,往往为持续性钝痛,如影响到肋间神经或刺激到壁胸膜,可表现为"撕裂样"疼痛。疼痛使很多患者不愿活动,因此,主动活动与被动活动均受一定程度的限制,造成长时间卧床,易发生呼吸道、泌尿系感染、深静脉血栓等。在下胸部肋骨骨折,疼痛还可沿肋间神经走向放射到腹部,表现为上腹部或季肋区疼痛,此时常常出现症状与体征分离的现象,即症状较重体征较轻,甚至影响呼吸,但检查时无明确的定位体征,无明显的腹肌紧张,可与急腹症鉴别。疼痛可使胸廓运动受限,出现呼吸浅快或呼吸困难等症状。

胸痛是患者的主观症状,与多种因素有关,但并不完全与胸外伤的严重程度成正比,而与损伤部位、个体差异、对疼痛的耐受能力相关。

二、呼吸困难

呼吸困难是胸外伤患者常出现的临床表现,中等程度伤的胸外伤患者,多有不同程度的呼吸困难,患者表现为呼吸频率加快、胸闷、呼吸困难。引起呼吸困难的原因是多方面的,除因剧烈胸痛对呼吸运动的限制或抑制外,其他主要原因有:血胸或血气胸时,使肺受压,致胸腔容量降低,肺通气功能受损;胸外伤时常常有肺或支气管损伤,痰中带血或咯血是常见的症状,若咳嗽反射受影响或未将呼吸道分泌物和血块咳出,不可避免会出现呼吸道梗阻,加重呼吸困难;肺受爆震伤后,细小支气管或肺泡受损,通气及换气功能均受影响;气胸特别是张力性气胸,除影响肺功能外还可阻碍静脉血液回流,导致呼吸、循环功能障碍;心包腔内出血时,引起心脏压塞症状和体征,同时常因缺氧引起呼吸困难。如有多根多处肋骨骨折,胸壁软化,常出现反常呼吸运动、气促、端坐呼吸、发绀、烦躁不安等。

呼吸困难反映的是胸外伤后的结果,呼吸困难的程度与胸外伤的程度有较强的相关性,呼吸困难越重,胸部损伤越重,后果也越严重。

三、休克

严重胸部创伤休克的发生率甚高,据报道,闭合性胸部创伤休克的发生率为 10%~15%,穿透性胸伤或多发伤休克的发生率更高。患者表现因休克程度不同而异,表现为疲乏无力,烦躁不安或反应迟钝、精神萎靡、嗜睡甚至抽搐;皮肤、面色苍白或发绀,湿冷呈现花纹或花斑状,出冷汗;外周静脉萎陷、心悸气短、心率明显增快、脉搏细弱、血压下降、脉压缩小、中心静脉压常明显下降;严重者导致患者体温不升或高热,尿量减少甚至尿闭等;晚期出现多器官功能不全。引起休克的原因有:心脏或大血管损伤所致的失血性休克;严重心脏挫伤,心脏泵衰竭引起的心排出量减少;心脏压塞,使回心血量减少,导致心排出量减少,血压下降及冠状动脉灌注不足,产生心肌缺氧,甚至发生心力衰竭;开放性气胸及张力性气胸导致的循环功能紊乱;心脏瓣膜损伤引起的心力衰竭。胸部创伤常合并其他部位损伤,若休克的原因难以用胸部创伤解释,应考虑其他脏器特别是腹内脏器出血的可能。

休克是严重胸外伤常见的并发症,多数胸外伤伴有休克的发生,与胸外伤的严重程度和致死率是呈正相关的。

四、咯血

有咳嗽、咳痰症状的胸外伤患者,痰可以是呈灰白色的黏液痰,也可以是呈黄绿色的脓痰,有时候咳出的痰液中带有鲜红色血液,称为咯血。咯血可伴有咳嗽、咳痰、胸痛等症状,听诊肺部可闻及湿啰音。多数胸外伤患者并无咯血症状,而出现痰中带血者居多,一旦患者出现咯血或痰中带血,提示可能存在肺或支气管的损伤,咯血时需要询问咯血量、性状、发生和持续的时间等。靠近肺门的肺实质或较大的支气管有损伤,伤后咯血早而量多;靠近周边的肺损伤出现咯血晚,也可无咯血或只表现为痰中带血;咯血性泡沫样痰常见于肺爆震伤或肺冲击伤引起的肺水肿;咯脓血痰常提示肺部有感染存在;咯血伴呛咳时,往往提示呼吸道可能有血凝块等异物阻塞。

咯血患者若出现表情恐怖、张口瞪目、两手乱抓、抽搐、大汗淋漓、牙关紧闭或神志突然丧失等症状时,提示血液阻塞气道发生窒息,此时需要进行呼吸道清理等急救措施。

五、胸廓畸形

胸廓畸形可由直接暴力或间接暴力造成。直接暴力多由钝器撞击胸部,使承受暴力处向内弯曲而折断,断端可陷入胸腔,损伤肋间血管、胸膜及肺等;间接暴力多由前后胸壁受挤压,使肋骨向外过度弯曲而折断,多发生在肋骨中段,骨折的断端向外。枪弹伤引起的骨折,常为粉碎性骨折。青年人肋骨弹性大,发生骨折时往往需要较大的外力,故多合并有严重肺挫伤。相反,老年人因肋骨弹性小,轻微的胸部创伤就可引起较严重的肋骨骨折,而可能没有或仅有轻微的邻近肺挫伤。单根单处或多根单处肋骨骨折如无严重的胸内损伤,多不严重。但多根多处肋骨骨折后,局部胸壁因失去肋骨的支撑而软化,亦称为连枷胸(flail chest)或浮动胸壁。出现反常呼吸运动,即吸气时,胸腔内负压增加,软化区的胸壁内陷;呼气时则反之,软化区向外鼓出。在呼吸时由于两侧胸膜腔内压力不平衡,使纵隔左右摆动,影响静脉血的回流,导致呼吸与循环紊乱。主要症状表现为局部疼痛、外观畸形或左右不对称,可伴有皮下气肿、气胸、血胸等并发症,可表现为反常呼吸运动,出现呼吸困难、发绀等症状和体征。

创伤性连枷胸出现呼吸循环功能紊乱的原因,过去认为是由于"摆动气"引起,国内外大量学者经过动物实验研究证实"摆动气"并不存在,呼吸困难主要由于反常呼吸运动,使呼吸受限,咳嗽无力,肺活量和功能残气量减少,肺顺应性和潮气量降低以及患者因疼痛不能深呼吸和咳嗽,呼吸道易被分泌物所阻塞等引起。能引起连枷胸的暴力,同样可以引起肺挫伤,肺挫伤所致的肺实质损害是加重患者呼吸窘迫及低氧血症的重要因素之一。这些论述为在连枷胸治疗时为什么强调肺挫伤治疗提供了理论依据。

基于连枷胸对胸壁损伤特点和肺挫伤的深入认识,并排除了"摆动气"对呼吸功能的影响,故连枷胸的治疗只有在合并肺损伤、出现严重呼吸功能不全时，才行气管插管、人工呼吸或机械通气治疗。改变了过去连枷胸患者使用呼吸机行"内固定"治疗的观念，对减少呼吸机并发症起到积极作用。

六、皮下气肿或纵隔气肿

为胸部创伤常见的症状与体征，胸部皮下气肿多由于肺、气管、食管或胸膜受损后，气体自病变部位逸出，积存于皮下所致。多数患者存在气胸，甚至张力性气胸，只有患者胸膜腔有广泛的粘连时，肋骨骨折引起的肺裂伤，空气经肺裂口直接进入皮下时，可只有皮下气肿而无气胸。若为气管或食管破裂，可先出现纵隔气肿、气体迅速经颈根部向四周蔓延，因而，发现皮下气肿，尤其是起始从颈根部的皮下气肿，应高度警惕肺、气管、食管等脏器的损伤。根据损伤程度不同，气肿的范围也不同，胸外伤后产生皮下气肿的范围，可局限在胸部，严重者气体可由胸壁皮下向颈部、腹部或其他部位的皮下蔓延，也可以波及整个躯干，甚至近端肢体，严重者影响患者的呼吸。以手按压皮下气肿的皮肤，可引起气体在皮下组织内移动，出现捻发感或握雪感。用听诊器按压皮下气肿部位时，可听到捻发音。一般皮下气肿患者无自觉症状，唯一对患者的影响是睁眼困难，若有气胸或张力性气胸时，可出现明显的呼吸困难。纵隔气肿患者常诉胸闷或胸骨后疼痛，也可出现声音嘶哑。

在胸部听诊时，如果闻及粗糙的嘎吱声伴随心跳同时出现，为纵隔气肿的表现；严重的纵隔气肿可影响静脉回流，出现颈静脉扩张、心动过速、呼吸困难，甚至心力衰竭的表现。

七、伤口

伤口是开放性胸外伤患者的主要表现，伴有胸部疼痛及伤口出血，如损伤动脉血管，可能有较多的血从伤口溢出或涌出；如有气体或血液从伤口深处溢出，并随呼吸而变化，表明胸外伤是开放性或穿透性损伤。对胸外伤胸部伤口行探查时，应当仔细认真进行检查，包括大小、形状、走向、有无出口，结合受伤姿态及致伤凶器，对判断可能损伤的脏器有重要帮助。

对已经急救密封包扎的开放性胸部伤口，应在做好初期外科处理的准备下，才可打开敷料进行伤口检查。

八、其他症状

胸外伤可能出现的其他症状和体征，包括：晕厥、发绀、瘀斑、血肿、颈静脉怒张和气管偏移等。

了解本节内容可以获得如下启示：

1. 胸外伤病损千差万别，临床上需迅速仔细进行甄别。

2. 针对发病机制的研究有效指导了临床实践，如"连枷胸"治疗的变化。

第三节　快速诊断及伤情评估的意义

一、胸外伤的快速诊断

90%的胸外伤患者通过仔细地询问病史及体格检查即可做出初步诊断。

（一）询问病史与体格检查

可通过对患者本人、护送亲友及旁观者的询问，了解致伤暴力的性质、暴力作用的部位和方向、受伤后的主要临床表现和病情的发展，同时要询问过去心肺功能情况以及有无胸部疾病等。了解受伤至就诊的时间非常重要，如果伤后短时间就诊而病情严重，大多需要紧急处理，包括开胸手术；如伤后时间较长，大多对复苏等治疗的反应较好。

询问病史与体格检查应同步，重点突出，而且在数分钟内应完成，对危重胸外伤患者，应抓住主要矛盾，及时处理最危急的伤情，如气道梗阻、休克及外出血等，不应因询问病史与系统体格检查，特别是对非主要创伤的处理，而延误抢救时机。在处理危急伤情后再详细了解病史和循序进行检查。

（二）生命体征监测

体温、脉搏、呼吸、血压是患者到达急诊室内首先进行的常规检查项目，对危重患者还应根据伤情做床旁超声和胸部X线检查、血气分析、心电监护、中心静脉压测定及记录每小时尿量。如有条件可放置Swan-Ganz导管，反映心血管的病理生理变化,对帮助诊断、指导临床容量补充均有重要的意义。

（三）合并伤的检查

胸部伤合并其他部位损伤甚为多见,常见的包括颅脑、骨关节系统、腹部等。一组1 485例胸部创伤的报告中,合并颅脑伤占42%,合并腹部伤占32%,骨关节损伤46%,仅11%的病例为单纯胸部损伤。Borman等曾对以色列国家创伤登记的共11 966例胸部损伤的患者进行分析,他们发现合并其他损伤可增加患者死亡率。因此,对所有胸部损伤的伤员,除了做详尽的胸部检查外,还要注意身体其他部位的检查,注意受伤部位邻近器官有无合并伤,特别是颅脑、颈部、腹部、脊柱以及四肢。腰、背部是最易忽略的检查部位,应避免遗漏。

（四）选择适宜的诊断技术

根据病情需要,适时、适宜地选择一些检查与诊断技术。应常规进行心电图和血气分析;床旁超声检查对血胸、气胸、心包积液等具有重要诊断价值;胸腔穿刺术兼有诊断与治疗的作用,疑有血胸或气胸患者,胸腔穿刺抽出气体或不凝固的血液即可明确诊断;对张力性气胸具有挽救生命的作用;已行胸腔闭式引流的患者,应详细观察引流情况,判定胸内出血是否停止,为手术提供依据;心包穿刺对急性心脏压塞的诊断有帮助,既可确定诊断,也是紧急抢救措施之一;常规胸部CT检查,对血胸、气胸、肺实质损伤以及有无纵隔增宽等的判断有重要作用,但不应因检查而延误抢救时机。危重患者可在床旁行超声检查和X线检查;对怀疑有气管、支气管等大气道损伤或食管损伤患者可在床旁行纤支镜或胃镜检查;磁共振成像（MRI）、增强CT以及一些较复杂的X线检查,如支气管造影、食管造影或动脉造影等,确有需要,应待病情有所稳定才能进行。

二、胸外伤的综合评估

胸外伤治疗中的困惑是胸外科医师对损伤认识的局限性。胸外科医师在处理胸外伤患者时,往往将处理重点只放在胸外伤上,可能会忽视其他部位损伤的处理,最终可能延误最佳的整体治疗时机。机体在遭到创伤时,胸外伤往往是全身多处损伤的一部分,即使是单独的胸外伤,每一病例的伤情及病理生理改变也不尽一致。对每一胸外伤患者,判断致命性损伤的存在和确定治疗的侧重点更为重要。特别是在伴有其他部位的损伤时,应首先判断有无多发伤及复合伤的存在,什么部位的损伤最严重,最直接危及患者生命;必须确定胸外伤在全身多处损伤中的地位,是主要损伤还是次要损伤。这样抓住主要矛盾,根据患者的表现,进行重点而系统的检查,才能准确判断和及时有效地处理。作为一个经验丰富的临床医师,应从以下几个方面对胸外伤患者进行综合评价。

（一）休克程度判断

严重胸外伤后往往发生不同程度的休克,引起休克的原因有以下几种:①失血性休克:胸内大量失血所致;②心源性休克:因心脏本身损伤或心脏压塞所致的心收缩无力或心排血量下降;③神经源性休克:因过度创伤应激所致的心率增快和血压下降。这些因素可以单独存在,也可能多种因素共同作用引起。

在胸外伤患者中,最常见的休克原因是出血。临床失血性休克分级常按失血量为标准进行分类。美国外科医师协会根据70kg男性失血量的不同,而制订了休克分级标准（表1-1-1）。该标准只能作为参考,因为失血是动态过程,患者从一个级别到另一个级别时可能没有明显的表现或标志。

表1-1-1 失血性休克分级标准

	Ⅰ	Ⅱ	Ⅲ	Ⅳ
失血量/ml	<750	750~1 500	1 500~2 000	>2 000
失血量占血容量比例/%	<15	15~30	30~40	>40
心率/（次/min）	<100	>100	>120	>140
血压	正常	下降	下降	下降
呼吸频率/（次/min）	14~20	20~30	30~40	>40
尿量/（ml/h）	>30	20~30	5~15	无尿
神经系统症状	轻度焦虑	中度焦虑	焦虑、恍惚	恍惚、嗜睡

（二）呼吸评估

评价胸外伤患者的呼吸情况,是医护人员首要的任务之一,如何正确判断呼吸困难的原因,对胸外伤患者的下一步处理至关重要。一般来说，胸外伤患者均有不同程度的呼吸困难。呼吸困难的原因分析应从以下几个方面入手：①胸部的剧烈疼痛对呼吸活动的抑制；②气胸及大量血胸所致的肺萎陷，使呼吸容积下降；③肺实质的损伤，如肺爆炸伤或高能量损伤所致的肺挫伤，使肺有效的通气与换气能力下降；④血液、呼吸道分泌物淤积或误吸，引起的上或下呼吸道梗阻及损伤；⑤浮动胸壁引起的反常呼吸运动影响呼吸功能；⑥创伤后的急性呼吸窘迫综合征（ARDS）；⑦急性失血所致的贫血。上述原因可单一存在，亦可为多个原因共同作用，医师必须迅速、准确地做出判断，及时处理；从呼吸频率、临床症状和体征、血气检查结果等多因素的变化，来综合判断呼吸困难的程度与类型。

（三）六种危险胸外伤的判断

1. 气道阻塞 常由意志丧失、舌根后坠、分泌物阻塞等所致，可表现为刺激性干咳、气喘和呼吸困难，可有呛咳，常有明显的呼吸窘迫，表情异常痛苦，并不时抓搔喉部，其呼吸困难以吸气困难为主，活动可引起呼吸困难明显加重。一旦诊断气道阻塞，应立即处理，简单地抬起颈部，前推下颌，可使舌抬向前，即可恢复呼吸。应立即清除口腔及上呼吸道内的分泌物、血液、异物，合并伤或严重的神经运动损伤需要气管插管。必要时环甲膜切开或气管切开，尤其是有颈椎损伤时，插管可能加重损害。

2. 连枷胸引起的反常呼吸运动 胸部创伤早期，患者常处于保护性浅呼吸或局部疼痛限制了呼吸运动，使反常呼吸不明显，让患者加深呼吸时就易做出诊断。急救时可用手压迫或用厚敷料局部加压包扎，随后进行确定性处理。只有合并肺损伤，出现严重呼吸功能不全时，才行气管插管、人工呼吸或机械通气治疗。

3. 开放性气胸 胸壁缺损使外界与胸膜腔相通称为开放性气胸，常由穿透性损伤引起。胸部的伤口破坏了胸壁的完整性，也破坏了胸内负压。吸气时，气体经胸壁缺损进入胸膜腔，形成大量气胸使肺受压萎陷，严重者还会随呼吸运动而出现纵隔摆动，影响循环稳定。急诊处理应严密封闭创口，使开放性气胸变为闭合性气胸，然后再按闭合性气胸处理。

4. 张力性气胸 肺实质损伤破裂或胸壁小的开放伤后形成单向活瓣，吸入气体单向地进入胸膜腔，使胸膜腔内压力急剧上升，肺萎陷，纵隔亦受压，甚至偏向对侧，引起明显的呼吸困难；心回血减少，引起严重的低血压。严重呼吸困难伴低血压，且呼吸音消失、叩诊呈过清音的患者应考虑到张力性气胸的可能。重症患者不应等待摄胸片后再确诊，应立即在第二肋间插入针头减压，接以活瓣排气针或行胸腔闭式引流。

5. 大量血胸 可由肋间血管、胸廓内血管、胸腔内大血管、肺实质损伤引起，患者有失血性休克表现。查体患侧呼吸音降低，叩诊呈浊音。初期处理时应先行胸腔闭式引流，如为进行性血胸，应积极抗休克，及时剖胸探查。

6. 心脏压塞 常由穿透伤所致。心包内积血压迫心脏，使回心血量减少，血压降低、脉搏细弱，或有颈静脉怒张、CVP上升等。危重时可立即在剑突下行心包腔穿刺抽血减压，为手术赢得时间。

三、胸外伤严重程度的评定

胸外伤后，判断其严重程度有何意义呢？多数学者认为，胸外伤的严重程度评估有助于量化伤情；预测胸外伤患者的生存结局；在批量伤员的救治时，指导现场分类、筛选后送不同等级医院，以决定治疗策略；控制临床研究中不同组间的可比性；评估和比较不同医院的救治质量。现代创伤诊治实践证明，用创伤评分指导临床工作，"可避免的死亡"在西方国家均有所下降，我国有关胸外伤的评分工作起步较晚，目前尚缺乏大宗胸外伤病例的创伤评分报道。因此，有待组建我国大型胸外伤数据库，开展大规模的胸外伤流行病学与创伤评分研究。结合ICD-11码（国际疾病分类，11版）、AIS-2005（简明损伤评分，2005版）等方法，美国创伤外科协会（AAST）所属的器官损伤定级（the organ injury scaling, OIS）委员会经过多年的工作，制定出胸部各主要脏器（胸壁、胸部血管、肺、心脏、食管等）的损伤分级标准（OIS-Ⅳ），因篇幅所限，这里就不一一列出胸外伤具体的各脏器损伤分级标准。

需要强调的是，这些损伤分级的制定虽然对指导临床医师评估胸外伤起到很重要的作用，但损伤分级的依据,均是基于解剖学上的描述,将损伤分为Ⅰ~Ⅴ级(个别脏器为Ⅵ级),代表了从最轻到最严重的胸外伤,并未涉及创伤后的一系列病理生理改变;在能挽救的患者中,从Ⅰ到Ⅴ级,分级越高,损伤越重;而Ⅵ级意味着患者存在非常严重的毁坏性损伤,存活概率极低。虽然 OIS 比 AIS 更适合用于临床实践,且可与 AIS 进行快速转换,对临床医师诊断的标准化、治疗方案和预后评价均有指导意义,但作为临床应用标准,OIS 所描述的最初分级体系,需在大宗病例中得以证实。目前,此工作还在不断的改进和完善中。

第四节 现场急救方法的历史及发展演变

一、胸外伤现场救治历史

创伤医学是最古老的医学,有人类活动就有创伤。早在公元前 10 世纪,古希腊荷马的《伊利亚特》(Homer's Iliad)中,就有关于胸部创伤的丰富记载,大部分的胸部穿透伤由长矛洞穿胸部所致,出现大出血后几乎毫无存活希望,死亡率高达92%。

公元前 326 年,亚历山大大帝在和马利安人(Mallians)的战争中被箭射穿铠甲伤及胸部,血和气体流出,按照当时标准的治疗方法,Critodemus 扩大伤口取出箭镞,虽然存在血气胸,但是大帝活了下来甚至没有并发脓胸。当时人们尚不清楚取出箭镞后伤口应如何处理,特别是是否该用敷料闭合胸壁伤口。用敷料闭合伤口避免气体进入胸腔,还是保持伤口开放以利于气体和血液引出,直到 20 世纪的早期还存在争议。历史上两位伟大的外科军医——Ambroise Pare(16世纪)和 Larrey(17 世纪,拿破仑的外科医生)同时使用开放和闭合伤口来治疗胸部穿透性损伤。Pare 认为当伤口内有少量血液或无血液流出时应关闭伤口,腔内积聚有大量血液时应保持伤口开放。而 Larrey 则把每次呼吸时进出伤口发出的"嘶嘶"声的大小作为决定因素,当声音大时闭合伤口,否则开放伤口,并认为保持伤口开放可以使脓液更容易流出,对患者有利。

在第一次世界大战中,胸部穿透性损伤约占住院伤员的 4%~8%,而死亡率达到 24.1%,当时胸部伤口主要处理原则是不干预。直到 1917 年人们才开始普遍地对伤口进行清创。由于脓胸大量发生,对胸膜腔内积血进行处理的重要性开始有所认识。到 1918 年,随着面罩或口咽通气管正压通气、氧化亚氮麻醉和输血技术的出现,以及对心肺生理学的部分理解,安全和有效的胸部手术开始用来治疗胸外伤。当时的手术主要分为 4类:20% 的患者实施了胸部伤口的清创同时进行胸腔引流,死亡率 22%;20% 的患者对伤口清创的同时对胸腔进行探查,由于暴露差,胸腔内病变可能被漏诊,死亡率 40%;约 55% 的严重胸部穿透性损伤伤员,采用延长胸部伤口同时切除相邻肋骨,再修补胸壁和胸腔内脏器,死亡率 45%;另约 15% 的伤员进行选择性的开胸手术,手术通常另做切口,多采用前外侧切口不用肋骨撑开器,对胸内脏器的暴露比较好,死亡率 25%。

第二次世界大战,美军胸部穿透性损伤约占战伤伤病员的 7.24%,而死亡率降至 8.3%,死于战斗中的士兵中,推测胸部穿透性损伤仍为主要死因者占 34%,略低于第一次世界大战。在两次世界大战之间的二十多年里,由于人们对于心肺的生理功能有了较好的理解,再加上气管插管正压通气的麻醉技术、吸痰技术、解剖学肺叶切除技术的出现、血库的建立和抗生素的出现都使得"二战"中胸外伤的救治水平有很大的提高。在战争初期,外科医生几乎对所有的胸部穿透伤采用开胸手术治疗,但随着伤员数量的增加,开胸手术不得不选择性实施,人们才认识到胸部外伤采用保守治疗或者延迟手术治疗可以取得更好的效果。最终战地医院开胸手术的指征被局限于:血胸伴有活动性出血、胸腔内大量的血块不能经穿刺抽出、胸腔内或肺内大于 2cm 的异物、胸内或者肺内有肋骨碎片、吸吮性胸部伤口、张力性气胸。手术主要分三类:64% 的患者仅行胸壁伤口的清创,包括胸腔引流;30% 的患者经胸壁伤口或扩大伤口进行胸腔内手术;仅有 6% 的患者另选切口常规开胸手术。常规开胸手术适用于脓胸、凝固性血胸、纤维胸和胸内异物等。对于胸部穿透性损伤后脓胸的预防和早期治疗,包括脓胸、凝固性血胸的清除、纤维胸纤维板剥脱手术等,再加上对胸部康复体疗的重视，使得"二战"中胸外伤的致残率比"一战"明显下降。

美军在越南战争时的情况和"二战"又有很大的差别。越南战争时的医院和有经验的医生数量更多；从受伤到转运到战地医疗机构的时间更短，往往小于1h；由于武器设计理念的差别（爆炸物被设计成能够产生大量小弹片而不是以往的少量大弹片），胸部穿透性损伤中子弹伤或者多发的小的弹片伤的比例增加。胸部穿透性损伤的救治，80%都采用了保守治疗，只有20%的患者接受了开胸手术，同时广泛采用了大口径的胸腔闭式引流管和负压引流，更多地运用正压通气进行呼吸支持，使用动脉血气分析对创伤的严重性和治疗效果进行评估，救治的主要目标也设定为恢复血容量、促进肺复张（气道通畅、胸腔引流彻底）。手术适应证主要局限于持续和大量的出血、大的胸壁缺损、持续漏气和纵隔损伤。McNamara报道了越南战争中最大一组胸部穿透伤患者的资料，总死亡率只有2.9%，明显低于"二战"时的8.3%；547例胸部穿透性损伤中只有14%接受了开胸手术，但死亡率为17%；开胸手术患者中子弹击伤者占37%。而全组病例子弹击伤者仅占14%。

抗美援朝战争中，我军胸部战伤率为7.9%，死亡率为6.69%~10.5%，因胸部伤阵亡的占阵亡总数的20.6%。1979年我国对越边境作战中胸部战伤的死亡率下降到2%，但胸背部伤阵亡占阵亡总数仍高达25.9%。

自然灾害（如地震）造成的创伤中，胸部伤占11.6%。5·12汶川地震中，胸外伤住院人数占住院伤员的4%，中老年患者比例大，占27.4%，胸外伤伤员死亡率5.56%，高于住院伤员的平均死亡率1.02%；绝大部分胸外伤伤员经胸腔闭式引流术和其他保守治疗方法治愈。

二、胸外伤现场救治及发展

胸外伤的现场急救，首先应对创伤现场进行评估，了解伤者的受伤环境和损伤机制，并迅速稳妥地使伤员脱离险境。同时应对伤情进行评估，了解是钝性伤还是锐性伤、有无多发伤存在，重点优先评估伤员的大气道、呼吸和循环功能状态，简称ABC（Airway，Breathing，Circulation），至少

每10min对其呼吸频率、脉搏和意识监测一次，有条件者应同时监测血压、氧饱和度和心电图。根据现场的条件和伤情，决定分级救治，包括就地抢救、等待救援、迅速向医疗中心转运。应做到边检伤边抢救，及早纠正呼吸和循环功能紊乱，任何时候都要坚持"救命为先，救命为大"的原则。现场急救措施主要有面罩高流量吸氧、气管插管畅通气道、封闭胸壁伤口、制止外出血、固定浮动胸壁、抗休克等。有学者将包括严重胸外伤在内的严重创伤救治策略归纳为"VIPCO"程序：V（Ventilation）指保持呼吸道通畅、通气和给氧；I（Infusion）指快速建立两个以上的大口径静脉通道，输血、补液扩容以防治休克；P（Pulsation）指监护心脏搏动，维护心泵功能以及进行心肺复苏；C（Control Bleeding）指控制出血；O（Operation）指开胸手术进行确定性处理。目前对于重症胸外伤的现场急救，重点集中在6种即刻致死性胸外伤，包括呼吸道阻塞、连枷胸、开放性气胸、张力性气胸、大出血和急性心脏压塞。

1. **气道阻塞** 气道阻塞急救的目标是尽快恢复气道的通畅性。常规的急救步骤是简单地抬起颈部，前推下颌，可使舌抬向前，即可恢复呼吸。然后，立即清除口腔及上呼吸道内分泌物、血凝块、异物。如不能解除呼吸困难，目前有以下几种方法处理：①口咽通气管；②气管插管；③环甲膜切开；④气管切开等。口咽通气管通气，放置快速、方便，能起到一定的通气效果。但不能连接呼吸机治疗，只适用于有自主呼吸的较轻伤员。气管内插管通气，插管较为快捷、方便，可连接呼吸机治疗，亦便于呼吸道分泌物的吸引。但伤员若合并有颈椎损伤时，气管插管可能加重损伤，甚至截瘫。环甲膜切开，较为快速、可靠，但一般只用作应急处理。气管切开通气，呼吸道管理及伤员舒适度较好，但有一定的创伤和气管狭窄的风险。以上不同方法应根据伤情、伤势和需插管的时间选用。对于怀疑有气道损伤的患者，应先行气管镜检查，纤维支气管镜检查不仅可以了解伤情，而且可以引导气管插管至损伤的远端以控制气道、减少漏气，必要时可引导气管插管插入健侧支气管以保障通气，同时可以明确气道损伤的位置和大小，以便进一步的手术治疗。

2. **连枷胸** 连枷胸的救治目标是呼吸道管

理、止痛、吸氧和稳定浮动的胸壁以恢复呼吸功能。小于 10cm×15cm 范围的反常呼吸运动，如不伴有呼吸功能障碍或肺损伤、血气胸等，往往不需要特别处理，只需要行局部加压包扎即可；而超过这一范围，则需要进行急救处理。急救时，胸壁固定的主要方法有：①采用患侧卧位；②毛巾卷、厚敷料或绑带局部加压包扎固定胸壁；③宽胶布固定胸壁；④弹力胸带或多头胸带固定胸壁；应避免使用沙袋直接压迫，因为它会增加呼吸阻力。由于连枷胸往往合并有肺挫伤，有严重呼吸困难者，应立即送往医院。

3. **开放性气胸** 急救目标是恢复正常的通气功能，封闭伤口。首先需要确保气道通畅，必要时气管插管，同时用无孔的清洁敷料严密封闭创口，使开放性气胸变为闭合性气胸，如没有无孔敷料，也可就地取材用干净的多层毛巾或者衣物压迫覆盖伤口。而后立即另做切口实施胸腔闭式引流术，甚至开胸探查等措施。现场急救无放置胸管条件时，也可用无孔的清洁敷料严密覆盖伤口后，用胶布粘贴封闭三面，从而造成一个单向的活瓣，使得吸气时气体不能进入胸腔，而呼气时胸腔内气体可经伤口排出。

4. **张力性气胸** 现场救治方法有：胸腔插入粗针减压，活瓣针排气及胸腔闭式引流，传统的抢救方法是立即在锁骨中线第二肋间插入粗针头（16 号）抽气减压，连接以活瓣排气针减压。近来一些作者对穿刺减压的有效性和可信性提出质疑，而推荐在腋中线放置胸腔闭式引流；目前对张力性气胸的抢救方法是在胸腔穿刺的同时，无论效果如何，都应在腋中线安置胸管进行胸腔闭式引流；但须注意排气不宜过快，以防复张性肺水肿的发生，具体做法是在紧急减压后暂时夹闭胸腔引流管。

5. **大量血胸** 急诊抢救时首先行胸腔闭式引流，如果置管后引流小于 1 500ml，并且引流后出血停止，则可通过闭式引流继续观察即可，如果血胸患者出现休克时应立即进行气管插管，同时积极抗休克，补充血容量和止血。应迅速建立上肢输液通道，在交叉配血准备的同时，30min 内输入胶体或林格液 1 000~2 000ml，维持血流动力学的稳定，在胸外伤出血控制前，有人主张对输注的液体量进行适当限制，维持收缩血压在

60~80mmHg，即"限制性液体复苏"策略。当患者符合以下指征时应及时剖胸探查：①首次引流量大于 1 500ml；②连续 3h 引流量超过 200ml/h；③老年患者连续 3h 引流量超过 150ml/h；④积极补充血容量，收缩压仍持续小于 80mmHg；⑤引流量未达上述标准，但是有活动性出血征象者。

6. **心脏压塞** 心脏压塞的现场急救原则是保持气道通畅、充分呼吸循环支持和尽快向创伤中心转运以进行确定性的治疗。静脉快速补液可以提高静脉压力，增加心输出量，紧急情况下立即在剑突下进针行心包腔穿刺抽血减压，为后期手术确定性治疗赢得时间。治疗的最终目标是引流或去除心包内的血液和血块。创伤性的心脏压塞通常需要外科心包探查，修复心脏的损伤。需要强调的是，尽快去除心包内血液是创伤性心脏压塞患者存活唯一可能的治疗方法。

第五节 治疗方案的选择与评价

胸部创伤可累及胸壁软组织、骨性结构、胸膜和胸内重要脏器，例如心脏、大血管、肺、气管、支气管、食管等，约 10%~15% 严重胸部损伤患者才需行手术治疗，约 85% 的患者仅行胸膜腔闭式引流。本节介绍以下几种需手术治疗的严重胸部创伤，并对其治疗方案选择进行讨论和评价。

一、连枷胸（flail chest）

连枷胸是胸部遭受强大暴力，引起多根多处肋骨骨折所致。由于骨折区域胸壁失去支撑、软化，吸气时软化胸壁向内凹陷，呼气时往外鼓出，这种与正常呼吸相反的现象，称为反常呼吸运动。

连枷胸在钝性胸伤中的发生率占 8%~13%，多数病例合并肺挫伤。引起的呼吸和循环功能紊乱甚为严重，是胸部创伤死亡的主要原因之一。其治疗原则是保持呼吸道通畅、止痛、防治感染、消除反常呼吸运动、纠正呼吸循环功能紊乱及针对肺挫伤的治疗。

1. **镇痛** 镇痛除可缓解患者疼痛外，尚可减轻反常呼吸引起的呼吸功能障碍及减少肺部并发症的发生。除口服或肌注止痛剂外，肋间神经阻滞和硬膜外麻醉更为有效。

2. **保持呼吸道通畅** 及时清除口腔或气管

内血液或分泌物,保持充分供氧,分泌物潴留不易排出时可用鼻导管引出,亦可用纤维支气管镜来清除。

3. **尽快纠正反常呼吸运动** 反常呼吸运动面积小,对呼吸循环功能影响不大,特别是后胸壁型连枷胸,可不做特殊处理;反常呼吸面积较大的前壁型或侧壁型,应尽快纠正反常呼吸运动。纠正反常呼吸运动的方法甚多,如加压包扎、巾钳重力或胸壁外固定架牵引、人工胸壁等已很少应用。最近报道研究较多者是对连枷胸采用手术固定,手术固定可减少机械通气的使用及缩短住院时间和呼吸机使用时间,减少肺部并发症和具有矫正胸壁畸形美容的效果。应当指出,手术固定不是开胸手术,胸壁切口即可,也不是每一根肋骨骨折都要固定,一般选择 2~3 根肋骨固定就能稳定胸壁。对有剖胸手术指征者,在剖胸时可行肋骨固定,固定材料过去文献报道中有用钢板、克氏针者。近些年来,西方国家多采用 Judet 固定,国内已较广泛应用肋骨环抱器和可吸收骨钉,效果甚佳。

4. **机械通气** Avery 在 1956 年提出对连枷胸患者采用呼吸末正压通气(positive end expiratory pressure,PEEP)治疗,称为呼吸内固定法,但经过长时期大宗病例的观察,发现并未降低连枷胸的死亡率,而且并发症增多,现已不作为连枷胸的治疗方法。但患者如有呼吸窘迫及低氧血症时仍需要用人工呼吸机支持。

5. **防治休克及应用抗生素** 严重患者应注意休克的发生,因多数合并肺挫伤,应控制晶体液入量,常规使用抗生素。

二、开放性气胸

由穿透伤造成胸壁较大的创口,与胸腔直接相通,空气随呼吸出入胸腔,引起一系列的病理生理变化,出现严重的呼吸、循环功能障碍,如不及时救治,可很快引起死亡。

患者到达医院,如创口已经现场严密封闭处理,不应打开敷料观察创口,应立即送手术室进行处理。

1. 迅速建立静脉输液通道,如有休克表现,应加快输血、输液。

2. **全身麻醉下手术** ①对创口行清创术,清除异物及游离的肋骨碎片,修剪失活组织,冲洗胸腔,放置引流后,严密缝合肌层,如创口较大,可游离附近肌瓣封闭,皮肤、皮下组织可二次缝合。如创口感染不重,亦可考虑一期缝合。②如胸腔内脏器损伤,需要手术处理,可将清创的创口扩大作为开胸切口,若创口位置不适合则需另做开胸切口。

3. 术后加强呼吸道管理,防治肺部并发症。

4. 常规应用抗生素,皮试后肌内注射 1 500U 破伤风抗血清,破伤风皮试阳性者可使用破伤风免疫球蛋白。

三、张力性气胸

张力性气胸又称高压性气胸,是因胸壁、肺、气管损伤的创口呈单相活瓣,吸气时空气冲开活瓣进入胸腔,呼气时活瓣关闭,胸腔内的气体不能或很少排出,使胸腔内的压力急剧升高,引起非常严重的呼吸、循环功能障碍,可迅速导致患者死亡,急救时采用减压措施,如活瓣针、单向活瓣引流等可迅速改善病情。

1. 迅速在锁骨中线第 2 或 3 肋间放置胸腔闭式引流,密切观察漏气情况,必要时行负压吸引。

2. 若非胸壁创口引起的张力性气胸,胸腔闭式引流后仍有严重漏气,可行纤维支气管镜检查,若发现有气管及支气管损伤,应急诊开胸手术处理。

3. 纤维支气管镜检查未发现气管及支气管损伤,明显漏气超过 72h,可行电视胸腔镜探查,肺裂伤引起者,可用缝合器或缝线缝合。

4. **其他** 包括给氧、保持呼吸道通畅,防治休克及抗感染等。

四、血胸

钝性或穿透性胸外伤都可损伤胸内血管或脏器出血而形成血胸。肺实质损伤由于肺循环的压力较低,出血多不严重,常可自然停止。但肋间血管、胸廓血管、心脏大血管损伤,出血迅猛,尤其是心脏大血管损伤,常来不及救治而死于现场。对穿透性心脏伤,特别是锐器引起的心脏伤,如存活到达医院及时手术,救治成功的概率很高,英国直升机救援大队曾有多例现场开胸成功救治的报道。

临床上根据入院时胸腔积血的多少分为：①小量血胸，指胸腔积血在 500ml 以下，胸部 X 线检查见肋膈角变钝；②中量血胸，积血在 500~1 500ml，X 线检查可见积液平肺门或肩胛角平面；③大量血胸，指胸腔内积血在 1 500ml 以上，X 线胸片可见积血超过肺门，甚至全胸腔。

血胸的治疗原则是积极防治休克；及时判定和处理活动性出血；及时清除胸腔内积血；防治感染；及时处理血胸引起的合并症及其他合并损伤。

1. **活动性血胸** 患者伤后迅速送达医院，有休克表现，胸腔穿刺抽出血液，在排除腹腔大出血时，应在给氧、抗休克治疗的同时，积极剖胸手术止血。若患者已经入院，经抗休克处理好转后又加重，血红蛋白和红细胞进行性下降，已经放置胸腔闭式引流引流量突然增多，或每小时引流出血超过 200ml，持续 3h 以上，说明胸腔仍有活动出血，应立即开胸止血。

2. **出血已停止的血胸** 小量血胸可行物理治疗，促进自然吸收，亦可胸腔穿刺抽吸。中量及大量血胸，应行胸腔闭式引流，使肺尽早膨胀。近年来报道胸腔闭式引流 48h，胸部 CT 仍有阴影，如排除肺挫伤，可行胸腔镜以彻底清除胸内积血，还可探查有无其他胸内损伤。

3. **凝固性血胸** 病情稳定，1~2 周手术清除血凝块及附着肺表面的纤维蛋白膜，采用电视胸腔镜完成这种手术更为简单、安全。

4. **感染性血胸** 应及时放置胸腔闭式引流，并加强抗感染治疗，有报道应用电视胸腔镜处理，特别是已分隔呈多房性脓胸的患者，更能彻底清除胸内感染。

五、肺挫伤

肺挫伤是常见的肺实质损伤，在交通伤中甚为多见，是胸外伤重要的后期死亡原因之一，其严重程度与肺挫伤的程度和伴发病有关。肺挫伤的严重程度可根据 CT 及胸部 X 线所见，参照肺挫伤的损伤严重程度评分（表 1-1-2）。伴发伤主要是肋骨骨折，75% 的连枷胸伴发肺挫伤。严重肺挫伤容易发生 ARDS，特别是合并休克者 ARDS 的发生率可高达 56%。

肺挫伤的治疗原则是防治肺部并发症、及时处理合并伤及针对肺挫伤的药物治疗等。由于肺挫伤的严重程度不同，因而应根据具体情况处理，主要措施包括：①充分供氧，保持呼吸道通畅；②及时处理合并伤，如肋骨骨折、血气胸及心脏挫伤等；③控制水分及晶体液输入，因肺挫伤的肺组织液体易经毛细血管渗漏，过多的晶体容易引起水肿；④对有呼吸窘迫、低氧血症者应及时机械通气治疗，呼气末正压通气（PEEP）是肺挫伤的主要通气模式；⑤肺挫伤患者的免疫功能降低，对细菌感染的易感性增强，因而需使用广谱抗生素；⑥其他药物治疗包括肾上腺皮质激素及祛痰药如盐酸氨溴索，对后者的研究有减轻肺挫伤的病理改变的效果。

表 1-1-2 肺挫伤的损伤严重程度评分

损伤描述	AIS 2005 分值
单侧肺挫伤	
轻度：<1 叶；不伴 A-a 梯度增高	2
重度：1 叶或多叶，至少一侧，或伴低氧血症或伴 A-a 梯度增高	3
双侧肺挫伤	
轻度：<1 叶；不伴 A-a 梯度增高	3
重度：1 叶或多叶，至少一侧，或伴低氧血症，或伴有 A-a 梯度增高	4

六、气管及支气管损伤

穿透伤和钝性伤都可引起气管和支气管损伤。

（一）穿透性气管及支气管损伤

气管及支气管紧邻心脏大血管，多数患者因心脏、大血管损伤迅猛出血死亡，因此，颈部气管穿透伤救治成功的概率远高于胸内气管和支气管。

颈部气管损伤多由刀伤引起，因位置浅表，伤后也容易诊断，急救时应快速清除呼吸道血凝块，保持呼吸道通畅。气管裂口较大者，可经裂口插入气管导管，入院后应改为经口气管插管全身麻醉下行清创术，气管裂口稍加修剪后间断外翻缝合修补，可用附近组织覆盖加强，放置引流，逐层缝合皮下及皮肤。胸内气管及支气管损伤较为复杂，包括可能损伤脏器和血管，气管或支气管裂伤整齐者，可直接外翻缝合修补，大而不齐的破口，或完全断裂者,应修剪后端对端吻合。

(二)闭合伤气管破裂

闭合伤气管破裂并不少见,多发生在距隆嵴1~2cm处,占钝性伤的3%~6%。胸外伤有严重气胸经胸腔闭式引流后仍有明显漏气,肺未能复张,就应考虑气管、支气管破裂。纤维支气管镜的广泛应用,使气管、支气管破裂能够早期明确诊断,也降低了进入慢性期的概率。气管、支气管破裂一经明确诊断,应立即手术。胸骨切迹以上气管破裂,先做颈部领型切口,必要时将胸骨部分劈开,缝合修补气管。胸内气管破裂采用伤侧后外侧切口进胸,根据损伤情况行间断外翻缝合修补或气管对端吻合,修补或吻合后可用胸膜瓣或肋骨肌瓣加固。若肺有非常严重挫裂伤,亦可行肺叶或全肺切除。少数患者支气管破裂后,破口被血凝块或软组织阻塞,继之机化,引起肺不张,在早期未被发现而进入慢性期,可长达数月或数年才明确诊断。这类患者,在明确诊断后,应做好术前准备,及时手术治疗。手术在双腔气管插管全麻下施行,经患侧后外侧切口进胸,切除瘢痕狭窄段气管,行端端吻合,避免有张力。

七、创伤性膈肌破裂

创伤性膈肌破裂可由穿透伤和钝性伤引起,穿透伤引起的膈肌破裂创口较少,而钝性伤引起的膈肌破裂多在膈肌中央薄的部位,而且裂口大。90%的钝性伤所致膈肌破裂发生在缺乏肝、肾保护的左侧,右侧少见,不过亦有双侧膈肌破裂的报道。一般认为破裂的膈肌裂口难以自愈,小的裂口可被大网膜等组织封堵而暂不出现症状,大的裂口可有大量腹腔内容物进入胸腔,形成膈疝,引起呼吸和循环功能障碍,膈疝可造成胃肠梗阻,甚至发生绞窄。

伤后早期,一旦明确膈肌破裂的诊断,在做好术前准备(放置胃管、维持水与电解质平衡、使用抗生素等)的前提下,及时手术。如有胃肠梗阻及绞窄,应紧急手术。少数病例在早期未能明确诊断,可因出现其他一些消化道症进行检查或出现胃肠梗阻或绞窄才明确诊断,其间隙可长达数月甚至若干年。无论膈肌破裂是否进入慢性期,一经检查明确诊断后,或梗阻绞窄急诊入院,都应手术治疗。

手术的目的是还纳疝入胸腔的腹内脏器,缝合修补膈肌裂口。对手术的入路,大多数人主张在早期无开胸指征者,采用腹部切口,不仅容易还纳腹腔内容物,也容易修补,还可同时处理腹部损伤。在慢性期多主张经胸切口,对可能有粘连的疝内容物容易解剖。

近年来,已有一些采用电视胸腔镜或腹腔镜,或联合电视胸腔镜与腹腔镜治疗创伤性膈疝的报道,认为腔镜手术具有创伤小、损伤轻、并发症少、术后恢复快的优点,但国内甚少报道。

八、创伤性食管破裂

由于食管在体内的解剖部位较深,创伤性食管破裂比较少见,绝大多数创伤性食管破裂发生在颈段食管,通常伴有喉和气管的损伤,少数发生在胸内或膈下,与创伤导致的腹腔压力突然升高有关。由于症状缺乏特异性,在首诊时,约80%的患者漏诊。由于食管周围为疏松结缔组织,并且缺乏浆膜再加上胸腔负压的影响,食管破裂后可在6~12h内并发感染,出现坏死性纵隔炎和败血症,如果破裂后诊断延迟超过24h,死亡率将由11%增加至26%,超过48h,则增加至44%,因此食管破裂的早期诊断和治疗至关重要。

食管破裂的治疗经验主要来自医源性或者自发性的食管破裂,尽管诊断的延迟往往会并发严重的感染,但是治疗的时机已不是决定最佳治疗方法的唯一因素,还应根据损伤组织的质地、病情稳定状态、潜在的疾病以及合并损伤作为治疗方法选择的重要因素。大多数外科医生仍主张食管破裂一经诊断,立即需要清创、缝合破口和充分的引流。

切口的选择和食管损伤的部位相关,颈段食管损伤多采用颈部切口,食管中上段损伤多采用右胸5~6肋间后外侧切口,食管下段损伤可采取左胸7~8肋间后外侧切口。在患者血流动力学稳定的状态下,如果破口小于食管周径的一半时可采取原位缝合修补,破口为纵行时可直接用可吸收无损伤缝线分层缝合,破口为横行时需要切除破口边缘端端吻合(此种情况很少发生在颈部),要确保缝合边缘组织柔软、健康且血供良好。缝合完成后,根据损伤的位置选取用健康的组织瓣(颈部采用胸锁乳突肌、舌骨下带状肌,胸腹部用肋间肌、膈肌、胃底、大网膜等）覆盖缝合修补处，能够有效地降低食管瘘和气管食管瘘的发生；当患者状态不稳定，而食管破口不太大时，可采用经破口在食管腔内放置大号 T 管引流，食管腔内经 T 管置入粗胃管，同时在胸腔内食管破口附近另放置 2 根粗管引流，术后造影如果周围无渗漏，则可早期进食，愈合后可经食管镜取出 T 管，并逐步退出引流管。

如果破口较大，不能原位修补或者用 T 管引流时，可切除食管，根据病情一期或者二期行消化道重建。如果患者病情不平稳，不能耐受食管切除手术，则可行食管分流手术，优先选取鼻胃管引流近端食管、胃造瘘引流胃液，另做空肠造瘘饲食。可选择在食管破口上下端闭合食管隔绝食管破口，但是会增加后期手术的复杂性。在患者病情状态极不稳定时，仅仅放置鼻胃管和胸管充分引流胸腔也是临时合理的治疗方法，直到患者病情允许时，可开胸做进一步的治疗。近年来，可取出式带膜食管支架植入或者食管镜下裂口夹闭结合食管裂口周围的引流也有用于食管破裂的治疗，初步的结果显示了良好的效果。

对于食管破裂的处理很大程度上取决于伴发的感染的程度，在病情稳定的情况下首选原位食管修补或者食管切除一期或二期重建。对于不稳定的患者 T 管引流是最好的选择。对肺表面的纤维板进行彻底的剥离，使肺充分复张极为关键，肺膨胀良好可以封闭食管损伤部位，减少瘘的发生。对于颈部食管破裂合并感染和败血症时，最佳的治疗手段是简单的颈部开放引流。

九、心脏及主动脉破裂

（一）心脏破裂

心脏破裂常见于胸部闭合伤，或锐器、高速投射物体穿透胸壁伤及心脏。损伤部位以右心室最常见，占 47%，左心室次之，占 34%，右心房占 14%，左心房最少，占 5%。小的心脏穿透伤有时可自行止血或愈合，较大的穿透伤可能因血液流入胸腔引起失血性休克，也可能因心包伤口较小，不足以引流心包内血液，则形成血心包或急性心脏压塞。大出血和急性心脏压塞是心脏穿透伤早期死亡的最主要原因。大约 62%~84% 的患者在送医院的途中死亡。

心脏破裂的治疗措施是在抗休克的同时，紧急进行手术治疗。对于心脏濒于停搏者，可在急诊室或监护室进行手术，根据胸壁伤口的位置决定手术的入路。急诊手术多采用第 4 肋间前外侧开胸，必要时横断胸骨以增加显露。在切开心包之前，应做好心脏裂口修补的准备，如无损伤缝针线、心脏垫片等。于膈神经前纵行切开心包，迅速找到心脏出血处，以手指压迫暂时止血；清除心包积血后，用带垫片的针线做褥式缝合，缝合深度以到达而不穿透心内膜为佳。较粗的冠状动脉损伤可予修补或行搭桥手术，小的分支可行结扎。

（二）主动脉破裂

创伤性主动脉破裂在车祸死亡中位居第二，仅次于脑外伤。其中 75%~90% 死于现场，大约 8% 能够存活超过 4h。能够存活着到达医院的伤员中，75% 最初血流动力学是稳定的，然而有超过 50% 的患者在修补之前死亡，几乎所有的伤员都伴有其他脏器的严重损伤，因此对主动脉破裂要提高警惕。绝大多数损伤发生在主动脉峡部，即左锁骨下动脉发出部位的远端，在外科手术的患者中峡部损伤占 84%~97%，只有 3%~10% 的损伤发生在升主动脉、主动脉弓或者远端的降主动脉。

主动脉损伤的评估和干预的时机与其他创伤一样，最初的评估仍是关注生命体征，即从 ABC 开始，然后通过进一步的检查将主动脉损伤分为三类：①死于创伤现场者（占 70%~80%）；②血流动力学不稳定或者从稳定变为不稳定者（占 2%~5%，死亡率为 90%~98%）；③血流动力学稳定，创伤后 4~18h 内做出明确诊断者（占 15%~25%，死亡率约 25%，多死于合并伤）。对于血流动力学不稳定者，首先应当控制出血，包括：对血气胸进行胸腔引流、长骨骨折的临时固定、开胸或开腹探查止血、血管栓塞控制盆腔出血等；其次是对造成压迫效应的颅内出血进行确认和引流；再次是开始处理主动脉破裂，继续进行复苏的同时开始使用短效的 β 受体阻滞药控制血压和心率从而降低血管壁的张力。对于血流动力学稳定者，如无失血性休克和需要干预的颅内出血，可直接准备主动脉破裂修补，早期开始用短效的 β 受体阻滞药控制血压和心率，能够提高手术修补前准备阶段的安全性。

创伤性主动脉破裂的修复主要有两种方法，即开放手术修补主动脉破裂和股动脉介入手术隔绝修补主动脉破口。

传统的开放手术修补主动脉破裂是安全、有效的标准手术方法，其远期疗效肯定。以往多采用简单的主动脉阻断后缝合修补技术，但是由于同时阻断了脊髓的血供，截瘫的发生率较高，阻断超过30min，截瘫的发生率达15%~30%，而只有33%的手术能够在30min内完成。因此各种体外循环灌注技术应用于主动脉修补，来改善脊髓的血液供应。1972年Gott最早用肝素覆盖的聚乙烯管道将血液从主动脉近端（升主动脉、主动脉弓或者左锁骨下动脉）分流到主动脉远端（降主动脉或股动脉），由于管道直径固定，分流量被动依赖于压力阶差，并且不能检测，实验表明不能完全避免截瘫。为了弥补上述不足，后来开始使用肝素结合的管道和离心泵，主动地从左心向主动脉远端部分转流，这一方法具有如下优点：①能有效维持下半身的血流灌注；②能降低主动脉阻断时左心负荷和主动脉近端的高血压；③能够控制血容量，必要时快速输注或者减少血容量；④能够主动变温以缓解创伤合并的低体温。在手术中，可有效监测桡动脉和股动脉，将上肢平均动脉血压维持在70~80mmHg，下肢血压维持在60~70mmHg。

股动脉介入手术隔绝修补主动脉破口是近年来开展的治疗急性主动脉破裂的新技术，早期主要适用于高龄、伴有严重内科疾病、合并其他严重损伤等开放手术风险高的患者。但是随着技术的成熟，加上创伤性主动脉破裂多合并其他严重损伤，虽然缺乏长期的随访，介入手术修复主动脉破裂在许多中心已经成为首选的治疗方法。介入手术术前的评估和准备与开放手术相同，手术需要在杂交手术室或者介入手术室内完成，需行气管插管全身麻醉。经皮股动脉或者直接股动脉穿刺建立通道，植入导丝，通过导丝引导植入导管，先进行动脉造影评估和测量主动脉破裂相关的主动脉弓的解剖，根据主动脉的直径选择合适植入的血管支架，然后在X线透视下导入鞘管，释放安置血管支架，并再次造影确认效果。对于血管支架堵塞左侧锁骨下动脉者，需要将左侧锁骨下动脉移植到左侧颈总动脉以保障左上肢的血供。介

入手术的并发症主要有支架封闭不严造成内漏、支架移位、塌陷、截瘫、主动脉夹层或破裂等，创伤性主动脉破裂介入手术的中转开胸率比动脉瘤高。

十、电视胸腔镜在胸部创伤中的应用

20世纪90年代初，电视胸腔镜已成功用于胸外科疾病的诊断和治疗，并迅速得到推广，已逐步成为胸外科疾病主要的治疗手段。1993年Ochsner等报道应用电视胸腔镜手术治疗14例胸腹伤以后，电视胸腔镜已较广泛用于胸外伤的诊断和治疗。有的单位除需要紧急剖胸手术外，有60%的胸外伤患者选择采用电视胸腔镜手术，可用于胸腔止血、肺裂伤修补、凝固性血胸及继发脓胸的清除、膈肌损伤的及时发现和修补等。电视胸腔镜手术具有创伤小、对T1及L1水平有良好的暴露、良好的照明、疼痛轻、失血量少、对心肺功能影响小、减少术后感染性并发症等优点，可有效缩短胸腔闭式引流时间，减少住院时间。电视胸腔镜手术常见并发症是低氧血症、可逆的心律失常、胸壁出血、医源性肺损伤等。

第六节 展　望

无论在平时或战时，胸部创伤的发生率与危害程度都在创伤中占据十分重要的地位。创伤患者中，胸外伤的发生率仅次于四肢（约40%）和头颅（约30%）外伤，占第三位（10%~12%），但死亡率却占第二位。特别是随着我国汽车大国时代的到来，和西方国家一样，车祸导致的创伤也日益增多，这就对广大医务工作者，特别是胸外科医生提出了更大的挑战。降低胸外伤的发生率、死亡率和致残率是我们努力的最终目标，这需要现场急救、伤员转运、急诊室、手术室、ICU以及康复治疗等各个单元的不懈努力和通力合作。

现代胸外伤治疗的进展与全身麻醉、正压机械通气、气管插管、体外循环等医疗技术的出现，以及医疗器械、诊断手段、抗菌药物和ICU等医疗体系的完善密切相关。目前胸部创伤患者的救治，无论观念还是手段，都有很大进步，其中包括胸部创伤患者的限制性补液策略、损伤控制策

略、保护性机械通气策略、急诊室开胸、胸部血管损伤的手术入路、危重患者的护理等。特别是近年来，影像学技术发展迅速，多层螺旋CT使胸部创伤的诊断变得相对快捷与准确；低侵入性诊断和治疗手段，如电视胸腔镜、机器人手术和血管内介入修复技术，以及体外膜肺氧合（extracorporeal membrane oxygenation，ECMO）疗法，使胸部创伤患者的死亡率进一步降低。

今后胸部创伤的研究方向仍然应以重症胸外伤为中心，继续探索建立客观、有效、简便的胸部创伤评分系统；开发胸部创伤现场急救器材和设备；适时扩大内镜、腔镜、机器人系统和血管介入技术在胸部外伤救治中的应用；同时应加强肺挫伤的损伤机制和病理生理的研究，开发新的有效治疗急性肺损伤的药物等。随着生物工程技术、基因工程研究的深入，胸部创伤重建和替代材料的问世将给胸壁、食管和气管缺损创伤难题的解决带来福音。通过多方面的努力，使胸部创伤的死亡率和致残率进一步降低。

（刘伦旭　谭群友　刘成武）

参 考 文 献

1. Goodman MD, Huber NL, Johannigman JA, et al. Omission of routine chest x-ray after chest tube removal is safe in selected trauma patients. Am J Surg, 2010, 199（2）: 199-203.

2. Shields JF, Emond M, Guimont C, et al. Acute minor thoracic injuries: evaluation of practice and follow-up in the emergency department. Can Fam Physician, 2010, 56（3）: e117-e124.

3. VanWaes OJF, Riet Van PA, Lieshout Van EMM, et al. Immediate thoracotomy for penetrating injuries: ten years' experience at a Dutch level I trauma center. Eur J Trauma Emerg Surg, 2012, 38（5）: 543-551.

4. Kristina Ziegler, James M Feeney, Colleen Desai, et al. Retrospective review of the use and costs of routine chest x rays in a trauma setting. J Trauma Manag Outcomes, 2013, 7: 2.

5. Masahiko Okada, Makoto Kamesaki, Manabu Mikami, et al. Evaluation of the outcome of traumatic thoracic aortic rupture in patients in a trauma and critical care center. Ann Vasc Dis, 2013, 6（1）: 33-38.

6. Veysi VT, Vassilios S. Prevalence of chest trauma, associated injuries and mortality: a level I trauma centre experience. Int Orthop, 2009, 33（5）: 1425-1433.

7. James V O'Connor, Christopher Byrne, Thomas M Scalea, et al. Vascular injuries after blunt chest trauma: diagnosis and management. Scand J Trauma Resusc Emerg Med, 2009, 17: 42.

8. Jean-Michel Yeguiayan, Anabelle Yap, Marc Freysz, et al. Impact of whole-body computed tomography on mortality and surgical management of severe blunt trauma. Crit Care, 2012, 16（3）: R101.

9. Deunk J, Poels TC, Brink M, et al. The clinical outcome of occult pulmonary contusion on multidetector-row computed tomography in blunt trauma patients. Trauma, 2010, 68（2）: 387-394.

10. Nishiumi N, Inokuchi S, Oiwa K, et al. Diagnosis and treatment of deep pulmonary laceration with intrathoracic hemorrhage from blunt trauma. Ann Thorac Surg, 2010, 89（1）: 232-238.

11. Solberg BD, Moon CN, Nissim AA, et al. Treatment of chest wall implosion injuries without thoracotomy: technique and clinical outcomes. Trauma, 2009, 67（1）: 8-13.

12. Demetriades D, Velmahos GC, Scalea TM, et al. Blunt traumatic thoracic aortic injuries: early or delayed repair-results of an American Association for the Surgery of Trauma prospective study. Trauma, 2009, 66（4）: 967-973.

13. Bellamy RF. History of surgery for penetrating chest trauma. Chest Surg Clin N Am, 2000, 10（1）: 55-70.

14. McNamara JJ, Messersmith JK, Dunn RA, et al. Thoracic injuries in combat in Vietnam. Ann Thorac Surg, 1970, 10: 389-399.

15. Lee C, Revell M, Porter K, et al. The prehospital management of chest injuries: a consensus statement. Faculty of Pre-hospital Care, Royal College of Surgeons of Edinburgh. Emerg Med, 2007, 24（3）: 220-224.

16. Cipolle M, Rhodes M, Tinkoff G, et al. Deadly dozen: dealing with the 12 types of thoracic injuries. JEMS, 2012, 37（9）: 60-65.

17. Karmy-Jones R, Wood DE. Traumatic injury to the trachea and bronchus. Thorac Surg Clin, 2007, 17: 35-46.

18. Sherwood SF, Hartsock RL. Thoracic injuries // Mc-

Quillian KA, Von Rueden KT, Hartstock RL, et al. Trauma nursing from resuscitation through rehabilitation. 3rd ed. Philadelphia, Pa: Saunders, 2002: 543-590.

19. Leigh-Smith S, Harris T. Tension pneumothorax, time for a rethink? Emerg Med, 2005, 22: 8-16.

20. Yamamoto L, Schroeder C, Morley D, et al. Thoracic trauma: the deadly dozen. Crit Care Nurs Q, 2005, 28 (1): 22-40.

21. Hubble MW, Hubble JP. Principles of advanced trauma care. Albany, NY: Delmar, 2002.

22. Karmy-Jones R, Jurkovich GJ. Blunt chest trauma. Curr Probl Surg, 2004, 41 (3): 211-380.

23. Cook CC, Gleason TG. Great vessel and cardiac trauma. Surg Clin North Am, 2009, 89 (4): 797-820.

第二章 胸壁、胸膜疾病

第一节 漏 斗 胸

一、病因认知的历史、演变及启示

漏斗胸（pectus excavatum，PE）是最常见的先天性胸壁畸形，占所有胸壁畸形的 90% 以上，其发病率尚无确切数据，国内外几项针对在校学生的大规模调查报告青少年患病率为 0.5%~2%。男女发病比例约为 4：1。漏斗胸的病因目前尚不明确，最初的研究认为是挛缩的膈肌中心腱纤维对末端胸骨及剑突牵拉所致，亦有学者认为胸廓骨骼骨及软骨生长不协调为主要病因，但与缺钙无关，已被广泛认可。近年来研究表明遗传因素是漏斗胸重要的病因之一，存在明显的家族倾向。目前多认为漏斗胸是综合因素导致的，既有内因，又有外因，如膈肌中心膜挛缩、呼吸道阻塞、骨和肋软骨发育障碍、结缔组织病和遗传因素等。最近已有基因方面的研究表明漏斗胸可能与基因缺陷有关，今后希望能从遗传学和基因研究方面探讨防治漏斗胸的方法。

二、临床表现的基本特点及新变化

漏斗胸患者常表现为身体瘦长、凹胸挺腹和左右肋弓异常突出等。畸形较重的可压迫心脏和肺，影响呼吸和循环功能，幼儿常反复呼吸道感染、咳嗽、发热，而循环系统症状较少。随着畸形程度的加重，可出现易疲劳、活动后呼吸困难、持久力下降、前胸疼痛和心动过速等，可能为心脏受压、心排血量减少和心肌缺氧等所致。研究表明约 50% 的漏斗胸患者除胸廓外形改变外并无任何临床症状，但应重视漏斗胸畸形对其心理的影响，这在青少年患者表现更为明显，患者可表现为人际关系敏感、抑郁和焦虑等，严重者可患抑郁症。此外，漏斗胸患者常合并脊柱侧弯和马方综合征等疾病，这些疾病合并存在时往往需要尽早手术纠正，而手术矫正后对患者病理及心理变化的影响尚缺乏大样本的长期随访对照研究。

三、诊断方法的变迁与思考

（一）漏斗胸畸形程度的评估

漏斗胸在临床上非常容易诊断，但畸形程度的评估常不够准确和全面。目前临床上有很多描述方法，包括漏斗胸指数、Haller 指数、胸脊间距、盛水法等。各种方法自成体系但又可以相互参考，对术前漏斗胸畸形的测定和术后效果的评估有重要的指导意义。

1. **Haller 指数** 目前最常用的测量方法，是 CT 片上胸部冠状面内径值除以从漏斗最深点到脊柱前方的距离值。如不对称的漏斗胸，凹陷最低点不在脊柱前方，则在脊柱前方和凹陷最低点画两条水平线，按两线间的距离计算修正的 CT 指数。正常人平均指数为 2.52，轻度漏斗胸为 <3.2，中度为 3.2~3.5，重度 >3.5。Daunt 等报道，漏斗胸手术矫治的标准为 Haller 指数 >3.2，相当于漏斗胸指数的中、重度，两者均可直接反映胸廓凹陷的程度，所以在比较上有一定的对比和借鉴意义，但合并严重扁平胸的患者，测定的 Haller 指数常偏高，反之亦然。

2. **漏斗胸指数（FI）** 根据凹陷畸形大小与前胸壁的比例，作为手术指征的参考，FI=a×b×c/A×B×C（a. 凹陷部的纵径长度；b. 凹陷部的横径长度；c. 凹陷部的深度长度；A. 胸骨的长度；B. 胸廓的横径的长度；C. 胸肌角至椎体的最短距离）。判断漏斗胸凹陷程度的标准是：重度：FI>0.3；中度：0.3>FI>0.2；轻度：FI<0.2。其中 FI>0.2 有手术指征。但 FI 测定法诞生于胸骨翻转术治疗 PE 的年代,考虑到其术式的创伤性,手术指征控制较严格,随着新式式的发展,目前手术指征已相对放宽。

3. 胸脊间距 根据 X 线胸部侧位片测算,胸骨凹陷深处后缘与脊椎前缘间距表示 PE 畸形的程度。胸脊间距 >7cm 为轻度,5~7cm 为中度,<5cm 为重度。此方法简单明了,但测定时不易准确。

4. 盛水法 漏斗部注水测量水量。令患者仰卧,在漏斗部注水然后测量水量,也可以了解漏斗胸的严重程度,重症漏斗胸的容水量可达 200ml 左右。有人用橡皮泥填充在漏斗胸内,塑形后取出橡皮泥,浸入水中就可以很容易计算出胸凹陷部的容积。适用于对称型 PE,不对称者此法难以测准。

上述各种评估方法各有特色,但对成人和不对称型及合并严重扁平胸等复杂漏斗胸判定存在很大缺陷,对畸形程度的评估仍缺乏合理有效的方法,应该综合各个方面进行考虑,探索更适用于复杂漏斗胸的评估方法。

(二)漏斗胸的分型

1. 传统临床分型 贺延儒等依据漏斗胸的凹陷范围和胸廓畸形表现不同分为四种临床类型:广泛型、普通型、局限型及混合型。该分型方法目前已较少使用。

2. Park 分型 Park 等提出基于 CT 图像对漏斗胸进行准确的形态学分类的方法,该方法目前广泛应用于临床,具体方法如下:①对称型(1型,凹陷中心位于胸骨正中),又分为 1A(胸骨下段典型的对称性深凹陷)和 1B(胸骨下段宽而平坦的对称性凹陷);②非对称型(2型,凹陷中心不在胸骨正中而偏向一侧),又分为:2A 即偏心型,胸骨正中位于身体正中线,但凹陷最深处位于一侧的肋软骨,包括 2A1(局限型)、2A2(宽平型)和 2A3(大峡谷型)纵行深沟从锁骨向下至下胸廓,凹陷多位于胸骨旁的软骨而非胸骨;2B 即不平衡型,凹陷中心位于身体正中线,但两侧凹陷程度不一致,包括 2B1(局限型)、2B2(宽平型)和 2C(2A 与 2B 混合型)。

3. 简化 Park 分型 Park 分型使用 CT 进行准确的形态学分型并指导 Nuss 术钢板的弯制,从而使 Nuss 术式由早期仅能局限用于对称

性漏斗胸扩展至不对称型漏斗胸的矫治。但因 Park 分型比较复杂,不便记忆和应用,故曾骐等根据手术的实际需要进行简化,依据患者胸壁外形、CT 及手术中弯制钢板的需要将漏斗胸分为对称型、偏心型和不均衡型,临床上应用更为方便。

(三)漏斗胸分型、分度的思考

现有漏斗胸的分型及分度方式,多基于胸骨凹陷最低处之层面进行划分,然而胸壁是一立体的结构,胸壁的畸形多不单局限于某一层面,单一层面的矫治可能只能有限地改善胸骨凹陷,但对其扁平的胸廓形态未能得到有效的矫正,因此,建立一种新型的分型及分度方式,从而对复杂漏斗胸进行更准确的分型和分度益显重要。

目前已有部分学者逐渐尝试开展计算机辅助下漏斗胸分型、分度的术前评估及测量。近年来,螺旋 CT 的三维重建技术已广泛应用于临床诊断中。通过对这些三维图形的曲线、形态的数据进行提取、分析以及统计,并和正常人群进行对比,从而建立起更为客观、立体、准确的分型及分度方式;结合使用 3D 打印技术等,针对不同患者采取个体化的分型及分度,进行矫形钢板的塑形及置入位置设计,并可用于术后效果的预测。

四、手术适应证的演变和启迪

漏斗胸手术矫形目的是:解除心肺压迫,改善心肺功能;改善外观,解除患者自卑心理;防止漏斗胸畸形继续发展和脊柱侧弯等其他相关畸形出现。因此,漏斗胸的手术指征主要从两方面考虑:

1. 漏斗胸对患者的心肺的压迫,无论是目前的压迫还是以后会发展的潜在压迫,对患者的生长发育造成的危害,需通过手术矫正才能解除。

2. 漏斗胸外观凹陷畸形,严重影响患者胸部外形,可使患者产生自卑的心理影响,需通过手术来改善外观和心理阴影。另外,手术者及医疗单位需具备手术能力及诊疗条件,确保能顺利完成手术,达到预期改善的目的。因此,手术指征需结合患者的疾病特点,漏斗胸的严重程度,危害程

度，心理诉求，以及术者能力来考虑，才能选择合适的手术患者和手术方式，达到满意的手术效果。目前一般认为漏斗胸的手术指征为：

（1）中度以上的漏斗胸，CT 检查 Haller 指数大于 3.2。

（2）肺功能提示限制性或阻塞性气道病变。

（3）心电图、超声心动检查发现明显漏斗胸相关的心律及瓣膜异常。

（4）畸形进展且合并明显症状。

（5）外观的畸形影响患者生活且产生严重自卑等心理问题。

手术适应证的选择亦与术式密切相关，如采用传统的胸骨翻转法或胸肋抬举术，创伤巨大，前胸正中需做大切口，并发症多，严重影响美观，故手术适应证应从严掌握，而近年来开展的微创漏斗胸矫治术（Nuss 手术），具有微创的特点，避免了传统手术的诸多缺点，手术适应证可适当放宽。

经过多年的发展，Nuss 手术的适应证不断扩大。首先由于技术的进步不断改写手术的适应证，不对称的、复发的、有合并症的和先天性心脏病术后的漏斗胸也都被纳入了手术范围，目前几乎所有类型的漏斗胸都可以行 Nuss 手术。更小而隐蔽的切口，更微创的手术方法，使手术也向更广泛的方向发展，更多的患儿和家长接受和欢迎这一手术，因此主观要求矫形者越来越多，以上手术指征亦有明显放宽的趋势。

患者行 Nuss 术的最佳年龄尚有争议。小儿骨质软、肋软骨长，便于微创矫形，其漏斗胸畸形常呈对称性。随着年龄的增长，胸廓逐渐坚硬，畸形逐渐进展，可出现不对称性并伴有胸骨的旋转，还可能出现脊柱侧弯等其他继发畸形。因此，对于 Nuss 术而言，手术时机过晚会增加手术难度，降低手术效果，增加术后疼痛等并发症。另一方面而言，由于本病常随青春期发育进行性加重，手术时机过早可能增加畸形复发的风险，故建议对青春期前发病的漏斗胸患儿应进行一定时间的观察。一般建议，Nuss 术的手术时机应为 6 岁以上。对畸形严重影响心肺功能的患儿，手术年龄可以适当提前，但一般不早于 3 岁。此外，由于肋软骨截除术可破坏肋软骨生发中心，导致严重胸廓发育限制，6 岁以前的患儿忌行截骨手术。

当然，年龄并非手术选择的绝对因素，成年人采用 Nuss 术亦有取得较好疗效，应根据患者漏斗胸严重程度、相关症状及患者主观意愿谨慎选择。成年漏斗胸患者的心理基本已成熟，对其美容和心理需求应该更加重视。可根据畸形的严重程度和复杂程度，选择微创、微创联合开放或者局部填充等多种整形美容术式。

近年来由于新的技术和材料的出现，以吸盘为代表的非手术治疗逐渐得到应用。其采用 3D 打印的个性化真空吸盘吸起胸壁凹陷处，以达到矫治目的。相比手术治疗，非手术治疗成本较低、可避免手术矫治的各种严重并发症，且在尝试保守治疗失败后，患儿仍有机会再接受手术治疗。但是，目前漏斗胸保守治疗的长期效果尚缺乏高水平的证据。婴幼儿至学龄前儿童胸壁柔软，胸部骨骼随着生长发育可塑性较青少年和成人佳，是非手术治疗的适应人群。现有研究显示，对重度、严重不对称，或大龄的漏斗胸患者，保守治疗效果可能并不理想。

五、手术的演变及各种术式评价

漏斗胸的手术治疗有近一百年的历史，经历了骨切除、肋肋截骨、截骨加外固定、截骨加内固定、翻转法及不截骨的外固定等。目前漏斗胸手术治疗的主要方式有以下两类：胸肋抬举法、胸骨翻转法等开放手术和以 Nuss 术为代表的微创矫治手术。

1944 年 Nissen 最早提出胸骨翻转法，需切除自肋弓向上至第 3 肋的变形肋软骨，在第 2 肋间水平横断胸骨，变形处修整削平后，缝合固定。这种术式的缺点是，因没有保留血管蒂，术后胸骨坏死，窦道形成的发生率高达 46%。1954 年 Judet 首先介绍带腹直肌蒂胸骨翻转术，1975 年 Taguchi 提出保留腹直肌蒂的同时，保留胸廓内血管，胸骨血运进一步改善，可减少术后胸骨坏死。该手术方式一般适合于畸形严重，相对对称的漏斗胸。1939 年 Broun 提出胸骨抬举法，1944 年 Ravitch 对该法进行了改良，随后不少学者提出了对 Ravitch 手术的各种改良技术。手术要点为切除全部变形的肋软骨，游离胸骨，于胸骨上部做横行楔形截骨，使胸骨处于向前稍过分矫正位置，贯穿缝合固定,两侧肋软骨缝合固定,后期多数术者同时采用克氏针横穿胸壁抬高胸骨,提高矫形效果,防止术后复发,以上两种方法均属于传统的胸壁畸形手术方法。由于手术伤口大,肌肉软骨破坏多;而且手术时间需要4~6h,出血多、创伤大、对患者打击重、恢复慢、术后并发症和复发率高,越来越不被患者和医生接受。

1998年,美国Donald Nuss首次报道了不截骨的微创手术治疗漏斗胸的成功经验,Nuss手术切口小而隐蔽、手术时间短、出血少、恢复快,不需游离胸壁肌肉皮瓣,不需做肋软骨或胸骨的切除,而且可以长期保持胸部伸展性、扩张性、柔韧性和弹性,被称为胸壁矫形手术的革命。由于Nuss手术是一种微创且易于掌握的外科技术,从而快速地被全世界小儿外科和胸外科医师接受。2002年Coln等报道成人应用Nuss术获得了满意疗效,2003年Hemandez提出不进胸腔的胸膜外Nuss手术,2004年Park等报道了改良的Nuss手术应用于非对称型漏斗胸,随着技术的进步,手术方法的不断改良,Nuss手术已经成为治疗漏斗胸的首选和标准术式。目前国内许多中心漏斗胸治疗术式均以Nuss术或类似的微创矫形为主。对于大龄儿童和成年人的漏斗胸及复杂畸形的漏斗胸而言,由于胸廓的弹性和可塑性较差,是否能取得同样的效果尚存在一定的争议。

多个研究表明,无论开放还是微创矫治术,患者术后矫形满意度均较高,均可为漏斗胸患者带来远期获益。一项来自Cochrane的Meta分析显示,由于缺乏前瞻性随机对照研究,目前尚无法确认两种术式矫治效果之间的优劣性。然而,微创手术的手术时间、术中出血量均少于开放手术,并且患者术后恢复快、住院时间短。但是,微创手术较开放手术术后气胸、血胸等轻微并发症发生率更高,且存在术后因钢板移位导致再次手术的风险。

六、手术治疗过程中值得探讨的问题

漏斗胸手术治疗的改良方法包括不用胸腔镜辅助的Nuss手术、经右或左胸胸腔镜辅助下Nuss手术、双侧胸腔镜辅助下Nuss手术和胸膜外Nuss手术、通过辅助切口或体表在术中提拉

胸骨的Nuss手术等。由于Nuss手术中导向穿通器及Nuss钢板需要通过胸腔,有损伤肺、胸廓内血管、心脏大血管及心包的潜在威胁,所以采用胸腔镜辅助可大大提高手术的安全性,经右胸和左胸置胸腔镜辅助均可顺利完成Nuss手术,但因心脏偏向左侧,左侧置镜常显露不充分。现有临床研究表明:胸膜外Nuss手术是安全可行的,但与Nuss手术组在手术时间、术中出血、出院时间和手术效果上无任何优势,且不容易观察到对侧的情况,手术方法不容易掌握和推广,使用胸腔镜可起到全程监视的作用,避免误伤血管及心肺等重要结构,对术中的异常情况可及时发现并在监视下解决。对非常严重的漏斗胸、复发漏斗胸和有心脏手术史漏斗胸采用胸腔镜辅助加做剑突下小切口辅助分离胸骨后粘连、提拉胸骨凹陷和引导穿通器的方法可大大增加手术安全性。对凹陷面积达3个肋间隙以上的患者,放置1根钢板后效果不佳后可考虑采用多钢板植入固定技术。但是,植入超过2根钢板的患者并发症发生率显著升高,因此植入钢板数量不宜超过2根。

对有些严重漏斗胸、漏斗胸合并鸡胸和严重脊柱侧弯的患者,可能仍需行传统术式治疗,Nuss手术还不能完全将其所取代。最初有文献报道Nuss手术的并发症发生率高达21%~67%,且年龄越大并发症发生率越高,包括切口感染、钢板过敏、气胸、钢板移位、心包积液、胸腔积液、肺不张、心包损伤、心脏损伤和胸廓内动脉损伤等。随着经验的积累,手术方式及固定的不断改进,术后并发症已明显降低。如何总结经验、改进手术及钢板固定方式,进一步改善矫治效果和降低术后并发症等都是在治疗过程中需要注意和探讨的问题。另外,Nuss术中使用的钢板需要再次手术取出增加了患者的创伤和经济负担,目前可以借鉴在骨科领域成功应用的可吸收固定材料,未来研发出可吸收降解的Nuss手术固定支架可使患者更大地获益。

漏斗胸Nuss术开展至今已逾20年,积累了大量的经验。此术式以其微创、低复发率成为漏斗胸外科治疗的首选术式。诚然,Nuss手术自身也存在并发症发病率较高、手术费用高昂等一些需要探讨的问题。其最佳手术时机也仍有

待长时间的观察随访和高质量的对照研究才能明确。实际上目前各种微创漏斗胸矫治手术均是以 Nuss 术为基础进行部分改良的,而一种术式的价值更是要通过大量的研究和时间的检验。同样的,非手术治疗的适应范围和远期效果也有待时间的检验。针对不同年龄、不同畸形类型及程度的漏斗胸患者,如何选择最适宜的治疗方法,以及各种新疗法远期疗效仍是需要研究探讨的课题。

（陈　刚）

参 考 文 献

1. 曾骐,张娜,陈诚,等.漏斗胸的分型和微创 Nuss 手术.中华外科杂志,2008,46:1160-1162.
2. Nuss D, Kelly RE Jr, Croitoru DP, et al. A 10-year review of a minimally invasive technique for the correction of pectus excavatum. Pediatr Surg, 1998, 33: 545-552.
3. 陈刚,谢亮,唐继鸣,等.胸腔镜辅助下成人漏斗胸的 Nuss 微创矫治术.中华胸心血管外科杂志,2008,24: 386-388.
4. 谢亮,陈刚,唐继鸣,等.Nuss 手术矫治复杂漏斗胸 95 例.中华胸心血管外科杂志,2011,27:648-650.
5. Park HJ, Lee SY, Lee CS, et al. The Nuss procedure for pectus excavatum: evolution of techniques and early results on 322 patients. Ann Thorac Surg, 2004, 77: 289-295.
6. Kim HC, Park HJ, Nam KW, et al. Fully automatic initialization method for quantitative assessment of chest wall deformity in funnel chest patients. Med Biol Eng Comput, 2010, 48: 589-595.
7. De Oliveira Carvalho PE. Surgical interventions for treating pectus excavatum. Cochrane Database Syst Rev, 2014 (10): CD008889.

第二节　胸壁肿瘤

一、胸壁肿瘤的分类认知及临床启示

胸壁肿瘤(chest wall tumors)指各种各样的胸壁深层组织(胸骨和肋骨)及软组织(神经、血管和淋巴系统等)肿瘤,不包括胸壁皮肤、皮下组织、浅层肌和乳腺的肿瘤。

在临床上,胸壁肿瘤分为原发性和继发性两大类,其组织来源复杂,病理类型众多,临床表现不一,临床确诊及治疗有一定的困难。其中原发性约占60%,继发性约40%。原发性肿瘤又可分为良性和恶性两种,前者约占40%,后者占60%。据文献统计,原发于胸壁骨骼部分的肿瘤,约占全身原发骨肿瘤的5%~10%,其中近95%发生于肋骨,5%发生于胸骨;恶性占52.5%,良性占47.5%。肋骨肿瘤发生于前胸壁及侧胸壁者多于后胸壁。原发于深部软组织如肋间组织和骨膜者,多为软组织肉瘤及神经类肉瘤。

胸壁原发性肿瘤的病因尚不明确。过去有人认为与胸壁创伤有关,但近年此说法已被放弃。主要是胸壁创伤的发生率较高,而胸壁肿瘤的发病率相对很低,两者相差极为悬殊之故。

继发性胸壁肿瘤多来自他处恶性肿瘤的转移,也有来自邻近器官如乳腺、肺、胸膜和纵隔的原发肿瘤对胸壁直接侵犯,常造成肋骨的局部破坏或病理性骨折,引起疼痛,但肿块多不甚明显。较多见的胸壁继发性肿瘤多来自肺癌、乳腺癌、肾癌、胃癌、食管癌、直肠癌等,少数也可来自甲状腺癌和鼻咽癌。

胸壁肿瘤的病理类别相当繁多,各家分类也不一致。胸壁骨骼肿瘤中良性者以软骨瘤、骨软骨瘤、骨纤维结构不良(或称骨纤维瘤、骨囊肿)等为常见;恶性者以软骨肉瘤(或骨软骨肉瘤)、骨肉瘤(或骨源性肉瘤)、恶性骨巨细胞瘤、浆细胞骨髓瘤、骨内皮细胞肉瘤(Ewing 肉瘤)等为常见。软骨肿瘤约占全部肋骨和胸骨肿瘤的48%。发生于胸壁深层软组织的肿瘤,良性者以神经纤维瘤、纤维瘤、脂肪瘤等较为常见;恶性者以纤维肉瘤、神经纤维肉瘤、血管肉瘤等为常见(表 1-2-1)。

胸壁肿瘤分类给我们的启示是区分胸壁肿瘤的良恶性、原发与继发、部位与范围及其组织病理类别,对于制订治疗方案十分重要。尤应注意的是有些肿瘤,如软骨瘤、纤维瘤和神经纤维瘤等,尽管在病理组织学检查时属于良性,但其生物行为呈恶性,即其生长既具有浸润性,极易复发,又具转移性。因此,在治疗方案上应按恶性新生物处理。

二、临床表现的基本特点及差异性

胸壁肿瘤的症状取决于肿瘤的部位、大小、组织类型、生长速度及与周围组织器官的关系。胸

表 1-2-1 胸壁肿瘤分类

原发性肿瘤				继发性肿瘤	
骨骼肿瘤		软组织肿瘤		转移性肿瘤	邻近器官肿瘤侵犯
良性	恶性	良性	恶性		
肋软骨瘤	软骨肉瘤	脂肪瘤	脂肪肉瘤	胸壁转移性癌	肺恶性肿瘤
骨纤维发育不良	成骨肉瘤	淋巴管瘤	淋巴管肉瘤	胸壁转移性肉瘤	乳腺恶性肿瘤
骨软骨瘤	肋骨尤因肉瘤	血管瘤	血管肉瘤		胸膜恶性肿瘤
骨巨细胞瘤	肋骨恶性嗜酸性肉芽肿	纤维瘤	纤维肉瘤		纵隔恶性肿瘤
肋骨骨囊肿	骨髓瘤	横纹肌瘤	横纹肌肉瘤		
骨纤维瘤及其他	恶性骨母细胞瘤	神经纤维瘤	神经纤维肉瘤		
	恶性骨巨细胞瘤	神经鞘瘤	恶性神经鞘瘤		
	胸骨浆细胞瘤及其他	硬纤维瘤及其他	及其他		

壁肿瘤一般生长缓慢,在早期可能没有明显的症状,只在体检或局部受撞击引起疼痛时才被发现。随着肿瘤的不断生长和发展,约 2/3 病例有不同程度的局部疼痛或压痛,一般骨骼肿瘤,其疼痛的程度多重于软组织肿瘤,尤以恶性肿瘤及肋骨转移性肿瘤为然。胸前壁及侧壁的肿瘤比较容易被发现,胸后壁的肿瘤由于有较厚的肌层和肩胛骨的掩盖,往往发现较晚。有严重持续局限性疼痛者,常提示为恶性肿瘤,但无疼痛者亦不能完全排除恶性。有的胸壁肿瘤向胸内生长,外表并不显著,因而有时直到肿瘤引起胸内压迫症状后才被检查发现。瘤体压迫和浸润周围组织、肋间神经、臂丛及交感神经时,除有神经痛外,还会有肢体麻木或 Horner 综合征。

肿瘤直径大于 5cm 者,多为恶性。生长迅速的肿瘤,多数是恶性的表现,或是在原来良性的基础上发生了恶变。生长很快的肉瘤,有时会发生中心坏死、溃破、感染或出血,引起更为严重的症状。晚期的胸壁恶性肿瘤,则可能有他处转移、胸膜腔积液或血胸,患者常有体重下降、气促、刺激性咳嗽、贫血等表现。部分病例可发生病理性骨折。瘤体在体表形成肿块,并发生坏死溃疡者,可能为肉瘤。

根据肿瘤的部位,亦可帮助判断肿瘤的性质,胸骨肿瘤几乎多为恶性,良性者甚少。软骨瘤多发生在肋骨、肋软骨交界处,增大迅速者多为软骨

肉瘤。肋骨纤维结构不良多位于后部肋骨。

三、诊断与鉴别诊断的思考

为了确诊胸壁肿瘤并选择合适的治疗方法,临床医师必须解决以下四个方面的问题。

(一)是否肿瘤性肿块

胸壁肿块和疼痛是胸壁肿瘤患者常见的主诉。然而,许多非肿瘤性胸壁疾患也表现为肿块与疼痛,需要加以鉴别。

1. 胸壁结核 在胸壁非肿瘤性疾病中,胸壁结核比较常见,通常不难与胸壁肿瘤鉴别。必要时可穿刺活检,抽出物为典型结核性脓液,即可确诊。但胸壁和胸膜结核有时可能与胸壁肿瘤同时存在,应予注意。

2. 慢性非特异性软骨炎(Tietze 病)和其他非特异性肋软骨增生 少数慢性非特异性肋软骨炎或肋软骨增生,临床表现为肋软骨高度增生肿大,需与胸壁肿瘤鉴别,必要时须切除活检。通常,位于上位肋软骨的增生或非特异性肋软骨软骨炎较易诊断,而下位肋软骨膨大却易误诊为软骨瘤。

3. 胸壁巨淋巴细胞增生症 是一种少见的、表现为胸壁肿块的疾病,应注意与肿瘤鉴别。必要时术前穿刺活检或术中在冷冻活检定性后再决定手术方式。

4. 炎性囊肿 文献中有报道术前诊断为胸

壁肿瘤,术后病理报告为炎性囊肿。

（二）是良性肿瘤还是恶性肿瘤

术前往往难以鉴别胸壁肿瘤是良性还是恶性,但这对手术方案与疗效具有重要意义。一般来讲,胸壁恶性肿瘤的疼痛较重,病程短,肿块发展快,体积较大。

1. **疼痛**　胸壁肿瘤约有 2/3 的患者出现不同程度的疼痛,特别是严重的持续性局限性疼痛,常提示为恶性胸壁肿瘤。但是,无疼痛症状者也不能排除恶性肿瘤,其原因可能是胸壁解剖结构有其特殊性所致。恶性肿瘤生长快,迅速扩张,压迫和侵犯周围组织、肋间神经、壁胸膜等,因而疼痛症状较良性肿瘤明显。然而,由于个人感受性的差异,也有例外。

2. **病程**　胸壁肿瘤的病程长短因肿瘤的良性或恶性而有显著不同。统计表明,胸壁恶性肿瘤患者入院前的平均病程短,肿瘤发展快。有些肿瘤如软骨肉瘤、软组织肉瘤等病史可较长。但无论病程短或病程长,若在短时间内增大常常是恶性肿瘤的表现。如果有手术病史,追查首次手术的病理诊断,更易于明确诊断。

3. **肿块**　胸壁肿块的大小是确定胸壁肿块是否是恶性的指标之一,肿块直径超过 5cm 者多恶性。由于胸壁肿瘤发生于深部组织,多数瘤体一部分凸入胸腔,肿块的实际大小往往超过体检所见。即使体检未发现肿块也不能排除恶性肿瘤的可能。如果体检发现较大肿块,再结合临床病程较短、疼痛较重等特点,即应考虑恶性肿瘤的可能。

胸壁肿瘤发生部位较深,表面有较厚的覆盖组织,一部分肿瘤来源于骨骼,因此体检发现多数肿块触之较硬,而且较固定。因此肿块软硬度与活动度仅可作为鉴别胸壁肿瘤性质的参考,与一般肿瘤有所不同。胸壁肿瘤肿块如表面温度增高、血管扩张或侵犯覆盖组织而造成坏死、溃疡,则肉瘤的可能性较大。

肿块发生部位对肿瘤性质的鉴别也有参考价值。据报道,胸骨肿瘤几乎全部为恶性,良性者极少。软骨肿瘤多起源于肋软骨交界处,若迅速增大多为软骨肉瘤,肋骨纤维结构不良多位于后胸壁,也有部分在前胸壁,转移癌多发生于后肋。

4. **实验室检查**　对鉴别胸壁肿瘤的性质仅可供参考。发展迅速的恶性胸壁肿瘤和转移癌病例红细胞沉降率可增快。然而,对于某些特殊病理类型的胸壁肿瘤,实验室检查的某些项目具有重要意义。如肋骨骨髓瘤患者尿中本周蛋白阳性;有广泛骨质破坏的恶性胸壁肿瘤患者血清碱性磷酸酶可增高。

5. **影像学检查**　其影像学诊断思路为:

（1）明确肿块是否存在以及是否来源于胸壁。

（2）明确肿块来自胸壁软组织或者胸壁骨组织。

（3）明确肿块是良性或者恶性。

（4）明确恶性肿块是原发性或者继发性。

（5）明确肿块组织学分类诊断。

确定肿瘤是否发生于胸壁及其部位与范围,以往在胸部 X 线透视下转动体位仔细观察,并拍摄切线位片,使肿物瞄准 X 线片,用以判断肿瘤是否位于胸壁、鉴别和排除胸内病变。近年来各大医院已逐步淘汰胸部 X 线透视,采用 CT 多能做出明确诊断。偶尔较小的骨质破坏密度减低区需要与骨血管瘤及骨质疏松等鉴别,增强 CT 对是否存在软组织肿物有更清晰的判断。有时胸壁来源的肿块需要与蔓延至胸壁的胸内肿块相鉴别,一般认为胸壁肿物起源于胸膜壁层以外的骨和软组织,而胸内病变指胸膜脏层以内的肺支气管、血管及纵隔病变,正常时胸膜壁层与脏层紧贴,X 线和 CT 均不易鉴别。通常胸壁肿瘤的瘤体中心位于侧胸壁,瘤体向胸腔突出时与胸壁成钝角,基底紧贴胸壁,长轴与胸壁一致,不能分开,瘤体两端可见胸膜返折线或胸膜掀起,瘤肺交界面因有胸膜包绕而多光滑。

不少胸壁常见肿物根据其 CT 表现可做出组织学定性诊断。胸壁脂肪瘤、神经源性肿瘤及血管瘤等具有影像学特征,其中脂肪瘤主要依据其特征性的 CT 值,同时边界清楚密度均匀,增强扫描无强化。胸壁神经源性肿瘤多起源于肋间神经,大多数为神经鞘瘤与神经纤维瘤,有包膜,位于肋间隙,肿块多向胸壁内生长,常伴邻近肋骨下缘切迹或邻近肋间隙局限性增宽为其特征。胸壁血管瘤常位于胸壁肌肉内或肌间,多具有弥漫性生长的特点,病变范围较广,而界限欠清,肿瘤多仅向胸壁外生长,增强扫描呈延迟性明显强化,肿块内如能见到静脉石则具有特征性。骨纤维异常增殖症和骨软骨瘤亦有较特征的 CT 表现,肋骨骨纤维异常增殖症好发于肋骨体部,病变范围较广,病骨膨胀,密度降低,皮质完整,周围软组织无异常,而磨玻璃样改变是其特征。骨软骨瘤起源于骨膜或骨旁,呈宽基底外生性的致密骨性结构,表面有钙化。胸壁结核大多数于 CT 平扫时表现为肋骨附近的软组织肿物,其中央区坏死囊性变,CT 增强时肿块呈环形线样强化是其特征,可伴有继发性骨质破坏或骨膜增生,少部分胸壁结核表现以肋骨溶骨性破坏为主,周边见少许死骨及软组织肿胀,如同时伴有肺内、胸膜及纵隔淋巴结等其他部位的结核更有提示意义。

关于影像学检查方法的思考:多种影像学检查方法价值各异。常规 X 线平片对单纯肋骨病变有重要作用,但对胸壁软组织结构的显示和对肿物的定位定性诊断价值有限,多作为初步检查方法,在体检中用以发现部分无症状和体征的胸壁肿瘤。超声检查方便价廉,对胸壁软组织肿块的囊实性鉴别较可靠,同时可指导软组织肿物的穿刺活检。MRI 软组织分辨力高,多参数及多平面成像,可作为巨大软组织肿块定性诊断的补充检查。放射性核素多集中在对骨骼病变的显示,其敏感性高,但特异性低,多用于骨转移的诊断。CT 尤其是多层螺旋 CT 能快速薄层扫描及图像三维重建,图像具有良好的空间分辨率和密度分辨率,无影像重叠,可直接客观地反映胸壁各类肿物的有无、来源、部位和范围等,对显示脂肪、钙化、骨质破坏等有很高的敏感性和准确性,增强扫描还可以揭示肿物的血供及强化特征,对肿物的良恶性、原发或继发以及组织学定性均有重要价值,因此目前 CT 是诊断胸壁肿物最主要的检查手段。

(三)是原发性还是转移性胸壁肿瘤

据报道,在胸壁单发性肿瘤中,转移性肿瘤与原发性肿瘤的发生率大致相等,区分原发性和转移性肿瘤相当重要,因为两者治疗方针不同,预后差别很大。

胸壁转移性肿瘤的临床特点为:①年龄相对较大;②病程短、发展快,多数病程在半年之内;③疼痛严重,多数为重度胸痛;④影像学检查可以表现为骨组织源性或软组织源性,其中肋骨转移瘤可分为囊状膨胀性、溶骨性、成骨性及混合性四种,以溶骨性最多见。怀疑转移性肿瘤时,做全身相关检查发现原发灶及多器官受累证据,通过穿刺或手术活检以获得确切诊断。若尿本周蛋白增高、全身骨骼明显骨质疏松、病变区呈穿凿样骨质破坏应多考虑骨髓瘤。

(四)活组织检查对诊断胸壁肿瘤的意义

胸壁肿瘤在全身中并不多见,但其组织来源复杂,病理类型繁多。可来源于骨、软骨、造血组织、网状内皮组织、血管、神经、纤维结缔组织及其他胚胎迷走组织等。另外,还包括许多转移性肿瘤。因此,病理诊断对治疗和预后估计有重大意义。针吸活检实际操作有困难且存在假阳性或假阴性,据观察在原发骨肿瘤中,针刺活检诊断的准确率对于恶性肿瘤为83%,良性肿瘤为64%。且骨肿瘤质地坚硬,穿刺活检多难以施行且可导致瘤细胞转移可能,因此并不常规推荐,仅在怀疑尤因肉瘤、转移瘤和骨髓瘤时应用。在切除活检前应考虑到如果是恶性肿瘤即可能同时行根治性切除。手术操作要仔细认真,因为伤口内的血肿会造成肿瘤的扩散。活检伤口理论上应一期闭合,不放引流,因为引流可增加感染的机会,影响最后的切除及重建。切除活检适合于较小的病变(2~3cm)和软骨瘤样病变,因为这些肿瘤在同一肿块内可同时含有良性和恶性组织。对于术中冷冻切片病理检查,应根据临床资料与可能的肿瘤性质,在讨论手术方案时周密计划,以既能取得足够的组织块,又不至于影响切口及下一步手术治疗的进行为准则。

四、手术适应证与禁忌证的困惑

对于原发性胸壁肿瘤无论良性与恶性,在全身无禁忌证的条件下均应尽早手术切除。对于胸壁良性肿瘤,值得提出注意的是软骨瘤。因为临床上很难将其与软骨肉瘤区别,对于低度分化的软骨肉瘤即使切开病理活检,也可能误诊,故应按恶性肿瘤的要求切除。另外还有神经纤维瘤,多发时即神经纤维瘤病,如位于脊柱附近,必须进行 CT、磁共振检查以确定肿瘤是否通过椎间孔向髓内延伸形成"哑铃形"肿瘤,如此则应要求胸外科与神经外科医师联合进行手术，以防脊髓并发症或切除不完全。软骨瘤、神经纤维瘤和硬性纤维瘤的病理表现均为良性，但瘤细胞生物行为表现为局部恶性，侵犯邻近结构，应广泛切除。

胸壁恶性肿瘤常见的是软骨肉瘤、尤因肉瘤、骨肉瘤与软组织肉瘤。软骨肉瘤是最常见的广泛切除的适应证。成骨肉瘤常见于肋骨，恶性度高，预后不佳，其特点是早期血行播散，常见肺转移，故在治疗前特别需要组织学诊断（切开活检）和确定有无转移，特别是肺转移的存在。如何处理当前仍有争论。一般主张如果病变小、无转移，则可行大块切除，包括受累肋骨全长及上、下两正常肋骨的一部分，还有距肿瘤边缘 5cm 长的正常组织。当切口愈合后即开始化疗。如已转移，则首先采用化疗，这样可消除短期的转移并增加切除的可能性。广泛切除后再根据病理检查判断化疗药物的效果，继续进行化疗。尤因肉瘤的特征是向其他骨骼早期转移，如仅用放疗其预后不佳，术前采用化疗联合放疗，继而进行肿瘤的大块切除，术后再辅以化疗效果较好。胸壁骨髓瘤病灶常常是多发性全身疾病的一部分，若无法确诊时可先做肋骨的局部切除以明确病理诊断。偶可见到胸壁孤立性病变而无全身病变征象，此多属于浆细胞瘤，可采用手术切除。而对多发性病变应选择放疗和化疗，对累及椎骨者，应警惕压迫脊髓。对于胸壁软组织恶性肿瘤，手术切除是绝大部分患者的主要治疗手段。

侵犯胸壁的肺肿瘤约占 5%，当仅局部侵犯胸壁而无区域性淋巴结扩散或远处转移的证据时，能否将受累的肺组织和胸壁大块切除，在很大程度上取决于受侵胸壁的部位和范围。只要无明确纵隔转移征象，支气管镜下未见气管或隆嵴受侵，CT 或 MRI 又可明确胸部受侵的确切范围，亦无远处转移，即可进行肺与胸壁的大块切除并获得长期存活。

乳腺癌的局部发展或复发可以侵犯胸壁，很多是全身扩散的一个表现。但是在不少病例也可能是恶性病变的唯一表现，此时将肿瘤和受侵胸壁一起大块切除，不但可以控制局部病变，也可以取得一个有意义的 5 年生存率。

胸壁出现的孤立性转移肿瘤并非少见，在原发灶可一并切除或控制的前提下亦应手术，切除溃疡及肿块，不但可消除疼痛，改善生存质量，亦可能延长生存期。

五、胸壁肿瘤手术切除的争议与评价

一旦原发胸壁肿瘤明确诊断，即可行最后的治疗。胸壁肿瘤术前准备是必不可少的环节，大块胸壁切除术后容易造成胸壁缺损后的反常呼吸、排痰困难和肺部感染，因而对有慢性支气管炎的病例，手术前后应使用足量的抗生素治疗一周以上。

正确切除良性肿瘤的方法为切除肿瘤的同时保留瘤体上面的皮肤和周围的肌肉。如果良性肿瘤为前述软骨瘤样病变中的一种，则应行广泛的切除。多数报道中最常见的原发性胸壁恶性肿瘤为软骨肉瘤，纤维肉瘤仅次之。辅助性化疗及放疗对一些原发性胸壁恶性肿瘤有一定的疗效，对于那些生长迅速的恶性肿瘤，根据病理类型不同，有时需要采用术前或术后化疗及放射治疗，以抑制肿瘤的生长，提高切除率。因此，对于任何一个胸壁肿瘤患者，在行根治性手术前均应请放疗科医生及内科肿瘤专家会诊。原发性胸壁恶性肿瘤的现代外科治疗原则是进行广泛的肿瘤切除术和胸壁缺损区的重建，胸壁肿瘤的姑息性切除是不符合其治疗原则的。但对广泛切除的范围，目前尚无统一的标准。切除范围在 10cm×15cm 以上，应视为广泛切除。对于胸内脏器已受累的病例，仍不是手术的禁忌证。被累及的脏器，如肺、甲状腺、胸腺、心包等均可广泛切除。

通过分析影响原发性胸壁肿瘤长期生存率的因素，发现胸壁肿瘤切缘距肿瘤 4cm 或 4cm 以上，而且切缘无肿瘤残留的患者，术后 5 年生存率为 56%，而切缘距肿瘤 2cm 的患者的术后 5 年生存率为 29%。多数学者认为胸壁肿瘤的无瘤切缘应该为 5cm 或 5cm 以上，无瘤切缘为 2cm 或切缘距肿瘤边缘为 2cm 是不符合治疗原则的，因为肿瘤细胞可通过骨髓腔或组织切缘（如胸骨边缘或壁胸膜边缘）发生播散。大部分学者认为，所有经切开活检证实为原发性胸壁恶性肿瘤者，在进行胸壁肿瘤切除术时切缘距正常组织至少为 5cm；高度恶性的胸壁肿瘤，应将受累的肋骨或胸骨完整切除。发生于肋骨的恶性肿瘤，如果肿瘤位于前胸壁，切除范围除了切除受累的肋骨之外，还应切除肿瘤上、下缘的各一段肋骨,并要将原发瘤所在部位的相应的前肋弓一并予以切除,以预防术后肿瘤复发。

原发于胸骨和胸骨柄的恶性肿瘤,外科治疗的切除范围要包括受累的胸骨及胸骨柄,而且要切除与之相应的双侧肋骨。附着于肋骨上的任何组织,如肺组织、胸腺、心包或胸壁的肌肉,亦应该切除而不能保留。但切除肿瘤时,应尽可能地保留正常皮肤及肌肉组织,为保证胸壁修补重建成功创造条件,因为成功的修补主要依赖于皮肤及正常软组织的闭合。

对胸壁转移瘤与乳腺癌术后复发的病例,手术切除与否及手术切除的治疗价值,现在意见并不一致,仍有争论。但如果肿瘤已有溃疡形成,绝大部分胸外科医师认为应该进行手术治疗,切除肿瘤。这些患者的创口处理非常棘手,而手术切除是可供选择的唯一的治疗方法,其目的在于切除局部的肿瘤坏死组织,使创口得以愈合。虽然患者的术后生存期不能延长,但其生活质量可得到一定程度的提高,因为疼痛症状术后几乎完全缓解。

六、胸壁重建的难点与方法探讨

(一)胸壁稳定性重建

大多数胸科医生认为,胸壁大块缺损,需进行胸壁重建的定义是指切除三根以上肋骨及其肋间组织,或胸骨大部分切除术后的胸壁缺损。笔者认为,对于部分患者,肋骨切除虽在两根以内,但却因胸壁全层缺损而难以闭合胸膜腔,亦应列入其中。胸壁重建手术包括两个方面:即胸壁稳定性恢复及软组织重建。有些情况下,单纯通过软组织重建就可达到恢复胸壁稳定性及正常呼吸的目的。而在有些情况下,应用几乎没有任何支持作用的软组织进行重建时,通常需要首先恢复胸壁的稳定性,即需要附加支撑固定措施。换言之,胸壁硬性结构的重建用以恢复胸廓的完整性、坚固性和稳定性;足够的软组织和皮肤覆盖以保证胸膜腔的密闭性,这两点应作为胸壁重建的基本要求。

患者的一般情况及呼吸能力是决定在胸壁重建手术中胸壁是否需要附加固定措施的主要因素。手术医生必须仔细检查需要行胸壁切除的患者,以确定患者耐受呼吸窘迫的能力以及术后能否早脱离呼吸机。有一个众所周知的原则即肺功能检查,血气分析及运动试验证实能够耐受肺切除手术的患者,也应该能够耐受大的胸壁切除手术。对于不常见的在肺切除同时还要进行大的胸壁切除与重建的患者应特殊考虑。显而易见,年轻强壮且营养状态良好的患者比老年虚弱且恶病质的患者更能耐受较大的切除与重建手术。

胸壁骨骼缺损范围为 5cm×5cm 以内,一般不需要进行修复和重建,尤其是位于后胸壁直径在 10cm 以下的缺损由于局部有比较厚而大的胸壁肌肉及肩胛骨的保护,肿瘤切除术后形成的小面积的胸壁骨骼缺损不进行修补,并不影响患者的正常生理功能。

前胸壁和胸廓上部的肿瘤切除在技术上有一定难度,而且肿瘤切除后形成的较大胸壁骨性缺损需要进行修补重建。胸廓上部肿瘤的切除有时涉及锁骨、肩胛骨及胸壁的比较大的肌群,而且肿瘤有浸润或侵犯臂丛神经、锁骨下血管的可能,因而增加了手术治疗的困难。如果肿瘤位于胸壁的前侧或外侧,切除肿瘤后形成的缺损在 5cm×5cm 以上,如不进行修复重建而仅用皮肤及皮下组织覆盖,患者在术后便会发生胸壁肺疝及反常呼吸。前者容易受到局部暴力的损伤,后者因胸壁软化而影响肺的通气功能及有效咳嗽,容易发生肺部并发症,是胸壁肿瘤切除术后导致患者早期死亡的主要原因之一。因此,胸壁肿瘤或病变切除术后形成的胸壁骨骼的大块缺损的修补重建和修补材料的选择是胸壁重建的主要课题。

自临床上开始进行胸壁重建手术以来,许多种材料都曾被尝试和使用,用以重建胸壁的稳定性。这些材料分为两大类:第一类即生物性材料,其中同种材料包括自体肋骨、肋软骨、髂骨、胫骨、腓骨、筋膜,同种异体材料如异体胸骨、硬膜、筋膜和心包等。异种材料有动物硬膜、牛心包和筋膜等。机体自身组织移植其优点是取自机体本身,具有良好的生物相容性,在人工替代物问世之前,这些材料的应用非常普遍,而且取得了很大的成功。但是它的缺点也是很明显的,对感染缺乏抵抗力,手术时间的延长,患者痛苦与不适感的增加,坚固性不足等。而且随着时间的推移,由于周围固定组织的压力增加和这些材料本身内部缺乏有机结构成分（如蛋白），会发生软化，致使机体对其产生强烈的纤维化，因此，近年来生物性材料的应用在不断减少。第二大类材料即人工材料，包括了金属类、合成材料与其他材料。金属类材料中有钛合金和不锈钢等。合成材料中主要有三种：片状或网状的聚四氟乙烯（Teflon）片、尼龙聚丙烯、Prolene 网、Vicryl 网；固体性的硬质替代物，如丙烯酸树脂、Teflon、硅胶和醛酮树脂；复合材料，如 Marlex 网等。其他类材料则是指有机玻璃和玻璃纤维素等。

人们通过实践证明，人工材料具有多样性和良好的稳定性，取材容易方便，因此应用越来越广泛。尤其是近年来，这些材料可以制成片状和网状，可单独使用或联合应用，在胸壁重建中起稳定作用，并获得了许多成功的经验，进一步扩大了其使用范围，提高了其适应性。如可沿受力方向进行垂直伸展的 Marlex 网，由双股编织各个方向承重的 Prolene 网，不透气不透水却非常柔软的 Gore-Tex。对于一些胸壁缺损、形状复杂难以重建的患者，还可以应用计算机进行设计，将人工材料塑形而达到胸壁外观相对完美、稳定性得以重建的最终目的。然而人工材料的一些缺点与不足也逐渐引起了外科医生和科研工作者的重视，如由于胸壁是不断进行呼吸运动的活动性结构，故硬性人工材料有移位和折断的倾向，并有损伤组织（如肺）和引起大出血的隐患。这些材料均不能视为永久性的，部分病例中在胸壁恢复可靠的稳定性后应将其取出。另外任何物质放入人体后都不会是绝对的稳定，在胸壁中都可能引起强烈的纤维化。同时人们还注意到了人工材料的更为危险的"缺点"，即是否绝对的不致癌？这些方面的问题集中体现在硅酮树脂一类物质的安全性上。人工替代材料与机体组织（如肺）是否发生化学反应亦是值得注意的问题。

尽管如此，由于多种替代材料，特别是人工材料的出现和质量得到日益提高，使得胸壁缺损修复、胸廓稳定性重建手术日臻完善，为许多患者（如胸壁肿瘤）创造了手术机会，提高了临床治疗效果，大大降低了手术死亡率。目前在修复材料特别是人工材料的选择时，生物相容性好，组织反应小，质地结构坚固，能保证胸壁稳定性，同时兼顾胸部相对正常外形与美观的材料应作为首选（如 Marlex 网等）。在此，希望不远的将来借助基因工程技术的不断进步，研制出临床实用的、个体化的生物人工新型复合材料，为更多的胸壁疾病患者造福。

（二）胸壁软组织重建

在胸壁缺损的重建中，要全面分析与胸壁重建有关的许多因素，诸如缺损的部位、大小、患者的全身情况以及胸壁局部组织的情况或条件等。其中最重要的因素是胸壁缺损的部位和大小，然而患者的既往史和胸壁的局部条件有可能改变重建术式的选择。只要有可能，一期完成胸壁重建是最为理想的选择。如果胸壁的缺损属于部分而非全层组织缺损，而且缺损范围不大，就应该用皮瓣予以修复；胸壁的放疗性坏死，则宜选择大网膜转移及皮瓣进行修复。

胸壁任何解剖位置出现缺损均可进行带蒂组织重建。某些部位需要重建的机会可能更多。进行重建时必须选择合适的组织瓣，因为组织瓣边缘或蒂的张力过高都会导致重建的失败。同时每例重建手术都必须设计好第二个组织瓣，因为仅用一个组织瓣而不增添其他组织有时不能覆盖全部缺损，或者如果第一个组织瓣不合适时，可能需要转移应用第二个组织瓣。

覆盖前侧或前外侧胸壁可选择的肌瓣最多，因为在此区域可以成功地应用许多带蒂组织瓣。可应用到这个区域的大的带蒂组织瓣包括胸大肌、腹直肌及背阔肌肌瓣或肌皮瓣以及大网膜。有时还可有限地应用前锯肌瓣。

可供侧胸壁进行重建的带蒂组织瓣要少得多。在此区域重建的第一选择是背阔肌肌瓣或肌皮瓣。腹直肌肌瓣或肌皮瓣是第二选择，第三选择是大网膜。前锯肌瓣或腹壁肌瓣在此区域作用有限，但在主要肌瓣不够或无法应用时也可应用。

由于可选择的肌瓣很有限，背部胸壁的重建要困难得多。显而易见，背阔肌肌瓣或肌皮瓣是修补头端缺损的最佳选择。在后上胸部，斜方肌可用来覆盖脊柱及其周围的缺损。修复起来十分困难的病例，只要仍可维持合适的动静脉血运，可以应用游离肌皮瓣。不要使蒂有张力，同时组织瓣的边缘不能过度紧张。

偶尔，缺损非常巨大需要多个肌瓣才能提供

足够的软组织覆盖缺损。在这种情况下可能需要第二、第三个肌瓣移植，才能有足够的软组织修复缺损，而且保证血管蒂及组织瓣周围没有张力。在严重的情况下，肌瓣的蒂可以尽量游离至最长程度，并将肌瓣尽量伸展才能完全覆盖缺损。曾有报道联合应用背阔肌和腹直肌肌瓣闭合双侧巨大胸壁缺损。

大网膜是一种极好的安全有效的修补材料，可用于胸壁重建，有转移到前侧及外侧胸壁和两侧胸膜腔内所有区域的巨大能力，能够深入缺损的底部，充填不规则腔隙，它含有丰富的淋巴组织，能够清除局部的感染，并且有低压、高效率的血供特性，从而可转运炎性细胞及纤维细胞，抑制排斥反应，使缝合组织再血管化，促使伤口愈合。对于裂开的胸骨正中切口及胸壁放射性损伤的修复特别有用。在这些情况下，大网膜使感染局限及填充不规则缺损的能力得到充分体现。

（王建军　聂　君）

参 考 文 献

1. Deschamps C, Timaksiz BM, Darbandi R, et al. Early and long-term results of prosthetic chest wall reconstruction. J Thorac Cardiovasc Surg, 1999, 117: 588-592.

2. Tang J, Wang JJ. Chest wall reconstruction in a patient with sternal fibrous dysplasia. Thorac Cardiovasc Surg, 2011, 59(1): 58-60.

3. Lardinois D, Muller M, Fuffer M, et al. Functional assessment of chest wall integrity after methlmethacry late recon struction. Ann Thorac surg, 2000, 69: 919-923.

4. Schimmer C, Keith P, Neukam K, et al. Large thoracic wall hematoma following sternal reconstruction with transversal plate fixation after deep sternal wound infection. Thorac Cardiovasc Surg, 2007, 55(6): 402-405.

5. Chang RR, Mehrara BJ, Hu QY, et al. Reconstruction of complex oncologic chest wall defects: a 10-year experience. Ann Plast Surg, 2004, 52(5): 471-479.

6. 王建军. 胸壁重建材料的选择与评价. 中国现代手术学杂志, 2001, 5(3): 231-232.

7. Scotti V, Di Cataldo V, Falchini M, et al. Isolated chest wall implantation of non-small cell lung cancer after fine-needle aspiration: a case report and review of the literature. Tumori, 2012, 98(5): 126e-129e.

8. Hsu PK, Hsu HS, Lee HC, et al. Management of primary chest wall tumors: 14 years' clinical experience. J Chin Med Assoc, 2006, 69(8): 377-382.

9. Souza FF, de Angelo M, O'Regan K, et al. Malignant primary chest wall neoplasms: a pictorial review of imaging findings. Clin Imaging, 2013, 37(1): 8-17.

10. Saenz NC, Hass DJ, Meyers P, et al. Pediatric chest wall Ewing's sarcoma. J Pediatr Surg, 2000, 35(4): 550-555.

11. Gross JL, Younes RN, Haddad FJ, et al. Soft-tissue sarcomas of the chest wall: prognostic factors. Chest, 2005, 127(3): 902-908.

12. Kachroo P, Pak PS, Sandha HS, et al. Single-institution, multidisciplinary experience with surgical resection of primary chest wall sarcomas. J Thorac Oncol, 2012, 7(3): 552-558.

13. Wouters MW, van Geel AN, Nieuwenhuis L, et al. Outcome after surgical resections of recurrent chest wall sarcomas. J Clin Oncol, 2008, 26(31): 5113-5118.

14. Kucharczuk JC. Chest wall sarcomas and induction therapy. Thorac Surg Clin, 2012, 22(1): 77-81.

15. Pfannschmidt J, Geisbüsch P, Muley T, et al. Surgical treatment of primary soft tissue sarcomas involving the chest: experiences in 25 patients. Thorac Cardiovasc Surg, 2006, 54(3): 182-187.

16. Foran P, Colleran G, Madewell J, et al. Imaging of thoracic sarcomas of the chest wall, pleura, and lung. Semin Ultrasound CT MR, 2011, 32(5): 365-376.

第三节　恶性胸膜间皮瘤

一、病因的认知、演变及启迪

（一）以往的认知

一直以来，恶性胸膜间皮瘤（malignant pleural mesothelioma, MPM）的发生被认为是由于暴露于石棉的原因，70%~80%的患者由暴露于石棉这个单因素引起，并且暴露时间越长越易引起该病。石棉有两种形式存在：一种是棒状闪岩如青石棉、铁石棉、透内石和阳起石，这类具有较强的致癌性；而另一种是蛇纹岩，仅有温石棉一种，其致癌性较低。石棉经吸入或经组织捕获，在壁层胸膜沉积产生小的斑点，通过一段时间的演变期（14~17年）就会发展为MPM。演变期的长短依据暴露于石棉的持续时间和强度。石棉所致的恶性胸膜间皮瘤潜伏期为14~60年，发病的高峰期在接触后45年。不同的石棉种类引发恶性胸膜间皮瘤有不同。最常用的并且广泛应用于工业中的是温石棉。而青石棉则通常被认为是石棉中最致癌的类型,长而薄的纤维因为它们能够穿透肺引起多次损伤、组织修复和局部炎症被认为更危险。

(二)认知的演变及争议

在 MPM 的产生与发展过程中,猿猴病毒 40(SV40)也被视为是个重要的危险因素,SV40 与石棉具有协同致癌作用,并在肿瘤的发展中起始动作用,同时存在 SV40 感染被视为是一个提示 MPM 预后不好的因素。SV40 是 1960 年由 Sweet 等用猴肾细胞培养制备脊髓灰质炎病毒疫苗时发现的,一种属于乳多空病毒科多瘤病毒属的环状 DNA 病毒。美国抗癌研究小组的报道增加了恶性胸膜间皮瘤的发生和 SV40 感染的联系,而来自芬兰和土耳其的实验结果表明该国的 MPM 组织中并未发现 SV40 的存在,一些观点认为 SV40 的感染存在相当大的地域差异。我国科学家在实验中通过对 MPM 组织采用 PCR 方法检测结果显示,在恶性胸膜间皮瘤标本中检测到 SV40 调节区域 DNA 的存在,说明我国 MPM 患者组织中也存在 SV40 感染。

然而,SV40 的病因学作用仍是个争论的话题。在一些研究中得出的结论是成熟 SV40miRNA 在人体组织样本中不能检测到,这表明 SV40 不可能导致间皮瘤形成,这可能意味着病毒本身不能导致间皮瘤的发展。另一种解释是由于只有早期的 SV40 基因对细胞转化是必需的,所以这些基因在间皮瘤中是预期表达的。SV40 产生两种致癌的蛋白质:大 T 和小 T 抗原。大 T 抗原对细胞转化和肿瘤发生的主要作用是以关键的细胞蛋白质例如肿瘤抑制基因 p53 和 pRB 蛋白家族为目标,抑制它们的功能,也可通过诱导细胞基因组突变和染色体结构的变化例如断裂、中断、双着丝粒和环状染色体、染色单体交换、缺失、复制和易位导致转化,从而导致 MPM 的发生。小 T 抗原通过抑制 PP2A(蛋白磷酸酶),可能激活 MAPK(丝裂原活化蛋白激酶)信号并且诱发 AP-1(激活蛋白 1)活动。此外,在人类间皮瘤细胞核 MPM 活组织检查中发现 SV40 可诱导 HGF/Met 受体活性、端粒酶活性和 Notch-1 的活化。尽管也对原发肿瘤染色体异常进行了研究,但是这些变异包括染色体 1、3、4、9、11、14 及 22

异常,通常表现为缺失。这些遗传信息的初始片段在胸膜间皮瘤的发生过程中是如何配合到一块的则仍需探讨。

棒状闪岩如青石棉在 MPM 发病机制中的作用已广为人们接受,而温石棉是否能导致 MPM 仍有争议。一些研究者认为温石棉可诱发间皮细胞的 DNA 损伤和染色体异常,另一些提出温石棉不能引起 MPM,而是闪石棉污染温石棉所导致的 MPM。据统计西方国家 80% 的 MPM 形成与石棉直接或间接接触有关。尽管普遍认为石棉是最常见的 MPM 形成的相关因素,但石棉不能对培养的间皮细胞的表型有改变作用,说明可能存在其他与石棉相关或独立的致癌因素导致恶性胸膜间皮瘤。

(三)关于病因认知的启示

MPM 产生的原因与大多数恶性肿瘤一样目前还没有完全搞清,随着技术的进步,不断有新的理论和新的发现提出,甚至传统的病因学理论也受到了不同程度的质疑和挑战,这就要求我们不能只拘泥于固定的思维方式,而应该遵循循证医学的模式去不断地探索、发现,直至找出事情的真相,在有关恶性胸膜间皮瘤的病因方面我们还有很多工作要做。

二、临床表现的基本特点

恶性胸膜间皮瘤早期缺乏特异性的临床症状。呼吸困难和胸痛是最常见的症状,见于 99% 的患者。少数患者会有体重减少。其他少见症状如咳嗽、乏力、厌食和发热。中晚期往往有大量胸腔积液。后期可出现恶病质、呼吸衰竭等。可有锁骨上淋巴结、腋下淋巴结转移。也可侵及心包膜引起心脏压塞。也有发现伴有脑转移的病例。体格检查通常无阳性发现。与肿瘤相关的综合征有自身免疫性溶血性贫血、高钙血症、低血糖、抗利尿激素分泌失调和高凝血症。

三、诊断标准的变迁与思考

(一)传统的诊断方法及标准

恶性胸膜间皮瘤(malignant pleural mesothelioma,MPM)早期的唯一表现往往是大量胸腔积液,所以在以往的恶性胸膜间皮瘤患者中有很多会被误诊。恶性胸膜间皮瘤的诊断应遵循临床 - 影像 -

病理学评估体系。病史对恶性胸膜间皮瘤的诊断提示作用有限。如果有石棉接触史可以提示该种疾病的可能。另外还有一些少见因素如：放射线的接触史。吸烟不是恶性胸膜间皮瘤的危险因素。胸部影像学对恶性胸膜间皮瘤的诊断虽具有一定价值，但是由于恶性胸膜间皮瘤的放射学表现无特异性，故临床诊断准确率低，仍需依靠病理学检查。

最初的诊断手段一般是靠胸穿，但是只有30%~50%的患者胸腔积液中会查到恶性细胞。随着影像学的发展，从最初的X线片到CT、MRI以及后来的PET/CT均成为恶性胸膜间皮瘤的重要诊断手段。放射检查在MPM的诊断评估中有重要的作用，CT是应用最广泛的，也是首选的，MRI以及PET/CT可帮助进一步检查，更加准确，并且对疾病的评估有很大的作用，可以协助明确肿瘤分期。三者各有优缺点，对MPM的早期诊断仍然缺乏敏感性。

胸腔穿刺活检1/3的患者可以诊断出恶性胸膜间皮瘤，痰细胞学检查却几乎不能够发现肿瘤细胞。

（二）近年来诊断方法的发展

胸腔镜是目前最合适以及最准确的诊断方法，至少80%的患者可以明确诊断。亦有人利用支气管镜或膀胱镜来代替胸腔镜进行取材活检。对于局部浸润生长胸腔完全闭锁者，可以做开放性胸膜活检。及时进行有创性检查寻求病理诊断应积极推广。

另外，鉴于恶性胸膜间皮瘤的病理学特点，免疫组织化学方法的应用对其与胸膜转移性腺癌的鉴别具有很好的应用价值。许多新的蛋白分子，如血清可溶性间皮素相关蛋白（solublemesothelin-relatedproteins，SMRP）、骨桥蛋白被提出用于诊断。间皮细胞恶性转化中常伴有多基因的改变，因此检测MPM基因损伤，抑癌基因和癌基因的变异，是研究高危人群致癌过程的有效标志物，对患者有诊断和预后价值。22%~70%的患者有 *pl6INK4a* 基因纯合性缺失致p14失活，影响p53和Rb细胞通路导致MPM发生，提示预后不良。22号染色体缺失导致NF2等位基因产物的稳定功能丧失后促使间皮细胞转化，70%以上的MPM有NF2等位基因缺失。生长因子及受体内的酪氨酸酶活化作为MPM治疗靶点的研究成为近年研究热点，如血清血小板源性生长因子（platelet derived growth factor，PDGF）增高水平与MPM生存时间短相关，PDGF还可用于识别预后较好及治疗获益的患者。

（三）存在的问题及思考

当前的诊断方法虽然有了很大的进步，大大提高了恶性胸膜间皮瘤的诊断率。但是要想明确诊断还是需要一个相对较漫长的过程。光学显微镜实际上在诊断过程中用途有限，必须通过胸膜活检取得较大样本，依靠电镜和免疫组化实验才能最终确诊。还有一个问题是胸腔镜或其他活检方法有皮下种植的高度可能，这一特点将进一步使治疗复杂化。因此，如何提高MPM的诊断率，并且找到一种可靠最好是无创的诊断方法将是我们努力的方向。

四、手术适应证与禁忌证的演变及启迪

恶性胸膜间皮瘤最早被认为是没有手术指征的，只适合化疗及其他治疗，但化疗效果的不佳使人们又开始尝试手术治疗。从局限性的切除直至扩大的全胸膜切除，全肺切除，心包、膈肌切除。随着手术并发症的增多及令人沮丧的手术效果，人们又开始重新认识手术的地位，以及手术的范围。

MPM的分期最为广泛采用的是由Butchart等报道的分期——Ⅰ期：病变局限在由脏胸膜、肺、心包及横膈所构成的胸膜腔内；Ⅱ期：病变侵犯胸壁、纵隔组织，包括食管、心脏及对侧胸膜，伴或不伴有胸膜腔内淋巴结侵犯；Ⅲ期：病变通过膈肌侵犯腹腔并伴有胸膜腔外淋巴结侵犯；Ⅳ期：远处血行转移。这一分期使用简便，临床可操作性强；但是分期较粗略，且其最突出的缺陷是不能将临床分期和预后联系。Rusch等报道的国际间皮瘤学会（International Mesothelioma Interest Group，IMIG）的TNM分期是在国际抗癌联盟TNM分期基础上的经验性改良，对于肿瘤T分期的描述更为详尽科学，该分期在一定程度上联系了患者的远期预后和生存率。但由于MPM远远超越自身临床分期的侵袭倾向，使得术前进行正确的T分期较为困难。该分期的N分期与非小细胞肺癌（NSCLC）的分期相同，但由于MPM与NSCLC在好发部位、

生长特性和淋巴转移途径等生物学行为上的不一致,也影响了该分期的临床实用性。Sugarbaker等将MPM分为4期——Ⅰ期:病变局限于脏胸膜、肺、心包和横膈所构成的胸膜腔内,或虽侵犯胸壁,但局限于原针吸活检部位;Ⅱ期:Ⅰ期病变伴有胸膜腔内阳性淋巴结侵犯;Ⅲ期:局部胸壁、纵隔、心脏或通过膈肌的腹膜腔内转移,伴有或不伴有胸膜腔外或对侧胸膜腔淋巴结侵犯;Ⅳ期:远处转移。该分期的Ⅰ、Ⅱ期可切除的原发疾病不伴有或伴有淋巴结侵犯,其中Ⅰ期可接受胸膜切除(剥脱)或胸膜全肺切除术;Ⅱ期在全身情况允许的情况下应尽可能接受胸膜全肺切除术;而Ⅲ期包括了Butchart分期的Ⅱ和Ⅲ期,属于不可切除范围,应以综合治疗为主。

目前对于手术适应证的选择包括如下原则:恶性或低度恶性,如局限性间皮瘤;无严重周围脏器压迫、无远处转移;患者可耐受手术。对Butchart分期Ⅰ期的患者:肿瘤局限于壁胸膜,只累及同侧胸膜、肺、心包和纵隔者建议行根治性胸膜肺切除术。对于局限型、上皮型、估计手术能达到肉眼根治的Ⅲ期患者应考虑手术治疗。有学者认为对于Ⅱ、Ⅲ、Ⅳ期患者无论何种方法生存期基本相同,平均18个月。禁忌证则包括:远处转移、患者无法耐受手术者。

五、治疗方式的比较与启示

目前对于弥漫性胸膜间皮瘤的治疗方法包括:手术、放疗、化疗、免疫治疗及综合治疗。手术、放疗或化疗单一治疗方案的疗效均欠佳。尤其是放、化疗,现多作为手术治疗的辅助或应用于Ⅲ、Ⅳ期不能完整手术切除或因全身情况无法耐受手术治疗者,以改善局部症状、提高生活质量。

(一)手术

MPM最常用的手术治疗包括胸膜切除(剥脱)术和胸膜全肺切除术。

胸膜切除(剥脱)术要求术中尽可能切除(剥脱)全部脏、壁胸膜而保留肺组织。由于手术创伤和手术难度相对较小,患者的适应证和耐受性较好,在临床获得了广泛应用,围手术期病死率为1.5%~5.4%。但其存在一定局限性,包括:①在肿瘤细胞减灭程度上有局限性,尤其当肿瘤侵犯叶间裂等部位时;②已经观察到的局部复发率的

提高;③由于肺脏的存在,在后续放疗时为避免放射性肺炎的出现而限制了放疗剂量的增加等。此手术能部分控制胸腔积液,改善患者的生活质量。此外,MPM所引起的胸痛,有时在切除胸膜后能缓解,对怀疑为MPM的病例,拟做诊断性开胸活检时,应考虑同时做胸膜切除(剥脱)术。有大量胸腔积液,而化学性胸膜固定术失败的病例,也可考虑做胸膜切除(剥脱)术。

胸膜全肺切除术要求术中切除整个一侧胸膜腔及其内的全部器官包括胸膜、肺、同侧膈肌和心包。胸膜全肺切除术可以整体切除全部肉眼可见肿瘤,术中彻底减灭肿瘤细胞,可以显著减低局部复发率,但手术创伤大,围手术期病死率达31%左右,且与胸膜切除(剥脱)术相比并不能改善患者长期生存率。而且可以接受胸膜全肺切除术的MPM患者仅占全部患者的10%,或者是占所有能够手术切除病例的20%~25%。胸膜全肺切除术的治疗作用与胸膜切除(剥脱)术相比仍有争论。心肺疾病其他问题的出现常使患者无法做全肺切除术,但是这些患者可以耐受胸膜切除(剥脱)术。另外,手术达到镜下切缘阴性对于恶性间皮瘤来讲,非常困难。

胸腔镜可作为诊断MPM的重要方法,同时能有效引流胸腔积液,烧灼局部病灶,向腔内注入药物。除化疗药物外常用硬化剂行胸膜固定,如:四环素、消毒滑石粉、博来霉素。硬化剂能使胸膜硬化,胸膜腔闭塞,控制胸腔积液。术后需充分引流积液使肺复张,3~8g滑石粉有效率可高达90%,但对于胸腔广泛性侵犯、肺塌陷的患者效果差。

由于弥漫性胸膜间皮瘤临床发病率低,相对少见。手术方式的选择非常重要。究竟哪种手术效果好,目前尚不清楚。外科根治性手术治疗恶性胸膜间皮瘤,到目前为止尚存在争议。针对这种情况,来自英国伦敦大学临床研究组的Tom Treasure博士等进行了一项研究,作者发现胸膜外肺切除(EPP)治疗MPM使患者生存获益的证据不足,无论是作为单独还是作为多模式治疗一部分的肿瘤根治性手术与非手术的患者相比生存时间上没有明显差异。对于恶性胸膜间皮瘤,其最终疗效可能不是取决于手术,而是取决于肿瘤类型和辅助治疗的效果。

（二）化疗

过去多柔比星被认为是 MPM 化疗的标准单药治疗方案,但这种蒽环类药剂作为单药治疗的有效率<20%。Berghmans 等对 1965—2001 年共 2 320 例患者的 83 篇临床研究报道的 Meta 分析表明,顺铂是最有效的单药。2003 年 Vogelzand 报道培美曲塞联合顺铂和单用顺铂治疗对初治 MPM 的Ⅲ期临床试验结果显示,联合化疗组较单药化疗组有较长的中位生存时间,总有效率高达 41.6%。2004 年 2 月培美曲塞联合顺铂的化疗方案获得美国 FDA 批准,用于不宜手术切除的 MPM 一线治疗。培美曲塞是一种新型的多靶点抗叶酸剂,主要通过抑制叶酸代谢途径中多个关键酶的活性,从而影响嘌呤和胸腺嘧啶核苷的生物合成,进而影响肿瘤细胞 DNA 的合成,抑制细胞增殖。联合化疗的不良反应主要有中性粒细胞减少、重度腹泻、重度口干等。在应用培美曲塞的同时,注意补充叶酸和维生素 B,可使不良反应大大降低。雷替曲塞是目前与顺铂联合化疗治疗 MPM 的最新药物之一。研究表明,雷替曲塞是胸苷酸合酶的特异性选择性抑制剂,其进入肿瘤细胞后迅速代谢为多谷氨酸类化合物,长时间发挥抑制胸苷酸合酶的活性作用。欧洲肺癌研究和治疗组织/加拿大国立癌症研究所(EDRTC/NCIC)也进行了另一项临床Ⅲ期试验,雷替曲塞联合顺铂组和单用顺铂组中位生存时间分别为 11.28 个月和 8.8 个月,1 年生存率分别为 45% 和 40%。另有研究显示,吉西他滨是一种细胞周期特异性抗代谢类药物,主要作用于 DNA 合成期的肿瘤细胞。本品联合顺铂对 MPM 治疗也有较好的反应率,利用上述方案进行联合治疗显示能延长患者生存时间,其有效率最高可达 50%。

培美曲塞联合吉西他滨治疗 MPM 有一定效果,但是中位生存时间与单用培美曲塞类似,并且次于联合铂类制剂,因此,目前在临床上并不推荐这两类药物联用。单药培美曲塞治疗 MPM 患者有效,并且血液毒性温和,可以作为无法耐受铂类制剂的 MPM 患者的选择。培美曲塞联合顺铂已经成为治疗 MPM 的一线治疗方案,然而 Sorensen 等探讨了培美曲塞作为 MPM 二线治疗方案的可能性,他们观察 39 例有 MPM 疾病进展的患者,之前使用过铂类制剂治疗而未用培美曲塞。治疗给予单药培美曲塞或者培美曲塞加卡铂。其中 28 例患者接受培美曲塞,11 例患者接受培美曲塞加卡铂,治疗后部分应答率分别为 21% 和 18%,中位疾病进展时间分别为 21 周和 32 周,中位生存时间分别为 42 周和 39 周。另一项研究表明,单药培美曲塞可以作为 MPM 患者的支持治疗方案。由此可见,培美曲塞不仅可以作为治疗 MPM 的一线治疗药物,也可以作为二线治疗药物。培美曲塞和靶向治疗药物联合治疗 MPM 是一个新的研究领域,该类联合方案的临床研究已经在进行中,并且部分研究已经显示出初步的治疗效果。培美曲塞疗效相关的生物标志物研究,同样是一个全新的领域,尽管目前还没有获得很理想的疗效预测指标,但是随着进一步的研究,将有助于培美曲塞的临床使用更加合理化和个体化。

虽然化疗药物在治疗 MPM 方面取得了一定的进展,但是该种疾病对化疗药物的敏感率并不高,总体的疗效至今还是令人失望,并没有很大幅度地提高患者的生存率。

（三）放疗

传统放疗对 MPM 的疗效欠佳。外部放疗对 MPM 疗效甚微,扩大性体外放疗被认为有效,能缓解某些病例的胸痛及控制胸腔积液,但对疾病本身并无疗效。体外照射 40Gy 以上有姑息性疗效,50~55Gy 照射缓解率为 67%,少数患者生存 5 年以上,但几乎所有患者仍死于复发或转移。对手术部位进行直接局部放疗能够预防肿瘤播散。最成功的分次照射法是强化放疗,通常是在根治手术后进行。这种方法控制了局部复发,但很多患者仍死于肿瘤转移。

以胸膜全肺切除术为核心的三联疗法是目前已证实可以改善 MPM 患者的局部症状和远期预后的唯一治疗方案,首次在真正意义上改善了 MPM 患者的局部症状和远期预后,将原先不足 10 个月的中位生存期延长到了 21 个月甚至更长。单纯的外科治疗很快就会复发。因此,大多数都采取联合治疗。故而需要更多更新的局部和全身治疗方案。其中研究较多并已进入Ⅰ、Ⅱ期临床试验的是光动能疗法,光动能疗法的最佳应用领域是接受外科手术治疗后的病变组织表面和体腔内,它的理论优势在于可将其应用于胸膜切除(剥脱)术后肺、胸壁表面残余肿瘤的治疗,并以此弥补此术式在肿瘤细胞减灭方面的不足。而其他诸如腔内化疗、免疫疗法以及生物、基因疗法都尚处于研究阶段,其前景及临床可行性有待进一步的验证。

六、展望

当前对弥漫性恶性胸膜间皮瘤的诊断与治疗仍然未能取得突破性的进展。总体来说,恶性胸膜间皮瘤的预后差,半数患者在 1 年内死亡。肿瘤治疗的各种方法如手术往往难以彻底清除病灶,而且创伤大;放疗受限于肿瘤体积大,很难达到根治量;化疗有效率不高;靶向治疗地位仍未确认。治疗方面现在仍然存有很大争议。未来我们对弥漫性胸膜间皮瘤这种疾病的认识还有很大需要提高的空间。

恶性胸膜间皮瘤的自然转归并不理想。有报道少量未经治疗而存活 6~7 年的患者。几乎没有患者活过两年以上。MPM 从确诊开始的中位生存时间为 12 个月。男性患者预后差。目前没有准确的普遍接受的分期方法。早期的分期系统主要因不同医疗机构各自的临床经验不同而异。这种临床分期的不准确性导致患病人群的不统一性。因为它是少见肿瘤,许多报道的病例是在长期的观察中碰到的,并且是用高度个体化的方案进行治疗,故各组报道生存率变化很大。预后的相关因素主要包括分期的不同、治疗方式的不同。上皮型者通常是一项有利的预后因素。无胸痛以及全身状况较好,也是有利的预后因素。恶性胸膜间皮瘤一直被认为是生长在胸膜局部的一种肿瘤,现在已经否定了这种观点,尸检结果表明许多患者存在远处转移。最常见的转移部位是肝,其次是对侧肺。也有发现转移至前列腺、脑和甲状腺等部位者。脑和脊髓的转移不常见。恶性胸膜间皮瘤患者所面临的双重问题是:控制局部原发肿瘤以及防止晚期肿瘤的远处转移。

目前对 MPM 在放射诊断方面虽有很多的先进技术:CT、MRI、PET 以及 PET/CT 融合技术,但对 MPM 的早期诊断仍然缺乏敏感性,几项技术结合检查可以提高它的早期诊断率,CT 或 MRI 引导下的活检能明显提高阳性率。在治疗方面,MPM 属高度恶性肿瘤,因病变广泛,经常出现恶性胸腔积液,且淋巴转移较常见,一般不适于手术治疗。传统的化疗药物对 MPM 的单药有效率为 10%~20%,如多柔比星、表柔比星、丝裂霉素、环磷酰胺、异环磷酰胺、顺铂、卡铂和抗叶酸剂等。目前首选曲塞类和顺铂联合化疗,它不但能延长患者的生存时间而且能改善患者生活质量。基因和免疫治疗是很有前途的治疗方法,是今后的治疗方向,值得进一步的研究。目前缺乏对 MPM 有效的治疗方法,临床上也常用生物免疫调节剂胸腔注药局部治疗。减少胆固醇的药物(如洛伐他汀)可抵抗 MPM 的反同化型,从而具有协同作用,能通过诱导细胞凋亡来降低 MPM 生存能力或调控细胞的死亡顺序,可作为一种辅助治疗手段。

世界范围内 MPM 发病率的增加将使更多的人死亡。下一步应更科学地综合各种治疗措施,同时开发新的技术,以便寻找出更有效的诊断和治疗方法。只有摒弃了对 MPM 的怀疑和悲观态度,这种难治性疾病才能获得更大的诊治进展。

(孟 龙)

参 考 文 献

1. 陈应泰,王俊.恶性胸膜间皮瘤及其诊疗进展.中华胸心血管外科杂志,2004(04):66-68.
2. 王震,吴一龙.恶性胸膜间皮瘤的诊断分期及预后.中国处方药,2010(02):50-53.
3. 苏建花,毛翎.恶性胸膜间皮瘤的诊治进展.上海预防医学,2010(07):388-391.
4. Treasure T, Lang-Lazdunski L, Waller D, et al. Extra-pleural pneumonectomy versus no extra-pleural pneumonectomy for patients with malignant pleural mesothelioma: clinical outcomes of the Mesothelioma and Radical Surgery(MARS)randomised feasibility study. Lancet Oncol, 2011, 12(8): 763-772.

第三章 肺部良性疾病

第一节 肺 结 核

肺结核(pulmonary tuberculosis，PTB)在古代被称为"白色瘟疫"，是一种由结核分枝杆菌引发的古老的传染性疾病。其传染源主要为排菌的肺结核患者，健康人感染结核分枝杆菌并不一定发病，只在机体免疫力下降时才发病。1993年WHO宣布"全球结核病紧急状态"，认为结核病已成为全世界重要的公共卫生问题，并将每年3月24日定为国际结核病日。从2000年到2015年结核病死亡数量下降了22%，但结核病仍是2015年全世界十大死因之一。2015年，据估计全世界新发结核病数量约为1 040万例，约有140万人死于结核病。而我国是世界上结核疫情最严重的国家之一，据统计我国结核病年发病人数约130万，居全球第2位。2014年世界卫生大会批准的世界卫生组织《终结结核病战略》呼吁在2015基础上到2030年将结核病死亡减少90%，将结核病发病率降低80%。

一、病因(发病机制)认知的历史、演变及启示

(一)病因的探索

希腊人Hippocrates(公元前460—公元前377年)第一次详细记载了肺结核。公元1483—1538年，意大利的Fracastoro对肺结核的传染性做了论述。意大利的K.Marten于1720年提出肺结核由眼睛看不到的小生物引起。1751年，西班牙国王Ferdinand六世出台了结核病预防法。1753年佛罗伦萨(Firenge)出台法令，规定结核患者使用的衣物和家具都要烧掉。这一时期人们对结核病的认识还处在模糊阶段。

法国的Klenke(公元1843年)最早利用结核患者的痰液标本进行动物实验。法国的Villemin(公元1827—1892年)从家兔耳静脉接种结核病痰标本，3个半月后在腹腔、肺内也发现结核病变。1879年Cohnheim Chauvean再次追试证明Villemin实验的正确性，于是结核病首次被科学地证明为传染病。

德国科学家Robert.Koch在1882年通过抗酸染色法发现了结核分枝杆菌，并在1882年3月24日发表了这一结果。他将其分为人型、牛型、鸟型和鼠型4型，其中人型菌是人类结核病的主要病原体。肺结核主要由人型结核分枝杆菌侵入肺脏后引起，90%通过呼吸道传播。3月24日也被WHO定为国际结核病日。

(二)病理认知的演变

荷兰的Sylvius(公元1614—1670年)对肺的结核结节开始了详细的记载。英国的Richard. Morton(公元1653—1693年)在其所著"结核病学"中提出了结节是肺结核的必然产物。Laennec(公元1781—1826年)的观察与近代病理学所见一致，即结核病是由结核结节开始，分为渗出性和增殖性。1898年，Kuss开始从事儿童原发感染途径的病理研究，1912年A.Gohn(奥地利)明确了由结核分枝杆菌感染引起的原发灶与相应的淋巴结病变，1916年K.E.Ranke确立了原发综合征的概念，发表结核病分期(三期)学说。1920—1930年间，世界许多学者对原发感染后结核病发生发展进行追踪观察研究，认为继发性肺结核多由内源性所引起，而外源性再感染较少。

随着组织学技术的发展，人们逐渐认识到结核分枝杆菌侵入机体后引起机体的一种炎症变化，分为渗出性病变、增殖性病变和干酪性病变。这三种病变并不一定是单一存在的，可同时存在于一个病灶中，但通常以一种为主，并可随着机体的免疫、过敏状态的不同和治疗效果的差

异,出现吸收好转、硬结钙化或浸润进展、溶解播散等。

二、临床表现的基本特点及新变化

"面色苍白、身体消瘦、咳嗽……"19世纪的小说和戏剧中不乏这样的描写。随着人们身体素质的增强,以及抗结核药物的问世,现在大多患者症状多不典型,仅在贫困地区因治疗不及时才有明显表现(约10%)。肺结核患者常有结核病密切接触史,起病可急可缓,常见症状有:低热、夜间盗汗、疲乏无力等。急性血行播散性肺结核、干酪性肺炎、空洞形成或伴有肺部感染时可表现为高热。其他症状:

咳嗽:干咳为主,如伴有支气管结核,常有较剧烈的刺激性干咳。

咳痰:多为白色黏痰,较少,合并感染、支气管扩张时咳黄脓痰;干酪样液化坏死时也可有黄脓痰,偶尔可见坏死物排出。

咯血:结核坏死灶累及肺毛细血管壁时,可出现痰中带血,如累及大血管,可出现不同程度的咯血。

胸痛:病灶与胸膜粘连常可引起钝痛或刺痛,与呼吸无明显相关,并发结核性胸膜炎会引起较剧烈的胸痛,与呼吸相关。

呼吸困难:以下情况可出现:大量胸腔积液、气胸;气管或较大支气管狭窄、纵隔、肺门、气管旁淋巴结结核压迫气管支气管;晚期肺结核,两肺病灶广泛引起呼吸功能衰竭或伴右心功能不全时。

结核性变态反应:青年女性多见,可引起全身性过敏反应,临床表现类似于风湿热,主要有皮肤的结节性红斑、多发性关节痛、类白血病和滤泡性结膜角膜炎等,经抗结核治疗后可好转。

总之,肺结核并无特异性的临床表现,伴有免疫抑制状态的患者,临床表现多不典型,起病和临床经过隐匿;或者急性起病,症状危重,且易被原发疾病所掩盖,易误诊。

三、诊断标准的变迁与思考

古希腊人,曾使用叩诊法、听诊法诊断胸部疾病,公元2世纪时Arelaeus就已经将视诊、触诊、叩诊、听诊作为疾病诊断的重要方法。

X线检查法:W.K.Rontgen于1910年开始将X线用于临床,不同类型的肺结核均有其相应的X线影像特征。

1. **原发综合征** 典型的表现为哑铃状双极现象,一端为肺内原发灶,另一端为同侧肺门和纵隔肿大的淋巴结,中间为发炎的淋巴管。

2. **血行播散性肺结核** 表现为两肺广泛均匀分布的密度、大小相近的粟粒状阴影,即所谓"三均匀"X线征。亚急性和慢性血行播散性肺结核的粟粒状阴影则分布不均匀,新旧不等,密度和大小不一。

3. **继发性肺结核** 病灶多发生在肺上叶尖后段、肺下叶背段,病变可局限也可多肺段侵犯,X线影像可呈多形态表现,也可伴有钙化,可伴有支气管播散灶和胸腔积液、胸膜增厚与粘连。易合并空洞。

CT检查法:1961年美国人Oldendrf提出了CT的方法,1972年EMI公司成功制造出头部CT并应用于临床。胸部CT扫描表现可归纳为"三多三少",即多形态、多部位、多钙化和少肿块、少堆聚、少增强。胸部CT扫描可发现胸内隐匿部位病变。

结核分枝杆菌痰涂片法:德国的Robert.Koch(公元1843—1910年)在碱性亚甲蓝液中长时间染色,傅斯麦棕(碱性染料)复染,成功地染出特有的结核分枝杆菌。在1882年F.Ziehl发表了用石炭酸复红结核分枝杆菌染色法,1883年丹麦的F.A.Neelsen将Ziehl染色法加以改良。抗酸染色检出阳性有诊断意义。

结核分枝杆菌培养:时间长。

结核菌素试验:我国目前所使用的则为自行研制的结核菌素纯蛋白衍生物(purified protein derivative, PPD),无非特异性反应。强阳性者有助于诊断。

T-SPOT.TB:利用检测两种结核特异抗原——早期分泌靶抗原6(early secretory antigenic target protein 6, ESAT-6)及培养分泌蛋白10(culture filtrate protein 10, CFP-10),通过酶联免疫斑点技术ELISPOT检测受试者体内是否存在结核效应T淋巴细胞,从而判断目前该受试者是否感染结核分枝杆菌。

结核病分子生物学技术、免疫技术、血清学等现代诊断技术已经应用于临床,血清结核抗体测定、红细胞沉降率、结核分枝杆菌聚合酶链反应（PCR）、胸腔积液检查、支气管镜检查、胸腔镜检查、纵隔镜检查、组织学病理检查成为重要的诊断方法。

四、手术适应证与禁忌证的演变及启迪

在有效的抗结核药物问世之前，外科医生已经开始了对肺结核外科治疗的研究。至 20 世纪 40 年代高效抗结核药物出现前，外科手术一度是治疗肺结核的唯一方法。随着对肺结核病菌的不断认识和探究，目前绝大部分的肺结核患者可以通过内科的化疗而获得痊愈，但对于部分难治、重症肺结核以及伴有严重并发症或耐多种药物的肺结核患者，外科手术仍为治疗的有效手段之一。归纳起来，目前主要的外科治疗手段为切除疗法和萎陷疗法两类。

（一）肺切除术

肺切除术可直接切除病变，术后痰菌阴转率高，病死率低，并发症少，被公认为肺结核外科治疗的首选方法。

1. 适应证

（1）肺结核空洞：①厚壁空洞；②张力空洞；③巨大空洞；④下叶空洞。

（2）大于 2cm 结核性球形病灶或干酪样病灶不易愈合者，或者难以与肺癌鉴别者也应尽早手术。

（3）毁损肺，肺叶或一侧全肺毁损。

（4）结核性支气管狭窄或支气管扩张。

（5）反复或持续咯血，经药物治疗无效，病情危急。

（6）其他适应证：①久治不愈的慢性纤维干酪型肺结核，反复发作，病灶比较集中在某一肺叶内；②胸廓成形术后仍有排菌，如有条件可考虑切除治疗；③诊断不确定的肺部可疑块状阴影或原因不明的肺不张。

2. 禁忌证

（1）肺结核正在扩展或处于活动期，全身症状重，红细胞沉降率等基本指标不正常，或肺内其他部位出现新的浸润性病灶。

（2）心肺代偿能力差，临床检查及肺功能测定提示病肺切除后将严重影响患者呼吸功能者。

（3）严重的心、肝、肾疾病未得到控制，糖尿病未得到良好的控制。

（4）合并肺外其他脏器结核病，经过系统的抗结核治疗病情仍在进展或恶化。

（二）胸廓成形术

胸廓成形术是将不同数目的肋骨节段行骨膜下切除，使该部分胸壁下陷后靠近纵隔，并使其下面的肺得到萎陷，因而是一种萎陷疗法。它的主要作用：①使病肺松弛和压缩，减小该部位呼吸运动幅度，从而使病肺得到休息；②萎陷使空洞壁靠拢，消灭空腔，促进愈合；③压缩减缓该部分的血液和淋巴回流，减少毒素吸收，同时使局部缺氧，不利于结核分枝杆菌繁殖。手术可一期或分期完成，根据患者一般情况以及所需切除肋骨的数目和范围而定。以避免一期手术创伤范围过大以及术后发生胸壁反常呼吸运动造成有害的生理变化。既往主要在俄罗斯和其他东欧部分地区开展得比较多。近 30 年来这种手术由于其治疗肺结核的局限性和术后并发脊柱畸形等缺点，同时肺切除术的普及且具有更满意的疗效，因而已很少采用。但对于一些不宜做肺切除术的患者，以及在无条件做开胸手术的基层单位，胸廓成形术仍不失为一种可供选择的外科疗法。近年还有新型微创根尖胸廓成形术出现，大大改善了常规胸廓成形术导致的大范围畸形。

1. 适应证

（1）上叶空洞，患者一般情况差不能耐受肺切除术者。

（2）上叶空洞，但中、下叶亦有结核病灶。若做全肺切除术，则肺功能丧失过多；若仅做上叶切除术，术后中、下肺叶可能代偿性膨胀，致残留病灶恶化。可同期或分期加做胸廓成形术。

（3）一侧广泛肺结核灶，痰菌阳性，药物治疗无效，一般情况差不能耐受全肺切除术，但支气管变化不严重者。

2. 禁忌证

（1）张力空洞、厚壁空洞以及位于中下叶或近纵隔处的空洞。

（2）结核性球形病灶或结核性支气管扩张。

（3）青少年患者，因术后可引起胸廓或脊柱明显畸形，应尽量避免施行。

（4）支气管内膜结核。

（5）一般情况差,肺功能不佳,对侧有活动性病灶。

胸廓成形术应自上而下分期切除肋骨,每次切除肋骨不超过3~4根,以减少反常呼吸运动。每期间隔3周左右。每根肋骨切除的长度应后端包括胸椎横突,前端在第1~3肋应包括肋软骨,以下逐渐依次缩短,保留靠前面部分肋骨。切除肋骨的总数应超过空洞以下二肋。每次手术后应加压包扎胸部,避免胸廓反常呼吸运动。胸廓成形术对肺有良好的压缩,如选好适应证,效果较佳。但有时手术需分期进行,患者需忍受多次手术的痛苦。

五、治疗方式的比较与启示

肺结核目前的治疗主要以化疗为主,其他方式只是作为辅助治疗。纵观肺结核的治疗历史,其治疗经历了以外科治疗为主的时代到以内科治疗为主的时代,其主要原因是抗结核药物的研发和运用及内科治疗结核的有效性得到认可。

目前肺结核治疗方式主要有以下几大类:药物治疗、外科治疗、介入治疗、免疫治疗、基因治疗以及祖国医学的针灸治疗等。

（一）药物治疗

以上治疗方式中,以药物抗结核治疗疗效最好,也是目前主流的治疗方式。其一线抗结核治疗的药物主要有:异烟肼、利福平 / 利福喷汀、吡嗪酰胺、乙胺丁醇、链霉素等。且抗结核的新药也在不断更新,目前针对结核分枝杆菌靶分子新型药物,如2-烷氧羰基氨基吡啶类、紫杉烷类、吩噻嗪类等正在研发之中。

（二）外科治疗

虽然内科抗结核药物治疗肺结核取得了巨大的成就,但仍无法取代外科在肺结核治疗中的地位,部分患者仍需要外科治疗,尤其是多重耐药结核分枝杆菌,其药物治疗效果不佳,以及一些空洞型肺结核,因血管性因素,使得抗结核药物成分无法有效地达到病灶内。

外科治疗方式目前主要以胸廓成形术的萎陷疗法和肺切除法治疗肺结核为主要术式,且胸廓成形术适应证也在慢慢缩小。

（三）介入治疗

主要包括经皮穿刺介入和经支气管镜介入给药及物理方法治疗,因介入治疗所能涉及的病灶是相对局限的,很难同时对多个病灶同步介入治疗,且反复机械性创伤易导致患者的依从性降低,所以这种方法对单一病灶的病例疗效较好,多数患者难以长期坚持治疗。

针对干酪病灶行支气管引流治疗,如气管镜介入清除痰栓球囊扩张治疗瘢痕狭窄、祛除肉芽肿、控制炎性水肿等,该方法可保证干酪坏死病灶的引流排空,利于坏死灶内结核分枝杆菌或耐药菌的清除。

（四）基因治疗

最有前途的基因疗法当属异柠檬酸离合酶基因敲除法,该法可使结核分枝杆菌丧失无氧代谢生存能力,使吞噬细胞内低代谢或休眠状态下的持留菌易于被吞噬细胞消灭,基因治疗和药物治疗免疫治疗同样对纤维病灶内结核分枝杆菌无效或低效。

六、展望或热点问题探讨

随着内外科技术的发展,肺结核的治疗也在向以化疗药物为主的综合治疗的方向发展。但我们也应看到,随着多重耐药结核分枝杆菌（multidrug-resistant tuberculosis, MDR-TB）的诞生,需要外科治疗的患者也在不断增多。从肺萎陷疗法的不同手术方式到开胸肺切除,再到微创胸腔镜肺切除以及现在的介于内外科之间的介入疗法,肺结核的外科治疗经历100多年的发展和历练,积累了很多宝贵的经验和财富。就目前的热点 MDR-TB 的外科治疗及肺结核的微创外科治疗做简单探讨。

（一）MDR-TB 的外科治疗

外科治疗是目前 MDR-TB 患者新的辅助治疗方式,但是手术的时机选择和术后的并发症的处理是外科治疗 MDR-TB 患者关键步骤。手术时机的选择常常很难把握,一般认为结核分枝杆菌在体内含量最少时,手术时机最佳。此外术后并发症也是肺结核治疗失败的重要原因之一,包括:呼吸衰竭、支气管胸膜瘘、肺或其他部位的感染、肺气肿等,其中支气管胸膜瘘是导致术后死亡的重要原因。一般认为,支气管内膜结核是结核术后支气管胸膜瘘的重要原因,因此术前完善支气管镜检查,对于 MDR-TB 患者行手术治疗尤为重要。因为这部分患者对化疗不敏感,术后常因手术切除不全而复发,包括淋巴结清扫不全等。对于 MDR-TB 的患者在行手术治疗时应严格掌握手术时机,术前充分完善相关检查,做好相关并发症的预案。

(二)肺结核的微创治疗

肺结核的外科治疗也在向微创方向不断迈进。微创手术治疗包括经皮肺微创手术治疗,纤维支气管镜下微创手术治疗,胸腔镜下微创手术治疗将是今后肺结核尤其是耐药结核手术的最佳选择。由于结核特殊的病理生理:一是结核患者的胸腔内粘连,另一个是结核患者纵隔淋巴结肿大,以上两个原因常常导致胸腔镜无法顺利在肺结核病例上开展,这是亟须我们解决的问题。

(张春芳)

参 考 文 献

1. Cummings I, O'Grady J, Pai V, et al. Surgery and tuberculosis. Curr Opin Pulm Med, 2012, 18(3): 241-245.

2. Yen YT, Wu MH, Lai WW, et al. The role of video-assisted thoracoscopic surgery in therapeutic lung resection for pulmonary tuberculosis. Ann Thorac Surg, 2013, 95(1): 257-263.

3. 唐神结,肖和平. 结核病流行趋势及治疗未来展望. 中国实用内科杂志, 2012, 32(8): 565-568.

4. Yaldiz S, Gursoy S, Ucvet A, et al. Surgery offers high cure rates in multidrug-resistant tuberculosis. Ann Thorac Cardiovasc Surg, 2011, 17(2): 143-147.

5. Tang S, Zhang Q, Yu J, et al. Extensively drug-resistant tuberculosis, China. Emerging Infectious Diseases, 2011, 17(3): 558-560.

6. 谢惠安. 现代结核病学. 北京: 人民卫生出版社, 2000: 4.

7. 龚震宇. 全球结核病简报(2018年1月更新报告). 海外动态, 2018, 33(4): 351-352.

8. 余卫业,谭卫国,罗一婷,等. 2018 WHO 全球结核报告: 全球与中国关键数据分析. 新发传染病电子杂志, 2018, 3(4): 228-233.

9. Joseph locicero III, Feins RH, Colson YL, et al. Shields' General Thoracic Surgery. 8th ed. Philadelphia; Wolters Kluwer, 2019.

第二节 支气管扩张症

支气管扩张症是由于支气管或肺实质感染,支气管壁平滑肌与弹力纤维组织受炎症破坏,引起支气管树异常扩张为特征的一种慢性肺部化脓性疾病。实际上这是一种放射学/病理学诊断。1819 年由 Rene Laennee 首先报道。本病多见于儿童和青壮年。约 2/3 为女性。

一、病因认知的历史、演变及启示

引起支气管扩张的病因常为综合性因素,一般分为先天性与继发性两种。

(一)先天性支气管扩张

较少见。原因不明,常伴多种发育缺陷或异常,如 Kartagener 综合征、多囊肺、胰腺囊性纤维化、免疫球蛋白缺乏症、Willams 综合征等。先天性支气管扩张的发病早,常在幼儿时期就出现症状,累及范围广泛且多呈现双侧性病变。

(二)继发性支气管扩张

继发性支气管扩张的基本病因是支气管肺脏反复感染和支气管阻塞。既往常与麻疹或百日咳有关,现多因革兰氏阴性杆菌肺炎所致。反复感染使支气管各层,尤其是平滑肌纤维和弹力纤维被破坏,削弱了支气管壁的支撑作用,在压力和牵张力以及分泌物淤积阻塞的长期作用下,形成支气管扩张。

1. 新生儿出生后,肺脏以及支气管的发育仍持续数年。抗感染能力不足,易受病原微生物侵害。继发性支气管扩张多起病于儿时,尤其是流感、麻疹、百日咳之后发生肺炎时。对于感冒后长期咳嗽或低热不能有效缓解的小儿,长大后发生支气管扩张的概率明显增加。及时有效治疗呼吸道感染,对预防支气管扩张有重要意义。

2. **结核性支气管扩张** 纤维瘢痕或者炎性淋巴结对支气管的牵拉扭曲,内膜炎性肉芽肿或者瘢痕狭窄,造成气道阻塞,远端感染、扩张。

结核病和支气管扩张的关系较紧密。Jordan 等认为结核病、支气管扩张、慢性气流阻塞三者之间存在内在联系,值得进一步探索。

3. **异物以及肿瘤因素** 可以造成气道的长期阻塞、感染而致支气管扩张。

随着卫生条件的改善,由流行性小儿疾病以及结核病为主的致病因素逐渐为革兰氏阴性杆菌肺炎为主的病因学所取代。

支气管扩张的发病机制涉及气道炎症及细菌感染。多继发于感染清除不足且存在对感染的免疫反应失调。Cole 对支气管扩张的发展提出"恶性循环"假设,认为原发因素造成黏液纤毛清除受损,引起呼吸道细菌定植,引发炎症,损伤呼吸道导致更多细菌定植,加重炎症/损伤。连续的恶性循环,肺实质引起进行性破坏。目前普遍认为,细菌入侵和机体防御免疫缺陷共同造成持续的细菌感染。气道感染的转归则取决于细菌毒力与肺内炎症反应。

二、临床表现的基本特点及新变化

支气管扩张的主要症状为咳嗽、咳痰、咯血、反复肺部感染及慢性中毒症状。

(一)咳嗽

反复发作,长期不愈。咳嗽程度与感染轻重有关,难以治愈。

(二)咳痰

特点为痰量多,痰液黏稠,可有腥臭味,日痰量可以达到几百毫升。临床上将以咳痰为主的病变称为"湿性支气管扩张",典型的痰液放置数小时后,可分为三层:上层为泡沫,中层为黏液,下层为脓性物和坏死组织。

(三)咯血

反复咯血是本病的主要特点之一。约 20% 的患者以咯血为唯一显著症状,临床上称为"干性支气管扩张",常见于结核性支气管扩张。总体来讲,60%~70% 的支气管扩张患者有咯血症状。病变的支气管、肺组织有大量增生血管,形成丰富侧支循环以及支气管肺动脉短路,是支气管扩张症患者发生咯血的病理学基础。

(四)肺部感染及中毒症状

肺部感染长期存在,间断性加重,表现为发热,痰量增多,或者咯血加重。感冒、劳累甚至不佳情绪都可以加重症状,即气道易感性增加。同时,致病细菌长期定植和内毒素血症,严重干扰破坏了患者的抵抗能力,容易形成恶性循环。支气管扩张的中毒症状表现为发热,乏力,欲望降低,四肢发冷,消瘦,贫血,甚至肝脾大等。

(五)支气管扩张症体征

轻度或早期患者多无体征。一般体征多因慢性毒血症引起,如消瘦,面色苍白,发绀,发育不良,杵状指(趾)。肺部可闻及干、湿啰音,管状呼吸音等。

随着医疗条件的改善,重度支气管扩张患者,结核性支气管扩张患者有所减少。但支气管扩张的总体临床表现并未出现大的变化。国家医保支付政策的实施,促使贫穷落后地区的患者开始主动就医,因此,门诊严重支气管扩张病例并非罕见,这些患者往往失去了通过治疗明显改善的机会。

三、诊断标准的变迁与思考

1922 年,Sicard 和 Forestier 将碘油经环甲膜穿刺的方法注入支气管树内,之后行胸部 X 线检查,以显示涂有造影剂的支气管树,从而奠定了正确诊断本病的方法。20 世纪 80 年代以后,CT 机开始引入我国,并不断更新换代,以其检查的舒适性和高度敏感性,目前基本取代了经典的支气管碘油造影诊断技术。

传统上,依据病理形态,将支气管扩张分为柱状、囊状、曲张型三种。其中,以柱状扩张多见,支气管扩张较轻;曲张型沿着扩张的支气管有节段狭窄;囊状扩张则多为先天性或者后天进展性扩张而成。支气管扩张症常常累及Ⅲ~Ⅳ级支气管,多数中心部位有病变。

目前,HRCT(高分辨 CT)是诊断支气管扩张症的主要手段。主要表现如下:

1. 支气管管壁增厚,并向肺的周边延伸,呈"双轨征"表现。

2. 未见支气管的逐渐变细。

3. 支气管内径大于伴行肺动脉直径。

4. 在肺野外侧 1~2cm 处可见到支气管影像。

5. 支气管内见到气液平,这是囊状支气管扩张的特异征象。

6. 增厚的支气管旁可见伴行的肺动脉横断面,称为"印戒征"。

7. 严重的囊状扩张可见到葡萄串样簇状扩张支气管影像。

HRCT 对本病的诊断敏感性达 80% 以上,特异性达到 95%~100%,能显示支气管造影不能发现的局灶性病变。相较于后者，CT 检查简便、安全、舒适、高效、准确。因此，CT 扫描已经取代了经典的支气管造影术的诊断地位，成为新的"金标准"。

四、手术适应证与禁忌证的演变及启迪

外科技术和麻醉的进步是手术安全的基本保证。由于支气管扩张症的不可逆性，手术是治愈本病的唯一手段。在手术时机和患者选择上内科、外科医生往往存在较大争议。内科医生喜欢把药效不好或者重患者交给外科手术处理，希望借助手术改善症状；而外科医生希望通过手术尽可能彻底去除病灶，同时不会产生较严重并发症。广泛而严重的病变显然不是手术首选。

（一）病例选择

1. 症状明显　如痰多，易感冒，咳异味痰，咯血等。

2. 病变相对局限　最常见的病变范围为下叶，或者下叶加中叶（右）或舌段（左）。对于病变广泛者，若引起主要症状的病变较局限，且余肺病变较轻，也可以考虑切除重灶以改善症状，但达不到治愈效果。

3. 患者可以耐受手术，并能获益。

因此，最理想的患者为病变局限于一个肺叶内；对于双侧支气管扩张的患者，如病变较局限，手术切除病肺后亦能取得很好的疗效。对于无法手术治愈的患者，减状手术需要仔细评估。

（二）支气管扩张症功能分类法（辅助分类，结合 CT）有助于手术病例选择

1996 年 Ashour 提出了支气管扩张症的功能分类方法。此前的研究表明：支气管扩张症患者的肺动脉血流灌注并不一致，而且每种类型的支气管扩张症的血流动力学改变各有特点。按照支气管扩张症的形态特点以及血管造影所见，Ashour 将支气管扩张症分为非灌注型和灌注型两种。

1. 非灌注型支气管扩张症　病肺的肺动脉灌注明显减少，肺动脉通过支气管动脉逆行充盈。因此，病肺组织无气体交换功能，肺动脉 - 体循环短路加重左心室劳损。此类型支气管扩张咯血多见，支气管多呈囊状扩张。

2. 灌注型支气管扩张症　病肺的肺动脉灌注充足，无逆行充盈现象。肺毛细血管床相对正常。肺 - 体循环短路通过吻合支到达末梢肺动脉，注入肺静脉。病肺组织仍有气体交换功能，以柱状支气管扩张多见。

由此，Ashour 认为，在支气管扩张症的手术治疗中，应切除非灌注型的病肺，而保留灌注型的病肺是可行的。这种分类方法不但能反映病变的严重程度，而且可以判断患者的呼吸功能。

作者以为，Ashour 分类有一定临床意义。对肺功能在边缘状态的广泛病变患者，判断手术的可行性以及切除范围有一定参考价值。但操作麻烦，需要有创造影检查，而且显示不直观。对于咳痰为主的病例，参考价值不大。故临床并未广泛采用。类似的检查如放射性核素肺灌注扫描、肺 CTA 重建，也可评价支气管扩张局部的血流特点。

总之，支气管扩张症的手术指征需要结合患者的症状、体征、CT 病变特点、患者的身体条件综合判断。减状手术更应谨慎进行。病情轻微，或者广泛而较均匀病变的患者，一般应为外科手术禁忌。

五、治疗方式的比较与启示

20 世纪初，外科医生采用肺组织的多次切除术及肺组织的引流术治疗支气管扩张症。1929 年，Brunn 对 5 例支气管扩张症的患者采用了一期肺叶切除术及胸腔引流技术。在 1939—1940 年间，Churchill、Blades 开展了解剖性肺叶切除技术治疗支气管扩张，大大提高了手术的安全性，降低了术后并发症以及死亡率。20 世纪 80 年代以后，麻醉、抗生素、医疗器械以及手术技巧均有了长足进步，各种肺切除术后的并发症的发生率和患者的死亡率大幅度下降。90 年代以后，伴随着现代信息科技进步，电视胸腔镜手术日益得到重视和普及，支气管扩张症的治疗迈上了微创时代。目前，大部分支气管扩张症手术都可以在电视胸腔镜下完成。

支气管扩张症的手术治疗术式，主要是肺叶切除术和肺段切除术，局限性周围型支气管扩张也可以肺楔形切除。此外，自 1992 年以来，国内专家采用支气管剔除术治疗局限于肺段的支气管扩张症，很有特点。

（一）肺叶切除术

肺叶切除术是主要手术方式。手术干净彻底，术后并发症少。多适用于病变范围较广，累及多个肺段或者单纯肺段切除可能出现明显手术并发症的患者。

由于特殊的肺支气管树解剖引流特点，支气管扩张症累及部位从多到少依次为：左下叶，左上肺舌段，右中叶，右下叶。最后是左固有上叶和右上叶。因此，左肺下叶切除，左肺下叶加舌段切除术是临床常见的术式。

（二）肺段切除术

从解剖学来看，支气管扩张症是一种支气管肺段疾病。病变可以累及一个或多个肺段。因此，手术按肺段解剖切除是可行的，可以尽量保留正常肺组织。有些肺段与其他肺段之间分界相对清晰，如背段、舌段，这些肺段切除并不增加并发症，成为肺段切除的首选。有些肺段，如基底段，各段之间关系非常密切，解剖变异较大，片面追求肺段切除可能导致剩下肺段严重受损，出现肺段不张、淤血、感染、继发支气管扩张等，要谨慎权衡。因此，舌段切除、背段切除、固有上叶切除、全基底段切除是常用的肺段或多肺段切除术。

科技的发展为精细的肺段切除提供了有利条件。目前的 CT 后加工技术已经可以将每一个肺段的支气管、动脉、静脉进行立体建构，支气管内磁导航技术也可以帮助段以下支气管的精确定位，都为精细手术创造了条件。假以时日，手术器械发展更加精巧，操作更加细致灵活，则支气管扩张症的"靶向"切除完全有可能实现。

手术始终是代价与获益之间的平衡技术。如何使患者以较小的代价获取最大的利益，是外科医生的永恒主题。

（三）支气管剔除术

即只剔除扩张的支气管，尽量保留肺组织。适用于肺组织毁损不明显的中心型支气管扩张病例。剔除支气管后，肺组织通过邻近肺的肺泡间交通以及肺段间的细小支气管交通（Kohn 孔、Lambert 通道、细支气管间侧支通气）继续维持通气功能。

葛炳生等 1996 年的实验研究表明：

1. 剔除肺段支气管的动物在术后晚期不发生气体交换障碍。

2. 剔除了支气管的肺段组织术后处于膨胀状态，不产生残腔，相邻支气管无移位扭曲。

3. 剔除支气管的肺段组织无病理学创伤反应外的异常表现。

该术式的优点显而易见：保留了肺容量以及肺血管床，避免了心脏负担加重以及远期代偿肺气肿。但需要把握合适病例，手术操作应谨慎细心到位，术中应观察肺组织的通气状态。

总之，支气管扩张症的手术疗效是确定的。大约 80% 的手术病例在术后可以达到治愈，15% 的病例术后症状得到明显改善，5% 的病例术后症状无改善或恶化。

六、热点问题探讨

支气管扩张症是一个古老的疾病。其外科手术的治疗方式随着时代的进步而发展。手术效果满意，死亡率不足 1%。但仍存在一些问题。

（一）弥漫病变患者，姑息切除是否有益

一些长期患病得不到治疗，或者先天肺发育问题的支气管扩张患者，就诊时病情很重，而且往往病变范围几乎累及所有肺叶。长期的内科用药已经无济于事。外科手术能否选择性地打击"重犯"而减轻患者病情？如何评估术后风险以及效果？支气管扩张的功能分类能否有所帮助？都需要医者、患者的共同探讨。

（二）肺功能高风险支气管扩张患者的处理

对肺切除手术，肺功能有标准要求。对于支气管扩张患者而言，肺功能的不均一性为我们灵活把握肺功能标准提供了依据。

支气管扩张症的患者，病肺的功能已经部分甚至全部丧失。在少数病例，由于炎症反应，气道敏感性增高以及体 - 肺动脉短路等，病肺对于整体肺功能而言可能是个负数，切除病肺并不会造成肺功能的明显减低。所以，对较局限的支气管扩张症的患者来说，术前肺功能检查的实质意义不大；但弥漫性支气管扩张症的患者有明显小气道阻塞，类似慢性支气管炎表现，肺功能的检查评估十分重要。如果患者已经有严重的肺功能不全或者心肺功能不全，则视为手术禁忌。

支气管扩张症的可切除极限，一直考验着胸科医师的胆量。通常双侧肺共分为 18 或 20 个

肺段。对于两侧肺广泛病变的患者来说,分期切除 11、12 甚至 13 个肺段是安全可行的。Loras 等 1988 年曾对 30 例接受过 10 个肺段以上切除术的支气管扩张症患者进行过长期随访。结果表明,两肺支气管扩张的患者,在切除受累的 11、12 或 13 个肺段 20 多年后,剩余肺段的功能明显高于预期值;同时血气分析表明气体的交换令人满意。显然,两肺广泛的支气管扩张症不是手术的绝对禁忌证,但患者至少应保留 6 个正常肺段或者两个最小肺叶以保证有足够的肺功能。

(三)大咯血患者的手术时机问题

咯血患者,绝大多数可以药物控制。在咯血间歇期手术较安全。大咯血患者,可因出血倒灌入肺,阻塞气道或者循环衰竭而危及生命。急性大咯血如药物不能控制,手术麻醉风险极高,可先行急诊选择性动脉造影栓塞术止血,择期手术。对内科治疗无效,反复发作,或者动脉栓塞治疗失败的患者,若能确定出血和支气管扩张部位,急诊外科手术仍是挽救患者生命的主要选择,但手术效果常难以预计,术后并发症较多。

(四)保守治疗的研究进展

支气管扩张症的稳定控制以及减缓病情进展是保守治疗的主要焦点。为此,需要建立统一的病情评价体系标准。抗生素的吸入疗法,抗炎制剂的临床研究,抗铜绿假单胞菌抗体的研究以提高宿主的免疫力,气道清理技术帮助患者清除耐药菌以及减轻炎症反应,甚至分子生物学技术对致病微生物的研究等是目前主要的方向和进展。

(崔玉尚)

参 考 文 献

1. Barker AF. Bronchiectasis. N Engl J Med, 2002, 346: 1383-1393.
2. Jordan TS, Spencer EM, Davies P. Tuberculosis, bronchiectasis and chronic airflow obstruction. Respirology, 2010, 15: 623-628.
3. Cole PJ. Inflammation: a two-edged sword, the model of bronchiectasis. Eur J Respir Dis, 1986, 147: 6-15.
4. Mizgerd JP. Acute lower respiratory tract infaction. N Engl J Med, 2008, 358: 716-727.
5. Ashour M. Hemodynamic alterations in bronchiectasis: a base for a new subclassification of the disease. J Thorac Cardio-vasc Surg, 1996, 112: 328-334.
6. 葛炳生, 史刁之, 李小刚, 等. 肺段支气管剔除术的实验研究. 中华外科杂志, 1996, 34: 180-183.
7. McShane PJ, Tino G. Brochiectasis. Chest, 2019, 155(4): 825-833.

第三节 肺减容手术治疗肺气肿的历史、现状与未来

慢性阻塞性肺疾病(chronic obstructive pulmonary disease, COPD)是呼吸系统常见疾病,严重影响人类的健康,我国 40 岁以上成人 COPD 的发生率为 8.2%。COPD 已经成为世界第三大致死病因,预计至 2030 年,将成为疾病经济负担的第五位。肺气肿作为 COPD 的重要表型之一,是其进展的主要原因,也是主要的治疗难点。对于气肿型 COPD 的治疗临床尚缺乏有效药物和手段,单一的内科治疗具有一定的局限性。肺移植是终末期肺疾病的唯一治愈方法(其他章节讨论),肺减容手术(lung volume reduction surgery, LVRS)是肺气肿的有效外科治疗手段。

一、外科治疗肺气肿的历史演变及启示

大泡性肺气肿的外科治疗已经开展 70 余年,手术技术非常成熟,临床效果明确,可以明显改善患者的肺功能和生活质量。如果患者肺大疱超过胸腔的 1/3 并且 FEV_1 小于 50% 预计值获益更为明显。

肺气肿外科治疗主要攻克难点是弥漫性肺气肿,回顾其发展历史,大致可分为早期探索、肺移植、肺减容术三个阶段。近代肺气肿发病机制的正确认识确立了肺减容手术的地位,而这种地位的确立是在肺移植之后。

肺的过度充气和胸廓的扩张是人们最早注意到的肺气肿的病理生理变化。1906 年,Frenud 为此设计了肋软骨切除术,但疗效很不稳定。之后人们认识到通过切除肺的自主神经可消除气道痉挛,减少气道分泌物及扩张血管增加肺的血供。1923 年 Kummel 应用交感神经节切除术治疗哮喘及其引起的肺气肿,后来人们又设计了交感神

经切除术、迷走神经切除术等多种术式。这些方法，尽管在个别病例上获得成功，但总体的结果是失败的。此后理论认为肺膨胀是导致胸廓扩张和一系列呼吸系统症状的主要原因，手术的重点便转为设法压缩肺的体积。1927 年 Voelcker 报道了使用后侧椎体旁胸廓成形术。1924 年，Reich 和 Piaggio Blanco 报道了人工气腹治疗肺气肿的研究。1934 年，Alexander 设计了特殊的腹带，用于压迫腹壁增加腹压来治疗肺气肿。1947 年 Allison 设计了膈神经切断术来限制气肿肺的过度膨胀。1954 年，Hissen 设计了气管成形术。实践证明，这几种术式是建立在错误病理生理认识之上的，术后患者的胸廓或膈的运动能力更为低下，所以呼吸困难反而加重。

20 世纪中期，有理论认为肺气肿是肺组织营养不良的继发改变，可通过改善血供阻止这种变化。1952 年 Crenshaw 设计了壁层胸膜切除术，使胸壁的血流能通过新生的侧支血管提供给外周肺组织。但壁层胸膜切除术只是提供了有限的血液而不改善通气，故无法从根本上改善呼吸功能，因此效果有限。

由于当时认识水平有限，上述各种术式所依据的理论，或是错误，或是局限的，均没有真正寻找到解决外科治疗肺气肿病理生理变化的"瓶颈"。尽管 20 世纪 60 年代起，弥漫性肺气肿的外科治疗一度走入低潮。然而这些经验极为宝贵：①壁层胸膜切除有限的效果提示肺组织血供很重要，一方面是满足了肺组织自身代谢的需要，另一方面也提供了可进行呼吸交换的有效循环，而这一方法效果有限的原因可能是所提供的有效循环不足。②通过外界因素例如抬高膈肌、缩小胸廓、改变气管不仅无效而且还会加重症状。③切断交感神经、改变气管神经调节尽管效果不稳定但仍可以部分缓解症状，原因可能是在一定程度上解除了肺气肿患者气管痉挛和哮喘，从而改善了通气，说明通气的改善有一定效果。

这些开拓性探索推动了对肺气肿的科学认知，1957 年美国医师 Brantigan 对肺减容术的尝试为后来肺气肿外科发展，开创了新的领域、奠定了相当的基础。他认为肺气肿时，有限的胸腔中容纳了体积明显膨胀的肺组织，胸膜腔负压变小或消失，使肺组织弹性回缩力消失，呼吸时小气道易于塌陷而致呼吸困难。因此只有通过手术切除无功能的肺组织，恢复胸膜腔内负压，才能重新恢复肺组织弹性回缩力而改善呼吸状况。作者对 33 例肺气肿患者施行了多处肺楔形切除或折叠术，术后 75% 的患者临床症状明显改善。但由于在当时缺少客观条件，术后近期病死率高达 16%，因此他的理论及其肺减容手术方法未能被广泛接受。但是后期手术技术的进步和肺移植的发展，证明这一理论是最接近"真理"的。

二、肺减容手术的确立、发展与思考

20 世纪 80 年代环孢素 A（cyclosporine A，CsA）等的出现极大地推动了器官移植的发展，实现了真正意义上肺移植的成功。但是，由于供肺的缺乏远远不足，致使许多肺气肿患者在等待移植的过程中死亡。另外，移植费用过高，术后还需要长期使用昂贵的免疫抑制剂以及肺移植适应证、并发症等多方面原因，使得肺移植手术治疗肺气肿还不能完全解决问题。

随着对呼吸生理及肺气肿病理生理的深入研究和认识，以及肺移植实践的经验积累，Cooper 等发现：①供肺植入肺气肿患者的胸腔后，过度扩大的胸腔容积缩小，低平的横膈上升，患者胸式及腹式呼吸均比术前改善；②在单肺移植治疗肺气肿手术过程中，单肺通气时气肿肺在适当通气下仍可有较满意的气体交换；③肺气肿患者单肺移植后，纵隔向术侧移位可使对侧横膈和胸廓形态趋于正常。1993 年报道最初 20 例有严重气促、胸廓膨隆及明确定位（靶区）的肺气肿患者接受肺减容手术后无一死亡，术后各项指标好转，有 86% 原先需吸氧者停止持续吸氧，运动耐力明显增强，术后 1 年病死率 5%。研究报道后立即引起国际普遍关注。至此，由 Brantigan 1957 年提出、经 CooPer 发展的肺减容手术从此在许多国家迅速开展，成为胸外科领域内的一个新热点。

我国王俊教授在 1996 年率先开展了 LVRS，并迅速推动了这项技术的开展，相继北京、广州、上海等医疗中心在大力推动肺减容手术的同时，对其手术适应证和相关基础机制研究进行了大量的工作，为我国的肺气肿肺减容治疗奠定了坚实的基础。

为什么肺减容手术可以改善呼吸困难？随

着手术的开展相应出现一系列问题,一方面是手术机制的研究,另一方面是手术范围的探讨。可以说1993—1998年是LVRS不断探索的阶段,这一时期众多学者对上述问题进行了大量细致的工作。通过动物实验证实肺减容的体积在20%~30%是理想的选择,超过这一范围患者的并发症明显增多,死亡率增加。

对LVRS治疗COPD的作用机制研究很多,归纳为以下几点。

1. **肺弹性回缩力增加**　COPD的肺组织弹性回缩力减弱,细小支气管的气流阻力增加。LVRS后余肺扩张使牵引支气管壁的肺弹性回缩力增强,从而减少细小支气管的阻力,增加通气量,改善肺通气功能。这也正是Brantigan最初提出LVRS治疗肺气肿的理论依据。

2. **通气/血流比值改善**　手术切除过度膨胀的肺泡组织可以减少无效腔,改善通气/血流比值,增加周围正常肺泡换气功能,术后动脉血氧分压提高,可减少对氧气的依赖性。

3. **呼吸肌作用增强**　膨胀的肺泡组织部分切除后,肺容积减少,使得胸廓直径缩小,膈肌也恢复或部分恢复原有的穹顶形状、呼吸肌恢复正常的收缩状态,伸张余地增加,从而改善驱动呼吸的功能。

4. **血流动力学改善**　通过LVRS切除过度膨胀的肺组织后,余肺组织扩张可使肺毛细血管床得到充分利用,受压的相对正常肺组织的血管阻力下降,肺组织供血增加,同时胸廓内负压增大使体循环回流增加,这样使右心室的前后负荷均能达到较为理想的水平,改善右心功能。

LVRS推动了肺气肿外科治疗的发展,仍有一些问题值得研究。手术后肺气肿的症状得到一定程度的缓解,但是疾病本身的病理过程仍在继续,而且发展趋势加快。每年丧失的肺功能值约150ml,较手术前60~80ml提高1倍,因此手术带来的肺功能的改善在3~5年后便消失殆尽,恢复至手术前水平,其原因可能与胸腔内负压恢复后促进了COPD病理进程有关,这是否提示胸腔内压力增高会缓解疾病病理进程?

三、肺减容手术适应证和禁忌证的演变与启迪

1. 接受LVRS的患者必须是肺功能重度减退,活动能力严重受限,保守治疗无效的严重COPD患者,因此手术危险性相对较大。严格掌握手术适应证是手术成功的关键,仅10%~20%的COPD患者适宜LVRS。目前认为手术适应证为:

(1)年龄小于75岁。

(2)诊断明确的弥漫性肺气肿。

(3)呼吸困难进行性加重,内科治疗无效。

(4)临床治疗稳定时间大于1个月。

(5)戒烟时间大于6个月。

(6)吸入β受体激动剂后FEV_1<45%预计值,肺过度充气RV>150%,预计值TLC>100%预计值。

(7)PaO_2>6kPa(45mmHg),$PaCO_2$<8kPa(60mmHg)。

(8)功率自行车:康复训练后男性运动负荷<40W,女性<25W。

(9)高分辨率CT证实病变程度不均一,且以上叶病变为主。

(10)核素通气和血流扫描及X线胸片、胸部CT显示肺上部及周围区域有明显通气血流不均匀区域(靶区)存在。

(11)无严重冠心病史和肝肾等重要脏器病变及精神病。

(12)肺动脉压<4.8kPa(35mmHg)。

2. 下述情况应视为手术禁忌证

(1)年龄>75岁。

(2)严重肥胖或者恶病质[体重超过标准体重的125%或过度消瘦(体重不足标准体重的75%)]。

(3)肺动脉高压(收缩压>45mmHg,舒张压>35mmHg)。

(4)严重哮喘、支气管扩张或者慢性支气管炎伴大量脓痰。

(5)胸外科手术禁忌,如胸膜固定、严重胸廓畸形等。

(6)不耐受手术或不宜手术,如心力衰竭、严重心脑血管疾病、恶性肿瘤等。

(7)FEV_1≤20%预计值,DLCO≤20%预计值。

(8)病变程度均一或非上叶病变为主。

(9)严重冠心病或其他重要脏器疾患。

(10)术前需用呼吸机维持呼吸者;长期服

用激素治疗,如强的松 >15mg/d。

3. 个体化治疗是 LVRS 治疗肺气肿应遵循的一个原则,如何更好地使患者获益是追寻的目标。肺减容手术的适应证和禁忌证是在众多的动物和临床试验的基础上逐步完善的,特别是美国肺气肿治疗临床实验小组(NETT)的多中心研究的结果,例如心肺功能的界定、运动耐力的评估等。应该指出,以上所述的手术适应证和禁忌证都是相对的,只是作为临床工作中患者选择的参考指标。这些标准在实践的过程中在不断完善充实,有学者对某些属于禁忌证的患者如高龄(年龄 >75 岁)、肺动脉平均压力中度升高等进行了肺减容手术的探索,并取得了一定疗效。其他诸如下列的一些问题在现在和将来也值得进一步研究和商榷:①靶区明显并且较为局限的 $FEV_1 \leq 20\%$ 预计值或 $DLCO \leq 20\%$ 预计值的患者是否可行 LVRS?有限研究证实了其可行性。②在严格系统围手术期治疗的基础上,体重的限制可能越来越小。③在无创通气、体外膜肺氧合(extracorporeal membrane oxygenation,ECMO)等的支持下,需呼吸机支持的患者是否一定排除在 LVRS 之外?④如果患者在 LVRS 3~5 年后如果没有机会肺移植、如果还有靶区存在,手术时机如何选择?⑤如何界定手术切除引起肺组织和微血管体积的丧失对心肺功能的影响,也就是如何最大限度地贯彻尽可能切除无功能的肺组织而保留有功能的肺组织这一原则。

四、手术方式的比较与启示

LVRS 手术方式大体上可分为两类,即开胸手术和胸腔镜手术(VATS)。两种手术切除肺组织的范围均由术前检查和术中观察共同决定,包括术前胸部高分辨 CT、3D 技术肺组织重建、核素通气显像及术中直视下定位等。两种手术的切除范围和切割方法相同,一般为一侧肺容积的 20%~30%,约为 30~110g/ 侧。

上述两种术式各有优缺点,术后患者的肺功能和呼吸困难症状改善相似,对于高龄患者,VATS 死亡率低于开胸肺减容术。二者 30d 和 90d 的死亡率无明显差别(分别为 2.8%、2.0%;5.9%、4.6%),手术并发症均较低但平均住院时间开胸手术长于 VATS。对于 6 分钟运动试验(6-MWT)、肺功能和长期生活质量,二者结果相近,但在术后早期 VATS 患者的总体恢复情况显著好于开胸手术($p = 0.001$)。而严重术后漏气需要外科治疗的患者前者明显高于后者(发生率分别为 5.9% 和 2.2%)。目前认为双侧肺减容手术总体疗效优于单侧,但双侧术后肺功能下降较单侧快。与间隔 6~9 个月的分期双肺减容比较,同期双侧的优势不明显,二者在肺功能长期改善和远期生存上无明显差别,1 年、2 年、3 年的生存率之比(单侧 / 双侧)分别为 86%/90%、75%/81%、69%/74%。

LVRS 手术方式经过近 30 年的演变,越来越多的医生选择 VATS 进行 LVRS。因为胸腔镜的术野较胸骨正中切口显露好,并且现代胸腔镜创伤小、痛苦轻、恢复快、美容效果好,更符合现代外科的理念。如果患者体质较好,耐受力较强,可同期双肺减容,否则应行分期双肺减容。对于高危患者或一侧胸腔粘连严重、肺气肿在双肺分布不对称者,宜采用单侧肺减容,这对未减容侧的肺功能也有促进作用,也可为再次手术创造机会和赢得时间。

五、肺减容手术后主要并发症及其防治的发展与思考

(一)术后肺断面漏气

残肺持续漏气(>7d)是 LVRS 最主要的并发症,大量漏气导致感染,愈合期延长,不能拔除胸管甚至呼吸衰竭,是造成死亡的主要原因。早期采用带牛心包的钉夹缝切器,尽管一定程度上较好地解决了断面漏气问题,但术后漏气发生率仍在 18%~30%。同时,牛心包作为一种异体异种物质经过灭活后仍可引起局部较为严重的炎症反应和钙化反应。患者在手术后数月甚至 5 年后咳出订夹和心包垫片。而在手术后应用小剂量短疗程的激素可以减低这种异物性免疫反应,促进了术后肺功能的恢复和改善,而且并不增加术后并发症。现在组织相容性更好地材料替代了牛心包效果更好。

预防的关键与思考:①术中操作精细,尽量避免肺组织撕裂伤、保护有功能的残肺组织,以防分泌物污染呼吸道加重通气不足或感染播散。在手术过程中应间隔 30~60min 双肺通气

5~10min,以减少低氧性肺血管收缩时间、减低术后肺泡炎症渗出,而当术中因通气不足血氧饱和度低于75%,心率明显上升时应暂停手术,并迅速采取措施改善通气,在血氧饱和度恢复到95%以上,心率下降,其他情况好转后可继续手术。②术后应尽早拔除气管插管,避免因机械正压通气引起或加重肺漏气。如出现急性呼吸性酸中毒时,可用持续气道加压通气(CPAP)和压力支持通气(PSV)模式经面罩辅助呼吸,直到正常。无创通气具有较好的应用价值。③术后止痛极为重要,有效的术后镇痛和及时的胸部理疗有助于减少发生率。有效的肋间神经止痛可以减少手术中肌松剂使用,也利于术后伤口止痛,避免术后过度疼痛影响呼吸和咳嗽排痰。采用的方法包括硬膜外神经阻滞、术前肋间神经冷冻、长效局麻药物混合亚加蓝肋间神经阻滞等。④术后常规行胸部影像学检查,了解肺膨胀情况,如肺压缩>30%,$SaO_2<90\%$和患者出现皮下气肿,可用5~10cmH$_2$O的负压持续吸引。⑤对于术前激素依赖患者,术后注意激素阶梯治疗,防止肾上腺皮质功能衰退。⑥术后控制输液量,可使患者处于轻度液体"负平衡",对于多数患者输液可维持在60~80ml/h。应注意有无电解质紊乱,避免肺水肿;卧床期间注意翻身,防止压疮、肺炎及深静脉血栓,尽早下床活动。⑦加强营养支持。术后提供营养丰富、易消化的饮食,同时要限制糖的摄入、减少CO_2潴留,并逐渐过渡到普食。采用少量多餐方法,以减轻胃的饱胀感。保持口腔清洁,以促进食欲,力求迅速改善机体COPD恶病质状态、提高蛋白水平至正常范围。

(二)呼吸衰竭

呼吸衰竭为手术后死亡的主要原因之一。主要与术前的基础肺功能差、术中操作损伤、术后长时间漏气、肺部的严重感染等因素有关,部分患者术后短时间内的呼吸衰竭还可能由麻醉药物的残留引起。拔管后3d内重新插管的发生率为3%~6%。

防治的关键与思考:①手术前2周开始进行肺保护等围手术期处理,可以应用沐舒坦等药物促进排痰,加强肺康复锻炼和咳痰训练。②尽可能减少手术的创伤、缩短手术时间,保留肺功能(如采用微创手术等)。③呼吸管理采用双腔支气管插管、小潮气量、延长呼气时间的通气模式,尽量避免持续的正压通气以减少肺损伤。术中连续CO_2监测和多次血气分析调整呼吸频率,使$PaCO_2$保持在容许的高碳酸血症范围,不但方便手术的操作和病变的识别,同时可防止肺过度膨胀造成的呼吸、循环紊乱。④注意保持呼吸道通畅,积极控制感染;如通气短期内不能改善,应及时建立人工气道进行人工通气,术前为高危患者,可于术毕保留/或更换经鼻气管插管,人工通气尽量采取压力控制和/或压力支持模式;如患者气道清除能力良好,清醒合作,可应用无创通气的方法。⑤术前仔细评价肺功能,并做胸部CT及肺的通气+灌注核素扫描,有条件者还应做膈肌功能的测定。⑥术后充分的止痛、镇静非常关键,可以改善通气,降低耗氧量,维持足够的心肺功能。

(三)肺复张不良与残腔感染

肺复张不良与残腔感染是引起手术失败而导致死亡的原因之一。国内肺气肿患者多并发营养不良及肺大疱和陈旧性肺结核,这部分患者实际接受的是肺大疱切除+肺减容手术。部分患者因此存在残腔易合并感染。分离粘连时也易致术后过度的胸膜反应,胸膜明显增厚;术中为减少漏气可能缝扎过度,进一步影响肺的复张,使残腔持续存在。明显的胸膜增厚和残腔形成限制性通气功能障碍,不利于通气功能的改善。

防治的关键与思考:①术前慎重地评价肺功能,评估胸膜粘连的情况及拟切除的肺组织部分。②术中注意手术的技巧,减少对胸膜的刺激与过度的缝扎;术中应间断复张术侧肺,以便检查剩余肺组织量,防止切除过多,同时观察切缘形状,使之与胸廓形态尽量接近,另外还可检查切缘漏气情况;尽可能消除或减少残腔,可剥离壁层胸膜包裹在肺组织上。③术后进行严密的监测与充分的引流,避免残腔的感染和肺复张困难。呼吸道阻塞多为分泌物潴留、气道引流不畅及麻醉药物残留所致。④围手术期由专门的医护人员指导患者进行呼吸锻炼、咳嗽训练和康复训练;培养专业的呼吸治疗师对术后患者进行胸部物理治疗,协助气道分泌物的清除。

近年来对LVRS术后并发症处理的进步,带来了一些观念的更新和启发,也推动了术后快速康复的发展。①围手术期加强肺保护,尽可能地减少对肺的物理和化学性损伤。②全身及局部营养状态非常关键,应积极维护和调整。③术后疼痛的有效控制不仅可以促进患者痰液的咳出,也可以通过增加患者的活动而减少其他并发症。④激素的应用并非手术后绝对禁忌,关键是应用的时间和剂量。⑤适当的免疫调节可以促进患者的恢复,其作用机制异常复杂,如何调节其平衡值得深入研究。

六、肺减容手术效果的评价与问题

LVRS 概念的提出已经有 60 年的历史,这种方法重新开始并取得较好的效果已近 30 年,几项较大规模的临床资料研究明确证实,在掌握严格适应证的情况下,可以使 70% 以上的患者肺功能、主观生活质量改善,在近期症状、远期生存上获得较明显的益处。同时这种改善效果显著优于内科治疗。

(一)手术后患者的呼吸困难和生存质量(QOL)可以获得明显改善

术后 6 个月、3 年和 5 年呼吸困难指数改善的患者比例分别为 81%、52%、40%,患者生活质量改善的比例分别为 93%、78%、69%,改善明显好于内科治疗组,特别是上肺气肿为著的 COPD 患者更为明显。手术后系统的康复治疗和密切的随访观察会使这种改善更为明显和持久。

(二)手术对运动耐力的影响是效果评价的一项重要指标。

LVRS 可以改善呼吸肌力学、提高活动耐力,最大限度地好转发生在术后 6~9 个月。在实际工作中肺减容手术后患者徒步自行来医院复查已经并不少见,这对长期内科治疗下吸氧难以自由活动的患者的益处不言而喻。6 分钟步行试验(6-Minute Walk Test, 6-MWT)和呼吸困难指数是目前常用的检测方法。而最大负荷的 Cycle ergmetry 可能更为适合测试运动耐力。

(三)肺功能指标不仅是手术指征的重要参考指标,也是术后评价的主要依据。

对于晚期 COPD 患者 LVRS 后肺功能变化的研究较早,也相对较为系统。LVRS 后早期尽管有 35% 的患者 FEV_1 改善不明显,但仍好于内科治疗。单侧、双侧 LVRS 后 FEV_1 改善差值分别为 25%~35%、30%~60%,RV 减少在 15%~30% 之间。肺减容手术并没有彻底地解决肺气肿病理生理问题,但是可以通过切除相对无功能的肺组织使得有功能的肺组织更好地、有效地发挥功能,使患者获得了更长时间的生存和更好的生活质量。

(四)LVRS 对 COPD 远期生存的影响一直是人们普遍关注的热点问题

COPD 自然转归 5 年生存率≤40%,明显低于目前多家报道的 LVRS 术后生存率。早期研究结果报道 1、3、5 年的生存率分别为 94%、84%、68%。近年统计显示 3 年生存率为 72%,5 年生存率为 71%。

(五)再次 LVRS 适合于既往成功 LVRS,但最终失去了术后临床改善,并且出现了适合再次手术的新的肺气肿靶区。

初次 LVRS 之后,随着初始峰值改善,肺功能会逐渐恶化,这种状态持续进展数年后,逐步降到初次 LVRS 以前水平。对于其中年龄或其他因素不能列入肺移植的等待名单的患者,重做 LVRS 可能是唯一的治疗选择。目前少量的病例报道研究显示,再次 LVRS 术后肺功能的改善趋势和初次相同,在术后 3~6 个月达到峰值,症状稳定改善至少可以持续 12 个月。

需要注意的问题:①肺功能指标并非最佳的依据,进一步检测运动最大氧耗量(VO_2max)和峰氧耗量(VO_2peak)更有意义,但尚缺乏统一的标准。②因为可以接受手术的患者仅占晚期 COPD 患者总数的 30%,这部分患者在症状、生活质量、肺功能等方面相对要好于不适于手术患者,且由于手术本身可能并不对远期生存产生足够的影响,因此需要进一步的前瞻性研究。③手术后患者呼吸困难程度与肺功能改善的指标并不完全一致,具体的原因还有待进一步分析。

七、未来与思考

(一)适应证的延伸和高危人群

COPD 中完全符合 LVRS 适应证的患者较少。目前引用的手术适应证只是作为临床工作中患者筛选的参考指标,而肺减容手术禁忌证的标准在实践过程中不断充实和完善,进而使手术适应证得到延伸。如：$FEV_1 \leq 20\%$、肺实质占位病变怀疑肺癌、依赖机械通气的均质病变、$PaCO_2 > 55mmHg$，使用泼尼松 >10mg/d 等以往曾被列为手术禁忌证，但有的学者对这些患者进行了 LVRS 并取得了一定疗效。LVRS 也使部分早、中期肺癌合并重度肺气肿患者的手术指征得以扩大。有报道 COPD 合并呼吸衰竭的患者 LVRS 获得成功。侯生才等通过加强围手术期治疗而使得肺动脉压力中度增高的患者接受了肺减容手术，手术后肺动脉压力和右心功能得到一定程度的改善。肺减容的手术不仅改善了肺功能，同时也缓解了肺气肿引起的非器质性心功能抑制。因此单纯的肺动脉压力中度增高并非手术的绝对禁忌证。同时随着手术技术的进步和微创技术的快速发展，年龄已经不再是一个绝对的手术禁忌。肺减容手术的选择更多的是依赖于相对客观的指标。但是对于这些高危因素患者进行肺减容手术的医师必须具有相当的相关手术经验，同时患者在围手术期应接受系统的治疗，个体化治疗尤为重要。

（二）围手术期处理进一步规范

建立规范的术前评价流程、严格的围手术期处理可以显著地减少患者术后并发症。患者均应该进行严格和详细的术前检查和准备，并接受术后系统的康复指导。首先术前需要进行系统的药物治疗和呼吸康复治疗 4~6 周以上，让患者达到自身最佳状态。这种治疗包括对全身手术前储备状态的调整，长期的低氧状态会使患者处于一种"COPD"恶病质状态。而患者的 BODE 指数（B 体重指数；O 气流阻塞程度；D 呼吸困难；E 运动能力）与预后呈显著负相关。同时还需要对患者的心理状态进行必要的疏导和帮助。手术后需要进行规范的术后康复治疗。患者应定期到具有肺气肿诊治经验的医院复查。而其主治胸外科医师的建议常常会使患者更加信服。因此如果这种随访和指导是处于一个呼吸、胸外和康复医生的小组之下进行，那么效果会更好。

（三）外科治疗模式的发展

近年电视胸腔镜、机器人手术等技术的进步使得胸部微创技术成为外科手术主流，在胸腔粘连松解、良好的手术视野和手术后快速康复等方面具有先天优势。这些使大部分肺减容手术可以通过电视胸腔镜（VATS）来完成，而生物垫片的进步减低了手术后漏气时间和程度。因此肺减容手术不仅是肺移植的重要补充，也是非均质肺气肿治疗的一种标准方法。

1. 支气管镜肺减容手术（bronchoscopic lung volume reduction, BLVR）是根据 LVRS 原理，不需行切除肺组织，而是利用支气管镜微创技术完成肺减容。装置和技术包括：单向活瓣、线圈置入、旁路通气、生物胶封堵、热蒸汽消融等方式。目的是获得 LVRS 益处，而减少 LVRS 的手术创伤、风险及长期的康复过程。对于均质型肺气肿，利用肺减容线圈、生物凝胶支气管封堵等技术有一定的治疗效果。目前单向支气管内活瓣是国内外研究热点，多个临床研究证明放置多个支气管内活瓣是一种安全的操作，术后早期患者肺功能、生活质量、呼吸困难等方面都有改善。支气管封堵研究仅在动物实验阶段，未见临床实验报道。单向支气管内活瓣适用于上叶病变为主的不均一型肺气肿患者。支气管开窗可能更适用于均一型肺气肿患者。但是目前 BLVR 尚缺乏临床研究。各种方法适应证、并发症仍须长期探索，合理手术方式也有待深入探讨。当前这种方法主要适合于失去手术机会的肺气肿患者，而与外科胸腔镜手术的联合尚在研究之中。LVR 手术中不可避免地会损失有功能的肺组织，所以 LVRS 适宜的切除范围在 20%~30%，可以说这是一种平衡的选择。而BLVR 可能在一定程度上弥补手术的不足，以使其尽可能地达到理论状态，当然这需要审慎的评估和检查。外科手术联合 BLVR 的治疗模式值得深入探索。

2. 超微创 LVRS 是近年提出的新的理念，目的是在现阶段胸腔镜微创手术的基础上，对麻醉、气肿肺组织处理方式等方面探索性研究，进一步减少患者的损伤。以往全麻手术是 LVRS 的常规处理办法，而随着非插管麻醉进行胸腔镜肺部手术的成功开展，使得这一麻醉方式也进入了 LVRS 领域。在严格选择适应证的条件下，初步研究结果显示与常规全麻相比，在早期术后恢复等方面具有一定的优势，但对于远期效果无差异。进一步减少损伤和术后漏气发生率的方法是在手术中对肺气肿组织的处理应用无切割订夹，切除范围和靶区与常规 LVRS 相同。目前研究认为这种方法可以明显地减少术中出血、术后漏气发生、缩短住院时间等。

众多的研究报告证实 LVRS 近、中期疗效是肯定的,三年生存率由内科治疗的 40%~50% 经外科手术提高到 70%~80%,尽管在手术的风险性、长期疗效及费用方面存在一定的问题,但基于目前研究结果可以明确这是一种有效的治疗方法。我国肺气肿患者为数较多,重度肺气肿患者生活质量极低、痛苦万分。在内科综合治疗无望的前提下,及时手术无疑会缓解症状,给合适的患者人群不仅带来了生存时间的延长也改善了生活质量。

(侯生才　苗劲柏)

参 考 文 献

1. 杨帆,王俊.肺气肿外科治疗的历史.中华医史杂志,2000,30(1):40-43.

2. Cooper JD, Trulock EP, Triantafillou AN, et al. Bilateral pneumectomy(volume reduction)for chronic obstructive pulmonary disease. J Thorac Cardiovasc Surg, 1995, 109(1):106-116; discussion 116-119.

3. Fishman A, Martinez F, Naunheim K, et al. A randomized trial comparing lung volume reduction surgery with medical therapy for severe emphysema. N Engl J Med, 2003, 348(21):2059-2073.

4. Eugenio Pompeo, Paola Rogliani, Benedetto Cristino, et al. Staged unilateral lung volume reduction surgery: from mini-invasive to minimalist treatment strategies. J Thorac Dis, 2018, 10(Suppl 23):S2754-S2762.

5. Hartman JE, Vanfleteren LEGW, van Rikxoort EM, et al. Endobronchial valves for severe emphysema. Eur Respir Rev, 2019, 28(152):180121.

第四节　肺　移　植

当肺纤维化、肺动脉高压等肺病进入终末期,肺泡、支气管、血管发生不可逆改变,导致肺功能严重障碍,或伴发反复感染、出血等严重状况时,切除病肺、用另一个体的一叶或数叶功能正常的肺取而代之,即为肺移植(lung transplantation)。目前临床肺移植均指从人到人的同种肺移植,亚类(如黑色人种、白色人种等)不讨论。

一、肺移植发展历程及其对学科发展的启示

20 世纪中叶,现代外科技术日臻成熟,免疫学等新兴学科迅猛发展,实现"换肺"这一百年梦想的时机逐渐成熟。以 1963 年和 1983 年为界,肺移植的发展大致分为三个阶段。20 世纪 50 年代,肺移植外科技术在以犬肺移植为主的动物实验中迅速发展。1963 年,James Hardy 等为 1 例 58 岁男性终末期肺病患者实施左肺移植术,成为外科技术成熟的标志。难以控制的免疫排斥阻碍肺移植进入临床应用阶段,直到环孢素 A(cyclosporine A, CsA)问世。1983 年加拿大 Toronto General Hospital 肺移植组为 1 例终末期肺纤维化患者施行左肺移植术,采用"CsA+硫唑嘌呤(azathioprine, Aza)+糖皮质激素"三联免疫抑制方案,移植肺在术后 26 个月时功能良好,肺移植由此正式进入临床应用阶段。截至 2017 年 6 月,全球 258 个肺移植中心向国际心肺移植协会(International Society for Heart and Lung Transplantation, ISHLT)报告的肺移植累计成人 64 803 例、未成年(<18 岁)2 436 例;年手术量逐年稳步攀升,2016 年成人肺移植 4 554 例、未成年 107 例。ISHLT 在 1990 年 1 月至 2016 年 6 月间登记的数据显示,成人(n=59 993)和未成年(n=2 205)中位生存分别为 6.0 年和 5.5 年,去除移植 1 年内死亡病例后的调整中位生存分别为成人(n=45 780)8.2 年、未成年(n=1 634)8.9 年。肺移植已经成为终末期肺病确切的、成熟的治疗方法。

肺移植的发展史昭示了医学未来发展的两个特点。第一,学科分工正在从细化向集成转变。肺移植没有将胸外科学再分支化,而是在其与呼吸内科学、免疫学、病理学等学科之间建立了一种密切协作的联系。尽管胸外科大手术后有时也需要其他学科协助,但学科间协作范围之广、程度之深,在肺移植之前未曾有过。肺移植外科技术自确立以来基本没有变化,在胸外科手术中也非难度最大,多学科协作因而显得格外重要。肺移植量少于 20 例/年的中心,一直被统计分析显示为术后生存的影响因素,即使去除生存少于 1 年的病例,影响依然显著。第二,医学发展模式正在从经验医学向实验医学转变。回顾肺移植进入

临床的 30 余年,ISHLT 统计的 1990—1998 年间成人肺移植受者中位生存在为 4.3 年(n=9 798),1999—2008 间为 6.1 年(n=21 664),2009—2016 年间为 6.5 年(n=28 531),组间差异非常显著($p<0.000\ 1$)。单 / 双肺移植术式的优劣、免疫抑制引导 / 维持方案的选择等问题,不再依赖医生个人经验的积累,而是由组织严密的临床实验给出答案。此外,一些新技术则直接来源于转化医学实验研究。

二、供肺选择及其面临的问题

最广为接受的供肺标准由加拿大 Toronto General Hospital 肺移植组为确保 1983 年那次肺移植的成功而制定(表 1-3-1)。一般将完全符合者称为理想供肺,一项或数项近似合格者称为边缘供肺。因理想供肺严重短缺,边缘供肺被普遍采用,各中心的选择标准不尽相同。供肺短缺由此得以部分缓解,但术后并发症也相应升高,供肺选择陷入两难境地。

表 1-3-1 Toronto General Hospital
供肺选择标准(1983 年)

年龄 <55 岁
吸烟史 <20 包 / 年
胸片显示肺野清晰
在 FiO_2=1.0(100%)、PEEP=5cmH$_2$O 时 PaO_2>300mmHg*
无误吸或败血症
无显著胸部创伤
支气管镜检查无脓性分泌物
痰标本革兰氏染色和培养无微生物
插管时间 <48h
无原发肺部疾病或急性肺部感染、无心肺手术史

注: *FiO_2:吸入氧浓度;PEEP:呼气末正压;PaO_2:动脉血氧饱和度

脑死亡后捐献(donation after brain death, DBD)是最早也是目前最主要的供肺来源,但由于供者在脑死亡前后的创伤、休克等经历和相应的治疗措施,供肺往往不同程度受损。美国每年肺移植量约占全球总量的 2/3,具备完善的 DBD 医学管理体系和器官共享网络,2016 年的供肺利用率也仅为 20%,其中还包含相当数量的边缘供肺。为解决供肺短缺及相关并发症,目前主要有以下几个解决方案。

(一) 增加供肺来源

1. **心脏死亡后捐献** 根据心脏停搏的时机是否人为决定,心脏死亡后捐献(donation after cardiac death, DCD)分为"可控"和"不可控"两类。2001 年瑞典 Steen 等报道首例不可控 DCD 肺移植,供肺在突发心搏骤停 65min 获取,成功移植给一位 54 岁的妇女,随访 5 个月移植肺功能良好。2003 年至 2016 年间 ISHLT 登记 306 例 DCD 肺移植,其中可控 DCD 占 94.3%,1 年、5 年生存率与同期的 3 992 例 DBD 肺移植没有明显差异。DCD 目前还难以明显缓解供肺短缺。可控 DCD 发生率很低,因心力衰竭无法治愈而主动要求撤除生命支持系统的器官捐献者毕竟凤毛麟角,而且除上述供肺选择标准,还需满足一些特殊条件:撤除生命支持系统到循环完全停顿的时间不超过 2h,循环完全停顿到肺保存液灌洗开始的时间不超过 1h。潜在的不可控 DCD 数量庞大,但要求更为严苛:意外心搏骤停后的 150min 内必须开始肺保存手术操作,如果从确定临床死亡、结束抢救算起,时间不能超过 45min。遭受突如其来打击的家属在如此短时间内做出书面同意,殊为不易。循环停滞后的热缺血可使供肺状况迅速恶化,而在书面同意之前,不允许任何侵入性操作。不过,不可控 DCD 仍是解决供肺短缺的一个希望所在。心脏骤停的 DCD 往往没有 DBD 复杂经历所造成的肺损伤,供肺基础状况更好。如果可以改善热缺血损伤、延长耐受时间,DCD 供肺就有望大幅缓解供肺短缺。这有赖于研究热缺血机制与对策的动物实验研究。

2. **活供者肺叶捐献** 20 世纪 90 年代初,美国 University of Southern California 率先开展活供者肺叶移植术(living-donor lobar lung transplantation, LDLLT),从健康的志愿捐献者获取用于移植的肺叶,治疗儿童和新生儿终末期肺血管和肺实质疾病。因肺叶切除给供者造成风险和伤害,LDLLT 在美国很快式微。日本民众对 DBD 接受程度低,LDLLT 在 2010 年《日本器官移植法修正案》生效之前占绝大多数,之后也是日本肺移植的重要组成部分。截至 2011 年,全球 LDLLT 共约 400 例,除去早年的美国和有零星报道的巴西、英国等,日本占了多数。近几年来,新增 LDLLT 几乎全部来自日本。尽管数据显示 LDLLT 的近远期结果甚至优于 DBD 肺移植，但活供者肺叶捐献很难成为一个重要来源。

3. 组织工程肺　人造器官是近年来组织工程学方面的一个热点，其基本构想是，用特殊溶剂将肝、肾、肺等脏器的细胞去除，只留下主要由胶原纤维构成的框架，然后种植受者的干细胞，培育出可用于移植的新器官。2010 年 Harvard University 和 Yale University 分别报道了大鼠组织工程肺的初步成果，气体交换功能在植入受者后维持了 6h。2018 年 Harvard University 的研究者报道，在猪肺的去细胞框架中种植人气道上皮祖细胞和人脐静脉内皮细胞，植入受者猪后的 1h 观察期，组织工程肺可维持肺循环和气体交换。这种构想可以一并解决器官短缺和免疫排斥两大难题，不过，准确引导细胞分化、形成复杂的人肺组织，仍然有很长的路要走。

4. 基因修饰的异种肺　移植非人灵长类动物的器官，曾是一百多年前器官移植萌芽之初的梦想，但超急性免疫排斥可使异种移植肺在 24h 内完全丧失功能。基因修饰技术的出现，使异种移植再次被关注。目前希望最大的是基因修饰猪，通过敲除几组异种抗原基因、补体激活调节基因、一些炎症反应相关基因等，植入非人灵长类动物的猪肺可存活 5d。除了免疫排斥外，异种移植还涉及动物源性疾病、基因修饰相关的肿瘤风险等诸多问题。

（二）改善供肺质量

体外肺灌流（ex vivo lung perfusion，EVLP）是近 20 年来肺移植领域最为重要的进展。EVLP 源于生理学研究，为离体肺建立机械通气和循环，2000 年瑞典 Lund 大学 Steen 等将其改良后用于首例 DCD 肺移植的术前供肺的氧合评估，2005 年之后发展成为兼具再调理功能的 Lund 系统，应用范围也扩展到 DBD 边缘供肺。机械通气促进肺不张区域复张，富含白蛋白的灌流液（Steen Solution®）保持胶体渗透压、促进水肿液的吸收，抗生素控制感染，糖皮质激素抑制炎症反应，白细胞滤器降低炎症负荷等。灌流 1~2h 后初评，若达标则立即重新冷藏后移植，不达标但有望改善者则继续灌流，改善无望则放弃。Toronto General Hospital 的研究者在 2008 年及以后报道的研究

中，将 EVLP 的重点进一步向治疗平台延伸，发展出 Toronto 系统。灌流时间延至 4h，并大幅修改技术参数：灌流液不加红细胞以免溶血引发损害，灌流速度减至 40% 以减少血管损伤和水肿，肺动脉 - 左心房闭合回路以维持左心房正压等。伴随团队在肺移植领域的巨大影响力，Toronto 系统很快在北美及世界其他地区推广。多项临床试验显示，EVLP 显著改善了边缘供肺的质量，并使一部分不合格供肺得以用于肺移植，取得与理想供肺接近的效果。2012 年起见诸报道的 Hanover/Madrid 系统则以便携和常温为特色，采用改良低钾右旋糖酐液灌流，含红细胞和左心房开放似 Lund 技术，但低速灌流则取自 Toronto 技术。供肺在获取之后不经冷藏、直接置于该 EVLP 系统中，在转运途中保持机械通气和正常体温。三种 EVLP 体系各有千秋，目前都有相应的设备在销售。随着供肺损伤研究的深入，将有更多的治疗策略整合到 EVLP 体系中，更充分、有效、安全地利用供肺。

（三）优化供肺选择标准

最理想的供肺选择标准，应能最大限度降低术后移植肺衰竭风险。如前所述，Toronto 标准是为首次肺移植的成功而制定，有较大优化空间。除氧合指数（PaO_2/FiO_2）外均非可以明确界定的指标，人为偏差较大。将氧合指数临界值确定为 300，也无实证基础。局部肺水肿或不张等原因导致的氧合功能不良，很容易经 EVLP 治疗改善，或在移植后迅速回升。而肺实质损伤和浸润造成的氧合功能下降，即使氧合指数在 300 以上，再灌注之后也会进一步恶化，危及受者生命。各种优化方案均未达成一致，包括将氧合指数临界值确定为 250 的提议，因此 30 年来未有新版标准面世。

优化标准，可能需要从病因学而非症状学入手。原发性移植肺功能障碍是移植术后最主要的急性肺损伤类型，影响因素错综复杂，临床上血清学指标检测、供肺组织基因测序等尝试均未能找到移植前后肺损伤演变的规律。动物模型有助于从病因学上探讨某个损伤因素对肺损伤演进过程的影响。美国 University of Pittsburgh 的研究者最近发现，C57/BL6 小鼠供肺冷藏（0℃）时间需延长到 96h 才能诱导出明显的肺移植再灌注损伤

（ischemia-reperfusion injury, IRI），但如果供者小鼠经历严重休克、脑死亡，24h冷缺血即可在移植后诱导出弥漫性肺泡损伤和炎性细胞浸润。临床上供肺冷藏时间一般在24h之内，因此动物研究应该从单纯IRI转到多重打击的影响。对发病机制的深入了解，将有助于发现甄选供肺的可靠指标和治疗PGD的有效靶点。

三、受者的选择

一般而言，凡是无有效内科治疗方法或者内科治疗无效的慢性终末期肺病患者，预期寿命在2~3年之内，肺移植较其他治疗有望显著延长预期寿命、改善生活质量，皆有可能成为候选受者。影响长期生存的受者因素有肺部原发病、伴发病、年龄、性别等。

禁忌证主要包括胸外科手术和免疫抑制治疗两个方面。手术相关禁忌证与其他肺外科手术基本一致，如心肝肾等重要脏器功能障碍、严重的胸廓或脊柱畸形等情况。肺移植术后需长期服用免疫抑制剂和随访，多次接受支气管镜、甚至开胸肺活检等有创检查，如果患者不能耐受药物毒性、无法坚持长期用药和随访，或者免疫抑制可能导致恶性肿瘤复发、慢性感染暴发等灾难性后果，则不宜接受肺移植。

（一）主要适应证

30余年来，已报道的接受肺移植的终末期肺病多达20余种。1995年1月至2017年6月ISHLT登记的58 925例成人肺移植中，主要肺部原发病占比依次为：慢性阻塞性肺疾病（chronic obstructive pulmonary disease，COPD）30.6%，特发性间质肺炎（idiopathic interstitial pneumonia，IIP）25.7%，囊性纤维化（cystic fibrosis，CF）15.4%，非IIP的肺间质病（interstitial lung disease，ILD）5.6%，α1-抗胰蛋白酶缺乏症肺气肿（α1-anti-trypsin deficiency，α1-ATD）4.9%，特发性肺动脉高压（idiopathic pulmonary arterial hypertension，IPAH）2.9%。近年来，北美地区IIP病例数呈明显上升趋势，在ISHLT年度统计的肺部原发病占比已超过COPD。根据ISHLT统计的1990年至2016年间肺移植病例，CF中位生存时间9.5年，为各类肺部原发病中最佳，A1ATD 7.0年，非IIP的ILD和IPAH均为6.3年，COPD 5.9年，IIP 5.2年。

1. 慢性阻塞性肺疾病（COPD） 肺移植最主要的适应证之一。不过，COPD终末期患者病情迁延时间较长，很难确定病情发展到何种程度时接受肺移植最佳。早年有研究发现，COPD患者接受肺移植后的实际生存时间反而不如那些滞留在等候者名单中病程相似的同类患者。过早接受肺移植并不能使COPD患者获得预期的生存收益，但如果病程很晚才考虑肺移植，患者则可能因过于虚弱而丧失手术机会。因此，确定肺移植指征需要在生存收益和围手术期风险之间做出平衡。

2. 肺间质病（interstitial lung disease，ILD） 从临床诊断时算起，此类患者的中位生存期一般3~4年。患者肺功能持续恶化，间隔出现长度不等的稳定期。有时，貌似稳定的病情可能突然急性加重，以重度缺氧为主的呼吸衰竭可致患者死亡。ILD迄今尚无有效的内科治疗方法，对于快速进展的患者，肺移植是唯一的希望。特发性间质肺炎（IIP）又称为特发性肺纤维化（idiopathic pulmonary fibrosis，IPF），2005年之后因美国供肺配给评分体系给予较高的评分权重，迅速成为北美肺移植的第一大适应证。非IIP肺间质病的例数也有明显增长。不同亚型的病程进展速度不同，普通型间质性肺炎预后较差，而非特异性间质肺炎进展缓慢、生存时间较长。

3. 囊性纤维化（CF） 作为一种常染色体隐性遗传疾病，患者年龄一般较轻，因痰液黏稠而反复出现支气管阻塞和感染，终致毁损。CF患者有时肝脏亦受累，一般影响不大，但重者需考虑肝-肺联合移植。此外，术前的营养状况和术后糖尿病也是此类患者在肺移植前需重点考虑的问题，移植前机械通气不是绝对禁忌。其他原因引起的支气管扩张症因病变局限于肺部，比累及多器官的CF相对简单。除了移植前气道内定植洋葱伯克霍尔德菌的患者，大多数患者都能获得良好的远期结果。

4. α1-抗胰蛋白酶缺乏症（α1-ATD） 是一种常染色体遗传性代谢病，可致肺气肿、肝硬化和肝癌，在我国并不多见。

5. 特发性肺动脉高压（IPAH） 不明原因的肺血管阻力增加，使肺动脉压力持续性增高，心排血量减少。患者表现为劳力性呼吸困难、胸痛、晕厥等症。肺动脉扩张剂的出现，深刻影响了 IPAH 的病程。目前研究最多的扩张剂是依前列醇，静脉应用该药使 IPAH 的 5 年生存率从 28% 提高到 55%，血流动力学参数和呼吸功能参数也均有改善。不过，扩张剂治疗并非对所有 IPAH 都有效，而且治疗有效者随后也会出现病情恶化，肺移植仍是终末期 IPAH 的有效治疗方法。

（二）重症患者的术前过渡性支持

体外膜肺氧合（extracorporeal membrane oxygenation, ECMO）能短期替代心肺功能，缓解低氧血症和 / 或高碳酸血症。ECMO 对未成年呼吸衰竭疗效显著，但 40 年前的随机对照临床试验显示其治疗成人呼吸衰竭的效果比机械通气更差。成人 ECMO 效果不佳可能和大剂量镇静剂、卧床制动所致的肌肉功能不良有关。十多年前，改良后的成人 ECMO 技术开始在成人呼吸衰竭治疗中取得成效，并发展出一些简化装置。体外二氧化碳清除装置（extracorporeal CO$_2$ removal, ECCO$_2$R）仅提供部分气体交换，不显著影响患者活动。股动→静脉 Novalung 技术则利用脉压，部分改善氧合、降低碳酸。肺动脉→左心房 Novalung 技术需开胸置管、连接体外的低阻力膜式气体交换器，但可提供右心功能支持。最近几项研究显示，让呼吸衰竭急性发作的患者在改良 ECMO 或简化装置支持期间保持清醒和自主呼吸、参加康复训练和理疗，大多数等来了肺移植，与同级别重症患者相比，术后并发症发病率、死亡率和住院天数等显著较低。

（三）受者选择的效率与公平

供肺是紧缺的公共资源，选择受者需要兼顾效率与公平。"按时间"排序的简单公平原则最早被许多国家采用，但弊端也十分明显：恐慌性排队使等候者数量大增，病情迅速恶化者可能等不到救治机会，而接受移植者可能不是最迫切需要或获益最大者。若"按需求"排序，病重患者优先，则移植后死亡率高。一些欧洲国家在"按时间"排序的基础上做一些特殊规定，以兼顾那些需要紧急救治的患者，但人为因素影响较大。2005 年 5 月起，美国根据等候者"供肺配给评分（lung allocation score, LAS）"来确定优先权。LAS 系统的基础是 Cox 比例风险模型，用来测算等候者在接受与不接受肺移植两种情况下 1 年生存率。原始 LAS 最后换算为 0~100 的分值，分值越高优先权越大。IIP、肺再移植、ECMO 支持的等候者获得较大权重，占比有较大提升。LAS 系统在一定程度上缩短了等候时间、降低了等候名单死亡率。近年来，一些国家和地区也陆续引入该评分系统。

四、肺移植手术、免疫治疗及相关并发症

确诊脑死亡并完成有关捐献文书之后，所在医院将开启供者医学管理流程，维护脏器功能，等待器官获取团队的到来。同时，器官共享网络将供者信息与等候名单匹配，完成供肺配给。肺移植团队由专职肺移植内科医生、胸外科医生、呼吸治疗师等组成。肺移植内科医生负责手术以外的所有围手术期医疗，包括术前改善肺部和全身状况，术后免疫治疗与随访。

（一）肺移植手术

供者手术在供者所在医院施行。胸骨正中切口开胸，在肺动脉总干插入冲洗导管，若心脏和腹部器官也要捐献，则还需插入心脏停搏管和腹腔冲洗管。肺动脉推注 500μg 前列腺素 E1，夹闭上、下腔静脉和主动脉，剪开左右心耳，开始用肺保存液灌洗。灌洗保存液多采用专为肺移植设计的低钾右旋糖苷液（Perfadex®），但也有中心采用 UW 液（the University of Wisconsin solution）、CS 液（the Celsior solution）等。冲洗完成后，在适度充气状态下夹闭气管，切下供肺冷藏。

受者手术有单、双肺和肺叶移植，大部分可在没有体外循环下完成。单肺移植术早在半个世纪前就已基本定型，端端吻合肺动脉、支气管，上、下肺静脉不分别吻合，而是将入口周围的一圈心房袖吻合到受者术侧的心房上。双肺移植最早为整块移植，但操作技术复杂、并发症率和死亡率高，1989 年序贯双肺移植成功后即被取代，后者相当于连续两次单肺移植。肺叶移植适用于供肺大、胸腔小的受者，多为未成年。LDLLT 的传统术式为父母各捐左、右下叶，分别植入受者左右胸腔。日本京都大学的 Date 等于 2017 年报道了一套解决不匹配问题的方案：若供者肺叶过大，则采用单侧移植、削减肺叶等补偿措施；若供者肺叶过小，则保留受者自体上叶、植入左右下叶，或者父

母均捐献右下叶、其中一个右下叶镜像反转后与受者左上叶支气管吻合。

肺移植术式影响术后生存。ISHLT 统计 1996 年至 2016 年单、双肺移植受者中位生存，分别为 4.7 年（n=19 836）、7.6 年（n=37 460），存在非常显著差异（$p<0.000\ 1$）。以肺部原发病 COPD、IIP、A1ATD 等分类统计，单、双肺移植的差异也十分明显。不过，对于一些病变分布不均、一侧几近正常的患者，或者一侧不宜手术的患者，单肺移植仍是一个选项。成年和未成年肺移植自 1992 年的 923 例增至 2016 年的 4 661 例，主要来自双肺移植的增长，单肺移植稳定在 500~1 000 例 / 年。

（二）免疫治疗

由于主要组织相容性复合物（major histocompatibility complex，MHC）的差异，一般在供肺植入、血供恢复数小时后，受者的免疫系统就开始了排除异己的免疫应答。供肺通常携带大量的单核 / 巨噬细胞、树突状细胞，可直接通过 I 型 MHC 向受者的 CD8$^+$ T 细胞提呈供者抗原。受者来源的单核细胞、B 细胞等抗原提呈细胞（antigen presenting cells，APCs）在吞入供者细胞碎片后，通过 II 型 MHC 向受者的 T 细胞提呈供者抗原。APCs 进入次级淋巴器官 / 组织后，向停留在那里的 CD4$^+$、CD8$^+$ T 细胞提呈抗原，使它们活化为辅助 T 细胞（T helper lymphocytes，Th）、细胞毒 T 细胞（cytotoxic T lymphocytes，CTLs）。Th 可释出白介素 -2（interleukin-2，IL-2），刺激 Th 和 CTLs 的增殖。除了 APCs 的"MHC →抗原"复合物与 T 细胞受体（T cell receptor，TCR）结合所启动的初级信号，T 细胞的激活还需要抗原非特异性的次级信号（又称共刺激信号）。如果没有共刺激信号，仅启动初级信号可导致 T 细胞无能、被删除或形成免疫耐受。CD28 是目前了解最多的一个 T 细胞共刺激信号分子，它与 APCs 表面的 B7（CD80/86）结合而启动 T 细胞的分化增殖。T 细胞表面的 CTLA4（CD152）也可以结合 B7，如果 CTLA4 表达上调，则可竞争性抑制共刺激信号，终止 T 细胞的激活进程。B 细胞的"MHC →抗原"复合物与 CD4$^+$ T 细胞表面的 TCR 结合后，B 细胞表面的 CD154（CD40L）表达上调，与 T 细胞表面的 CD40 结合，进而启动共刺激信号。CD4$^+$ T 细胞释放细胞因子，促进 B 细胞的分化和增殖。在同种异体肺移植，Th 发挥枢纽作用，协调 CTLs、B 细胞、巨噬细胞等在细胞免疫和体液免疫中的作用。

1. 免疫抑制治疗 包括引导治疗和维持治疗。引导治疗为术后短期使用单 / 多克隆抗淋巴细胞抗体。ISHLT 在 1994 年至 2016 年的登记资料显示，引导治疗可使生存率在术后 3~15 年期间最多提高约 5%。因为显著的生存优势，使用率从 2004 年的近 50% 增加到 2017 年的近 80%。IL-2 受体拮抗剂使用率在 2017 年约 70%，以巴利昔单抗（Basiliximab）为例，特异性结合 IL-2 受体的 α 链（CD25），阻断 T 细胞增殖，在术前 2h 和术后第 4 天分 2 次给药。其他 2 种占据剩余不足 10% 的份额：阿仑单抗（Alemtuzumab）通过结合 T 细胞和 B 细胞表面抗原 CD52、多克隆抗淋巴细胞 / 胸腺细胞球蛋白（ALG/ATG）通过选择性结合 T 细胞，诱发淋巴细胞溶解。

维持治疗持续终生，通常采用包含糖皮质激素的三联或二联方案，根据疗效和毒性反应做出调整。与糖皮质激素联用的免疫抑制剂主要有 3 类：①钙调磷酸酶抑制剂，主要影响 IL-2 合成，20 世纪 70 年代问世的环孢素 A（CsA）具有里程碑式的意义，但因肾毒性较大等原因，近年来他克莫司（Tac/FK506）已后来居上；②嘌呤类抗代谢剂，以硫唑嘌呤（AZA）和吗替麦考酚酸酯（MMF）为代表，AZA 在体内分解为巯嘌呤、抑制 DNA 和 RNA 的合成，MMF 中的活性成分霉酚酸（MPA）是次黄嘌呤核苷酸脱氢酶的抑制剂，可造成鸟嘌呤核苷酸匮乏，进而阻断 DNA 合成；③哺乳动物雷帕霉素靶蛋白（mammalian target of rapamycin，mTOR）抑制剂，现有雷帕霉素（又称西罗莫司）及其衍生物依维莫司，影响 IL-2 受体的信号传递、抑制淋巴细胞的增殖，但对钙调磷酸酶的活性无影响，不抑制由 IL-2 所介导的 T 细胞凋亡。在 2004 年至 2017 年 ISHLT 登记的 18 007 例术后 1 年随访者中，"Tac+MMF+ 激素"使用率约占 60%，"Tac+Aza+ 激素"约占 20%，"Tac+ 激素"和"CsA+ Aza+ 激素"共计约 10%。含 mTOR 抑制剂的方案占比较低，但呈上升趋势。

2. 移植耐受诱导 移植耐受是一种理想状态，移植物在减低免疫抑制剂用量甚至完全停用的情况下长期生存，而受者的其他免疫应答不受影响。偶发的完全耐受在肝、肾移植有个案报道，而部分或几乎免疫耐受的病例则稍多。免疫耐受形成机制复杂，诱导耐受的研究目前还主要处在动物实验阶段。在 Balb/c=>C57/BL6 小鼠肺移植，手术当天腹腔注射 250μg 抗小鼠 CD154 单抗、术后第 2 天腹腔注射 200μg CTLA4-Ig，可诱导终身完全耐受。CD154 单抗封闭 B 细胞表面的 CD40，阻断抗原特异性 T 细胞应答，抑制淋巴细胞生发中心的形成。CTLA4-Ig 竞争性结合 APCs 表面的 B7，使其无法与 T 细胞的 CD28 结合，从而阻断共刺激信号。美国 Washington University in St.Louis 的研究者发现，耐受主要与移植肺内形成的调节 T 细胞（regulatory T cells，Tregs/$CD4^+CD25^+Foxp3^+$）有关，通过 CTLA4 阻断共刺激信号等机制，选择性抑制针对供者抗原的免疫应答。因移植肺的淋巴回流被切断，小支气管旁的间质内形成支气管相关淋巴样组织（bronchus-associated lymphoid tissue，BALT），发挥次级淋巴器官/组织的作用（图 1-3-1）。活体多光子荧光成像（in vivo multiphoton microscopy）显示，BALT 内有大量受者来源的树突状细胞，Tregs 锚靠其上。如果气管内滴入高温灭活铜绿假单胞菌，被活化的中性粒细胞可使部分 Tregs 逃逸，耐受程度降低，免疫排斥加重。如果以特异的转录因子 Foxp3 为标靶选择性清除 Tregs，已形成的耐受可完全瓦解。如果移植肺在形成耐受之后，取出并植入另一个 C57/BL6 小鼠，无需治疗即可延续免疫耐受。这些结果表明，移植肺的 BALT 内形成一定数量的 Tregs，可以诱导出完全耐受。然而，不同小鼠组合的肺移植耐受诱导差异较大，C57/BL6=>Balb/c 需 2 倍剂量，C57/BL6=>DBA 需 3 倍剂量。人肺移植中的供受者基因组合更为复杂，这可能是该方案在临床上无法奏效的一个重要原因。其他器官移植在研的诱导方案还有很多，但在有进一步突破之前，需要更为深入的机制研究。

（三）并发症

肺移植的两个特点，使其并发症问题较其他肺外科手术更为突出。首先，移植肺来自另一个体，并在休克、脑死亡、缺血-再灌注等过程中形成程度不等的急性肺损伤，这些因素导致前文提及的 PGD，也使吻合口愈合不良、术后感染等其他手术相关并发症更为复杂。其次，免疫抑制治疗在很大程度上减轻了免疫排斥，但也增加了感染和恶性肿瘤发生的风险，而药物本身还可致肾功能损害、骨质疏松等毒性反应。因此，并发症的

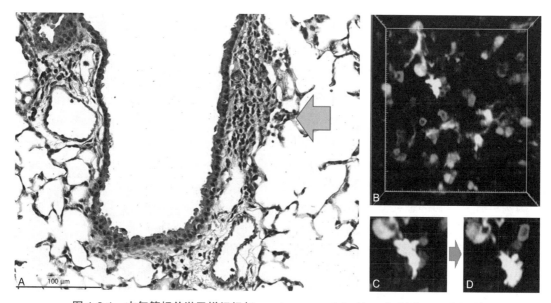

图 1-3-1 支气管相关淋巴样组织（bronchus-associated lymphoid tissue，BALT）
A. 双重共刺激阻滞诱导 Balb/c=>C57/BL6 小鼠肺移植完全耐受，术后 3 周移植肺内支气管旁可见单个核细胞聚集形成的 BALT（黄箭头）；B. 活体多光子荧光成像显示，BALT 内有大量受者来源的树突状细胞（黄色荧光蛋白/YFP）和 Treg 细胞（绿色荧光蛋白/GFP）；C、D. 树突状细胞和 Treg 细胞原本紧密接触，中性粒细胞（红色/PE-Ly6G）被高温灭活铜绿假单胞菌激活后作用于 Tregs，使其与树突状细胞脱离

防治是围手术期医疗和长期随访的主题。以下是三类最主要的并发症。

1. **原发性移植物功能障碍（primary graft dysfunction, PGD）** 是肺移植后72h之内、急性肺损伤引发的一种临床综合征，在排除容量负荷过重、肺炎、肺不张、血栓形成等任何已知的原因后做出诊断，根据氧合指数（$PaO_2/FiO_2>300$, 300~200, <200）伴胸片浸润分为1、2、3级。若胸片无浸润，无论氧合指数多少，皆为0级。3级PGD相当于成人呼吸窘迫综合征（ARDS），在肺移植24h（T24）的发生率约30%，在48h（T48）和72h（T72）发生率为15%~20%。3级PGD与术后早期死亡率密切相关，并显著增加免疫排斥风险，影响远期生存。PGD的发生和发展可能受诸多因素影响：①吸烟、脑死亡、休克等供者相关；②肺部原发病、肥胖等受者相关；③缺血-再灌注损伤、体外循环等手术相关因素。尽管PGD一直是肺移植领域的研究重点，但机制仍不明确，因此没有PGD特异性诊断指标和治疗方法。大多数移植中心借用ARDS治疗方法，以肺机械通气和支持治疗为主，为急性肺损伤恢复赢得时间。

2. **免疫排斥** 主要是急性排斥和慢性排斥。急性排斥由T细胞介导，典型的病理表现为肺小血管和/或小支气管周围单个核细胞浸润（表1-3-2），可在MHC不匹配的同种（例如不同品系的小鼠）移植动物模型中稳定复制。小气道炎症是急性排斥的一个特殊组成部分，病变以非感染性支气管炎为主。急性排斥最早出现于移植后的数天至数周，多发生在术后3个月内，之后逐渐减少，移植1年后显著降低。在2004年至2017年ISHLT登记的19 229例成人受者中，约有27.3%在出院后到术后满1年期间至少有过1次需要治疗的急性排斥。发病时大多无临床症状，部分病例可有类似肺部感染的表现，如低热、咳嗽、呼吸困难、肺功能下降和低氧血症等，胸片显示肺野透亮度降低。纤支镜下支气管肺泡灌洗（bronchoalveolar lavage, BAL）有助于排除感染，但确诊还需经支气管肺活检（transbronchial lung biopsy, TBLB）获得组织病理依据。鉴于病变的不均匀分布和可能的取样误差，TBLB至少需要钳取5粒扩张良好的移植肺织，阴性结果不能排除。为发现无症状急性排斥，许多中心在术后第

1年内定期筛查纤支镜，也有中心仅在怀疑时检查，但据一项临床研究报道，受者实际接受的纤支镜次数相差不多。急性排斥一般采用静脉注射甲泼尼龙（10~15mg/kg）治疗3~5d，症状和胸片表现通常在8~12h内即可缓解。甲泼尼龙在2~3周内逐步撤退，反复发作者需重新评估免疫抑制维持方案。

表 1-3-2　2007年ISHLT修订的移植肺急性排斥反应诊断分级标准

	分级	主要特征
急性排斥	A0	单个核细胞浸润的正常肺组织
（有或无小气道炎症）（图1-3-2）	A1	极轻微的小血管周围浸润
	A2	轻度的小血管周围浸润，但未累及肺泡
	A3	中度浸润，累及小血管和小支气管周围肺泡间隔，但未明显破坏肺泡结构，中性粒细胞少见
	A4	重度浸润，肺泡结构破坏、机化，中性粒细胞浸润明显且排除感染因素
小气道炎症（图1-3-3）	B0	无气道炎症
	B1R（低级别）	细支气管黏膜下层少量散在的单个核细胞浸润，不伴有上皮损伤和浸润
	B2R（高级别）	黏膜下层有大量单个核细胞浸润，伴有上皮损伤和浸润，重者有坏死、中性粒细胞浸润
	BX（无法分级）	各种组织采样问题致使病理科医生无法做出判断

慢性排斥机制不明，PGD、急性排斥和反复感染是已知的促进因素。最早认识到的病理类型是闭塞性细支气管炎（obliterative bronchiolitis, OB），支气管黏膜下有致密嗜酸性透明变纤维瘢痕组织，导致小支气管腔内部分或完全阻塞。由于OB分布极不均匀，经支气管肺活检、甚至开胸活检都经常漏诊，因此临床上用"闭塞性支气管炎综合征（bronchiolitis obliterans syndrome, BOS）"来界定慢性排斥相关的阻塞性通气障碍：

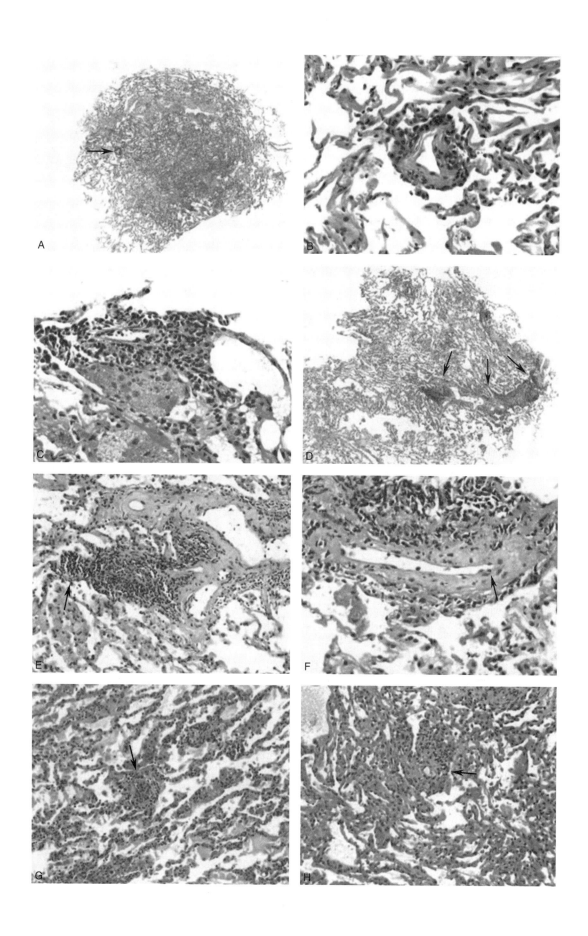

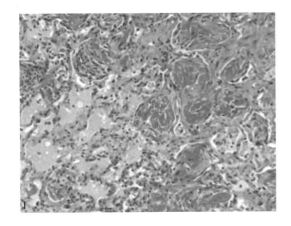

图 1-3-2 移植肺急性排斥病理分级及相关病理改变

A、B. A1 级（极轻微的小血管周围浸润）；C. A2 级（轻度的小血管周围浸润，但未累及肺泡）；D~F. A3 级（中度浸润，累及小血管和小支气管周围肺泡间隔，但未明显破坏肺泡结构，中性粒细胞少见）；G~I. A4 级（重度浸润，肺泡结构破坏、机化、中性粒细胞浸润明显且排除感染因素）

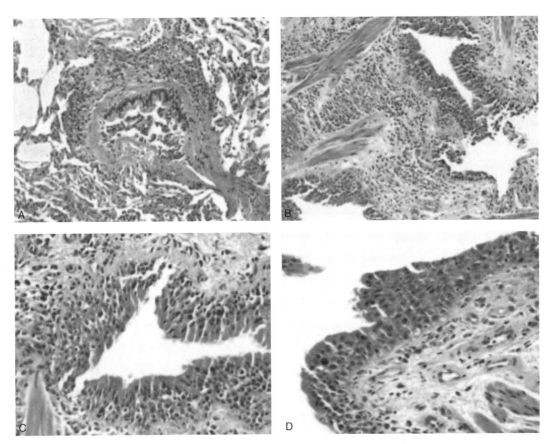

图 1-3-3 移植肺急性排斥病理分级及相关病理改变

A. B1R（细支气管黏膜下层少量散在的单个核细胞浸润，不伴有上皮损伤和浸润）；B~D. B2R（黏膜下层有大量单个核细胞浸润，伴有上皮损伤和浸润，重者有坏死、中性粒细胞浸润）

FEV$_1$持续不可逆下降超过3周,且完全排除吻合口并发症、感染、急性排斥、心力衰竭、基础疾病复发等其他可能原因,无论是否获得OB存在的病理证据(表1-3-3)。根据1994年至2016年ISHLT的登记数据,BOS发生率在术后1年内累计8.8%(n=23 190)、5年内41.1%(n=8 803)、10年内65.8%(n=2 318)。BOS是造成存活1年以上者移植肺功能丧失的主要原因,显著影响生活质量和长期生存率。BOS目前尚无有效的防治措施,肺再移植是一个值得考虑的选项。不过也有报道称,环孢素气雾剂取代全身给药、3~6个月阿奇霉素治疗、他汀类降胆固醇药等,可使一部分患者延缓发生BOS。

表1-3-3 2002年ISHLT修订的BOS诊断分级标准

BOS 分级	标准
0	FEV$_1$>90% 和 FEF$_{25\%~75\%}$>75%
0-p (疑似,probable)	FEV$_1$81%~90% 和/或 FEF$_{25\%~75\%}$≤75%
1	FEV$_1$66%~80%
2	FEV$_1$51%~65%
3	FEV$_1$≤50%

注:FEV$_1$:第1秒用力呼出量(forced expiratory volume in 1s);FEF$_{25\%~75\%}$:用力呼出活量25%~75%的呼气流量(forced expiratory flow at 25%~75% of forced vital capacity)

与BOS的阻塞性通气障碍不同,2011年加拿大Toronto General Hospital的研究者报道了一种限制性移植肺综合征(restrictive allograft syndrome,RAS),表现为肺总量(total lung capacity,TLC)降低>10%、FEV$_1$降低>20%,CT显示胸膜肺实质磨砂玻璃样浸润。近年来,倾向于将"FEV$_1$降低>20%"作为慢性移植肺功能障碍(chronic lung allograft dysfunction,CLAD)划定标准,RAS改称限制性CLAD(restrictive CLAD,rCLAD),与BOS同属CLAD。rCLAD病理表现以肺实质慢性损伤、纤维化形成为主。阻塞性和限制性病理改变存在一定程度重叠,一些患者在病程不同阶段出现rCLAD和BOS互换。rCLAD约占CLAD总数的25%~35%,机制不明,预后较BOS更差:rCLAD的3年生存率33%,而BOS为67%。

3. 感染 由于免疫抑制和移植肺去神经化,感染成为伴随肺移植受者终生的并发症,病原之

广、病程之复杂非其他胸外科术后患者可比。术后近期(≤30d)感染以细菌性肺炎为主,病原菌主要是革兰氏阴性菌(G$^-$),如假单胞菌属、克雷伯菌、流感嗜血杆菌等。革兰氏阳性菌(G$^+$)以金黄色葡萄球菌最为多见;比较少见的有放线菌、结核分枝杆菌、非典型性分枝杆菌。一般在术后广谱抗生素预防性治疗7~10d,根据供、受者移植前气道分泌物培养结果调整。巨细胞病毒(cytomegalovirus,CMV)和EB病毒(Epstein-Barr virus,EBV)是肺移植后1年内最常见的病毒感染,对合并症和死亡率影响较大。此外,EB病毒感染还与移植后淋巴增殖病密切相关。CMV和EB常规预防,但预防方案目前有争议、未统一,可选口服或静脉阿昔洛韦、更昔洛韦、缬更昔洛韦等。供者CMV阳性而受者阴性,属高危人群,多联用CMV超免疫球蛋白强化预防。真菌感染在术后近期也较为多见、侵袭性真菌感染预后差。曲霉菌是机会性真菌感染最为常见的病原,其次是念珠菌,其他真菌很少见。

五、肺再移植

以往接受过单/双肺移植或包括肺在内的多器官联合移植,再次接受同侧、对侧单肺移植或双肺移植,以取代失去功能的同侧移植肺和/或对侧自体肺。根据ISHLT的登记数据,全世界每年进行的肺再移植数量从1990年的30例稳步增加到2016年的约180例,占当年所有成人肺移植的4%左右。适应证中最常见的是BOS,约占肺再移植总数的61.5%,此外还有PGD、急性排斥和其他不太常见的原因。

肺再移植的总体结果不如初次肺移植。根据1990年1月至2012年6月ISHLT登记数据,成人肺再移植后中位生存为2.5年(n=1 673),未调整存活率在术后3个月为77%、1年64%、3年46%、5年37%、10年20%,而同期初次肺移植的中位生存为5.7年(n=41 767),未调整存活率在术后3个月为88%、1年80%、3年65%、5年53%、10年32%。如果只计算存活1年以上的受者,则肺再移植和初次移植的中位生存分别为6.3年、7.9年。此外,BOS、高血压和肾功能障碍等一些并发症的发生率在再移植受者中也显著较高,但在急性排斥、高脂血症、糖尿病的发生率上无显

著差异。

影响预后的主要因素是肺再移植的间隔时间和指征。约 1/5 的成人肺再移植发生在上一次移植的第 1 年内,间隔时间越短、预后越差。据 1990 年至 2012 年 ISHLT 的数据,1 个月内或 1 个月至 1 年之间再移植,未调整的 1 年生存率分别为 40%、55%,5 年生存率分别为 24%、35%,低于肺再移植的总体存活率。严重的 PGD 是 1 个月内再移植的主要原因,急性排斥的再移植往往在初始移植后的第一年内发生,约占所有肺再移植的 3%。BOS 是间隔 1 年以上再移植的主要指征。一项多中心研究对比 2003 年至 2013 年间的 2 组再移植患者,rCLAD 再移植(n=49)中位生存率仅为 1.7 年,而 BOS 再移植后(n=94)的中位生存率为 5.3 年,与初次肺移植的中位生存率数据相当。其他一些少见原因,例如初次移植后因发现供者患癌而紧急再移植,并未因间隔时间太短而影响预后。因此,这些影响因素不能一概而论。

总之,肺再移植可使恰当选择的患者获益。

六、我国肺移植发展概况

我国首例单肺移植、序贯双肺移植分别于 1995 年和 1998 年在首都医科大学附属北京安贞医院取得成功。此后 10 年间,报告肺移植成功的医院有 30 余家,但大多数未形成规模,2015 年仍活跃的肺移植中心不足 5 家。2015 年之后,国内肺移植在数量和质量上都有快速提升。2015 全年 149 例,比低谷期的 2007 年(13 例)增加了 10 倍;2018 年更达到了创纪录的 403 例。活跃的肺移植中心数量显著提升,在无锡、上海、北京等地涌现多家年移植量 >30 的大中心,甚至年移植量 >50 的超大中心,术后 1 年、3 年、5 年生存率均已接近国际先进水平。不过,我国肺移植在数量上与庞大的人口基数极不相称,在供肺利用、术后医疗与并发症防治等方面与国际先进水平仍有差距。随着肺移植技术的日趋普及和规范,我国肺移植定将迎来更大的发展。

(王兴安　刘小刚　姜格宁)

参 考 文 献

1. Brown LM, Puri V, Patterson GA. Lung transplantation// Sellke Frank. Sabiston and spencer surgery of the chest. 9th ed. Philadelphia, PA: Elsevier, 2016.

2. Allan RG. Lung Transplantation// Grippi MA. Fishman's pulmonary diseases and disorders. 5th ed. New York, NY: McGraw-Hill, 2015.

3. Roden AC. Diagnosis of acute cellular rejection and antibody-mediated rejection on lung transplant biopsies: a perspective from members of the pulmonary pathology society. Arch Pathol Lab Med, 2017, 141(3): 437-444.

4. Goldfarb SB. The international thoracic organ transplant registry of the international society for heart and lung transplantation: twenty-first pediatric lung and heart-lung transplantation report-2018; focus theme: multiorgan transplantation. J Heart Lung Transplant, 2018, 37(10): 1196-1206.

5. Snell GI. Report of the ISHLT Working Group on Primary Lung Graft Dysfunction, part I: Definition and grading-A 2016 Consensus Group statement of the International Society for Heart and Lung Transplantation. J Heart Lung Transplant, 2017, 36(10): 1097-1103.

6. Diamond JM. Report of the international society for Heart and Lung Transplantation Working Group on Primary Lung Graft Dysfunction, part II: Epidemiology, risk factors, and outcomes-A 2016 Consensus Group statement of the International Society for Heart and Lung Transplantation. J Heart Lung Transplant, 2017, 36(10): 1104-1113.

7. Erasmus ME. DCD lung donation: donor criteria, procedural criteria, pulmonary graft function validation, and preservation. Transpl Int, 2016, 29(7): 790-797.

8. Date H. Outcomes of various transplant procedures (single, sparing, inverted) in living-donor lobar lung transplantation. J Thorac Cardiovasc Surg, 2017, 153(2): 479-486.

9. Wang X. Prolonged cold ischemia induces necroptotic cell death in ischemia-reperfusion injury and contributes to primary graft dysfunction after lung transplantation. Am J Respir Cell Mol Biol, 2019, 61(2): 244-256.

10. Li W. Bronchus-associated lymphoid tissue-resident Foxp3+ T lymphocytes prevent antibody-mediated lung rejection. J Clin Invest, 2019, 129(2): 556-568.

11. Yamamoto S. Cutting edge: pseudomonas aeruginosa abolishes established lung transplant tolerance by

stimulating B7 expression on neutrophils. J Immunol, 2012, 189（9）: 4221-4225.

12. Meyer KC. ISHLT/ATS/ERS BOS Task Force Committee. An international ISHLT/ATS/ERS clinical practice guideline: diagnosis and management of bronchiolitis obliterans syndrome. Eur Respir J, 2014, 44（6）: 1479-1503.

13. Verleden SE. Chronic lung allograft dysfunction phenotypes and treatment. J Thorac Dis, 2017, 9（8）: 2650-2659.

14. DerHovanessian A. Chronic lung allograft dysfunction: evolving concepts and therapies. Semin Respir Crit Care Med, 2018, 39（2）: 155-171.

15. Yusen RD. The registry of the international society for heart and lung transplantation: thirty-first adult lung and heart-lung transplant report--2014; focus theme: retransplantation. J Heart Lung Transplant, 2014, 33（10）: 1009-1024.

第四章 肺癌

第一节 病因认知的历史、演变及启示

在20世纪初期，肺癌在全球范围内还是一种比较少见的疾病。但自20世纪30年代起，随着社会的工业化进程和吸烟人数的急剧增多，肺癌的发病率开始急速上升，并很快成为全世界癌症死因第一位。到目前为止，无论肺癌的发病率还是死亡率仍稳居全球癌症首位。尽管人们已经认识到肺癌的发生发展是一类多因素参与的复杂性疾病，但其病因及发病机制还远未被揭示。流行病学研究结果显示，环境危险因素（如吸烟、空气污染等）与肺癌的发生密切相关。然而，同样暴露于特定致癌物，并非所有人都患肺癌；此外，有些人群肺癌的发生具有明显的家族聚集现象，提示肺癌的发生还与个人的遗传因素有关。目前认为，环境因素是肺癌发生的始动因素，而个人的遗传特征决定了肺癌的易感性。

一、环境危险因素

（一）吸烟

1. **主动吸烟** 早在20世纪50年代，美国学者 Wynder、Graham 及英国学者 Doll 和 Hill 就分别采用病例对照的研究方法证明了吸烟与肺癌的相关性。目前认为吸烟是肺癌病因中最重要的因素，随着人群中吸烟人数的增加，肺癌死亡率也在逐年增加。研究表明，烟草中有超过3 000种化学物质，包含超过60种已知的致癌物质，比如多环芳烃、烟草特异亚硝酸胺、苯并芘等。多链芳香烃类化合物和亚硝胺等可通过多种机制导致支气管上皮细胞 DNA 损伤，使得癌基因（如 ras 基因）激活，而抑癌基因（如 p53、FHIT 基因等）失活，

进而导致细胞的转化，最终癌变。在发达国家，吸烟造成近90%的肺癌死亡（男性90%，女性85%）。研究表明，男性吸烟者一生肺癌的发病风险约为17.2%，女性吸烟者为11.6%。而不吸烟者中，男性约为1.3%，女性约为1.4%。

2. **被动吸烟** 在认识到吸烟与肺癌的相关性后，自20世纪80年代人们逐步将研究对象扩展到被动吸烟与肺癌的相关性，开始了大量新的研究。目前认为被动吸烟是不吸烟者患肺癌的原因之一。这里被动吸烟者也指和吸烟者共同生活或工作的人。来自美国、欧洲和澳大利亚的研究一致表明，被动吸烟者肺癌发生的相对风险显著增大。而近年来，对侧流烟气（直接从燃烧的烟卷到空气的烟）的研究也表明，被动吸烟比直接吸入香烟更加危险。

（二）职业暴露

肺癌是职业癌中最重要的一种。约10%的肺癌患者有环境和职业接触史。现已证明以下9种职业中环境致癌物可增加肺癌的发生率：铝制品的副产品、砷、石棉、双氯甲醚、铬化合物、焦炭炉、芥子气、含镍的杂质、氯乙烯。长期接触铍、镉、硅、甲醛等物质也会增加肺癌的发病率，空气污染，特别是工业废气均能引发肺癌。

（三）环境污染

近年来，随着环境污染日益加剧，室内室外环境污染，如油烟、煤烟、PM2.5、PM10、汽车尾气等，也逐渐成为诱发肺癌的新的危险因素。这一现象在发达国家显得尤为突出，发达国家肺癌的高发病率，与石油、煤、内燃机燃烧以及沥青公路尘埃所产生的大量含苯并芘、致癌烃等有害物质污染大气密切相关。研究表明，大气污染与吸烟对肺癌的发病可能互相促进，起协同作用。

（四）放射性物质

研究表明，氡是吸烟以外引起肺癌的第二大

原因。氡是一种无色无味的气体。地壳里的放射性元素铀衰变成镭,进一步衰变成氡。衰变产生的放射性产物使基因物质电离子化,引起突变,甚至癌变。

电离辐射导致肺癌的最初证据来自 Schneeberg-joakimov 矿山的资料。据报道该矿内空气中氡及其子体浓度高,诱发的多为支气管的小细胞癌。美国曾有报道,开采放射性矿石的矿工中约70%~80% 死于放射引起的职业性肺癌。

此外,有文献报道,日本原子弹爆炸幸存者中肺癌患病率显著增加。Beebe 通过对广岛原子弹爆炸幸存者的终身随访发现,距爆炸中心小于1 400m 的幸存者较距爆炸中心 1 400~1 900m 和2 000m 以外的幸存者,肺癌患病率及死亡率明显增加。

(五)病毒感染

目前研究表明多种病毒可增加动物对于肺癌的易感性,最近有证据指向人类也很有可能感染这些病毒。有可能增加肺癌易感性的病毒包括人乳头状瘤病毒(HPV)、JC 病毒、猿猴病毒 40(SV40)、BK 病毒、巨细胞病毒(CMV)。这些病毒可能通过影响细胞生命周期阻碍细胞凋亡,从而导致细胞的分裂失控。

(六)其他

此外,适度体力活动、营养状态以及适量的水果、蔬菜对人类具有一定的保护作用。而肺部相关疾病,如肺结核、支气管扩张症等,在慢性感染过程中,支气管上皮可能化生为鳞状上皮导致癌变,但较为少见。

二、遗传因素

虽然长期以来人们一直认为肺癌是一种完全由环境因素所决定的疾病。肺癌发病主要归因于吸烟。然而,调查研究发现吸烟者中仅有10%~15% 发生肺癌,而 10%~15% 的肺癌患者并不吸烟。显然对肺癌的易感性存在个体差异,即肺癌的遗传易感性。目前的研究表明,肺癌的遗传易感性主要包括代谢酶基因多态性、诱变剂敏感性和 DNA 修复能力以及某些基因的突变缺失。这些分子流行病学的研究结果可能为肺癌的预防及预警提供重要的思路。

(王　俊　杨　帆)

参 考 文 献

1. Buffart LM, Singh AS, van Loon EC, et al. Physical activity and the risk of developing lung cancer among smokers: A meta-analysis. J Sci Med Sport, 2014, 17(1): 67-71.
2. Pallis AG, Syrigos KN. Lung cancer in never smokers: disease characteristics and risk factors. Crit Rev Oncol Hematol, 2013, 88(3): 494-503.
3. Koutsokera A, Kiagia M, Saif MW, et al. Nutrition habits, physical activity, and lung cancer: an authoritative review. Clin Lung Cancer, 2013, 14(4): 342-350.
4. Droste JH, Weyler JJ, Van Meerbeeck J P, et al. Occupational risk factors of lung cancer: a hospital based case-control study. Occupational and environmental medicine, 1999, 56(5): 322-327.

第二节　临床表现的基本特点及新变化

肺癌的临床表现多种多样,决定于原发肿瘤的部位、大小、类型、生长速度、是否侵犯或压迫邻近器官以及有无转移、肺部原先存在的疾病和患者的警惕性等。肺癌早期症状常较轻微,甚至可无任何不适。中央型肺癌症状出现早且重,周围型肺癌症状出现晚且较轻,甚至无症状,常在体检时被发现。

肺癌的症状和基本体征可概括为四大类:

(1)局部症状:与肿瘤直接有关的,系由肿瘤的刺激、溃烂和支气管阻塞所引起的症状。

(2)由肿瘤播散或转移引起的症状。

(3)全身症状:夹杂感染的影响或全身症状和体征。

(4)肺外症状。

(一)局部症状

国内外大宗肺癌流行病调查其症状发生频率统计显示:咳嗽(70%)、血痰(58%)、胸痛(39%)、胸闷(32%)、气促(13%)乃常见的五大症状,其中最常见的症状为咳嗽,最有诊断意义的症状为血痰。约 15% 的肺癌患者诊断时没有任何症状。

(二)由肿瘤播散或转移引起的症状

1. **淋巴结转移**　最常见的是纵隔淋巴结和

锁骨上淋巴结,多在病灶同侧,少数可在对侧,多为较坚硬,单个或多个结节。

2. 胸膜受侵或转移 包括直接侵犯和种植性转移。临床表现因有无胸腔积液及胸腔积液的量多少而异,常见的症状有呼吸困难、咳嗽、胸闷与胸痛等,亦可完全无任何症状;查体时可见肋间饱满、肋间增宽、呼吸音减低、语颤减低、叩诊实音、纵隔移位等,胸腔积液可为浆液性、浆液血性或血性,多数为渗出液,恶性胸腔积液的特点为增长速度快,多呈血性。

3. 上腔静脉综合征(superior vena cava syndrome,SVCS) 肿瘤直接侵犯或纵隔淋巴结转移压迫上腔静脉,使其狭窄或闭塞,造成血液回流障碍,出现一系列症状和体征,如头痛、颜面部水肿、颈胸部静脉曲张、压力增高、呼吸困难、咳嗽、胸痛以及吞咽困难,亦常有弯腰时晕厥或眩晕等。

4. 骨转移 常见的骨部位有肋骨、椎骨、髂骨、股骨等,但以同侧肋骨和椎骨较多见,表现为局部疼痛并有定点压痛、叩痛。脊柱转移可压迫椎管导致阻塞或压迫症状。关节受累可出现关节腔积液,穿刺可能查到癌细胞。

5. 上叶顶部肿瘤 又称Pancoast肿瘤。可侵入纵隔和压迫位于胸廓上口的器官及组织,如第1肋骨、锁骨下动脉和静脉、臂丛神经、颈交感神经等,产生剧烈胸肩痛、上肢运动障碍等。

(三)全身症状

1. 发热 以此首发症状者占20%~30%。肺癌所致的发热原因有两种,一为炎性发热,中央型肺癌肿瘤生长时,引起相应的肺叶或肺段阻塞性肺炎或不张而出现发热。周围型肺癌多在晚期因肿瘤压迫邻近肺组织引起炎症时而发热。二为癌性发热,多由肿瘤坏死组织被机体吸收所致,此种发热抗炎药物治疗无效,激素类或吲哚类药物有一定疗效。

2. 消瘦和恶病质 肺癌晚期由于感染、疼痛所致食欲减退,肿瘤生长和毒素引起消耗增加,以及体内TNF、Leptin等细胞因子水平增高,可引起严重的消瘦、贫血、恶病质。

(四)肺外症状

少数肺癌病例,由于癌肿所产生的某些特殊活性物质(包括激素、抗原、酶等),临床上患者可出现一种或多种非转移性的肺外症状,并且

可随肿瘤的消长而消退或出现,称为副瘤综合征(paraneoplastic syndromes,PNS)。如:骨关节病综合征(杵状指、骨关节痛、骨质增生等)、库欣综合征、兰伯特-伊顿综合征、男性乳房发育、代谢异常等。这些症状在切除肺癌后可能消失。

(王 俊 杨 帆)

参 考 文 献

1. Wender R, Fontham ET, Barrera E, et al. American Cancer Society lung cancer screening guidelines. CA Cancer J Clin, 2013, 63(2): 107-117.
2. Hamilton W, Peters TJ, Round A, et al. What are the clinical features of lung cancer before the diagnosis is made? A population based case-control study. Thorax, 2005, 60(12): 1059-1065.
3. Hyde L, Hyde CI. Clinical manifestations of lung cancer. Chest, 1974, 65(3): 299-306.
4. Patel AM, Peters SG. Clinical manifestations of lung cancer. Mayo Clin Proc, 1993, 68(3): 273-277.
5. Yang P, Allen MS, Aubry MC, et al. Clinical features of 5,628 primary lung cancer patients: experience at Mayo Clinic from 1997 to 2003. Chest, 2005, 128(1): 452-462.
6. 吴一龙,张明和,廖美琳,等.肺癌的诊断和分期临床指引.中国肺癌杂志,2003,05: 330-334.
7. 黎银焕,周燕斌,黄琬玲,等.383例原发性支气管肺癌临床特征的分析研究.中华全科医学,2011,07: 1006-1007,1105.

第三节 诊断标准、分期的变迁与思考

肺癌的诊断和分期与肺癌治疗相辅相成,两者紧密联系,密不可分。肺癌治疗方法和预后的改善使我们不断对肺癌诊断标准和分期的局限产生不同的思考,因此肺癌诊断和分期方法的不断变迁和突破对肺癌的治疗和预后有着极其重要的意义。

一、肺癌诊断标准、分期的变迁

肺癌的诊断标准和分期对于制订治疗策略,预后判断,临床研究等非常重要。回顾人类与肺癌抗争的漫长历史,我们不难发现,肺癌诊断标准

由原来的单一胸部 X 线逐步发展成为集细胞病理、影像学、内镜介入诊断、外科手术以及分子基因等综合的诊断标准。目前肺癌诊断标准和分期大致通过两类手段：一类为非创伤性检查，包括临床表现、影像学检查、细胞学检查、肿瘤标志物检测及基因诊断等；另一类为创伤性检查，包括经皮肺活检、纤支镜、纵隔镜、胸腔镜以及开胸手术等。

TNM 分期系统最早由 Pierre Denoix 在 1946 年提出，其从解剖的角度对癌症受侵范围进行描述。1953 年国际抗癌联盟（UICC）同意采用由 Denoix 提出的 TNM 系统作为肿瘤分类的基础。1973 年美国癌症委员会（American Joint Committee on Cancer, AJCC）发表了肺癌分期的建议，同年日本的 Ishikawa 也设计了另一分期方案，在日本实行。1977 年和 1985 年 AJCC 对分期先后做了修改，以解决它和广泛用于欧洲的 UICC 及日本肺癌协会分期中的分歧。几经各方修改之后，1986 年由 Mountain 等发表了肺癌国际分期标准，并开始成为我国普遍采用的肺癌分期标准。1997 年由 Mountain 等根据 MD Anderson 医院手术治疗肺癌的生存率等研究基础上对肺癌分期进行了修改，开始成为国际上广泛使用的统一的肺癌 TNM 分期标准。在过去的二十年中肺癌分期在预后分组和制订不同亚组采用不同治疗策略中经历了巨大的发展变迁，1998 年 IASLC 分期委员会在 Peter Goldstraw 领导下开始着手进行肺癌新分期系统的修订工作，在 2017 年生效的第 8 版的肺癌 TNM 分期，成为目前肺癌最新的国际统一的分期标准，对肺癌的治疗和预后有着指导性的临床意义。

最新发布的 2017 年第 8 版肺癌 TNM 分期制订研究中采用的肺癌患者临床例数多，并根据患者临床治疗预后和随访研究结果而制订的，其生存曲线更符合临床治疗指导意义。以下是由 AJCC 最新制订修改和补充的第 8 版肺癌 TNM 分期标准。

（1）原发肿瘤（T）分期

T_x：未发现原发肿瘤，或者通过痰细胞学或支气管灌洗发现癌细胞，但影像学及支气管镜无法发现。

T_0：无原发肿瘤的证据。

T_{is}：原位癌。

T_1：肿瘤最大径 ≤3cm，周围包绕肺组织及脏胸膜，支气管镜见肿瘤侵及叶支气管，未侵及主支气管。

T_{1mi}：微浸润腺癌（minimally invasive adenocarcinoma, MIA）；肿瘤直径 ≤3cm，贴壁生长为主的腺癌，浸润灶的最大直径 ≤5mm。

T_{1a}：肿瘤最大径 ≤1cm；不常见的表浅扩散型肿瘤，无论体积大小，侵犯限于支气管壁时，虽可能侵犯主支气管，仍为 T_1。

T_{1b}：肿瘤最大径 >1cm，≤2cm。

T_{1c}：肿瘤最大径 >2cm，≤3cm。

T_2：肿瘤最大径 >3cm，≤5cm；侵犯主支气管，但未侵及隆嵴；侵及脏胸膜；有阻塞性肺炎或者部分或全肺肺不张。符合以上任何一个条件即归为 T_2。

T_{2a}：肿瘤最大径 >3cm，≤4cm。

T_{2b}：肿瘤最大径 >4cm，≤5cm。

T_3：肿瘤最大径 >5cm，≤7cm，直接侵犯以下任何一个器官，包括：胸壁（包含肺上沟瘤）、膈神经、心包；同一肺叶出现孤立性癌结节。符合以上任何一个条件即归为 T_3。

T_4：肿瘤最大径 >7cm；无论大小，侵及以下任何一个器官，包括：纵隔、心脏、大血管、隆嵴、喉返神经、主气管、食管、椎体、膈肌；同侧不同肺叶内孤立癌结节。

（2）淋巴结转移（N）分期

N_x：区域淋巴结无法评估。

N_0：无区域淋巴结转移。

N_1：同侧支气管周围及／或同侧肺门淋巴结以及肺内淋巴结有转移，包括直接侵犯而累及的。

N_2：同侧纵隔内及／或隆嵴下淋巴结转移。

N_3：对侧纵隔、对侧肺门、同侧或对侧前斜角肌及锁骨上淋巴结转移。

（3）远处转移（M）分期

M_0：无远处转移。

M_1：远处转移。

M_{1a}：局限于胸腔内，包括胸膜播散（恶性胸腔积液、心包积液或胸膜结节）以及对侧肺叶出现癌结节（许多肺癌胸腔积液是由肿瘤引起的，少数患者胸液多次细胞学检查阴性，既不是血性也不是渗液，如果各种因素和临床判断认为渗液和肿瘤无关,那么不应该把胸腔积液纳入分期因素)。

M_{1b}:远处器官单发转移灶为 M_{1b}。

M_{1c}:多个或单个器官多处转移为 M_{1c}。

(4)最新的肺癌分期(第8版)(表1-4-1):

表 1-4-1　最新的肺癌分期(第8版)

分期	TNM 亚类
0 期	$TisN_0M_0$
ⅠA1 期	$T_{1mi}N_0M_0$, $T_{1a}N_0M_0$
ⅠA2 期	$T_{1b}N_0M_0$
ⅠA3 期	$T_{1c}N_0M_0$
ⅠB 期	$T_{2a}N_0M_0$
ⅡA 期	$T_{2b}N_0M_0$
ⅡB 期	$T_{1-2}N_1M_0$, $T_3N_0M_0$
ⅢA 期	$T_{1-2}N_2M_0$, $T_{3-4}N_1M_0$
ⅢB 期	$T_{1-2}N_3M_0$, $T_{3-4}N_2M_0$
ⅢC 期	$T_{3-4}N_3M_0$
ⅣA 期	$T_{1-4}N_{0-3}M_{1a\sim1b}$
ⅣB 期	$T_{1-4}N_{0-3}M_{1c}$

从肺癌诊断标准和分期的历史变迁中不难发现,肺癌诊断标准和分期的发展趋势是肺癌诊断标准从检查由大到小,由开放到微创,由临床到病理到基因诊断,从而进一步细化肺癌分期,实现真正规范化基础上个体化治疗和大幅提高个体化治疗的预后。脉管内存在癌栓和肺癌微侵及脏胸膜等危险因素也将作为细化分期来进行进一步的热点研究。

在肺癌诊断和分期的现代发展中,我们认为目前肺癌诊断和分期的手段很多,作为胸外科临床专业研究生必须了解目前肺癌诊断和分期的主要热点手段,其中包括超声内镜引导下的经支气管针吸活检(EBUS-TBNA)和肺癌的基因诊断等。

1. EBUS-TBNA　是2002年开始研发的新技术,在2008年引入中国投入临床使用。EBUS-TBNA 在肺癌诊断的主要适应证为:①肺癌患者淋巴结分期;②肺内肿瘤的诊断;肺癌术前分期是 EBUS-TBNA 在肺癌领域最重要的应用。EBUS-TBNA 可以活检的纵隔淋巴结范围不但与纵隔镜相同,可以探查第1、2、3、4、7组淋巴结,而且第10、11、12组淋巴结也可被探及。它能对纵隔的小淋巴结进行准确活检,并避免不必要的手术探查。

2. 肺癌基因诊断　从分子生物学角度检测与肺癌有关的或潜在的相关基因及其分子标志物,如表皮生长因子受体(EGFR)、EML4/ALK、HER2、BRAF、P53蛋白、K-ras、Bcl-2、ERBB2等一系列指标。目前肺癌基因诊断的热点之一是 EGFR。EGFR 基因突变在女性、非吸烟者、腺癌、亚裔人群中发生频率较高,但在非分化腺癌、腺鳞癌、小细胞癌中也经常可以检测到该突变。大量研究结果显示 EGFR 基因突变状态是决定 EGFR-TKI 疗效最重要的预测因子,是决定患者是否能够应用 EGFR-TKI 治疗的先决条件。EGFR 基因突变,靶向药物的有效率高达80%以上。因此,EGFR 成为癌症治疗的分子靶标,并陆续开发出了易瑞沙、特罗凯、凯美纳等 EGFR 酪氨酸激酶抑制剂(EGFR-tyrosine kinase inhibitor, EGFR-TKI)和抗 EGFR 抗体等。

二、肺癌诊断和分期方法的局限与突破

目前肺癌的预后较以往虽有一定程度的改善,但是总体上仍不甚理想。这主要是由于我们对于肺癌的各种生物学和分子学特征了解还不彻底,不能获得精准的诊断和分期,无法达到预后的准确判断,因此目前的肺癌诊断和分期仍存在着一定的局限。随着分子生物技术的飞速发展,肺癌的分子诊断和分期将会有一个质的飞跃,发展简便的非创伤性肺癌转移分子检测对肺癌诊断和分期起着关键的突破作用。在此我们将有重点地讨论部分肺癌诊断和分期中目前存在的局限,以及我们有待突破的研究方向热点,希望给胸外科临床专业研究生一定的思考启示。

(一)肺癌异质性

肺癌人群中具有同一种类型肿瘤和同样分期的个体,虽接受同样治疗,但为什么其疗效和预后却大不相同?目前肿瘤的异质性可能是其治疗敏感性差异和获得性耐药的原因之一。

肿瘤的异质性即同一肿瘤中可以存在有很多不同的基因型或者亚型的细胞。因此同一类

肿瘤在不同的个体可表现出不一样的治疗效果及预后，甚至同一个体瘤灶的肿瘤细胞也存在不同的特性和差异，肺癌有多层面、交叉的同质性和异质性。

目前认为异质性存在于肺癌的各个阶段。在肺癌的早期、局部晚期、晚期，都存在着异质性的问题。当我们用一种方法解决不了问题的时候可能要考虑到肺癌异质性的问题。过去认为，一种治疗手段没有效果就是这种治疗手段的失败，其实这种治疗手段对一部分人一段时间是成功的，而对另一部分人一段时间是不成功的，这就是存在肿瘤异质性的问题。

肿瘤异质性的来源与肿瘤进展模式密切相关，肿瘤转移是多步骤、多途径、涉及多基因变化的系列过程，在包括局部浸润、血管内渗、转运、血管外渗、形成微转移灶和局部克隆生长等系列"侵袭-转移级联反应"过程中，产生了丰富的异质性。肺癌实体肿瘤的异质性必将是今后肺癌诊断和分期的研究重点之一。

（二）肺结节筛查

2011年美国国家肺癌筛查试验（National Lung Screening Trial，NLST）的随机对照研究结果显示，与X线胸片相比，采用胸部低剂量CT对高危人群进行筛查可使肺癌的病死率下降20%。我国推荐肺癌高危人群应每年进行低剂量CT筛查，以早期诊断肺癌。我国的肺癌高危人群定义如下：年龄≥40岁且具有以下任一危险因素者：①吸烟≥20包/年（或400年支），或曾经吸烟≥20包/年（或400年支），戒烟时间<15年；②有环境或高危职业暴露史（如石棉、铍、铀、氡等接触者）；③合并慢性阻塞性肺疾病、弥漫性肺纤维化或既往有肺结核病史者；④既往罹患恶性肿瘤或有肺癌家族史者。

目前国内外存在诸多针对肺部结节的指南和专家共识，如肺结节诊治中国专家共识、美国国家综合癌症网络（National Comprehensive Cancer Network，NCCN）非小细胞肺癌临床实践指南、美国胸科医师协会（American College of Chest Physicians，ACCP）肺癌诊疗指南、Fleischner学会肺结节处理策略指南、肺结节的评估亚洲共识指南等。各指南共识对于肺结节影像学评估策略有所不同，但均强调了肺结节筛查、评估和随访的重

要意义。此外，人工智能领域的发展为肺结节的辅助诊断及评估提供了新的模式和理念，也将是今后肺结节研究的热点内容之一。

（三）肺癌的分子诊断

目前若能在早期检测到肺癌病变，将可提高肺癌患者5年存活率。研究和开发肺癌分子标记诊断和分期显得尤为重要，今后分子诊断标记的发展方向将成为完善肺癌的诊断和分期重要组成部分。肺癌诊断分子标记今后的重点将集中于：

1. 血液循环中的DNA 检测循环DNA的浓度本身不可能作为肺癌诊断的分子标记，但是若能在循环DNA中检测到与肺癌相关的遗传或表观遗传的变化，这些特异的变异就可用于未来的肺癌分子标记。

从诊断角度来看，任何分子水平的异常只要具备肿瘤特异性，都可以作为肿瘤分子标记。基因组不稳定性是肿瘤的一个主要特征，正是因为基因组不稳定而使基因突变的概率大大提高并得以积累，从而导致肿瘤的发生。杂合性丢失和微卫星不稳定性表明了基因组的不稳定性，成功率更高的染色体缺失是肺癌发生过程中最早检测到也是最常见的分子变异。DNA甲基化在调节基因表达以及生物体的生长发育方面起着关键作用，检测肺癌相关基因的甲基化与肺癌的不良预后有很大关系。

2. 血液循环中的RNA 肿瘤中很多基因的表达异常可导致肿瘤细胞生长和增殖失控，这些表达异常的蛋白或mRNA在理论上都可作为肿瘤的分子标记。尽管肿瘤患者血液中RNA酶浓度比正常人高，但还是可以从肿瘤患者血液中检测到肿瘤来源的RNA。血液中RNA结合蛋白hnRNP和hTERT mRNA拷贝数与肺癌的分期、转移以及复发都呈正相关。

3. 血清中蛋白分子标记 肿瘤不仅是遗传水平的紊乱造成的，更是蛋白水平上的综合疾病，因此，寻找蛋白分子标记是当前肺癌诊断和分期的研究热点之一。利用蛋白质组学从血清或血浆中寻找肺癌的分子标记具有很大的挑战性，首先是血清蛋白成分的多样性和复杂性，其次是蛋白浓度的巨大差异。如人类天冬氨酸β-羟化酶在肺癌患者血清中检测到浓度增高。实体瘤一般分

泌不同生长因子来促进肿瘤繁殖和转移或诱导新生血管的形成，如干细胞因子（SCF）、肝细胞生长因子（HGF）和内皮生长因子（VEGF）。在不同肺癌患者的血清都发现这些生长因子有不同程度的升高。

目前这些潜在的生物标记用来作为肺癌诊断和用来分期预后判断或监测复发仍是今后分期诊断的方向之一。

（四）肺癌淋巴结转移的识别和示踪

肺癌手术淋巴结清扫的方式与患者的诊断和分期密切相关，精确评估区域淋巴结的转移及淋巴结清扫术的选择是患者预后的重要影响因素。尽早发现局部淋巴结微转移灶对肿瘤的诊断和临床分期以及据此制订合理的治疗方案有极重要的意义。

前哨淋巴结和转移淋巴结的识别在肿瘤隐匿性转移检测及分期方面的潜在价值已引起越来越多研究者的注意。淋巴结的示踪对肺癌转移淋巴结和转移区域的识别也成为今后肺癌诊断和分期的研究热点之一，它能够发现最有可能发生转移的淋巴结及其相关区域，缩小非治疗作用的淋巴结清扫范围，进而减少并发症的发生，提供精确的淋巴结分期。目前，淋巴结示踪已被用于肺癌的研究，并显示出其在辨认区域淋巴引流途径、探测淋巴结微转移方面的积极作用，在肺癌诊断和分期中的应用也取得一定的进展，但在肺癌外科中的应用仍处于临床探索阶段。肺癌淋巴结示踪的方法有术前淋巴结闪烁法、术中淋巴结示踪检测等方法。

术前或术中对肺癌淋巴结转移示踪进行精确诊断和分期，指导淋巴结清扫手术，在不影响疗效的前提下，尽可能缩小淋巴结清扫范围，减少并发症的发生，这种理念的提出促进了对肺癌诊断、分期和手术疗效重新评估，选择何种淋巴结清扫不仅影响到患者的治疗预后，还关系到患者术后并发症发生率及生活质量。

淋巴结示踪也有助于正确预测肺癌淋巴结跳跃转移，即纵隔淋巴结有转移而叶间和肺门淋巴结无转移。纵隔淋巴结跳跃性转移不仅与肿瘤的生物学行为有关，也与淋巴结通道分布有密切关系，淋巴结示踪可预测跳跃转移，跳跃转移有其特定的区域，取决于原发病灶的部位等。

淋巴结示踪能提高淋巴结隐匿性转移检出率，应用于肺癌有助于提高淋巴结隐匿性转移的检出率，使部分肺癌患者避免接受创伤较大的广泛淋巴结清扫术，同时示踪淋巴结的识别有可能成为肺段切除的相关指征，但目前淋巴结示踪技术仍存在相当的局限性，临床应用还有待于进一步研究，作为今后肺癌诊断分期和治疗的突破点。

提高微转移淋巴结检出率，了解淋巴结的转移状况，提供准确的肺癌诊断和分期，将非常有助于采用相应的术后治疗方法，对肺癌治疗方式的选择、预后及生活质量具有重要意义。肺癌淋巴结示踪正逐渐从基础研究逐步走向临床应用，在病例选择、示踪剂选择、注射途径和方法、获取示踪淋巴结的时间等技术方面都有待完善。

（五）电磁导航支气管镜诊断技术

电磁导航支气管镜（electromagnetic navigation bronchoscopy，ENB）是一种以电磁定位技术为基础，结合计算机虚拟支气管镜与高分辨率螺旋CT的特点，经支气管镜诊断的新技术，其优点在于既可准确到达常规支气管镜无法到达的肺外周病灶或进行纵隔淋巴结定位，又可获取病变组织进行病理检查。电磁导航系统可精确定位周围型肺部疾病、纵隔及肺门淋巴结并进行活检，与传统活检方式相比准确率和安全性更高。ENB的精确定位及引导功能在外科手术定位、立体放疗放置基准粒子和气道内介入治疗方面也可提供有效帮助，还具有无辐射、无需使用造影剂等优点，是肺癌介入诊断、分期和治疗领域的一项新技术。

（六）肺癌的分子分期

基于解剖学的TNM分期，对于预后判断提供较为单一的参数。由于肺癌的多态性和异质性，许多肺癌患者疾病的发展和预后与诊断和分期极不相符，尤其当需要选择治疗方案时，TNM系统有着公认的缺陷。随着分子生物学的发展，肺癌的分子分期将是肺癌分期今后的发展方向，在传统TNM分期法的基础上，结合最新的分子生物学成果，进一步对患者分层，为肿瘤的预后和治疗提供更有力的证据，也为基因治疗打下基础。

1. 肺癌的分子分期　目前用于肺癌诊断的主要手段是影像学技术和常规病理组织学检查，这些检查方法对于原位瘤体检测具有肯定的诊断价值，但对于肺癌隐性或微小转移灶存在极大的局限性,而这些微转移灶往往是肿瘤切除术后出现显性转移或复发的主要原因。常规的检查方法难以检测发现肺癌的微量转移特征,现代分子生物学已开发出了各种用于肿瘤微转移诊断的先进技术,使肺癌的分子诊断和分期逐步成为临床的方向。利用分子生物学技术对肺部原发肿瘤进行检查有利于估计肺癌的预后。

2. **淋巴结分子分期**　目前临床上诊断肺癌淋巴结转移最常用的方法是对淋巴组织的单张石蜡切片进行 HE 染色,免疫组化等技术,但这极易遗漏散在正常淋巴组织中的单个肿瘤细胞或微小转移灶。近年来蛋白质印迹法能从所有受检的肺癌淋巴结组织中一次性提取总的可溶性蛋白质来进行肿瘤微转移检查,这种方法能够系统迅速地寻找肺癌相关蛋白,并将肺癌淋巴结转移的分子分期推入崭新领域。

3. **肺癌的血液骨髓分子分期**　肺癌细胞进入血液循环是肺癌转移过程中的一个重要过程。肺癌尽管经过彻底的原发病灶切除和规范的纵隔淋巴结清扫,体内仍残留少量的癌细胞,部分在术前就已经出现癌细胞微转移。骨髓独特的解剖及血流特点,易导致癌细胞集聚并形成转移灶,肺癌的骨髓微转移可发生于各期患者,而且随着肿瘤的进展,其发生微转移的概率进一步增加,目前血液骨髓分子诊断成为肺癌转移分子诊断和分期的研究发展方向。

（七）完善肺癌国际 TNM 分期对肺癌治疗更具指导性

建立一个能够比较客观反映患者现状、预后的分期系统,进行准确的临床和病理分期,可以使患者得到充分的个体化治疗,有效地避免过度治疗带来的危害。已经应用了近二十年的现行 TNM 分期在临床应用中还是遇到了一些问题和挑战,要求我们完善现行的 TNM 分期以进一步正确指导肺癌临床治疗。由于肺癌的多样性和复杂性,许多肺癌患者疾病的发展和预后结果与诊断的分期极不相符,尤其当需要选择治疗方案,如佐剂的化疗以及生存期判断,TNM 系统仍有着公认的缺陷。

外科手术治疗是治疗早中期肺癌最有效的方法,但是肺癌手术治疗已到了一个平台阶段,尚难有新的突破。为什么肺癌手术中常存在着分期相

同的患者,有些患者效果好,而另外一些不尽如人意呢?目前的肺癌国际 TNM 分期仍有不完善的地方,今后的肺癌分期研究尚需探索的问题:

1. 在 T 原有的基础上,如何进一步细化肿瘤的大小、位置,肿瘤局部侵犯程度。

2. 在 N 原有的基础上,如何进一步细化淋巴结区域分组,转移的站数,每组淋巴结转移的个数和总转移个数。

3. 如何加入肺癌细胞类型和分化程度。

4. 如何认识肺癌异质性对分期的影响。

5. 如何深化对转移的认识,主要包括隐匿转移。

在原发病灶诊断时,应考虑可能已有微转移(即隐匿性转移)存在,同时对同一个体不同部位检测微转移,不仅对肺癌以前的分期提出了挑战,而且对指导临床联合治疗和预后的判断都具有重要的指导意义,非常值得进一步研究探索。

分子诊断和分期与传统的 TNM 分期系统关系究竟如何?分子分期是独立于 TNM 系统以外的另一类分期方法,还是需要将分子分期整合到 TNM 系统中。在相当时期内可能为两条并行的肺癌分期系统,但随着研究的深入理解,分子分期和传统分期的整合必将是肺癌分期发展的方向之一。

毫无疑问,由于基因组学及蛋白组学的巨大推动,肿瘤分子诊断和分期取得了巨大进展。但是,在实际的临床应用方面,许多问题还需回答和解决。

（胡　坚　闫夏轶）

参 考 文 献

1. Bunn PA Jr. Worldwide overview of the current status of lung cancer diagnosis and treatment. Arch Pathol Lab Med, 2012, 136（12）: 1478-1481.

2. Goldstraw P. New staging system: how does it affect our practice? J Clin Oncol, 2013, 31（8）: 984-991.

3. Travis WD, Brambilla E, Riely GJ. New pathologic classification of lung cancer: relevance for clinical practice and clinical trials. J Clin Oncol, 2013, 31（8）: 992-1001.

4. Chang AC, Sundaram B, Arenberg DA. Lung cancer: multidisciplinary approach to tissue sampling. Radiol Clin North Am, 2012, 50（5）: 951-960.

5. Christensen JD, Patz EF Jr. Future trends in lung cancer diagnosis. Radiol Clin North Am, 2012, 50（5）: 1001-1008.
6. AJCC. AJCC Cancer Staging Manual. 8th ed. New York: Springer, 2016.
7. National Lung Screening Trial Research Team. Results of the two incidence screenings in the National Lung Screening Trial. N Engl J Med, 2013, 369（10）: 920-931.
8. National Lung Screening Trial Research Team. Reduced lung-cancer mortality with low-dose computed tomographic screening. N Engl J Med, 2011, 365（5）: 395-409.
9. 中华医学会呼吸病学分会肺癌学组, 中国肺防治联盟专家组. 肺结节诊治中国专家共识（2018 年版）. 中华结核和呼吸杂志, 2018, 41（10）: 763-771.

第四节 治疗方式的比较与启示

肺癌是目前世界上发病率和死亡率第一位的恶性肿瘤。人类治疗肺癌从非解剖性肿瘤烧灼切除开始已走过了 100 多年的历程, 虽然现在肺癌的治疗方法有外科手术、放射治疗、化学治疗、免疫治疗、分子靶向治疗、中医中药等, 但迄今为止最有希望临床治愈肺癌的手段依然是外科手术。放疗或与化疗、免疫治疗、分子靶向治疗等联合治疗可收到姑息的治疗效果, 治愈率很低, 达不到外科治疗的成功率。

一、肺癌外科治疗的历史和启示

自 1895 年 Macewen 采用热凝固法分期完成了世界上第一例一侧全肺切除术后, 人类也开始了用外科方法治疗肺癌的历史。当时的手术方法为非解剖性的, 即先把肿瘤外置, 再把壁胸膜和脏胸膜缝合在一起, 然后把肿瘤烧灼切除。1909 年, 纽约的 Samuel Mdtzer 发明了气管插管正压通气控制呼吸的方法, 使外科医生可以安全地打开胸腔, 被称作胸部外科第一个里程碑。其后外科医生开始探索肺切除的实验研究和临床应用。1918 年 Brunn 做了第 1 例现代闭合式肺叶切除。结扎血管, 缝合支气管残端, 关闭胸腔并应用了胸腔闭式引流系统以使余肺保持膨胀, 被称作胸部外科第二个里程碑。1933 年美国胸心外科学和《美国胸心外科学杂志》的创始人、华盛顿大学外科主任 Evarts A Graham 教授在世界上首次施行左全肺切除治疗中心型肺癌获得成功, 手术方法是在肺门根部将左总支气管和左肺动静脉整块结扎, 再切除左全肺。术后 10d 患者发生支气管胸膜瘘并发脓胸, 再次行引流和胸改术治愈。患者术后超长期生存达 30 年。Graham 的全肺切除被称为胸外科的第三个里程碑和历史性转折点, 这一手术的成功给予了外科医生极大的信心, 使人们确信外科手术可以治愈当时令人束手无策的肺癌。在以后的十余年时间里, 全肺切除成为外科治疗肺癌的标准术式。

对肺动脉、肺静脉和支气管分别结扎的全肺切除术、肺叶切除术分别于 1933 年和 1940 年由 Reinhoff 和 Blades 先后取得成功。1939 年波士顿麻省总医院 Edward D.Churchill 和 Ronald Belsey 医生发表了左肺上叶舌段解剖性切除的经典报告, 认为肺段可以取代肺叶作为肺切除的最小单位。

1946 年, Allison 医生首先打开心包, 于心包腔内游离结扎肺血管, 并将纵隔淋巴结和一侧全肺一并切除, 称为根治性全肺切除。1949 年纽约纪念医院开始应用将区域淋巴结和原发肺癌一起整块切除（en bloc dissection）的方法治疗肺癌, 并对肺癌胸内淋巴结转移规律进行总结, 将肺癌区域淋巴结分为气管旁淋巴结、隆嵴下淋巴结、肺根淋巴结和肺内淋巴结。

但由于全肺切除存在手术成功率低、并发症的发生率高、术后患者生存质量差等缺点, 所以能否采用较小手术范围取代全肺切除进行肺癌的外科治疗就成了人们关注的问题。1950 年, 波士顿麻省总医院 Edward D.Churchill 报告了 1930—1950 年共 294 例肺癌外科治疗结果, 手术切除率为 58.2%, 其中全肺切除术 114 例, 肺叶切除术 57 例; 肺叶切除术后 2 年及 5 年生存率分别为 46% 和 19%, 同期的全肺切除术分别为 30% 和 12%; 肺叶切除术手术病死率为 14%, 而全肺切除术为 22.8%。Churchill 医生认为解剖性肺叶切除加邻近淋巴结切除能够将肿瘤彻底切除, 可以取得同全肺切除一致的治疗效果, 并且有较高的安全性。与此同时, 美国肺癌研究协作组通过多年的回顾性研究发现, 即使是对早期肺癌进行肺段切除和楔形切除, 术后复发的风险也是肺叶切除的 3 倍以上。综合上述研究结果, 学者们认为肺叶切除是肺癌外科治疗的最佳术式。从此, 肺叶切除术逐渐取代全肺切除术成为肺癌外科治疗的标准术式。

20世纪50年代初期,对一些侵及肺动脉、支气管而又不能耐受全肺切除的中心性肺癌患者的外科治疗是困扰胸外科专家的难题。1952年Allison(美国)对于侵犯肺动脉、支气管但又不能接受全肺切除手术的中央型肺癌提出了袖式肺叶切除的手术方法。1954年Allison又提出了血管成形术的概念。1959年,Johnson和Jones首次报道了68例支气管肺癌袖式切除术后的长期随访结果,提示经过适当选择,肺癌患者在支气管成形术后的长期生存与施行传统肺叶或全肺切除术的患者相同。

1963年Grillo首先介绍了隆嵴切除重建术,1982年其报告了36例隆嵴切除重建术的手术经验(多为肺癌)并介绍了多种隆嵴再建方法。1967年Wurning(美国)描述了肺动脉切线切除,并于1968年报道了肺动脉袖状切除的方法。1971年Pichlmaier报道了支气管肺动脉联合袖状切除获得成功,血管成形术的加盟及与支气管成形术的联合应用,就大大扩大了肺癌手术的适应证,弥补了单纯支气管成形术的不足,进一步降低了全肺切除率和单纯剖胸探查率。此后相当长的一段时间内,肺癌外科治疗方式未发生大的变化。

我国肺癌外科的历史始于北京协和医院张纪正医生1941年成功地为一名肺癌患者施行左全肺切除,距美国专家Graham施行全世界第一例肺癌手术只晚了8年。但在新中国成立以前我国只有零星的肺癌手术切除的报道。

新中国成立后,在党和政府的领导和支持下,我国肺癌外科得到了快速发展,从20世纪50年代初期开始先后在国内的主要城市和大学附属医院建立胸外科。国内于20世纪50年代开始开展肺癌解剖肺叶切除术,1962年黄偶麟教授(上海市胸科医院)在我国率先开展了气管上段和喉切除造口术,填补了我国气管外科的空白。1964年,黄国俊教授(中国医学科学院肿瘤医院)施行了我国首例支气管袖状成形肺叶切除术,在20世纪70年代以后,黄偶麟教授领导的团队先后创造了多种"气管隆嵴切除重建术""右主支气管倒置缝接代气管术"等10余种高难度气管外科手术术式,为我国气管外科的发展做出了巨大贡献。

70年代后期国内一些大的医学中心逐渐开始支气管重建外科手术治疗中心型肺癌。

20世纪90年代国内外肺癌学者开始将心血管外科和肺移植技术应用于肺癌外科中,创新了多种新术式对部分肺癌侵犯心脏大血管的患者施行完全性肺切除合并受侵的心脏大血管切除,突破传统的手术禁区,使相当一部分过去被认为毫无治愈希望的患者术后获得长期生存。1991年Dartevelle等(美国)对6例肺癌患者施行了右全肺切除术,并将Gore-Tex人工血管用于腔静脉的重建。其中2例生存期分别为16个月和51个月,其余4例的中位生存期为13个月。该组所有人工血管均保持通畅。2000年Doddoli(意大利)对ⅢB期非小细胞肺癌侵犯纵隔(T_4)的29例患者进行扩大手术治疗,手术包括扩大上腔静脉切除17例,主动脉切除置换1例,左心房切除5例,隆嵴切除重建6例,其中17例患者术后进行了放疗、化疗或放化疗,术后5年生存率28%。2001、2002年周清华教授(四川大学华西医院)和许林教授(江苏省肿瘤医院)报告了局部晚期肺癌扩大切除和心脏大血管重建两组大宗病案。前者报告了349例,后者报告了118例的临床结果。5年生存率和10年生存率分别为30%、20%以上,这两组病例是当时国际上病例数最大、也是近期和远期疗效均较好的大宗病案报告,引起国际同行的广泛关注。

与此同时,国内外肺癌学者认识到外科手术在肺癌治疗中的局限性,开始将以外科手术与放疗、化疗等多种治疗手段有机地结合在一起,根据患者的个体差异,进行"个体化"的多学科综合治疗,并取得比较明显的效果。

1992年Roviaro(美国)首次报道了电视胸腔镜肺叶切除手术(video-assisted thoracoscopic surgery,VATS)用于肺癌的外科治疗,这种被称为"看着屏幕操作"的肺外科手术,被誉为肺癌外科治疗的革命性进步和里程碑。1993年Kirby(美国)报道了VATS肺门解剖性肺叶切除技术。2005年McKenna(美国)报道了1 100例胸腔镜解剖性肺叶切除的临床结果,认为与传统开胸手术相比,VATS肺切除手术同样安全,手术中出血和术后切口复发率均较低。2016年美国国家癌症数据库(American National Cancer Data Base)(倾向性配对分析,开胸组 *vs.* 微创组:9 390 例 *vs.* 9 390 例)与欧洲胸外科医师协会(European Society of Thoracic Surgeon, ESTS)数据库(倾向性配对分析,开胸组 *vs.* VATS 组:2 721 例 *vs.* 2 721 例)的数据分析表明,VATS 肺癌切除的疗效优于传统开胸或两者相当。这些大宗病例更进一步证实了 VATS 肺癌切除的安全性和优势性。

我国王俊教授(北京大学人民医院)在中国最早、几乎是与国外同步开展胸腔镜肺切除手术,引领我国胸外科实现了从传统开胸到现代微创的转型升级。完成早期肺癌的系列创新研究,建立肺癌微创诊疗体系并在全国普及,推动了肺癌早诊早治,王俊教授的关键创新技术"同向双交叉操作,血管鞘膜内游离,叶间裂隧道式分离"被 *Lancet Oncology* 封面文章"全球肿瘤手术现状"称为 "Wang's technique"(王氏技术),并评价它"解决了肺癌患者因淋巴结多、粘连严重而增加手术风险的技术难题,促进了中国肺癌微创手术的普及"。以"王氏技术"为特点的胸腔镜肺叶切除新技术流程,简化高难度的胸腔镜肺叶切除技术,使胸腔镜肺叶切除技术迅速在国内普及推广,使广大的肺癌患者受益。王俊教授为我国肺癌胸腔镜微创外科的发展做出了开拓性的贡献。目前,胸腔镜肺叶切除 + 淋巴结清扫术已经成为肺癌治疗的常规方法,我国肺癌胸腔镜微创外科治疗的规模和难度处于国际领先水平。

对以磨玻璃样病变(ground glass opacity, GGO)为主要表现的早期肺癌,是否需要手术?怎样手术?尚存在争议。目前的共识是根据 GGO 成分不同的选择不同的切除方式,切除方式通常有肺楔形切除、肺段切除、肺叶切除等。其淋巴结清扫的范围也不相同,通常有不清扫肺门及纵隔淋巴结、肺门及纵隔淋巴结采样、肺门及纵隔系统淋巴结清扫等。大的医学中心通常根据术中冷冻病理的结果选择手术切除方式。

近年来 3D 胸腔镜和机器人的临床应用使肺癌胸腔镜微创外科治疗更精细化,前景非常令人鼓舞。

回顾百余年肺癌外科治疗的历史,肺癌外科治疗已顺利度过了提高切除率,降低手术死亡率、减少术后并发症发生率、微创手术等的阶段,肺癌切除的手术死亡率已降至 1% 以下,肺癌的外科治疗技术已日臻完善。虽然肺癌的外科治疗方式推陈出新,新的治疗方式和手段不断涌现,但肺癌外科治疗术后 5 年生存率却徘徊在 30%~60%。由于现阶段缺乏早期发现、预防和治疗肺癌的亚临床转移和远处转移的方法,故对于肺癌这一种兼有局部和全身的病变,无法依靠外科手术这单一的局部治疗手段提高肺癌治疗水平,因此,肺癌外科治疗联合化疗、放疗、免疫治疗分子靶向治疗等多学科综合治疗对于提高肺癌术后生存率是非常重要的和十分必要的。

了解肺癌外科治疗发展中外历史可以获得一些启示:

(1)理解气管插管正压通气控制呼吸的方法和胸腔闭式引流系统是发展肺癌外科治疗的前提和基础。

(2)全肺切除和肺叶切除术加纵隔淋巴结清扫是不同时期肺癌外科治疗经典术式。肺叶切除术加纵隔淋巴结清扫是目前的标准术式。

(3)侵犯心脏大血管的局部晚期肺癌的外科治疗是肺癌外科技术的重大进步,使部分肺癌患者获益。

(4)胸腔镜肺叶切除引领肺癌外科全面进入微创时代,可获得与常规开胸手术相同的远期效果,是目前早期肺癌外科治疗的最佳方式,可使广大肺癌患者获益。

(5)以外科治疗为主的多学科综合治疗是目前提高中晚期肺癌术后生存率的关键。

二、肺癌不同外科治疗方式的比较与意义

历经大半个世纪的发展,肺癌外科治疗方式已从单一的全肺切除术逐步发展到当前解剖性肺叶切除、支气管和 / 或肺动脉袖式肺叶切除、肺楔形切除、解剖性肺段切除、胸腔镜微创手术甚至机器人手术等多种不同治疗方式全面开花的局面。此外,伴随着 PET/CT、纵隔镜、超声支气管镜(EBUS)、磁导航等精确分期技术的出现,以及新辅助治疗的逐步推广,一定程度上实现了根据不同位置、不同分期以及患者手术耐受程度选择不同方式的"个体化"外科治疗。然而,每种方法都有自身的优势和劣势,在一些特定情况下,外科治疗方式的选择仍在争议。因此基于循证医学角

度,针对各种治疗方式从远期效果、围手术期并发症以及生活质量等多方面进行比较具有重要意义。

(一)I 期肺癌:肺叶切除 *vs.* 亚肺叶切除

手术是当前 I 期肺癌的主要治疗方式,主要包括肺叶切除术、亚肺叶切除术(包括肺段切除术和楔形切除术),并根据病灶的浸润范围决定是否进行淋巴结清扫。由于亚肺叶切除术较之于肺叶切除能更有效地保留肺功能,因此早在 20 世纪七八十年代即有学者提出将亚肺叶切除作为早期肺癌的合适手术方式,但反对者认为亚肺叶切除可增加局部复发率并影响远期生存。这样的争议一直持续到现在仍未达成共识。

北美肺癌研究组早在 1982 年就启动了一项前瞻性随机对照临床研究,比较亚肺叶切除与标准肺叶切除用于 T_1N_0 非小细胞肺癌的疗效及安全性,共有 276 名患者入组,经过最少 4 年半随访发现,与肺叶切除术相比,亚肺叶切除并不降低围手术期并发症发生率和病死率,也没能更有效保存手术后肺功能;而手术后局部复发率明显高于肺叶切除术,手术后总体病死率和肿瘤特异性病死率均高于肺叶切除术。因此当时仍强烈推荐肺叶切除 + 淋巴结清扫术仍作为 T_1N_0 非细胞肺癌的标准手术方式。

近年来随着影像技术的发展,低剂量螺旋 CT 对早期肺癌筛查的逐步普及以及高分辨率 CT、PET/CT 的广泛应用,越来越多的磨玻璃样病变(ground glass opacity,GGO)、实质成分 <2cm 的 I 期肺癌能被及时发现。日本广岛大学医学院近年在 *CHEST* 杂志发表了一项 610 例以 GGO 为主的 I A 期($T_1N_0M_0$)肺腺癌患者肺叶切除与亚肺叶切除的回顾性分析,发现局部复发率及远期总体生存率在肺叶切除、楔形切除、肺段切除三者中均无显著差异,但在 T_{1b} 的 GGO 为主肺腺癌患者亚组中,考虑到更大的潜在淋巴结转移可能,解剖性肺段切除较楔形切除能获得更可靠的病理切缘并可更完整评价肺内淋巴结转移情况,因此作者推荐行肺段切除 + 淋巴结清扫。

对于以 GGO 病变为主或者实性病变 <2cm 的患者,手术方式仍存较大争议,需要更大样本的多中心前瞻性 RCT 研究进一步明确。目前日本临床肿瘤协会正在进行两个关于亚肺叶切除治疗直径 <2cm 的周围型肺癌的前瞻性 RCT 研究(JCOG0802、JCOG0804)。JCOG0802 主要观察直径 <2cm 的部分实性 GGO 病变或实性结节患者,随机分为肺叶切除组和肺段切除组,计划入组 1 100 例患者,主要预后终点为总体生存率,次要终点为手术后肺功能。JCOG0804 主要观察肺楔形切除治疗纯 GGO 或实性部分 <25% 的混合性磨玻璃样病变的治疗结果,计划入组 310 例患者。观察终点为任意位置的复发或转移。无独有偶,美国外科学会肿瘤学组(ACOSOG)、西南肿瘤协会(SWOG)联合组织的 CALGB140503 研究正在进行,该III期前瞻性 RCT 旨在比较肺叶切除和亚肺叶切除治疗直径 <2cm 的周围型肺癌患者,并尽可能应用胸腔镜进行手术。计划入组 900~1 200 例患者,主要和次要预后终点分别为总生存率和肺癌无进展生存率。预期以上 3 项 RCT 研究将对 I 期肺癌患者的外科治疗策略产生革命性影响,但目前尚无相关长期随机对照试验结果报道,不能确定亚肺叶切除治疗早期肺癌的效果优于或相等于肺叶切除。

了解 I 期非小细胞肺癌的手术方式可以获得一些启示:

1. 全身条件好的 T_2N_0 患者强烈推荐行肺叶切除 + 淋巴结清扫术。

2. 全身条件好的以实质病变 >2cm 的 T_1N_0 患者,仍推荐行肺叶切除 + 淋巴结清扫术,以期实现最大的生存获益。

3. 对于以 GGO 病变为主或者实性病变 <2cm 的患者,手术方式仍存较大争议,需要更大样本的多中心前瞻性 RCT 研究进一步明确。

(二)中心型肺癌:全肺切除 *vs.* 袖状肺叶切除

对于周围型早中期肺癌,解剖性肺叶切除加淋巴结清扫已成为公认的标准术式。然而,对于相当一部分II或IIIA期的中心型非小细胞肺癌而言,很长时间内全肺切除是主要的外科治疗方式,但患者能耐受一侧全肺切除是其重要前提。自 20 世纪 70 年代以来,随着支气管和 / 或肺动脉袖状切除技术的逐步成熟,使得一部分心肺功能较差的患者得以保留正常肺组织、获得外科手术根治机会。但是,保留正常肺组织的袖状肺叶切除是否会增加局部复发机会、其远期生存效果如何,很长一段时间内存在较大争议。

自 20 世纪 90 年代以来,不断有回顾性研究对比全肺切除与袖状肺叶切除的远期生存率、复发率和术后生活质量。近年的一项荟萃分析综合近十余年的研究报道,纳入 19 个回顾性研究(主要包括美国麻省总医院、加拿大多伦多大学总院、乔治蓬皮杜欧洲医院、西班牙巴塞罗那大学医院等发达国家医学中心胸外科等),共纳入 3 878 例中心型肺癌患者,其中袖切 1 316 例、全肺切除 2 562 例。结果表明:围手术期并发症发生率,袖切(27.06%)略低于全肺切除(32.88%),但无显著差异;局部复发率,袖切(14.44%)低于全肺切除(26.08%),但亦无显著差异;1 年、3 年、5 年生存率,袖切均显著高于全肺切除。此外,在生活质量方面,比利时一项前瞻性研究进行了袖切及全肺切除患者自术后 1 个月始直至 1 年的生活质量评价随访,表明全肺切除患者较袖切患者存在明显的胸闷、胸痛、肩部活动障碍等症状,生活质量显著下降。因此,笔者认为对于 I~IIIA 期 $N_{0~1}$ 的中心型肺癌患者而言,袖切手术是一种安全可靠的术式,对于可获得解剖学完整切除的非 N_2 患者应尽量采取袖切手术治疗,以避免全肺切除术的严重并发症,同时也有利于提高患者术后生活质量。

然而,对于 N_2 的中心型肺癌患者,是否采取袖切术式仍然存在较大争议。目前尚没有足够有力的证据证实 N_2 患者袖切术式较全肺切除更为安全有效。由于 N_2 患者接受新辅助化疗已成为基本共识被写入 NCCN 指南,因而基于准确的术前临床分期和规范的治疗前提下,比较袖切和全肺切除才具有现实意义。来自荷兰国家癌症中心和意大利罗马大学医院胸外科的两项回顾性分析表明:接受诱导化疗后的 N_2 患者,袖切患者 5 年生存率可达 58%~64%,显著高于全肺切除患者的 32%~34%,两者局部复发率无显著差异,对于诱导化疗后获得病理学降期的患者袖切治疗尤其有意义。这两项研究样本量均不大(分别为 424 例、82 例),未来仍需要设计前瞻性研究进一步明确袖状切除在 N_2 患者中的价值。

了解中心型肺癌的手术方式可以获得一些启示:

1. 对于可获得解剖学完整切除的 I~IIIA 期 $N_{0~1}$ 患者应尽量采取袖切手术治疗,以避免全肺切除术的严重并发症,同时也有利于提高患者术后生活质量。

2. 对于需要诱导化疗的 N_2 患者,目前是否选择袖切或全肺切除尚存争议,但对于诱导化疗获得降期的 N_2 患者,袖切比全肺切除远期效果更明显。

(三)胸腔镜微创手术 vs. 传统开胸手术

全胸腔镜(VATS)肺叶切除术与传统肺叶切除相比较具有创伤小,疼痛轻,并发症少,恢复快、心理影响小等显著优势,是大家公认的肺癌外科未来发展方向。当前争论的焦点主要在于:一是胸腔镜用于肺癌治疗的远期效果能否达到常规开胸肺叶切除一样?二是胸腔镜下进行纵隔淋巴结清扫的彻底性能否达到常规开胸手术一样?

CALCB 39802 是第一个关于标准胸腔镜肺叶切除术的前瞻性多中心临床研究,证实了对 Ia 期肺癌行 VATS 肺叶切除术是安全可行的。2009 年发表的一项包含 21 个胸腔镜与开胸手术对照研究、总患者数达 2 641 例的荟萃分析也证实,早期肺癌患者中胸腔镜手术远期生存不劣于甚至可能优于开胸。加拿大多伦多大学总院胸外科最新回顾性分析数据表明:608 例接受 VATS 或开胸肺叶切除术的 I~II 期肺癌患者中,5 年总体生存率 VATS 组(73%)与开胸手术(64%)之间无显著差异。我国肺癌学者王俊教授最近发表了多中心胸腔镜肺叶切除的效果,近、远期生存率达到国外先进医学中心水平。目前随着胸腔镜技术的不断成熟,早期肺癌中 VATS 肺叶切除的优势越发明显,尽管远期效果仍有待观察,但早在 2006 年胸腔镜肺叶切除术已作为早期肺癌的标准术式写入美国 NCCN 指南。

此外,21 世纪初部分学者对胸腔镜下进行系统淋巴结清扫提出质疑,认为很难达到常规开胸手术时清扫淋巴结的彻底性。日本学者 Sagawa(2002 年)进行了一项特殊的临床实验,实验分成两部分,首先在 VATS 下行淋巴结清扫,然后将辅助切口延长至 15cm,由另外一名医师再将可能残留的淋巴结进行清扫,最后比较出 VATS 遗漏淋巴结的情况。结果表明,VATS 平均清扫淋巴结 37(左)~40(右)个,清扫淋巴结平均重量 8(左)~10(右)g,淋巴结的遗漏率仅为 2%~3%。

VATS 平均手术时间为 200min。尽管在实际临床工作中不可能达到这样的效果，但遗漏的淋巴结对于临床 I 期肺癌患者的预后并没有产生太大影响。Sagawa 的结论是 VATS 系统纵隔淋巴结清扫是可行的。近年来，全胸腔镜肺叶切除 + 淋巴清扫术广泛用于肺癌治疗已经成为胸部微创外科新进展中最大的亮点。来自德国的一项最新前瞻性 RCT 研究表明：66 例临床 I 期肺癌患者随机分为 VATS 和开胸组，VATS 可清扫 2R~12 组等各个区域淋巴结，平均清扫淋巴结数目右胸达 24.0 个，左胸 25.1 个，与常规开胸的 25.2 个和 21.1 个无显著差异。目前，我国胸腔镜肺癌的外科治疗技术得到快速普及与提高，胸腔镜肺叶切除 + 系统淋巴清扫通常可以 120min 内完成，手术时间较常规开胸更短，且 VATS 较开胸可获得更好的暴露视野。因此我们有理由相信，与常规开胸相比，胸腔镜下系统淋巴结清扫更为安全有效。

微创外科是肺癌的未来发展方向，了解微创外科治疗肺癌可以获得一些启示：

1. 随着微创技术的不断成熟和设备更新，在早中期肺癌治疗中，大部分常规开胸手术已被胸腔镜手术逐步取代。

2. 与常规开胸相比，胸腔镜下系统性淋巴结清扫更为安全有效。

3. 近年来 3D 胸腔镜和机器人的临床应用使肺癌胸腔镜微创外科治疗更精细化，亦使胸腔镜下完成支气管、血管成形等复杂手术成为可能，前景非常令人鼓舞。

（四）系统性纵隔淋巴结清扫 vs. 淋巴结采样

自 20 世纪 40 年代开始纵隔淋巴结清扫的观念就已引入肺癌外科治疗中，完全不切除纵隔淋巴结的肺癌手术应该被抛弃，但长期以来对如何进行淋巴结清扫仍存争议。纵隔淋巴结切除术目前主要分为两类，一类称为系统性纵隔淋巴结采样，另外一种是系统性纵隔淋巴结清扫。国际肺癌研究协会（IASLC）分期委员会制定的肺癌完全切除（R0）标准要求：无论是采样还是清扫术，至少包括肺内 3 组淋巴结、纵隔 3 组淋巴结，并且必须包括隆嵴下淋巴结；淋巴结采样术要求对上述淋巴结区域进行采样，每组至少包括 1 枚淋巴结，而系统性淋巴结清扫术则要求将该区域淋巴结及软组织整块切除。

目前，多数研究认为系统性淋巴结清扫能够延长患者生存，这一点尤其在 II 期 III A 期相肺癌患者中更为明显。但早期肺癌行纵隔淋巴结清扫是否能够改善生存尚存在一定争议。美国东部肿瘤协作组回顾分析研究（ECOG3590）表明：系统采样与系统清扫在不同分期上同样有效，但系统清扫能发现更多的 N2 患者，更重要的是提高了右肺癌患者的生存率。2011 年美国肿瘤外科协作组的一项最新前瞻性研究（Z0030），通过对比随机入组的 1 111 例行纵隔淋巴结清扫或淋巴结采样的肺癌患者的结果则提示：早期肺癌患者不能够从系统性纵隔淋巴结清扫中获益。不过该项研究要求术中行淋巴结冷冻病理切片，对于纵隔淋巴结阴性的患者术中随机来决定是行纵隔淋巴结清扫术还是淋巴结采样术，但在日常肺癌手术中常规行纵隔淋巴结冷冻病理切片是不现实的，因此该项研究者也建议谨慎行淋巴结采样术。此外，关于 I 期非小细胞肺癌淋巴结的研究结果亦提示：即便是早期（I 期）肺癌，淋巴结清扫数目与预后相关，淋巴结清扫的站数也与肺癌预后相关，因为清扫淋巴结数目的不足可能导致肿瘤分期上的迁移，遗漏部分可能伴有肺内或纵隔淋巴结的转移，以及常规病理检查未能发现的微转移。

了解淋巴结清扫或采样之争可以获得一些启示：

1. 无论是采样还是清扫术，至少包括肺内 3 组淋巴结、纵隔 3 组淋巴结，并且必须包括隆嵴下淋巴结。

2. 尽管早期肺癌无法从系统性淋巴结清扫中获益，但在无法实现术中淋巴结快速病理检查的情况下，仍建议对所有肺癌患者尽量行系统性淋巴结清扫术。

（五）局部晚期肺癌外科治疗的意义

局部晚期非小细胞肺癌（locally advanced non-small cell lung cancer, LANSCLC）是指肿瘤限于胸部而无临床或病理远处转移的 III A 期和 III B 期 NSCLC。自 1988 年 Naruke 报道 LANSCLC 外科治疗 5 年生存率仅 5% 以来，很长一段时间 LANSCLC 被认为不适合外科治疗。此外，由于手术难度大、根治切除率低，LANSCLC 也一直视为外科禁忌。然而此后经过十余年的发展，即便是使用第三代的化疗方案，其有效率仅 25%，临床获益率在 40% 左右，大部分 LANSCLC 患者无法从化疗获益。近 20 年来，我国在 LANSCLC 扩大切除特别是侵犯心脏大血管、隆嵴的 T_4 病理方面取得了显著进步，以上腔静脉置换、肺动脉圆锥部分切除重建、单侧肺循环阻断、隆嵴成形等为代表的新技术突破传统手术禁区，使得相当一部分过去被认为毫无希望的患者得到了较高生活质量的长期生存。黄国俊教授对我国开展的千余例局部晚期肺癌的外科治疗总结认为：对 LANSCLC 有选择地采用以外科手术为主的综合治疗是肺癌外科的重大进步。

笔者认为影响局部晚期肺癌扩大手术治疗预后的主要因素有：

1. 受侵器官的不同、多寡和受侵的深度，淋巴结转移的程度和多寡。

2. 手术切除是否完全，肺癌的细胞类型，有无胸膜或心包恶性积液或扩散。

3. 不同方式方法的术前术后化学治疗和放射综合治疗的应用等。

（许 林）

参 考 文 献

1. McKenna RJ, Houck W, Fuller CB. Video-Assisted thoracic surgery lobectomy: experience with 1100 cases. Ann Thorac Surg, 2006, 81（2）: 421-425.

2. Kirby TJ, Mack MJ, Landreneau RJ, et al. Initial experience with video-assisted thoracoscopic lobectomy. Ann Thorac Surg, 1993, 56（6）: 1248-1252.

3. Wu Y, HUANG Z, WANG S, et al. A randomized trial of systematic nod al dissection in resectable non-small cell lung cancer. Lung Cancer, 2002, 36（1）: 1-6.

4. 周健, 蔡剑桥, 王迅, 等. 2013~2014 年中国非小细胞肺癌手术治疗模式横断面研究. 中华胸心血管外科杂志, 2018, 34（5）: 274-277.

第五节 肺外科医生的左膀右臂——新辅助、辅助治疗

围绕着可手术切除早中期非小细胞肺癌患者的外科治疗策略，包括个体化化疗、放疗、靶向和免疫治疗等，而上述的治疗策略又包括了术前的新辅助和术后的辅助治疗，在对患者制订治疗决策时，需根据患者的实际情况，为患者选择独特的个体化的治疗方案。

一、新辅助治疗

新辅助治疗是指有潜在手术机会的非小细胞肺癌（non-small cell lung cancer, NSCLC）患者术前所接受的化疗、放疗、免疫等抗肿瘤治疗，目的是使病灶缩小、降低肿瘤分期，从而以提高 R0 切除的机会，降低术后复发及远处转移概率，有利于术后辅助治疗方案的制订。

（一）新辅助化、放疗

既往研究显示，NSCLC 患者实施新辅助化疗相比于单纯手术，可以显著改善生存，HR 为 0.88，5 年生存率提高 5%。新辅助化疗较辅助化疗，具有较高的依从性。新辅助化疗自 20 世纪 50 年代发展至今，由最初的长期、间歇性给药方式：术前给予 1 周期丝裂霉素 D 和色霉素 A3 方案化疗，并于术后每 4 周，连续 3 年给予该方案化疗，经历了给药周期、化疗药物变更、化疗后至手术前休息时间等一系列演变，基本形成以术前给予 2~3 周期以铂类为基础的化疗，化疗后休息 2~3 周接受手术治疗的治疗模式。

为了进一步改善可手术肺癌患者的局部控制率、提高病理缓解率，延长患者生存期，研究者们加用了新的治疗手段——新辅助放疗。自 GLCCG 试验结果发布以来，数项回顾性研究和荟萃分析表明，增加新辅助放疗并不能延长生存期。一项来自国家癌症数据库的 1 076 例ⅢA 期非小细胞肺癌患者的大型、回顾性研究发现，接受新辅助化疗的患者与接受新辅助同步放化疗的患者相比，接受同步放化疗的患者淋巴结残留率明显减少，而术后生存期没有明显差异。值得一提的是，在这些研究中使用的是不同治疗方案的混合，有些使用了过时的放射治疗技术，这些因素可能影响临床试验的结果。未来，临床试验设计将需更加细化分组，有助确定获益人群。

（二）新辅助靶向治疗

随着分子靶向药物的加入，使得肺癌治疗进入了基因靶向治疗时代。作为首项比较新辅助表皮生长因子受体酪氨酸激酶抑制剂（epidermal growth factor receptor-tyrosine kinase inhibitor,

EGFR-TKI）厄洛替尼与传统化疗的疗效及其安全性的 EMERGING（CTONG 1103）研究，证明了 EGFR-TKI 新辅助治疗可一定程度提高肿瘤缩小比例，在提高 R_0 切除率、降低淋巴结分期和改善生存预后方面均带来获益，且新辅助治疗组的 3/4 级毒副作用发生率完胜化疗组（0% $vs.$ 29.4%）。该研究为 EGFR-TKI 新辅助靶向治疗奠定了很好的理论基础。然而，该研究延续了术后靶向的困惑，只延缓了肿瘤复发，没有患者实现治愈。可见，EGFR-TKI 新辅助靶向治疗的研究之路仍存在很大的探索空间。如何实现新辅助靶向与其他治疗方案的配伍搭配，新辅助靶向的术前、术后使用时长等问题有待进一步的临床研究给予解决。

除了 EGFR-TKI 前瞻性的新辅助靶向治疗研究，研究者们还回顾性分析了间变性淋巴瘤激酶（anaplastic lymphoma kinase, ALK）-TKI 作为新辅助治疗局部晚期 NSCLC 患者中的疗效，该研究显示，11 例接受新辅助克唑替尼治疗的局部晚期（ⅢA/ⅢB-N_2 期）NSCLC 患者均观察到肿瘤缩小，2 例（18.2%）患者取得病理完全缓解，患者均未观察到显著不良反应。此外，除了初治患者显示出良好疗效，在 5 例复发的患者中继续给予克唑替尼治疗仍可取得较好疗效。然而，该研究为小样本的回顾性分析，接受新辅助克唑替尼治疗的时间长短是否会导致疗效的显著差异，后续仍需高级别循证医学证据的验证。

可见，EGFR-TKI、ALK-TKI 新辅助治疗在 NSCLC 患者中获得的可喜成绩，使得肺腺癌在个体化治疗中崭露头角。另外，肺癌突变联盟（Lung Cancer Mutation Consortium, LCMC）还发起了一个 PROMISE 雨伞试验，该研究设计旨在对患者做出诊断时同时检测 Ⅰ~Ⅲ 期患者的驱动基因突变状态，并利用这些突变信息匹配术前推荐的靶向治疗，此研究成果将有利于扩大术前新辅助靶向治疗的受益人群。

（三）新辅助免疫治疗

抗癌界的"新宠"——PD-1/PD-L1 抑制剂，扣响了新辅助免疫治疗模式的探索之门，该研究（NCT02259621）旨在评价 Nivolumab 术前新辅助治疗的安全性及可行性，研究结果显示，新辅助免疫治疗的副作用小，安全不影响后续的手术进程。该研究中有 45% 的患者出现病理学显著缓解率，40% 的患者出现病理学降期，18 个月无复发生存率可达 73%。此外，该研究还观察到病理缓解显著的患者，合并出现高突变负荷，而与 PD-L1 的表达无明显相关，其原因有待进一步大样本的研究。由于该研究仅为初期研究，入组人数较少，术后随访时间尚短，研究结果有待进一步公布。现有一个大型全球性纳武单抗新辅助治疗早期 NSCLC 的 Ⅲ 期临床试验 CheckMate 816 正在招募（NCT02998528），研究中心遍布北美、南美、欧洲、南非、土耳其、日本、韩国、中国台湾，该研究结果有望为更多患者带来福音。

二、辅助治疗

为使 NSCLC 患者术后获得更长期的生存获益，国内外专家对此做出了大量的临床试验来寻找术后辅助治疗的答案，包括一系列的前瞻性及回顾性研究。

（一）辅助化、放疗

尽管近些年来靶向、免疫等治疗策略呼声不断，各放异彩。但是，对于驱动基因阴性的大多数患者来说，基于经济、疗效和成本等多方面的考虑，化疗仍是肺癌治疗不可撼动的基石。IALT 试验确立了 NSCLC 术后辅助化疗的地位和作用。此外，更有多项临床研究证实，术后辅助化疗在延长 PFS，降低疾病复发，改善 5 年 OS 等方面均存在优势。中国胸外科专家共识（2018 版）指出，ⅡB~ⅢA 期 NSCLC 患者术后常规推荐含铂类方案辅助化疗。然而，术后辅助化疗所带来的生存获益及毒性累积问题似乎已成为辅助化疗研究的瓶颈。而联合铂类的双药方案中，不同药物的选择和搭配及其在术后辅助治疗中的有效性和安全性还需要进一步验证；此外，能够预测疗效的可靠的分子生物学标志物仍有待进一步开发。未来，探索辅助化疗与多种靶向治疗方案的联合应用将成为今后研究的方向。

目前，在 NSCLC 患者是否需要术后辅助放疗的问题上，对于 Ⅰ 期 / Ⅱ 期患者不推荐辅助放疗。而对于 ⅢA 期尤其是 N_2 淋巴结转移的患者，基于前期荟萃分析显示，辅助放疗在局部复发率方面显出优势，而患者是否能从中获得 OS 方面的益处仍存有争议。在没有应用现代放射治疗手段的临床试验证明术后放疗确实可行之前，推荐对于每个 N$_2$ 期患者，术后需综合评估辅助放疗的效益和风险，当有证据支持，如多站淋巴结转移，考虑给予术后辅助放疗。目前，国内外正开展多项关于放疗联合化疗、靶向和免疫等联合治疗方案的临床试验，意图在治疗方法学上取得突破性进展。

（二）辅助靶向

最初针对 EGFR-TKI 术后靶向的 BR19 和 RADIANT 研究，由于入组人群并非全是 EGFR 突变患者，且入组病例中 I 期患者占比过高，代表性相对较差，研究证据等级不高，导致两项研究成果尚不能作为改变临床实践的依据。随后的 SELECT 研究筛选入组人群为 EGFR 突变的 I A~ⅢA NSCLC 患者，经厄洛替尼治疗 2 年，其无病生存期（disease-free survival, DFS）高达 90%，远高于历史数据。然而，受研究设计所限，SELECT 研究仅为单臂研究，虽与同期病例对照的估计值比较，靶向治疗有 DFS 的优势，但研究证据说服力仍尚不足。经总结经验教训，ADJUVANT（CTONG 1104）研究首次以高级别证据证明了 Ⅱ~ⅢA（N$_1$~N$_2$）期的 NSCLC 患者根治术后，给予吉非替尼靶向治疗可使 DFS 显著获益，奠定了 EGFR-TKI 辅助治疗 NSCLC 的开创性地位。随后经进一步优选了入组人群的 EVAN 研究，证实了 ADJUVANT 研究的阳性结果，这两项阳性的研究成果巩固了术后辅助靶向治疗的地位，提示术后辅助靶向治疗，特别是对局部晚期、ⅢA 期患者尤为适合。然而，EGFR-TKI 仍有许多悬而未决的问题有待解决。例如，早期患者 DFS 的获益是否可转化为 OS 获益，TKI 药物的最佳应用持续时间，TKI 是否联合其他化疗、放疗或者免疫治疗的疗效和安全性，三代 TKI 药物的选择等，这些问题有待更多循证医学证据的支持。

（三）辅助免疫

在术后辅助免疫治疗方面，MAGRIT 试验旨在评估 MAGE-A3 疫苗在完全切除的 MAGE-A3 阳性、I B~ⅢA 期 NSCLC 患者中的疗效、免疫反应和安全性，该研究的 DFS 及后续的研究终点 OS 均未提示获益，研究也随之关闭。目前，日本一项评估 S-588410 疫苗在 NSCLC 术后辅助化疗后使用的疗效及无复发生存期和 OS 的研究 NCT02410369 正在进行，我们期待其最终研究成果。另一项被用于术后辅助治疗的细胞过继免疫治疗（adoptive cellular immunotherapy, ACT），是将患者自体特异性免疫细胞在体外扩增或活化，随后回输到患者体内以增强肿瘤特异性免疫应答的治疗方法，它是一种被动免疫治疗。2016 年的一项荟萃分析显示，NSCLC 术后辅助化疗加 ACT 可使患者获得长期生存获益（HR=0.61；95%CI=0.45~0.84；p=0.002），死亡的相对风险度降低 39%。该研究成果有待大型多中心随机对照试验加以认证。然而，由于 ACT 的生产成本较高，价格昂贵，项目的开展需专门的细胞生产设备及专业受训的医务人员和实验员，这些因素将限制了 ACT 的广泛应用。

免疫抑制剂在术后辅助治疗中的应用仍处于起步阶段。目前在研的评估 nivolumab 疗效的有 ANVIL 研究，其主要研究终点为 DFS、OS。而评估抗 PD-L1 抑制剂疗效的Ⅲ期研究主要有评估 Durvalumab 的 BR31 研究和评估 Atezolizumab 的 IMpower010 研究。此外，尚有辅助免疫与其他治疗方案联合应用的探索，可谓是创新不断、遍地开花，我们拭目以待。

迄今，外科手术治疗虽然仍是早中期非小细胞肺癌首选的根治性治疗策略。然而，在精准治疗的时代背景下，外科医生们不仅需要"舞"好手中的手术刀，更要"弄"好新辅助、辅助治疗这两把无形的利剑，为个体化的外科治疗策略添砖加瓦。

（钟文昭）

参 考 文 献

1. Burdett S, Stewart LA, Rydzewska L. A systematic review and meta-analysis of the literature: chemotherapy and surgery versus surgery alone in non-small cell lung cancer. J Thorac Oncol, 2006, 1(7): 611-621.

2. Gilligan D. Preoperative chemotherapy in patients with resectable non-small cell lung cancer: results of the MRC LU22/NVALT 2/EORTC 08012 multicentre randomised trial and update of systematic review. Lancet, 2007, 369(9577): 1929-1937.

3. Felip E. Preoperative chemotherapy plus surgery versus surgery plus adjuvant chemotherapy versus surgery alone in early-stage non-small-cell lung cancer. J Clin Oncol, 2010, 28(19): 3138-3145.

4. Katsuki H. Long-term intermittent adjuvant chemotherapy for primary, resected lung cancer. J Thorac Cardiovasc

Surg, 1975, 70(4): 590-605.

5. Thomas M. Effect of preoperative chemoradiation in addition to preoperative chemotherapy: a randomised trial in stage Ⅲ non-small-cell lung cancer. Lancet Oncol, 2008, 9(7): 636-648.

6. Shah AA. Induction chemoradiation is not superior to induction chemotherapy alone in stage ⅢA lung cancer. Ann Thorac Surg, 2012, 93(6): 1807-1812.

7. Sher DJ. Comparative effectiveness of neoadjuvant chemoradiotherapy versus chemotherapy alone followed by surgery for patients with stage ⅢA non-small cell lung cancer. Lung Cancer, 2015, 88(3): 267-274.

8. Higgins K. Preoperative chemotherapy versus preoperative chemoradiotherapy for stage Ⅲ(N2) non-small-cell lung cancer. Int J Radiat Oncol Biol Phys, 2009, 75(5): 1462-1467.

9. Zhai H. Neoadjuvant and adjuvant epidermal growth factor receptor tyrosine kinase inhibitor(EGFR-TKI) therapy for lung cancer. Transl Lung Cancer Res, 2015, 4(1): 82-93.

10. Zhang C. Neoadjuvant Crizotinib in Resectable Locally Advanced Non-Small Cell Lung Cancer with ALK Rearrangement. J Thorac Oncol, 2019, 14(4): 726-731.

11. Forde PM. Neoadjuvant PD-1 Blockade in Resectable Lung Cancer. N Engl J Med, 2018, 378(21): 1976-1986.

12. Arriagada R. Cisplatin-based adjuvant chemotherapy in patients with completely resected non-small-cell lung cancer. N Engl J Med, 2004, 350(4): 351-360.

13. Arriagada R. Long-term results of the international adjuvant lung cancer trial evaluating adjuvant Cisplatin-based chemotherapy in resected lung cancer. J Clin Oncol, 2010, 28(1): 35-42.

14. Winton T. Vinorelbine plus cisplatin vs. observation in resected non-small-cell lung cancer. N Engl J Med, 2005, 352(25): 2589-2597.

15. Douillard JY. Adjuvant vinorelbine plus cisplatin versus observation in patients with completely resected stage IB-ⅢA non-small-cell lung cancer(Adjuvant Navelbine International Trialist Association [ANITA]): a randomised controlled trial. Lancet Oncol, 2006, 7(9): 719-727.

16. Burdett S. A closer look at the effects of postoperative radiotherapy by stage and nodal status: updated results of an individual participant data meta-analysis in non-small-cell lung cancer. Lung Cancer, 2013, 80(3): 350-352.

17. Corso CD. Re-evaluation of the role of postoperative radiotherapy and the impact of radiation dose for non-small-cell lung cancer using the National Cancer Database. J Thorac Oncol, 2015, 10(1): 148-155.

18. Billiet C. Modern post-operative radiotherapy for stage Ⅲ non small cell lung cancer may improve local control and survival: a meta-analysis. Radiother Oncol, 2014, 110(1): 3-8.

19. Matsuguma H. Postoperative radiotherapy for patients with completely resected pathological stage ⅢA-N2 non-small cell lung cancer: focusing on an effect of the number of mediastinal lymph node stations involved. Interact Cardiovasc Thorac Surg, 2008, 7(4): 573-577.

20. Goss GD. efitinib versus placebo in completely resected non-small-cell lung cancer: results of the NCIC CTG BR19 study. J Clin Oncol, 2013, 31(27): 3320-3326.

21. Kelly K. Adjuvant erlotinib versus placebo in patients with stage IB-ⅢA non-small-cell lung cancer(RADIANT): a randomized, double-blind, phase Ⅲ trial. J Clin Oncol, 2015, 33(34): 4007-4014.

22. Pennell NA. SELECT: a phase Ⅱ trial of adjuvant erlotinib in patients with resected epidermal growth factor receptor-mutant non-small-cell lung cancer. J Clin Oncol, 2019, 37(2): 97-104.

23. Zhong WZ. Gefitinib versus vinorelbine plus cisplatin as adjuvant treatment for stage Ⅱ-ⅢA(N1-N2) EGFR-mutant NSCLC(ADJUVANT/CTONG1104): a randomised, open-label, phase 3 study. Lancet Oncol, 2018, 19(1): 139-148.

24. Yue D. Erlotinib versus vinorelbine plus cisplatin as adjuvant therapy in Chinese patients with stage ⅢA EGFR mutation-positive non-small-cell lung cancer(EVAN): a randomised, open-label, phase 2 trial. Lancet Respir Med, 2018, 6(11): 863-873.

25. Vansteenkiste J F. Efficacy of the MAGE-A3 cancer immunotherapeutic as adjuvant therapy in patients with resected MAGE-A3-positive non-small-cell lung cancer(MAGRIT): a randomised, double-blind, placebo-controlled, phase 3 trial. Lancet Oncol, 2016, 17(6): 822-835.

26. Zeng Y. Adoptive immunotherapy in postoperative non-small-cell Lung cancer: a systematic review and Meta-analysis. PLoS One, 2016, 11(9): p. e0162630.

第六节 孤立性肺结节诊断与治疗的困境和出路

孤立性肺结节(solitary pulmonary nodule, SPN)是近年来临床实践中困扰胸外科、呼吸科和放射科医生的一个较为常见而又棘手的问题,是近年来肺癌领域的研究热点之一。此类病灶诊断及鉴别诊断困难,临床治疗抉择争议较大,诊治中存在很多困境。梳理这些困境并试图提出解决的思路及出路,对于加深大家对此病的认识及拓展临床思维均具有重要意义。

一、当前肺部小结节病例发现越来越多,恶性比例高,确诊困难

随着经济生活水平的改善,人们健康查体意识的提高,以及胸部 CT 的普遍应用,临床遇到的单发或多发的胸部小结节病例越来越多。这些小结节,有些呈密度较高的实性,有些呈淡片状的"磨玻璃样病变"(ground glass opacity, GGO),后者更为常见,在胸部 CT 肺窗上表现为密度稍增高、呈局灶性云雾状密度阴影,阴影内血管和支气管纹理清晰可辨,其在纵隔窗上不显影。孤立性肺结节根据其内部所含磨玻璃成分的多少可分为实性结节(solid nodule)、部分实性结节(part-solid nodule)或纯磨玻璃样结节(pure GGO nodule)。随着胸部 CT 的广泛应用,肺内 GGO 特别是单发磨玻璃样结节越来越受到重视。GGO 组织病理学类型多样,可为嗜酸细胞性肺病、肺或淋巴组织增生、机化性肺炎、肺纤维化等良性病变,也可为非典型腺瘤样增生(AAH)等癌前病变,或原位腺癌、高分化腺癌、混合类型的腺癌等恶性病变。以往应用胸部 X 线检查,只有病灶较大时才被发现,较大的病灶往往特征明显,诊断起来相对容易;近年来,胸部 CT 广为应用,由此检出了很多肺部微小结节,尤其是一些直径在 10mm 以下的微小结节或磨玻璃影。这些结节的病变性质多种多样,可能是早期肺癌、腺瘤样增生、炎性假瘤或炎性淋巴结增生、结核瘤、硬化性血管瘤或错构瘤等。微小病灶的影像学特征常常很不典型,因此确诊更加困难。这些肺部小结节患者一般都没有明显的临床症状,容易被患者所忽视,但文献报道,在非选择人群中,孤立性肺结节的恶性比例为 20%~40%;即使小于 10mm 的肺部微小结节,其恶性比例也在 15% 左右。尤其值得重视的是呈"磨玻璃样"的肺部结节,原发肺癌的可能性在 90% 以上。这提示对于这种检查发现的肺部结节,医生和患者都务必高度重视!

当前,一方面临床遇到的此种病例越来越多,治疗前的确诊比较困难;另一方面由于癌的可能性较大,尽早诊断尽早治疗又十分必要,这是当前针对这种肺部小结节病例诊治的困境之一。

二、临床上肺部小结节从诊断到治疗,常有不同程度的延误

肺癌是目前死亡率最高的恶性肿瘤,其总体 5 年生存率不到 15%,但早期肺癌经过合理治疗,其 5 年生存率可达到 80% 以上。早期肺癌,尤其是表现为周围型小结节的肺癌病例,症状常轻微,甚至没有任何不适,部分患者查体发现肺部小结节,被误诊为良性疾病而长期观察,延误诊断治疗。由于不同程度的诊治延误,肺癌确诊时约有 70%~80% 的患者已失去根治性切除的机会。

导致发现肺内病灶到入院就诊延误的原因,一般可分为医生因素和患者因素两方面。医生因素表现为医生对疾病的影像学非特异性表现未重视或不了解,误诊为良性疾病,包括炎症、结核、良性肿瘤等,建议患者定期复查,甚至直接告知病变为良性不必治疗,使患者放松警惕。医生意见是患者决策的最主要依据,所以延误时间较长的病例往往都是这种情况。患者因素表现为患者自己对疾病不重视,未遵从医嘱进一步检查或治疗,由此造成耽误,或心存侥幸,对接诊医生不信任,反复多家医院就诊造成延误;再有部分患者因经济原因,没有行进一步检查或治疗;此外还有部分患者因治疗合并症等客观因素使肺癌治疗延误。北京大学人民医院统计了胸外科住院治疗的查体发现的肺部小结节病例,结果显示,延误大于 12 个月的病例中,因医生因素造成者占 73.9%。尤其是一些基层医院的医生,长期以来见到的肺癌多数是形成明显肿块的中期及晚期病例,很少有机会见到这种微小病灶和磨玻璃影,因此经验不多,容易造成误判。当代的胸外科医生要意识到近年来微小肺癌发现越来越多的这样一个趋势,不断提高对早期微小肺癌的诊断水平。另外还要注重科普宣传,让群众增加对肺部阴影的重视程度,对于偶然发现的肺部结节,要及时到正规医院就诊,只有这样,才能真正缩短肺癌从诊到治的延误时间,提高肺癌的整体治疗效果。

三、观察还是手术,治疗时机如何把握,目前决策仍主要依赖于医生经验

由于不好定性,故到底是观察,还是手术?

治疗的时机怎么把握？常是这种肺部小结节诊治的另一个困境。目前的普遍做法是，临床医生根据患者的年龄、性别、个人史、家族史、临床症状，以及病变的影像学特点等信息，结合个人经验，做出一个良恶性的初步判断，如果高度怀疑肺癌，则建议尽早手术；如果认为良性可能性大，则建议观察，定期复查胸部 CT，根据病灶的形态变化决定治疗的措施和时机。然而，个人经验千差万别，由于医生不恰当的建议延误治疗的肺癌尚不在少数。医学和社会的进步使肺内病灶的检出大大提前，这是当今肺癌领域很重要的新进步。然而如果检出后未能及时治疗，这种进步带来的效果势必大打折扣。

PET/CT 是目前公认的判断 SPN 良恶性最好的无创检查手段。2001 年的一项总结了 1 474 例肺结节的 Meta 分析结果显示，PET 诊断恶性肺结节的敏感性为 96.8%，特异性 78%，阳性似然比 4.36，阴性似然比 0.04。2007 年，ACCP 分析总结 17 项关于 PET 诊断 SPN 的研究显示，PET 诊断 SPN 为恶性的敏感性在 80%~100%，特异性 40%~100%，用 ROC 曲线最佳截断点法分析，其敏感度为 87%，特异度 83%。这些结果显示，PET/CT 诊断肺部结节良恶性的准确度的确要优于动态增强 CT。但 PET 同样存在一定的假阴性和假阳性。假阴性结果多见于代谢不活跃的肿瘤，如类癌、原位腺癌（肺泡细胞癌），黏液分泌性腺癌、高分化腺癌等。特殊部位的转移癌，如肾癌、睾丸癌、前列腺癌，也都是低摄取表现。此外，高血糖患者因为对 ^{18}F-FDG 的竞争性抑制也可出现假阴性。因为 PET 扫描空间分辨率低，目前认为对 <7mm 者的小结节的代谢异常不能识别而出现假阴性。假阳性结果主要见于类风湿结节、真菌感染、结核瘤、结节病、创伤早期局部反应及反应性淋巴结增生等代谢活跃的良性病变。目前发现，恶性 SPN 可在正电子示踪剂注射数小时后仍表现持续摄取增加，而炎症和正常组织则很少出现此征象，考虑与癌细胞磷酸酶活性低及葡萄糖转运蛋白表达增高有关。故可通过两次时间点成像，即常说的延迟显像，比较两个不同的时间点测量病变部位 SUV 值的变化来降低其假阳性。如 Matthies 等研究表明，以两次检测（平均间隔 56min）SUV 值升高超过 10% 判断为恶性的敏感性为 100%，特异性 89%。

为了更科学地预测病变性质，国际上有学者根据大宗病例分析结果，提出了能够基于病例的临床及影像学特征计算肺内病灶恶性概率的数学模型。目前国外比较成熟的模型有 Mayo 模型、VA 模型，国内亦有相关数学模型报道。以 Mayo 模型为例，其计算公式如下：x=-6.827 2+（0.039 1× 年龄）+（0.791 7× 吸烟）+（1.338 8× 癌病史）+（0.127 4× 直径）+（1.040 7× 毛刺）+（0.783 8× 上叶）。SPN 恶性概率 P=ex/（1+ex）。

美国胸科医师协会推荐：对于直径至少 8~10mm 的可疑 SPN，选择手术治疗需依据下述原则：①临床判断恶性可能性 >60%，PET/CT 提示呈高代谢状态，且告知患者手术治疗为唯一最终诊断及治疗方法；② SPN 性质可疑，位置位于肺外周且选择手术治疗者，推荐胸腔镜肺楔形切除先获取明确诊断；③胸腔镜、支气管镜及 CT 引导经皮穿刺（TTNA）下均不可探及的可疑 SPN，推荐采取诊断性开胸探查明确诊断；④ SPN 经胸腔镜下肺楔形切除，术中冷冻切片病理提示肺癌患者，推荐同期行解剖性肺叶切除及系统性纵隔淋巴结取样或清扫；⑤患者一般状况欠佳，不能耐受肺叶切除患者，推荐采取肺楔形切除或肺段切除；⑥对于不能耐受手术治疗的患者，在无禁忌前提下建议行 TTNA 等活检手段明确诊断；⑦对于明确诊断为恶性 SPN 但不能耐受手术治疗的患者，推荐采取体外放疗或参加临床试验性治疗，如立体定位放疗，或射频消融等。对于直径 <8~10mm 的肺内小结节可疑恶性者：①随访期间 SPN 有明显增大的患者，且能耐受手术者，推荐通过手术切除或 TTNA、纤维支气管镜明确诊断；②对于不适宜手术治疗患者，建议密切随访（12 个月 / 次），或随访直至症状出现为止。其余处理同直径 >8~10mm 者。

尽管有 PET/CT 及数学模型协助指导肺部结节的良恶性判断，还有基于它们的临床指南，但事实上，迄今为止，在绝大多数单位，针对肺部小结节的临床决策还都是依赖于临床医生的个人经验。寄希望于未来能有更加简便，易于操作，且更为科学准确的决策工具供临床使用，以尽可能弥补经验医学的不足。

四、胸腔镜手术是当前解决诊断困境的最佳选择,但术中病灶定位常常富有挑战

胸腔镜技术出现使得越来越多的肺小结节患者能够尽早接受手术活检和治疗,可以说是解决当前肺部结节诊治困境的最佳选择。但临床实践中,对于一些微小结节或GGO病例,手术中如何快速而准确地找到病灶,常常充满挑战。现有肺微小结节和GGO的定位大致可分为术中定位方法和术前定位方法两大类。

术中定位方法中,肉眼观察和手指触诊是最直接、简便、安全的,也是最为常用的。尤其是手指触诊,有经验的术者可以通过小切口利用指触法准确定位绝大部分肺内结节。但是肉眼观察和手指触诊的成功率高度依赖于术中经验,也与肺内结节的部位、直径密切相关。总有一些病例,因为微小、柔软或位置不佳,手指定位十分困难。有研究提示直径≤10mm且距离胸膜>5mm的肺小结节触诊失败率为50%。对于GGO,指诊法的定位成功率与病灶中的实性成分的比例有关,有报道混合实性成分的GGO触诊成功率为75%,而纯GGO的触诊成功率仅为12.1%。术中在患侧肺塌陷后行超声肺组织检查是术中病灶定位的又一方法。文献报道超声定位微小结节或GGO的成功率为92.5%~100%,是一种简易、经济、无创、安全的方法。但是术中超声定位高度依赖于术者对超声技术的掌握程度,且回声成像容易受到肺内残气的干扰,要求在患肺完全塌陷时进行,不适用于慢性阻塞性肺疾病等塌陷不良的患肺。

术前定位方法多通过CT引导下经皮穿刺定位。常用的定位材料包括金属材料(带钩金属丝、螺旋金属丝、微弹簧圈)、染料、溶剂、核素等。定位后术中通过直视、透视或核素探测仪找到病灶。

带钩金属丝(hook-wire)是一根头端弯曲成钩状的金属丝,其头端呈钩状可固定在肺内。操作时在CT引导下经皮利用套管针穿刺将金属丝释放到病灶处或附近,剪断金属丝位于患者体外的部分,将患者立即送到手术室进行手术。不同研究显示带钩金属丝技术成功率在58%~95%之间,定位失败的主要原因是金属丝脱位,金属丝尖端与胸膜的距离是定位失败的独立风险因素。带钩金属丝技术常见的并发症是气胸、出血和疼痛,其中气胸的发生率接近半数。经改良缩短的带钩金属丝定位能够降低气胸的发生率。带钩金属丝定位后需要限制患者活动,并尽快从CT室转送至手术室进行手术,要求CT室和手术室的密切配合。

螺旋金属丝(spiral-wire)技术针对带钩金属丝容易脱位的缺点进行了改进。两者操作流程相似,不同之处是螺旋金属丝的尖端展开后呈螺旋状,放置于肺内后头端可以牢固地锚定在肺内。螺旋金属丝另一个优势是定位牢固,在术中超声后螺旋金属丝可以起到牵引的作用,将病变处拉向胸壁侧,便于切除缝合器的放置。螺旋金属丝技术与带钩金属丝技术相比,并发症较少。

微弹簧圈(microcoil)技术是采用血管科使用的血管内栓塞的铂金微弹簧圈作为定位材料。1994年,Asamura首次报道CT引导下经皮穿刺将微弹簧圈直接放置于肺内,术中进行透视找到铂金微弹簧圈,即可定位结节。此法的缺点是术中必须使用C形臂进行透视,操作烦琐。后来的研究者采用更长的微弹簧圈,首先利用套管针将微弹簧圈前半段在肺内结节周围释放,来进行肺内定位,然后再将套管针退至脏胸膜外,释放微弹簧圈的后半段,这样术中可以看到脏胸膜表面的线圈,定位穿刺点。此法定位简便易行,成功率可达97%。微弹簧圈定位的主要并发症类型与带钩金属丝技术相同,但发生率很低。微弹簧圈技术的另一大优势是放置肺内后不易脱位,可以较长时间留置于患者体内,与金属丝材料相比,定位后不必立即手术,甚至不需要限制患者活动,手术前准备更为从容。

经CT引导下注射染料、溶剂或对比剂也是常用的定位方法。亚甲蓝是最常用的染料,亚甲蓝染色定位肺结节的成功率可达87%,然而其染色效果有时限要求,一般要求3h以内手术,时间过久后亚甲蓝弥散,将无法识别注射点。相比较而言,碘油肺内存留时间更长,弥散速度慢,显影区域小,定位更精确准确,被认为是更为理想的溶剂。相比钡剂,不影响病理检查;可用于距胸膜3cm以内深部结节的定位,但与其他非水溶性对比剂一样存在栓塞的风险。

核素定位是指在CT引导下将核素经皮穿刺

注射到肺结节周围,术中通过伽马探测仪来定位肺结节。一般采用的核素材料为 ^{99m}Tc。相比其他定位方法,核素定位成功率高,术者经验依赖度更小,并发症少,但是核素定位的开展单位必须配备必要的设备和防护措施,术者也必须先期进行相关的培训工作,临床推广受到诸多限制。

目前,随着这种肺部微小结节手术病例的增加,术中病灶定位问题越来越重要和迫切。对于一些特定病例,这一问题甚至是其诊疗中最重要的难点。上述的各种术前、术中定位方法各有利弊。总体而言,术前 CT 引导下经皮穿刺定位是目前更为普及的定位方案。如果从可靠性、安全性、经济性等方面综合考虑,金属材料,尤其是微弹簧圈法可能是其中的优选方法。当然,肺微小结节和磨玻璃影的定位更应根据患者的临床、影像学特点,以及对已有定位技术的熟悉程度和操作经验,合理地选择定位方案。

五、肺段切除是否可行,针对"微小肺癌"的手术方式尚有争议

长期以来,肺叶切除 + 淋巴结清扫术一直是肺癌治疗的标准式。1973 年,美国学者 Jensik 等率先开展早期肺癌的肺段切除手术治疗,发现肺段切除术的远期生存率与肺叶切除相近。从此,人们开始探索亚肺叶切除,即肺段切除或肺楔形切除治疗肺癌的价值。1995 年,美国肺癌研究组(Lung Cancer Study Group)针对早期肺癌的局限性切除手术,进行了一项随机试验,结果显示 T_1 期肿瘤行局限性切除手术(肺段和楔形切除术),局部复发率是肺叶切除的 3 倍,患者术后远期生存率低于对照组,且手术并发症发生率增加。这一结果对以后人们评价亚肺叶切除治疗肺癌的价值产生了比较深远的影响。受此项结果的影响,肺段切除治疗早期肺癌一直被限定于高龄、无法耐受肺叶切除术的 I 期非小细胞肺癌患者。但事实上在这项研究中,楔形切除的比例较大,且肿瘤直径较大,这些因素可能对结果造成了一定影响。近些年,随着微小肺癌发现越来越多,肺段切除的价值再次被提起。日本学者 Tsubota 的前瞻性研究提示,直径≤2cm 的早期肺癌行肺段切除手术,患者的远期生存率与同时期的肺叶切除患者相仿。2001 年,Okada 的回顾性研究发

现,肺段切除的远期生存率与肿瘤直径相关,肿瘤直径≤2cm 的患者肺段切除术后远期生存率与根治性肺叶切除手术无显著性差异。以往的研究都是采用开胸手术入路。自 21 世纪胸腔镜肺叶切除术广泛开展之后,胸腔镜下肺段切除的报道也陆续出现,且显示出了良好的效果。2009 年,Schuchert 回顾性比较了胸腔镜肺段切除与开胸肺段切除,结果显示胸腔镜肺段切除术后总体复发转移率为 16.3%,其中局部复发率 4.8%,与开胸组对比无显著性差异。同年,Shapiro 回顾性比较了胸腔镜下的肺段切除与肺叶切除,结果显示两组局部复发率分别为 3.5% 和 3.6%,远期生存率无显著性差异。2010 年,Sugi 报道了一项 $T_1N_0M_0$ 期周围型肺癌的研究结果,该研究共有肺段切除 33 例,肺叶切除 111 例,其中肺段切除术的手术适应证严格限定于 $T_{1a}N_0M_0$,肿瘤距肺表面 <2cm,不符合此标准者术式改为肺叶切除,所有患者均达到 5 年随访期,结果显示胸腔镜肺段切除术和肺叶切除术的 5 年无病生存率分别为 93.4% 和 93.3%,总生存率分别为 87.9% 和 87.3%,均无显著性差异。上述研究提示,严格把握手术适应证后,VATS 肺段切除术可达到与根治性肺叶切除术相近的远期生存率。

当前,胸腔镜肺段切除治疗早期肺癌的主要证据多来源于回顾性研究,尚缺乏大样本的前瞻性随机对照试验,因此,学术界对胸腔镜肺段切除手术能否作为早期肺癌的根治性术式还存在争议。当前,有三个针对肺段切除治疗早期肺癌的疗效进行评价的大样本多中心前瞻性随机临床试验项目正在实施中,它们分别是癌症与白血病 B 组 CALGB 140503 以及日本临床肿瘤学组 JCOG 0802/0804。相关研究结果在未来公布后可望平复肺段切除术治疗早期非小细胞肺癌的争议。

综上所述,当前时期,临床中将会越来越多地见到表现为孤立性肺部结节,尤其是磨玻璃影的早期微小肺癌。胸外科医生要注意认识到这种流行病学上的新变化,加强对早期肺癌的诊断水平,充分利用电视胸腔镜这一微创技术手段,实现对肺部微小结节的早期确诊和肺癌的及时治疗,合理应用好各种术中病灶定位的新方法,以保证手术的安全性和有效性。在手术方式上,不断探索亚肺叶切除,尤其是胸腔镜下的肺段切除在早期

微小肺癌治疗中的价值,力争使新时期肺癌治疗的整体水平有质的提高。

（王　俊　杨　帆）

参 考 文 献

1. O'Brien EJ, Tuttle WM, Ferkaney JE. The management of the pulmonary coin lesion. Surg Clin North Am, 1948, 28: 1313-1322.
2. Midthun DE, Swenson SJ, Jett JR. Clinical stragies for solitary pulmonary nodules. Annu Rev Med, 1992, 43: 195-208.
3. Yoshimoto A, Tsuji H, Takazakura, et al. Reasons for the delays in the definitive diagnosis of lung cancer for more than one year from the recognition of abnormal chest shadows. Internl med, 2002, 41（2）: 95-102.
4. Salomaa ER, Sllinen S, Hiekkanen H, et al. Delays in the diagnosis and treatment of lung cancer. Chest, 2005, 128（4）: 2282-2288.
5. Ginsberg RJ, Rubinstein LV. Randomized trial of lobectomy versus limited resection for T1 N0 non-small cell lung cancer. Lung Cancer Study Group. The Annals of thoracic surgery, 1995, 60: 615.
6. Gould MK, Fletcher J, Iannettoni MD, et al. Evaluation of patients with pulmonary nodules: when is it lung cancer? ACCP evidence-based clinical practice guidelines（2nd ed）. Chest, 2007, 132（3 Suppl）: 108S-130S.
7. Sugi K, Kobayashi S, Sudou M, et al. Long-term prognosis of video-assisted limited surgery for early lung cancer. Eur J Cardiothoracic Surg, 2010, 37: 456-460.

第七节　局部晚期非小细胞肺癌外科治疗的争议与未来

一、局部晚期非小细胞肺癌的定义及分类

局部晚期非小细胞肺癌（locally advanced non-small cell lung cancer, LANSCLC）是指已伴有纵隔淋巴结（N_2）、锁骨上淋巴结和对侧肺门纵隔淋巴结转移（N_3）、侵犯肺尖部和纵隔重要结构（T_4），用现有的检查方法未发现有远处转移的非小细胞肺癌（non-small cell lung cancer, NSCLC）。侵犯纵隔重要结构是指侵犯心包、心脏、大血管、食管和隆嵴的 NSCLC。按照国际抗癌联盟 2017 年国际肺癌学会第八版肺癌分期标准,LANSCLC 为ⅢA 期和ⅢB 期肺癌。据文献报道,LANSCLC 占NSCLC 的 60%~70%,占全部肺癌的 50% 左右。

局部晚期肺癌外科手术治疗包括:外科手术联合术后辅助化疗和 / 或放化疗、术前新辅助化疗联合外科手术治疗、术前新辅助化疗加新辅助免疫治疗联合外科手术治疗、外科手术治疗联合围手术期化疗,以及基于"分子分期"和"分子分型"的个体化外科治疗等外科手术为主的多学科治疗方式。

从选择治疗方法的角度出发,可把 LANSCLC 分为"可切除"和"不可切除"两大类;从治疗结果看,可把 LANSCLC 分为"偶然性""边缘性"和"真性"三类。"偶然性局部晚期非小细胞肺癌"（incidentally LANSCLC）是指术前临床分期为Ⅰ、Ⅱ期,但术后病理检查发现有纵隔淋巴结转移的病例。"边缘性局部晚期非小细胞肺癌"（marginally LANSCLC）是指影像学上有临床意义的淋巴结肿大,术前临床诊断为ⅢA 期,以及肿瘤已侵犯心脏、大血管和隆嵴的ⅢB 期肺癌,但在有条件的医院仍能达到肺癌完全性切除的肺癌。"真性局部晚期非小细胞肺癌"（really LANSCLC）是指肺癌广泛侵犯心脏大血管成"冰冻样病变",不能切除的肺癌,或多站纵隔淋巴结转移呈融合状态。此外,根据肺癌是否侵犯心脏大血管,将局部晚期肺癌分为心脏大血管侵犯型局部晚期肺癌和非心脏大血管侵犯型局部晚期肺癌两种类型。

二、LANSCLC 外科治疗的历史和启示

1933 年,美国华盛顿大学外科主任 Evarts A.Graham 教授在世界上首次在肺门根部将左总支气管和左肺动静脉整块结扎,施行左全肺切除治疗中心型肺癌获得成功,成为人类应用外科手术治疗 LANSCLC 的里程碑。1946 年,Allison 医生首先打开心包,于心包腔内游离结扎肺血管,并将纵隔淋巴结和一侧全肺一并切除称为"根治性全肺切除"。1949 年纽约纪念医院开始应用将区域淋巴结和原发肺癌一起整块切除（en bloc dissection）的方法治疗肺癌,并对肺癌胸内淋巴结转移规律进行总结,将肺癌区域淋巴结分为气

管旁淋巴结、隆嵴下淋巴结、肺根淋巴结和肺内淋巴结。而与此同时,肺癌手术切除的范围成为胸外科医师争论的焦点。20世纪早期,尽管肺癌患者行全肺切除死亡率高,但仍被大多数胸外科医师所采纳。但由于全肺切除存在手术成功率低、并发症发生率高、术后患者生存质量差等缺点,所以能否采用较小手术范围取代全肺切除进行肺癌的外科治疗就成了人们关注的焦点。1950年,波士顿麻省总医院Edward D.Churchill报道了1930—1950年共294例LANSCLC治疗结果,手术切除率为58.2%,其中全肺切除术114例,肺叶切除术57例;肺叶切除术后2年及5年生存率分别为46%和19%,同期的全肺切除术分别为30%和12%;肺叶切除术手术病死率为14%,而全肺切除术为22.8%。Churchill医生认为解剖性肺叶切除加区域淋巴结切除能够将肿瘤彻底切除治疗LANSCLC,可以取得同全肺切除一致的治疗效果,并且有较高的安全性。1952年,美国医生Allison对侵犯肺动脉干、大的支气管,但又不能耐受全肺切除术的局部晚期中央型肺癌提出了袖式肺叶切除的手术方法。1954年,Allison又提出了血管成形术的概念。1957年,Johnsons首次报道了支气管肺动脉双袖状成形肺叶切除治疗LANSCLC,为那些肺功能不佳及肺癌部位特殊的患者提供了手术条件。1959年,Johnson和Jones首次报道了68例支气管袖式成形肺叶切除治疗LANSCLC长期随访结果,提示经过适当选择,肺癌患者在支气管成形术后的长期生存与施行传统肺叶或全肺切除术的患者相同。1963年,Grillo首先介绍了隆嵴切除重建术治疗局部晚期中心型肺癌,并于1982年报道了36例隆嵴切除重建术治疗局部晚期肺癌的手术经验及多种隆嵴重建方法。1987年,法国医生Dartevelle首先报道了应用人工血管置换治疗6例侵犯上腔静脉的LANSCLC的结果,1例患者术后生存16个月,另1例患者术后生存51个月,其余4例患者生存13个月,所有患者人工血管均保持通畅。1973年,意大利学者Benani和Gerini首先报道在体外循环下实行肺切除联合部分左心房切除治疗1例侵犯左心房的LANSCLC,患者术后2年死于肺癌远处转移。1974年,日本学者Takechi首次报道1例肺切除联合部分左心房切除术后生存5年无

肺癌复发转移,标志着肺切除联合部分左心房切除治疗侵犯左心房的LANSCLC的可手术性及临床意义。1994年,日本学者Tsuchiya报道一组22例侵犯左心房的LANSCLC外科治疗的5年生存率为22%。

我国肺癌外科的历史始于北京协和医院张纪正医生1941年成功地为一名肺癌患者施行左全肺切除,距美国专家Graham施行全世界第一例肺癌手术只晚了8年。但在新中国成立以前我国只有零星的肺癌手术切除的报道。1949年新中国成立后,我国肺癌外科治疗,尤其是LANSCLC的外科治疗得到了快速发展。1962年黄偶麟教授(上海市胸科医院)在我国率先开展了气管上段和喉切除造口术,填补了我国气管外科的空白。1964年,黄国俊教授(中国医学科学院肿瘤医院)施行了我国首例支气管袖状成形肺叶切除术。在20世纪70年代以后,黄偶麟教授领导的团队先后创造了多种"气管隆嵴切除重建术""右主支气管倒置缝接代气管术"等10余种高难度气管外科手术式,为我国气管外科的发展做出了巨大贡献。70年代后期国内一些大的医学中心逐渐开始支气管袖状成形外科手术,肺切除联合受侵心脏大血管切除重建术治疗局部晚期中心型肺癌。1993年,华西医科大学周清华等首先报道了5例侵犯左心房的LANSCLC外科治疗结果。1997年,周清华等首先报道一组从1990年4月开始施行肺切除联合上腔静脉切除人工血管置换治疗肺癌上腔静脉综合征的长期生存结果,术后1年、3年和5年生存率分别为80.65%、59.68%和29.17%。周清华于1994年首次在第七届世界肺癌大会上报道了40多例侵犯左心房的局部晚期肺癌施行肺切除联合部分左心房切除长期生存结果,同时在大会上报道了121例侵犯肺动脉总干的局部晚期肺癌施行支气管肺动脉袖状成形肺叶切除术的5年生存率为35.9%。周清华于2001年和江苏省肿瘤医院许林等于2002年分别报道了349例和118例侵犯心脏大血管的LANSCLC外科治疗结果,5年生存率和10年生存率分别为30%、20%以上。这两组病例是当时国际上病例数最大、也是近期和远期疗效均较好的大宗病案报告,引起国际同行的广泛关注。2011年,周清华等报道于1997年开始的516例基于"分子分

期"的肺癌"个体化外科治疗",治疗侵犯心脏大血管的 LANSCLC 的长期生存结果,使肺癌进入"个体化外科治疗"时代。

回顾国内外 80 年来 LANSCLC 外科治疗的历史,肺癌外科治疗已顺利度过了提高切除率、降低手术死亡率、减少术后并发症发生率、提高远期生存率和生活质量,以及基于"分子分期"和"分子分型"的"个体化外科治疗"等的不同阶段。目前,LANSCLC 外科手术的死亡率已降至 1%~2%,手术技术也已日臻完善。虽然 LANSCLC 的外科治疗取得了长足进步,但外科手术后 5 年生存率却徘徊在 20%~30%。由于 LANSCLC 是一种全身性疾病,难于仅依靠外科手术这一局部治疗手段提高肺癌治疗水平。因此,LANSCLC 的治疗,必须合理地联合化疗、放疗、分子靶向治疗,免疫检测点抑制剂等多学科综合治疗,这对于提高肺癌术后生存率是非常重要和十分必要的。此外,临床上发现相同组织学类型、相同分期和细胞分化程度的 LANSCLC,应用相同的手术术式和治疗方法,但其预后可以完全不同,这就需要我们对不同的 LANSCLC 进行"分子分型"和"分子分期",并在此基础上进行"个体化外科治疗"和"个体化多学科综合治疗"。

深入了解 LANSCLC 外科治疗发展历史可以获得以下启示:

1. LANSCLC 外科治疗是从非解剖全肺切除到解剖性全肺切除,从解剖全肺切除到解剖全肺切除联合淋巴结切除,从解剖全肺切除联合淋巴结切除到肺叶切除联合系统性淋巴结清扫为经典术式的历史。

2. 把心脏外科的理论和技术引入到侵犯心脏大血管的 LANSCLC 的外科治疗是 LANSCLC 外科治疗的重大进步,使约 30% 以上的 LANSCLC 患者获益。

3. 把现代分子生物学的理论和技术应用于对 LANSCLC 进行"分子分期"和"分子分型",创立 LANSCLC"个体化外科治疗"理论和方法,是 21 世纪 LANSCLC 外科治疗的最大进步和未来的研究方向。

4. 基于分子标志物检测指导的以外科治疗为主的"个体化多学科综合治疗"是目前和未来提高 LANSCLC 术后生存率的关键和希望所在。

三、LANSCLC 外科治疗适应证及禁忌证的变迁与思考

长期以来,尤其是 1988 年 Naruke 报道 LANSCLC 外科治疗 5 年生存率仅 5% 以来,LANSCLC 只适合于化疗和放疗治疗的观点长期被人们接受。此外,由于手术难度大、完全性切除率低,LANSCLC 一直视为外科手术治疗禁忌证,只能接受化疗和放疗治疗。然而,经过此后 30 余年的发展 LANSCLC 内科治疗的有效率和 1 年生存率,在 30 年前分别为 25% 和 15%,在 20 年前分别为 35% 和 25%,在 10 年前分别为 40% 和 35%。虽然近年来随着第三代化疗药物和肺癌分子靶向药物的问世及临床应用,LANSCLC 内科治疗的有效率提高到 50% 左右,1 年生存率提高到 40%,2 年生存率提高到 25%。但是,绝大部分 LANSCLC 患者无法从化疗和放疗中获益,1 年生存率仅 40%,2 年生存率仅 25%。因此,人们重新开始研究和评估外科手术和外科手术为主的多学科综合治疗在 LANSCLC 中的地位和作用。近 30 年来,国内外的研究表明:随着外科理论和外科技术的发展,心血管外科理论和技术与肺癌外科手术的融合,尤其是现代分子生物学理论和技术在 LANSCLC 外科治疗中的应用,LANSCLC 外科治疗的水平获得了极大的发展和进步,其标志是:我们不但可以应用外科手术治疗一般的 LANSCLC,我们还可以应用外科手术治疗一些肺癌侵犯气管隆嵴、上腔静脉、左心房、主动脉、椎体和肺动脉总干等器官的 LANSCLC。我国在 LANSCLC 外科手术为主的治疗,尤其是在肺癌侵犯心脏大血管、气管隆嵴的 T_4 肺癌外科治疗领域取得了显著进步,以肺切除联合上腔静脉切除人工血管置换、肺切除联合肺动脉圆锥切除重建、肺切除联合气管隆嵴切除重建,以及肺切除同时联合气管隆嵴切除重建和心脏大血管切除重建等为代表的新技术突破了传统外科手术禁区,使得相当一部分过去应用内科治疗只能平均生存低于 12 个月的患者,不但获得肺癌的完全切除,还使 30% 左右的患者得到了高生活质量的长期生存。黄国俊教授对我国开展的千余例局部晚期肺癌的外科治疗总结认为:对 LANSCLC 有选择地采用以外科手术为主的多学科综合治疗是肺癌外科的重大进

步。目前，已经不再是讨论 LANSCLC 有没有外科治疗适应证，而是如何通过外科手术为主的多学科综合治疗进一步提高外科治疗的有效率、患者的长期生存率和更高的生活质量的问题，以及如何在应用现代分子生物学的理论和技术更好地对 LANSCLC 进行"分子分期"和"分子分型"的基础上，对 LANSCLC 进行"个体化外科治疗"的问题。

从 LANSCLC 外科治疗适应证及禁忌证的变迁过程我们得到下列启示：

1. 外科手术治疗是否适合于 LANSCLC 的适应证先后经过了从肯定到否定，再从否定到肯定的漫长过程。

2. 目前，已经不再是讨论 LANSCLC 有没有外科治疗适应证，而是如何通过外科手术为主的多学科综合治疗进一步提高外科治疗的有效率、患者的长期生存率和更高的生活质量的问题。

3. 21 世纪是应用现代分子生物学的理论和技术更好地对 LANSCLC 进行"分子分期"和"分子分型"的基础上，对 LANSCLC 进行"个体化外科治疗"的时代。

4. 外科手术治疗 LANSCLC 具有任何治疗方法不能取代的地位和作用。

四、不同外科手术术式或手术方法治疗 LANSCLC 疗效比较及启示

（一）全肺切除与肺叶和／或袖式肺叶切除治疗 LANSCLC 的疗效比较

对于中心型 LANSCLC，很长时间内全肺切除术是主要的外科治疗方式。但是，全肺切除术的手术并发症和死亡率均远远高于肺叶切除和／或袖式肺叶切除术，而且患者的远期生存率和生活质量也均远远低于肺叶切除术。自 20 世纪 50 年代以来，随着支气管和／或肺动脉袖状成形肺切除技术的逐步成熟，使得许多中心型 LANSCLC，尤其是一些心肺功能较差的中心型 LANSCLC 患者得以保留正常肺组织、获得肺癌完全性切除的外科治疗机会。但是，保留正常肺组织的袖状肺叶切除是否会增加外科手术并发症和死亡率，是否增加局部复发机会，以及其远期生存效果如何，在很长一段时间内存在较大争议。自 20 世纪 70 年代以来，不断有回顾性研究对比全肺切除与袖状肺叶切除的远期生存率、复发率和术后生活质量的结果发表。最新的一项 Meta 分析综合近十余年的研究报道，纳入 19 个回顾性研究，3 878 例中心型肺癌患者，其中袖式肺叶切除术 1 316 例、全肺切除术 2 562 例。结果表明：围手术期并发症发生率，袖式肺叶切除术（27.06%）略低于全肺切除（32.88%）；局部复发率，袖式肺叶切除术（14.44%）明显低于全肺切除（26.08%）；术后 1 年、3 年和 5 年生存率，袖式肺叶切除术均显著高于全肺切除术。此外，袖式肺叶切除术的术后生活质量亦显著优于全肺切除术，对于 $T_4N_{0\sim1}$ 的中心型 LANSCLC 患者，支气管肺动脉袖状成形肺叶切除术是一种安全可靠的术式。因此，对于可获得解剖学完整切除的 $T_4N_{0\sim1}$ 的中心型 LANSCLC 患者应尽量采取支气管肺动脉袖状成形肺叶切除术，以避免全肺切除术的严重并发症，同时也有利于提高患者术后生存率和生活质量。

然而，对于 $T_{3\sim4}N_2$ 的中心型 LANSCLC 患者，是否采取支气管袖式成形肺叶切除或支气管肺动脉袖状成形肺叶切除术仍然存在较大争议。目前，由于 N_2 患者接受术前新辅助化疗已基本成为共识被写入 NCCN 指南，因此基于准确的术前临床分期和规范的治疗前提下，应当比较 $T_{3\sim4}N_2$ 中心型 LANSCLC 术前新辅助化疗后袖式肺叶切除与全肺切除术的生存率和术后生活质量。来自日本国家癌症中心、美国梅尔医学中心和意大利等多个国家的回顾性分析表明：$T_{3\sim4}N_2$ 中心型 LANSCLC 接受术前新辅助化疗后，袖式肺叶切除的患者 5 年生存率为 48%~64%，显著高于全肺切除患者的 27%~34%。此外，袖式肺叶切除的局部复发率与全肺切除比较无显著差异，而且患者的术后生活质量显著优于全肺切除者。

中心型 LANSCLC 的外科治疗应当遵循以下原则：

1. 中心型 LANSCLC 的外科治疗的最佳方法是支气管袖状成形肺叶切除或支气管肺动脉袖状成形肺叶切除术。

2. 对于 $T_{3\sim4}N_2$ 中心型 LANSCLC，应当选择术前新辅助化疗加支气管袖状成形肺叶切除或支气管肺动脉袖状成形肺叶切除术。

3. 对于施行术前新辅助化疗的 $T_{3\sim4}N_2$ 中心型 LANSCLC，T 和 N 分期均降期和疾病稳定的

患者,应当选择支气管袖状成形肺叶切除或支气管肺动脉袖状成形肺叶切除术,尽量避免全肺切除术。

(二)N₂肺癌的分类及肺叶切除联合系统性纵隔淋巴结清扫与肺叶切除联合淋巴结采样术的疗效比较

传统的 N₂ 分类方法,按纵隔淋巴结的解剖部位将 N₂ 肺癌分为上纵隔和下纵隔 N₂;按纵隔淋巴结的编号分为第 1~9 组 N₂;按纵隔淋巴结受累情况不同,分为单站转移 N₂、多站转移 N₂ 和多站融合转移 N₂;按淋巴结转移方式不同,分为顺序转移 N₂ 和跳跃式转移 N₂。目前,国际上的 N₂ 肺癌分类是根据纵隔淋巴结大小、部位、受累纵隔淋巴结的数量、是否伴有融合等,将 N₂ 分为 N₂-ⅢA1、N₂-ⅢA2、N₂-ⅢA3 和 N₂-ⅢA4 四种。ⅢA1 是指术前没有诊断纵隔淋巴结转移,手术切除标本最后病理检查偶然发现 N₂ 转移(偶然性 N₂);ⅢA2 是指术前发现有纵隔淋巴结肿大,但是从影像学上不能诊断是否有纵隔淋巴结转移,而经术后病理诊断淋巴结转移(边缘性 N₂);ⅢA3 是指术前分期(胸部强化 CT、胸部强化 MRI、纵隔镜、PET/CT 等方法)发现单站或多站纵隔淋巴结转移(真性 N₂);ⅢA4 是指术前就确诊的巨块或固定融合的多站 N₂ 转移(融合性 N₂)。

已有研究证明:现有的 N₂ 肺癌分类方法存在许多不足:①不能真实地反映 N₂ 肺癌的生物学行为和分子生物学行为;②不能完全准确地预测 N₂ 肺癌手术后的复发转移;③不能完全准确地预测 N₂ 肺癌手术后的预后和生存率;④常常给 N₂ 肺癌外科治疗手术适应证的选择造成陷阱,使一些本来没有 N₂ 的肺癌被误判为 N₂,甚至广泛双侧 N₂,而失去了外科治疗机会。2003 年,周清华在国际上首先提出了一种全新的 N₂ 肺癌分类方法,即把 N₂ 肺癌分为侵袭性和非侵袭性 N₂。侵袭性 N₂ 是指:①影像学上发现纵隔淋巴结包膜不完整,肿瘤外侵,侵犯邻近组织器官;②外科医生手术中发现肺癌突破纵隔淋巴结包膜,肺癌细胞侵犯淋巴结外的组织器官;③在显微镜下,病理科医生观察到肺癌细胞突破纵隔淋巴结的包膜外侵;④经病理学检查没有发现纵隔淋巴结有转移,而应用分子生物学方法证明纵隔淋巴结中有"微转移";⑤应用基因芯片或 micro-RNA 芯片筛选

鉴定出原发肺癌与纵隔淋巴结中存在有与淋巴结转移相关的差异基因和差异 micro-RNAs。非侵袭性 N₂ 是指:①影像学上发现纵隔淋巴结包膜完整,肿瘤没有外侵;②外科医生手术中发现纵隔淋巴结包膜完整,肿瘤没有外侵;③在显微镜下,病理科医生没有观察到肺癌细胞突破纵隔淋巴结的包膜,纵隔淋巴结包膜完整;④经病理学检查没有发现纵隔淋巴结有转移,应用分子生物学方法也没有发现纵隔淋巴结中有"微转移";⑤应用基因芯片或 micro-RNA 芯片筛选鉴定,没有发现原发肺癌和纵隔淋巴结中存在与淋巴结转移相关的差异基因和差异 micro-RNAs。在临床上,大多数 N₂ 肺癌其淋巴结包膜是完整的,没有 N₂ 转移癌对邻近组织器官的侵袭。在临床上,我们也发现有些纵隔淋巴结虽然肿大,但它的包膜是完整的,而另一部分 N₂ 转移淋巴结虽然不大,但是对邻近组织器官,包括上腔静脉、气管隆嵴等产生明显的侵袭。这类 N₂ 转移主要是一部分特殊类型的腺癌和部分低分化鳞癌。侵袭性 N₂ 肺癌的预后与非侵袭性 N₂ 肺癌是完全不一样的。因此,我们应当重视侵袭性 N₂ 肺癌的研究,包括两者间分子生物学行为差异的研究。未来 N₂ 肺癌的分类应当是基于分子标志物检测的"个体化的分子分型"。

N₂ 肺癌纵隔淋巴结切除有两种术式,一是系统性淋巴结清扫术,二是纵隔淋巴结采样术。按照国际肺癌研究协会(IASLC)分期委员会制定的肺癌完全切除(R0)标准要求:无论是纵隔淋巴结采样术还是系统性纵隔淋巴结清扫术,应至少包括肺内 3 组淋巴结、纵隔 3 组淋巴结,并且必须包括隆嵴下淋巴结的切除。纵隔淋巴结采样术要求对上述淋巴结区域进行采样,每组至少包括 1 枚淋巴结,而系统性纵隔淋巴结清扫术则要求将该区域淋巴结及淋巴结周围的软组织一并整块切除。纵隔淋巴结采样术的优点是:手术创伤相对小一些;缺点是:纵隔淋巴结切除不完全,术后 N 分期不准确,术后局部复发率高。系统性纵隔淋巴结清扫术的优点是:纵隔淋巴结清扫完全,术后 N 分期准确,术后局部复发率低;缺点是:创伤相对较大。长期以来人们对如何进行 N2 淋巴结清扫一直存在争议。目前,绝大多数研究证明:系统性淋巴结清扫能够延长患者生存,这一点尤

其在Ⅱ期、ⅢA期肺癌和肺鳞癌患者中更为明显。但对于早期肺癌行纵隔淋巴结清扫是否能够改善生存尚存在一定争议。美国东部肿瘤协作组回顾分析研究表明：系统采样与系统清扫在不同分期上同样有效，但系统性纵隔淋巴结清扫能发现更多的 N_2 患者，更重要的是明显地提高了 N_2 肺癌患者的生存率。已有的研究证明：临床诊断为 $T_1N_0M_0$ 的ⅠA期非小细胞肺癌，施行系统性纵隔淋巴结清扫术后，大约有 15%~20% 的患者术后分期为 $T_1N_2M_0$。与施行系统性淋巴结清扫组比较，淋巴结采样组患者术后 5 年生存率显著低于系统性淋巴结清扫组。此外，应用分子生物学技术检测临床诊断为 $T_1N_0M_0$ 的ⅠA期非小细胞肺癌纵隔淋巴结的微转移率为 25%~30%。

了解 N_2 肺癌的分类及肺叶切除联合系统性纵隔淋巴结清扫与肺叶切除联合淋巴结采样术的疗效比较可以获得下列启示：

1. 传统的 N_2 肺癌分类不能真实地反映 N_2 肺癌的生物学行为和分子生物学行为，更不能反映不同人群和不同个体 N_2 肺癌的生物学和分子生物学行为。

2. 未来 N_2 肺癌的分类应当是基于分子分型的"个体化 N_2 分类"。

3. 无论是临床诊断还是术中诊断的 N_2 肺癌均应施行系统性纵隔淋巴结清扫术，而且应当是整块切除的系统性淋巴结清扫术。

（三）术前新辅助化疗联合外科手术与先行外科手术加术后辅助化疗治疗 LANSCLC 的疗效比较与启示

对于 LANSCLC 是采取术前新辅助治疗联合外科手术，还是先施行外科手术治疗再行术后辅助治疗，一直存在争议。争议的焦点是：①术前新辅助化疗只能对 40%~60% 的肿瘤有效，因此，无法确定新辅助化疗对哪些患者有益；②担心术前新辅助化疗增加手术并发症和手术死亡率；③新辅助化疗会造成肺血管鞘膜纤维化，增加手术切除的难度；④会延迟对新辅助化疗无效患者的手术时间。近 20 年来，国内外随机对照研究和回顾性研究已经证明：术前新辅助化疗对于多数 LANSCLC 是有益的。术前新辅助化疗不但能使约 40% 左右 LANSCLC 的 T 分期和 N 分期降期，与对照组比较还能明显提高术后 1 年、3 年和

5 年生存率。周清华等 2001 年报道 625 例术前新辅助化疗的随机对照研究结果，实验组 314 例 LANSCLC 新辅助化疗的有效率为 70%；新辅助化疗组手术切除率为 97.7%，对照组 310 例患者的手术切除率为 91.9%；新辅助化疗组术后 1 年、3 年、5 年和 10 年生存率分别为 89.4%、67.5%、34.4% 和 29.3%，对照组分别为 87.5%、51.5%、24.2% 和 21.6%。新辅助化疗组术后 3 年、5 年和 10 年生存率均显著高于对照组。美国学者 Martini 将 266 例 LANSCLC 随机分为新辅助化疗组和先手术后化疗组，新辅助化疗组手术后 1 年、3 年和 5 年生存率分别为 88.4%、70.3% 和 29.8%，而对照组 1 年、3 年和 5 年生存率分别为 80.1%、50.3% 和 20.1%，新辅助化疗组术后 1 年、3 年和 5 年生存率均显著高于对照组。目前，临床上已经常规将术前新辅助化疗用于原发肿瘤体积大，估计手术不能完全切除的ⅢA或ⅢB期 NSCLC，通过术前新辅助化疗使肿瘤缩小，为手术创造条件，使不能手术者变为可以手术者。术前新辅助化疗的优点是：①能使部分 LANSCLC 患者的原发肿瘤和纵隔淋巴结缩小，T 分期和 N 分期降低，进而使部分不能手术的 LANSCLC 成为可以手术者，并提高切除率；②术前新辅助化疗可以使部分原发肿瘤和转移纵隔淋巴结的微血管闭塞，癌性粘连变为纤维粘连，提高肺癌完全性切除的比例；③可能对存在于血液中的癌细胞起到减灭作用；④通过术前新辅助化疗可以消灭对化疗敏感的癌细胞克隆，化疗后外科手术可以切除对化疗不敏感的耐药癌细胞克隆，从而提高 LANSCLC 的完全切除率，改善长期生存率和患者预后。1998 年，Eberhardt 等报道对 94 例（其中ⅢA期 52 例，ⅢB期 42 例）局部晚期的 NSCLC，先行化疗，然后同时化疗+加速超分割放疗，最后行手术治疗。经术前治疗后 62 例（66%）肿瘤完全缓解并接受手术治疗，50 例（80.6%）获得肺癌完全性切除，手术标本病理检查 24 例（38.7%）获 HCR。全组术后ⅢA期 5 年生存率为 31%，ⅢB期 5 年生存率为 26%，而术前新辅助化疗治疗后施行手术治疗的 62 例，其 5 年生存率达 46%。国内外研究还证明：术前新辅助化疗和术后化疗患者的手术死亡率均低于 2%，术前新辅助化疗并不增加手术并发症和手术死亡率。目前，新辅助

化疗联合外科手术治疗 LANSCLC 已经成为临床共识。

了解术前新辅助化疗联合外科手术治疗 LANSCLC 的疗效，可以得到下列启示：

1. 术前新辅助化疗联合外科手术不会增加手术并发症和死亡率。

2. 术前新辅助化疗能使 LANSCLC 的 T 分期和 N 分期降低，提高肺癌切除率。

3. 术前新辅助化疗能明显增加 LANSCLC 患者的术后生存率，改善患者生活质量。

五、LANSCLC 外科治疗的争议与共识及未来研究方向

有关局部 LANSCLC 的治疗问题，仍存在较多争议。经近年来大宗病例临床研究结果的发表，目前已基本达成以下共识：

1. LANSCLC 是指那些用现有的检查方法排除了远处转移，肿瘤侵犯纵隔重要结构、伴有纵隔和锁骨上淋巴结转移的肺癌。

2. 根据治疗方法的选择，可把 LANSCLC 分为"可切除"和"不可切除"两类；根据治疗结果，可将其分为"偶然性 LANSCLC""边缘性 LANSCLC"和"真性 LANSCLC"三类。

3. LANSCLC 绝大多数是可以手术治疗，其中相当部分患者术后可获长期生存；外科治疗疗效明显优于内科治疗，对有条件手术者，应力争手术治疗。

4. 术前新辅助化疗确能降低 LANSCLC 的 T 分期、N 分期，提高切除率和 5 年生存率，如术前新辅助化疗后手术时机选择恰当，并不增加手术死亡率。

5. 对于侵犯心脏、大血管的 LANSCLC，可有选择地进行肺切除扩大心脏、大血管切除重建术。手术治疗能明显提高患者的 5 年生存率，改善预后。这类患者中相当一部分除局部病变较晚外，并无远处转移存在。已有文献报道外科手术后存活时间达 30 年者。对这类患者均应争取施行术前新辅助化疗 + 外科手术的多学科综合治疗。此外，对这类手术的选择应慎重，选择手术的原则应从患者、医疗机构和医生本人三个方面所具备的条件去考虑，无条件的医疗机构和医师，不要盲目地施行此类手术。

6. LANSCLC 的治疗还应将外科细胞分子生物学理论和技术与患者的治疗有机地结合起来，以提高对这类患者的疗效。应当应用分子标志对 LANSCLC 进行"分子分期""分子分型"，并在此基础上对 LANSCLC 进行"个体化"外科治疗、"个体化"术前新辅助治疗、"个体化"术后辅助放化疗。

LANSCLC 未来研究方向是：①应用分子标志对 LANSCLC 进行"个体化分子分期"；②应用分子标志对 LANSCLC 进行"个体化分子分型"；③根据肺癌的"分子分期"和"分子分型"对 LANSCLC 进行"个体化"术前新辅助化疗；④根据肺癌的"分子分期"和"分子分型"对 LANSCLC 进行"个体化"术前新辅助放疗；⑤根据肺癌的"分子分期"和"分子分型"LANSCLC 施行"个体化"外科手术治疗；⑥根据肺癌的"分子分期"和"分子分型"对 LANSCLC 进行"个体化"术后新辅助化疗；⑦根据肺癌的"分子分期"和"分子分型"对 LANSCLC 进行"个体化"术后新辅助放疗；⑧根据肺癌的"分子分期"和"分子分型"对 LANSCLC 进行手术后预后的"个体化"预测。

我们相信，随着外科手术技术的发展和进展、内科治疗方法和设备的改造、分子生物学技术的发展，以及这些多学科理论和技术的融合，LANSCLC 治疗的共识将会越来越多，争议将会越来越少，疗效越来越好。

（周清华　秦昌龙　李潞）

参 考 文 献

1. Shuzheng Liu, Qiong Chen, Lanwei Guo, et al. Incidence and mortality of lung cancer in China, 2008-2012. Chin J Cancer Res, 2018, 30（6）: 580-587.

2. Travis WD, Brambilla E, Nicholson AG, et al. The 2015 world health organization classification of lung tumors: impact of genetic, clinical and radiologic advances since the 2004 classification. J Thorac Oncol, 2015, 10: 1243-1260.

3. Chansky K, Detterbeck FC, Nicholson AG, et al. The IASLC lung cancer staging project: external validation of the revision of the TNM stage groupings in the eighth edition of the TNM Classification of lung cancer. J Thorac Oncol, 2017, 12（7）: 1109-1121.

4. Garrido P, González-Larriba JL, Insa A, et al. Long-term

survival associated with complete resection after induction chemotherapy in stage ⅢA（N2）and ⅢB（T4N0-1）non small-cell lung cancer patients：the Spanish Lung Cancer Group Trial 9901. J Clin Oncol，2007，25（30）：4736-4742.

5. Chun-Ming Tsai，Jen-Ting Chen，Chao-Hua Chiu，et al. Combined epidermal growth factor receptor（EGFR）-tyrosine kinase-inhibitor and chemotherapy in non-small-cell lung cancer：Chemo-refractoriness of cells harboring sensitizing-EGFR mutations in the presence of gefitinib. Lung Cancer，2013，82（2）：305-312.

6. 周清华，石应康，陈军，等.基于"分子分期"的局部晚期非小细胞肺癌"个体化外科治疗"的长期生存结果.中国肺癌杂志，2011，14（2）：86-106.

7. 周清华，刘伦旭，刘斌，等.肺切除合并心脏大血管切除重建治疗局部晚期肺癌.中国肺癌杂志，2001，4（6）：403-406.

8. 周清华，刘伦旭，李潞，等.术前新辅助化疗和外科手术治疗Ⅲ期非小细胞肺癌的随机对照临床试验.中国肺癌杂志，2001，4（4）：251-256.

9. Zhou QH，Liu LX，Wang Y，et al. Extended resection of left atrium，great vessels，or both for locally advanced non-small cell lung cancer：An experiences of 248 cases. Lung Cancer，2000，29（1）：S136-S140.

10. Yamtao Y，Souma T，Toshiya K，et al. Surgical Treatment of T4 lung cancer：Combined resection of lung and heart or great vessels. Kyobu Geka，1997，50（2）：114-119.

11. 周清华，苏有平，王允，等.肺癌合并上腔静脉综合征的外科治疗.中国胸心血管外科临床杂志，1997，4（3）：141-144.

第八节 小细胞肺癌的外科治疗

小细胞肺癌（small cell lung cancer，SCLC）是一种以恶性度高、容易转移、病死率高为特点的肿瘤，其自然生存时间仅为3~6个月，发病率占全部肺癌的15%~20%。人类对小细胞肺癌的认识可以追溯到近一个世纪前，早在1926年Barnarud就描述了其独特的病理学特征，随后Warson等对其临床特点进行详细的描述：多发生于肺门，早期即可发生纵隔淋巴结转移，对初次化疗反应敏感，但局部复发快，远期疗效差。迄今，人们依然没有找到一种很好的方法来治疗这种疾病。尤其最近二三十年，人类在其他科技领域取得了无数突破，对小细胞肺癌的治疗却没有重要的进展，以至于许多研究肺癌的学者用"化石"来形容它，以

此来表达对SCLC治疗的悲观和失望。与非小细胞肺癌相比，长期以来人们大多认为外科手术治疗小细胞肺癌效果很差，而放化疗效果较好。但越来越多的临床研究表明，手术治疗结合放化疗来处理小细胞肺癌效果较好，并且能有效控制局部复发，特别是对于早期局限型SCLC的患者有益。人们对小细胞肺癌研究了多久，对其治疗方法的争论也就持续了多久，外科手术的作用一直是争论的焦点。

一、小细胞肺癌外科治疗的历史

1933年，美国医生Evarts A.Graham对一例中央型肺癌患者成功地进行了左全肺切除术，标志着外科手术开始应用于肺癌的治疗。此后几十年，肺癌外科治疗不断发展，随着手术设备的改进和手术技巧的提高，手术疗效也不断取得可喜的进步。和其他类型肺癌一样，最开始小细胞肺癌的治疗也大多以单纯的手术治疗为主。直至20世纪六七十年代，英国学者报道单纯以外科手术来治疗小细胞肺癌效果很差，几乎没有长期生存者。研究者们对比了10年间单纯外科治疗与放疗对小细胞肺癌治疗的效果，结果显示71例外科治疗的患者无长期生存，73例放疗的患者有4例长期生存，外科治疗组中位生存期为199d，放疗组中位生存期为310d。由此认为外科治疗效果差，放疗优于外科治疗。此后的一段时间SCLC被认为不适于外科手术治疗，首选放疗作为标准治疗手段。1994年的一项前瞻性随机对照研究结果显示，单独手术与单独放射治疗或化疗+手术与化疗+放射治疗比较，有手术参与的治疗组其长期生存率均低于非手术治疗组。这两个临床研究影响巨大，此后在几乎所有的教科书上小细胞肺癌基本被描述为非手术治疗的疾病。

20世纪70年代的一项基础研究发现小细胞肺癌的肿瘤倍增时间只有23d，而鳞癌和腺癌的肿瘤倍增时间分别为88d、161d。小细胞肺癌快速生长的生物学特性使肿瘤患者的癌细胞易于早期转移。1973年美国退伍军人医院肺癌研究小组为了放射野的确定制订了小细胞肺癌分期系统，根据此法分期，如果肿瘤局限于一侧胸腔且能被纳入一个放射治疗野即为局限期（limited stage disease，LD），如果肿瘤超出局限期的范围即为广

泛期（extensive stage disease，ED）。这一分期系统被临床医生广泛接受，按此分期的统计结果是三分之一的病例属于局限期，三分之二的病例属于广泛期。局限期患者的 5 年生存率为 10% 左右，广泛期则低于 2%。人们逐渐认识到小细胞肺癌属于一种全身播散性疾病，而手术治疗和放疗都属于局部治疗，因此单纯手术和单纯放疗效果都很不理想。

从 20 世纪 80 年代开始，随着化疗药物的不断涌现，尤其是联合化疗的临床应用，大部分小细胞肺癌患者通过化疗得到不同程度的缓解，因此化疗逐渐成为小细胞肺癌的首选治疗方法。虽然仍有一些外科医生不断通过手术治疗来证明其对 SCLC 的价值，但手术治疗的地位渐渐被忽视已经成为一个不争的事实。然而，尽管化疗对 SCLC 的近期有效率高达 80%~90%，但不久人们就发现单纯的化疗远期效果差，主要原因是许多患者出现原发病灶的复发。有研究表明单一化疗后的局部复发率高达 80% 以上，即使是局限型 SCLC 化疗后完全缓解的患者也不例外。通过对 SCLC 死亡患者的尸检发现临床达到完全治愈的原发灶病理检查 64% 仍有残余癌。近年来研究表明有些小细胞肺癌患者肿瘤组织中常含有其他类型癌细胞，即混合细胞型，同时含有小细胞和非小细胞成分，其中非小细胞成分对化疗的相对不敏感性也是复发的原因之一。有些学者提出化疗加放疗能控制局部复发，但很快就有报道称化疗加放疗治疗小细胞肺癌后，仍有 28%~47% 的患者原发部位复发。因而如何控制局部复发成为一个重要的课题。

由于 TNM 分期系统的引入，手术治疗在小细胞肺癌中的作用被重新评估。20 世纪 80 年代中后期就有人报道手术结合化疗处理小细胞肺癌疗效好，并能控制局部复发。Karrer 等报道了 112 例先手术后化疗的患者，Ⅰ、Ⅱ、Ⅲa 期患者 3 年生存率分别为 62%、50%、41%，特别是在 Ⅰ 期疗效好，5 年生存率达到 60%。Salzer 等报道了 11 例先化疗后手术的 Ⅲa 期（N_2）患者，5 年生存率达到 24%，并强调了术前化疗的作用。近十多年，多个临床研究显示将外科手术作为综合治疗的一部分来处理早期 SCLC 取得了满意的疗效。Chandra 等报道了 67 例先手术再化疗和 / 或放疗

的患者 5 年生存率达到 27%，其中 Ⅰ、Ⅱ 期患者的 5 年生存率达到 38%。王云杰等报道了 272 例局限期小细胞肺癌患者，其中化疗组、术后化疗组、化疗 + 手术 + 化放疗组 5 年生存率分别为 4.3%、31.9%、49.5%。总的来说，近年来外科手术在小细胞肺癌中的作用已得到一定的认可，外科治疗在 SCLC 治疗中又开始占据一席之地。

了解小细胞肺癌外科治疗的历史，能深化人们对这种疾病本身及治疗方法的认识。为什么以往一度认为小细胞肺癌不适合手术治疗？除了与 SCLC 固有的侵袭性强、易转移等生物学特性相关以外，其可能的原因有：首先，对手术对象的选择存在误区。在 20 世纪六七十年代，由于诊断设备的落后和筛查手段的贫乏，很少有患者能够在早期发现，只有 5%~10% 的病例为 Ⅰ、Ⅱ 期。同时，由于没有术前组织学诊断，外科手术亦多为探查术；其次，由于手术设备和手术技能的落后，许多按现在标准能行根治术的患者并未能完成根治性手术；再者，没能将手术与化疗、放疗相结合是其治疗失败的一个重要因素，患者体内的微转移灶未得到控制，加之手术挤压、出血等因素使免疫力下降，终致肿瘤迅速复发、转移。后来，人们认识到术前准确的分期是判断 SCLC 是否具有手术适应证及预后的重要环节。随着设备和技术力量的提高，使很多手术从不可能变成了可能，而单纯手术不辅以化、放疗的方法并不可取。

二、小细胞肺癌外科治疗的现状

肺癌在当今所有恶性肿瘤中发病率排名前列，而其死亡率已位居第一。小细胞肺癌发病率在肺癌的比例中相对较少，但却是最具侵袭性的一种类型，与非小细胞肺癌相比，它更容易发生局部扩散和广泛的远处转移，因此单纯的化疗、放疗、手术均难以获得令人满意的远期生存率。20 世纪末提出的综合治疗理念，使小细胞肺癌预后改善了不少，化疗与放疗相结合的治疗模式成为 SCLC 治疗的主流，外科治疗在很长一段时间处于次要地位。即便如此，许多外科医生并没有放弃在这一领域的努力。随着对小细胞肺癌基础和临床研究的深入，特别是近年来的一些回顾性和前瞻性研究，显示了外科手术在 SCLC 治疗上仍然占据不可替代的位置。2017 年，Ahmed 等发表

文章回顾分析了美国国立癌症研究所流行病学监测和最终结果数据库（surveillance, epidemiology, and end results, SEER）中 2007—2013 年 1 902 例 I 期小细胞肺癌的病例，其中 116 例接受了手术联合放疗，中位生存时间大于 60 个月；427 例接受了单独手术治疗，中位生存时间 50 个月；815 例仅接受放疗，中位生存时间仅 27 个月。2015 年，一篇共纳入国内外 10 个临床研究的 Meta 分析得出的结果是 I 期 SCLC 手术组的患者 3 年生存率、5 年生存率均要优于非手术组。当然，外科治疗还是要以化疗为基础，才能获得满意的疗效。当前，对 SCLC 的治疗原则，较为普遍认可的观点是广泛期以化疗结合放疗为主，局限期在化疗的基础上进行手术，术后继续化疗，并酌情放疗。

关于 SCLC 的外科切除原则，美国国立综合癌症网络（National Comprehensive Cancer Network, NCCN）指南（2019 年第 1 版）提出：最可能从手术中获益的患者是标准分期评估后（包括胸部和上腹部 CT、脑成像和 PET/CT 成像）临床分期为 I~IIa 期（T_{1-2}, N_0, M_0）的患者，但其在所有小细胞肺癌患者中占比不足 5%。在手术切除前，所有患者均应行纵隔镜检查或其他外科 N 分期操作以排除隐匿性淋巴结病变，这可能也包括内镜下分期操作。对于要接受根治性手术切除的患者，首选术式是肺叶切除术加纵隔淋巴结清扫。接受了完全切除手术的患者应行术后全身治疗，无淋巴结转移的患者应接受全身化疗，有淋巴结转移的患者应接受术后同步全身化疗联合纵隔放疗。对于已接受完全切除手术的病理分期 I~IIa 期（T_{1-2}, N_0, M_0）小细胞肺癌患者，预防性脑照射（prophylactic cranial irradiation, PCI）的获益情况尚不清楚，这些患者发生脑转移的风险比分期更晚的局限期小细胞肺癌者更低，可能无法从 PCI 中获益。然而，在完全切除后行 PCI 对于那些被发现病理分期为 IIb 或 III 期的患者可能有益，因此对于这些患者推荐在辅助性全身治疗后行 PCI。体力状况差或存在神经认知功能障碍的患者不建议行 PCI。

相比较而言，国内学者对 SCLC 的手术适应证掌握得较宽。2012 年第九届中国肺癌高峰论坛提出了小细胞肺癌外科治疗的专家共识：$T_{1-2}N_{0-1}M_0$ 的小细胞肺癌适合手术治疗，推荐的治疗模式为肺叶切除和淋巴结清扫 + 术后含铂两药方案的化疗。有人甚至认为 I、II、IIIa 期均适宜手术。究其原因，可能与国内外诊疗模式不同有关。国内很多病例在术后才确诊为 SCLC，而国外比较重视术前明确病理诊断及分期，因此许多患者首选的治疗是化疗而不是手术。

需要特别指出的是，外科治疗的评估，需要更为精确的分期。以往那种将小细胞肺癌简单地分为局限期和广泛期的分期方法，现在完全不适用于外科手术的评估。2009 年的国际抗癌联盟（Union for International Cancer Control, UICC）和国际肺癌研究协会（International Association for the Study of Lung Cancer, IASLC）制订的肺癌分期系统，特别强调了 TNM 分期在小细胞肺癌中的作用。过去，由于影像技术的局限，淋巴转移程度往往被低估，这也是影响外科治疗效果的重要原因之一。现在，由于 CT、PET 等影像技术的广泛应用，以及纵隔镜、EBUS 的普遍开展，外科医生已经能够较为准确地进行临床 T、N 分期，为 SCLC 的外科治疗提供依据。Shepherd 等研究发现，临床分期为 N_1 的患者中有 60% 在病理分期中已达到 N_2。因此，对 SCLC 患者行纵隔淋巴结活检，以明确其是否存在 N_2 淋巴结转移是十分必要的。对于 N_2 患者进行诱导放化疗后，即使影像学评估降期了也应该再次行纵隔淋巴结活检以明确 N_2 淋巴结是否转阴，其目的是建立精确的术前病理分期。

对小细胞肺癌外科治疗现状的认识，可引发对将来 SCLC 治疗发展方向的思考。为什么外科手术的作用在 SCLC 的治疗中已经有目共睹，但是有外科参与治疗的 SCLC 病例数仅占全部病例数的不到十分之一？这种现状固然有其特殊的因素，即 SCLC 固有的肿瘤倍增快、易转移的特质，多数患者就诊时已经属于晚期而失去手术机会。不可否认也存在一些其他的消极因素，即人们思想上对 SCLC 这种疾病认知上存在误区，不仅是患者，也包括很多医生。那么，如何提高早期诊断率，比如如何对那些高危人群展开行之有效的筛查，以使更多的早期患者有机会接受手术治疗，这也是能够使我们提高 SCLC 整体疗效的一个研究方向。

三、小细胞肺癌外科治疗的展望

目前人们对小细胞肺癌外科治疗的意见仍然存在很多分歧,有不少问题值得探讨。对于那些术前没有病理诊断、术后才获得病理诊断为小细胞肺癌的患者,术后应行化疗和/或放疗已无争议。但对于那些在治疗前已获得病理诊断的患者,手术对患者是否有益仍存在较多的争议,以下问题仍然值得深入研究:

1. 在术前已获得病理诊断为小细胞肺癌 I~IIa 期的患者适合手术已无争论,但 IIb~IIIa 期患者是否适合手术依然存在较大的争议,特别是对那些尽管可以进行根治性手术,但需要进行袖式切除甚至全肺切除等创伤及风险较大的病例。

2. 在非小细胞肺癌的外科治疗上,现在的"金标准"仍然是"肺叶切除 + 纵隔淋巴结清扫",但越来越多的人认为对早期的病例只需进行肺段切除甚至是楔形切除,这样既能保存更多的肺功能又可能不影响其预后。这种观点是否同样适用于早期的小细胞肺癌,尚未见相关的报道。更何况小细胞肺癌常常表现为一种全身性疾病,化疗仍是当前主导的治疗方法,手术治疗的主要目的是切除原发灶,减轻肿瘤负荷,防止局部复发,那么手术是否越小越好?

3. 新辅助化疗是双刃剑,一方面能够缩小肿瘤体积,降低临床分期,另一方面却能导致术区组织结构粘连,增加外科手术难度。术前应该进行几个周期的化疗疗程,是否根据不同的化疗药物制订不同周期的术前化疗疗程,这方面的研究很少。

4. IIb~IIIa 期甚至IIIb 期患者通过新辅助化疗有效后,进入哪一临床分期适合手术治疗,特别是部分患者放化疗后肺部肿块完全消失,但不久又在原发灶处复发者。对于这样的患者在复发前是否需要行肺叶切除手术,亟待进一步研究。

5. **挽救式手术** 由于相当一部分小细胞肺癌患者的病理类型为混合型肿瘤,放化疗可以有效控制其中的部分肿瘤,而对放化疗不敏感的肿瘤成分可能残留最终导致肿瘤再发,对此有人提出"挽救式手术"这一概念,即采取手术方案切除那些残留的病灶,这当然有可能是一种有效且可行的方案,但是其手术指征以及手术时机如何把握十分值得商榷。

诚然,现在小细胞肺癌的预后有所改观,但进步十分有限。SCLC 整体治疗效果依然不尽如人意,其以后的发展方向是形成如非小细胞肺癌的以手术为主的综合治疗模式,还是成为如肺结核的药物治疗为主的模式,还有更为新型有效的化学治疗、靶向治疗、免疫治疗药物的研发,这些问题均需要更多探索。人类何时才能将 SCLC 这个"化石"融化,我们翘首以盼。

(陈 椿 朱 勇)

参 考 文 献

1. Ahmed Z, Kujtan L, Kennedy K F, et al. Disparities in the management of patients with stage I small cell lung carcinoma(SCLC): a surveillance, epidemiology and end results(SEER)analysis. Clinical Lung Cancer, 2017, 18(5): e315-e325.
2. 吴一龙,廖美琳,周清华,等 . 小细胞肺癌处理共识 . 循证医学, 2012, 12(4): 65-69.

第五章 食管功能性疾病

第一节 贲门失弛缓症

一、发病机制认知的历史、演变及启示

贲门失弛缓症是最为常见的食管动力障碍性疾病,其主要表现为食管蠕动的缺失以及食管下括约肌的松弛缺陷。早在1674年,英国的解剖学家Thomas Willis首先描述了该疾病,并成功地使用由鲸鱼骨制成的扩张器进行了治疗。1881年,Von Mikulicz提出,该疾病可能是由食管痉挛所致,并将其定义为贲门痉挛。而在1927年,Arthur Hurst通过钡餐造影研究发现,该疾病其实是一种食管肌性组织的松弛缺陷,并最终将其命名为Achalasia,源引希腊字"καλαω",意为"失弛缓"。

贲门失弛缓症的真正病因目前尚不清晰。组织学研究发现,在贲门失弛缓症患者的食管肌间神经丛往往存在神经节细胞的缺失以及神经纤维化现象。进一步的免疫组织化学研究发现,贲门失弛缓症患者的抑制性神经递质如血管活性肠肽(VIP)和一氧化氮(NO)等减少甚至缺如,从而导致抑制性神经元功能减弱,并最终影响食管下括约肌的松弛。随着研究的深入,越来越多的证据表明,贲门失弛缓症的产生可能是由于某种感染性事件激发了针对抑制性神经元的自身免疫反应。以往的多个研究显示贲门失弛缓症与HLA-DR、DQ等位基因密切相关,尤其是在携带DQA1 0103和DQB1 0603等位基因的贲门失弛缓症患者中发现存在特异性的抗神经元抗体。Facco等发现,在感染HSV-1病毒后,该病毒可持续存在于食管的神经元中,并诱导细胞毒CD8+ T淋巴细胞浸润以及抗神经元抗体的产生。

二、临床表现的基本特点及新变化

贲门失弛缓症患者的临床表现多由食管乏蠕动和食管下括约肌松弛不全而引起的食管腔内食物滞留所致。由于患者对吞咽困难的耐受程度不同以及就诊时的疾病严重程度不一,因此贲门失弛缓症的临床表现也存在较大的差异。

吞咽困难是最为常见的症状,约97%以上的患者存在,呈间歇性发作并逐渐加重。与食管恶性肿瘤所致吞咽困难不同的是,贲门失弛缓症患者在进食固体和液体食物时均有表现。约75%的患者存在未消化食物反流症状。11%~46%的患者由于食物反流而导致夜间误吸,表现为夜间阵发性咳嗽,严重者可引起吸入性肺炎甚至肺脓肿。约40%的患者会有胸痛表现,且多存在于40岁以下的年轻患者,在疾病进展而出现食管扩张后该症状可逐步缓解。在食管扩张后并刺激迷走神经纤维时,患者可出现呃逆症状。当宿食发酵产生酸性物质时,患者可有胃灼热感,且该症状不能通过口服质子泵抑制剂缓解。由于长期的进食困难,约58%的患者可表现为体重的逐步下降。此外,尚有学者报道在部分贲门失弛缓症患者中同时存在胃酸分泌障碍、胃排空延迟以及胆囊功能异常等表现,与迷走神经切除术后症状类似,推测可能为迷走神经的部分神经节细胞受损所致。

贲门失弛缓症患者若不及时治疗可出现严重的远期并发症,如食管下括约肌压力持续增高可继发食管憩室、长期的反流误吸所致的间质性肺炎、食管极度扩张可产生气道阻塞症状以及长期的宿食刺激可导致食管鳞癌。因此,对于贲门失弛缓症患者而言,尽早发现尽早治疗尤为重要。但由于贲门失弛缓症的早期症状不典型,甚至对于某些症状典型的患者亦会被临床医师所忽视,有文献报道该类患者平均在发病4.6年后方能确

诊,需引起重视。

三、诊断标准的变迁与思考

对于怀疑为贲门失弛缓症的患者,通过钡餐造影、食管测压以及胃镜检查等方法多能确诊。

钡餐造影是最为常用的初始诊断手段,约三分之二的患者可发现存在相应的异常表现。其典型表现为在透视下可见食管胃结合部管壁光滑,管腔突然狭窄呈鸟嘴样改变(图1-5-1),近端食管扩张以及食管体部蠕动消失,吞咽时远端括约肌失松弛反应。此外,在患者直立位口服钡剂后,可观察到食管的排空延迟现象。对于正常人体而言,250ml钡剂的排空时间约为1min,而贲门失弛缓症患者则需5min甚至更长。同时,在钡餐造影下,我们可测量钡剂潴留高度以及扩张食管的宽度,以此作为疗效评判标准。

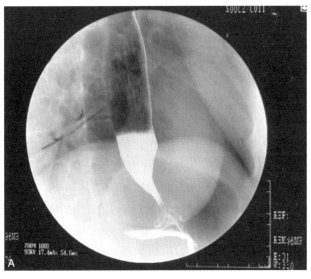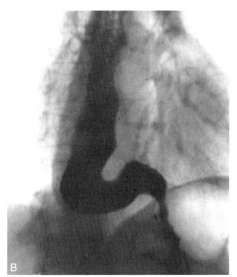

图1-5-1　贲门失弛缓症钡餐造影表现

A. 钡餐造影的典型表现:食管胃接合部呈鸟嘴样改变;B. 重度食管扩张可表现为食管的走向扭曲呈S形(sigmoid esophagus)

Henderson等根据食管腔扩张的程度将贲门失弛缓症患者分轻、中、重3度:①轻度:食管腔无明显扩张或扩张仅限于食管下段,一般管腔的直径<4cm,无或仅有少量食物及液体潴留,食管可见推动性收缩;②中度:食管腔扩张明显,管腔的直径<6cm,有较多的食物及液体潴留,食管少见推动性收缩;③重度:食管腔极度扩张,腔的直径>6cm,有大量的食物及液体潴留,食管观察不到推动性收缩。

食管测压是目前诊断贲门失弛缓症的"金标准",其确诊率可达90%以上,能从病理生理角度反映食管的运动病理,同时可作为疗效评价的一种量化指标。贲门失弛缓症患者主要表现为三方面:①食管平滑肌蠕动缺失;②食管下段括约肌松弛不全;③食管下段括约肌静息压升高,超过10mmHg。但值得注意的是,仅有70%~80%的患者表现为食管下段括约肌松弛不全,约有40%的患者并无明显的静息压增高。

痉挛性贲门失弛缓症(vigorous achalasia)是通过食管测压而发现的贲门失弛缓症的一种特殊类型,指介于弥漫性食管痉挛与典型贲门失弛缓症之间的一组患者。该类患者的表现为食管体部乏蠕动的同时伴有食管收缩压的明显升高(>40mmHg),其中约有三分之一的患者收缩压超过120mmHg。其可能是贲门失弛缓症的一种早期表现,源于对抗食管胃接合部梗阻而产生的食管收缩。就目前证据而言,与典型贲门失弛缓症相比,两者在治疗上并无明显差别。

高分辨食管测压方法无论在诊断还是在指导治疗方面均体现出了极高的临床应用价值。2008年,Pandolfino等将贲门失弛缓症分为三种亚型:①Ⅰ型,即典型贲门失弛缓症,食管测压无明显收缩压升高;②Ⅱ型,可观察到不同间歇时段的多个食管部位收缩压升高,且超过30mmHg;③Ⅲ型,即痉挛性贲门失弛缓症或可观察到食管体部的多个部位的痉挛性收缩。使用该分类法对贲门失弛缓症的不同治疗方法进行回顾性疗效分析,结果发现Ⅱ型患者的球囊扩张成功率可高达96%,而Ⅲ型患者则治疗成功率较低,从而提示Ⅲ型患者可能更适合行食管肌层切开术来提高疗效。在此基础上,芝加哥分型(Chicago Classification)于2009年被国际高分辨食管测压(HRM)工作组正式提出以用于指导诊断和治疗。2014年芝加哥分型第三版将贲门失弛缓症修订为三大亚型:①Ⅰ型(经典型),中位完整松弛压(IRP)升高,>15mmHg;食管100%失蠕动收缩;②Ⅱ型(食管增压型),中位完整松弛压(IRP)升高,>15mmHg;100%吞咽为无蠕动;全段食管增压≥20%;③Ⅲ型(痉挛型),中位完整松弛压(IRP)升高,>15mmHg;无正常蠕动,痉挛性收缩>20%伴食管远端收缩积分(DCI)>450mmHg·s·cm。

胃镜检查也是贲门失弛缓症患者必须进行的一项重要检查措施。胃镜下的典型表现为食管胃接合部持续性紧闭、注气也不开放、内镜通过有阻力、但稍加用力即能进入胃腔,食管内可有滞留液体或食物,食管腔扩大,严重者管壁可见节段性收缩环。胃镜检查更为重要的作用是排除食管胃接合部肿瘤等假性贲门失弛缓症,对于60岁以上的老年患者、吞咽困难症状快速进展的患者尤应重视。CT或腹部彩超对排除肿瘤性病变也具有一定的价值。

四、手术适应证与禁忌证的演变及启迪

由于贲门失弛缓症的病因目前仍不清楚,因此也缺乏有效治疗手段以恢复食管体部的蠕动以及食管下括约肌的肌肉活动,现有的治疗多通过降低食管下段括约肌压力来达到缓解患者吞咽困难、反流及改善食管排空的目的。随着食管下段括约肌的破坏,患者可继发胃食管反流,如何在两者之间达到平衡,在选择治疗方法及在治疗过程中均应充分考量。目前的治疗手段包括以球囊扩张为主的非手术治疗及不同径路的食管肌层切开术。

食管肌层切开术(Heller术)是由德国的外科学家Ernest Heller于1913年最早开展,其将患者的食管下段及食管胃接合部前后壁肌层切开,

获得了较好的疗效。随后,Zaaijer与Groeneveldt对该术式进行了改良,仅切开前壁肌层亦取得了同样效果,从而一直沿用至今(图1-5-2)。该手术通过经左胸或腹部切口完成,在1995年之前,经左胸径路的使用更为普遍。但经左胸或经腹Heller手术创伤较大,多作为球囊扩张等保守治疗失败后的二线治疗。

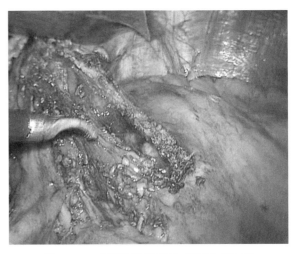

图1-5-2 食管肌层切开术:切开食管下段环形肌及纵行肌直至胃壁

随着1992年Pellegrini首次使用胸腔镜完成Heller手术,1995年Rosati首次使用腹腔镜完成Heller手术,微创Heller手术由于创伤小、恢复快且疗效确切等优点,逐步被接受。就目前文献报道,微创Heller手术总体症状缓解率可达78%~89%,术后胃食管反流发生率在15%~28%,术后并发症发生率在6.4%~10%,现已成为贲门失弛缓症的首选治疗方法。

由于胸外科医师对于经胸径路更为熟悉,而且胸腔镜下食管下段暴露良好,因此以往多选择胸腔镜下完成Heller手术。但在胸腔镜视野下,食管肌层切开术最为关键的部位——食管胃接合部的显露较差,对术者的技术要求高。对于腹腔镜下Heller手术而言,其术中食管胃接合部的显露较好,手术难度降低,手术创伤减小。因此,从技术角度而言,腹腔镜优于胸腔镜。就治疗效果而言,Campos等的Meta分析结果显示211例胸腔镜Heller术与3 086例腹腔镜Heller术相比,总体缓解率分别为77.6%与89.3%,两者无明显统计学差异;但由于腹腔镜下可以加行抗反流手术,因此反流发生率明显降低,分别为28.3%与

14.9%。因此，腹腔镜下 Heller 联合胃底折叠术已成为目前的首选手术方式。

需要注意的是，无论是胸腔镜还是腹腔镜手术，对术者均有较高的技术要求，因此在选择手术径路时应充分考虑到术者的临床经验及对手术入路的熟悉程度；对于既往有腹部手术史、过于肥胖以及腹部径路食管肌层切开术后复发的患者仍可考虑选择胸腔镜径路。

此外，以往有观点认为贲门失弛缓症患者其食管本身蠕动减弱，行抗反流手术后又人为地增加了食管下段括约肌压力，从而会影响整体手术疗效。只要在手术过程中对食管肌层切开范围进行适当的限制，术中保留了大部分食管裂孔周围附着物的功能完整性，患者自身的抗反流机制并不会得到破坏。因此，抗反流手术仅需应用于老年患者合并有食管裂孔疝或食管裂孔增宽明显的患者。Sharp 等回顾性分析 100 例微创 Heller 手术发现，未行抗反流手术的患者其食管下段平均酸暴露时间仅为 3.3%，甚至低于正常值 4.2%。Ellis 报道只要食管肌层切开至食管胃接合部远端 1cm 以内，不至产生明显的反流，仅 5% 的患者存在胃灼热感。

但在 Ellis 进一步进行食管下段 pH 值测定后发现，29% 的患者存在胃食管反流。Campos 等的 Meta 分析结果亦显示行抗反流手术的患者术后反酸发生率为 8.8%，而未行抗反流手术的患者反酸发生率为 31.5%。多数客观表现为胃食管反流的患者并无明显主观感受，与其对酸性物质敏感度降低，耐受性增加有关。Csendes 等对 67 例腹腔镜 Heller 手术患者进行了长达 190 个月的随访，结果发现整体治疗失败率为 22.4%，其中 92% 的表现为严重反流。2004 年，Richards 等开展的一项小样本量的随机双盲对照研究改变了很多学者的看法。他们将 43 例贲门失弛缓症患者随机分为 Heller 术联合抗反流手术组和未行抗反流手术组，两组患者术后食管下段括约肌压力以及症状缓解率均无明显差异。但对这些患者进行 pH 值测定后发现，反酸发生率分别为 9.1% 和 47.6%，中位下段食管酸暴露时间为 0.4% 和 4.9%。鉴于 Heller 手术的失败与术后严重反流有关，且下段食管长期暴露在酸性环境中可诱发 Barrett 食管，因此目前多数学者主张行抗反流手术。

抗反流手术有三种术式，即胃底折叠 360° 的 Nissen 术，胃底后壁折叠 270° 的 Toupet 术以及胃底前壁折叠 180° 的 Dor 术。Rebecchi 等对 Heller 术联合 Nissen 术或 Dor 术进行了单中心前瞻性随机对照研究。结果发现两组术后反酸发生率无明显差异，但 Nissen 术后 3 个月开始食管胃接合部压力高于 Dor 术，且术后 1 年 Nissen 术后吞咽困难症状复发比例明显升高。目前缺乏 Dor 术与 Toupet 术直接比较的循证医学证据，但在 Raftopoulos 等开展的一项多中心回顾性研究中发现 Toupet 术与 Dor 术相较而言手术时间延长，术后吞咽困难复发率为 16%，高于 Dor 术的 6.2%。综合而论，尽管缺乏足够的循证医学证据，但由于 Dor 术较为简单，而且胃底前壁折叠后正好覆盖在裸露的食管黏膜表面，减少了食管穿孔的发生，从而受到了众多学者的青睐。

综上所述，腹腔镜下的 Heller 联合 Dor 术已成为大多数贲门失弛缓症患者的标准治疗，胸腔镜下的 Heller 手术对于对胸腔入路更为熟悉的胸外科医师来讲也可作为选择之一。但对于食管极度扩张（最大直径 >6~9cm）呈 S 形的患者而言，Heller 手术后仍有高达 50% 以上的复发率，最终有 2%~5% 的终末期贲门失弛缓患者需接受食管次全切除术。

五、治疗方式的比较与启示

除食管肌层切开术外，贲门失弛缓症的治疗还包括药物治疗、内镜下肉毒素注射治疗、球囊扩张术等非手术治疗方式。

药物治疗主要包括钙离子拮抗剂和长效硝酸酯类药物，通过抑制平滑肌收缩，从而达到食管下段括约肌松弛的目的。但药物治疗疗效甚微，且长期使用可有头痛、低血压及下肢水肿等副作用，故仅用于极早期不伴食管扩张的患者或者以往其他治疗均失败或不适合其他治疗的患者。

内镜下肉毒素注射治疗于 1995 年开始应用于临床，其作用机制是阻止神经末梢乙酰胆碱的释放，从而使肌肉松弛。现有数据显示单次注射后其短期有效率为 85%，但 6 个月后其有效率即降至 50%，多数患者在 2 年内出现复发。因此，目前多提倡每四周一次，多次注射治疗，其一年缓解率可提升到 80%。但反复肉毒素注射治疗后，可导致食管黏膜下纤维化，从而加大了食管肌层切开术的难度，增加了术中食管黏膜破裂的机会。故其仅适用于不能耐受手术及球囊扩张的患者。

在 20 世纪 90 年代以前，内镜下的球囊扩张是贲门失弛缓症患者的首选治疗方法，其作用机制即通过外力强行使部分失弛缓的食管括约肌纤维断裂。总体 5 年症状缓解率为 40%~78%，15 年的症状缓解率为 12%~58%，多数患者需反复治疗，且具有较高的食管穿孔发生率。随着微创 Heller 手术的出现，其地位逐渐被替代。2011 年开展的欧洲贲门失弛缓临床试验（European achalasia trial）是迄今为止唯一的一项针对贲门失弛缓症的多中心前瞻性随机对照研究，其将 201 例患者随机分为球囊扩张或腹腔镜 Heller 术两组，结果发现两者的 2 年治疗成功率分别为 86% 和 90%，5 年治疗成功率则下降为 82% 和 84%，均未见明显差异。因此，球囊扩张也被视为芝加哥分型 I/II 型贲门失弛缓症患者的首选治疗方法之一。也有学者发现，对于年龄 <40 岁的年轻患者、首次扩张后食管下段括约肌压力仍 >10~15mmHg 的患者以及存在食管排空延迟的患者，球囊扩张的效果并不理想，从而提示该类患者可能更适合行 Heller 手术治疗。

六、展望

2000 年，Melvin 等率先开展 Da Vinci 机器人辅助腹腔镜食管肌层切开术。Horgan 等在随后开展的一项多中心对照研究中发现 59 例机器人辅助 Heller 术后 2 年总有效率达 92%，术中无食管穿孔。Da Vinci 机器人辅助系统由于具有清晰放大的三维视野，且能在狭小空间内进行精细化操作，故能有效预防食管黏膜损伤穿孔、括约肌切开不全以及黏膜下静脉丛损伤出血等并发症，与传统的腹腔镜手术相较而言更为安全可靠，现国外已完成上百例，但尚需进一步临床验证。

2010 年，日本的 Inoue 首次报道了胃镜下食管肌层切开术（peroral endoscopic myotomy，POEM），其通过在胃镜下建立食管黏膜下隧道切开食管环形肌层及胃壁肌层。该术式由于创伤更小，且无瘢痕，患者接受度高。国内的复旦大学附属中山医院随即在 2010 年 8 月开展，其短期症状缓解率达 95%，术后反流率为 16.5%，食管下括约肌压力由术前 30mmHg 降至术后 12mmHg。经过十年的发展，该技术已逐渐成熟并获得了越来越多学者的认可。迄今为止，全球已有逾 7 000 例患者接受了 POEM 治疗。2018 年发表的贲门失弛缓症专家共识认为 POEM 的安全性和中短期疗效与腹腔镜 Heller 术相当，可被作为贲门失弛缓症的首选治疗方法；对于首次腹腔镜 Heller 术治疗失败的患者，POEM 仍可作为补救手术选择。但由于 POEM 术开展时间尚短，其长期疗效及术后反流等问题仍有待于更进一步的研究。

以往的研究证实贲门失弛缓症是由于神经节细胞的缺失所致，因此近来有学者提出使用移植神经元干细胞的方法以恢复食管下段括约肌功能及食管蠕动。有研究发现将神经元干细胞注入小鼠幽门后，神经元干细胞存活并分泌一氧化氮合成酶。该技术的难点在于很难收集足够的神经元干细胞。使用间叶干细胞替代或从黏膜组织中提取神经元干细胞可能是一种不错的选择，尚有待进一步的研究。

（王　群　蒋　伟）

参 考 文 献

1. Qadeer MA, Vaezi MF. Esophageal motility disorders // Patterson GA, Cooper JD, Deslauriers J, et al. Pearson's Thoracic and Esophageal Surgery. 3rd ed. Elsevier Health Sciences, 2008: 2540-2545.

2. Stefanidis D, Richardson W, Farrell TM, et al. SAGES guidelines for the surgical treatment of esophageal achalasia. Surg Endosc, 2012, 26（2）: 296-311.

3. Vaezi MF, Pandolfino JE, Vela MF. ACG clinical guideline: diagnosis and management of achalasia. Am J Gastroenterol, 2013, 108（8）: 1238-1249.

4. Eckardt AJ, Eckardt VF. Current clinical approach to achalasia. World J Gastroenterol, 2009, 15（32）: 3969-3975.

5. Rohof WO, Boeckxstaens GE. Treatment of the patient with

achalasia. Curr Opin Gastroenterol, 2012, 28（4）: 389-394.

6. Richter JE, Boeckxstaens GE. Management of achalasia: surgery or pneumatic dilation. Gut, 2011, 60（6）: 869-876.

7. Pandolfino JE, Kwiatek MA, Nealis T, et al. Achalasia: A new clinically relevant classification by high-resolution manometry. Gastroenterology, 2008, 135（5）: 1526-1533.

8. Wang L, Li YM, Li L, et al. A systematic review and meta-analysis of the Chinese literature for the treatment of achalasia. World J Gastroenterol, 2008, 14（38）: 5900-5906.

9. Patti MG, Fisichella PM, Perretta S, et al. Impact of minimally invasive surgery on the treatment of esophageal achalasia: a decade of change. J Am Coll Surg, 2003, 196（5）: 698-705.

10. Hughes MJ, Chowdhry MF, Walker WS. Can thoracoscopic Heller's myotomy give equivalent results to the more usual laparoscopic Heller's myotomy in the treatment of achalasia? Interact Cardiovasc Thorac Surg, 2011, 13（1）: 77-81.

11. Bloomston M, Rosemurgy AS. Selective application of fundoplication during laparoscopic Heller myotomy ensures favorable outcomes. Surg Laparosc Endosc Percutan Tech, 2002, 12（5）: 309-315.

12. Sharp KW, Khaitan L, Scholz S, et al. 100 consecutive minimally invasive Heller myotomies: lessons learned. Ann Surg, 2002, 235（5）: 631-639.

13. Campos GM, Vittinghoff E, Rabl C, et al. Endoscopic and surgical treatments for Achalasia: a systematic review and meta-analysis. Ann Surg, 2009, 249（1）: 45-57.

14. Richards WO, Torquati A, Holzman MD, et al. Heller myotomy versus Heller myotomy with Dor fundoplication for Achalasia: a prospective randomized double-blind clinical trial. Ann Surg, 2004, 240（3）: 405-415.

15. Rebecchi F, Giaccone C, Farinella E, et al. Randomized controlled trial of laparoscopic Heller myotomy plus Dor fundoplication versus Nissen fundoplication for Achalasia: long-term results. Ann Surg, 2008, 248（6）: 1023-1030.

16. Boeckxstaens GE, Annese V, des Varannes SB, et al. Pneumatic dilation versus laparoscopic Heller's myotomy for idiopathic achalasia. N Engl J Med, 2011, 364（19）: 1807-1816.

17. Moonen A, Annese V, Belmans A, et al. Long-term results of the European achalasia trial: a multicenter randomized controlled trial comparing pneumatic dilation versus laparoscopic Heller myotomy. Gut, 2016, 65（5）: 732-739.

18. Horgan S, Galvani C, Gorodner MV, et al. Robotic-assisted Heller myotomy versus laparoscopic Heller myotomy for the treatment of esophageal achalasia: multicenter study. J Gastrointest Surg, 2005, 9（8）: 1020-1029.

19. Li QL, Chen WF, Zhou PH, et al. Peroral endoscopic myotomy for the treatment of achalasia: a clinical comparative study of endoscopic full-thickness and circular muscle myotomy. J Am Coll Surg, 2013, 217（3）: 442-451.

20. Parsa N, hashab M. POEM in the treatment of esophageal disorders. Curr Treat Options Gastro, 2018, 16（1）: 27-40.

21. Ramchandani M, Nageshwar Reddy D, Nabi Z, et al. Management of achalasia cardia: Expert consensus statements. J Gastroenterol Hepatol, 2018, 33（8）: 1436-1444.

第二节　胃食管反流性疾病

美国胃肠及内镜外科学会（SAGES）的定义，胃食管反流病（gastroesophageal reflux disease, GERD）是由于抗反流结构功能失调，其中包括食管下括约肌功能不全、胃及食管排空功能障碍等机械因素，使胃内容物异常反流至食管，导致患者从出现症状（胃灼热）到组织损伤的一系列疾病过程，可伴有或不伴有并发症如癌变、呼吸道疾病。典型 GERD（以反流、胃灼热为主要表现）在美洲的患病率为 18.1%～27.8%，欧洲 8.8%～25.9%，中东 8.7%～33.1%，大洋洲 11.6%。亚太各地区低于欧美地区，为 3.9%～25%，但有明显的上升趋势。

在 GERD 的诊断必须获得客观依据。建议对所有患者进行胃镜检查，可以观察黏膜病变包括黏膜充血、水肿、糜烂、溃疡，并进行活检病理检查排除癌变。另外活检证实为 Barrett 食管也可作为胃食管反流病诊断的客观证据。在还未出现内镜客观表现的病例，食管 24h pH+ 阻抗监测是诊断 GERD 的"金标准"，此检查应在抑酸药物以及胃肠动力药物停用期间进行。术前食管测压检查可以发现抗反流手术的禁忌证如贲门失弛缓症，并根据测压结果来调整抗反流手术的类型。食管胃钡餐造影检查可以很好地发现解剖改变，特别是诊断巨大食管裂孔疝和短食管病例。因此 SAGES 指南规定必须至少具备下列一条客观证据之一才能诊断 GERD：

1. 有 GERD 典型胃灼热症状，胃镜检查有食管黏膜病损。

　　2. 病理证实存在 Barrett 食管。

　　3. 排除食管癌的食管狭窄。

　　4. 24h 食管 pH 监测存在胃食管反流。

一、病因认知的历史、演变及启示

　　20 世纪 30 年代中期，医学界开始对胃食管反流病给予重视，该病被认为是一个重大的临床课题。第二次世界大战之后，胃食管反流才被确认为食管炎的主要致病原因。当时因为胃食管反流病常与食管裂孔疝同时存在，裂孔疝便被当作是胃食管反流病的致病原因。因此，外科医生试图用简单地缝合膈肌脚的方法使疝复位，以消除症状，但手术效果很不理想，失败病例很多。直到 1951 年，Allison 提出外科手术的目的应是恢复贲门部功能，而不是单纯将疝复位。虽然 Allison 设计的手术方法尚不完善，手术复发率很高，但他首先建立了抗反流外科的现代观念。其后，在正确的抗反流机制知识指导下，外科医生不断设计出各种手术方法，都是在食管胃连接部做一些缝合，并把贲门固定在腹腔，构成一段食管腹段，方法之多，不下数十种。但其中不少术式或因设计欠合理，或因临床上施行不多，逐渐被弃而不用，最后剩下 360° 全周胃底折叠术（Nissen 手术）、240° 胃底折叠术（Belsey4 号手术）、经腹胃后固定术（Hill 手术）、贲门后胃底固定术（Toupet 手术）、贲门前胃底固定术（Dor 手术）等数种术式被采用。

　　20 世纪 90 年代开始，腹腔镜手术用于治疗胃食管反流病。很快，经腹腔镜抗反流手术逐渐取代了开放手术，这是抗反流手术的一项重大技术进步。通过近 30 年来的疗效观察，微创手术已可以取得与开放手术相同的疗效。

二、临床表现的基本特点及新变化

　　胃灼热是胃食管反流病最常见的症状，这是由于食管黏膜接触刺激性食物，特别是酸的结果。此外，反酸也是最常见症状之一，患者在不用力的情况下，胃或食管的内容物返回到咽或者口腔。包括吞咽痛及吞咽困难也是患者最多的主诉。随着生活质量的提高和生活方式的改变，胃食管反流病临床表现出新的变化，很多患者的表现并不典型，极易与呼吸科、耳鼻喉科疾病症状混淆而误诊。如呼吸系统的哮喘、慢性咳嗽、非心源性胸痛以及阻塞性呼吸暂停综合征，耳鼻喉科的慢性咽喉炎、中耳炎、慢性鼻窦炎以及阵发性喉痉挛等。老年人 GERD 的反酸、胃灼热症状不典型，而以食欲减退、呕吐、吞咽困难、贫血、体重减轻等非典型症状相对多见，也可表现为长期咽痛、咽部溃疡、声音嘶哑、慢性咳嗽、哮喘及反复发生的吸入性肺炎等胃食管外症状。

　　临床上的一些现象引起我们思考，如我国和西方在胃食管反流病发病率的统计上相差很大，而许多有上述症状的呼吸科及耳鼻喉科患者治疗效果不佳，提示我们可能因没有注意到胃食管反流病的非典型症状而导致患者的误诊误治。随着生活水平和诊疗技术的提高，临床医生及患者对此病的认知逐渐增加。确诊例数和手术例数也明显增加。

三、诊断标准的变迁与思考

（一）内镜检查

　　通过内镜检查可直接观察食管炎症情况，并取黏膜活检，是诊断胃食管反流病最准确的方法。内镜检查不但可观察到反流相关并发症，如反流性食管炎以及更为复杂的消化性狭窄、食管溃疡等情况，而且还可以显示贲门松弛、食管裂孔增大乃至食管裂孔疝等导致 GERD 发生发展的解剖学改变。对可疑胃食管反流病患者一般先行内镜检查，特别是症状发生频繁、程度严重、伴有报警征象或有肿瘤家族史的患者。上消化道内镜检查有助于确定有无反流性食管炎以及排除有无合并症和并发症，如食管裂孔疝、食管炎性狭窄、食管贲门癌等。内镜检查能尽早明确诊断。

　　根据内镜检查所见严重程度不同，有多种分级方法，常用的有：

　　1. Savary-Miller 分级及内镜表现　①Ⅰ级：贲门上方一处或多处非融合性的黏膜损害，红斑或不伴有渗出及表浅糜烂；②Ⅱ级：融合性糜烂，渗出性病变，但未完全累及食管一周；③Ⅲ级：融合性糜烂、渗出病变，已经完全累及食管一周，导致食管壁炎性浸润,但未引起狭窄;④Ⅳ级:黏膜糜烂发展为溃疡、纤维化、狭窄、食管缩短伴Barrett食管等。

2. 我国内镜诊断分型 ①轻度:红色条纹和红斑,累及食管下1/3。②中度:糜烂累及食管中、下段1/2食管圆周。③重度:Ⅰ级:糜烂累及食管中、下段及1/2食管圆周;或已累及上段,或形成溃疡及<1/3食管圆周;Ⅱ级:溃疡累及>1/3食管圆周。

(二)X线钡餐造影

上消化道X线钡餐造影检查是诊断胃食管反流病的一种基本方法,具有简便、安全、痛苦小、易被患者接受、直观等特点,它可以观察食管蠕动情况,并可发现食管憩室、裂孔疝和肿瘤等病变。在检查过程中已通过变换患者不同的体位或通过各种增加腹压的方法进行观察,特别头低位等可用于胃食管反流的诱发和滑动性食管裂孔疝的诊断。通过钡餐造影可直接观察到胃食管反流的高度、量、频率以及食管廓清能力。该方法尤其对于食管裂孔疝的诊断最有价值,可以确定疝的大小和分型。气钡双重造影可以显示良好的食管黏膜,食管炎时可见食管黏膜粗糙、溃疡等改变。

(三)24h食管pH监测以及食管阻抗监测

食管pH值测定是将一个微型腔内pH传感器直接送入食管内,然后由体外记录装置记录pH值变化。食管内pH监测常用的6种参数即:①总pH<4的时间百分率(%);②直立位pH<4的时间百分率分数;③卧位pH<4的时间百分率;④反流次数;⑤pH<4长于5min的长反流次数;⑥最长反流持续时间。一般认为24h pH监测敏感性最高。24h pH监测主要反映食管内酸性反流物的活动参数及与症状的相关性,是诊断胃食管反流病的"金标准"。其意义在于证实反流存在与否。它能够详细显示酸反流、昼夜酸反流规律、酸反流与症状的关系以及患者对治疗的反应,使治疗个体化。

pH电极放置于食管下括约肌(lower esophageal sphincter, LES)上缘上5cm处,以监测远端食管酸暴露,同时防止电极意外滑到胃内导致监测失败。24h pH监测DeMeester积分大于14.72分则诊断为病理性酸反流。

阻抗是用交流电测量电阻,阻抗测量技术可同时监测酸性和非酸性反流、反流物的性质(液体或气态)、反流的高度和症状反流相关性等反流参数,有助于提高GERD的诊治水平。24h阻抗监测技术可以显示食团通过食管的情况,明确反流物的性质(气体、液体或气体液体混合物),通过该技术可以监测到食管24h pH监测无法发现的pH大于4的弱酸性反流以及非酸性反流事件,食管24h pH和阻抗监测的结合可以探测到食管24h内发生的所有的反流事件,明确反流物为酸性或非酸性以及反流物与反流症状的关系,为胃食管反流病的诊断提供最为直接可靠的临床证据。

24h阻抗-pH监测时患者必须及时准确记录临床症状,结合监测到的反流事件,计算症状相关参数症状指数(symptom index, SI)、症状敏感指数(symptom sensitivity index, SSI)和症状相关概率(symptomassociation probability, SAP)。胃食管反流事件超过73次,或SI>50%,或SAP>95%均可视为阻抗检查结果阳性。SI和SAP阳性亦可作为非糜烂性胃食管反流病(non-erosive gastrooesophageal reflux disease, NERD)的诊断标准。

(四)食管胆汁反流测定

部分胃食管反流病患者的症状和并发症与十二指肠内容物反流有关。该过程涉及非酸性反流物质因素参与,特别是与胆汁反流相关。在阻抗技术应用之前,最敏感的检测十二指肠胃食管反流的方法是胆红素监测,通过监测胆红素以反映是否存在胆汁反流及其程度。但多数十二指肠内容物反流与胃内容物反流同时存在,且抑酸治疗后症状有所缓解,因此胆汁反流检测的应用有一定局限性。

(五)高分辨率食管测压

高分辨率食管测压可简单快捷地用于食管动力的评估和食管裂孔疝的诊断,可以直观显示食管体部的蠕动功能,上食管括约肌(upper esophageal sphincter, UES)、LES静息和吞咽状态下食管体部的功能,以及LES和膈肌脚的分离现象,已被广泛应用于胃食管反流病和贲门失弛缓症等食管动力障碍性疾病的诊断和鉴别诊断。而且通过高分辨率食管测压可以在抗反流手术前获知有关食管下括约肌和食管体部运动异常的信息。它虽然不能直接反映胃食管反流，但能反映食管胃结合部的屏障功能。比如在反流性食管炎测压中往往有 LES 压力降低；裂孔疝患者的测压中可见食管下括约肌高压带呈双峰曲线（即有两个高压带）。在胃食管反流病的诊断中，食管测压除了能帮助食管 pH 电极定位、术前评估食管功能和预测手术外，还能预测抗反流治疗的疗效和是否需长期维持治疗。

（六）标准酸滴注试验

标准酸滴注试验是测定食管黏膜对酸敏感性的一种方法。患者取坐位，空腹于鼻腔插入双腔胃管到 30cm 处固定。在未预先告知患者使用何种溶液的情况下，先以每分钟 100~200 滴（约 6~7.5ml）速度滴注生理盐水 10~15min 做对照，如患者无特殊不适，则换注 0.1mol/L 的 HCl 共 10~15min，滴注同前，如在滴酸过程中患者出现胸骨后疼痛、烧灼感时，则予停注，再换滴生理盐水，症状消失，如此可重复两次。如滴酸后不引起症状为阴性；滴酸后诉胸骨后烧灼及疼痛，提示食管炎；如盐水和盐酸滴入均阳性，则可能是高敏感者。本试验阳性者与食管炎程度不成正比，可能与患者对酸的敏感程度有关。本试验对确定食管源性胸痛有一定帮助。

（七）食管酸清除试验

食管酸清除试验是判断食管清除胃反流物能力的方法。将 pH 电极置 LES 上方 5cm 处，一次注入 15ml 0.1mol/L 的 HCL，此时食管内 pH 值降至 1.5 以下，嘱患者每隔 30s 吞咽 1 次，正常人在少于 10 次吞咽动作后可清除酸负荷，大多数经 1~3 次吞咽后即清除。如吞咽 10 次以上 pH 值仍未达到 5 以上即为阳性，说明食管清除功能不良。

（八）食管闪烁扫描

该方法是一种生理性无创检查法，对诊断胃食管反流病的敏感性较高。通常摄入 8.1MBq^{99m}Tc 标记的硫化胶体和 300ml 酸化橘子汁，测定食管放射活性来判断，可通过缚在腹部的可充气带加压来增加检出率。

四、手术适应证及禁忌证的演变与启示

胃食管反流病的治疗目标是：缓解症状、治愈食管炎、预防复发和并发症。治疗原则是改变生活方式，规范药物治疗，慎重选用内镜治疗。治疗的目的是：①减轻或消除胃食管反流症状；②减轻反流物对食管黏膜的损伤，增强食管防御功能，预防和治疗严重并发症；③防止胃食管反流复发。

胃食管反流病可以通过改变生活方式、药物以及外科手术等治疗方法来稳定患者病情，改善生活质量。许多胃食管反流病患者通过消除日常生活中诱发反流的因素来使症状得到大幅度改善。生活方式改变通常与非药物或药物治疗相结合。然而部分胃食管反流病患者病情反复发作，无法停药，甚至少数患者药物治疗后症状仍无法缓解，尤其对于伴有食管裂孔疝的患者，药物治疗难以奏效。

大量临床研究表明对于严重或顽固的胃食管反流病需要采取外科治疗。外科方法短期疗效明显，症状缓解迅速，约可获得 90% 的胃灼热和反食症状缓解率，但远期疗效尚不理想，而且疗效受手术经验影响很大。因此对于严重反流性食管炎，内科治疗无效，可考虑行外科治疗，以增强食管下括约肌的抗反流作用，缓解症状，减少抑酸药物的使用，提高患者生存质量。并且在术前应进行 24h 食管 pH 值 + 阻抗监测和高分辨率食管测压，了解患者反流的严重程度和食管下括约肌及食管体部的运动功能，进而指导选择不同的手术方式。一般主张行腹腔镜下抗反流手术。

（一）外科治疗的适应证

1. 内科治疗失败，主要表现为充分而有效的内科药物（PPI）治疗，历时半年以上，仍不能缓解症状者，或虽然缓解，但停药后症状复发者。

2. 难以耐受内科治疗而自愿接受外科治疗的病例。

3. 胃食管反流病的重大并发症，如重度消化性食管炎（Sacary-Miller Ⅲ 或 Ⅳ 级）、食管狭窄或两者并有、出血、反流引起的喉炎、咽炎、肺炎、哮喘、短食管，年轻患者（小于 50 岁）更应考虑手术。

4. Barrett 食管，有反流症状，药物治疗不成功者；细胞有重度异型改变或癌变。

5. 食管 24h pH 监测证实,患者反复发作的哮喘、嘶哑、咳嗽、胸闷以及误咽等症状确由胃食管反流引起。

6. 食管旁疝和混合型食管裂孔疝。

7. 抗反流手术后复发,并有严重反流症状者。

8. 儿童胃食管反流病引起呼吸道并发症,特别是反复发作的患者,或有因反流造成窒息的病史。

9. 食管运动功能障碍性疾病(如贲门失弛缓症),行贲门肌层切开术,为了防止日后的胃食管反流。

(二)外科治疗的禁忌证

1. 内科治疗不充分。

2. 缺乏反流的客观事实,特别是内镜检查和食管 24h pH 检测的证据。

3. 症状是否由食管反流病引起尚难肯定,目前症状不排除由心绞痛、胃本身疾病或胆系疾病引起。

4. 有精神症状的胃食管反流患者。

5. 仅有胃食管反流而无并发症。

6. 无症状的滑动性食管裂孔疝。

对于胃食管反流病手术治疗应在严格掌握适应证及禁忌证的基础上,要考虑以下两点:①对于缺乏胃食管反流的客观证据,其症状可能是由非反流性疾病引起的患者,以及虽已确诊为胃食管反流病,但未经过充分内科治疗的患者,不宜贸然采用外科手术治疗。②抗反流手术失败者,约50%是由于手术适应证掌握错误引起。手术可能造成严重后果,同时考虑当前医疗环境,GERD 手术适应证是否应该缩小。

五、治疗方法的比较与启示

(一)Nissen 手术

即全周胃底折叠术(360° fundoplicaion)。手术原理:通过胃底折叠,可以达到以下目的:①升高食管下括约肌压力。②折叠的胃底起活瓣作用,只允许食物单方向通过。③增加腹内食管的长度。④胃底折叠防止了胃底部的膨胀。德国人 Rudolf Nissen 由于不满意前人如 Allison 等对食管裂孔疝解剖上的修复,于 1956 年发表了其设计的术式。其后经多次改进,并屡屡发表文章介绍此手术,直到 1977 年他发表了最终的文章。通过 20 年的经验积累,Nissen 认为此手术能消除裂孔疝,使贲门复位,恢复食管胃角结构,在食管下括约肌处建立了一个活瓣机制。Nissen 手术是目前采用最为广泛和施行例数最多的术式,被奉为抗反流手术的经典手术(图 1-5-3)。

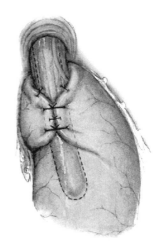

图 1-5-3 Nissen 手术

Nissen 手术原系采用左肋下切口进路,但临床上多用上腹部正中切口,现多经腹腔镜下手术。下列情况则应经胸操作,折叠的胃底部分留在胸内,或放置于膈下:

(1)有失败的抗反流手术史。

(2)短食管。

(3)有胸内情况需经胸处理,如膈上憩室、食管运动障碍等。

(4)极度肥胖者。

进腹后先切断左侧三角韧带,向右牵拉肝左叶。从食管腹段前面横行切开后腹膜和膈食管膜,游离足够长的食管下段,以纱布带或胶带绕过,牵引食管。充分游离胃底,小弯侧切开肝胃韧带上部,一般不需切断胃左动脉;大弯侧切开胃脾韧带和离断胃短动脉。胃上部的后面予以游离,避免折叠缝合时有张力。剔除贲门部脂肪组织。上述游离过程中应注意保护迷走神经,勿使受损。将游离的胃底绕经贲门后面,拽向右侧,在食管下端前面与左侧的胃前壁相遇,即完成胃底对食管胃连接部的包绕。然后缝合胃底,为 4~5 针浆肌层缝合,中间穿经食管肌层,全部缝合长 6cm。为了巩固折叠的位置,防止滑脱,把折叠的胃壁下边用间断浆肌层缝合固定于胃壁上。折叠的胃底部应该够松，为了避免缝合过紧，在食管内插入一46~50F Maloney 探条作支撑物，亦有人用 60F 探条，视具体情况而定。探条在原位不动时，缝合部分应通过拇指或示指。然后在食管后面缝合左右膈脚，以缩窄膈裂孔。缝合之后，食管旁可容一指通过膈裂孔。

全胃底折叠术包括传统的和改良的两种术式。鉴于传统式式术后有较多的机械性并发症（mechanical complications），如包绕部分滑脱、缝合裂开、胃胀气、嗳气困难和气顶综合征（gas bloat syndrome）等，Donahue 等（1985）和 DeMeester 等先后将折叠缝合改为 2cm 或更短，且包绕缝合较松弛，称为短松 Nissen 手术（short floppy Nissen）。DeMeester（1986）又简化为只缝合一针，为了避免缝合线撕脱，缝合处以聚四氟乙烯片作衬垫，以加强组织力量。经过改良的 Nissen 手术，与传统术式比较，疗效已有提高，术后吞咽困难发生率由 21% 降至 7%。

Nissen 手术还常与其他手术结合进行，如 Collis-Nissen 手术用于短食管；Thal-Nissen 手术用于消化性食管狭窄；贲门失弛缓症和弥漫性食管痉挛行食管肌层切开后，可同时行全胃底折叠术。

（二）Belsey 4 号手术

是胃前壁 240° 部分折叠术，所以称为 Belsey 4 号手术（Belsey MarkⅣ），该式式一度被认为是治疗食管裂孔疝引起的反流性食管炎的经典术式。Belsey 经过多年实践，试图设计一恢复贲门活瓣机制的手术，其第一个式式（1 号手术）基本是 Allison 手术的改良术式，2 号和 3 号手术是建立腹段食管和做不同程度胃底折叠的手术。这三种手术疗效皆欠满意，遂弃而不用，又于 1952 年设计了另一新的式式，故命名为 4 号手术（Skinner，Belsey，1988）。

手术系经左侧第 6 肋间进胸，游离食管，向上直达主动脉弓下方。从贲门前面切开膈食管膜和腹膜，游离贲门部全周和胃近端。左膈下动脉和胃左动脉的分支均予切断，剔除食管胃连接部的脂肪组织，注意保护迷走神经。用 3~5 针不吸收材料缝合左右膈脚，缝线暂不打结。前面，用两排缝线缝合折叠食管胃连接部。每排至少包括 3

针，均为垂直褥式（U 形）缝合。第 1 排在胃上缝浆肌层，食管上缝肌层，分别缝在食管胃连接部以上、以下 1.5cm 处。在第 1 排缝线打结之后，第 2 排缝合缝针首先从膈裂孔边缘膈上面穿至膈下面，其余如同第 1 排缝合，胃 - 食管 - 胃做 U 形缝合，最后缝针由膈下面穿至膈上面开始缝合处附近。第 2 排距第 1 排缝线线结 1.5~2cm。第 2 排缝线打结后，食管胃连接部自然降至膈下，且无张力。此手术的缝合包绕食管胃连接部全周的 240°。后面，膈脚的缝线松松打结，食管与其后面的膈裂孔应能很容易地插入一指。缝合时进针太深或结扎太紧，均易引起食管和胃壁穿孔或坏死。因为缝合线有可能割透食管壁与膈肌，在缝合第 2 排时以涤纶片或聚四氟乙烯片作衬垫物，可以加强缝合。

（三）Hill 手术

此式式是经腹胃后固定术（transabdominal posterior gastropexy），Hill 于 1967 年首先报道。是经腹部切口行裂孔疝修复，进而治疗反流性食管炎。手术原理：①恢复腹段食管，保持腹内食管段的长度。②加大胃食管角（His 角）。③紧缩贲门部套索纤维，使食管下括约肌的腹内压增高。

手术系经腹操作，取上腹正中切口，食管胃连接部暴露和周围组织的游离如 Nissen 或 Belsey 手术。但在横行切开膈食管膜时，在食管胃连接部留尽量多的该膜的束带组织，用于修复。将食管拉向左侧，暴露主动脉前筋膜。腹主动脉与腹腔动脉的搏动甚易触到。内侧弓状韧带恰位于腹主动脉前面和腹腔动脉的上方，用钝性剥离，使其与其下方的腹腔动脉分开。松松地缝合左右膈脚，关闭膈裂孔。用粗的不吸收缝线经靠近胃小弯的胃前壁做浆肌层缝合，缝针穿经膈食管膜束带，再依次穿经分离的小网膜前层与后层，胃后壁的束带，最后缝合于内侧弓状韧带上。一般缝合 5 针，长约 3~4cm。手术最终是在食管下端建立一纵长形的折叠，形成一长的食管腹段，并轻微地弯向右侧。

Hill 首先应用手术中测压技术来指导缝合。他认为术中食管下括约肌压力应达到 50~57mmHg。根据其 200 例的测压经验，此范围的压力术后可降到 15~25mmHg，即术中测到的压力折半，即为正常食管下括约肌压力。术中如果压力超过60mmHg，缝合应松一些。如压力低于40mmHg，缝合应再紧一些。

胃后固定术的主要困难是识别内侧弓状韧带在腹主动脉前的部分。对肥胖患者的操作尤为困难。如不能准确识别此韧带，缝合时可能仅缝在腹膜或腹膜后脂肪上。此手术也容易损及腹腔动脉，此血管或恰从内侧弓状韧带下方发自腹主动脉，或掩盖在此韧带之后。

1976年Vansant报道了400例改良Hill手术，方法是用膈食管膜束带单独缝合，对食管胃连接部构成一套索，经内侧弓状韧带的缝线穿经该套索打结，再把胃底缝合于食管裂孔前缘和膈脚上（图1-5-4）。

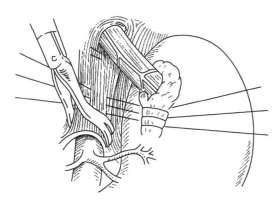

图1-5-4　Hill手术

（四）Toupet手术

为半胃底折叠术（toupet semifundoplication）或240°~270°胃底后壁折叠术。1963年Toupet用法文发表此手术。手术是将胃后壁折叠部分缝合于膈脚上，恢复了对食管下括约肌的支持作用和防止折叠部分进入胸内。

手术为经腹操作，充分游离胃底部与食管末端如同Nissen手术的做法，把胃底由食管后牵拉至食管右侧，显露膈脚，将胃底和胃后壁上部缝合于右膈脚上，再将食管右缘与胃底缝合，食管左缘与胃底缝合。胃底缝合于膈脚上，不仅可防止胃从膈裂孔疝入胸内，更重要的是减少食管胃缝合的张力，避免撕脱。与其他手术相比，此手术不缝合膈裂孔本身，除非裂孔太大（如有混合型食管裂孔疝时），此时可在行胃底折叠之前，在食管前面缝合裂孔。

对有食管运动障碍的患者和推动性蠕动能力降低的患者，Toupet手术是最好的选择，因为此术式可减少术后吞咽困难和气顶等副作用，其实此术式亦可作为任何反流患者的首选术式（图1-5-5）。

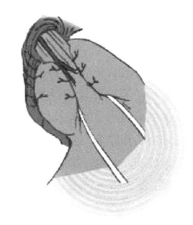

图1-5-5　Toupet手术

（五）Dor手术

是食管胃连接部前壁180°包绕，1962年Dor报道。方法是将胃底松动后拉至食管前面，缝合于食管腹段的左壁和前壁上。游离胃底时可离断1支或数支胃短动脉，或不予离断。食管与胃两行纵行缝合各长4cm。最后将左右膈脚缝合。贲门失弛缓症行贲门肌层切开术后，行Dor手术可将胃底掩盖在食管胃连接部黏膜下层上，起保护作用。此种术式还可恢复足够长度的腹段食管。

（六）Gallone手术

是食管腹段前壁与胃底做180°折叠缝合，方法与Dor手术相似，同样起到把食管腹段固定在腹内的作用。最后缝合左右膈脚。

（七）贲门斜行套叠术

王其彰于1995年设计了贲门斜行套叠术，动物实验证明行之有效后，已应用于临床。手术一般可经腹施行，短食管或食管旁疝须经胸操作。用纱带向下牵拉食管，食管末端与胃上部予以游离，包括膈食管韧带、胃短动脉、胃左动脉。以食管胃连接部为中心，将胃大弯侧胃壁缝合于食管左侧上，缝合点各距食管胃连接部4cm。再将胃小弯侧胃壁缝合于食管右侧上，缝合点各距食管胃连接部2cm。胃前壁中点与胃后壁中点分别缝合于食管前壁与后壁上，各距食管胃连接部3cm。

然后在上述 4 处缝合的间隙缝合胃与食管壁,完成一周的缝合。此种术式的有效性在于:①延长了食管腹段;②缩小食管胃角;③紧缩了胃底,以减少暂时性食管下括约肌松弛;④套入胃腔的食管末端加强了贲门部"玫瑰花结"的作用;⑤符合 LaPlace 定律。

(八)磁性括约肌增强器

磁性括约肌增强器,简称磁力环,由若干相互连接的磁性珠子连接而成。利用磁力环增强食管下括约肌的压力。

磁力环的设计是食管胃连接部能够随意或部分打开,最大限度保留了括约肌的功能。临床对照试验表明,磁力环放置后,可达到与胃底折叠术相同的临床治疗效果,患者均症状改善明显。

值得思考的问题:

1. Toupet 手术与 Nissen 手术的选择问题 有 9 个随机对比研究比较了包括开放与腔镜 Toupet 手术与 Nissen 手术后 1~5 年随访的结果。大部分研究结果表明,Toupet 手术吞咽困难的发生率较 Nissen 手术组低,而胃灼热症状控制两组无差别。另外在其他结果指标方面,两组也无差别。一项研究比较了 1.5cm 长与 3.0cm 长的 Toupet 手术的疗效,3.0cm 长 Toupet 手术在反流控制方面优于 1.5cm 长 Toupet 手术,吞咽困难症状的发生率两组无差别。Nissen 胃底折叠术的长度不影响反流控制率,但有如下趋势:在随访 12 个月的时间节点上,3.0cm 长的 Nissen 胃折叠术吞咽困难的发生率高于 1.5cm 长 Nissen 手术。现在的临床研究没有超过 5 年的临床资料,因此,需要进行长期随访研究资料,才能确定 Toupet 与 Nissen 手术的长期结果。

2. 部分与全周抗反流手术的选择问题 到目前为止,有 11 项随机对比研究和 2 项 Meta 分析比较了部分与全周抗反流手术,1 项随机对比研究比较了两种部分胃底折叠术的结果。在这些报道的病例中仅 1 例死亡,死亡率仅为 0.07%,死亡原因为食管损伤造成的纵隔感染。根据两个 Meta 分析,围手术期并发症发生率两组无差别。手术时间两组也无差别,大约在 90min。

关于手术后并发症,如手术后吞咽困难、气

胀综合征、胃肠胀气、再手术率全周胃底折叠均高于部分胃底折叠。在食管炎、胃灼热、持续酸反流、长期效果优良率、Visick 评分 1 分与 2 分比率两组无差别。有趣的是按照食管动力学选择抗反流手术方式受到挑战,伴食管运动功能障碍患者的手术结果,并不受抗反流手术类型的影响。

由于文献报道的部分胃底折叠术的不一致性,这就需要更多文献及观察来分析与比较。

3. 前壁与全周抗反流手术的选择问题 4 个 RCT 研究比较了腔镜前壁抗反流手术与腔镜全周抗反流结果,包括了 457 例患者,进行了 6~10 个月随访。其中 2 个研究为前壁 180° 抗反流手术,另 2 个为前壁 90° 抗反流手术。根据这些研究,前壁抗反流手术吞咽困难的发生率较全周抗反流手术低,酸反流控制效果较全周抗反流效果差,再手术率相对较高。两组患者的满意度评分无差别。关于前壁 90° 或 180° 抗反流手术疗效的区别并不清楚,原因是没有进行类似对比研究,但有作者认为 90° 抗反流手术疗效差。

4. 前壁与 Toupet 手术选择问题 一项随机对比研究比较了两个部分胃底折叠术,120° 前壁和 180° ~200° 后壁胃底折叠术。这一研究对 95 个患者随访了 5 年,随访率为 95%,结果表明在反流控制方面,后壁抗反流手术优于前壁,而吞咽困难发生情况两组无差别。除此之外,此研究还报道了前壁抗反流手术组较高的 PPI 使用率,较多的食管酸暴露,较高的再手术率和较低的患者满意度,因此得出结论,由于前壁的抗反流手术抗反流效果不完全,因此不推荐作为治疗 GERD 的常规手术。

综上所述,根据现有的证据,部分胃底折叠术与全周胃底折叠术 5 年随访结果相比,吞咽困难发生率低,再手术率低,患者满意度和酸控制率相当。根据食管运动功能结果选择抗反流手术类型似乎并不可取。在缺乏长期随访资料的情况下比较抗反流手术的疗效,指出某种手术方式优于另一种手术方式是困难的。但从文献报道看,前壁抗反流手术的长期疗效不如全周,回顾性研究结果也表明,部分抗反流手术的疗效也不如全周抗反流手术。尽管如此,研究表明,经过严格训练的外科医师,腹腔镜部分抗反流手术或短的全周 Nissen(1~2cm)在减少手术后的吞咽困难方面优于在腔内放置粗探条(56F),选择全周抗反流手术和长的后壁抗反流手术(大于3cm)可使抗反流的效果最大化。在选择抗反流手术方面存在地域差别,北美医生们喜欢选择全周抗反流手术,主要考虑到远期疗效较好。

5. 术前胃排空对手术的影响 胃排空延缓有可能影响术后胃张力和手术疗效。但一项前瞻性非随机研究表明,胃排空与抗反流手术疗效无关。有鉴于上述一些影响抗反流手术疗效的影响因素,手术前应特别注意以下几点:

(1)医生应当清楚,术前对 PPI 治疗依从性差或无反应的患者,抗反流手术疗效差。

(2)只要患者能耐受手术,年龄不应成为手术禁忌证,因为此类患者的术后结果与年轻人相同。

(3)术后早期应当尽量避免恶心、打嗝、呕吐,因为证据表明,这些症状能够导致解剖术后早期解剖撕裂进而造成手术失败。

(4)对于严重抑郁症的患者,应采用部分胃底折叠术,因在此类人群中这一手术方法效果更佳。

6. 抗反流手术失败的再手术问题 许多学者用同样的手术方法矫正失败的手术。多个回顾研究报道了短期和长期腹腔镜抗反流手术失败再手术方法的12个月随访结果。与第一次手术相比,再手术治疗手术时间明显延长,中转开放手术率明显增加,手术并发症明显增高(30d 死亡率小于1%,食管胃穿孔 11%~25%,气胸 7%~18%,脾损伤 2%,迷走神经损伤 7%)。尽管如此,手术后吞咽困难和气胀综合征的发生率比第一次手术并无明显增加。第二次手术后 18 个月的随访患者的满意率明显增加,胃灼热症状的控制率在 68%~89%,反胃症状的控制率在 83%~88%。根据客观检查,13% 的患者 3 个月后仍存在反流。

7. 磁力环的放置,手术时间短,效果明显,患者舒适度增加,对人体解剖有最小的影响,但临床例数较少,需大宗病例,以观察其疗效。

六、展望

目前,胃食管反流病的外科治疗向更微创的方向发展。一种方法是通过口腔 - 食管导入射频装置,使食管下括约肌遭受组织损伤而增加其压力,起到抗反流作用。还有一种方法是通过内镜安装 EndoCinch 装置,对食管胃交接处进行折叠缝合,称为经内镜胃成形术,以增加食管下括约肌压力和长度,起到抗反流作用。更有学者报告,通过内镜注射器将生物多聚体注射到食管下括约肌部位的黏膜下,凝固后增加食管下括约肌压力,起到抗反流作用。与此相同,有学者将水凝胶假体,通过内镜装置钉于食管下括约肌部位的黏膜下,水凝胶遇水膨胀,增加食管下括约肌部位的压力,发挥抗反流作用。

虽然上述方法还有待长期的临床观察,但可以看得出,未来胃食管反流病的外科治疗会向着更微创、更有效的方向发展。

(刘俊峰 姜 涛)

参 考 文 献

1. Penagini R, AL Dabbagh M, Misiewicz JJ, et al. Effect of dilatation of peptic esophageal strictures on gastroesophageal reflux, dysphagia and stricture diameter. Dig Dis Sci, 1988, 33: 389-392.

2. Debley JS, Carter ER, Redding GJ. Prevalence and impact of gastroesophageal reflux in adolescents with asthma: a population based study. Pediatr Pulmonol, 2006, 41: 475-481.

3. Rice TW. Why antireflux surgery fails. Dig Dis, 2000, 18: 43-47.

4. 王其彰,李文起,李保庆,等. 贲门斜行套叠术——一种新的抗反流手术. 中华外科杂志, 1995, 33: 73-75.

5. Shan CX, Zhang W, Zheng XM, et al. Evidence-based appraisal in laparoscopic Nissen and Toupet fundoplications for gastroesophageal reflux disease. World Journal of Gastroenterology, 2010, 16(24): 3063-3071.

6. El-Serag HB, Sweet S, Winchester CC, et al. Update on the epidemiology of gastro-oesophageal reflux disease: a systematic review. Gut, 2014, 63（6）: 871-880.

7. Fock KM, Talley N, Goh KL, et al. Asia-Pacific consensus on the management of gastro-oesophageal reflux disease: an update focusing on refractory reflux disease and Barrett's oesophagus. Gut, 2016, 65（9）: 1402-1415.

8. Kessing BF, Bredenoord AJ, Weijenborg PW, et al. Esophageal acid exposure decreases intraluminal baseline impedance levels. Am J Gastroenterol, 2011, 106（12）: 2093-2097.

9. 孙益峰, 杨煜, 张晓彬, 等. 磁力环治疗胃食管反流性疾病的实验研究. 中华胸部外科电子杂志, 2018, 5: 42-46.

第六章　食管癌

食管癌是全球常见的恶性肿瘤之一,其发病率和死亡率分别居全部恶性肿瘤的第八位和第六位。我国是世界上食管癌发病率和死亡率最高的国家。自1913年世界上首例食管癌切除成功以来,由于外科手术既可根治性切除肿瘤,又可改善患者生活质量,延长生存时间,因此迄今为止,外科仍然是可切除食管癌的首选治疗方式。随着对这一疾病认识的逐渐深入和循证医学方法的引入,在过去的近百年间,治疗策略及手术方式经历了从单纯肿瘤切除+食管重建到肿瘤切除+食管重建+系统淋巴结清扫,从大切口的开放手术到胸腹腔镜联合的微创手术,以及从单一学科到多学科(MDT)综合治疗的演进过程。

第一节　病因认知的历史、演变及启示

食管癌是一个古老而又常见的疾病,早在两千年前我国的史书中就有关于食管吞咽障碍的记载,当时称之为"噎膈"。西方国家关于食管癌的记载也可追溯到公元2世纪。

我国是食管癌的高发地区。根据2018年全国肿瘤登记中心公布的2014年统计,我国食管癌的发病率和死亡率均为全部恶性肿瘤的第6位。

食管癌发病率的地区性差异非常大,高发区和低发区的发病率可相差60倍。高发地区包括亚洲(中国、伊朗、哈萨克斯坦、土库曼斯坦、沙特阿拉伯等)、东南非洲、法国北部和美洲(波多黎各、古巴、智利等)。而在美国,食管癌发病率很低,仅占所有恶性肿瘤的1%和所有上消化道肿瘤的6%。我国高发区主要在华北的山区,集中在太行山南麓,以晋冀豫三省交界处为中心,向四周呈同心圆状扩展。曾有报道,该区域食管癌年

平均死亡率超过100/10万的县市有19个。那么是什么因素造成了这种巨大差别呢?病因学研究提供了重要的信息。

20世纪50年代以来,我国对食管癌高发区(包括河北、河南、山西及北京的181个县市的5 000万人口)进行了大规模的流行病学调研,结果发现食管癌的发病因素随不同地区而异。例如太行山两侧发病率高,而且山区的发病率高于丘陵区,丘陵区高于平原区,发源于或流经高发区的河流沿岸居民死亡率也高。调查结果发现食管癌的危险因素包括年龄、性别、民族、遗传、生活习惯、环境、营养状况、化学、生物、相关疾病及有无癌前病变等。

1. **化学因素**　亚硝胺类化合物是国际公认的化学致癌物,动物实验也证明亚硝胺类化合物可以诱发食管癌。在一些食物和饮水中亚硝酸盐在酸性条件易形成胺,食物添加剂、酸菜以及卷烟烟雾中均含有亚硝基化合物。有研究发现,食管癌高发区其粮食和饮用水中亚硝胺的检出率比低发区明显升高。

2. **生物因素**　真菌毒素霉变食物的致癌作用已在动物实验中得到证明,玉米、小米、花生易被真菌污染(如黄曲霉菌、白地真菌等)并能促进亚硝胺的合成,可以诱发癌变。将亚硝胺加白地霉素诱发小鼠胃癌的发生率比单用亚硝胺者为高,因此推测真菌也有促癌作用。目前认为人类乳头状瘤病毒(HPV)可能与食管癌发病相关,有研究发现15%的食管鳞癌患者中发现有HPV-16或HPV-18病毒,10%的瘤体内含有异常HPV基因型。另有关于EB病毒可诱发食管癌的报道。

3. **食管慢性疾病**　长期的慢性食管炎症、贲门失弛缓症、食管裂孔疝、食管憩室、反流性食管炎、腐蚀性食管瘢痕狭窄、Barrett食管等疾病的食管癌发生率相对较高,可能与食管黏膜遭受长期

刺激和损伤有关。目前认为这些疾病为食管癌的癌前病变。

4. 饮食及生活习惯 食物的机械性、化学性刺激,如过硬、过热食物、进食过快、长期饮烈性酒、口腔不洁或龋齿等可引起食管上皮病理改变。膳食中缺乏动物脂肪、新鲜蔬菜、水果等,造成多种维生素缺乏,也与食管癌的发生有关。嗜酒量和酒质是欧美及日本等地的主要危险因素,不同种类的酒危险性不同,这是因为酿酒过程中不同的蒸馏方式,造成某些物质的污染,如:亚硝胺、霉菌、烷类及鞣酸等。嗜烟、酒者较仅嗜烟者,发病率高出 10~40 倍。饮酒会增加嗜烟者的高危性,因乙醇是一种高效溶剂,可以溶解脂溶性化合物,故可促进烟草中有害物质侵入食管上皮。乙醇抑制细胞代谢活动及癌基因的解毒,另可促进细胞的氧化作用,因此增加了 DNA 的损伤及形成肿瘤的危险。

5. 微量元素 我国的研究发现,微量元素的缺乏可能与食管癌的发生有一定关系,食管癌高发区的饮水、粮食和蔬菜中的钼、锰、铁、氟、溴、氯、锌、硒、磷、碘的含量均偏低。

6. 遗传因素 我国高发区 60% 的患者有家族史,高发区向低发区的移民中,其发病率仍保持在较高水平,如新加坡的发病率较高,被认为与我国高发区移民有关。但目前尚不能证实遗传因素的作用。关于食管癌发病机制的基础研究发现,食管癌细胞中普遍同时有一条或多条染色体增加或丢失,即异倍体。虽然尚未发现某一条染色体的变化与食管癌特异相关,但异倍体检出率的高低和染色体数目增减的多少与食管癌分化程度和有无转移成正相关,认为是判断食管癌预后的一个可靠指标。此外,研究还提示食管癌遗传易感性的基础可能缘于染色体不稳定性的增高,使得癌基因与抑癌基因有发生缺失和突变的倾向。

与肿瘤发生有关的遗传特性除了在细胞水平上表现为染色体异常外,在分子水平上主要表现为癌基因的激活、表达和抑癌基因的丢失或失活。已发现的 100 多个癌基因、10 多个抑癌基因中,与食管癌发生有关的癌基因、抑癌基因共有 10 余个, 包括 *ras*、*erbB*(*Her2/neu*)、*int-2*、*hst-1*、*c-myc*、*cyclin D1*、*p53*、*p16*、*p21*、*Rb*、*APC*、*MCC*、*DCC*、*nm23* 等。

7. 自然环境因素 在食管癌高发区的综合考察中发现,鸡的咽-食管癌发病率与人类完全一致,如河南林县(今林州市),鸡的食管癌发病率为 175.88/10 万,而人类为 161.33/10 万,同时病理改变两者也一致,高度提示高发区人与鸡的食管癌为共同因素所致。据此,有学者据此提出了农家肥与自然氮循环是我国食管癌的主要致病因素。

总之,食管癌的形成既非单纯环境因素所致,也非仅仅遗传因素所为,而是发生在食管上皮单纯增生、不典型增生、原位癌、浸润癌整个自然病史中的多因素、多阶段、多基因变异累积及其相互作用的复杂过程。因此,对食管癌发病机制的研究应由"一种因素一种疾病"的"线性"思维模式转变为着眼探索复杂性、偶然性、非决定论,强调综合性和整体性的"三维立体"研究模式,不仅要从一系列暴露因素中发现一些主要的危险因素,更要注重研究这些危险因素之间的相互作用以及这些"外因"如何通过基因这个"内因"发生作用。这无疑需要多学科间参与的团队行为,从各个角度协同攻关才能成功。

（李 辉）

第二节 临床表现的基本特点及新变化

食管癌为一种进展性疾病,在疾病的不同阶段,其临床表现的基本特点也不尽相同。

早期病例无吞咽困难,但有的病例可有咽下食物梗噎,食物通过缓慢,胸骨后针刺样疼痛或烧灼和食管内异物感。随病情发展,症状逐渐加重。

以上症状常间断出现,可呈缓慢地、进行性加重,有些可持续数年。这些症状并非特异性的,食管慢性炎症及损伤也可有相同表现,其发生的机制尚不清楚,目前认为与食管慢性炎症、早期肿瘤等的刺激有关,应注意两者的鉴别,在不能确诊时,应密切随诊。

进展期症状:因肿瘤进一步增大,超过食管周径的 2/3 以上,而引起的一系列症状,其程度与食管周径受累范围成正比。中、晚期食管癌的典型症状为进行性吞咽困难;先是难咽干硬的食物,尚可经水送下，随后发展为仅能进半流食、流食，终至滴水不入。患者逐渐消瘦及脱水。一般认为缩窄型、髓质型出现此症状较早，蕈伞型、腔内型及溃疡型较晚。值得注意的是，吞咽困难可能因肿瘤坏死脱落而短期内缓解，也可因食物等的阻塞而迅速加重，表现出"间断梗噎"的假象。

晚期食管癌的临床表现除吞咽困难外，多为肿瘤的并发症和压迫症状，如压迫气管可导致咳嗽、呼吸困难。侵犯食管外组织可出现持续胸痛或背痛。侵犯喉返神经，可发生声音嘶哑。癌肿侵入主动脉，可引起大呕血。如侵入气管，形成食管-气管瘘，或由于高度阻塞致食物反流入呼吸道，可引起进食时呛咳及肺部感染。远处转移时则表现为锁骨上淋巴结肿大、肝肿块、腹水及胸腔积液等。恶病质患者可表现为极度消瘦和衰竭。

肿瘤伴随症状：

1. **高钙血症** 为最常见的食管癌伴随症状，初诊时，其发生率仅为 1.3%，但在复发或不能切除的晚期患者，发生率可达 16%~38%。其病因明确为骨转移造成者占 6.5%。食管癌常见的其他异位分泌激素有：ACTH、VIP、降钙素及促胃液素异常分泌引起的库欣综合征、水样腹泻-低钾-胃酸缺乏综合征等，但临床非常罕见。

2. **食管运动功能障碍** 食管癌可引起假性贲门失弛缓症，其临床、放射学及测压检查均与贲门失弛缓症相似，故任何怀疑贲门失弛缓症者均应做详细的胃镜检查。

（李　辉）

第三节　诊断标准、分期的变迁与思考

与其他多数实体癌的诊断一样，食管癌的诊断要求定性诊断与定量诊断。定性诊断的确立指患者是否有食管癌的病理学诊断，是否需要按癌症治疗。一旦定性诊断确立，则需要判断肿瘤的程度，即定量诊断，最常用的方法就是 TNM 分期。须知只有较早期肿瘤方能从手术治疗中获益。而对晚期肿瘤，若实施以治愈为目的的手术非但无益甚至有害。而介于早、晚期之间的局部晚期患者，其初始治疗应是合理的诱导治疗，通过诱导治疗使手术尽可能充分地发挥根治作用，而不应该是直接手术。因此，食管癌的定性诊断与定量诊断贯穿着食管癌治疗的全过程，是成功治疗的前提。然而，自食管癌外科治疗成功以来，其定性诊断与定量诊断的改进历经曲折，目前仍存在许多问题。

一、定性诊断

食管癌是发生于食管黏膜上皮的恶性肿瘤，以进行性吞咽困难为主要症状。其根本的定性诊断是内镜下的活检和 / 或细胞学的诊断。

（一）取材方法

1. **食管镜** 食管镜是诊断及治疗食管疾病的重要工具，距今已有 150 多年的历史。1868 年 Kussmaul 发明了硬质食管镜。1880 年爱迪生发明的电灯改善了食管镜的照明。1889 年 Von Hacker 首次以食管镜诊断食管癌。20 世纪以来，食管镜得到许多改善，1954 年英国的 Hopkins 和 Kapany 发明光导纤维技术。1958 年 Hirschowitz 等研制光导纤维内镜。1963 年日本 Olympas 在光导纤维胃镜基础上，加装了活检装置及照相机。1982 年 Welch Allyn 研制了电子胃镜，即现代内镜，主要结构由内镜、摄像装置和显示器三部分组成。电子胃镜利用固体摄像元件将光能转变为电能，再经视频处理器将图像显示在电视监视器上进行观察。1982 年超声内镜问世，可判断癌肿的浸润深度。总之，内镜检查已成为诊断各种食管疾病，尤其是食管癌的一个重要手段。

2. **细胞学取材** 20 世纪 50 年代，河南医科大学病理学教授沈琼研制出"双腔管带网气囊"收集食管脱落细胞，经"巴氏染色"对食管脱落细胞行定性诊断。食管拉网细胞学检查广泛应用近 40 年，取得较好的效果，但因拉网过程受检者要承受一定痛苦。随着 1980 年后纤维内镜、电子内镜和染色内镜的推广及普及，拉网细胞学检查淡出了食管癌的定性诊断的取材方法之列。

（二）食管癌的病理学类型

食管癌是来源于食管黏膜上皮的恶性肿瘤，组织学特点可分为鳞癌、腺癌、腺鳞癌、未分化癌及其他类型。在我国，鳞癌最多，腺癌次之，因组织类型不同，其治疗方法及预后也有所不同，因而十分重要。

1. **鳞癌** 肉眼上早期可表现为息肉、斑块或黏膜增厚，进展期表现为溃疡型、蕈伞型或缩窄型。鳞癌镜下可见不同程度的角化，细胞间桥增多，并有少量上皮性黏液。根据其角化程度可分为高、中、低分化3个亚型，以高、中分化鳞癌最为常见。

2. **腺癌** 近年来，食管腺癌明显增加，在美国及欧洲等国家其发病率已超过鳞癌。由于食管腺癌周围多有Barrett上皮，故认为Barrett食管与腺癌有关。肉眼上腺癌大多位于食管胃交界或食管胸下段。大体可表现为扁平样、息肉样或溃疡型。腺癌镜下可见腺体内上皮细胞乳头状增生，细胞内黏液杯很少，偶见黏液池，常见侵犯血管、淋巴管。腺癌根据腺样结构分化程度也分为高、中、低分化3个亚型，其中以前两型多见。

3. **未分化癌及其他类型** 未分化癌指癌组织的分化方向不明的一类肿瘤，较罕见，分为小细胞及非小细胞癌两个亚型。其他类型还包括腺鳞癌、类癌、黏液表皮样癌、癌肉瘤及恶性黑色素瘤等，均较少见。

二、定量诊断

（一）食管癌TNM分期

1. **食管癌TNM分期的由来** TNM分期由Pierre Denoix在1943—1952年提出并首先在肠癌中取得成功。实际上是对恶性肿瘤累及范围的描述，旨在帮助制订治疗计划，预测患者预后，评价疗效，便于医疗单位之间交换信息及利于肿瘤的延续性研究。历史上先后有两个机构分别制订了TNM分期，其一为UICC（1968年第1版），其二为AJCC（1977年第1版），内容基本相似，此后均不定期更新完善。1987年UICC与AJCC开始联合制订食管癌的TNM分期系统。

我国早在1976年阳泉食管癌会上就制订了自己的分期系统，该分期以病变长度、侵犯深度及转移情况，将食管癌分为早、中、晚期，颇为实用且能大体反映食管癌预后。但也存在诸多不足：①食管分段界限尤其是中、下段界限的临床划分存在困难；②对局部淋巴结的定义欠具体，且对出现淋巴结转移的数目、部位均未行分层；③后续研究表明病变长度与预后关系不够密切。因此，1989年我国引进了AJCC/UICC的食管癌TNM分期标准，阳泉分期逐渐退出历史舞台。

2. **AJCC/UICC分期的主要内容与变迁** AJCC/UICC分期的主要内容为TNM。自19世纪70年代第1版TNM分期问世，迄今已历经8版改良，目的是将肿瘤量化以指导临床。主要内容包括原发肿瘤（T）、区域淋巴结转移（N）及是否有远处转移（M）。除此之外，尚对其他可能影响预后与治疗的因素做了界定，包括组织分化程度（G）及肿瘤部位（L），每一个内容均有不同的分级。每一版本根据临床证据再做出新的修改，旨在能够更加客观地反映疾病的程度，以指导临床。详细演变过程请参阅相关文章。值得一提的是，2016年发布的第8版AJCC/UICC分期特点如下。

与第7版分期及历次分期相比，第8版分期系统进一步完善了T、N、M、G分期及区域淋巴结的定义，提供了简化的食管胃交界部癌"2cm"原则。此外，还添加了临床分期及新辅助治疗后的病理分期，显著提升了该分期系统的临床实用性及合理性。主要体现在以下5个方面：①以肿瘤中心在食管的位置对食管癌的部位进行解剖界定。②对于有争议的食管胃交界部肿瘤，第8版分期系统也做了进一步的修订与简化，即食管胃交界部肿瘤的"2cm"原则：肿瘤中心位于食管胃解剖交界以下2cm内（含2cm），均按食管癌进行分期；肿瘤中心位于食管胃解剖交界以下2cm以远，则按胃癌进行分期。③与第7版分期系统相比，第8版中N分期与M分期保持不变，T分期中T_{4a}期新增了腹膜受累，G分期中取消了G4期（未分化癌）。④将仅属于肺的引流淋巴结（第11~14组）去除，对区域淋巴结命名的修订体现了简单化、具体化及分组化的特点：将第7版的1组（锁骨上淋巴结）细分为1L组（左锁骨上淋巴结）与1R组（右锁骨上淋巴结）；取消了原3P组（后纵隔淋巴结），代之以8U组（上段食管旁淋巴结）；为避免混淆，将下段食管旁淋巴结命名由8L修订为8Lo（Lower）；将第7版的9组（下肺韧带淋巴结）进一步细分为9L组（左下肺韧带淋巴结）与9R组（右下肺韧带淋巴结）；腹腔区域淋巴结较第7版命名无变化。⑤在病理分期（pTNM分期）的基础上，增加了临床分期（cTNM分期）与新辅助治疗后病理分期（ypTNM分期）；与pTNM分期相比，ypTNM分期将食管鳞癌与食管腺癌共用同一标准;ypTNM 有其独特的类别,如 $ypTisN_{1-3}M_0$ 及 $ypT_0N_{0-3}M_0$;cTNM 分期则较为简单,无论食管鳞癌或食管腺癌,均仅与 T、N 与 M 分期相关,不涉及 G 分期与肿瘤部位,cN 分期因病理类型、cT 分期不同而有所不同;cM_1 归为 IVB 期,其余多数晚期肿瘤归为 IVA 期。

第 8 版分期系统尽管修订了既往分期系统的不足,但是也仍存在局限性:①N 分期标准的合理性及准确性仍存在争议;②虽然增添了 ypTNM 及 cTNM 分期,但是由于各中心病例资料不统一,其准确性及合理性有待证实;③食管胃交界部肿瘤简化后的"2cm"原则也需临床验证;④与食管癌预后显著相关生物标志物,也需要在未来版本中加以考虑。

(二)定量诊断的方法

1. 造影 食管造影是食管癌最古老的诊断与检查手段。1896 年 Walter Bradford Cannon 发明了食管造影。因肿瘤造成的黏膜中断(粗糙)、管腔梗阻(狭窄)、肿物(充盈缺损)、坏死(龛影)等均可导致造影上的相应表现。更重要的是,在 TNM 分期问世前尤其在我国,造影能很好地确认病变的长度,从而指导临床治疗策略。

2. 胸部 CT Hounsfield 和 Cormack 于 1972 年发明了 CT。但直到 20 世纪 80 年代末期均未能在食管癌的诊断中发挥重要作用。CT 诊断食管癌的主要依据为食管管壁不规则增厚。正常食管管壁厚度约为 3mm,若管壁厚度超过 5mm 则提示异常。CT 诊断优势主要显示食管周围脂肪层是否受累以鉴别 T_4 病变,而对 T_{1-3} 期肿瘤则无法区分。此外,临床上主要依靠 CT 连续断层扫描显示肿瘤与主动脉接触角度,若大于 90° 则提示主动脉可能受累。Romagnuolo 等研究发现 CT 诊断食管癌的敏感性与特异性分别为 25% 及 94%。CT 扫描可清晰显示食管周围及腹腔淋巴结。临床上通常将胸腔及腹腔内短径超过 1cm 定为肿大淋巴结,但是并非所有肿大淋巴结均有癌转移,同时正常大小的淋巴结也可能发生转移。CT 对于诊断淋巴结转移的敏感性及特异性分别为 11%~77% 及 71%~95%。故此,即便是 CT 扫描发现了疑似转移的肿大淋巴结,仍需要病理加以证实,才能获得准确分期并适当治疗。

3. 超声内镜 近年来 EUS 已成为食管癌 T 与 N 分期的首选检查手段。有学者认为 EUS 在 N 分期的准确性高于 T 分期。同术后病理比较,EUS 诊断 T 的准确性为 61%~76%,诊断 N 的准确性为 64.5%~89%。EUS 可区分"早期"($T_{0-2}N_0$)或"晚期"($T_{3-4}N_1$)病变,准确性为 83%,且可预测患者的预后与生存。EUS 除能检测局部淋巴结外,还能行 EUS 引导下细针穿刺活检(FNA),有研究认为 FNA 可使 80% 假阳性的 N_1 "降期"为 N_0。为避免对瘤旁淋巴结穿刺过程中细针贯穿原发病灶引起的污染,可行支气管内镜超声(EBUS)FNA。当食管管腔重度狭窄 EUS 镜身难以通过时,可通过非光学食管探针或食管扩张术解决。

同 CT 与 PET 等影像学检查方法相比,EUS 在评估局部晚期病变并指导术前新辅助治疗方面有一定优势。Pfau 等开展了一项多模式影像学评估的研究,共计 56 例患者选 EUS、CT 或 PET 一项或数项进行术前评估,其中 EUS 是唯一对全部病例原发灶进行分期评估的检查手段。EUS 对于淋巴结转移的检出率(58.9%)明显高于 CT(26.8%,$p=0.000\,6$),或 PET(37.5%,$p=0.02$)。若仅参考 CT,则 15.2% 患者不宜行手术治疗;若再参考 PET,则 28.3% 患者存在远处转移征象;而根据 EUS 结果,34.8% 患者需要行术前新辅助治疗。

4. PET 与 PET/CT [18]氟脱氧葡萄糖正电子投射(FDG-PET)在食管癌分期中的角色不断演变。尽管 PET 并不适用于早期浅表性食管癌的临床分期,同时仍有假阳性存在,但是 FDG-PET 在检测淋巴结受累及远处转移灶方面明显优于 CT。FDG-PET 在食管癌初始分期中测量肿瘤代谢高低,系一评价肿瘤细胞活性的无创方法。美国外科医师协会肿瘤组 Z0060 结果显示 FDG-PET 在标准分期后又额外发现 4.8% 的 M1b 期。另一研究(n=22)结果提示 FDG-PET 同 CT 确定 N 及 M 分期的差异率为 50%(n=11),最终导致 5 例患者更改了既定手术方案。van Westreenen 等对 199 例先期通过 CT、EUS 及颈部超声(包括 FNA 细胞学检查)多模式分期检查确诊具有手术指征。FGD-PET 检查后发现 30 例(15.1%)疑似远处转移灶,其中 8 例(4%)经活检病理证实为转移;另有 7 例(3.5%)发现同时性肿瘤,主要为结肠腺瘤；其余 15 例（7.5%）则为假阳性结果。

5. **腹腔镜分期**　少数医疗机构在食管癌尤其是食管胸下段腺癌分期中引入腹腔镜探查，旨在提高淋巴结及远处转移检出率。Kaiser 等对 125 例有希望根治性切除的食管胸下段及近端胃癌进行了腹腔镜分期的探索。共 46 例患者（37%）经腹腔镜检查纠正分期，其中包括 N 分期上调（n=15），M 分期上调（n=28）及 T 分期下调（n=3）。Kaushik 等对腹腔镜分期与 EUS 分期进行了比较，共计 47 例，同腹腔镜分期相比，EUS-FNA 诊断准确性为 90%，EUS 诊断准确性为 72%。完整 EUS 分期与不完整 EUS 分期的准确性分别为 76% 与 64%，差异主要表现在腹腔镜分期在诊断远处转移方面更具优势（17%）。

（三）术前诱导治疗疗效评估与再分期

虽然外科仍是较早期食管癌治疗的首选和重要手段，遗憾的是，在我国 80% 左右的食管癌在诊断时就已是局部晚期，总体手术疗效较差。因此，旨在改善疗效的围手术期治疗应运而生。目前术前诱导治疗已证实能改善部分患者的远期生存，但仍有部分患者不能从术前治疗获益，如何区别这些患者是当务之急。目前公认的指标是治疗后的病理退缩，但术前活检小标本很难做出病理退缩的准确判断，多在术后大标本中检查获得，如何寻找术前分期指标并用于寻找优势人群指导治疗是临床亟待解决的问题。

1. **肿瘤的病理退缩分级**　肿瘤退缩分级（简称 TRG），最早由 Mandard 于 1994 年首次提出并应用于评估食管鳞癌放化疗疗效。Mandard 等分为 TRG 1 级（肿瘤细胞全部消失）至 TRG 5 级（肿瘤组织无改变）共 5 级，根据残留癌细胞及纤维化程度，病理缓解被定义为术后标本镜下评估 TRG 1~3 级，并认为可作为无疾病生存的独立预测因素。Chirieac 等在 235 例食管癌回顾性研究中尝试了 4 分法评估体系。根据残留癌细胞的比例分 4 级（0%，1%~10%，11%~50%，50% 以上），认为与生存负相关，但中间两组生存差异无统计学意义，因而统归为预后中危组。基于上述研究结果，Wu 等又提出了 3 分法评估体系，同样根据残留癌细胞的比例分 3 级（0%，1%~50%，50% 以上）。此法经 4 家研究中心 6 名病理学家验证后，观察者间一致性优异（κ 值均超过 0.75），最终结果表明 3 分法操作更加简易并且可重复性强，对于预后的量化分级性能也不逊于 4 分法。

2. **影像学再评估**　CT 评估可采用最大直径与最大垂直径乘积缩小超过 50% 标准，或最大垂直径之和，或肿瘤体积标准，其敏感度为 33%，特异度为 66%。EUS 评估采用最大横截面积或肿瘤体积的标准，其再分期预测准确度仅为 27%~82%，中位值为 48%。PET 评估采用 SUV 半定量标准，即同基线值相比降低某百分比为阈值，然而不同研究采用的阈值并不相同（35%~60%），其敏感度为 100%，特异度为 55%。上述方法中 PET 对于评估食管癌个体化治疗具有一定临床意义，PET 评估无效者可及时更改其他治疗方案，避免无效治疗所致的毒副作用。

综上，食管癌的定性诊断已较为明确，今后更多关注的应是由单一的形态病理学向"形态—分子"病理学方向发展，使更多与生存有关的非形态学元素加入到定性诊断中，以更好地指导临床实践。食管癌的定量诊断以 TNM 分期为主，虽然第 8 版 TNM 分期有了较大进步，但仍存在许多问题，需要大量来自世界更广泛的回顾及前瞻性数据支持，进行新版的修改。同时，随着诱导治疗的介入，如何再分期，寻找更好的再分期手段与方法，以更好地区别不同预后的人群也是未来努力的方向。

（康晓征　陈克能）

第四节　手术适应证与禁忌证的演变及启迪

2013 年是食管癌外科治疗的百年纪念。在这 100 年间，无论是术前分期、手术适应证选择、手术技术以及围手术期管理都得到了长足的发展。由于外科手术既可根治性切除肿瘤，又可改善患者生活质量、延长患者远期生存，因此至今为止，外科仍然是可切除食管癌的首选治疗方式。但不可否认的是，尽管食管癌的手术适应证逐渐扩大，手术切除率不断提高，术后死亡率明显降低，然而全世界范围内经手术切除的食管癌患者的总体远期生存率徘徊不前（15%~20%），食管癌外科仍具较高的手术风险。因此，如何进一步改善食管癌患者的长期生存和降低手术风险是外科医师面临的艰巨挑战。一方面要严格准确地掌握手术适应证和选择手术方式，另外一方面要与肿瘤内科、放疗科等相关科室的专业人员密切配合，加强包括外科手术在内的 MDT 综合治疗。

从历史的角度来看，食管癌的手术适应证是随着人们对食管癌认识的不断深入和外科治疗理念的更新而不断变化的。我们不妨将适应证的变化做一个详细的解读，从中我们可以细细体会到这种历史演变带给我们的诸多启示。

以往的教科书上对食管癌外科治疗的适应证和禁忌证描述如下：

食管癌手术适应证：①早、中期食管癌（0~Ⅱ期及部分Ⅲ期食管癌）；②放射治疗后复发，病变范围尚不大，无远处转移，全身情况良好者。

禁忌证：①临床及食管钡餐造影示食管癌病变广泛或累及邻近器官如气管、肺、纵隔等者；②已有锁骨上淋巴结等远处转移者；③有严重心、肺或肝功能不全者；④严重恶病质者。

而根据国家卫生与健康委员会公布的《中国食管癌诊疗规范（2018 版）》对食管癌外科手术的适应证规定如下：

1. $T_{1a}N_0M_0$（UICC/AJCC 分期第 8 版，下同）建议行内镜下黏膜切除或黏膜剥除术。

2. $T_{1b-3}N_{0-1}M_0$ 首选手术治疗。

3. $T_{3-4a}N_{1-2}M_0$ 应进行新辅助放化疗（含铂方案的化疗联合放射治疗）。治疗后重新评估是否可以手术。

4. T_{4b} 或 N_3 或 M_1 推荐根治性放化疗。

5. 食管癌放疗后复发，无远处转移，术前评估可切除，也可选择挽救性食管切除术。

目前，由于外科理念及技术的进步和围手术期管理水平的提高，上食管癌手术适应证出现了变化，归纳可以有以下的特点及意义。

（一）"三高"患者（高龄、高位、高风险）比率增加

1. **高龄和高风险** 目前高龄已不是手术禁忌证。由于我国人民生活水平提高、医疗条件的改善，人均寿命明显延长，人口老龄化越来越明显。据文献报道，对于 70 岁以上患者的手术，20世纪 80 年代不到 20%，而 90 年代后期已超过了40%。剖胸手术带来一系列心肺功能改变在高龄

患者愈显突出，从而使围手术期管理复杂多变，导致胸外科手术风险逐渐增大。高龄患者由于重要脏器功能减退，多表现为体质弱、耐受性差，同时伴有各种慢性疾病，因此术后并发症的发生率明显升高，特别是心肺并发症。为提高手术的安全性和降低术后心肺并发症的发生率，术前心肺功能评估显得尤为重要。判定高龄患者有无手术指征时，应注意到患者生理年龄和实际年龄的差别，真正有意义的是患者的实际体质而非实际年龄。术前不能仅凭单一检测结果判定患者是否适合手术，应对患者身体状况做出综合评估，特别重视患者体力活动的耐受情况，必要时结合心肺运动试验做出评价。生理年龄许可的患者，对手术应抱积极、谨慎的态度。单纯年龄因素并非手术绝对禁忌证。同时对于高龄患者的手术应加强围手术期管理，做到"严于术前，精于术中，勤于术后"，保证高龄患者顺利度过围手术期，降低并发症发生率和死亡率。

2. **高位食管癌** 手术切除颈部食管癌一直存在争论，这取决于术者的手术经验及医疗环境。20 世纪 60 年代，对于颈段及胸上段食管癌，人们习惯于选择放疗而非手术治疗。但到了 20 世纪70 年代，这种情况就发生了较大的改变，手术治疗这一部位的食管癌成为大多数医师的选择，并取得了较满意的效果。一般认为：因常需切除喉，以及术后并发症和死亡率高、长期生存率低（2 年生存率仅 20%），生存期与单纯放、化疗相近，虽术后辅以放疗及化疗，可改善生存率，但首选放、化疗更易接受。而另一方面，单纯放、化疗的局部控制多不满意。故现在强调颈段食管癌应采取包括手术在内的综合治疗。

胸上段和胸中段食管癌：因其靠近气管支气管树、奇静脉及主动脉弓，钝性分离为主的微创食管分离术式，如经裂孔食管切除术等，较为困难。手术切除 T_4 肿瘤，可能增加并发症，故治疗的方法要考虑分期及患者的状况。

（二）手术范围明显扩大

1. 病变切除长度扩大、淋巴结清扫范围扩大，联合器官切除病例增多。

2. 既往胃或食管手术后再手术病例增多。随着人均寿命的增加以及肿瘤治疗效果的改善，既往因某些疾病曾行胃或食管手术的患者再发

食管癌的概率增加,因此对这类患者的再手术难度及风险也明显增加。残胃食管癌适于做以下术式:①结肠代食管,适于各段食管癌切除,更多采用食管结肠颈部吻合,对低位食管癌切除,也可采用胸内吻合;②残胃连同脾、胰尾植入胸腔,适于胸下、中段食管癌切除,最高可做到弓上吻合;③单纯残胃游离,有文献报 BI式术后的残胃可游离到十二指肠,BⅡ式术后可连同吻合的空肠袢一并游离植入胸腔,可完成弓上及弓下胃食管吻合。

3. 补救性食管,现代观点认为补救性食管手术就是食管肿瘤局部复发后的手术治疗,无论是针对根治性放化疗后或内镜治疗之后的残余癌或复发癌。对于根治性放化疗失败局部复发的食管癌患者,补救性切除是一个合理的选择。

4. 姑息性手术的目的是缓解吞咽困难,为放化疗创造条件,延长存活时间。多采用减状支持的姑息治疗方法,如:食管旷置、胃造瘘、转流手术、食管插管、放疗或化疗等。

(三)微创外科技术逐渐走进食管外科领域

随着腔镜手术器械及手术技术的提高,腔镜下外科手术治疗食管疾病已被广泛采用,其中包括治疗食管恶性肿瘤,由于其具有微创、出血少、疼痛轻、术后并发症少及恢复快等独特优势,目前已成为外科治疗食管癌的首选。

(四)多学科综合治疗成为主流

食管癌外科治疗的最初目的是切除肿瘤、解除梗阻、经口进食。在这一阶段,手术的目的不仅是为了治疗肿瘤,更重要的是为缓解进食梗噎,因此往往即使有远处转移,仍需为缓解进食状况而手术控制原发癌。选择手术患者的原则是:最小的手术危险性及最大的肿瘤切除效果,保证术后患者的生活质量优于术前。然而,手术的结果往往是患者可以获得短暂的进食症状改善,但并没有获得良好的远期生存。这其中部分原因是手术患者选择不当,盲目扩大了手术适应证。因此,为争取外科手术治疗的利益最大化,既提高手术切除率和降低手术死亡率,又延长患者生存期和提高患者生存质量,正确认识和掌握适应证和禁忌证具有非常重要的意义。

于是人们开始反思并逐渐认识到,就食管癌总体治疗结局而言,外科治疗的终点目标不只是清除癌灶,而是使患者获得高水平的长生存期。因此,手术适应证出现了微妙的变化,更重视术前肿瘤的分期,术式更强调根治性＋系统淋巴结清扫,主要考虑以下三个因素:肿瘤的部位、临床分期及全身因素,另外,肿瘤的组织分型、医师的个人能力及术中所见也应考虑在内。

近年来,人们进一步的观察研究发现,以长期生存目的考核手术、放疗与化疗三大治疗方法,单独疗法都不理想,外科手术单一切除后五年生存率仅 10%~15%。对于病灶广泛或不宜手术的患者,放疗作为局部措施,仅起姑息治疗作用,5 年生存率不会超过 6%。对于这些患者仅用单纯化疗,难以达到延长寿命的效果。就大多数食管癌而言,综合治疗模式即手术,放疗与化疗联合或序贯治疗被公认是最佳的选择。因此又提出对以往认为可以直接外科手术的 T_3 或 T_4 期食管癌病例进行术前同步放化疗,对有选择的患者再行手术,可改善生存率。

（李　辉）

第五节　手术方法的发展与思考

中国文字有"食管癌"记载的历史已有 3 000 多年,手术治疗食管疾病最早可追溯至 1738 年,然而,食管癌切除术在胸外科的发展历程只有将近 100 年。迄今为止,手术仍然是唯一有可能治愈食管癌的方法。食管癌的手术过程包括两部分,即关系到肿瘤学与患者生存的"食管切除",以及关系到外科技术与患者术后生活质量的"食管重建"这两部分内容。

一、肿瘤学考虑

鉴于食管解剖位置深(上始于颈部与咽相连,下行入纵隔经贲门与胃相接),行径生理环境复杂而特殊,即使在百年后的今天,食管癌手术仍然是复杂凶险的胸外科手术。肿瘤学的考虑包括手术入路与淋巴结清扫范围。

(一)手术入路与肿瘤根治

手术入路关系到肿瘤学切除范围及淋巴结清扫范围。仅手术入路而言就包括了左胸、右胸和不开胸(广义的包括胸腔镜手术)。这其中既有历史的自然演变，又有临床发展的要求，自始至终充满争议，迄今仍缺乏高级别的临床证据评估孰优孰劣。

1. 早期历史 1738年，Gouraud和Roland经由颈段食管切开成功取出了进入胸段食管的异物。1904年，Sauerbruch在密闭负压容器中完成了开胸手术。1911年，Kelling完成了结肠代食管术。1913年，Torek在气管内正压下首次完成了胸内食管癌的切除，但未做重建，患者由连接颈部食管和胃的胶皮管维持营养生存12年之久。1920年，Kirschner的食管胃颈部吻合成功。1938年，Adams等完成了食管下段一期切除和吻合。我国吴英恺、美国Garlock和Sweet分别于1941年、1944年和1948年报道了胸内食管癌切除成功的病例。由Ivor Lewis于1946年创立的右胸上腹手术入路，一直是西方食管癌外科手术的主流模式。

2. 左胸入路——惯性大于理性的手术入路 左开胸食管切除术是食管癌最古老的手术入路，包括左侧胸腹联合切口、左侧胸膈肌切口及左胸-左颈两切口，其中除胸腹联合切口逐渐淡出临床应用外，迄今，左胸入路仍然是我国绝大多数胸外科医生的首选。但需要强调的是，无论左胸抑或右胸入路，目前均不再切除肋骨经肋床入胸。后外侧皮肤切口经由听诊三角不切断肌肉的Muscle Sparing入路，有利于患者术后上肢运动功能的恢复，值得借鉴。

至20世纪70年代，即使是来自日本最好的结果，左胸入路的食管癌手术死亡率也高达20%左右，5年生存率也仅有12%。造成手术高死亡率的原因主要包括吻合口瘘、肺部并发症及循环衰竭。而随着对胸内负压的认识、气管内正压呼吸麻醉的发明、营养支持的进展、呼吸机的应用和循环管理等从技术到围手术期管理的进步，我国左胸入路为主的食管癌手术死亡率已降到2%左右，术后生存率也提高到了20%~30%。左胸入路的食管癌手术显而易见的优点如下：①一个切口良好显露食管中下段、左侧膈肌、主动脉和位于左上腹的胃及脾；②患者耐受性好；③易于开关胸。但同右胸入路相比较，其缺点尤其是关乎肿瘤学的缺陷逐渐暴露出来，例如在解决了左胸入路高手术死亡率的问题后，人们却发现30年来其术后远期生存率并未显著提高。左胸入路食管癌手术之所以沿用至今仍为广大胸外科医师所偏好，应

该说是惯性大于理性的一种选择。

3. 右胸入路——外科改善疗效的理性思考 20世纪80年代，人们发现上纵隔淋巴结的转移是影响食管癌患者术后生存的主要因素。以日本学者为代表的东方胸外科界倡导广泛的淋巴结清扫术（即三野清扫），并认为可提高生存率，但以西方为代表的学者则认为，颈部淋巴结若有转移已属于远处转移而非局部转移，从而使"三野清扫"受到诟病。为此，20世纪90年代日本学者Kakegawa就"三野清扫"对食管癌患者术后生存的影响开展了多中心前瞻随机分组的再研究。结果发现，胸内食管癌无论位于何处，即使是早期病变也可向双侧喉返神经链淋巴结及贲门周围淋巴结转移，这一规律不同于胃癌根据肿瘤位置不同而由近及远的转移规律。该研究同时证实，在包括双侧喉返神经链淋巴结在内的"广泛二野"和"三野"清扫手术，食管癌患者术后的生存率没有差别。不难看出，我国学者广泛应用的左胸食管癌手术无论怎样均达不到"三野"和"二野"要求的清扫范围，而唯有右胸入路才有可能。自21世纪以来，我国右胸入路食管癌手术已有逐渐增多的趋势。应该说右胸入路食管癌手术是改善疗效的理性思考。北京大学肿瘤医院胸外一科从2005年开始，几乎摒弃了左胸入路食管癌手术，虽不敢说做到了标准的双侧喉返神经链淋巴结的清扫，同时也不能排除其他影响生存的因素，但初步结果显示右胸入路疗效优于左胸入路，左、右胸入路食管癌手术患者1、3、5年生存率分别为84.3%、49.4%、43.1%和88.0%、61.3%、43.5%。

4. 非开胸——古老、争议、未被广泛接受但赋有新意的概念性入路 非开胸食管癌手术以经食管裂孔（颈、腹部两切口）的手术为主要代表。该手术1900年始于动物实验，虽然Turner于1933年的人体手术成功，但在外科学"直视"原则和肿瘤学"根治"原则两方面直至20世纪70年代以前均充满了质疑和诟病，几乎处于被放弃的状态。1971年，Akiyama再次将其成功地用于临床。1978年，Orringer等将该手术发展成熟并得以推广；截至2007年，其所在中心完成2 007例，死亡率为7%，5年生存率达30%。目前，该手术已在美国被认为是与开胸入路等同的食管癌手术方式。我们认为非开胸食管癌手术在高龄、心

肺功能差、病变较早无淋巴结转移、尤其是高位颈段食管癌的治疗中有一定地位。北京大学肿瘤医院胸外一科于2010年总结了经裂孔手术治疗58例颈段EC的远期疗效,发现与病变位于胸段需开胸的食管癌根治术疗效相近,差异无统计学意义($p>0.05$),其术后1、3、5年生存率在胸段需开胸食管癌手术者分别为84.5%、49.2%及37.2%,在颈段未开胸食管癌手术者分别为91.0%、60.5%及44.6%。

目前,微创食管切除手术(minimally invasive esophagectomy,MIE)正以雨后春笋的快速势头介入食管癌的手术治疗,其基本理论是微创、心肺干扰小、手术可在密闭的右侧胸腔内完成,而这些正是不开胸手术的优点之所在,非开胸备受诟病的外科学"非直视"缺陷和肿瘤学"淋巴结清扫缺失"的短板随着MIE的发展也迎刃而解。虽然腔镜下MIE仍是某种意义上的开胸手术,但不能不说两者在微创这一概念上有着极其相似的特点。因此,随着胸腔镜MIE的发展已赋予了不开胸食管癌手术全新的内容与临床意义。有关MIE术后生活质量,甚至远期疗效优于开放手术的报道也在不断涌现。

5. 小结 百年间食管癌手术入路由最早的左胸、不开胸到右胸、MIE(新一代不开胸)的发展,贯穿始终的宗旨是在保证食管癌手术安全的前提下,其变化过程始终考虑的是患者的远期生存率和以此为基础的生活质量。但无论左胸、右胸抑或包括MIE在内的不开胸手术,目前无论从手术死亡率、并发症发生率及远期生存率等方面的研究均停留在回顾性分析阶段,而缺乏大样本高质量的多中心随机前瞻的循证医学证据,其根本的原因仍然是食管癌手术的高难度性,影响着医生与医生之间、医院与医院之间难以逾越的可比性。其中术者与医院的经验均是很大的影响因素。同时我们也应意识到,与其他癌症一样,食管癌其疾病的本身已远远超出了单一外科治疗的范畴,外科医生在精细掌握外科技术的同时,应积极投身于多学科治疗的大潮,为最终彻底解决食管癌这一人类的顽疾做出贡献。虽然外科治疗仍然是当今食管癌治疗的最佳手段,但其总体发展方向则是在术前严格肿瘤分期并多学科讨论框架下的MIE手术方式。

(二)淋巴结清扫范围与肿瘤根治

食管癌的外科治疗始于20世纪初。手术切除为广大食管癌患者带来了生存的希望。其解剖与生理的特殊性,决定了罹患食管癌后疾病的复杂性与治疗的高挑战性。虽然外科技术理论上最终不可能解决食管癌这一生物学问题,但根据解剖学特点、旨在提高手术后生存的手术方式的改良,从未停止过脚步。毋庸置疑,包括一定长度与宽度的食管癌整块切除(R0切除)一直是食管癌术后远期生存的重要指标,广为大家接受。但何者为最佳的食管癌手术方式,迄今仍然未能确定,争议最多的是开胸"三野"清扫与"非开胸"有限清扫的争议。

1. 开胸"三野"清扫术与"二野"清扫术 全球调查发现开胸食管切除已成为主流手术。"三野"清扫术的理论基础是食管独特的淋巴引流系统,从而决定了食管癌独特的淋巴结转移规律。在胃肠道空腔器中,食管黏膜下的淋巴管独一无二的,主要表现为纵行,与黏膜淋巴管密切互通,错综成网,贯穿全长。故目前认为与其他胃肠道恶性肿瘤区域淋巴结转移不同,食管癌一旦侵犯黏膜下层,便容易沿食管纵轴方向发生淋巴结转移。所以临床上常观察到胸段食管癌出现颈部或腹部淋巴结的转移。但对淋巴结清扫的范围是"三野""二野",甚至"不开胸"历来存在争议。可想而知,其中最极端的例子是经胸食管切除抑或是经裂孔切除术。对经胸食管手术包括经右(左)胸腹两切口或右胸腹颈三切口,经胸扩大的"三野"整块切除还包括胸膜、胸导管、膈肌及心包的切除。

1981年Sannohe发现食管鳞癌患者术后出现喉返神经旁及锁骨上淋巴结转移的概率较高,据此提出"三野"清扫的概念。Allorki等报道了80例食管整块切除并"三野"清扫,其并发症发生率为46%,死亡率为5%,5年生存率为51%。其中,16例行术前放化疗,5例行术前化疗,三野清扫结果发现颈部转移率为36%。1994年,Akiyama回顾性分析了1973年至1993年行R0切除的717例食管鳞癌患者的生存资料,发现393例"二野"清扫的患者5年生存率为38.3%,324例"三野"清扫的患者5年生存率为55.0%,差异具有显著性意义。Isono统计日本食管疾病协会的数据,显示1983年至1986年间全国96个医疗中心有35个行食管癌"三野"清扫术,1 800例"三野"清扫的患者生存明显优于2 800例"二野"清扫的患者。此后,食管癌"三野"清扫一度成为日本食管癌的标准术式。然而,"三野"清扫术自问世以来亦饱受诟病。最主要的原因是并发症发生率高,且较严重。虽然文献报道"三野"清扫术死亡率并未高于"二野"清扫,但喉返神经损伤、肺部并发症及吻合口瘘的发生率明显高于"二野"清扫,从而导致患者术后生活质量下降。"三野"清扫术不同于"二野"清扫术,主要在于双侧喉返神经链及颈部淋巴结清扫。此部位的手术操作极易导致喉返神经损伤,术后出现声带麻痹。"三野"清扫术喉返神经麻痹发生率Altoki报道为8.75%,Lerut报道为2.6%;肺部并发症发生率Altoki报道为26%,Lerut报道为32.8%;吻合口瘘发生率Altoki报道为11%,Lerut报道为4.2%。为此,20世纪90年代日本学者Kakegawa就"三野"清扫对食管癌患者术后生存的影响开展了多中心前瞻随机分组的再研究。结果发现,胸内食管癌无论位于何处,包括双侧喉返神经链淋巴结在内的"广泛二野"和"三野"清扫手术对食管癌患者术后的生存率没有差别。

2. 非开胸经裂孔食管切除术和MIE 食管癌的手术方式可谓五花八门,见仁见智。1978年Julie Orringer在前人的基础上对经裂孔食管切除术发扬光大。该术式已成为美国仅次于开胸食管癌切除的第二大方式。作者报道的5年生存率在30%左右,认为并不逊于开胸食管手术,但其淋巴结的清扫范围,"有限性"与"非直视性"广受质疑。MIE似乎是某种意义上的不开胸手术,但MIE能良好达到淋巴结清扫及外科直视,从这个意义上讲"非开胸"又有了新的内涵。现就MIE做重点介绍。

(三)食管癌手术方法的发展与思考

1. MIE的历史发展 20世纪90年代,食管的微创手术也得到了迅速的发展。1992年起,Cuschieri首次报道胸腔镜食管切除术。包括采用单纯胸腔镜、单纯腹腔镜、胸腔镜联合腹腔镜以及应用机器人系统的微创食管癌切除术。国内,1996年曲家骐、朱成楚等率先报道胸腔镜食管切除术。近年来,谭黎杰等对此技术进行改进和推广,MIE已在国内多家单位开展。目前,文献最大例数的报道是美国匹兹堡医学中心(1 011例),而国内亦有食管外科大中心数百例以上的经验。

2. MIE治疗食管癌的疗效评价 通常而言,对于恶性肿瘤的外科治疗的全面评价应该包括围手术期安全性、生存率、生活质量等方面。

(1)MIE围手术期安全性的评价:微创手术的安全性一直是学者们首先关注的重点。Luketich等报道已开展1 011例MIE手术(颈部吻合481例,胸内吻合530例),中转开放率为4.2%(中转开胸2.2%,中转开腹2.0%),淋巴结清扫中位个数为21个,住院时间为8(6~14)d,ICU住院时间为2(1~3)d;主要并发症包括:声带麻痹4.2%,肺部重症感染5.8%,ARDS 2.6%,心肌梗死2.0%,充血性心力衰竭3.0%,需要再次手术的吻合口瘘4.8%,管胃坏死2.4%;30d死亡率1.7%。该篇报道代表了国际上最为成熟的大中心的技术水平,虽然只是回顾性的研究且没有设立对照组,但仍然值得学习和参考。要验证MIE的优点,必须与常规开放手术进行比较。虽然目前国内外文献中关于MIE的报道不下百篇,但前瞻性的随机对照临床研究或设计良好的大样本的病例对照研究较少。2012年,Biere等在 Lancet 杂志发表了迄今为止该领域唯一的一篇前瞻性多中心的随机对照临床试验。该研究于2009年6月至2011年3月间随机入组了荷兰、西班牙、意大利三个国家五个中心的115个病例(MIE组59例,开胸组56例),其研究点是围手术期的安全性指标。结果显示,MIE组手术时间较长[329(90~559)min $vs.$ 299(66~570)min,$p=0.002$],但出血量较少[200(20~1 200)ml $vs.$ 475(50~3 000)ml,$p< 0.001$],术后两周内的肺部并发症明显较少(9% $vs.$ 29%,$p=0.005$),在整个住院期间内的肺部并发症亦明显较少(12% $vs.$ 34%,$p=0.005$),并且住院时间更短[11(7~80)d $vs.$ 14(1~120)d,$p=0.044$],而住院期间死亡率(3% $vs.$ 2%,$p=0.590$)及其他并发症的差异均无统计学意义。因此该研究为MIE在围手术期的安全性及其优势提供了最为可信的循证医学证据。此外有作者将文献中设计较好的病例对照报道进行了Meta分析。Nagpal等的Meta分析入选了12个研究,包含微创组(胸腔镜联合腹腔镜、

胸腔镜或腹腔镜）672 例、开胸组 612 例。结果显示两组间的 30d 死亡率相似，微创组出血量更少、ICU 住院天数更短、住院时间更短、总体并发症更少。而 Dantoc 等的 Meta 分析纳入了 17 个研究的 1 586 名患者，经过统计学分析后显示，MIE 组相比开放组所清扫的平均淋巴结个数更多，而其他围手术期指标均相近。

由于语言的限制，国外文献的 Meta 分析往往只纳入西方国家的文献。而国内文献中，华西医院对比了 MIE（96 例）与开放手术（78 例）的临床结果，总体并发症发生率为（32.3% vs. 46.2%，p>0.05）和围手术期死亡率（2.1% vs. 3.8%，p>0.05）均接近。复旦大学附属中山医院胸外科团队通过倾向匹配评分，报道了 MIE 与常规开胸三切口食管癌根治术（各 444 例）的临床结果，MIE 组胸部手术时间更短（191min ± 47min vs. 211min ± 44min，p<0.001），胸部出血量更少（135ml ± 74ml vs. 163ml ± 84ml，p<0.001），术后住院时间更短 [11（7~90）d vs. 12（8~112）d，p<0.001]，术后并发症发生率更低（30.4% vs. 36.9%，p=0.039），术后入 ICU 率更低（5.6% vs. 9.7%，p=0.023）；术中淋巴结清扫数目（24.1 ± 6.2 vs. 24.3 ± 6.0，p=0.607）与围手术期死亡率（1.1% vs. 2.0%，p=0.281）两组差异无统计意义。

综上，可以发现 MIE 在住院时间、围手术期死亡率、总体并发症发生率上等同或略优于开胸手术，而在出血量、围手术期并发症的发生率方面则更具有明显的优势。因此，MIE 在围手术期的安全性和微创优势是值得肯定的，这点已经得到了绝大多数学者的共识。

（2）MIE 肿瘤学效果的评价：对于恶性肿瘤的治疗来说，生存率永远是最重要的评价指标。而目前文献中有关 MIE 后长期生存的报道甚少。Luketich 等的报道中，1 011 例 MIE 患者的术后基于病理分期的 1 年生存率为 86%（0 期），89%（Ⅰ期），80%（Ⅱa 期），76%（Ⅱb 期），63%（Ⅲ期），44%（Ⅳ期）。由于中位随访时间为 20 个月，作者没有给出 3 年、5 年生存率的详细数据。Nguyen 等报道，46 例 MIE 患者术后 1 年和 5 年生存率分别为 83% 和 57%。Lazzarino 等统计了 1996 年至 2008 年间英格兰地区的食管癌患者接受腔镜微创手术后的生存情况，其 1 年生存率略高于同期开放手术的患者，但差异未达到统计学意义

（OR=0.68，95%CI=0.46~1.01，p=0.058）。Dantoc 等发表了旨在研究 MIE 的肿瘤学效果的 Meta 分析，经过统计学分析发现 MIE 组与开放手术组的病理分期的构成比无差异，两组患者术后 1 年生存率为 84.3% vs. 76.9%（p=0.07）；3 年生存率为 55.2% vs. 45.7%（p=0.29）；5 年生存率为 31.1% vs. 37.8%（p=0.33）。

上述研究中的 MIE 的术后生存率均与开放手术相接近，但鉴于文献的循证医学参考价值，目前尚不能做出肯定性的结论。因此有待于进一步的前瞻性随机对照临床试验来验证。

（3）MIE 对于生存质量影响的评价：食管癌恶性程度较高、总体生存率尚不理想，因此生存质量对于患者来说也具有重要的意义。Biere 等发表的前瞻性多中心的随机对照的临床试验发现，在住院期间内 MIE 组患者的生活质量总体评分明显优于开放手术组，而言语困难和疼痛的症状评分则较低。Wang 等比较了 MIE 组和开放组患者术后 2、4、16、24 周时的生活质量，结果显示 MIE 组在术后半年内的总体生活状态、体力活动等功能评分明显优于开放手术组，而在疲劳、疼痛、呼吸困难的症状评分方面则明显较低。Parameswaran 等观察到，MIE 组患者在术后半年时生活质量能够基本恢复至术前水平，而开放手术组的患者则往往要推迟至术后 1 年时才能恢复。

上述文献均表明，MIE 相比开放手术对于提高食管癌患者术后的生存质量是有优势的。

3. MIE 手术技巧的研究进展

（1）胸腔镜下游离食管的体位选择：传统的方式是采用左侧卧位，目前也是大多数医师所采用的方式。国外学者 Palanivelu 等倡导采用俯卧位。Feng 等对两种体位进行了比较，俯卧位组（n=52）相比左侧卧位组（n=41），其胸部手术时间更短（67min vs. 77min，p=0.013），术后住院天数更少（11.4d vs. 17.4d，p=0.011），平均淋巴结清扫更多（11.6 ± 4.0 vs. 8.9 ± 4.9，p=0.005），而两组的并发症发生率相近。总体而言，两种体位各有优缺点。侧卧位符合胸外科医生平时的手术习惯且利于术中快速中转开胸，但术中需有助手专门牵拉肺叶以暴露后纵隔，操作时视野和连续性不够理想。而俯卧位时，由于重力作用肺组织自然

下垂,食管暴露良好且手术野不易积血,但若术中需要中转开胸时则需变换体位、重新消毒铺巾,有一定的不安全性。笔者所在单位目前采用左侧135°卧位再加向腹侧摇床20°的体位,兼顾了侧卧位和俯卧位的优点,后纵隔区域显露良好、手术操作顺利,且术中紧急中转开胸也很便利。

（2）胸腔镜下扩大纵隔淋巴结的清扫:由于技术难度的原因,胸腔镜下双侧喉返神经旁淋巴结的清扫历来是学者们关注的热点之一。亦有报道 MIE 下喉返神经损伤高于开放手术。目前已有学者在常规的纵隔淋巴结清扫（食管旁、隆嵴下淋巴结）的基础上尝试加行双侧喉返神经淋巴结的清扫,并获得较好的效果。Shen 等报道,扩大清扫组（n=76）相比常规清扫组（n=71）获得了更多的淋巴结（13.14 ± 6.4）/ 例 vs.（9.1 ± 4.4）/例,$p<0.001$）,且检出淋巴结的阳性率也更高（35.5% vs. 12.7%,$p=0.001$）。特别是扩大清扫组中有 17.11%（13/76）的患者发现有喉返神经淋巴结阳性,并因此使得 6.58%（5/76）的患者病理分期更加准确（即食管旁、隆嵴下淋巴结均呈阴性,而喉返神经链淋巴结呈阳性）。而两组在手术时间[（89 ± 32）min vs.（99 ± 32）min,$p=0.064$]和术中出血量[（152 ± 108）ml vs.（107 ± 82）ml,$p=0.261$]方面并无统计学差异。值得注意的是,两组术后总体并发症发生率（42.10% vs. 39.47%,$p=0.742$）和持续性喉返神经麻痹发生率（1.32% vs. 0%,$p=0.517$）也相近。因此笔者认为,胸腔镜下扩大的纵隔淋巴结清扫是安全可行的,它可以使 MIE 的肿瘤学根治性更彻底、病理分期更准确（其生存率方面是否获益还在进一步随访中）,因此值得推广。

（3）MIE 适应证的探讨:由于 MIE 是近年来才逐渐探索和发展,目前尚无统一的适应证标准。结合国内外的经验,一般认为其适用于未侵犯食管壁全层且局部无明显淋巴结肿大的早、中期食管癌患者。但不少单位在积累了足够经验的基础上也将 MIE 应用于进展期的病例。Licktich 报道的病例中,T_3 和 T_4 期的患者占了 39.7%,有淋巴结转移者占 41.2%。亦有学者报道对于进展期的食管癌患者,腔镜微创食管癌的肿瘤学效果不亚于开放手术。此外,不少医生将术前放化疗作为禁忌证,认为放疗所导致的粘连使得组织更难分

离,手术难度和风险增高。但是从恶性肿瘤的综合治疗以及远期疗效考虑,越来越多的外科医生开始认为在新辅助放化疗后进行 MIE 是更加合理的治疗模式,例如 Zingg 等的报道中术前行新辅助放化疗的患者占到了 71.4%,而 Biere 等发表的临床试验中更是达到了 100%。随着经验的积累和技术的日益成熟,MIE 的手术适应证可能会越来越宽,更大比例的患者将获益。

4. 小结和展望　综合当前的文献报道,MIE 已有了快速的发展,在不少经验丰富的大中心已经成为常规的手术方式。MIE 的安全性已经得到了公认,同时其微创的特点所带来的更好的围手术期临床效果以及术后生活质量方面的优势也得到了越来越多的证明。不过目前尚缺乏足够的能够充分证明其长期疗效尤其是生存率方面的研究。

展望未来该领域研究的热点:①亟需开展旨在验证长期生存效果的大规模的随机对照研究试验,将为 MIE 提供最有说服力的循证医学的证据;②在现有基础上更多微创新技术的研发,如机器人手术、单孔胸腔镜手术、经颈部单孔腔镜手术等,技术的进步不仅有望使得食管癌的微创手术更趋完美,同时也给患者带来更多的受益。

总之,关于肿瘤学方向何种手术为最佳方式仍然存在诸多争议,需要更多尤其是前瞻性的临床证据支持,须指出的是在考虑切除的同时,要更多引入综合治疗的理念,这样才能避免外科医生陷入"一把刀"治疗肿瘤的"误区"。

二、外科学考虑

食管癌切除自问世以来,外科技术考虑最多的另一问题,甚至是"第一"问题就是"食管重建"。诚如 100 年前第 1 例胸内食管切除术那样,虽然患者生存达 12 年之久,但消化道并未得到重建恢复,取而代之以类似于胃造瘘的胶皮管维持生命,其难度之大可想而知。关于重建有两大问题需要理解与关注,其一是合适的替代器官,其二是重建技术,即吻合技术。

（一）替代器官的选择

1. 替代器官的历史、选择与现状　食管重建历经了 1886 年 Mikulicz 在颈段食管癌局部切除后的皮瓣重建成功,1907 年 Roux 良性狭窄的游

离空肠重建成功,1908 年 Voelcker 在食管胃交界癌应用"胃代食管"成功,1911 年 Kelling 以带蒂横结肠重建成功,开胸切除成功于 1913 年,但当时并未重建,取以胶皮管维持生命长达 12 年之久,而开胸切除与重建成功其实始于 20 世纪 40 年代。2009 年,Gudith Boone 在全球范围内就食管癌的手术方式进行了调查,其中以小肠或皮肤为替代器官者仅为个别学者,以结肠为主要替代器官者占 1%,而以胃作为替代器官者占 99%,其中又以修剪后的"管状胃"为主要替代方式占 85%,而全胃替代者占 15%。

2. 现代食管重建术——"管胃"代食管 胃作为首选的替代器官,理由包括:胃具有丰富的血运和随意上提的高度,仅作单一吻合口就可以完成消化道的重建。但全胃代食管后可出现种种临床征候,影响术后生活质量。我们认为,"管状胃"可明显减少或减轻这些临床征候,改善患者术后生活质量。管状胃的优点包括:

(1)可使吻合口的高度更随意:颈部吻合在外科学上更安全,也在肿瘤学上获得更长的切缘。

(2)吻合口并发症更低:食管胃吻合口并发症发生率高于其他胃肠吻合的可能原因包括胃的去血管化、高位缺血、胸腔负压、食管无浆膜、食管的低抗酸性及胃酸的作用等。吻合口瘘使患者的重症监护时间、留院时间和恢复过程延长,愈合后使吻合口狭窄的发生率提高;"管状胃"因切除了更多的泌酸面积、胃内容物的大幅减少及吻合口更靠近营养血管的根部而使患者的吻合口并发症发生率减少,发生后对生理干扰也较小。

(3)降低胃食管反流的发生率:食管手术时切除贲门区可导致术后胃食管反流的发生,临床上表现为反胃、烧灼、恶心、呕吐、胸痛甚至造成吸入性肺炎。长期反酸可使吻合口黏膜损伤和瘢痕狭窄。终致再次出现吞咽困难。胃食管反流的可能原因有:低位吻合时尚有部分胃仍位于具有正压的腹腔,胸腹腔间的压力差有助于反流的发生,保留了更多的泌酸面积和较大容积的胃所致的胃潴留。学者们在吻合口的设计上加做了各种不同的抗反流操作,然而目前尚无一种抗反流手术被广泛接受。这些手术设计都需要较多的食管与胃组织残留,有悖于恶性肿瘤的根治原则。

对"管状胃"的通常制作方法为:于幽门水平附近切断胃右血管及所属小网膜所有组织,以该点作为"管状胃"裁制的终点,以胃底最高点近小弯侧 1~2cm 处作为起点,以直线切割缝合器切除至少 1/3 的胃组织,仅保留胃大弯部制成"管状胃",外径约 3.5cm。这样的"管状胃"具有:①解剖上与生理食管更相似,符合生理要求,基本不干扰心肺功能,仅充当食物通道;②可获得更长的替代长度,杜绝了偶遇的胃长度不够的个案,也保证了足够的切缘,降低了吻合口的张力,降低了吻合口的并发症发生率;③切除了多余的小弯和所有的小网膜组织,这使胃网膜右动脉更集中地供应裁剪后的"管状胃";④最大限度地切除了胃的泌酸面积,客观上减少了引起反流性食管炎的物质基础,切除部分胃窦减少了促胃液素的分泌,降低了应激性溃疡的发生率,减轻了患者术后以反流为主的消化道症状和消化液反流引起的呼吸道症状;⑤由于胃体积缩小,利于胃内容物的排空,减少了排空障碍的发生。综上所述,"管状胃"因具有以泌酸面积减小和延长胃管长度为特点的优势,保证了肿瘤根治性,提高了手术安全性,改善了患者术后生活质量,值得借鉴。当然。这些临床优点尚需试验研究数据从理论上加以证实。

(二)吻合技术

食管切除后食管胃吻合是手术成功的重要步骤。随着高位食管癌外科治疗的逐渐增多及对食管多原发癌本质认识的不断加深,食管次全切除、食管胃颈部吻合越来越受到重视。吻合器官的对合方式有端端吻合、端侧吻合、侧侧吻合。目前常用的方法有两大类,其一为手工缝合,其二为器械吻合。后者又可用直线型侧侧吻合器与圆形端侧吻合器两种方式,各有利弊,但以圆形吻合器最为常用。本节就圆形吻合器的使用方法做一介绍。圆形吻合器无论设计有何不同,但使用方法大多类似。常用的传统方法是先将吻合器钉砧头放于预置好荷包缝合线的残食管腔内。然后由胃腔中置入吻合器主机。并于预吻合的胃壁部位由内向外刺破胃壁。将两者汇合,实施吻合。这一传统方法被广泛应用在胸、腹腔空腔脏器的吻合术中,优点之多不用赘述。但该方法需要较大的操作空间,难以在颈部流畅完成,甚至可造成胃壁撕裂。2007 年 9 月至 2011 年 3 月间,北京大学肿瘤医院胸外一科对 237 例食管次全切除病例采用

25mm（偶有 21mm）圆形吻合器实施了食管胃颈部吻合。操作方法：废除先将钉砧头置入残食管腔内的传统做法，而是先将钉砧头沿管状胃预吻合部位的胃后壁由外向内刺入管胃腔内。用止血钳经由切开的胃顶端夹住刺入胃腔的钉砧头的中心杆。并由此将钉砧头再放入预置好荷包缝合线的残食管腔。这样就将钉砧头中心杆的长度"消化"在胃腔内。将钉砧头放入残食管腔后，收紧荷包线，此时放入吻合器主机，使钉砧头与主机在胃腔内而不是传统的胃腔外汇合并实施吻合。退出吻合器，放置好减压的胃管及空肠营养管后，以直线切割缝合器在闭合管胃顶端切口的同时一并切除多余的"管胃"，冲洗后将吻合口送入原食管床。本方法优点有：①不需要食管或胃达到一定长度（直线切割缝合器用于颈部吻合时则需要）；②吻合后的食管和胃呈直线，无弯曲，有助于愈合，避免狭窄和出现瘘；③改善了颈部空间较小、不利圆形吻合器操作的缺点。

三、提高食管癌远期生存的努力及其存在的问题

食管鳞癌是我国食管癌的主要病理类型，手术仍是长期以来公认的治疗手段。经过近百年的实践与发展，外科技术在减少并发症、死亡率方面得到了长足发展，其中最为典型的"进步"就是由"开放"手术向"胸腹腔镜"手术的转化。同时，外科技术在提高生存率方面也做了巨大的努力，其中典型的"飞跃"是从传统的"左开胸"向"右开胸"和"三野"清扫为主的手术转化。然而，外科技术的进步并未使 EC 的生存率得以相应地大幅度提高，因而在重视、改善、交流学习外科技术，使之达到最优化的前提下，如何再进一步提高 EC 的远期生存是近年来 EC 研究者们面临的巨大挑战，同时也是治疗理念的重大改变，即旨在提高远期生存的围手术期综合治疗。包括局部治疗与全身治疗，也包括术前诱导治疗和术后补充治疗。

（一）旨在改善远期生存的努力——围手术期治疗

1. 围手术期放疗——最早的尝试

（1）术后放疗：手术作为 EC 的主要治疗，虽然效果优于其他方式，但单一手术 5 年生存率（year survival rate，YSR）仍然很低。影响术后远

期疗效的原因在于多数 EC 在诊断时已属局部晚期，术后局部复发率较高。为此，学者们在探讨如何控制术后复发方面做了不懈的努力。其中最早提出的是术后放射治疗（1969 年，Gooder 等），但始终缺少高质量的研究。至 1978 年，Kasai 等报道了术后放疗的回顾性非随机研究，认为术后放疗可使 5YSR 由 21% 提高到 53%。此后多项回顾性研究均显示了相似的结果。为此，20 世纪 80 年代开始了前瞻研究，但结果并不肯定，总体认为术后放疗不但不改善生存，且增加了吻合口狭窄的发生。我国学者 Xiao 等的研究表明，术后放疗并未改善 5YSR（n=495，41.3% vs. 31.7%），而吻合口狭窄却是单一手术的 2 倍。分层发现Ⅲ期 EC 术后放疗 5YSR 优于单一手术（35.1% vs. 13.1%）；淋巴结阳性者术后放疗优于单一手术（29.2% vs. 14.7%），同时认为术后放疗的淋巴结复发低于单一手术（35.9% vs. 19.7%）。因此，目前认为 EC 根治术后，对无淋巴结转移者不宜放疗；对有淋巴结转移者，放疗因降低了局部淋巴结的复发或可改善远期生存。

（2）术前放疗：完全切除是 EC 的另一预后指标。术前放疗旨在提高完全切除率，最早由 Cliffton 在 1953 年报道，之后 Cliffton、Parker 及 Nakayama 等均有回顾性报道。1988 年 Gignoux 等复习了之前的研究，认为术前放疗通过肿瘤降级降期，减少肿瘤活性，防止肿瘤转移，达到改善远期预后的目的。1992 年我国学者张志贤比较了计划性术前放疗 276 例与同期单一手术 736 例的结果。术前放疗的 5YSR，10YSR 好于单一手术（29.7% vs. 19.2% 和 21.8% vs. 15.0%）。单一手术组阳性切缘、淋巴结转移率均高于术前放疗组，但手术死亡和并发症无差别。据此，自 20 世纪 80 年代后期出现了前瞻性研究，但与术后放疗一样结果并不理想，术前放疗既不增加切除率，也不改善生存。为避免样本量小引起的偏倚，2012 年国际考科兰组织发表了由 5 项研究组成的 Meta 分析（n=1 147），显示术前放疗未改善切除率、完全切除率及 5YSR。故此认为术前放疗也许微弱地改善了 5YSR（18% vs. 15%），但由此带来的并发症增加，治疗时间延长及花费增多将抵消微弱的生存优势。因此，目前并不建议术前单一放疗。

2. 围手术期化疗——从争议到认可

（1）术后化疗：EC 的治疗以手术和放疗为主，化疗起步较晚，加之早期药物疗效差、毒性高，围手术期化疗的进展更为缓慢。20 世纪 70 年代 EC 的化疗以单药为主，包括 5-FU、氨甲蝶呤、丝裂霉素、博来霉素等，有效率仅为 15%~30%。20 世纪 80 年代后期 DDP 的问世，化疗在 EC 才开始看到希望，但单一化疗难以取得远期疗效。研究表明 53% 的 T_2 期 EC 即有淋巴结转移。因手术对局部晚期 EC 的治疗存在理论上的缺陷，而化疗理论上能消灭残存肿瘤和微转移灶，从而降低肿瘤复发和转移的机会，延长患者无病生存期和总生存期，对外科治疗的缺陷做了理论补充。为此，日本开展了 JCOG9204 研究，共纳入 R0 手术 242 例，随机分为术后化疗组和手术组，术后化疗组采用 DDP 联合 5-FU 方案（DF），显示化疗组的 DFS 高于手术组（55% vs. 45%），手术组发生颈部和纵隔淋巴结复发者高于术后化疗组，但 5YSR 无显著差异（61% vs. 52%），亚组分析提示，对 T_3、T_4 和一般状况较好（PS=0）行术后化疗者 DFS 优于 T_1、T_2 和一般状况较差者。手术组复发后接受放化疗者多于术后化疗组（35% vs. 25%），暗示复发后的治疗掩盖了术后化疗对总生存的好处。这一研究奠定了术后化疗在日本的地位。与该试验的设计和结果相类似，Jeeyun 等用 DF 方案治疗根治术后淋巴结阳性者（n=40），用同期单一手术者为对照（n=52），发现术后化疗组的 3 年 DFS 优于单一手术组（47.6% vs. 35.6%），但 5 年总生存率无差异（50.7% vs. 43.7%）。而 Mary 等认为，对于分期 T_3~T_4 或任何 T 而 LN（+），术后病理显示为 R0 的食管腺癌，术后给予化疗 PTX + DDP 方案（TP），其 2YSR 好于历史对照（60% vs. 38%）。EC 术后辅助治疗虽然降低了术后复发转移率，对术后 DFS 有所帮助。但由于影响术后生存的因素较多，很难考量单一的术后化疗能否延长总生存。因此，人们逐渐将研究的重点由术后转向术前治疗。

（2）术前化疗：最早的术前化疗始于 20 世纪 80 年代初，结果并不满意，证据表明含铂的联合化疗优于单药化疗。1992 年 Peter 等报道了非严格随机对照Ⅲ期研究（n=77），虽然两组总的中位生存无差异，且术前化疗组并发症及围手术期死亡较高（19% vs. 10%），但对化疗有反应者中位生存好于无反应者（13 个月 vs. 5 个月）。Tanaphon 等与美国的 INT 113 试验也得到了类似结果。因此，术前化疗的有效性长期充满争议。1997 年 Simon 等的研究终于让术前化疗显露了优势（n=147），认为术前化疗可使肿瘤降级降期，有助于提高肿瘤完全切除率（67% vs. 35%）。虽没有提高全组中位生存（16.8 个月 vs. 13 个月），但化疗有效者的中位生存较好（42.2 个月 vs. 13.8 个月）。2002 年，英国医学研究协会（Medical Research Council, MRC）开展的随机对照临床试验显示（n=802），术前化疗组的 R0 切除率高于对照组（60% vs. 54%），改善了 2YSR（43% vs. 34%）和中位生存（16.8 个月 vs. 13.3 个月），腺癌与鳞癌同样有效。2006 年 David 等与 Stilidi 等分别主持了前瞻性随机对照试验，认为术前化疗可提高完全切除率，并不增加围手术期风险，可提高术后无病生存及总生存。2011 年 Ychou 等主持的胃食管交界腺癌的研究得到了相似结果。自 20 世纪 90 年代后期，各种新药开始应用于晚期 EC，包括紫杉类，伊立替康，吉西他滨以及新的铂类药物，如草酸铂等治疗晚期 EC，有效率多数在 45%~60%，虽然新药在术前的应用还处于起步阶段，但前景令人乐观。2007 年 Gebski 等收集了 8 个临床试验（n=1 724）进行 Meta 分析，显示术前化疗可使相对死亡危险度减少 10%，使 2YSR 增加 7%。因此，EC 术前化疗的优势得以确认。

3. 手术前放化疗——新的曙光

术前化疗或放疗有限的获益让研究者尝试将两者结合。期间，研究者发现术前放化疗可获得更高的 pCR 及 R0 切除，而两者均是 EC 长期生存、降低复发的独立因素。该法最早由 Franklin 等于 1983 年报道，先是在直肠癌取得成功，之后尝试用于 EC。化疗方案多为 DF；放疗总剂量多为 20~45Gy，常规分割剂量 1.5~3.7Gy，化放疗结束后 2~4 周手术。20 世纪 80 年代多采用序贯化放疗，但研究发现同期放化疗疗效更好，所以，20 世纪 90 年代起推行同期放化疗。已有多个随机对照试验验证术前放化疗对远期预后的影响，但结果不尽相同。2002 年 Urschel 等对 6 个临床试验（n=768）进行 Meta 分析，显示 1YSR、2YSR 无差异，而 3YSR 有所提高。稍后，Gebski 等也进行了类似的 Meta 分析,收集了 1983—2006 年的 10 个随机研究(n=1 209),表明术前放化疗可使死亡相对危险度降低 19%($HR=0.81$; $95\%CI$: $0.70\sim0.93$),并使 2YSR 提高 13%。

2012 年欧洲的 CROSS 研究奠定了新辅助化放疗联合手术作为可切除的局部晚期食管癌或食管胃交界癌的标准方法。共随机纳入了 368 例可切除的局部晚期食管癌或食管胃交界癌患者(T_1N_1 或 $T_{2\sim3}N_{0\sim1}$,UICC 第 6 版分期),紫杉醇 / 卡铂同期放疗(总剂量 41.4Gy/23f)+ 手术比较单纯手术治疗,结果显示术前放化疗组的 pCR 率为 29%,R0 切除率为 92%,而单一手术组仅为 69%;术前放化疗组的中位生存期明显长于单一手术组(48.6 个月 $vs.$ 24.0 个月,$p=0.003$)。进一步奠定了术前放化疗在 EC 治疗中的地位。目前国际上有许多著名的学术组织或机构如 NCCN、ASCO、EORTC、M.D Anderson Cancer Center 等已经把术前放化疗写入 EC 的治疗指南。

2018 年我国开展多中心 NEOCRTEC5010 研究结果公布,自 2007 年 7 月至 2014 年 12 月,共入组患者 451 例,随机分组为术前放化疗组 224 例,单纯手术组 227 例。截至 2016 年 12 月,术前放化疗组中位随访时间为 41 个月,单纯手术组中位随访时间为 34.6 个月,术前放化疗组的 R0 切除率高于单纯手术组(98.4% $vs.$ 91.2%,$p=0.002$),病理完全缓解率(pathologic complete response, pCR)为 43.2%。对比单纯手术组,术前放化疗的中位总生存期(overall survival, OS)(100.1 个月 $vs.$ 66.5 个月,$p=0.025$;$HR=0.71$;$95\%CI$: $0.53\sim0.96$;$p=0.025$)、无病生存期(disease-free survival, DFS)(100.1 个月 $vs.$ 41.7 个月,$p<0.001$;$HR=0.58$;$95\%CI$: $0.43\sim0.78$;$p<0.001$),结果证实,术前放化疗并手术可延长局部晚期食管癌的总生存,将食管癌患者的中位生存期延长将近 50%,并且已被 NCCN 采纳作为临床证据推荐。

(二)围手术期治疗存在的问题

1. 术前抑或术后 EC 围手术期治疗的根本目的在于改善预后,获得更佳的远期生存。经过多年的争论与实践,目前认为术前治疗优于术后治疗,已成为围手术期治疗的主流。相对于术后治疗,术前治疗的优势包括:①首先 EC 手术为大型外科手术,手术创伤后不易足量足程完成计划

中的化疗及放疗,而术前治疗由于重要器官功能良好而可按计划足量足程完成治疗;②肿瘤血运完整,有利于保持靶病灶局部化疗药物强度和氧浓度;③可降低肿瘤病期,提高手术切除率;④早期消灭亚临床远处转移灶;⑤减少术中肿瘤种植转移;⑥术前放化疗还具有互相增敏的协同作用;⑦可作为肿瘤对化疗药物体内敏感性的评价。其中,术前治疗能够降低 EC 分期,甚至达到病理完全缓解,提高 R0 切除率。pCR 患者的术后 5YSR 高达 40%~60%。Berger 等也发现术前放化疗后 pCR 者 5YSR 也高于非 pCR 者(62% $vs.$ 31%)。

术后治疗包括全身化疗和局部放疗,术后放疗仅对局部晚期者(T_2 以上或淋巴结阳性)及非 R0 切除者,或可降低局部复发,延长 DFS。单一术前放疗因无优势而被淘汰。日本 JCOG9204 试验证实术后化疗可以提高术后患者 DFS,减少颈部和纵隔淋巴结复发,并没有更直接的证据证明可显著延长远期生存。日本的 JCOG9907 试验就术前与术后化疗的优劣做了比较(n=330),显示术前化疗 5YSR 优于术后化疗(55% $vs.$ 43%),但手术并发症及术后肾功能不全更多。因此,就现有研究资料来看,术前治疗更具优势,无论化疗或放化疗均应以术前治疗为主,术后放疗仅限于局部晚期甚至非 R0 切除的补充治疗。

2. 化疗 / 放疗抑或放化疗 对于术后治疗,研究表明放疗或化疗均可降低 R0 术后的局部复发,并没有充足证据证明孰优孰劣。目前认为放疗对淋巴结阳性者和Ⅲ期非 R0 切除者,术后放疗或可较好地控制局部复发,反之,淋巴结阴性或Ⅰ、Ⅱ期患者术后放疗对提高生存率并无优势。目前认为术前治疗应成为 EC 围手术期治疗的主流,但术前单一放疗因没有改善远期生存而被淘汰,而术前化疗或放化疗则逐渐被人们接受。如果以治疗后的 pCR 率来评价,术前放化疗的疗效更优于术前化疗,术前化疗的 pCR 率为 2.5%~5.0%,而术前放化疗的 pCR 率则高达 20%~35%,R0 切除率可高达 55.0%~95.7%。因此,目前以术前放化疗为最好,术前化疗次之。

3. 围手术期治疗的风险 化放疗的毒副作用及其对手术并发症和死亡的影响普遍受到关注。术前化放疗的毒性包括肺毒性、心脏毒性、血液毒性等。此外,因术前治疗进一步影响患者营

养状况,延长手术准备时间,甚至造成对化放疗不敏感者疾病进展,延误治疗。对于术前化放疗后的手术难度,有学者认为肿瘤周围组织不同程度纤维化,增加了手术分离难度,延长手术时间,但多数认为不增加手术难度。

1994年Tanaphon等报道术前化疗Ⅲ度骨髓抑制者达47%,其中4例死亡,两组中位生存时间均为17个月,而手术组的近期存活似乎更好。美国0113试验得到了类似结果,其药物剂量偏高,毒性增加,患者耐受性差,试验中仅有84%的患者完成2个周期以上术前化疗,几乎所有患者的第二个周期药物用量降到了计划量的84%。早期的这两项研究均因化疗反应大,完成术前治疗计划的患者比例过低,影响了术前化疗组的近、远期预后。此后的OEO2试验有90%者完成了术前2周期的全量化疗,由此,直接导致OEO2试验组患者获得根治手术的概率明显高于0113试验组(92% vs. 80%),从而提高了疗效。术前放化疗相对于化疗也许带来更多的问题,部分研究的手术死亡高达17.9%~20.8%。Adelstein等报道72例中,最后仅67例手术,死亡达17.9%(12/67)。Noguchi等术前放化疗24例,比较单一手术251例,前者手术死亡高于单一手术(20.8% vs. 3.2%);吻合口瘘、肺炎、败血症等并发症也较单一手术组高(29.2% vs. 8.4%)。Fiorica等Meta分析也提示术前放化疗较单一手术的手术死亡高(OR=2.10)。与上述结果相反,有人认为术前放化疗并不增加术后并发症和手术死亡。Urba等报道69例EC中仅1例死亡。Adham等的研究无手术死亡。

术后辅助放化疗也存在同样的问题,尤其当患者经历了涉及多脏器手术后,身体状况短时间内难以恢复至最佳状态,而术后治疗能够减缓患者的恢复。术后放疗还会增加吻合口狭窄以及吻合口瘘的发生。Mary等采用TP方案术后化疗,56%的患者出现Ⅲ~Ⅳ度骨髓抑制以及消化道反应,但是其带来提高2YSR为22%的效果使得我们相信化疗毒副作用是可以耐受的。

本文作者自2005年来探讨局部晚期EC的术前治疗(n=309),其中以TP方案化疗为主,直接死于术前治疗者仅1例,手术死亡及并发症较单一手术组并未增加,但在为数不多的放化疗者

中,就有3例出现食管穿孔,值得商榷。故作者认为化疗并不增加手术风险,而术前化放疗可能增加手术风险,但随着放疗技术的改进,新药的开发,因手术期肠内营养支持,大型EC中心的精细手术技巧及专业团队的术后护理能够很大程度上消除这一不良影响。

4. 寻找术前治疗的优势人群 对于EC术前治疗有效性的争论使我们不难理解存在优势人群与非优势人群的混杂。对术前治疗无反应者不但无法从治疗中获益,而且深受治疗毒性影响,使其生活质量下降,甚至延误治疗机会。因此,寻找敏感的临床及生物学指标,于术前区别优势人群成为预测EC预后的关键因素之一。

目前,还很难通过治疗前的TNM分期、肿瘤部位、性别和病理亚型等临床参数来预测肿瘤对术前治疗的应答。哺乳动物细胞DNA损伤及修复机制高度保守,通过对放化疗导致的细胞毒性作用的几个过程的研究,来寻找可能用于指导临床的分子标志物是目前的研究热点。Goekkurt等发现5-FU代谢关键酶——胸苷酸合成酶(TS)的基因多态性决定肿瘤对该药的敏感性,TS基因型为2R/2R,2R/3RC或3RC/3RC者治疗后中位生存较好(10.2个月 vs. 6个月)。Langer等发现甲基四氢叶酸还原酶(MTHFR)基因高表达者,化疗后病理学反应更好。Yeh等发现TS蛋白高表达者,用5-FU和亚叶酸钙化疗后生存较差。DNA损伤修复相关基因ERCC1,与肿瘤对顺铂敏感性及预后相关。细胞凋亡调控相关基因Fas、Bcl-2、Bax及P53的表达也被证实与化、放疗疗效有关。此外,VEGF、MRP-1、C-ERB-B1、C-ERB-B2 mRNA及EGFR也都表现出与EC术前治疗敏感性相关。然而,这些研究多数为小样本回顾性研究,且多来自术后标本。要在术前活检标本上进行这些检测,尤其是前瞻性多中心研究尚受到人力、物力、技术的限制,随着对肿瘤异质性的认识,肿瘤表面的活检并不具有代表性。因而寻找预测疗效的分子标志物任重道远。

(三)术前诱导治疗的评估

治疗有效性的评估是术前治疗所面临的另一难题,目前尚无很好的方法。吞咽困难症状的改善可直观、简便地评估治疗效果。但这一方法很难精确量化,同时还受到其他因素干扰,如是否

应用激素,因此,尚未在临床广泛应用。目前选择形态学影像评估术前治疗。常用方法有 WHO 标准、SWOG 标准及 RECIST 标准,但三者均以二维角度测量难以评估食管肿瘤,因此有学者质疑是否能客观评价上消化道肿瘤。影像学水平区别肿瘤残留或放化疗后组织纤维化极其困难,因此放化疗前后影像学分期对于疗效评估的价值也很有限。CT 特异性 50%~66%,敏感性 33%~71%,有效率 47%,且鲜有研究将其与远期生存做比较。EUS 在 EC 初始分期方面具有优势,但在诱导治疗疗效评估方面存在缺陷,表现在其难以区分残存肿瘤与炎症或纤维化改变,诱导治疗后 EUS 再分期准确率仅 27%~82%。而 FDG-PET 功能代谢显像技术可以将活性癌组织与坏死瘢痕组织区分开,因此在诱导治疗评效方面具有良好前景。Kato 等追踪了 10 例术前放疗后 EC 患者术后病理结果,并且对治疗前后 PET 评估结果进行对比,发现疗后病理分级与 SUV 及 FDG 摄取病灶长度缩短密切相关。Downey 等也对 17 例术前诱导放化疗的 EC 患者进行了研究,以 FDG 摄取量减少 60% 为阈值,发现组间 2YSR 有差异(67% vs. 38%)。Weber 等的研究阈值定为 35%,其 2YSR 有差异(60% vs. 37%)。FDG-PET 也同样难以鉴别炎性组织对葡萄糖非特异性摄取与癌残留。

四、围手术期处理的进展——营养支持

食管癌手术属外科大型手术,其手术时间长、操作繁杂、创伤大,在一定程度上,手术并发症发生率与死亡率高于其他消化道手术。重视食管癌围手术期肠屏障的保护,对减少全身感染综合征及严重并发症的发生至关重要。然而,不少食管外科医生对手术创伤→肠道损伤→肠并发症→全身恶性循环这个过程理解不深,忽略了肠屏障损伤这个始动因素,未树立起对疾病"预防为先、治疗从属"的朴素哲学,对食管癌治疗中贯穿始终的肠屏障保护重视不够。

(一)肠内营养对肠屏障保护的意义

几乎所有的无重大手术并发症的食管癌患者,均能于术后 24h 内接受幽门下肠内管饲营养。当患者出现有效循环血量不足时,肠屏障的缺氧性损伤就已不同程度存在。此时,肠内营养和食

糜刺激能维持患者肠屏障功能接近正常,有 20% 的肠内营养即可达到口服饮食的效果。其保护肠屏障的药理作用大于营养作用。延迟营养支持可导致重症患者迅速出现营养不良。而营养摄入不足与血源性感染相关,影响患者预后。因此,有效的肠内营养可维护肠屏障的完整,是食管癌术后康复的关键之一。整蛋白需在胃肠道经蛋白消化酶水解成小分子短肽及游离氨基酸后,方可被肠黏膜细胞吸收。短肽比单一氨基酸更易吸收,短肽转运速度快、耗能低、不易饱和,因此,首先提供可供小肠直接吸收的、预消化的短肽型肠内营养制剂,再逐步过渡到胃肠道功能恢复后,提供含多种膳食纤维的整蛋白型肠内营养。可溶纤维分解为短链脂肪酸直接营养结肠黏膜,并增加血流量,保持肠屏障功能。故术后宜早期使用含纤维的肠内营养。

(二)肠内营养对降低肠源性感染发生的意义

术后早期实施肠内营养可起到保护肠黏膜屏障的作用。从而显著降低肠源性感染的发病率。由于继发于烧伤、创伤、休克、感染和大手术后的感染主要为肠源性感染,并且贯穿于危重症患者救治的整个过程。因此。临床上肠源性感染的防控是危重患者抢救的关键;肠源性感染有其特有的病原学特点和治疗原则。在危重患者发生肠源性感染时,需要有针对性地采取治疗措施。患者如果没有接受肠内营养,导致肠腔内的营养物质匮乏,细菌的存活就依赖于降低对营养的需求,或者降低其他细菌对营养的需求。甚至消灭对手。此时,致病菌主动释放出细菌素。抑制竞争对手的繁殖或者直接杀灭对手。同时,细菌为适应环境发生的变异从而繁衍出具有毒力的菌株,除消灭竞争对手,还对人体造成严重损害。再者,上皮表层不利的生存环境(营养不足、低氧、pH 值、竞争对手等),必然促使某些细菌从原来寄居的位置转移到更深层组织。一旦细菌易位,正常的免疫系统会迅速、高效地清除易位的致病菌。而危重患者处于应激状态、免疫系统受损或细菌寄生在易于生长和繁殖的部位(如损伤的心瓣膜、坏死组织、人工假体、深静脉导管等)时,将会引发肠源性脓毒症。因此,肠源性感染的发生还与疾病及其严重程度、患者的遗传素质等因素有关。

总之，食管癌的治疗仍以手术治疗为主，手术方式虽有变化，但仍以开胸治疗为主逐渐向腔镜手术转化，术后消化道重建首选的替代器官为修剪后的"管胃"，吻合方式以器械吻合最为常用。在重视胸外科技术的同时，旨在改善远期生存的围手术期治疗也受到了空前重视。目前认为以术前放化疗为主，与此同时，多学科的发展使食管癌围手术期治疗得到了更多发展，围手术期的营养支持使食管外科更为安全。然而，食管癌的预后仍然较差，手术风险仍然较大，因此，继续探讨从外科技术到肿瘤学理念以提高食管癌长期生存仍然十分艰巨。

（陈克能 谭黎杰）

第六节 术后并发症治疗的策略和思考

食管癌术后并发症主要分为两大类：一类与手术技巧有关，另一类与心肺系统有关。目前临床常见与手术操作技巧有关的术后并发症包括吻合口瘘、吻合口狭窄、食管替代物缺血坏死、乳糜胸、喉返神经损伤、膈疝及胃肠道功能紊乱（胃排空延迟、倾倒综合征、反流）等，而与心肺系统有关的并发症常见的有肺部感染、肺栓塞、心肌缺血、心律失常等。在本节中笔者将对吻合口瘘、吻合口狭窄及胃肠道功能紊乱等并发症进行深入探讨。

一、吻合口瘘

食管吻合口瘘（esophageal anastomotic leak）是胸外科最常见、最严重的术后并发症，也是常见的围手术期主要死亡原因之一。有研究发现，食管癌围手术期死亡病例中，与吻合口瘘有直接关系的可高达60%。近年来，因为器械吻合器的广泛使用、危重患者的支持治疗以及营养支持治疗的发展，食管吻合口瘘的发生率及死亡率已出现下降，发生率已由以往的10%~20%下降到3%以下，死亡率由以往的30%~60%降低为10%~20%。尽管如此，吻合口瘘一旦发生，对患者的生命仍然造成极大的威胁。因此，对吻合口瘘的发生原因、诊断方法及治疗措施等进行深入研究，才能更有效地降低吻合口瘘的发生率和死亡率。

（一）影响食管吻合口瘘的因素分析及探讨

1. 食管替代物的选择 食管癌手术中进行消化道重建的器官有胃、小肠和结肠等。目前绝大多数术者采用胃为替代器官，原因是胃血运丰富，较易游离，重建只需要一个吻合口，操作简便。传统的胃代食管选用的是未经"修饰"的"全胃"，而术中将胃大部分上提置于胸腔，患者术后由于胃液潴留和胃腔扩张，易出现对心肺的压迫及反流等情况，影响患者术后生活质量。近年来，越来越多的胸外科医生采用管状胃来替代食管。随着微创技术在胸外科的广泛使用，胸腹腔镜下食管癌根治术在国内很多医院已开展，腔镜下的消化道重建绝大多数采用管状胃代食管术的方式，因此也更进一步推广了管状胃的使用。管状胃与全胃相比较，其扩张性程度较小，对心肺压迫较轻，延长的胃管不需要过分牵拉胃窦和幽门，从而相对减少了食物在胃中的停留，反流机会减少。在吻合口瘘发生率上，有研究发现全胃代食管术术后吻合口瘘发生率为9.3%，而管状胃代食管术术后吻合口瘘仅有5.5%，但是也有研究发现管状胃与全胃代食管术后在吻合口瘘发生率上无明显差异，因此管状胃与全胃作为食管替代物在吻合口瘘发生率上是否有差异仍需要大宗的临床研究来证实。需要注意的是，管状胃代食管术术后残胃瘘的发生率高于全胃代食管术，而原因可能与残胃损伤导致血运、氧合不佳有关。严格意义上，残胃瘘不属于吻合口瘘，但是残胃瘘与吻合口瘘在临床表现、诊断、治疗以及对患者的危害等方面存在较大的相似性，因此比较管状胃与全胃两者在术后吻合口瘘发生率的差异时，还需要考虑两者术后残胃瘘发生率的差异，才能更加准确地体现两种替代物吻合的安全性。

在患者既往曾行胃部分切除或全胃切除术、胃部肿瘤需行全胃切除术或胃壁受侵及转移的情况下，不能用胃为替代器官重建消化道，则需要选用结肠或空肠代食管术。结肠代食管术术后吻合口瘘的发生率较高，国外报道结肠代食管术吻合口瘘发生率高达22%，国内报道为11.9%。一项研究发现，空肠代食管术术后吻合口瘘发生率为24%，结肠代食管术为46%。结肠代食管术后吻合口瘘发生率较高的原因可能与移植肠段的血运不佳及肠道细菌污染等因素有关。

综上我们可以发现，相比较结肠及空肠代食管术，胃代食管术术后吻合口瘘的发生率较低。因此，食管癌根治术消化道重建中应首选胃代食管术。

2. 吻合口的位置　食管癌的病变位置及手术方式决定了吻合口的位置，继而吻合口的位置决定了吻合口瘘的位置。左胸后外侧切口（Sweet）、右胸加上腹部（Ivory Lewis）等手术方式的吻合口位于胸腔内。经食管裂孔途径（腹部 + 颈部切口）、左胸 + 颈部两切口、颈胸腹三切口（McKeown）、胸腹腔镜下食管癌根治术等术式的吻合口位于颈部。颈部及胸部吻合口瘘的发生率不同，国内报道颈部吻合口瘘（12.9%）的发生率要高于胸内吻合口瘘（3%~4%）。有学者比较了颈部吻合与胸内吻合术后吻合口瘘发生率的差异，结果显示颈部吻合口瘘（31%）发生率高于胸内吻合（11%）。食管颈部吻合口瘘发生率高的原因可能包括颈段食管的血运相对较差，胸廓入口对胃及其血管弓有一定的压迫以及由于切除食管组织较长，吻合口位置高，张力较胸内吻合大等原因。颈部吻合有经胸骨后途径及经食管床途径。胸骨后路径比食管床路径有着更高的吻合口瘘概率，可能由于胸骨后路径较长，且替代物在胸廓入口处受压导致供血不足。

尽管颈部吻合口瘘的发生率要高于胸内吻合，但颈部吻合口瘘较胸内吻合口瘘具有易于诊断、患者全身症状轻、治疗较为容易、病死率低等诸多优势。采取颈部吻合还是胸内吻合，要根据病变范围、手术方式等因素而选择，主刀医生的习惯及经验也是决定吻合位置的重要因素。

3. 吻合方式　食管与替代物的吻合方式有三种：手工吻合、器械吻合、手工与器械结合吻合。吻合方式的选择取决于病变的位置、患者的状态、主刀医生的经验和习惯以及淋巴结清扫范围等因素。

（1）手工吻合：手工吻合作为传统的吻合方法，在颈部吻合中仍占有重要地位。同时，在某些特殊情况下，如器械吻合失误或失败、残留食管过短、食管壁过于肥厚等，难以用吻合器完成吻合时，手工吻合就显得非常重要。因此，手工吻合应该是每位胸外科医师必须掌握的基本技能。但手工吻合的方法需要术者有熟练的手术操作及精湛的吻合技巧，需要长期的磨炼和经验积累，培养周期较长。

目前临床常见的吻合方法有全层缝合和分层缝合，连续缝合和间断缝合、"隧道式"吻合等。在手工吻合技术中，食管和胃切缘，尤其是切缘黏膜的对合良好，缝合针距和打结张力的均匀一致是顺利完成吻合、减少术后吻合口相关并发症的重要保证。不同的手工吻合方式各有其优缺点，但目前没有明确的证据显示某种吻合技术优于其他技术，在吻合口瘘的发生率上也无明显差异。因此，主刀医生吻合技术的熟练程度在降低术后吻合口瘘发生率中发挥着更加重要的作用。

（2）器械吻合：吻合器（圆形）与手工吻合的优劣在 20 世纪 90 年代很多国外学者进行过随机对照研究。目前绝大多数的文献显示器械吻合与手工吻合在术后吻合口发生率上无明显差异，但器械吻合具有易于操作、出血少、手术时间缩短等优势。

（3）器械吻合结合手工吻合：即食管胃侧侧吻合术。Collard 首先采用颈部食管胃侧侧吻合的方法，该方法从很大程度上解决了食管胃吻合口术后狭窄的不足，而吻合口狭窄是圆形吻合器术后最主要的吻合口并发症。食管胃侧侧吻合不仅降低了吻合口狭窄，同时吻合口瘘的发生率并没有增加。临床研究发现食管胃侧侧吻合与手工吻合在吻合口瘘发生率上无明显差异。

目前国内外大多数术者关闭吻合口前壁均使用可吸收缝线间断缝合，而没有采用直线切割缝合器关闭吻合口前壁。吻合口前壁不用切割缝合器的原因是，避免吻合钉的重复钉合，保持前壁与后壁两侧吻合边缘形成的形状，使吻合口具有最大的口径，同时也降低了术后吻合口瘘的发生率。

综合目前发表的文献，不同的吻合方式在吻合口瘘的发生率上都没有显著差异，因此主刀医师的经验和技术比手术方式选择更为重要。

4. 吻合口血运　吻合口血运不良是食管癌术后吻合口瘘发生的重要原因之一。食管血液供应呈节段性，术中不宜游离食管过长，否则容易造成吻合口缺血。而作为食管替代物的胃则是多血供器官，因此胃本身的血液供应是非常丰富的。尽管管状胃离断的血管较全胃多，但研究发现全胃和管状胃代食管的吻合口血流率无明显差异，说明管状胃的血运是充分的，而使用其重建消化道是安全的。

为了改善吻合口的血运，许多学者通过改变手术方式减少对胃血供的影响。20世纪90年代，Akiyama在食管癌术前先行胃左动脉、远端胃右动脉及脾动脉栓塞，数日后再行管状胃代食管术，发现栓塞后的患者管状胃的血供仅减少了33%，而术前未行栓塞处理的患者管状胃的血供减少了67%，并且术后吻合口瘘的发生率栓塞组要低于未栓塞组。Nagawa对9名行胃代食管术的患者术中行胃网膜左动脉与颈横动脉血管吻合，术后未发生一例吻合口瘘。Murikami对15名胃代食管术的患者术中行胃短血管与颈部血管的吻合，彩色多普勒观察胃组织血流变化发现，单纯静脉吻合后血运增加36%，而动静脉均吻合后血运增加108%，且术后未发生一例吻合口瘘，而对照组吻合口瘘的发生率为23%。但是术中进行血管吻合需要具有熟练微血管吻合技术的外科医生参与，同时手术时间相应延长，因此该手术方式需要更加优化手术操作过程方可在未来大规模推广。

尽管很多学者采取了不同的手术方式和技术来改善吻合口的血运，减少术后吻合口瘘的发生，但是目前这些术式仍不能得到广泛的推广，一方面是临床研究的样本量太少，还需要大样本的临床试验来证明新术式的优势；另一方面，一些术式的技术要求比较高，比较费时费力，难以大规模开展。关于改善吻合口的血运，笔者认为手术中在不增加吻合难度的情况下，尽可能多保留胃的血管、减少对胃及食管血管的损伤才是目前胸外科医生最需要重视的环节。

5. **术前放化疗** 目前大多数的临床研究认为食管癌术前的新辅助放化疗不会显著增加术后并发症的发生率，包括吻合口瘘的发生率。Hagen等比较了单纯手术组与术前新辅助放化疗联合手术组之间术后并发症的情况，结果表明两组在术后吻合口瘘发生率上无统计学差异。有少数临床研究发现术前新辅助放化疗有增加术后吻合口瘘发生率的趋势。Urba等通过临床研究发现术前新辅助放化疗增加术后吻合口瘘的发生率，单纯手术组术后吻合口瘘4例，联合组术后吻合口

瘘7例，但该临床试验仅纳入100例患者，病例数较少使得试验结果并不具有十分的说服力。Rieff等发现，术前新辅助放化疗增加食管内基质金属蛋白酶的活性，而基质金属蛋白酶促进黏膜下胶原基质的降低，影响组织愈合，因此可能对于术后吻合口瘘的发生具有一定的促进作用。此外，术前放化疗的食管癌患者，多数病情较重，一般情况差，加之放化疗后食管及替代物的血运受到一定的影响，因此术后吻合口瘘的发生率可能会增加。

总之，术前放化疗可以提高肿瘤的切除率，降低术后淋巴结转移率，提高远期生存率，并不增加术后并发症的发生率。

6. **术后进食时间** 近年来，随着快速康复外科理念在胸外科的广泛推广，食管癌术后尽早经口进食的理念已逐步被大家所接受，但对于术后尽早经口进食是否会增加术后吻合口瘘发生率仍存在一定争议。由李印教授领衔的国际上有关食管癌术后第一天经口进食的最大的前瞻性、随机对照临床研究证实术后第1天经口进食（EOF组）与传统的术后7d（LOF组）经口进食并不增加吻合口瘘的发生。该研究为单中心研究，所有手术均由一人完成，均采用胸腹腔镜食管癌切除，颈部手工吻合，吻合口瘘发生率EOF组与LOF组分别为3.6%和4.3%。在此研究之前，有部分回顾性研究表明术后延后经口进食时间可以降低吻合口瘘发生率，尤其是颈部吻合术式。笔者认为，术后尽早进食是未来的趋势，但仍需要多中心的临床研究，需涉及不同的手术方式和吻合方式，证实术后尽早进食的安全性。

7. **患者因素** 大部分接受食管恶性肿瘤切除的患者都存在一定程度的营养不良。营养不良的患者常出现低蛋白血症，而低蛋白血症是吻合口并发症的风险因素之一。临床研究发现，患者白蛋白浓度低于3g/dl预示术后吻合口瘘发生率将增加。还有研究发现术前低体重指数（BMI）与术后吻合口瘘的发生具有相关性，而低BMI与患者进食哽咽及恶病质密切相关。对于近期体重明显下降的患者，提示患者营养不良，术后预后不佳，吻合口瘘的发生率增加。糖尿病或高龄及性别对吻合口瘘的发生没有明显影响，但如果患者合并有肝硬化则手术应慎重，因为肝硬化患者肝功能储备差，凝血功能较差并伴有血液回流的改

变、低蛋白血症、脾功能亢进等,容易增加吻合口瘘的发生率。

通过上述对于食管吻合口瘘影响因素的分析和探讨,我们从中得到几点启示:

(1)影响吻合口瘘的原因较多,绝大多数与手术操作有关,因此主刀医生的手术操作熟练程度及经验对于降低术后吻合口瘘发生率具有更直接更重要的影响。

(2)目前已在临床运用的吻合方法和技术很多,尽管现有的文献显示不同吻合方法和技术在吻合口瘘发生率上没有显著差异,但多数研究为单中心、小样本的临床研究,尚缺乏多中心、大样本的随机对照临床研究的证据。

(3)降低吻合口瘘的发生重在预防,选择合适的患者、采取主刀医生熟悉的术式及吻合方法、减少术中的副损伤等是胸外科医生应努力做到的。

(二)吻合口瘘治疗方案的选择与评价

食管吻合口瘘根据发生的位置分为颈部吻合口瘘和胸内吻合口瘘,两者在治疗方法具有不同的特点。总体而言,颈部吻合口瘘与胸内吻合口瘘相比,在治疗上较容易,对患者的危害较小,病死率较低。

1. 颈部吻合口瘘 临床诊断颈部吻合口瘘较容易,多表现为发热、切口红肿、压痛等。颈部吻合口瘘发生后应及时拆除皮肤缝线,显露吻合口,充分引流,延长禁饮食时间,建立肠内营养,较大的瘘口可以行直接缝合,以缩短愈合过程。大多数瘘在2周内愈合,很少需要二次手术修补吻合口或用带蒂组织瓣覆盖。除了传统的引流方式,真空辅助闭合系统在颈部吻合口瘘的治疗中具有较好的治疗效果。该系统较传统引流的治疗方法具有的优势:持续均一的负压使得颈部小血管扩张,改变了局部的微循环,持续负压吸引减少了吻合口周围分泌物的残留,减少细菌量,有利于肉芽组织的生长,促进组织愈合。该系统减少了医护人员的工作量,伤口换药次数减少,并且在治疗中患者可以进食半流食,改善了患者的营养状况,耐受性更好。

2. 胸内吻合口瘘 胸内吻合口瘘一旦发生,多数患者中毒症状明显,严重者出现感染性休克。临床常见症状有高热、烦躁、心率加快、四肢乃至全身水肿、呼吸困难,严重者出现呼吸衰竭,需机械通气。部分患者吻合口瘘造成吻合部位出血,严重者出现危及生命的消化道大出血。对于发现及处理不及时的吻合口瘘,进一步可能发展为食管气管瘘。一旦出现食管气管瘘患者病情进一步加重,呼吸道症状进一步恶化,最终发展为全身衰竭而死亡。因此,及时发现胸内吻合口瘘并采取合适的治疗方式对于降低胸内吻合口瘘死亡率至关重要。

临床中,一部分吻合口瘘根据胸引管引流液的性质及亚甲蓝床旁实验即可诊断。其他大部分吻合口瘘可以通过食管造影检查、内镜检查及CT检查等明确诊断。近年来,有学者通过检测胸腔引流液淀粉酶的水平来早期发现吻合口瘘,该方法需要术中在吻合口附近放置一根引流管,术后诊断吻合口瘘的敏感率为66.7%,特异性为95.9%。吻合口瘘诊断明确后,需根据吻合口瘘的程度以及患者的全身状况选择适当的治疗。根据吻合口瘘的程度分为可控制瘘和不可控制瘘。可控制瘘是局部小区域的造影剂外渗,局限在纵隔结构中。不可控制瘘是较大的瘘,造影剂可自由地进入胸膜腔。

(1)保守治疗:主要适用于瘘口小的可控制瘘或者胸内感染重且全身状况差不能耐受手术者。治疗的关键在于:

1)持续胃肠减压:有效的胃肠减压可使消化液等不能反流至瘘口而进入胸膜腔。因为胃内容物中厌氧菌会造成纵隔广泛性炎症,甚至多器官功能衰竭;胃内容物过多会增加吻合口的张力,不利于吻合口愈合。

2)充分的胸腔引流:胸部CT易于发现包裹性的胸腔积液或脓液,可定位穿刺或在B超定位下放置闭式引流管,引流管管腔要大,切忌用导尿管进行引流。此外,可在透视或内镜引导下,将胃管经吻合口瘘放入到胸腔包裹性积液底部,进行内引流,能够进行内引流的脓液必须稀薄,黏稠的脓液不能通过此方法吸除,该方法还有扩大吻合口瘘的风险。有学者术中在吻合口处留置一根引流管,如术后出现吻合口瘘,则可以充分引流,如未出现吻合口瘘,则进食后拔除该引流管。

3)充足营养是瘘口愈合的基础:少数患者可因长期消耗致器官功能衰竭死亡,个体化的营养支持可为后续治疗提供保证。按途径其可分为肠内营养、静脉营养或混合应用，多数学者认为肠内营养优于单纯静脉营养，并建议吻合口瘘者尽早采用肠内营养，以恢复胃肠道功能，防止菌群失调，促进各脏器蛋白质合成。肠内营养支持可经胃镜或介入下植入空肠营养管或行空肠造瘘，前者操作简单、创伤小，已逐渐被接受。单纯全静脉营养支持在吻合口瘘患者中已少用。笔者所在单位在吻合口瘘的保守治疗中多采用的是"三管疗法"，三管即胃管、胸引管及十二指肠营养管（或空肠造瘘管），强调的是以充分的胃肠减压、胸引管引流及肠内营养为主要基础的保守治疗。充分的胃肠减压及胸引管引流能够保证吻合口瘘周围无积液及坏死物的刺激，减轻吻合口瘘的炎症反应，在此基础上加强的肠内营养能够促进吻合口瘘周围肉芽组织的生成，从而封闭吻合口瘘口，利于之后食管黏膜上皮的生长。

4）广谱抗生素的应用：有效的抗生素应用是全身症状及时控制的关键。漏液可造成胸腔内混合感染，早期应及时应用广谱抗生素，并可多种联合。随病情进展应及时行痰、引流液或血液培养及药物敏感试验，以调整抗生素的应用，防止耐药菌大量繁殖。

5）患者的积极配合：鼓励患者多下床活动，可增强体力并预防深静脉血栓。鼓励患者咳嗽促进患侧肺复张以缩小脓腔。

（2）手术治疗：对于发生较早的不可控制瘘、保守治疗失败、具有明显临床症状的病例，如全身状况较好，可考虑开胸手术，根据术中探查情况决定具体术式，胸膜腔和纵隔应该进行广泛清创和引流，必要时行瘘修补术或吻合口切除术。但再次手术的病死率较高，需谨慎选择。

1）内科胸腔镜下脓肿清除及引流：吻合口瘘易造成胸腔内多房性包裹性积液或脓液，单纯引流效果不佳。通过内科胸腔镜可以在直视下切开脓肿分隔，充分清除脓液，并且可以更加准确地引导引流管的放置，达到充分引流。

2）瘘修补术：适用于瘘口相对较小，局部水肿较轻者。修补后应用血供丰富的组织，如网膜、胸膜、心包或带蒂肌肉瓣覆盖加强吻合口。

3）吻合口切除重建术：对于瘘口较大或吻合口有肿瘤残留者可将发生瘘的吻合口切除，重新游离食管和胃并再次吻合，但新的吻合口位于瘘发生的污染环境中，影响新吻合口的愈合，可再次发生瘘，故应在吻合口处放置引流管。笔者经验认为，新吻合口一般应置于颈部，方可避免污染致再次瘘。

4）食管造口、二期重建术：因吻合口张力过高、重建器官缺血坏死或吻合的技术问题，造成吻合口撕裂形成的胸内瘘，瘘口较大，渗出液量多，对周围组织污染程度较重，这些因素妨碍了吻合口修复，很难通过简单引流达到瘘口自行愈合，此时不得不切除重建器官，食管外置造口。如果重建器官是胃，将其修补后还纳回腹腔，若是带血管蒂的结肠或空肠通常需要切除。此外，还需行正规胸膜纤维板剥脱术。食管外置造瘘用以引流唾液，注意保留足够长度食管，确保以后分期重建顺利完成。

（3）内镜治疗：食管支架植入、生物蛋白胶封堵、钛夹加闭吻合口瘘瘘口等已应用于临床，成为吻合口瘘治疗新亮点并使较多的外科医师趋向于选择保守治疗。吻合口瘘患者均应接受胃镜检查以明确瘘口大小及周围血运情况，以利于最佳治疗方案的选择。小于环吻合口周30%或瘘口小于2cm，且无黏膜水肿、溃疡及纵隔炎的患者，可在内镜下冲洗清创后黏膜下注入纤维蛋白胶封堵瘘口或以钛夹夹闭，缺点为不能立即恢复饮食，且瘘口较大者可能需多次治疗，如修补失败或瘘口为30%~70%，应考虑食管支架植入。自膨式金属或塑料支架封堵瘘口相对确切，可提前恢复经口饮食，减轻病情，明显缩短住院时间，被认为是胸内吻合口瘘有效治疗手段。支架治疗后吻合口瘘的愈合时间为29~156d。根据支架材料可分为不锈钢金属支架、记忆金属支架和聚酯塑料支架，早期永久性支架因其远期并发症如食物堵塞、出血、穿孔等阻碍其广泛应用。针对吻合口瘘应选择全覆膜支架并有回收装置，以防止胃肠内容物外漏和肉芽组织向腔内生长造成狭窄及支架回收困难。有学者对支架回收的最佳时间进行了研究，发现置入后14d回收支架可将支架相关并发症的发生率降低56%。食管支架应根据患者瘘口部位和周围解剖情况个体化设计制造，并可通过植入大型号或较长支架以避免移位发生及瘘口封堵欠佳。自膨式塑料支架与再次手术治疗吻合口瘘的比较中发现，支架组（11d）经口进食较手术组早（23d），ICU 的住院时间缩短（25d *vs.* 47d），总住院时间缩短（35d *vs.* 57d），更为重要的是死亡率低（0% *vs.* 20%）。

对于适应证选择合适的吻合口瘘患者，支架植入具有较好的治疗效果，但其治疗吻合口瘘也有许多不足之处。支架植入后，有 16%~40% 的患者出现支架移位，此情况可能导致瘘口增大。选用长度为 12cm 或 15cm 的支架可能会减少支架移位的机会，同时支架移位后需要再次重新放置支架，此时选用直径较大的支架为好。支架植入最严重的并发症是主动脉破裂造成的致命大出血，一旦发生，抢救成功的可能性微乎其微，而吻合口瘘发现较晚、纵隔感染严重、组织脆弱的吻合口瘘患者在支架植入后易出现此类严重并发症。除此之外，支架植入也可能导致食管气管瘘的发生，严重的食管气管瘘口可达数厘米，此时如果用更长的支架去封堵瘘口，可能会导致瘘口的进一步扩大，使得治疗难度增大。针对上述因支架植入造成的食管气管瘘患者，李小飞等采用"双瓣式"和"改道式"的方法进行气管瘘口修复和消化道重建，该方法以气管缺损处的食管或胃组织作为修补材料，不游离分离瘘口，直接进行修补，只需要重建消化道，从而降低了手术难度和风险，有效避免了术后再瘘的可能性，术后并发症少。

食管吻合口瘘的处理方法很多，通过对各治疗方法的探讨和分析，我们可以得到几点启示：

（1）早期发现吻合口瘘至关重要，如果发现较晚，胸腔感染及全身炎症反应进一步加重，治愈的可能性降低，病死率上升。

（2）充分的纵隔及胸腔引流，保证吻合口瘘周围的相对清洁是所有治疗方法的基础。

（3）根据患者的全身情况、瘘口的大小，选择最适合患者的治疗方法尤为重要。

（4）支架治疗需谨慎选择，支架不可长期放置，应及时回收，防止出现更严重的其他并发症。

二、吻合口狭窄

食管吻合口狭窄（anastomotic stricture）主要分为两大类：恶性吻合口狭窄及良性吻合口狭窄。恶性吻合口狭窄是由于吻合口肿瘤复发造成的吻合狭窄。而非肿瘤引起的吻合口狭窄统称为良性吻合口狭窄，本章节将讨论食管癌术后良性吻合口狭窄的诊治策略及进展。

（一）吻合口狭窄的原因分析及对策

吻合口狭窄指的是吻合口在未经扩张的情况下，直径小于 9mm，标准纤维胃镜不能通过。但也有学者认为术后 6 个月内，只要进行过 1 次以上的食管扩张，就应该定义为吻合口狭窄。吻合口狭窄是食管癌术后常见的并发症，其发生率为 10%~31%。大多数吻合口狭窄发生于术后几个月内，患者最主要的症状表现为吞咽困难。吞咽困难的轻重程度与吻合口狭窄程度密切相关。有学者将吻合口狭窄分为三度：轻度狭窄：患者能进半流质饮食，不能进普通食物，食管造影或内镜检查显示吻合口宽度在 0.5~0.7cm 之间；中度狭窄：患者进半流食困难，但可进流食，食管造影和内镜检查显示吻合口宽度为 0.3~0.5cm；重度狭窄：患者进流食困难或滴水不入，食管造影和内镜检查显示吻合口宽度小于 0.3cm。

引起吻合口狭窄的原因多与吻合技术缺陷、愈合缺陷和瘢痕增生有关。吻合技术缺陷包括食管胃吻合时黏膜对拢不全或进针过深、组织翻入过多、吻合口缝合时进针拔针过重及结扎过紧造成组织的损伤、缝合食管及胃时缝针间距不均等。目前认为造成吻合口狭窄的最主要机制是食管胃黏膜对合不良。愈合缺陷往往与患者低营养状况及组织愈合力差有关，如低蛋白血症或术中失血过多的患者，术后吻合口发生狭窄的概率可能增加。吻合口感染和吻合口瘘愈合后，炎症消退，修复的肉芽组织形成瘢痕组织，导致吻合口狭窄。患者为瘢痕性体质也是一个因素，不过这类瘢痕形成的进展缓慢，随着不断进食的内扩张作用，吻合口狭窄也不太严重，狭窄出现的时间也较迟。

手工吻合与圆形吻合器吻合虽然在吻合口发生率上无明显差异，但是绝大多数的临床研究发现圆形吻合器吻合口狭窄发生率要高于手工吻合。分析原因认为圆形吻合器为内翻吻合，而手工吻合则为外翻吻合。鉴于圆形吻合器吻合口狭窄的高发生率，近年来许多学者采用了食管胃器械侧侧吻合的方法，而该吻合方法在很大程度上解决了术后吻合口狭窄的问题。首先侧侧吻合后吻合口的直径要明显大于端端吻合，其次吻合口狭窄的发生是由于吻合口瘢痕增生形成环形纤维收缩而造成的，而食管胃侧侧吻合口形成的吻合口是一个前圆后三角的不规则形态，不同于传统端端吻合后形成的圆形吻合口，尽管术后吻合口仍会出现瘢痕增生但不会形成环形纤维收缩而引起吻合口的狭窄。有学者比较了手工吻合、圆形吻合器吻合及食管胃侧侧吻合三种方法吻合口的直径，结果显示食管胃侧侧吻合的吻合口直径最大，手工吻合次之，而圆形吻合器的最小，同时食管胃侧侧吻合后的患者术后吞咽困难的发生率最低。食管胃侧侧吻合的使用也存在局限性，因吻合时需要比端侧吻合食管游离得更长，对于高位的食管癌，该方法则不适用。

（二）吻合口狭窄治疗方案的选择和评价

近年来，由于医疗器械的改进和技术的提高，吻合口狭窄的治疗方法较多，但最重要的仍是针对患者吻合口狭窄的不同情况，选择最适宜患者的治疗方法。在介绍这些方法之前，需要先了解单纯性吻合口狭窄、复杂性吻合口狭窄以及顽固性吻合口狭窄的定义。狭窄部位局限、狭窄段管腔呈直线性并能够顺利通过胃镜的属于单纯性吻合口狭窄。狭窄长度超过2cm、狭窄段管腔呈弯曲型并胃镜不能通过的属于复杂性吻合口狭窄。当复杂性吻合口狭窄通过扩张治疗后仍不能进普食、在治疗后2~4周内复发或扩张次数超过7~10次的属于顽固性吻合口狭窄。

1. 扩张治疗　目前扩张治疗仍是吻合口狭窄最主要的治疗方法。对于单纯性吻合口狭窄，临床上常用的扩张器有三种：水银探子（Maloney扩张器）、球囊扩张器及沙氏扩张器（聚乙烯探条），其中临床上球囊扩张器和沙氏扩张器的使用最为广泛。上述两种扩张器扩张的机制不同，沙氏扩张器在通过狭窄段时主要依靠径向力达到扩张效果，但同时产生的纵向力使得扩张力有所降低，而球囊扩张器仅产生径向力。尽管扩张机制不同，但目前没有发现两种扩张器在扩张效果上存在明显差异。在临床应用中，沙氏扩张器可反复使用，而球囊扩张器的使用是一次性的。复杂性吻合口狭窄也可以采用扩张疗法，但治疗效果欠佳。食管扩张治疗的主要并发症包括穿孔、出血和菌血症。文献报道的扩张治疗后穿孔及出血的发生率为0.3%，尤其是在复杂性吻合口狭窄扩

张治疗中发生率上升。临床研究发现，每次扩张器直径增加不超过3mm的情况下，穿孔的发生率明显下降。对于复杂性吻合口狭窄，导丝如果能够顺利通过狭窄段，扩张后吞咽困难的症状可以得到有效改善。而导丝不能通过的患者，需要采取其他更加有效的治疗方法。尽管扩张治疗简单易行，但是最大的弊端是需要反复治疗，并且狭窄的复发率较高。

2. 手术治疗　治疗无效的复杂性吻合口狭窄或顽固性吻合口狭窄，在排除吻合口肿瘤复发、患者身体能耐受的情况下，可考虑二次手术治疗。手术尽量采取简单易行、对患者创伤较小的方法。常见的有：①贲门癌术后食管胃端侧吻合口狭窄，切除狭窄，用胃大弯顶端与食管行端端吻合术，手术操作简单，效果满意，但不适用于已行食管胃侧侧吻合术的患者；②颈部吻合口狭窄可采用狭窄部位纵切横缝术；③胸内吻合口狭窄可采用狭窄段切除，行胸膜顶或颈部食管胃重新吻合，但该方法必须保证胃的长度；④打开胃残端切缘进入胃腔，显露吻合口，切除环形瘢痕组织，食管胃黏膜对位缝合，再关闭胃切口。上述手术治疗吻合口狭窄的方法，手术效果较确定，但是考虑患者需要接受二次手术，不可避免的手术风险限制了手术治疗吻合口狭窄的应用，尤其是近年来微波、食管支架等新技术的开展，二次手术已很少施行。

3. 微波治疗　目前临床常用的微波治疗方法是经内镜微波组织凝固灼扩术，该方法属于体腔内辐射，是微波透热疗法。微波以波导传输，由接触辐射器辐射给所触及的组织，在其接触面上迅速产生热量，局部温度瞬间达200~300℃，在此高温下组织中的蛋白质凝固，部分组织坏死，脱落达到治疗目的。经内镜微波组织凝固灼扩是微波在医学应用方面的新发展，波长12cm、频率2450MHz的电磁波发生器，接触型辐射器在短时间内可凝固较广泛的范围，利于管腔狭窄的治疗。有学者对食管胃吻合口狭窄微波组织凝固灼扩治疗的观察发现，采用柱状辐射器灼扩，即使凝固到浆膜和周围组织，也不会穿孔。该方法对膜状吻合口狭窄治疗效果良好，但对管状瘢痕性狭窄效果较差。在微波治疗后再联合扩张治疗，效果会更好。

4. **病灶内类固醇注射疗法**　该方法通常和扩张疗法联合治疗食管吻合口狭窄。一项临床研究发现，病灶内类固醇注射治疗法与扩张疗法联合治疗吻合口狭窄，可以延长每次扩张治疗的间隔时间并减少扩张次数。注射疗法不增加食管穿孔的发生率。该疗法的可能治疗机制是抑制了病变部位的炎症反应，进而抑制了胶原的形成。综合目前的文献资料，认为在进行扩张治疗前行病灶内类固醇注射疗法可以有效地降低治疗后狭窄复发的概率。但是目前就最佳注射方法、氟羟泼尼松龙注射频次及注射剂量而言，尚需要更多的临床试验来确定。

5. **食管支架**　目前临床上常使用自膨式支架治疗吻合口狭窄，其优势是具有扩张性，因此可使狭窄段管腔扩大并维持数周，并易于回收。自膨式支架主要的类型包括半覆膜自膨式金属支架、全覆膜自膨式金属支架、自膨式塑料支架及自膨式生物降解支架。半覆膜自膨式金属支架最大的缺点是增生组织可以通过支架的网孔生长并将支架覆盖，再次造成狭窄，难以回收，因此半覆膜自膨式金属支架在临床已很少使用。全覆膜自膨式金属支架可有效避免肉芽组织的覆盖，但是该支架易出现移位。自膨式塑料支架即 Polyflex 支架，为硅酮材料，被聚酯编织的单股线所包裹，具有易于回收、少有增生组织过度生长的优势。有临床研究发现，Polyflex 支架植入后，80% 的患者吞咽困难症状缓解，但该支架具有较高的移位率和支架回收后的再狭窄发生率。自膨式生物降解支架是由可被人体代谢的物质构成（多乳酸化合物，聚二噁烷酮），因此植入后无需回收。该支架无覆膜，肉芽组织生长后可固定支架，不易发生移位，在体内可以保持支架的完整性及扩张力长达 6~8 周，11~12 周后开始逐步降解。有临床研究对 13 位植入生物降解支架的吻合口狭窄患者进行疗效观察，发现术后吞咽症状缓解时间最短的为 7 个月，最长达 24 个月，但临床使用中发现有新瘘口出现及肉芽组织过度生长的缺点。

综上，我们介绍了几种治疗吻合口狭窄的方法，而在临床中对病变的特点进行分析并选用合适的治疗方法是非常重要的。根据现有临床经验，以下列出了治疗吻合口狭窄，尤其是顽固性吻合口狭窄的四步治疗法，供胸外科医师参考。

（1）食管吻合口狭窄的第一步治疗为球囊或沙氏扩张器扩张，最好至 16mm 或 18mm。推荐至少进行 5 次扩张到最大直径后再决定是否转为其他治疗。实践中推荐进行扩张频率为一周一次或一周两次。因间隔时间过长，狭窄段容易在下次扩张前恢复至扩张前直径，因而更难达到最大直径。

（2）在考虑第二步之前与患者讨论治疗计划是非常重要的，因为一些顽固性吻合口狭窄患者需要多次的内镜操作。患者的合作很重要，需要知道现有的治疗方法和预期结果。某些患者可能不愿进行多次的内镜操作，宁愿在一次或两次扩张后即选择支架植入或二次手术。在最大程度扩张后，顽固性食管吻合口狭窄的下一步治疗是联合扩张和病灶内类固醇注射。推荐病灶内至少 4 个象限注射 0.5ml 氟羟泼尼松龙（40mg/ml）。建议扩张联合病灶内注射最多进行 3 次，临床观察发现超过 3 次的治疗效果无明显增加。对扩张不成功者随后可给予微波治疗。建议最多进行 3 次，现有临床资料显示 3 次治疗不增加相关并发症。

（3）当前述治疗方式仍不能达到足够的管腔直径或者在缓解一段时间后再次复发者，需考虑支架植入。Polyflex 支架首选用于中段食管的较长狭窄（>2~4cm）。在近端食管的吻合口狭窄或远端狭窄，推荐使用更柔韧的部分覆膜支架，移位的风险较低。目前对食管内支架的最佳长度尚未明确，其影响因素包括基础疾病、术后吻合口狭窄的发生时间以及狭窄的长度。对于支架移除后症状复发者，可植入第二根支架。对于植入半覆膜自膨式金属支架的患者，建议每 4 周胃镜检查一次，观察是否发生支架未覆膜部分包埋在食管黏膜内。如果出现，取出支架后植入另一根，最好是全覆膜支架。因为全覆膜自膨式金属支架和 Polyflex 支架同样具有增生组织过度生长的风险，推荐每 6 周胃镜检查一次。

（4）一种替代治疗方法是教会患者使用 Maloney 扩张器进行自我扩张，如果患者操作熟练，自我探条扩张安全有效，但必须是对此无恐惧的患者。有些患者经所有努力均无法缓解，或不能耐受支架植入，或者没有耐心等待狭窄缓解，则需考虑手术治疗。

三、胃肠道功能紊乱

食管癌切除术后胃肠道功能紊乱主要包括胃排空延迟（delayed gastric emptying）、倾倒综合征（dumping syndrome）、反流（reflux）及吞咽困难（dysphagia）等。据统计，食管癌术后有近一半的患者会出现上述的功能紊乱，并且术后患者体重减轻很大程度上与此有关，进而影响了患者术后的长期生存。这些功能紊乱与消化道重建后上消化道的解剖及功能结构发生变化有直接的关系。本部分将对胃排空延迟、倾倒综合征及反流进行讨论和分析，而吞咽困难与食管吻合口狭窄关系密切，在此不再赘述。

1. 胃排空延迟 指手术后，特别是胃大部切除术后，继发的不伴吻合口或输出空肠段等机械性梗阻因素引起的胃无力、排空延迟，经非手术治疗多可治愈的胃术后早期并发症之一。临床主要表现为上腹饱胀、嗳气、恶心、反酸、呕吐等，发生时间多在术后 3~14d。

近年研究表明，胃排空延迟发生机制复杂，尚未完全阐明，但大多数学者认为以下机制与胃排空延迟的发生密切相关：①迷走神经损伤：迷走神经使胃基本电节律稳定于自然电节律，并对胃内存在的异位起搏点起抑制作用。切断迷走神经干后，提供了一种有利于异位起搏点存在的环境，进而造成术后正常胃电节律的紊乱，影响了胃肠道的运动功能。迷走神经切断后，使近端胃迷走神经控制丧失，担负胃底松弛和容纳的后期紧张性收缩紊乱，导致液体排空加快。而远端胃，则由于迷走神经干切断，减弱了胃窦部研磨食糜的蠕动性收缩，引起固定食物排空延迟。②胃完整性受到破坏：胃起搏点 Cajal 间质细胞数量减少，引起节律失常；胃窦与胃体间迷走-迷走反射弧中断，引起胃蠕动减弱或紊乱。③胃肠道激素分泌和调节功能受损。④胃肠道正常菌群失调。⑤交感神经系统激活。⑥其他因素。

胃排空延迟的临床诊断标准仍有争议，尚无统一标准。有学者提出诊断标准为：胃肠引流液大于 600ml/d，无机械性梗阻，残胃蠕动减弱或消失，排除全身性疾病引起的胃排空延迟，未应用影响平滑肌收缩的药物。

胃排空延迟诊断确立后，应立即禁食、胃肠减压和洗胃，可以迅速缓解症状。同时给予静脉营养支持、胃黏膜保护剂及胃酸抑制剂等对症治疗。促胃动力药，如甲氧氯普胺、多潘立酮、西沙比利、红霉素等，可以在一定程度上纠正胃排空延迟。上述促胃动力药中目前认为治疗胃排空延迟最有效的药物是红霉素。推荐在手术麻醉诱导开始前静脉滴注红霉素（1g/d），连续使用 10d，随后改为同等剂量的口服。红霉素治疗维持时间尚未确定，但至少需要治疗 6~8 个月。有研究报道，应用胃起搏器治疗胃排空延迟取得疗效，通过外科手术将起搏装置置于胃的浆膜下，试图通过点刺激使胃的慢波频率恢复正常，但是对于术后胃排空延迟的效果尚需要进一步研究。

如果通过上述治疗，胃排空延迟仍不能改善，可以考虑使用胃镜行胃幽门扩张治疗，该方法尤其适用于幽门痉挛的患者。内镜扩张治疗的有效率达 70%~90%，即使在已行幽门成形术的患者中也有治疗作用。至少两次幽门内镜扩张治疗失败后，可以考虑行幽门成形术，如仍不能改善，则需要行手术治疗，通常为胃空肠分流手术。目前对于内镜治疗失败后行手术治疗的最佳时间尚不清楚，需要临床研究进一步明确。

大量临床研究发现，食管癌术中另行幽门成形术并不明显降低术后胃排空延迟的发生率，反而增加了胆汁反流及倾倒综合征的发生率，因此通过幽门成形术预防术后胃排空延迟需要谨慎考虑。

2. 倾倒综合征 指由于手术，在胃切除与胃空肠吻合术后失去幽门或其正常功能，胃内食物骤然倾倒至十二指肠或空肠，可引起一系列症状。通常将这一综合征分为早期综合征和晚期综合征，前者表现为进食 10~30min 后出现的腹部和全身的症状，后者表现为进食 2~4h 后反应性低血糖的症状。其发生机制目前认为与胃排空过快及各种激素的作用有关。

倾倒综合征的临床表现分为腹部症状和全身症状。腹部症状有腹胀、沉重感、不适感、腹痛及腹泻。全身性症状有乏力、恶心、虚弱、晕厥、眩晕、头痛、心悸、烦热、呼吸困难及出汗等。

根据病史及临床表现，倾倒综合征的诊断较简单。一旦确诊后，需采取相应的治疗措施。饮食治疗强调饮食成分和进食餐数的严格控制，增加进食次数,而减少进食量,建议每日总食量分6次进食,这样可以降低倾倒综合征的发病率,又可保证每日所需热量而不至于营养不良。饮食成分应为低碳水化合物、高蛋白质、高脂肪及大分子淀粉,减少糖及其他小分子量碳水化合物的摄入。每餐后1~1.5h可补充一些固体食物以免发生低糖血症,避免刺激性食物。轻到中度倾倒综合征经饮食调整可得以控制。如果饮食治疗效果不佳,可采用每日三餐前30min皮下注射生长抑素(50~100μg)或长效生长抑素同类物的治疗方法,通过抑制胰岛素及多种肠肽类物质的分泌、延迟胃排空等作用,减轻倾倒综合征的症状。该方法短期效果非常明显,但经济花费较高限制了其长期使用。

上述饮食治疗及药物治疗失败后,可采用手术治疗。手术治疗的原则是不缩小吻合口、胃空肠吻合改为胃十二指肠吻合、移植一段空肠于胃和十二指肠之间(空肠代胃术)等,目的均在于减慢食物直接进入空肠内的速度。

3. 反流 接受食管癌切除术的患者中有60%~80%在术后出现反流,临床症状主要表现为胃灼热、胸骨后疼痛、夜间误吸、夜间咳嗽、呃逆、呕吐等症状,尤其在仰卧位时上述症状加重。监测术后食管pH值变化,发现站立时66%的患者出现反流,而仰卧位时所有患者均出现反流。27%~35%的患者术后出现食管炎和柱状上皮化生(Barrett食管),因此存在未来可能发展为腺癌的风险。

食管癌术后出现反流与手术有着十分密切的关系。食管下括约肌、His角、膈肌角及膈食管韧带等上述抗反流结构在手术中的损伤或破坏是术后出现反流的主要原因。吻合口位置的高低与术后反流也有一定的关系,主动脉弓下吻合较弓上吻合术后反流发生率高,原因可能是吻合口越低,胃受到腹腔正压的影响越大,因而反流越明显。不过,也有研究通过内镜检查及pH监测,发现术后反流程度与吻合口位置无明显关系。此外,术后胃食管动力学改变(胃排空延迟)也与术后反流有关。

由此可见,在食管癌手术强调彻底手术切除及广泛淋巴结清扫的基础上,术后出现反流是不可避免的,因此有学者在传统手术的基础上利用手术方式及技巧的改变力图降低术后反流的发生。食管胃底固定术、食管胃套叠吻合术、食管胃底折叠术、肋间肌束重建食管下括约肌功能等手术方式都在短期内一定程度上降低了术后反流的发生,但是尚缺乏长期的临床观察,而且上述手术术式比较复杂,限制了其在临床的广泛使用。

为减少反流的发生,应告知患者在饭后避免采用俯卧位休息,睡眠时避免采用全俯卧位。质子泵抑制剂能够减少胃酸分泌、减少食管与胃酸的接触及降低食管炎的发生率,但是如果食管黏膜已经受损,质子泵抑制剂并不能阻止柱状上皮化生的发生。促胃肠动力药虽然可以治疗胃排空延迟,但是对反流的治疗效果仍未确定。

如果上述治疗方法对反流性食管炎治疗无效且反流症状严重或误吸反复出现,则需要考虑手术治疗。对于残胃位于胸骨后的患者,行Roux-en-Y胃空肠吻合术伴或不伴胃窦切除术。对于残胃位于脊柱旁食管床的患者,实施上述手术难度较大,风险较高,同时在手术中要避免损伤胃网膜右动脉。术后长期观察发现该术式临床效果较满意。对于一些复杂并且反流更加严重的患者,可能需要切除残胃,采用结肠或空肠重建消化道的手术方式。总之,再次手术的风险较高,需要根据患者的整体情况,充分考虑术后患者是否受益,再做决定。

(李小飞 倪云峰)

参 考 文 献

1. Messager M, Warlaumont M, Renaud F, et al. Recent improvements in the management of esophageal anastomotic leak after surgery for cancer. Eur J Surg Oncol, 2017, 43(2): 258-269.

2. Raymond D. Complications of esophagectomy. Surg Clin North Am, 2012, 92(5): 1299-1313.

3. Sun HB, Li Y, Liu XB, et al. Early oral feeding following McKeown minimally invasive esophagectomy: an open-

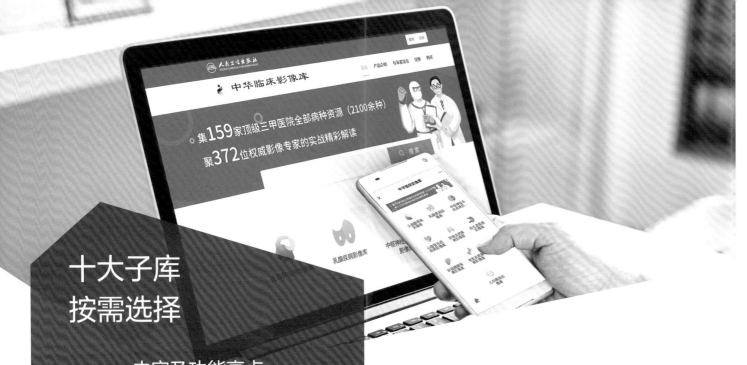

十大子库
按需选择

内容及功能亮点

1. 名院、名家，确保了内容高品质、高水平
2. 病种齐全，基本覆盖国内影像科曾经诊断的所有病种
3. 病例资料完整，专家解读详尽
4. X线、CT、MRI、PET多种影像学检查方法一应俱全
5. 全序列图片动态展示，重现影像工作站阅片场景
6. 疑难病、罕见病无差别收录
7. 权威专家团队供稿，病例资源逐年更新

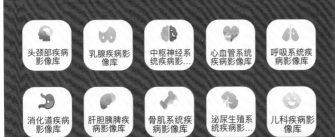

中华临床影像库

《中华临床影像库》由人民卫生出版社携手中华医学会放射学分会和中国医师协会放射医师分会372位核心专家历时4年共同打造。截至目前，影像库已经汇集了159家大型三甲医院影像科既往诊断过的全部病种（2100余种），并按照人体系统划分为10个子库，分别为头颈部疾病、乳腺疾病、中枢神经系统疾病、心血管系统疾病、呼吸系统疾病、消化道疾病、肝胆胰脾疾病、骨肌系统疾病、泌尿生殖系统疾病、儿科疾病影像库，便于读者查找应用。每个病例均涵盖病例基本信息、全序列DICOM文件、专家解读等详细内容，动态影像图片展示方式让用户重现阅片场景，便捷的检索功能、关键信息折叠展示让用户近距离接受专家指导。

影像库能帮您解决哪些问题?

■ 个人用户

这个病种我从未见过,怎么诊断?

想到名院进修开阔视野,怎么实现?

■ 单位用户

解决院校教育中"多临床"的瓶颈

化解规培生实战教学资源开发的难题

为专科医师临床阅片能力考核提供工具

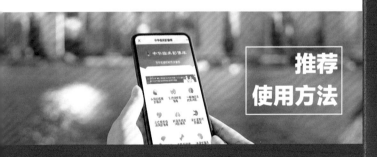

推荐使用方法

1 先看病史了解患者基本信息

2 仔细审查影像检查资料脑海里做初步诊断

3 核查最终正确诊断

4 学习专家诊断思路

5 学会鉴别诊断避免误诊、漏诊

扫码看视频

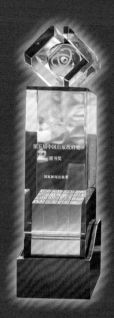

扫码开启
7天免费体验权限

扫码关注
体验影像库移动端

客服电话:400-111-8166

地址:北京市朝阳区华威南路弘善家园415号楼商业二层

中华临床影像库

第五届
中国出版政府奖
获奖作品

邀您试用

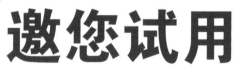

 人民卫生出版社

中华影像医学丛书 · 中华临床影像库

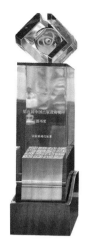

第五届中国出版政府奖获奖图书

编写委员会

顾　　问　刘玉清　戴建平　郭启勇　冯晓源　徐　克

主任委员　金征宇

副主任委员（按姓氏笔画排序）

王振常　卢光明　刘士远　龚启勇

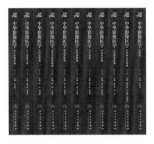 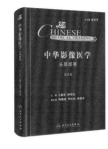 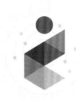 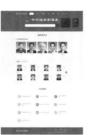

中华临床影像库

分卷	主编
头颈部卷	王振常　鲜军舫
乳腺卷	周纯武
中枢神经系统卷	龚启勇　卢光明　程敬亮
心血管系统卷	金征宇　吕　滨
呼吸系统卷	刘士远　郭佑民
消化道卷	梁长虹　胡道予
肝胆胰脾卷	宋　彬　严福华
骨肌系统卷	徐文坚　袁慧书
泌尿生殖系统卷	陈　敏　王霄英
儿科卷	李　欣　邵剑波
介入放射学卷	郑传胜　程英升
分子影像学卷	王培军

子库	主编
头颈部疾病影像库	王振常　鲜军舫
乳腺疾病影像库	周纯武
中枢神经系统疾病影像库	龚启勇　卢光明　程敬亮
心血管系统疾病影像库	金征宇　吕　滨
呼吸系统疾病影像库	刘士远　郭佑民
消化道疾病影像库	梁长虹　胡道予
肝胆胰脾疾病影像库	宋　彬　严福华
骨肌系统疾病影像库	徐文坚　袁慧书
泌尿生殖系统疾病影像库	陈　敏　王霄英
儿科疾病影像库	李　欣　邵剑波

了解更多图书
请关注我们的公众号

关注公众号
开启影像库 7 天免费体验

不熟悉人体结构怎敢当医生！

——几代解剖学家集腋成裘，为你揭示人体结构的奥妙

购书请扫二维码

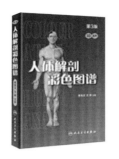

《人体解剖彩色图谱》（第 3 版 / 配增值）
——已是 100 万+读者的选择
读者对象：医学生、临床医师
内容特色：医学、美学与 3D/AR 技术的完美融合

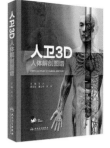

《人卫 3D 人体解剖图谱》
——数字技术应用于解剖学出版的"里程碑"
读者对象：医学生、临床医师
内容特色：通过数字技术精准刻画"系解"和"局解"所需展现的人体结构

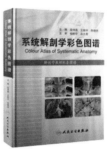 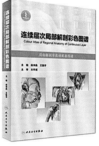 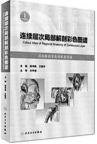

《系统解剖学彩色图谱》　　**《连续层次局部解剖彩色图谱》**　　**《实用人体解剖彩色图谱》（第 3 版）**
——"系解"和"局解"淋漓尽致的实物展现　　　　——已是 10 万+读者的选择

读者对象：医学生、临床医师
内容特色：分别用近 800 个和 600 个精雕细刻的标本"图解"系统解剖学和局部解剖学

读者对象：医学生、临床医师
内容特色：通过实物展现人体结构，局解和系解兼顾

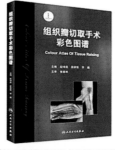 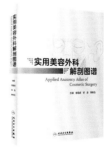 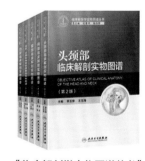

《组织瓣切取手术彩色图谱》　　**《实用美容外科解剖图谱》**　　**《临床解剖学实物图谱丛书》（第 2 版）**
——令读者发出"百闻不如一见"的惊叹　　——集美容外科手术操作与局部解剖于一体的实用图谱　　——帮助手术医师做到"游刃有余"

读者对象：外科医师、影像科医师
内容特色：用真实、新鲜的临床素材，展现了 84 个组织瓣切取手术入路及线管的解剖结构

读者对象：外科医师
内容特色：用 124 种手术、176 个术式完成手术方法与美学设计的融合

读者对象：外科医师、影像科医师
内容特色：参照手术入路，针对临床要点和难点，多方位、多剖面展现手术相关解剖结构

购书请扫二维码

临床医生洞察人体疾病的"第三只眼"

——数百位"观千剑而识器"的影像专家帮你
练就识破人体病理变化的火眼金睛

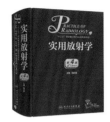

《实用放射学》第4版
——放射医师的案头书，内容丰富、翔实，侧重于实用，临床价值高

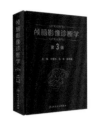

《颅脑影像诊断学》第3版
——续写大师经典，聚焦颅脑影像，疾病覆盖全，知识结构新

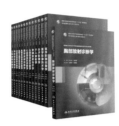

放射诊断与治疗学专业临床型研究生规划教材
专科医师核心能力提升导引丛书

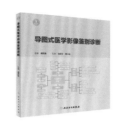

《导图式医学影像鉴别诊断》
——以常见病和多发病为主，采用导图、流程图、示意图和表格式、条目式编写，以影像征象入手，着重传授看片技巧和征象、分析思路

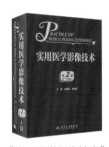

《实用医学影像技术》（第2版）
——影像技师临床操作的案头必备

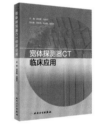

《宽体探测器CT临床应用》
——从讲解技术理论到展示临床病例，详细剖析宽体探测器CT临床应用

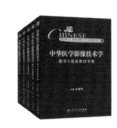

《中华医学影像技术学》
——国内该领域专家理论与实践的全面展现，为中华医学会影像技术分会的倾心之作

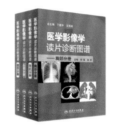

《医学影像学读片诊断图谱丛书》
——内容简洁、实用性强，影像学诊断的入门之选

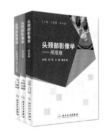

《头颈部影像学丛书》
——头颈部影像诊断的权威之作、代表之作

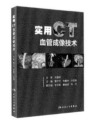

《实用CT血管成像技术》
——全面介绍多层螺旋CT血管成像技术，病例丰富，图片精美

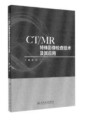

《CT/MR特殊影像检查技术及其应用》
——图片丰富，使用方便，服务临床。

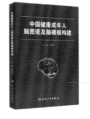

《中国健康成年人脑图谱及脑模板构建》
——建立中国人"标准脑模版"，填补"人类脑计划"空白！

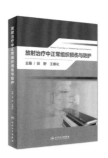

《放射治疗中正常组织损伤与防护》
——迄今为止国内正常组织放射损伤与防护方面较为全面的一本参考书

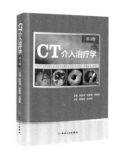

《中国医师协会肿瘤消融治疗丛书》
——规范、权威、新颖、实用，中国医师协会"肿瘤消融治疗技术专项能力培训项目"指定用书

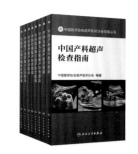

《CT介入治疗学》（第3版）
——全面介绍CT介入治疗在临床中的应用，理论与实践相结合

《中国医师协会超声医师分会指南丛书》
——中国医师协会超声医师分会编著的用于规范临床超声实践的权威指南

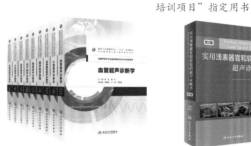
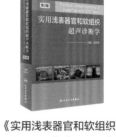

超声医学专业临床型研究生规划教材
专科医师核心能力提升导引丛书

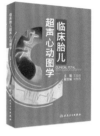

《实用浅表器官和软组织超声诊断学》（第2版）
——对浅表器官超声诊断的基础知识和临床应用进行了系统描述

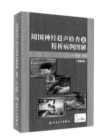

《临床胎儿超声心动图学》
——图像精美，内容丰富；包含大量胎儿心脏及小儿心脏超声解剖示意图、二维超声心动图和彩色多普勒血流图

《周围神经超声检查及精析病例图解》（第2版）
——200余幅经典病例图＋实体解剖图＋手术实景图（病灶一目了然）＋100余段视频＋主编解说（一语道破关键）

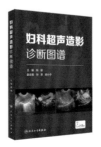

《妇科超声造影诊断图谱》
——解剖、临床与病理有机融合，典型图与超声造影动态图互补，完美呈现妇科超声造影理论与实践

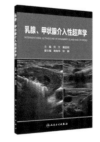

《乳腺、甲状腺介入性超声学》
——乳腺、甲状腺疾病超声引导穿刺活检、治疗的临床指导用书

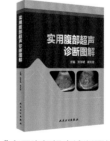

《实用腹部超声诊断图解》
——完美结合超声影像图和手绘示意图，易会、易懂、易学

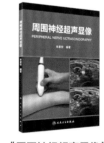

《周围神经超声显像》
——强调规范的周围神经超声探测方法，涵盖了以超声诊断为目的的显像的几乎所有神经

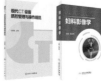

临床诊断的"金标准"

——国内病理学知名专家带你一起探寻疾病的"真相"

"视触叩听"飞翔的翅膀

——国家行业管理部门和权威专家为你制定的临床检验诊断解决方案

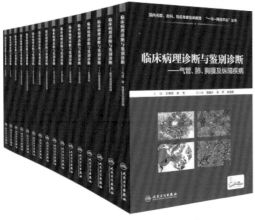

《临床病理诊断与鉴别诊断丛书》

——国内名院、名科、知名专家对临床病理诊断中能见到的几千种疾病进行了全面、系统的总结，将给病理医师"震撼感"

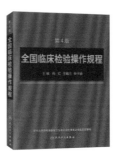

《全国临床检验操作规程》（第4版）

——原国家卫计委医政司向全国各级医院推荐的临床检验方法

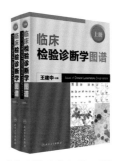

《临床检验诊断学图谱》

——一部国内外罕见的全面、系统、完美、精致的检验诊断学图谱

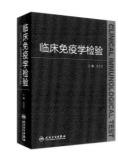

《临床免疫学检验》

——以国内检验专业的著名专家为主要编写成员，兼具权威性和实用性

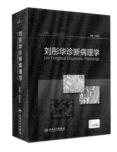

《刘彤华诊断病理学》（第4版/配增值）

——病理科医师的案头书，二十年打磨的经典品牌，修订后的第4版在前一版的基础上吐陈纳新、纸数融合

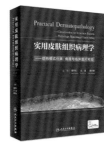

《实用皮肤组织病理学》（第2版/配增值）

——5000余幅图片，近2000个二维码，973种皮肤病有"图"（临床图片）有"真相"（病理图片）

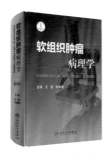

《软组织肿瘤病理学》（第2版）

——经过10年精心打磨，以4000余幅精美图片为基础，系统阐述各种软组织肿瘤的病理学改变

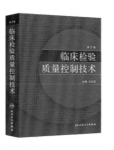

《临床检验质量控制技术》（第3版）

——让临床检验质量控制有章可循，有据可依

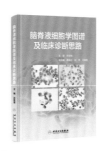

《脑脊液细胞学图谱及临床诊断思路》

——近千张高清细胞学图片，50余例真实临床案例，系统阐述脑脊液细胞学

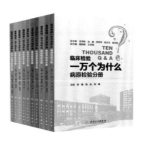

《临床检验一万个为什么丛书》

——囊括了几乎所有临床检验的经典问题

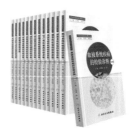

《常见疾病检验诊断丛书》

——临床医师与检验科医师沟通的桥梁

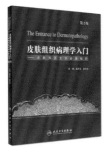

《皮肤组织病理学入门》（第2版）

——皮肤科医生的必备知识，皮肤病理学入门之选

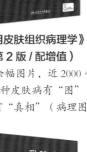

《乳腺疾病动态病理图谱》

——通过近千幅高清图片，系统展现乳腺疾病病理的动态变化

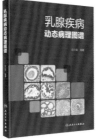

《临床病理学技术》

——以临床常用病理技术为单元，系统介绍临床病理学的相关技术

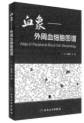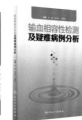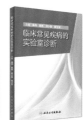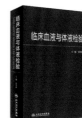
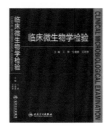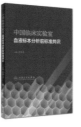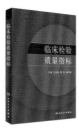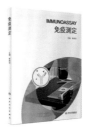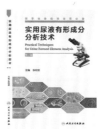

"治疗－康复－长期护理"服务链的核心

——全面落实《"健康中国2030"规划纲要》所提出的 "早诊断、早治疗、早康复"

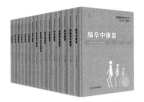

《康复医学系列丛书》

——康复医学的大型系列参考书，突出内容的实用性，强调基础理论的系统与简洁、诊疗实践方面的可操作性

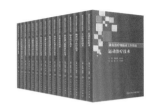

《康复治疗师临床工作指南》

——以临床工作为核心，对操作要点、临床常见问题、治疗注意事项进行重点讲述

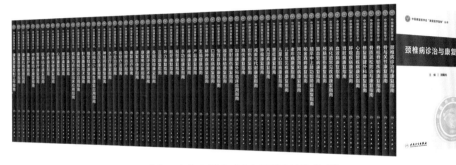

《中国康复医学会"康复医学指南"丛书》

——康复医学领域权威、系统的工作指南

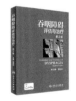

《吞咽障碍评估与治疗》
（第2版／配增值）

——八年酝酿、鸿篇巨制，包含大量吞咽障碍相关新知识、新技术、新理论

《康复科医生手册》

——全国县级医院系列实用手册之一，服务于基层康复医务工作者

《物理医学与康复学指南与共识》

——中华医学会物理医学与康复学分会推出的首部指南，提供规范系统的康复临床思路以及科学的临床决策指导

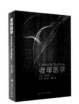

《老年医学》

——体现了老年医学"老年综合征和老年综合评估"的核心内涵，始终注重突出老年医学特色，内容系统权威

《老年医学速查手册》
（第2版）

——实用口袋书，可方便快捷地获取老年医学的知识和技能

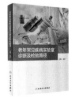

《老年常见疾病实验室诊断及检验路径》

——对老年人群的医学检验进行了严谨的筛查、分析及综合诊断

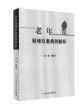

《老年疑难危重病例解析》

——精选老年疑难、复杂、危重病例，为读者提供临床诊治思辨过程以及有益的借鉴

第三轮全国高等学校医学研究生"国家级"规划教材

创新的学科体系，全新的编写思路

授之以渔，而不是授之以鱼　　　回顾历史，揭示其启示意义
述评结合，而不是述而不评　　　剖析现状，展现当前的困惑
启示创新，而不是展示创新　　　展望未来，预测其发展方向

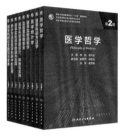

《科研公共学科》

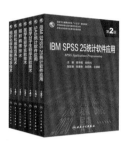

《实验技术与统计软件系列》

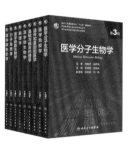

《基础前沿与进展系列》

在研究生科研能力（科研的思维、科研的方法）的培养过程中起到探照灯、导航系统的作用，为学生的创新提供探索、挖掘的工具与技能，特别应注重学生进一步获取知识、挖掘知识、追索文献、提出问题、分析问题、解决问题能力的培养

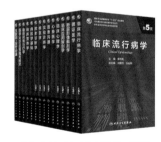

《临床基础与辅助学科系列》

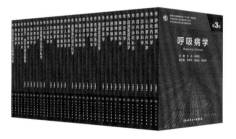

《临床专业学科系列》

在临床型研究生临床技能、临床创新思维培养过程中发挥手电筒、导航系统的作用，注重学生基于临床实践提出问题、分析问题、解决问题能力的培养

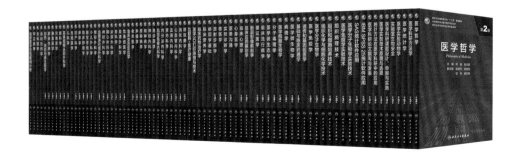

label, randomized, controlled, noninferiority trial. Ann Surg, 2018, 267 (3): 435-442.

4. Perry Y, Towe CW, Kwong J, et al. Serial drain amylase can accurately detect anastomotic leak after esophagectomy and may facilitate early discharge. Ann Thorac Surg, 2015, 100 (6): 2041-2046.

5. Freeman RK, Ascioti AJ, Dake M, et al. An assessment of the optimal time for removal of esophageal stents used in the treatment of an esophageal anastomotic leak or perforation. Ann Thorac Surg, 2015, 100 (2): 422-428.

6. Han Y, Liu K, Li X, et al. Repair of massive stent-induced tracheoesophageal fistula. J Thorac Cardiovasc Surg, 2009, 137 (4): 813-817.

7. Siersema PD. Treatment options for esophageal strictures.

Nat Clin Pract Gastroenterol Hepatol, 2008, 5 (3): 142-152.

8. Dua KS. Expandable stents for benign esophageal disease. Gastrointest Endosc Clin N Am, 2011, 21 (3): 359-376.

9. Poghosyan T, Gaujoux S, Chirica M, et al. Functional disorders and quality of life after esophagectomy and gastric tube reconstruction for cancer. J Visc Surg, 2011, 148 (5): e327-335.

10. D'Journo XB, Martin J, Ferraro P, et al. The esophageal remnant after gastric interposition. Dis Esophagus, 2008, 21 (5): 377-388.

11. van der Schaaf M, Johar A, Lagergren P, et al. Surgical prevention of reflux after esophagectomy for cancer. Ann Surg Oncol, 2013, 20 (11): 3655-3661.

第七章 纵隔疾病

第一节 胸腺瘤

一、"thymus"一词的来源和胸腺的解剖

"胸腺"英文一词的起源有两种说法,其一是因胸腺外观似植物 thyme,其二是 thymus(胸腺)一词源于希腊文,意为中心、心脏,因为早期解剖学认为胸腺与心脏有关。

胸腺位于前纵隔,一般分为不对称的两叶,中间以峡部相连,呈"H"形状。借甲状腺胸腺韧带与甲状腺左、右两叶相连。下极平第 4~6 肋间水平,覆盖在心包和心底部大血管之上(图 1-7-1)。

胸腺由纤维包膜覆盖,包膜延伸至胸腺内部,形成纤维组织间隔,把胸腺分成 0.5~2mm 大小的小叶,每个小叶由皮质及髓质构成,小叶周围部分是皮质,淋巴细胞密集;髓质位于小叶中央,色苍白,淋巴细胞少,髓质区与相邻小叶的髓质相连(图 1-7-2)。胸腺有明显的年龄变化,新生儿及幼儿的胸腺相对较大,青春期后逐渐萎缩退化,被结缔组织代替。

二、对胸腺瘤病因的认识

胸腺和人体其他器官一样,可发生良性或恶性肿瘤,最常见的是胸腺瘤(thymoma),其他肿瘤或类肿瘤疾病还有:胸腺癌、胸腺囊肿、胸腺脂肪瘤、胸腺增生等(图 1-7-3)。

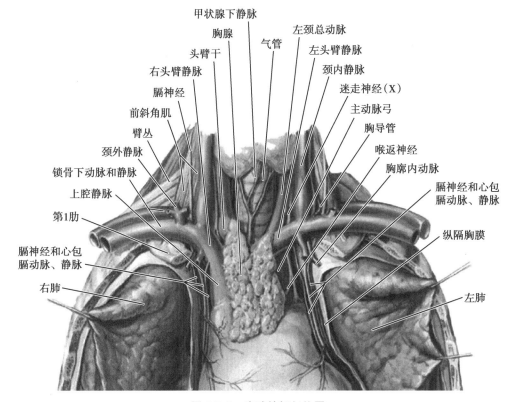

图 1-7-1　胸腺的解剖位置

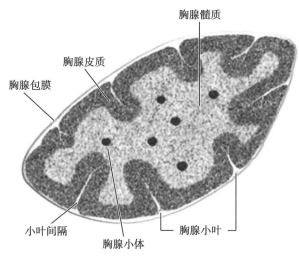

图 1-7-2 胸腺的组织结构

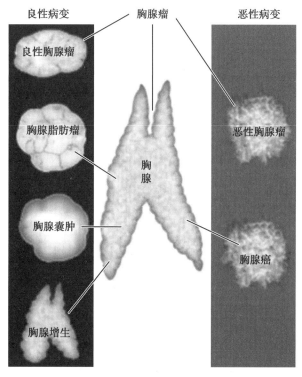

图 1-7-3 胸腺肿瘤的分类

胸腺瘤是一种少见的上皮性肿瘤,却是最常见的纵隔肿瘤之一,在我国年发病率为 0.17/10 万。胸腺瘤通常发生在前上纵隔,病程发展缓慢,常被称为"惰性"肿瘤。胸腺瘤发病率低、发展缓慢,且病理类型复杂,目前我们对其认识还有局限。胸腺瘤是一组来源于不同胸腺上皮细胞,具有独特临床病理特点和伴有多种副肿瘤症状的疾病。所有胸腺瘤均起源于胸腺上皮细胞,但仅极少数胸腺瘤为单一胸腺上皮组成,绝大多数由胸腺上皮细胞和淋巴细胞混合组成。

三、常见的临床表现和特征性伴随疾病及其原因浅析

1. **患者的人群特征** 虽然各年龄段均可发生胸腺瘤,但绝大多数发生在成人,儿童极少见。

2. **胸部症状及体征**

(1)50%~60% 的胸腺瘤患者无明显临床症状,多是在体检时偶然发现。

(2)随着肿瘤体积的增大和外侵,25% 以上患者有瘤体侵犯或压迫邻近纵隔结构,引起不同程度的局部受累和压迫症状。

3. **全身症状和体征** 18% 的胸腺瘤患者有消瘦、易疲劳、发热、盗汗等非特异性症状。恶性胸腺瘤仅约 3% 最终发生胸外远处转移,转移部位以骨骼系统最为常见,引起相关的转移症状。

4. **胸腺瘤特征性的伴随疾病** 胸腺疾病伴随症状是一组复杂的全身病症,可能与胸腺瘤并发的疾病多达 30 多种。最常见的 4 种伴发疾病分别为:①重症肌无力;②单纯红细胞再生障碍性贫血;③低免疫球蛋白血症;④胸腺外恶性肿瘤。

(1)重症肌无力(myasthenia gravis, MG):30%~70% 的胸腺瘤患者伴发重症肌无力,是最常见的伴随疾病。

(2)慢性获得性单纯红细胞再生障碍性贫血(pure red cell aplasia):5% 胸腺瘤患者有纯红再生障碍性贫血,虽然它和胸腺瘤确切关系尚不十分清楚,但大约有 30% 的患者在胸腺瘤摘除术后,贫血能完全缓解。

(3)低免疫球蛋白血症(hypogammag lobuline-mia):Good(1954)首先报道胸腺瘤合并低免疫球蛋白血症,发现约有 10% 免疫球蛋白水平低下的患者合并胸腺瘤。

(4)胸腺外恶性肿瘤:Lewis(1987 年)总结了 Mayo 医学中心胸腺瘤患者的复诊资料,发现 17% 的胸腺瘤患者发生了其他器官的肿瘤。早期行胸腺切除术,可能有助于预防胸腺以外的肿瘤发生。

其他一些伴随疾病:T 淋巴细胞增多症、淋巴细胞白血病、多发性骨髓瘤等、红细胞再生不良症、系统性红斑狼疮等。

四、病理组织分型和临床分期的历史变迁与思考

虽然标准的后前位和侧位胸片是诊断大多数胸腺瘤最简单有效的检查方法，胸部 CT 是明确肿瘤位置、大小和浸润范围的重要手段。当影像学及临床表现高度怀疑胸腺瘤诊断时，国际上的共识是避免外科活检。如诊断存在疑问需要活检时，必须避免经胸膜腔途径的活检，否则存在胸膜腔种植可能。因侵袭性胸腺瘤的诊断非常依赖病理，获得标本后，需要进行准确的病理组织学分型和临床分期，这对于胸腺瘤的诊断、治疗和预后都具有重要价值。

1. 胸腺瘤病理组织分型　虽然胸腺瘤是发生于胸腺上皮细胞的肿瘤，但只有 4% 的胸腺瘤纯粹是胸腺上皮细胞组成。绝大多数胸腺瘤都含上皮细胞和淋巴细胞两种成分。1961 年，Bernats 等根据肿瘤的细胞构成比将胸腺瘤分为 4 型（表 1-7-1），该法曾被广泛应用于临床。

表 1-7-1　胸腺瘤的 Bernats 分型

上皮细胞为主型	肿瘤内上皮细胞占 2/3 以上
淋巴细胞为主型	淋巴细胞占 2/3 以上
混合细胞型	上皮及淋巴细胞均未达到 2/3
梭形细胞型	梭形上皮细胞以束状或螺旋状排列，是上皮细胞为主型的亚型

此法存在三大弊端：①分型与肿瘤预后无明确相关性；②胸腺瘤是起源于胸腺上皮细胞的低度恶性肿瘤，根据肿瘤内淋巴细胞的多少进行分型，显然不符合肿瘤病理学原则；③在同一肿瘤标本中的不同区域，上皮细胞和淋巴细胞的比值差异很大，因而诊断中的主观性过大。

1985 年，Marino 等根据胸腺上皮细胞的形态，将胸腺瘤分为 3 种组织学类型（表 1-7-2）。该分类方法公布后，越来越受到重视，逐渐为临床所接受。据 Ricci 等 1989 年的报道，大多数髓质型胸腺瘤属 Masaoka 临床病理 I 期，而大多数皮质型胸腺瘤属 II 期或 III 期。1995 年 Wilkins 报道了美国麻省总医院的一组病例，其中髓质型和混合型胸腺瘤均属 Masaoka 临床病理 I 期或 II 期。尽管这些患者术后未接受任何辅助治疗，但没有

1 例肿瘤复发。1994 年 Quintanilla-Martinez 等认为 Marino 的分型是判断胸腺瘤预后的一个独立的指标，髓质型胸腺瘤预后比皮质型好。

表 1-7-2　胸腺瘤的 Marino 分型

皮质型	由中等到较大的上皮细胞组成，核呈圆形或卵圆形，染色质细而分散，核仁位于中央，细胞质不清楚，肿瘤内有许多不成熟的淋巴细胞
髓质型	由小到中等的上皮细胞组成，核的形状不规则，多呈梭形，没有核仁。肿瘤内淋巴细胞数量较少，且都是成熟的 T 细胞
混合型	由皮质型和髓质型两种成分组成

2. 胸腺瘤的临床病理分期　胸腺瘤的临床病理分期均基于 1978 年 Bergh 的分期，1981 年 Masaoka 改良为标准的临床分期系统，随后又经过多次的修订。

1978 年，Bergh 等根据胸腺瘤外侵程度，第一次将胸腺瘤分为 3 期，但该分期法过于简略。1981 年，Masaoka 等在 Bergh 分期基础上，将胸腺瘤分为 4 期（表 1-7-3）。其中 I 期为非浸润性胸腺瘤，IIA~IV 期为浸润型胸腺瘤。

表 1-7-3　胸腺瘤的 Masaoka 分期

I 期	肿瘤包膜完整，显微镜下未见包膜受侵
IIA 期	显微镜下肿瘤侵及周围脂肪组织或纵隔胸膜
IIB 期	术中肉眼见肿瘤侵及包膜
III 期	肿瘤侵及周围器官（如心脏、大血管等）
IVA 期	有胸膜或心包种植播散
IVB 期	有淋巴或血行远处转移

该分期强调以下 2 点：①虽然肉眼观察肿瘤可能在包膜内，但镜下所见已超出胸腺包膜，分期应该有区别；②将具有恶性行为的胸腺瘤进一步细化。该法被公认为最有价值的分期标准，被国内外学者广泛接受。

1995 年，D. cowen 等根据肿瘤手术切除的范围将胸腺瘤分为 4 期（表 1-7-4）。D. cowen 等认为外科手术方式是决定肿瘤预后的最重要因素，强调 Masaoka 分期中的 III 期患者，只要能行肿瘤根治切除，其预后与 II 期患者无明显差异。他们对 149 例胸腺瘤患者进行随访，完整切除、部分切除和单纯活检患者的 5 年生存率分别为 89.0%、65.0% 和 30.0%，差异有统计学意义。

表 1-7-4 胸腺瘤的 D. cowen 分期

Ⅰ A 期	肿瘤包膜完整,完整切除肿瘤
Ⅰ B 期	肉眼见肿瘤包膜完整,但术中仍怀疑肿瘤可能侵及纵隔脂肪或胸膜,行肿瘤完整切除
Ⅱ 期	肿瘤外侵,但完整切除肿瘤
Ⅲ A 期	肿瘤外侵,行肿瘤部分切除
Ⅲ B 期	肿瘤外侵,仅行肿瘤活检术
Ⅳ A 期	锁骨上淋巴结转移或胸膜种植
Ⅳ B 期	有远处转移

为了使胸腺瘤的组织学分型能更好地与疾病的侵袭性及预后联系起来,1999 年 WHO 制订了一种最新的胸腺上皮肿瘤分类法。WHO 在 Müller-Hermelink 分类法的基础上,根据上皮细胞形态及淋巴细胞与上皮细胞的比例,将胸腺瘤分为 A 型、B 型、AB 型和 C 型(表 1-7-5)。根据上皮细胞成比例地增加和不典型肿瘤细胞的出现,又将 B 型肿瘤分成三种亚型:B1 型、B2 型、B3 型。

表 1-7-5 胸腺上皮肿瘤的 WHO(1999)组织学分型

A 型	肿瘤由梭形肿瘤上皮细胞构成,不含非典型或肿瘤淋巴细胞
B 型	肿瘤由圆形上皮样细胞组成
AB 型	为两者混合表现,与 A 型相似,但含肿瘤淋巴细胞
C 型	胸腺癌

由于 C 型胸腺瘤不同于其他类型的胸腺瘤,2004 年 WHO 工作组遵循 1999 年的分类原则,重新归类,删除 C 型胸腺瘤的命名,把其他缺乏器官样特征的恶性上皮性肿瘤(除生殖细胞肿瘤外)均列为胸腺癌。WHO 分类为胸腺瘤的研究做出了巨大贡献,尤其是 2004 年修订以后的 WHO 分类,标准尺度更加明确,分类更加完善,是目前为止最为合理的胸腺瘤分类系统。但不可否认,该分类方法仍然存在很多问题,有学者认为所有类型胸腺瘤都有潜在恶性,因此该分类方法是否能反映胸腺瘤的良恶性还存在争议。结合当前实际情况,胸腺瘤分类方法的发展方向是:在简化的同时增加分类的严密性和临床的可重复性,尽可能综合更多的预后独立因素,以期有效地指导胸腺瘤的临床治疗。

五、胸腺瘤治疗的现状和热点问题探讨

1. 外科治疗 胸腺瘤一经发现,应争取尽早手术治疗。外科手术切除是目前国内外公认的治疗胸腺瘤的首选治疗方法。胸腺瘤的手术适应证见表 1-7-6。

表 1-7-6 胸腺瘤手术指征

(1)包膜完整的胸腺瘤
(2)肿瘤外侵及周围组织(纵隔、胸膜、心包)但能整块切除者
(3)肿瘤侵及部分肺叶、左无名静脉、部分主动脉外膜,部分上腔静脉壁及一侧膈神经等周围器官者,尚能完整或姑息性切除者
(4)肿瘤明显外侵伴上腔静脉综合征,在肿瘤切除同时能行上腔静脉人造血管移植者
(5)胸腺瘤伴重症肌无力者
(6)巨大肿瘤化疗或放疗后相对缩小,术前判断尚能完整切除者
(7)肿瘤巨大及压迫症状严重,术前判断虽不能完整切除肿瘤,但行姑息性切除尚能明显缓解压迫症状者

手术切除应坚持的原则有以下几条:①无论肿瘤瘤体大小及外侵的程度,原则上都要行胸腺切除以及所有肉眼可见病灶的切除。并发重症肌无力的患者需行扩大切除,包括纵隔胸膜、心包返折前和两侧膈神经前方的软组织、心膈角的脂肪组织,保证所有可能存在于脂肪组织的胸腺组织或异位胸腺一并清除。②尽可能切除所有受累结构,包括心包、纵隔胸膜、膈神经、肺、大血管等,但应避免双侧膈神经损伤。③注意检查胸膜腔内种植灶,存在则一并切除。

Pecarmona(1990)报道,Ⅰ期、Ⅱ期的淋巴细胞型胸腺瘤与Ⅰ期混合型胸腺瘤,有很好的预后,其术后 5 年生存率为 100%,10~15 年生存率为 90%。Ⅰ期、Ⅱ期的上皮细胞型胸腺瘤,Ⅱ、Ⅲ期混合型胸腺瘤,其 5 年生存率为 82%,10~15 年生存率为 75%。Ⅲ期与Ⅳ期上皮细胞型胸腺瘤,5 年生存率也可达 42%,10~15 年生存率为 27%,多数病例多在 3 年内死亡。

2. 胸腺瘤的术后辅助放疗 胸腺瘤是一种对放射治疗敏感的肿瘤,放疗在胸腺瘤治疗中占有重要地位。在 20 世纪 80 年代,曾推荐各期胸

腺瘤患者无论是否完全切除都应行术后放疗,而最近的研究主要集中在究竟哪期肿瘤或者哪种切除状态的患者可以从术后放疗中获益。目前的推荐是:Ⅰ期患者不建议进行术后放疗;Ⅱ期及以上患者,完全切除者(R0),可行术后放疗减少复发。对不完全切除者,足量术后放疗是标准治疗。对于非 R0 切除的胸腺癌和 R2 切除的胸腺瘤,可考虑辅助放化疗。

3. 术前新辅助放化疗和不能手术胸腺瘤患者的放化疗 由于手术完全切除与否会影响预后,对于术前评估为局部晚期 Masaoka Ⅲ~Ⅳ 患者,手术往往难以获得完整切除,可选择新辅助放化疗来提高降期率,从而获得完整切除,进而改善患者的预后。术前新辅助化疗多选用以铂类为基础的治疗方案,国际胸腺瘤协作组(ITMIG)推荐同步放疗剂量为 40~64Gy。新辅助放化疗后评价仍无法切除则只能放化疗。

4. 化疗在胸腺瘤治疗中的作用 从 20 世纪 80 年代开始,联合化疗开始应用于进展期胸腺瘤。目前 CAP 方案(环磷酰胺 + 多柔比星 + 顺铂)是胸腺瘤的推荐方案。其他方案包括 EP 方案(依托泊苷 + 顺铂)、紫杉醇 + 卡铂(胸腺癌推荐首选方案)、ADOC(顺铂 + 多柔比星 + 长春新碱 + 环磷酰胺)等。

5. 胸腺瘤复发和远处转移的处理 胸腺瘤无论分期,完整切除后均有复发可能,Ⅰ、Ⅱ、Ⅲ、Ⅳ期分别为 0.9%、4.1%、28.4%、34.3%。Detterbeck 报道Ⅰ期肿瘤复发平均约 10 年,Ⅱ、Ⅲ、Ⅳ期平均为 3 年,总体平均约 5 年。局部复发患者可考虑手术切除,放疗作为局部控制手段,同时使用化疗加强控制。远处转移者的主要治疗是化疗。

6. 胸腺瘤的分子靶向治疗 与胸腺瘤相关的基因有表皮生长因子受体(epidermal growth factor receptor, EGFR)、人表皮生长因子受体 2(human epidermal growth factor receptor-2, HER-2)、Kit、K-ras、Bcl-2、TP53、p16INK4A、血管内皮细胞生长因子(VEGF)和肿瘤侵袭因子等。此外,c-jun 和 AL050002(一种未知基因)的 mRNA 高表达与进展期胸腺瘤相关。近年来,虽然科学家们积极探索了胸腺瘤的分子通路,但临床研究结果大多令人失望,入组患者的数量也很少,且均为临床Ⅰ期和Ⅱ期研究,尚未对胸腺瘤的临床治疗策略产生

任何影响。

综上所述,手术切除仍是胸腺瘤的首选治疗方法,肿瘤的组织分型、临床分期和完整性的手术切除是影响胸腺瘤预后的主要因素。术后放疗可以提高Ⅱ~Ⅳ期胸腺瘤患者的局部控制率。化疗对于胸腺瘤是有效的系统治疗。虽然胸腺瘤患者有较好的长期生存率,但在治疗很长一段时间之后仍然可能出现局部复发和远处转移,因而长期随访仍然是个值得重视的问题。

(赵 松 李向楠 齐 宇)

参 考 文 献

1. Engels EA. Epidemiology of thymoma and associated malignancies. J Thorac Oncol, 2010, 5 (10 Suppl 4): S260-S265.

2. Masaoka A, Monden Y, Nakahara K, et al. Follow-up study of thymomas with special reference to their clinical stages. Cancer, 1981, 48: 2485-2492.

3. World Health Organization (WHO). WHO classification of tumors: pathology and genetics of tumors of lung, pleura, thymus and heart. Lyon, France: International Agency for Research on Cancer (IARC) Press, 2004.

4. Mariano C, Ionescu DN, Cheung WY, et al. Thymoma: a population-based study of the management and outcomes for the province of British Columbia. J Thorac Oncol, 2013, 8 (1): 109-117.

5. Giannopoulou A, Gkiozos I, Harrington KJ, et al. Thymoma and radiation therapy: a systematic review of medical treatment. Expert Rev Anticancer Ther, 2013, 13 (6): 759-766.

6. Venuta F, Rendina EA, Anile M, et al. Thymoma and thymic carcinoma. Gen Thorac Cardiovasc Surg, 2012, 60 (1): 1-12.

7. Detterbeck FC, Parsons AM. Thymic tumors. Ann Thorac Surg, 2004, 77 (5): 1860-1869.

第二节 重症肌无力

一、人类对重症肌无力病因及发病机制认知的历史

人类发现重症肌无力(myasthenia gravis, MG)这种临床现象可以追溯到三百多年前,现代神经病学创始人之一的 Thomas Willis 于 1672 年用

拉丁文最早描述了 MG 的临床症状：延髓肌与躯干肌无力，具有晨轻暮重现象，并称之为"假性麻痹"。直到两百多年后的 1877 年，英国医生 Samuel Wilks 报道了第一篇以英文发表的重症肌无力文献："脑炎、癔症以及延髓性麻痹"，并认为这是一种新的疾病。Erb 是最早将电刺激应用于疾病诊治的人，他在 1879 年描述了 3 个病例，认为是一种特殊类型的延髓性麻痹。波兰医生 Goldflam 将当时对 MG 的描述与认识作了详细总结。因为 Erb 和 Goldflam 对该病首先做出完整详细的阐述，所以 MG 在历史上曾被命名为 Erb-Goldflam 综合征（Erb-Goldflam symptomcomplex）。Myasthenia gravis 一词是 1895 年由德国医生 Friedrich Jolly 在柏林学会的一次会议中以"重症肌无力假性麻痹"（myathenis gravis pseudoparalytia）为题描述了两个病例时首次提出的。myasthenia 源于希腊语中肌肉与无力的合成词，gravis 是拉丁语沉重、严重之意。该命名从此沿用至今。

伦敦 St Alfege 医院一位年轻的住院医师 Mary Walker "偶然"注意到 MG 的症状与筒箭毒碱中毒十分相似，并且详细报道了毒扁豆碱对一例 MG 患者的治疗效应。该药成功改善了患者的吞咽功能，并在肌无力危象时使患者挺过难关。这个病例报告发表在 1934 年的《柳叶刀》杂志上，该疗法被誉为"St Alfege 奇迹"。更重要的是，她在文章中首次提出 MG 发病部位可能是在运动终板，是"神经肌肉接头中毒"。

那么，产生"毒素"的元凶在哪里呢？1901 年 6 月在德国巴伐利亚的巴登-巴登举行的年度会议上，Laquer 描述了一例 55 岁女性 MG 病例的尸检报告，发现一个位于前纵隔的 5cm×5cm×3cm 大小的恶性淋巴瘤。这一发现开始将人们的注意力集中在 MG 与胸腺的关系上。Bell（1917）、Holmes（1923）和 Norris（1936）对大量的尸检进行分析，得出了 MG 患者普遍存在胸腺增生的结论。1960 年英国人 Miller 发现胸腺的功能是免疫调节。20 世纪 70 年代免疫学发展迅速，人们在血浆中分离出乙酰胆碱受体抗体，同时证明其来自胸腺组织。MG 终于被证实是一种自身免疫病，其病因及发病机制更加明晰，针对性治疗从此有了方向。

内科治疗 MG 围绕着两个方向发展，一个是对症治疗，即抗胆碱酯酶类药物。在 20 世纪 40 年代新斯的明的应用盛极一时，但其作用持续时间短，可能产生耐受性和胆碱能副作用。1945 年瑞士的 Goffmann-La Roche 实验室 Urban 与 Schnider 首次合成了溴吡斯的明，由于其作用更平稳，毒性更弱，应用至今已成为内科一线用药。另一方向是免疫治疗，包括糖皮质激素、化疗免疫抑制剂、免疫抑制性生物制剂如环孢素（ciclosporin）、免疫球蛋白静脉注射，以及血浆置换等。

外科治疗 MG 的历史也十分悠久，1911 年一个"偶然"的事件开启了外科治疗 MG 的新篇章。苏黎世的 Ferdinand Sauerbruch 医生为一位 21 岁伴随甲亢的 MG 女患者施行了第一例经颈部切口的胸腺切除术。术后病理证实胸腺增生，而且 MG 症状得到改善。美国约翰霍普金斯大学心脏外科的先驱者 Alfred Blalock 于 1936 年为一例 19 岁的全身型 MG 女孩施行了胸腺切除术，辅以新斯的明治疗，肌无力症状消失，而且疗效持续 21 年。受到鼓舞后 Blalock 开始了有计划地切除胸腺治疗 MG 的研究，并于 1944 年发表了一组 20 例病例的治疗结果。这篇具有里程碑式的文献确立了外科治疗 MG 的地位。可能由于从事心外科的缘故，他采用的是胸骨正中劈开入路，此后被长期奉为胸腺切除手术入路的"金标准"。

此后手术入路有两个截然不同的发展方向，一个是追求最大化切除而不惜扩大切口，另一个则是千方百计缩小切口，减少手术创伤。外科医生陆续设计出了颈部切口、部分胸骨劈开切口、颈部＋胸骨劈开的"T"形切口等。1993 年波士顿的 Sugarbaker 医生第一次完成了胸腔镜下的胸腺切除术，该方法只需在一侧腋下切三个 1~2cm 的小切口。今天，这一入路逐渐被大多数胸外科医生所采用。近十年来，机器人辅助胸腔镜手术也屡见报道，取得了不错的结果。

回顾人类对 MG 认识的历史，可以梳理出这样一条经典的线路，即先有临床发现并提出问题，再有细致的观察辅以逻辑思维分析，再借助基础医学和科技的发展，层层剥茧，最终达到对疾病认识和诊断治疗的目的。即便在医学高度发达，已进入精准医学时代的今天，诸如 MG 这样的古老疾病仍有很多有待澄清的问题，需要医学工作者不断努力探索。借助现代神经病学奠基人 Charcot 的一句名言作为对医学生的启示："疾病是非常古老的,它本身从不曾改变,唯一改变的是我们,以及我们对于将未知转化为已知所做出的努力。"

二、临床表现的基本特点

(一)临床表现

从新生儿到老年的任何年龄均可发病。发病高峰有两个,第一个在 20~30 岁,女性为主,第二个在 50~60 岁左右,男性占多数,常合并胸腺瘤。多呈散发状态,家族史不明显。整个病程有波动,缓解与复发交替,病程迁延数年至终身。少数病例尤其是儿童可自发缓解。

MG 的显著特点是肌无力呈每日波动性,下午或傍晚劳累后加重,晨起或休息后减轻,此种波动现象称之为"晨轻暮重"。全身骨骼肌均可受累,以眼外肌受累最为常见,其次是面部及咽喉肌以及四肢近端肌肉受累。首发症状常为眼外肌麻痹,如上睑下垂、斜视和复视。面部及咽喉肌受累时出现表情淡漠、咀嚼无力、饮水呛咳、吞咽困难、发音障碍等。累及胸锁乳突肌和斜方肌时则表现为颈软、抬头困难、耸肩无力。四肢肌肉受累以近端的肩胛、骨盆带肌为重,表现为抬臂、蹲起困难,而远端的手及前臂肌肉不受影响,腱反射正常。呼吸肌(膈肌)受累往往会导致不良后果,出现严重的呼吸困难时称为"危象",是 MG 患者最主要的致死原因。

除了肌无力症状以外,MG 还可以合并胸腺瘤,以及其他与自身免疫有关的疾病如甲状腺功能亢进、甲状腺功能减退、多发性硬化、系统性红斑狼疮、多发性肌炎、类风湿性关节炎等。

(二)危象

是指 MG 患者由于某种原因突然发生的病情急剧恶化,出现严重呼吸困难以致危及生命的危重现象。根据不同的原因,MG 危象通常分成 3 种类型:肌无力危象、胆碱能危象、反拗性危象。

三、诊断及评估标准的规范化带来的科学思考

MG 的诊断目前仍以临床症状为主要依据,肌电图检查、腾喜龙试验、冰敷实验和血浆 AchR 抗体检测等作为辅助手段。同时应对 MG 的病因进行检查,即常规进行胸部 CT 扫描以了解胸腺情况,特别是注意有无合并胸腺肿瘤。临床上 MG 主要需与继发于恶性肿瘤如小细胞肺癌的"肌无力综合征"或称"副瘤综合征"相鉴别。前者几乎都是以眼肌无力为首发或唯一症状,而后者主要以躯干和四肢肌无力为主,而眼肌却较少受累。另外,两者的肌电图也有特征性区别,前者经持续电刺激后肌肉收缩幅度逐渐递减,而后者反而上升。在胸部 CT 检查中,后者常常能够发现肺部肿物,对诊断常能提供帮助。

1958 年 Osserman 提出重症肌无力的临床分型,简便直观,以后他自己又做过多次改良。改良的 Osserman 分型将成人的重症肌无力分为五型,包括Ⅰ型(眼肌型)、ⅡA 型(轻度全身型)、ⅡB 型(中度全身型)、Ⅲ型(急性重症型)、Ⅳ型(迟发重症型)及Ⅴ型(肌萎缩型)。半个多世纪以来 Osserman 分型已成为 MG 的国际分型标准,在临床上得到广泛采用,对 MG 的研究、治疗、预后判定都有重要意义。随着对 MG 认识的深入,人们也逐渐发现 Osserman 分型有不足之处,例如,严重程度被划分为轻、中、重三级,但缺乏量化指标,基本靠临床医生主观判断,不便于研究及交流。对此,美国重症肌无力协会(MGFA)在 2000 年推出了基于定量测试的临床分型(MGFA clinical classification)与定量评分(quantitative MG score, QMG)系统,前者用于 MG 的临床分型,后者用于严重程度分级和治疗效果的量化评估。MGFA 分型使 MG 分型及对治疗的反应进入了量化评估的新时代,从此可以用现代医学中最重要的统计学方法对其病因、危险因素以及各种治疗方法的比较进行科学的研究。

四、手术指征与手术方式的发展与争议

(一)胸腺切除手术的指征

胸腺切除的手术适应证包括:① MG 伴胸腺瘤。无论 MG 的分型如何(全身型、延髓型及眼肌型),所有合并胸腺瘤的患者均应进行胸腺切除术。胸腺瘤应该完全切除,如果不能完全切除,则加用放疗来缓解肌无力症状和预防肿瘤复发。②不伴胸腺瘤的全身型 MG。对于存在 AChR 抗体的全身型 MG 患者,在无胸腺瘤的情况下,通常

认为胸腺切除术有益。③不伴胸腺瘤的单纯眼肌型 MG（ocular myasthenia gravis，OMG），采用药物治疗效果不佳或无法耐受药物副作用者。由于尚未针对非胸腺瘤 OMG 患者进行大型随机对照研究，所以胸腺切除术的益处尚存争议。几项病例系列研究显示，胸腺切除术对 OMG 的疗效与全身型 GMG 相似，OMG 患者胸腺切除后 5 年的缓解率为 57%~71%。两项共计 96 例患者的病例系列研究中，胸腺切除组无人发展为 GMG，而未行胸腺切除组，预期在该时间段内进展为 GMG 的概率为 50%。

有关胸腺切除术的一些尚未解决的疑问还包括：适合进行手术的年龄，应在病程的哪个阶段进行手术，手术方式，以及胸腺切除在 AChR 抗体阴性 MG 患者、肌肉特异性受体酪氨酸激酶（muscle-specific receptor tyrosine kinase，MuSK）抗体阳性 MG 患者中的作用。由于胸腺对细胞免疫的重要作用，因此对于儿童要严格掌握胸腺切除术的指征，多数中心主张尽量在青春期以后再切除胸腺。同样对于 60 岁以上的老人，胸腺切除对 MG 的治疗效果欠佳，手术治疗存在争议。

（二）切除范围

解剖学研究发现，异位胸腺组织可广泛分布于前纵隔、后纵隔、颈部气管旁甚至腹部，由此提出"胸腺扩大切除"的概念，即手术范围除包括胸腺切除以外，还应包括出现异位胸腺概率最高的双侧膈神经前方的前纵隔脂肪组织。故理论上讲完全清除异位胸腺组织是外科手术所达不到的，因而任何技术下的所谓扩大切除都是相对的。手术范围的无限扩大必然带来手术并发症的增多，需权衡利弊。

（三）手术方法的演变及争议

2000 年 MGFA 对 MG 手术入路进行了重新分类，概括为 4 大类共 7 种，已被各国广泛采用：

（1）T1a：经颈胸腺切除基本术式（TC）。

（2）T1b：经颈胸腺扩大切除术（TC）。

（3）T2a：胸腔镜辅助胸腺切除标准术式（VATT）。

（4）T2b：胸腔镜辅助胸腺切除扩大切除术式（VATET）。

（5）T3a：经胸骨胸腺切除标准术式（TS）。

（6）T3b：经胸骨胸腺扩大切除术式（TS）。

（7）T4：颈胸联合胸腺扩大切除术。

其中，经胸骨正中切开入路胸腺切除术是最为经典的术式，被认为是胸腺切除术的"金标准"。经胸腔镜胸腺扩大切除术因其突出的"微创"优势，近 20 年来受到广泛重视。

1. **胸骨正中劈开** 全身麻醉，单腔管气管插管，取胸骨正中切口，切口上方起自胸骨颈静脉切迹，下至剑突。以胸骨锯纵行劈开胸骨，完整切除胸腺，清除前纵隔两侧膈神经前方的脂肪组织。该入路优点是显露清楚，操作直观易学，即使伴随侵袭性胸腺瘤也多能顺利完成。但缺点是，手术切口创伤大，影响美观；重症患者如需气管切开，有可能继发胸骨感染及不愈合。

2. **颈部切口手术** 最初由 Cooper 首创，采用类似甲状腺的低领状切口。采用特殊的拉钩将胸骨柄向上提起，增大胸骨后间隙的空间。先自气管旁游离出双侧胸腺上级，细线结扎向头侧牵引，再逐渐深入纵隔切除胸腺。近年来引入腔镜技术作为辅助，便于深部结构的显露。优点是不开胸，对心肺功能影响小，尤其适合高龄心肺功能差的患者；缺点是不适合直径大于 3cm 的胸腺瘤，而且对于双侧前纵隔脂肪组织清除的彻底性一直被学术界所质疑。

3. **胸腔镜手术** 经胸腔镜胸腺切除术只需在一侧胸壁上做 2~3 个直径 1~3cm 的小孔，切口隐蔽，经肋间进入一侧胸腔实施手术，不劈开胸骨，也不损伤肋骨，无需钢丝缝合，避免了胸骨正中劈开入路切口长、创伤大、瘢痕难看的缺点。经胸腔镜胸腺切除术的入路有经左胸、经右胸和经双侧胸腔入路，经典的是经右胸入路。胸腔镜手术综合了正中切口的良好显露和颈部切口的微小创伤两方面优点，已经逐渐成为主流入路。

Hsu 和 Zielinski 等报道了一种新的改良入路——经剑突下 + 颈部切口的"最大化"胸腺切除术，实际上是对 Jaretzki 所创颈部 + 胸骨正中切口入路的改良。优点是不开胸而且清扫范围大。但总体结果和经右侧胸腔的"经典"胸腔镜入路相比较并未显示更大优势。

近年来，经剑突下切口的胸腔镜胸腺切除重新受到重视，尤其在清扫双侧膈神经前方脂肪组织时，显露比单侧胸腔镜有一定优势，但不适合过度肥胖和伴随较大胸腺瘤病例，长期效果有待观察。

4. 机器人胸腔镜手术 手术入路与胸腔镜手术相似,在一侧胸壁做 3~4 个小切口。不同的是外科医生不直接接触患者,而是通过操作机器人进行手术。目前应用最成熟的是美国的达·芬奇系统。突出优点是拥有立体视角,操作精准,几乎不需助手辅助,学习曲线短。缺点也显而易见,即设备耗材多,手术费用昂贵,而且整个设备造价和维护费用高昂。

5. 胸腺切除术各种术式的评价 Mulder 总结了 84 例 TS 切口手术结果,完全缓解率(CSR)为 35.7%,改善率只有 57.7%。Cooper 等对一般情况差不能耐受开胸患者采用颈部切口(TC),创伤虽小,但不能切除 >3cm 的肿瘤,清除前纵隔脂肪十分困难。Jaretzki 等不惜增加切口——胸骨正中 + 颈部横切口(TS+TC),称为“最大”(maximal)切除,范围除前纵隔外还包括颈部气管前脂肪。但创伤大,而完全缓解率只有 37.9%,与其他术式相比并无显著优势。Mack 于 1996 年报道了 33 例 VATS 胸腺扩大切除术治疗 MG,完全缓解率为 18.2%,改善率为 87.9%。同时对文献进行了荟萃分析,发现与 TS、TC 或 TS+TC 组无统计学差异。近年来的单中心大宗病例胸腔镜胸腺切除的 CSR 率已达 40%~50%,达到甚至超过了 TS 切口的数据,有望成为胸腺切除的新标准。

总之,外科胸腺切除手术切除了产生抗体的来源,属于病因治疗,各型 MG 均可从手术中获益。大量研究表明,从发病到手术之间的时间间隔越近,手术效果越好。虽然现有技术上无法达到定位及切除所有异位胸腺组织的目的,但外科治疗的效果是各种治疗方法中最好和最持久的。如何在手术创伤与效果之间找到新的平衡是临床上需要权衡的课题。胸腔镜胸腺切除术是近 20 年来外科技术的主要进步,从根本上改变了以往大切口创伤带来的并发症,对外观影响小,客观上促进了早期外科干预,使手术获益最大化。

五、麻醉和围手术期处理原则的变化及思考

(一)术前准备

良好的术前准备是避免 MG 术后并发症尤其是各种危象发生的最重要因素。术前大剂量的胆碱酯酶抑制剂能增加胆碱能张力,出现呼吸道分泌物增多,导致术后咳痰困难,重者出现肺不张诱发呼吸衰竭;长时间服用糖皮质激素也会给患者带来非特异免疫力的下降,从而增加术后肺部或切口感染概率。

外科手术本身也是诱发肌无力或胆碱能危象的常见原因之一,因为手术尤其是传统的开胸手术往往给患者带来巨大的创伤和应激反应,使药物治疗在短期内几近失效。胸腺切除术后肌无力危象是最严重的并发症,其发生率为 14%~21%,病死率为 50%,常发生在术后 24~72h。近 20 年外科临床实践最大的进步是手术入路的微创化,伴随着术后疼痛的减轻,带来的是围手术期并发症尤其是肌无力危象发生率的明显下降。

人们往往将抗胆碱酯酶药物看作救命良药,但长期大量使用反而会降低乙酰胆碱受体敏感性,使其术后使用时的正作用降低,而气道分泌物增多的副作用增加,从而增加术后胆碱能危象的发生率。因此,对于 MGFA 分型中的 I 型或轻症 II A 型,术前未服或已停服抗胆碱酯酶药物,临床症状稳定的患者,可直接手术,不用术前“预防性”使用抗胆碱酯酶药物;II B 及以上型患者抗胆碱酯酶药物使用剂量往往较大,为避免术后脱机拔管困难或出现胆碱能危象,应尽量控制在溴吡斯的明 180mg/d 以内。如症状波动或出现抗胆碱酯酶药物的副作用,则加用激素,方法为泼尼松 40mg/d,顿服或分两次,待症状好转后方可安全接受手术治疗。40mg/d 的泼尼松用量不会增加胸腔镜手术切口的并发症,围手术期也不用停药。严重病例往往累及呼吸肌群,尤其是膈肌功能的明显丧失,术后发生肌无力危象无法脱机的可能性极大。这种情况不适合立即手术,而应先采取内科手段控制症状,如免疫球蛋白冲击,或血浆置换,待症状明显缓解后再行手术治疗。

(二)麻醉方法直接影响术后恢复进程

胸腺切除术需全身麻醉。MG 患者由于其自身的病理特点,麻醉也有其特殊性。随着麻醉技术与药物的发展,MG 手术的麻醉方法也在不断改进,目标是减少药物对神经肌肉接头传导的影响,不用或选择性少用肌松剂,提高术后拔管成功率,减少术后 ICU 时间及呼吸机相关并发症。

去极化肌松药琥珀胆碱被麻醉医生广泛应用于 MG 患者的胸腺切除手术中,曾经被认为是唯

一可用于 MG 的肌松药。MG 患者如果术前使用胆碱酯酶抑制剂，则可使血浆胆碱酯酶活性大大降低，从而水解琥珀胆碱能力降低，琥珀胆碱的作用时间大大延长，增加拔管困难。这是琥珀胆碱用于 MG 患者缺陷之一。MG 患者神经肌肉接头的终板处 AchR 数量减少，导致神经肌肉传导受阻，对非去极化肌松药十分敏感，过去认为此类药物应视为禁忌。但由于具有不延长作用时间的优势，有文献报道适量应用还是安全的。我们采用丙泊酚等静脉麻醉，通过术中监测麻醉深度，使用少量赛肌宁等非去极化肌松剂，同时于手术开始和结束前各使用一次短效激素甲泼尼龙 40mg，有利于患者肌力的迅速恢复，降低脱机困难发生率。

（三）术后处理

MG 是一个全身性疾病，手术切除的只是产生自身抗体的"源头"，而不能立即清除血液循环中的游离抗体（有研究表明，循环中的抗体需长达一年的时间才会被分解代谢），因此术后仍需使用一些药物治疗，但使用种类和剂量应适时做出调整。

1. 治疗肌无力药物　手术当天及术后，I 型或ⅡA 型停用溴吡斯的明，ⅡB 型以上较重患者药物减半，3~5d 后如症状加重再逐渐恢复术前量。如术前使用激素则术后仍按原剂量给药，无法口服的静脉替代。

2. 止痛　多种常规镇痛药均可加重肌无力症状。胸腔镜手术由于切口小，无需损伤胸壁肌肉或骨组织，故切口疼痛明显减轻，留置胸管时间短（平均 1d），故极少需使用止痛药物。如疼痛明显，则可给予布桂嗪、氢考酮等弱阿片类药物，疗效肯定而且安全。

3. 危象的预防　累及呼吸肌的中重度病例（ⅡB 型及以上）术后危象的发生率明显高于轻症患者。除了常见的肌无力危象外，胆碱能危象甚至反拗危象也不鲜见，给治疗带来困难。前两者的鉴别比较容易，但有时由于临床医生经验不足或患者及家属的恐惧，采用加大抗胆碱酯酶药物用量的方法试图迅速改善症状，往往又诱发胆碱能危象使病情进一步复杂，患者陷入"痰多 - 咳痰 - 无力 - 痰多"的恶性循环，二次上机变得不可避免。危象治疗重在预防，如前述所说进行充分的术前准备，精细的手术操作，减少创伤和疼痛，避免使用负性肌力药物，尤其严格控制术后抗胆碱酯酶药物用量，减少气道分泌物，是避免术后危象发生的重要举措。

4. 危象的治疗　国内很多单位采用立即气管切开治疗危象，优点是便于呼吸道管理，方便吸痰和脱机训练，缺点是增加了新的手术创伤，增加了气道感染甚至胸骨不愈合的机会。我们的做法是早期积极使用无创呼吸机（BiPAP）辅助，心理安抚，及时清除气道分泌物，加强营养支持。必要时气管插管，镇静，呼吸机完全控制呼吸（CMV 模式），使患者得到充分休息。为了迅速洗脱药物的影响，使胆碱酯酶受体得到休息，应坚决停用抗胆碱酯酶药物，不用再浪费时间去鉴别什么类型的危象。同时留置鼻胃管改善营养状况，维持水电平衡。这种做法又称为"干涸疗法"。一般呼吸机支持 72h 左右开始脱机尝试，大多数患者会一次成功。无力症状仍较严重者，可按术前半量鼻饲抗胆碱酯酶药物。现代呼吸机治疗已十分成熟，随着低压套囊的普遍采用，呼吸机相关并发症发生率也明显下降，一般上机两周内是安全的，绝大多数患者会在此期间顺利脱机。如超过两周，则再做气管切开也不迟，此时第一次手术创伤也已恢复。

六、外科治疗重症肌无力的困惑与展望

虽然 MG 的病因及发病机制研究已十分清楚，手术切除方法也已逐渐成熟，但仅仅依靠手术还无法使所有患者完全缓解。人们试图通过血浆中乙酰胆碱受体抗体的滴度测定来估计病情轻重，或观察手术疗效，但被证明缺乏必然联系。人们也尝试通过扩大手术切除范围来提高疗效，最终发现效果不尽如人意，通常的假设是异位胸腺切除得不彻底。外科手术在单纯眼肌型和 AChR 抗体阴性、肌肉特异性受体酪氨酸激酶（MuSK）抗体阳性 MG 患者中的作用仍未达成共识。今后很长一段时间内，治疗上仍将延续多学科治疗的模式。

（李剑锋）

参 考 文 献

1. Jolly F. Ueber myasthenia gravis pseudoparalytica. Berlin Klin Wochenschr, 1895, 32: 1-7.

2. Walker MB. Treatment of myasthenia gravis with physostigmine. Lancet, 1934, 1200-1201.

3. Blalock A, Mason MF, Morgan HJ, et al. Myasthenia and tumours of the thymus gland, report of all case in which the tumour was removed. Ann Surg, 1939, 110: 554-561.

4. Sugarbaker DJ. Thoracoscopy in the management of anterior mediastinal masses. Ann Thorac Surg, 1993, 56: 653-656.

5. Jaretzki 3rd A, Barohn RJ, Ernstoff RM, et al. Myasthenia gravis: recommendations for clinical research standards. Task Force of the Medical Scientific Advisory Board of the Myasthenia Gravis Foundation of America. Ann Thorac Surg, 2000, 70: 327-334.

6. Mack MJ, Landreneau RJ, Yim AP, et al. Results of video-assisted thymectomy in patients with myasthenia gravis. J Thorac Cardiovasc Surg, 1996, 112: 1352-1360.

7. Lin TS, Tzao C, Lee SC, et al. Comparison between video-assisted thoracoscopic thymectomy andtransternal thymectomy for myasthenia gravis (analysis of 82 cases). Int Surg, 2005, 90 (1): 36-41.

8. Romi F. Thymoma in myasthenia gravis: from diagnosis to treatment. Autoimmune Dis, 2011, 2011: 474512.

第三节 手 汗 症

一、手汗症的认知

何谓手汗症？它有什么临床表现？它对人体有害吗？这些问题曾长期不被人知晓，即使现阶段，教科书上也无从查找。其实古希腊医学先行者希波克拉底曾用"hitroa"这个词表示"汗"的意思，此后翻译为拉丁文和英文时则用"sudamia"。现在，这两个词还在专业领域内沿用，如汗腺活动称为 sudomotor，多汗症为 hyperhidrosis，手汗症则为 palmar hyperhidrosis。

早在 100 年前（1911 年）MeaTHen 就提出治疗多汗症的三个目标：①找出原因并根治；②限制或减缓多汗；③缓解多汗所致的合并症如继发性手掌皮炎等。遗憾的是，这三个目标似乎被忘记了。原因是长期以来人们缺乏对它的认识，既使患者自觉因汗缠身的困扰，也不认为这是一种病理状态而去求医。近年来人们对它的知晓渐渐加深，完全得益于现代医学高科技日新月异发展——电视胸腔镜的应用使得手汗症因微创手术获得治愈。可以肯定的是，目前胸腔镜下胸交感神经切断术（endoscopic thoracic sympathicotomy，ETS）不仅是治疗手汗症唯一有效的手段，而且还

是微创胸外科最典型、最便捷、最见效和最美容切口的微创手术，手汗症因此登上胸外科教科书大雅之堂，成为胸外科的病种家族中的新成员。

二、手汗症的定义、发病率和发病机制

（一）定义

手汗症（primary palmar hyperhidrosis, PPH）是原发性多汗症（primary hyperhidrosis, PH; 或 essential hyperhidrosis, EH）的局部表现之一，是指体表外分泌腺过度分泌的功能性疾病，主要由人体交感神经过度亢奋所致。手汗症虽无明显器质性病因，有些患者却因手掌出汗量超出正常且伴随终身而烦恼一生。

（二）发病率

有关多汗症发病率的报道目前仅见美国 2.8% 和以色列 1.2%。而有关手汗症发病率唯有我国先后两次报道，青年人为 2.08%~4.59%，其中重度为 0.12%，初始症状 7~15 岁开始至青春期加重。有家族史者 15.3%~25.4%。手汗症似乎与地域有关，以我国为例，东南沿海福建、广东、浙江和台湾多见，越是北方或内地越是少见。亚洲多发地则为东南亚，美洲为巴西多见，在欧洲却相反，以北欧的丹麦最多。

（三）发病机制

PPH 的发病机制目前仍不十分清楚。PPH 在亚洲或具有东方民族的年轻人群中相当常见，可能与被称为东方人特有的 *EDAR370A* 基因变异有关。我们通过遗传连锁分析定位，发现一个新的原发性手汗症致病基因座（2q31.1），将它锁定在较小的染色体区间（5.94Mb），为今后进一步明确其致病基因奠定了良好的基础。1927 年 Kuntz 等在解剖学上研究发现人体手掌的汗腺活动是受胸交感神经支配，故而一般认为手掌多汗是由于胸交感神经兴奋所致。我们曾对手汗症和非手汗症者的胸交感神经节进行超微结构观察，结果显示手汗症组平均交感神经节髓鞘厚度和无髓与有髓神经的比率均高于对照组，其中胸交感神经节中 Nrg-1M RNA 调节因子的表达也明显高于对照组，该调节因子可促使 PPH 患者胸交感神经轴突高髓鞘化。高髓鞘化和神经纤维比率增多均会导致交感神经兴奋性增强，传导速度较正常人为快，患者表现为短时间内手掌大量出汗。上述组织学

病理变化可能是手汗症的发病机制之一。

手汗症患者在胸交感神经节功能方面也有明显变化，即手汗症患者第 2~4 交感神经节中乙酰胆碱受体 α_7 亚单位表达水平均明显增高，表明手汗症患者胸交感神经节兴奋性增强。

此外，我们还通过 SPECT 脑血流显影对手汗症患者手术前后的脑代谢和血流改变进行分析，探讨中枢神经对交感神经活动的控制及其影响，结果显示患者术前脑基底节血流灌注明显增多，术后 2 周明显下降，这种现象可能与神经反馈有关，即术后其效应器汗腺的分泌急剧下降并反馈至基底节等中枢，引起中枢活动下降。

三、手汗症的临床表现和手术适应证的选择

（一）手汗症的临床表现

临床表现常见多个部位同时出现多汗，以手掌、足底、腋窝最为常见，面部多汗少见。除少数单纯手掌多汗外，更为常见的组合有：手掌 + 足底、手掌 + 腋窝、手掌 + 足底 + 腋窝三种。手掌多汗的临床表现非常奇特，手掌的多汗可以在毫无征兆的情况下突然发作，又突然消失，每次发作可持续 5~10min 或更长，每日发作次数不等，但在睡眠状态下几乎不发作，发作时常伴掌温过低，可以因为紧张、高温环境等诱发，夏季较冬季发作更频繁。发作程度分为轻度：手掌潮湿；中度：多汗时湿透一只手帕；重度：多汗时犹如浸过水的掌面，严重影响患者的生活、工作和社交，产生躲避和焦虑的心态，甚至有自杀的倾向。

（二）手术适应证的选择

手汗症要不要手术治疗，适应证如何选择？临床医生应该慎重考虑，并不是所有手汗症患者均需要手术，毕竟手汗症不是疾病，而是自主神经功能紊乱所致的一种病理状态。依笔者的经验只选择有强烈手术愿望的中、重度患者施行 ETS，比如手掌汗滴如雨，不能正常与他人握手交往，不能自如工作和生活，对这种人手术的效果能帮助其脱离困扰，还他温暖干燥的双手。然而对那些有严重心动过缓、胸膜粘连等应视为相对禁忌证。对手汗伴全身如胸、背、腹、下肢等多部位多汗者，以及那些主诉过多，神情困惑，情绪多变的神经质者应作为绝对禁忌证。

四、手汗症的胸交感神经切断术治疗

（一）ETS 手术的演变历程

交感神经切断术的演变可以追溯到 18 世纪，当时对交感神经系统的解剖已完整认识，但对其生理功能尚不了解。1852 年 Claude Bernard 通过切断一侧交感神经干的实验发现同侧脸部皮肤温度上升，血液循环加快。同年 Brown 刺激颈交感神经发现有收缩血管的功能。此后经长达 60 年的探索，于 1916 年 Gaskell 从解剖学和生理学上首次完整地阐述了自主神经系统及功能，为以后的交感神经手术应用于临床奠定了理论基础。

自 1889 年 Alexand 最早介绍施行交感神经切断术治疗癫痫以来，采用颈、胸上段交感神经切断术治疗各种疾病，如突眼型甲状腺功能亢进症、青光眼、血管痉挛性疾病、硬皮病、心绞痛、肢体痉挛性瘫痪性高血压，不过，由于疗效不佳等原因，上述适应证逐渐被摒弃。而交感神经切断术治疗周围血管阻塞性疾病则持续了 40 年，最后发展为主流手术的仅剩：①手汗症；②肢体动脉痉挛症（雷诺病）；③顽固性晚期胰腺癌疼痛。

交感神经切断术首次用于治疗手汗症见于 1920 年 Kotzareff 的报道，到 1992 年 Landreneau 最早报道应用电视胸腔镜行 ETS 治疗手汗症，整整经历四个阶段 70 年。

第一阶段为开胸手术阶段：最初设计的开胸路径是经肩胛间胸膜外切口切除部分肋骨，因术后疼痛难忍，有人改为经颈锁骨上径路，但手术需从颈部做深入解剖且暴露差，易损伤臂丛神经和并发霍纳综合征，难以推广。之后，又有学者将手术路径改为前胸或改为腋下径路，但是，无论如何改良，均因开胸创伤过大未能普及，致使该技术一再停顿。

第二阶段为传统直视胸腔镜阶段：该阶段采用传统的直视（非电视）胸腔镜下切除所有上胸段神经节及神经干。这种方法最早由 Hugher 于 1942 年提出，2 年后 Goetz 和 Marr 首次将此技术应用于临床并获得成功。该阶段发展缓慢，前后共耗时 40 余年，主要原因为传统胸腔镜因其视野小、照明弱、定位差限制了这一技术的推广。

第三阶段为电视胸腔镜初期应用阶段：至20世纪末，随着影像摄影及光学技术的飞速发展，电视胸腔镜这一先进的技术很快应用于胸交感神经切断术治疗手汗症，手术取得良效，但很快暴露出缺陷；其手术方法是切除胸2~胸4所有神经节及神经干，导致术后代偿性多汗（compensatory hyperhidrosis，CH）的发生率高达90%（临床表现及原因见后述），给患者带来新的烦恼。

第四阶段是ETS提高和成熟阶段：这是ETS发展最活跃的时期，近10年来针对TH的发生，国内外不少学者经过多年的临床观察，不断改良术式，通过比较不同位置交感神经切断与TH的关系，探讨TH的发生机制，终于初步了解其原因是切除神经节范围过大，数目过多，神经干切断水平过高所致。于是，临床上出现各种不同术式，试图通过以下两种手段将TH控制在最佳状态：①逐步减少胸交感神经节切除数目和降低其位置，例如将原先T2+T3+T4缩减为T2+T3→T3+T4或单纯T2、T3或T4；②保留神经节，逐步减少胸交感神经干切断数目和降低其位置，例如将原先T2+T3+T4缩减为T2+T3→T3+T4→T2、T3或T4。通过上述改良，TH的发生率虽未得到完全控制，但是，重度TH发生率确实已降低为3%~5%以下。目前上述名目繁多的术式和手术名称等已完全达成共识：保留神经节，单一切断T3或T4。因各家描述胸2神经节精确解剖位置有差异，为明确神经干切断平面，标准的手术记录统一定位R3或R4切断。英文的正确名称为sympathicotomy或sympathotomy。

（二）转移性多汗（transfer hiperhidrosis，TH）的命名与分级

如上所述，ETS最常见的副作用是术后传统的"代偿性多汗"，即术前正常的部位如躯干部或下肢出现多汗，机制可能是负责抑制出汗的负反馈传入到下丘脑受阻，也可能是人体散热机制所致，我们认为可能与传入神经纤维和传出神经纤维冲动系统功能紊乱所致全身"汗液重新分布"有关。笔者根据患者出汗量、不适症状、耐受程度和心理表现，将传统代偿性多汗3级改称为转移性多汗，且分为4级，可能更为客观和合理。因为从出汗量来衡量，Ⅰ、Ⅱ级患者并无汗液代偿现象。Ⅰ级患者仅仅表现为皮肤湿润，即无多汗也无任

何不适。Ⅱ级患者出汗量明显，但无明显不适。随着时间推移，Ⅰ、Ⅱ级患者在生理、心理上逐渐适应和获得调整，自觉有好转的倾向。然而，Ⅲ级和Ⅳ级患者出汗量大，汗液形成流动，一天需数次换衣服，完全表现为汗液过量现象。Ⅲ级患者虽然日常生活受影响，但可以忍受，仍可参加社交活动，一般不后悔手术，所以我们称Ⅲ级为重度TH。Ⅳ级患者的日常生活和社交长期受到严重干扰，生理和心理均受到严重伤害，情绪极度悲观和绝望，非常后悔手术，几乎完全丧失工作能力，退出社交，甚至有产生自杀或伤医倾向，所以我们称Ⅳ级为极重度TH或致残性多汗（disabled）。这种新的命名和分级，将原来含糊不清的3级与新的4级做严格区分，目的是警示医生和患者选择手术须慎之又慎。

（三）手术操作及评价

1. **手术操作（二孔法）**　选择双腔气管插管或单腔气管插管全身麻醉。患者仰卧30°~45°，上臂外展，暴露双侧腋窝及侧胸壁。取腋下侧胸壁第3肋间（操作孔）和第5肋间（观测孔）<1.0cm，切口用5mm 0°或30°胸腔镜进胸，于胸顶第3或第4肋骨小头外侧找到胸交感神经干予以电凝灼断（图1-7-4），并于肋骨表面向外延长烧灼2~3cm，防止Kuntz束及交通支存在导致复发。鼓肺排气后缝合切口，不必留置胸管。术毕返病房，常规监护，次日出院。

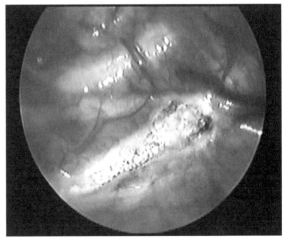

图1-7-4　右侧R3切断

2. **对于"麻醉方法""切口"和"术式"选择的评价**

（1）关于麻醉：由于ETS手术相当简捷，

实践证明，一个有经验的医生从切开皮肤到缝合切口仅需数分钟便可完成ETS，麻醉方法便有了多种选项，如：双腔插管、单腔插管、喉罩和面罩等通气全身麻醉，各单位可以根据实际情况和条件选择。据文献报道，临床多选择单腔气管插管较为安全，经验欠缺的麻醉医生应用双腔气管不太熟练可致气管损伤等并发症，而喉罩和面罩的应用需经验丰富、应变能力强的麻醉医生方能操作，如胃液反流误吸肺内可致严重呼吸道并发症。不提倡局部麻醉，因为患者在清醒状态下极度恐惧，还得忍受人工气胸所致的气喘胸闷，一旦术中出现出血等意外，对施救不利。

（2）关于切口：随着手术技术的成熟、手术并发症防治的成功，除手术的疗效外，迷你美容切口已成为年轻人高度追求的时尚，为满足这部分患者的需求，近年临床上已将切口的数目由最初的"三孔"或"二孔"减为近年的"单孔"。涂远荣等设计女的"经腋窝切口"（图1-7-5）和男的"经乳晕切口"（图1-7-6）。巧妙地利用人体皮肤自然皱褶和色素沉着掩盖和隐藏切口，切口不做缝合，用医用胶水粘合（图1-7-5），经临床数百例随访，这种切口隐蔽、安全、有效，未见明显瘢痕，美容效果极佳，确实使向往高品位的患者获得了极大的心理满足。曾有个别单位采用经肚脐-膈肌切口路径施行ETS获得成功，此法需先经腹腔二氧化碳充气鼓腹，而后烧灼穿过双侧膈肌到达胸腔，虽然思路新颖，却使手术变得复杂，增加风险，手术时间大大延长，这种舍近求远的路径不利于推广。

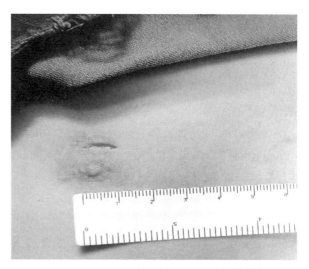

图1-7-6 <1cm的乳晕单切口（术毕尚未粘合）

（3）关于R3和R4的选择：目前，国内外多数文献对保留胸交感神经节仅单纯切断神经干的观点一致，但是，对于选择R3或R4切断却又各有喜好，原因是前者可能导致术后手掌过于干燥，而后者仍有手掌潮湿，潮湿的原因可能与部分手的交感神经支配来自T4以上水平有关。为保证疗效和防止术后复发，笔者更愿意选择R3切断。至于干燥或潮湿并无明确截然标准，关键还是患者的主观感觉和耐受程度不一。因此术前与患者做充分沟通，使之理解或供其选择更为重要。

五、手术疗效和预防TH的对策

大量临床实践证明ETS能有效治疗手汗症，术毕手掌立即干燥温暖无汗，不仅其治愈率高达98%以上，而且部分腋汗和足汗也减轻或消失，几乎无严重并发症，术后当天或次日便可出院，且住院费用少，故ETS手术得到患者的青睐。然而，ETS唯一不足之处是术后TH发生率高达50%~90%（含轻、中、重和极重4级），极重度又称致残性多汗。因此，预防和降低术后TH发生率确实值得临床医生重视和研究解决。

有人试图行胸交感神经夹闭术（不做神经干切断）来降低TH的发生率，其理由是夹闭神经仍能保留一部分神经传导，对缓解躯体TH有一定作用，而且对无法忍受的患者可以再次胸腔镜手术取出钛夹，恢复神经传导，试图解除痛苦，这种设想是好的，但必须考虑以下几个问题：

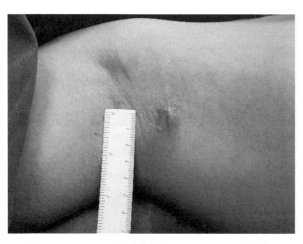

图1-7-5 <1cm的腋窝单切口，采用医用胶粘合

①如果胸腔致密粘连,是否中转开胸? ②取出钛夹是否就能恢复神经功能? 有人报道1例18d术后取出钛夹,2个月神经功能仍未恢复。笔者曾为一位术后7年的女性患者取出钛夹,转移性多汗并无好转,显然,神经干夹闭术还需进一步的研究。

近年Lee提出实施胸交感神经交通支切断术(ramicotomy)来降低TH的发生率,并将64例R2切断术和83例R3交通支切断术做比较研究。结果两组TH发生率分别为43.3%和15.3%。有趣的是交通支切断术使TH发生率降低了,但术后复发率却高达30%。因此,胸交感神经交通支切断术也没有推广的价值。

中国手汗症微创治疗协作组(中国医师协会胸外科医师分会手汗症专家组前身)于2005—2007年在国际上连续发表三篇SCI论文,一致认为保留神经节仅做R3或R4切断能有效降低TH发生率。这三篇高质量前瞻性研究被美国胸外科医师协会作为制订多汗症治疗专家共识的主要循证医学依据。因此中、美两国手汗症微创治疗专家共识均大力推荐保留R2的限制性(limitiing)或选择性(selecting)单一切断R3或R4术式,这是目前预防和降低TH最为有效的方法和对策。

六、思考与展望

不言而喻,ETS能有效治愈手汗症,却给人们留下甚多悬念。首先,它的发病机制仍深不可测,它归属哪一系统疾病,神经系统疾病抑或内分泌系统疾病? 为何有较高的家族史? 它是遗传性疾病吗? 或许基因及其定位能破解这些疑问。其次,为何我国南方患者居多? 沿海患者发病率高于内地? 甚至同一省内发病率高低不一。再次,我们对ETS治疗机制的了解几乎空白,顾名思义,ETS就是阻断胸交感神经冲动到达靶区使手掌汗腺不出汗,但对这一冲动从中枢经胸交感神经到达靶区是如何完成的? 汗腺不再出汗是否有神经介质参与? 或许人体内还有什么内在关联施加影响? 更值得探讨的是,我们对转移性多汗的发生机制仍一知半解,有人认为这可能是人体汗液重新分布现象,但是不同意此观点学者则提出,为何有些患者并不发生TH呢? 我们认为"代偿性多汗"本身含义表达含糊不清,按此推理"代偿"就意味着到某阶段将会"失代偿"? 果真如此,"失代偿"又会是什么表现? 难道是旧病复发,手掌再次多汗? 笔者曾遇到一例盲人患者,7年前术后转移性躯干部多汗"挥汗如雨",而近年来双手多汗复发,所谓代偿性多汗已无影无踪,这奇特现象令人不得其解。所以笔者认为,用"转移性多汗"术语取代"代偿性多汗"可能更为客观合理。

还有一点值得我们深思,手汗症多见于青少年群体,这个年龄段人体处于新陈代谢最旺盛阶段,交感神经处于亢奋状态不足为奇。随着年龄的增长,手汗症是否会自然消退? ETS手术确实使多数患者受益,然而,对那些极重度"代偿性多汗"的患者是否真的受益? 因此,目前的手术适应证是否需要重新考量?

总之,EST是治疗PPH安全有效的微创方法,虽然对手术效果非常满意,但是由于TH的发生率高达90%且长期存在,使有些患者对生活质量的满意度不尽人意。一旦发生致残性多汗,患者不仅几乎完全丧失工作能力,退出社交,而且因为情绪极度悲观和绝望,有可能失控产生自杀或伤医倾向。目前,临床上针对TH的发生尚未建立一套完整的科学的术前多因素预测指标,更无有效的治疗措施。因此,严格选择手术适应证,术前与患者进行充分的沟通尤为重要。对于单纯性手汗症或伴发头面、腋、足汗症,术中保留R2、降低胸交感神经切断水平、单一切断R3或R4能有效降低重度TH和致残性多汗的发生率。但是对于单纯局部多汗症,如腋汗症或足汗症,由于疗效不确定,且有较高的复发率,术者和患者均应慎之又慎。

上述诸如此类的问题有待于我们认真思考和深入研究。

(涂远荣)

参 考 文 献

1. 涂远荣. 手汗症现代微创治疗. 福州: 福建科技出版社, 2007.

2. Tu YR, Li X, Lin M, et al. Epidemiological survey of primary palmar hyperhidrosis in adolescent in Fuzhou of People's Republic of THina. Eur J Cardiothorac Surg, 2007, 31（4）: 737-739.

3. Lai FC, Tu YR, Li YP, et al. Nationwide epidemiological survey of primary palmar hyperhidrosis in the People's Republic of THina. Clin Auton Res, 2015, 25（2）: 105-108.

4. Kamberov YG, Wang S, Tan J, et al. Modeling recent human evolution in mice by expression of a selected EDAR varint. Cell, 2013, 152（4）: 691-702.

5. THen J, Lin M, THen X, et al. A novel locus for primary focal hyperhidrosis mapped on Thromosome 2q31. 1. Br J Dermatol, 2015, 172（4）: 1150-1153.

6. Tu YR, Luo RG, Li X, et al. Hypermyelination and overexpression of neuregulin-1 in thoracic sympathetic nerves in patients with primary palmar hyperhidrosis. J Clin Neurosci, 2012, 19（12）: 1651-1653.

7. 涂远荣, 赖繁彩, 李旭, 等. 胸腔镜经乳晕单切口胸交感神经切断术治疗手汗症. 中华医学杂志, 2011, 91（44）: 3131-3133.

8. 涂远荣, 林敏, 陈剑锋, 等. 胸交感神经切断术治疗原发性手汗症 2206 例: 10 年结果和分析. 中国微创外科杂志, 2017（2）: 99-103.

9. Li X, Tu YR, Lin M, et al. Endoscopic thoracic sympathyectomy for palmar hyperhidrosis: a randomized control trial comparing T3 and T2-4 ablation. Ann Thorac Surg, 2008, 85（5）: 1747-1752.

10. Liu YG, Yang J, Liu J, et al. Surgical treatment of primary palmar hyperhidrosis: a prospective randomized study comparing T3 and T4 sympathicotomy. Eur J Cardiothorac Surg, 2009, 35: 398-402.

11. Yang J, Tan JJ, Ye GL, et al. T3/T4 thoracic sympathictomy and compensatory sweating in treatment of palmar hyperhidrosis. THin Med J（Engl）, 2007, 120（18）: 1574-1577.

12. 涂远荣, 杨劼, 刘彦国. 中国手汗症微创治疗专家共识. 中华胸心血管外科杂志, 2011, 27（8）: 449-451.

第八章 气管肿瘤

气管疾病在临床上较为少见,较为常见的疾病谱包括气管外伤、外伤后的狭窄、先天性气管异常及气管肿瘤(原发性和继发性)。气管在解剖学和生理学方面有其特殊性,因而一度被认为是胸外科的手术禁区。随着麻醉学的不断发展和外科技术的进步,各种气管疾病所致的呼吸道梗阻均可通过外科手术治疗恢复健康和正常呼吸,达到治疗的目的。

气管肿瘤与其他肿瘤如肺部肿瘤等相比较,原发性肿瘤发病概率要低许多。成人原发性气管肿瘤多为恶性,而儿童则多为良性,多见于30~50岁,男女发病率约为7∶3。成人原发性气管肿瘤约占上呼吸道肿瘤的2%。

关于气管肿瘤的流行病学研究资料不多,目前缺乏确切的发病率资料。在美国,气管肿瘤约占呼吸系统恶性肿瘤的比例不到0.2%。Ranke分析1 744例因肿瘤而死亡的病例,仅发现2例原发性气管源性肿瘤患者。Culp在89 600例活检病理资料中发现4例原发性气管源性肿瘤。

成人原发性气管肿瘤多为恶性,美国麻省总医院(MGH)分析过去26年内的198例原发性气管肿瘤病例,鳞状细胞癌(SCC)占36%,腺样囊性癌(ACC)占40%,余下的24%包括9例其他类型恶性病变,17例间质病变如类癌、黏液表皮样肿瘤;21例良性肿瘤。鳞状细胞癌和腺样囊性癌患者,平均年龄相差在10岁左右。

儿童原发性气管肿瘤则多为良性,良性肿瘤约占66%,罕见恶性肿瘤,尤其是鳞状细胞癌,腺样囊性癌亦少见。Desai在30年中仅发现38例儿童原发性气管肿瘤,血管瘤和粒细胞瘤是儿童最常见的气管源性良性肿瘤。

第一节 气管外科的历史、演变及启示

一、气管切开术

1546年,Antonio Musa Brasavola首次为一位咽旁脓肿喉头水肿的患者施行了气管切开手术。这是人类有史以来首次记录对气管进行手术。由此开创了气管外科的先河。随着时间的推移,气管切开术也逐渐成熟。1620年,Nicholas Habicot报道为抢救气管内血块及金币落入气管的患者,均进行了成功的气管切开术。

二、气管环形切除术

1881年,Gluch和Zelle通过大量的动物实验认为气管是能够进行切除后端端吻合的,这一发现被认为完全可以应用于临床。1886年,Kuster首次在历史上成功地为一例气管外伤后狭窄的患者进行了有限的气管切除并吻合成功。1910年,Eiselsberg被认为是历史上第二位进行气管切除并吻合成功的先驱,他当时切除的气管长度达到1.5cm。19世纪初期,陈旧的观念始终影响着气管外科的进一步发展。当时的观点认为:"影响气管愈合的关键是气管软骨环,而影响软骨愈合的关键是软骨的血液供给"。1950年Daniel等通过动物实验证实气管的愈合是靠气管旁纤维组织,是能够愈合的。这大大地鼓舞了胸外科界。1950至1960年间,已有大量的文献报道颈段气管切除后端端吻合的病例。但由于缺乏对气管的深入研究,大多病例局限在切除3、4个软骨环,2.5cm左右,即形成了当时的所谓2cm定律,很长一段时间这一定律一直被认为是真理。1964年,美国哈

佛大学医学院附属麻省总医院胸外科的 Grillo 教授和他的同事们通过大量的人体尸体解剖得出了被一直应用至今的理论：成人气管的 1/2、幼儿气管的 1/3 可以被切除，并且可以直接进行端端吻合。在实验中他们还发现游离右肺门及下肺韧带可以多切除气管 3cm。游离左肺门可以多切除气管 2.7cm。从心包内游离肺血管并使下颌下垂可以多切除气管 0.9cm。所以得出结论，气管可切除总长可达 6.4cm。由此，奠定了气管外科手术切除长度极限的理论基础。

三、隆嵴切除重建术

在临床中经常遇到肿瘤或外伤累及气管隆嵴部位的病例，由于当时麻醉技术的制约和对于气管隆嵴的认识有限，很长一段时间未能在这一领域有所突破。1949 年，Grindlay 在狗体内进行了右全肺及隆嵴切除，左主支气管与气管端端吻合，从此开始了对隆嵴领域的探讨。1957 年，Barclay 为一例复发的气管腺样囊性癌患者施行了 5cm 气管及隆嵴切除，气管与右主支气管吻合，左主支气管与右主支气管端侧吻合术获得成功，从而开始了隆嵴手术治疗。隆嵴手术的开展为更大限度地保留患者的肺功能，改善术后生活质量做出了贡献。

四、支气管袖式切除术

1947 年，Price Thomas 首次为一位罹患支气管腺瘤的皇家飞行员进行了右上叶袖式切除术，开创了支气管袖式切除的先河。1952 年，Price Thomas 和 Philip Allison 报道了 2 例支气管结核和 4 例癌症患者的袖式支气管切除手术。1957 年，Johnston 首次报道了支气管及肺动脉双袖切新术式，为那些肺功能不佳及病变部位特殊的患者创造了手术条件。

第二节　临床表现的基本特点及诊断

气管肿瘤的临床表现出现较晚，早期除咳嗽外，无其他不适。咳嗽常为持续性刺激性干咳，少量白黏痰。随着肿瘤增大，表面破溃会出现血性痰。活动后气短，逐渐加重，气道受阻时可出现气急。由于胸片示肺野正常，常被误诊为炎症或哮喘而延误诊断和治疗。常常在气管腔阻塞明显、通气困难，出现喘鸣音才被发现。气管腔直径小于 1cm 时，患者活动将受限制，小于 0.5cm 时，出现典型的三凹症状。气管肿瘤的晚期症状，常见有声音嘶哑，提示一侧喉返神经已被累及，肿瘤有外侵现象。吞咽困难等症状多由于肿瘤压迫食管所致。诊断气管肿瘤的方法应包括：X 线摄片（气管正侧位片）、CT 以及纤维支气管镜等。

第三节　手术治疗的适应证与禁忌证

一、适应证

常见的外科手术切除适应证为：

1. 所有气管良性肿瘤及中等程度外侵的肿瘤，最好的治疗方法是手术切除、一期重建。
2. 局限性气管肿瘤切除长度一般不超过 6cm。
3. 原发性鳞状细胞癌和腺样囊性癌仍以手术切除 + 术后放疗为主。
4. 其他类型的气管恶性肿瘤，在条件允许的情况下可以手术，且应该使用放疗作为辅助治疗措施。

二、禁忌证

1. 过长的病变范围，以致吻合口不能克服过大的张力，无法吻合。
2. 侵犯纵隔内不能切除的组织。
3. 存在远处转移。

第四节　治疗方式的比较与启示

外科手术切除可以明确病理、完整切除肿瘤、提供较长的生存期。完整的气管肿瘤切除是最佳治疗方案，这样可以缓解气管梗阻症状。一般认为所有的恶性气管肿瘤均侵犯并穿透气管全层，包括电凝、激光等在内的内镜治疗都是不完全的，而且切除范围不足。因此，当存在治愈可能时，尤其是能够完整切除并一期重建气道的患者,气管切除和重建是最佳选择。术前必须评估手术切除的可行性,判断肿瘤生长范围,国内外的文献报道,鳞癌的手术切除率约为66%,腺样囊性癌的手术切除率约为74%。一般认为,成人气管通常可以切除近一半长度并安全地一期吻合,但手术可以切除的范围与患者的年龄、颈部活动度及体重等因素有关。颈部较短的患者气管切除上限为4cm,而身高较高、体型较瘦的患者气管切除上限可以长达6cm。

气管镜下治疗可以达到缓解气管阻塞症状的目的,尤其是硬质气管镜,镜头可以通过阻塞部位,扩大气管管腔,并且可以摘除肿瘤,缓解气道梗阻,但是在大部分情况下,气管镜镜下的治疗无法达到肿瘤根治的目的。对于肿瘤太长无法行手术切除或梗阻症状严重外科手术前用于解决气道梗阻的患者,硬质气管镜是最佳选择。

第五节 热点问题探讨

一、气管外科的麻醉

气管外科手术中,由于外科手术区域和麻醉通气气道同为病变的气管,长期以来,气管外科手术围手术期如何保证患者通气功能,同时不影响手术操作是临床需要着重关注的问题。气管外科手术的麻醉要求保证正常通气,随时清除呼吸道分泌物,确保不发生 CO_2 滞留和缺氧。术前用药应该避免肌肉松弛剂,维持自主呼吸。气管插管最好通过病变部位,解除气道梗阻,确保充分通气。如行气管造口者可通过造口插管,但可能影响手术操作。麻醉人员要紧密配合手术,随时了解手术进度,手术过程中要有专人负责管理气道,确保手术野清洁,不使血液倒灌入气道内。另外应严格掌握插管位置和深度,以确保手术顺利进行。气道重建完毕后,机械通气直至患者自主呼吸恢复,待患者彻底清醒后方能拔除气管插管。

麻醉诱导前有条件应该进行硬质支气管镜检查,作用如下:①全面检查气管,评估能否切除;②扩张致密的狭窄或切除部分腔内肿瘤,以利于气管导管通过。对于气道管腔严重受损的患者,即气管内径小于5mm,硬质支气管镜检查显得必不可少。如果气道得不到扩张,手术开始阶段患者可能出现低氧血症、高碳酸血症和严重的心律失常。

麻醉诱导可采用吸入麻醉或静脉麻醉,取决于潜在的合并症和麻醉医生的经验。气管外科检测的重点在于呼吸的评估。呼气末 CO_2 和动脉血气监测有助于评估通气是否充足。高频通气(high frequency jet ventilation,HFJV)具有很大优势,不需要经受插管导致的气道阻塞,通气为连续性。由于通气为连续性,不会导致纵隔摆动并减轻切除段远端呼吸道吹入血液。高频通气时由于有高浓度的氧被连续吹入,因此可以起到保证足够氧合的作用,但是不利于 CO_2 的排出。对于严重气管狭窄的患者,采用高频通气存在患者肺部气体"只进不出",有导致肺过度膨胀和气胸的风险。另外,高频通气时只能采用静脉麻醉并需要大量肌松剂,如果患者已经存在呼吸功能不全,则很难耐受。

为了保证手术安全,早期的气管外科手术应用体外循环进行人工呼吸支持较多。随着麻醉技术的不断进步,纤维支气管镜和高频通气技术等的发展已经使得临床大部分成人气管外科手术无需采用体外循环即可安全进行。但仍有部分患者由于病变导致严重气管狭窄,目前常规非体外循环手段不能保证患者安全,不得不需要体外循环的支持。

二、气管替代品的研究

在过去的40年里,随着麻醉技术和外科技术的共同进步,气管外科已逐渐走向成熟,然而,现有的手术技术当气管切除长度超过50~60mm时,达到了气管可切除长度的极限,这时需要同种或异种气管移植。由于血液供应不足以及免疫排斥反应,植入的气管不能较快建立营养血供而使结构遭到破坏。因此,近年来的研究热点主要集中在气管上皮再生、移植段的缺血与再血管化、移植排斥反应、移植体的储藏及临床应用等方面。

人工气管作为另一种气管超限切除后的替代物用于修补气管缺损,经过几十年的研究探索,经历了从无孔到网孔状,从硬质材料到可塑材料及生物材料,从单一材料到复合材料的艰难历程。目前,设计制成的人工气管在很大程度上已能克服早期实验时发生的多种并发症,显示出较好的生物相容性和结构稳定性。新近出现了许多较为理想的人工气管材料如聚酯聚丙烯复合材料、金属网材料胶原蛋白耦合聚丙烯加固的 Marlex 网复合材料、自体组织和细胞辅助的假体材料。也曾有国外学者尝试将体外培养的呼吸道上皮细胞种植于人工气管假体的内表面的动物实验，以进一步降低免疫排斥。但这些人工气管总的来说仍存在着各自的局限性，当前现有的人工气管假体很难完全符合理想气管的所有条件。

现有的人工气管依然存在气管内腔肉芽形成、管腔不完全上皮化等问题，虽有不少改进设想，如改进管腔内径设计、管腔内壁覆盖机体自身组织、应用抗炎因子改变局部环境等，但尚需进一步实验证明其有效性。近年来，随着生物医学组织工程的进展和再造血管技术的发展，应用组织工程方法制成的人工气管可能有效地解决上述难题，从而为人工气管的临床应用带来良好前景。

三、气管切除与重建技术

在过去的 40 年里，气管外科大大发展并且已经走向成熟，现有的手术技术已经允许切除将近一半的成人气管并进行一期吻合重建，气管外科的修复原则与所有外科手术相差无几：精确的诊断、严格的麻醉、细致而轻柔的剥离、血供的保存以及精密的重建技术，缺一不可。

（一）气管的安全切除长度

Grillo 和 Dignan 等提出气管下半段的游离方法，可分为三个步骤：①游离右肺门和切断下肺韧带，气管切除的长度可达 3cm；②心包内游离肺门血管的心包附着缘，可以使气管切除的长度延长 0.9cm；③左主支气管切断，移植于右中间支气管，可以使气管切除的长度延长 2.7cm。如此气管的可切除长度最长可达 6.6cm。Mulliken 报道气管上端的游离方法：在颈屈位 15°~30° 时，经颈纵隔切口游离气管的前后侧，保留侧面的软组织，包括血管在内，可切除气管 4.5cm。如再通过右侧胸腔将右侧肺门游离可增加气管切除的长度 1.4cm，总长可达 5.9cm。Dedo 和 Fishman 应用喉部松解术，将舌骨与甲状软骨间的甲状舌骨肌及其韧带切断，保留完整的黏膜层，使喉部下降 2.0cm，又增加了气管的可切除长度。气管的长度随患者的身高体型而异，不能视为固定数据，因此气管可切除的长度必须依据具体病例而定。

（二）手术入路

1. **颈部横切口**　颈段气管切除均采用颈部甲状腺手术之横切口，允许切除气管 5cm。

2. **纵隔切口**　主动脉弓上的气管切除可用纵隔切口，或加用颈部横切口有利于上段气管手术称之为颈纵隔切口。正中劈开胸骨，不进胸膜腔，胸骨要完全劈开，使暴露更加充分，使用颈纵隔切口最好不做气管造口，否则容易并发纵隔感染而影响愈合。纵隔切口可根据手术暴露需要仅劈开上半，如需游离肺门，则将上述切口向右侧第四肋间延长。劈开胸骨时应注意保护胸骨深方的无名动脉和无名静脉，曾有术后并发血管破裂造成致命大出血的报道。

3. **经胸后外侧切口**　主动脉弓以下的气管病变之手术均用后外侧切口，经右胸第五肋间或第四肋间进行气管切除和吻合。左胸因有主动脉弓阻挡，暴露下段气管和隆嵴部有困难。

（三）气管环形切除端端吻合术

1. **气管解剖与切断**　许多气管狭窄的患者，原先插管造口水平会有致密瘢痕形成，首先应在颈部横切口的外侧端辨认出正常的颈阔肌下解剖结构，沿双侧胸锁乳突肌表面与边缘同时向上向下进行剥离，再向正中进行解剖，在现存气管造口或原造口粘连的致密部位的上下确认正中线。逐渐剥离气管的前表面，切勿对需要保留气管的外侧血供造成损伤，仅在需要切除的病变气管的上下缘不超过 1~2cm 的地方进行气管的环形剥离，否则血供的损伤将导致吻合口气管的坏死和重度再狭窄。为了避免喉返神经的损伤，靠近气管壁进行剥离显得极为重要，特别是在气管上段，该神经就位于气管食管沟内，气管周围致密的纤维化会使得神经受到牵拉，更容易靠近气管，易于受损。为了尽量减少神经损伤的发生，最好是紧贴气管谨慎而耐心地进行剥离，而不要试图去显露神经。气管充分暴露后，查清腔内肿瘤或狭窄范围，病变部位气管相对较厚，有肿瘤组织外侵者病变位置容易明确，也可从气管外扪及病变，必要时在其附近做气管纵行切开，直接窥视。此时可以根据 X 线片和 CT 片所示病变的范围和长度，参考支气管镜测量的数据，加上 1cm，作为切除长度的估计。切开后自切口向左主支气管插入小口径插管,维持呼吸,然后在病变上方 0.5cm 处切断气管。先切断气管前壁,然后紧靠气管壁做环形切除,切除气管肿瘤时,切缘组织立即送冷冻切片检查排除肿瘤残留。

2. **气管端端吻合** 在上下切缘 1cm 处,分别在左右各缝吊粗线以备牵引,两切缘用无损伤可吸收线间断或连续全层缝合。在颈部吻合应该先缝合后壁,后缝合前壁。在胸部吻合则先缝合前壁,后缝合后壁。一般先缝合显露较差的一侧,始于软骨环和膜部连接处,缝合 3 针后拉拢打结于气管外壁,使两端对合固定,不致被拉开或撕裂。然后依次将前壁软骨部缝合,最后缝合膜部的后壁。缝针由外进入,从内穿出,再由内向外外翻缝合逐一打结于吻合口的外方。切缘要整齐清洁,做到黏膜对合紧密,无软组织嵌入腔内。针距为 0.3cm,进针离气管边缘 0.2cm。如果口径不一,需要适当调整针距,使之均匀缝合,对合良好。膜部弹性良好,对合方便。

3. **吻合口的覆盖** 吻合口完成后,倒水测试有无漏气,漏气处应予以缝补,尽可能一次完成吻合,加缝往往影响愈合。吻合口要用带蒂心包瓣或附近的胸膜覆盖。另外也可用带蒂的大网膜覆盖,其血管侧支循环建立较快,有利于吻合口的愈合,并可保护纵隔内大血管。为了减少术后吻合口张力,手术完毕时用粗线把下颌和前胸皮肤缝吊,使颈部固定于前屈位 15°~30°,10~14d 后拆除,方法简单有效。

(四)气管隆嵴切除重建术

一般用于气管隆嵴部受侵的病例,隆嵴切除重建术的方法视病变部位和切除范围而有所不同,可行部分或全隆嵴切除重建术,是气管外科中较为复杂的术式。如肺癌接近主支气管根部,可行袖式全肺切除,气管和对侧支气管对端吻合术。如病肺可以部分保留,则切除气管下段和隆嵴部,气管和对侧主支气管对端吻合后,患侧支气管再和对侧支气管做端侧吻合。一般经右胸进行,以避免主动脉弓阻碍显露。左右主支气管都能和对侧做端侧吻合,但气管切除段不宜超过 4cm,否则吻合口张力过大,拉合较为困难。两个吻合口相距不能少于 1cm,先完成气管主支气管对端吻合,再做端侧吻合。吻合口的大小和方向要注意避免成角现象。端侧吻合口宜大不宜小。吻合口附近用胸膜或其他软组织覆盖以促进其愈合,防止漏气。

(五)支气管袖式切除术

是指将病肺及相应的叶支气管做袖式切除后再重建余肺的支气管通道,主要用于中央型肺癌,其意义在于切除肿瘤的同时最大限度地保留了有功能的正常肺组织,从而避免全肺切除,使部分心肺功能较差的患者获得手术机会,同时有效降低了手术并发症,改善生活质量。支气管血供不良影响吻合口愈合过程,近期容易导致支气管胸膜瘘,远期可能形成吻合口狭窄。支气管血供来自伴行的支气管动脉,保全血供的唯一办法是勿将支气管切缘剥离得过光过长,尽量多保留附着于管壁的纵隔胸膜和纤维结缔组织。一般而言两端剥离的长度最好不要超过切缘 0.5cm,尽量使得近切端有结缔组织围绕,远切端有肺组织支持。施行吻合时有意识地带缝一些附近的软组织可保全血供,也能增加吻合口的密闭性和持线长度。吻合口的张力要适当,径向应力要均匀,最常用的减张手段是游离下肺韧带和增加支气管的游离长度。张力过大者还可做心包剪开减张。切除长度越大支气管两个切端口径差异势必越大,其远切端距离下属段气管开口距离也越近。吻合前需要根据直径差异作周全安排,逐渐调整针距,使吻合口完成时各针缝线受力均匀。当气管切除长度过长、吻合口张力过高、支气管游离过长或放疗后残端血供不良、残端管壁薄弱、吻合不满意或吻合口存在明显漏气等情况下,需要对吻合口进行加固措施,最简单有效的方法是用肋间肌包裹吻合口全周。

(六)气管手术并发症

在以往的病例中,气管手术相关的并发症在用非吸收缝线缝合气管时极易见到,严重的肉芽肿形成后期会发展为吻合口狭窄。然而随着近年来可吸收缝线在气管吻合中的应用,肉芽肿发生率已经从 23.6% 降至 1.6%。气管术后的吻合口离断很少急性发生,多见于吻合技术失误,极有可能是由于吻合口张力过大引起,临床表现为伴有痰血的咳嗽、伴有喘鸣与呼吸困难的气道阻塞以及皮下或纵隔积气,症状的严重程度取决于吻合口离断程度。吻合口狭窄可发生于术后相当早的时间或稍后时间。早期发生的吻合口狭窄多数是因为吻合口相关并发症,包括:感染、出血、吻合口崩裂、吻合口狭窄和肉芽肿形成。与吻合口相邻的气管坏死是导致后期吻合口狭窄的重要原因之一,这主要是因为术中气管剥离的范围过广,破坏了吻合口周围气管的血液供应。吻合口出血可能有两个来源,颈纵隔气管切除后,吻合口常常就直接位于头臂动脉后方,线头摩擦可能导致致命的动脉出血。第二个出血来源是气管隆嵴重建术后的肺动脉出血。

（赵　珩）

第六节　微创技术在气管肿瘤中的应用

气管镜检查是将特制的内镜经鼻、口、气管插管或切开部位插入气管支气管内,进行观察、诊断和治疗等操作的微创技术。随着相关学科的迅速发展,软式或硬质气管镜介导下气管疾病的诊断与治疗已经成为目前临床医学中必不可少的重要手段之一。硬质气管镜由于操作过程中可进行持续通气、操作空间宽广、治疗手段丰富,被更多地应用于气管肿瘤的微创诊治。

一、简介

现代硬质气管镜主要由硬质镜镜身、杆状透镜、照明系统及操作附件四部分组成。硬质镜镜身为粗细一致的空心不锈钢管。镜身远端为一光滑斜面,近端包括中央开口以及数个侧孔。硬质镜最常用的目镜是直径在 3mm 以下、视角为 0°的杆状透镜。照明系统采用冷光源,由光导纤维连接镜身照明侧孔或杆状透镜。操作附件则包括各种形状、口径的活检钳、异物篮、持物钳、吸引器等。

硬质气管镜手术通常采用静脉全身麻醉,36次/min 左右高频喷射通气或者正压通气。麻醉成功后,麻醉师以喉镜帮助显露患者声门,操作者经口、声门将硬质气管镜置入气管,并逐步推进至病变所在部位。在对气道进行全面的检查和评估后,根据肿瘤的部位、大小、性质、血供及肿瘤基底的情况,选用合适的操作器械,经硬质气管镜镜身置入,监视器直视下进行肿瘤切除、冷冻、电凝及放置支架等操作。必要时可经镜身置入纤维支气管镜以协助操作。

二、原发性气管支气管良性肿瘤的治疗

原发性气管支气管良性肿瘤罕见,国外报道仅占同期原发性气管支气管肿瘤的 4.6%;而国内大宗病例报道显示,良性肿瘤占同期原发性气管支气管肿瘤的 16.7%。气管支气管良性肿瘤大多来源于黏膜上皮、腺体和间叶组织,呈膨胀式生长,进展缓慢,部分有恶变的可能。气管支气管良性肿瘤按病理类型可分为腺瘤、乳头状瘤、平滑肌瘤、脂肪瘤、软骨瘤、神经纤维瘤、错构瘤、血管瘤、炎性假瘤、畸胎瘤等,其中以软骨瘤、乳头状瘤、纤维瘤、错构瘤最为常见。按形态学角度则分为窄蒂和宽蒂两类。前者最常见的有支气管腺瘤、软骨瘤、脂肪瘤、施万细胞瘤以及错构瘤等;后者则以平滑肌瘤、纤维瘤和纤维组织细胞瘤为常见。

气道良性肿瘤早期一般无症状或症状轻微;当管腔阻塞超过 80% 以上,或可通气管径 <1cm 时可出现明显吸气性呼吸困难,黏膜刺激和溃疡可引起咳嗽、咯血等症状。普通胸片不能很好显示气管腔内的肿瘤影,加之气管支气管肿瘤临床症状无特异性,早期易误诊为哮喘、支气管炎等病变。提高对本病的认知是降低误诊的关键。

气管肿瘤的诊断主要依靠 CT、纤维支气管镜检查。CT 不但能清楚显示腔内肿瘤,还能显示肿瘤是否存在腔外部分以及与周围组织间关系,是目前最常用的检查方法之一。良性肿瘤一般表现为向腔内的结节状突起,管腔局限性狭窄,管壁一般无增厚,可有钙化,基底可有细蒂,通常无外侵。纤维支气管镜检查则是最有效的诊断方法,但当气管腔阻塞严重时,建议在充分准备抢救措施和设备后在手术室内行纤维支气管镜检查,或者直接行硬质气管镜检查和治疗。

窄蒂的气管支气管良性肿瘤,往往病变局限于肿瘤蒂部,通常蒂部周围的黏膜正常,并不浸润气管壁,硬质气管镜下实现肿瘤的完全切(摘)除在技术上是比较容易实现的,且很少复发,多可达到根治的效果。通常可以在硬质气管镜直视下用活检钳将肿瘤整块或分块咬除。对于血供丰富的肿瘤,可通过冷冻或电烧灼的方法先减少肿瘤血供后再予以咬除;对于质地过于硬韧的肿瘤,如

活检钳难以抓持,则可利用镜身前端特有的鱼嘴样斜面直接沿肿瘤蒂部将其完整铲除后再取出。肿瘤完整摘除后,可用氩气刀烧灼或冷冻处理摘除肿瘤后的蒂部及其周围约1cm范围的气管黏膜,则有利于减少出血并尽可能地避免复发。

对于宽蒂良性肿瘤,既往认为当直径>1cm时,病变往往导致气道的严重狭窄,硬质气管镜下不易彻底摘除,如病变长度可切除,治疗策略以经胸或经颈气管局部切除或环形切除为主。对于此类病变,硬质气管镜的作用何在呢？我们认为硬质气管镜的价值首先在于为经胸或经颈根治手术创造条件。剜除或烧灼去除气管腔内大部分肿瘤并彻底止血,扩大了气道管腔,便于常规气管插管后行经胸或经颈手术治疗,从而提高麻醉和手术安全性。其次,随着临床经验的积累,硬质气管镜下根治性切除宽蒂良性肿瘤并非完全不可行,无论较宽蒂部的平滑肌瘤、纤维瘤,甚至典型性类癌和多形性低等级腺癌均有经硬质气管镜根治切除的报道;即使有部分患者出现术后复发,还可再次镜下切除或更改经胸或经颈手术治疗,临床随访效果亦满意。

因此,气管良性肿瘤,尤其是窄蒂或者说蒂部不太宽的良性肿瘤,无论体积大小,均是硬质气管镜治疗的良好手术适应证,硬质气管镜可以作为首选的治疗方法。如镜下操作困难,或者术后出现复发,则可考虑行经胸或经颈气管支气管切除吻合术。

三、原发性气管支气管恶性肿瘤的治疗

气管支气管恶性肿瘤多样,有起源于黏膜上皮的鳞癌、腺癌,起源于黏膜或黏膜下腺体的腺样囊性癌和黏液表皮样癌,起源于嗜银 Kultschiztsky 细胞的类癌或分化不良型癌,起源于间质组织的平滑肌肉瘤、恶性混合瘤等。其中以鳞癌最为常见,约占50%;低度恶性中则以腺样囊性癌最为多见,约占30%。上述恶性肿瘤临床均缺乏典型表现,确诊依赖于最终的病理结果。

长度可切除的气管支气管恶性肿瘤,治疗的"金标准"依旧是气道环形切除、隆嵴成形或各种支气管袖式切除。尤其是低度恶性肿瘤,根治性切除后往往可获得长期生存。此类手术的风险主要在于麻醉,因为肿瘤主体已占据大部分的气道

管腔,气管插管时如仅插至瘤体近端,则可能因肿瘤出血或气道分泌物而导致剩余气道的阻塞,造成术中通气不足;如气管插管时强行通过肿瘤所在部位,则管尖可能铲落肿瘤,瘤体堵塞气管插管或坠入远端气道,导致急性气道梗阻并进而危及生命。因此可利用硬质气管镜将气道内肿瘤主体清除,恢复管腔通畅,从而保证气管插管和麻醉的安全;另外,清除肿瘤主体后,更方便经胸或经颈手术时界定肿瘤蒂部的确切部位和范围,从而提高气管局部切除过程中的安全性和可靠性。

大气道病变往往在气道阻塞超过80%以上才会出现症状,且一旦出现症状即可导致明显的呼吸困难,严重影响生活质量,如不加干预,患者常于数日内死亡。同时由于气管肿瘤的特殊性以及气道重建的困难,并非所有患者在确诊后都能接受根治手术。此时硬质气管镜可能成为此类患者疏通气道、延长生命、改善生存质量的唯一选择。对长度较短(<4cm)的腔内型病变,可以采用剜除、氩气、冷冻、电凝等气道再通的方法;而对外压性狭窄或较长的腔内型狭窄,支架置入则是最佳的治疗方法。同时由于硬质气管镜手术的微创和可重复操作的特性,即使术后患者出现症状复发,只要身体条件许可,仍可二次甚至多次行硬质气管镜治疗。

然而硬质气管镜并非只在姑息减症治疗中存在价值,近年来多有文献报道显示,对于瘤体较小,蒂部浸润气管壁范围小、程度浅的低度恶性肿瘤或分化良好的恶性肿瘤,如类癌或多形性低等级腺癌,硬质气管镜下肿瘤完整摘除结合肿瘤蒂部组织的冷冻或烧灼处理仍能提供较为满意的局部治疗效果以及长期控制率。即使有部分患者出现术后复发,再次行镜下治疗或转而经胸或经颈手术后临床随访效果仍令人满意。因而在综合考虑患者的身体条件和心理意愿后,对于具有适应证的患者可考虑行单纯硬质气管镜下肿瘤摘除术。术后定期复查,一旦肿瘤复发,应建议患者接受经胸或经颈手术治疗。

四、继发性气管支气管肿瘤的治疗

继发性气管和主支气管肿瘤最常见继发于大气道周围组织及脏器来源的恶性肿瘤,如食管和纵隔来源恶性肿瘤;另外也可见于肺部恶性肿瘤

局部复发或者其他脏器恶性肿瘤转移。

继发性气管支气管肿瘤多属于晚期恶性肿瘤，已无根治性手术切除机会。治疗策略与方法

基本同无法根治手术切除的原发性气管支气管恶性肿瘤。

（王 俊 李 运）

参 考 文 献

1. Shah H, Garbe L, Nussbaum E, et al. Benign tumor of the tracheobronchial tree; endoscopic characteristic and role of laser resection. Chest, 1995, 107（6）: 1744-1751.

2. Azar T, Abdul-Karim Fw, Tucker HM. Adenoid cystic carcinoma of the trachea. Laryngoscope, 1998, 108（9）: 1297-1300.

3. Ayers ML, Beamis JF. Rigid bronchoscopy in the twenty-first century. Clin Chest Med, 2001, 22（2）: 355-364.

4. Wood DE. Bronchoscopic preparation for airway resection. Chest Surg Clin N Am, 2001, 11（4）: 735-748.

5. 孟弃逸. 支气管类癌32例临床分析. 中华结核和呼吸杂志, 2002, 25（10）: 626-627.

6. 朱福嘲, 陈静, 张学宝, 等. 气管内平滑肌瘤术后复发1例. 临床耳鼻咽喉科杂志, 2002, 16（2）: 95.

7. Unzueta MC, Casas I, Merten A, et al. Endobronchial high-frequency jet ventilation for endobronchial laser surgery: an alternative approach. Anesth Analg, 2003, 96（1）: 298-300.

8. Soodan A, Pawar D, Subramanium R. Anesthesia for removal of inhaled foreign bodies in children. Paediatr Anaesth, 2004, 14: 947-952.

9. Mezzetti M, Raveglia F, Panigalli T, et al. Assessment of outcomes in typical and atpical carcinoids according to latest WHO classification. Eur J Cardiothorac Surg, 2004, 26（4）: 813-817.

10. 任华. 气管、支气管外科 // 徐乐天. 现代胸外科学. 北京: 科学出版社, 2004: 253-302.

11. Yang CS, Kuo KT, Chou TY, et al. Mucoepidermoid tumors of the lung: analysis of 11 cases. J Chin Med Assoc, 2004, 67（11）: 565-570.

12. 阮琰, 华丽, 韩一平, 等. 支气管内型错构瘤临床分析. 第二军医大学学报, 2004, 25（6）: 689-690.

13. Albers E, Lawrie T, HarreU JH, et al. Tracheobronchial Adenoid Cystic Carcinoma: A Clinicopathologic Study of 14 cases. Chest, 2004, 12（50）: 1160-1165.

14. 刘复生, 孙耕田. 肿瘤病理诊断指南. 北京: 中国协和医科大学出版社, 2005: 195-198.

15. Asimakopoulos G, Beeson J, Evans J, et al. Cryosurgery for malignant endobronehial tumors: analysis of outcome. Chest, 2005, 127（6）: 2007-2014.

16. 李运, 李剑锋, 刘军, 等. 硬质气管镜结合纤维支气

镜治疗气管支气管病变. 中华胸心血管外科杂志, 2006, 22（1）: 1-3.

17. Bertoletti L, Elleuch R, Kaczmarek D, et al. Bronchoscopic cryotherapy treatment of isolated endoluminal typical carcinoid tumor. Chest, 2006, 130（5）: 1405-1411.

18. 林敏芳, 杨之怡, 张宏英, 等. 支气管粘液表皮样癌96例临床分析. 实用肿瘤学杂志, 2006, 20（2）: 129-130.

19. Webb BD, Walsh GL, Roberts DB, et al. Primary tracheal inalignant neoplasms: the University of Texas MD Anderson Cancer Center experienced. Am Coll Surg, 2006, 202（2）: 237-246.

20. 党斌温, 张杰, 俞进. 支气管脂肪瘤1例. 中华结核和呼吸杂志, 2006, 29（7）: 499.

21. Gaissert HA, Mark EJ. Tracheobronchial gland tumors. Cancer Contral, 2006, 13（4）: 286-294.

22. 党斌温, 张杰, 张峰. 气管乳头状瘤2例. 中华内科杂志, 2006, 45（2）: 143-144.

23. Jeon K, Kim H, Yu CM, et al. Rigid bronchoscopic interventionin patients with respiratory failure caused by malignant central airway obstruction. J Thorac Oncol, 2006, 1（4）: 319-323.

24. 薛奇, 赵峻, 付伟, 等. 原发性气管良性肿瘤的外科治疗. 中国综合临床, 2006, 22（5）: 450-451.

25. 祝娟, 杨拔贤, 李运, 等. 硬质气管镜下电视激光手术的麻醉管理. 中国微创外科杂志, 2007, 7（6）: 548-550.

26. Takada S, Hashimoto T, Kusu T, et al. Management and surgical resection for tracheobronchial tumors, institutional experience with 12 patients. Interact Cardiovasc Thorac Surg, 2007, 6: 484-489.

27. Husain SA, Finch D, Ahmed M, et al. Long-term follow-up of ultraflex metallic stems in benign and malignant central airway obstruction. Ann Thorac Surg, 2007, 83（4）: 1251-1256.

28. Nassiri AH, Dutau H, Breen D, et al. A multicenter retrospective study investigating the role of interventional bronchoscopic techniques in the management of endobronchial lipomas. Respiration, 2008, 75（1）: 79-84.

29. Kwon YS, Kim H, Koh WJ, et al. Clinical characteristics

and efficacy of bronchoscopic intervention for tracheobronchial leiomyoma. Respirology, 2008, 13（6）: 908-912.

30. Boonsarngsuk V, Suwatanapongched T, Rochanawutanon M, et al. Primary polymorphous low-grade adenocarcinoma of the bronchus: complete tumor removal with bronchoscopic resection. Lung Cancer, 2009, 63（2）: 301-304.

31. 张杰. 如何在国内现有条件下用好硬质支气管镜. 中华结核和呼吸杂志, 2010, 33（1）: 7-9.

32. 李运, 王俊, 赵辉, 等. 电视硬质气管镜治疗原发性气管支气管肿瘤. 中国微创外科杂志, 2010, 16（4）: 347-350.

33. 隋锡朝, 李运, 王俊, 等. 硬质气管镜下放置支架治疗大气道阻塞性疾病. 中国胸心血管外科临床杂志, 2010, 17（2）: 150-152.

34. 刘建明, 李明星, 陈昶, 等. 27 例硬质支气管镜呼吸道微创手术的麻醉和通气管理. 临床麻醉学杂志, 2011, 27（11）: 1080-1082.

35. 王洪武, 周云芝, 李冬妹, 等. 电视硬质气管镜下治疗中央型气道内恶性肿瘤. 中华结核和呼吸杂志, 2011, 34（3）: 230-232.

36. 李运, 赵辉, 姜冠潮, 等. 电视硬质气管镜治疗气管支气管良性肿瘤. 中华胸心血管外科杂志, 2011, 27（2）: 118-119.

37. 王洪武, 李冬妹, 张楠, 等. 电视硬质镜下治疗中央型良性气道狭窄 48 例临床分析. 中华内科杂志, 2011, 50（6）: 520-521.

38. 邱跃灵, 麦转英. 成人气管及支气管异物诊治的回顾性研究. 东南国防医药, 2012, 14（5）: 438-439.

39. 陈应泰, 李运, 黄宇清, 等. 电视硬质气管镜治疗复杂大气道疾病及其基本策略分析. 中国微创外科杂志, 2013, 13（1）: 18-22.

40. Hespanhol V, Magalhes A, Marques A. Neoplastic severe central airways obstruction, interventional bronchoscopy: a decision-making analysis. J Thorac Cardiovasc Surg, 2013, 145（4）: 926-932.

41. Musani AI, Jensen K, Mitchell JD, et al. Novel use of a percutaneous endoscopic gastrostomy tube fastener for securing silicone tracheal stents in patients with benign proximal airway obstruction. J Bronchology Interv Pulmonol, 2012, 19（2）: 121-125.

42. Sangwan YS, Palomino J, Simeone F, et al. Critical airway management: a suggested modification to the rigid fiber-optic stylet based on 301 novice intubations. J Bronchology Interv Pulmonol, 2012, 19（4）: 349-357.

43. Tscheikuna J, Disayabutr S, Kakanaporn C, et al. High dose rate endobronchial brachytherapy（HDR-EB）in recurrent benign complex tracheobronchial stenosis: experience in two cases. J Med Assoc Thai, 2013, 96（2）: S252-S256.

44. Vishwanath G, Madan K, Bal A, et al. Rigid bronchoscopy and mechanical debulking in the management of central airway tumors: an Indian experience. J Bronchology Interv Pulmonol, 2013, 20（2）: 127-133.

45. Cai Y, Li W, Chen K. Efficacy and safety of spontaneous ventilation technique using dexmedetomidine for rigid bronchoscopic airway foreign body removal in children. Paediatr Anaesth, 2013, 23（11）: 1048-1053.

46. Liu N, Pruszkowski O, Leroy JE, et al. Automatic administration of propofol and remifentanil guided by the bispectral index during rigid bronchoscopic procedures: a randomized trial. Can J Anaesth, 2013, 60（9）: 881-887.

第二篇　心血管外科

第一章　先天性心脏病

第一节　动脉导管未闭

动脉导管未闭(patent ductus arteriosus)是小儿先天性心脏病常见类型之一,占先天性心脏病发病总数的10%~15%。动脉导管是胎儿循环重要的结构,维持肺动脉和主动脉之间的交通。动脉导管通常在出生后48h关闭,若在出生后72h仍持续存在,则可诊断为动脉导管未闭。未闭的动脉导管减少体循环血流,并增加了肺动脉血流,左房和左室的容量负荷。患者临床症状取决于左向右分流的程度,约55%~70%的低体重新生儿(<1 000g)或早产儿(低于28孕周)将出现因动脉导管未闭而导致的症状,并需要内科或外科处理。

一、历史回顾

虽然早在公元前181年,Galen就首次报道了动脉导管未闭,但直至1628年,Harvey才详细描述了动脉导管在胎儿循环中所起到的重要作用。1907年,部分学者开始认识到动脉导管未闭应该进行早期结扎治疗的必要性,从而避免其引起的心内膜炎,心脏功能衰竭等不良心血管并发症。1938年,Gross成功地完成了第一例动脉导管结扎术,从而拉开了近代外科治疗动脉导管未闭的新篇章。

二、胚胎发育学及病理生理

在胎儿期,右心承担了大约65%的心输出量,而只有约5%~10%的血液进入肺部(胎儿期由于无通气状态,肺血管阻力较高),其余则经由动脉导管由主肺动脉进入降主动脉,从而确保了全身的灌注,如果动脉导管提前闭合,将导致严重的胎儿发育异常。胎儿血液中胎盘产生的高含量前列腺素E2(prostaglandin E2,PGE2)及前列环素(prostacyclin I2,PGI2)确保了动脉导管的开放。胎儿出生后,随着肺部氧合的开始,血压中血氧饱和度陡然上升,抑制动脉导管内皮钾通道的开放,从而促使钙离子内流导致动脉导管收缩,同时随着肺功能的发育,血液中的PGE2和PGI2开始被降解。出生大约24~48h之后,肺动脉导管发生功能性关闭,在未来的2~3周里,动脉导管内壁的内膜开始增生及纤维化,并最终关闭,最终演变成动脉韧带。

动脉导管未闭的病理生理基础是左向右分流,分流量取决于动脉导管内的血流阻力(由导管大小、形态、导管壁的弹性等因素决定),以及主动脉及肺动脉压力差(心输出量和体/肺循环阻力决定)。血液分流将导致肺动/静脉血管及左心的容量负荷增加,同时也能导致肺顺应性降低,继而增加呼吸做功。同样,分流也将导致左心房及左心室舒张末压力升高,最后导致左心室代偿性肥厚。而对于肺部血管而言,肺毛细血管网长期暴露于高压及高流量环境下,将导致血管内皮中层平滑肌细胞增生,内膜纤维化,最终将导致血管腔变窄,导致血管网阻力增加,虽然该过程的具体机制尚不清楚,目前已经证实内皮细胞的损害,血小板激活,血管生长因子的分泌均在该过程中起到了至关重要的作用。而当肺血管网阻力高于体循环血管阻力时,由经动脉导管未闭的血液分流方向将发生改变(由左向右变为右向左),即所谓的艾森门格综合征。此外,大量左向右分流引起体循环相对血流量减少,患儿可出现重要脏器供血不足的临床表现,如新生儿坏死性小肠结肠炎。

三、外科解剖、诊断与评估

在左位主动脉弓患者,动脉导管通常发自左肺动脉近端,与主动脉弓平行走行,并最终进入左锁骨下动脉起始部远端的降主动脉。动脉导管可发育成多种不同的大小及形态,通常情况下,动脉导管肺动脉开口处较窄,降主动脉开口较宽大。

左迷走神经主干从颈根部的左锁骨下动脉和左颈总动脉间沟进入胸腔,跨过主动脉弓和动脉导管继续向下走行,喉返神经环绕动脉导管并返回,向上进入颈部。在行动脉导管未闭解剖时除了要避免大血管损伤,也应尤其注意避让迷走神经及其分支(图2-1-1)。

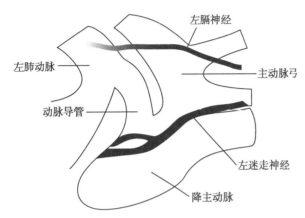

图 2-1-1 动脉导管未闭及其邻近结构的外科解剖
一般而言,动脉导管发自左肺动脉,并于弓降内侧小弯处进入降主动脉,在行动脉导管未闭解剖时除了要避免大血管损伤,也应尤其注意避让迷走神经及其分支

动脉导管未闭患者临床表现多样,从完全无任何临床症状至心力衰竭及艾森门格综合征。动脉导管未闭常合并新生儿并发症。明显的左向右分流,导致小肠、皮肤、肌肉和肾脏等多个器官的供血受限,患者可出现代谢性酸中毒,肺水肿/肺出血和新生儿坏死性小肠结肠炎。多数儿童和成人患者就诊时往往仅表现出典型的心脏杂音,或者体检时行超声心动图检查偶然发现。但随着年龄的增长,患者会出现诸如心力衰竭,肺动脉高压引起的发绀,心房纤颤等。增粗的肺动脉甚至可能压迫喉返神经,引起声音嘶哑等症状。此外,该类患者更易罹患感染性心内膜炎。

动脉导管未闭的诊断主要依赖影像学技术,但传统的体格检查仍是疾病筛查的有效手段。

1. 体格检查 心前区隆起,心尖搏动强,心浊音界向左下扩大。胸骨左缘第2~3肋间连续性机器样杂音,心尖区舒张期杂音,肺动脉第二音亢进。偏外侧有响亮的连续性杂音,可向左上颈背部传导,伴有收缩期或连续性细震颤。出现肺动脉高压后,可能仅听到收缩期杂音。可出现

周围血管征:股动脉枪击音,水冲脉,毛细血管搏动征。

2. 超声心动图 超声心动图是确诊动脉导管未闭最有效的手段,可以对动脉导管的解剖、分类、心室功能进行准确的评估。同时,也可以估测肺动脉压力,并筛查其他心内合并畸形,如主动脉缩窄。

3. 心脏 CT 及 MRI 检查 相比超声心动图,CT 及 MRI 的优势在于清楚地诊断合并的主动脉疾病(主动脉缩窄或主动脉弓发育异常),并且能够更为清晰地显示动脉导管的解剖形态及其与邻近组织结构的关系。除此之外,CT 还能够评价动脉导管钙化情况,从而帮助外科手术方案的制订与风险评估。

4. 心导管造影(图 2-1-2) 对于怀疑有肺动脉阻力增高的患者,心导管评价肺血管阻力情况(静息状态下及肺血管扩张试验后)尤为重要。对于非常临界的患者,可用球囊临时阻断动脉导管后,再评估血流动力学参数,能更为直观和准确地评价干预指征。对于多数患者,心导管造影检查后一站式的内科介入封堵治疗,已经成为一种有效的治疗动脉导管未闭的方式。

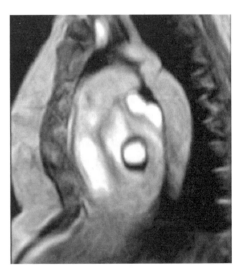

图 2-1-2 心导管造影显示的动脉导管未闭
主动脉造影剂通过动脉导管进入肺动脉,使肺血管同期显影

四、动脉导管未闭的治疗

(一)治疗指征的选择

对于有临床症状的动脉导管未闭的患者(无论是儿童抑或成人),都应积极行手术治疗(内科

介入封堵或外科结扎），但如果怀疑合并肺动脉压力增高，应行心导管检查评估肺动脉压力及肺血管阻力情况，如果肺血管阻力 >8U/m² ，则需谨慎。研究显示，如果关闭动脉导管分流后，将导致肺动脉压力陡然增高，从而导致低心排及右心衰竭等。较小的无临床症状的动脉导管未闭，治疗指征仍然存在争议，但如果出现诸如心内膜炎症、动脉导管血管瘤等并发症，应积极地采用外科的方式进行治疗。

（二）内科治疗

内科主要采取对症治疗的方式，如利尿、强心、控制心脏前负荷等，如出现心律失常，则使用抗心律失常的药物。而对于出现肺动脉高压失去手术机会的患者，可以使用 PGI2，钙通道受体阻断药，内皮素阻断药的药物缓解肺动脉高压。近些年来，随着内科介入方法的不断进步，有很大一部分的动脉导管未闭都可经微创介入封堵的方式进行治疗。该方法通过股动脉或股静脉通路，将封堵器（或弹簧圈等）放入动脉导管内，从而消除分流。目前的临床证据显示远期发生残余分流的概率约 5%。值得注意的是，经导管微创介入封堵治疗仍存在血管损伤，封堵器移位、梗阻降主动脉、栓塞等并发症，因此在新生儿和早产儿中应慎重考虑。

（三）外科手术治疗

虽然相比内科介入治疗，传统外科手术的创伤发生率均较高，但对于一些较大的或者解剖形态特殊，合并心内膜炎的动脉导管未闭，或新生儿的患者，仍然是不可或缺的治疗手段。

（四）手术方式，并发症及预后

经左胸小切口能够很好地暴露动脉管，已成为经典的手术入路；也有学者采用腋下切口或经微创腔镜进行动脉导管结扎，从而大大减少手术创伤。如果动脉导管内口较大，或钙化严重无法进行结扎，则需采用正中接口，于体外循环下缝合动脉导管的内口（或补片缝合）。在游离动脉导管时，应避免用直角钳直接分离导管的后方；导管较粗大时可经降主动脉的后方游离导管。解剖主动脉时，应注意避免损伤肋间动脉，明确迷走及喉返神经的位置，以免损伤。闭合动脉导管时麻醉医师应充分降低血压，以降低导管破裂的风险。结扎方式有：直接结扎，金属夹子钳夹，血管钳

阻断后直接缝合。在关闭导管的过程中，应尽量避免损伤大血管结构，避免肺动脉狭窄及肺部损伤。目前已有研究显示，外科动脉导管结扎 / 修补术后，发生残余反流的比例 <5%，手术死亡率从 0%~2% 不等（平均约 0.5%），术后主要并发症包括了出血、气胸、感染等，但发生率均较低。远期预后也十分良好。

五、启示与展望

虽然目前开胸外科手术已经不再是治疗动脉导管未闭的主要方式，但其诊疗的演变仍反映出心脏外科医生勇往直前的进取精神，从有创到微创，依托现代科技及医疗水平的进步，该类疾病的诊疗再一次说明了目前心脏疾病诊疗领域对于患者围手术期恢复质量的重视。完善的术前评估，结合多学科不同的技术，从而为患者制订更为个体化的治疗方案是目前动脉导管未闭的治疗方向。

（安 琪）

参 考 文 献

1. Sidney Levitsdy, Pedro del Nido. Patent ductus arteriosus and aortopulmonary septal defects//Arthur E. baue, Alexander S. Geha, Graeme L. Hammond, et al. Gleen's thoracic and cardiovascular surgery. Volumne II. Norwalk, Conn, Appleton and Lange, 1991: 1017-1026.

2. Record FG, McKeown T. Observations relating to the aetiology of patent ductus arteriosus. Br Heart J, 1953, 15: 376-386.

3. Gittenberger-De Groot AC, Van Ertbruggen I, Moulaert AJ, et al. The ductus arteriosus in the preterm infant: histologic and clinical observations. J Pediatr, 1980, 96: 88-93.

4. Michelakis E, Rebeyka I, Bateson J, et al. Voltage-gated potassium channels in human ductus arteriosus. Lancet, 2000, 356: 134-137.

5. Kitterman JA, Edmunds LH Jr, Gregory GA, et al. Patent ductus arteriosus in premature infants: incidence, relation to pulmonary disease and management. N Engl J Med, 1972, 287: 473-477.

6. Mavroudis C, Backer CL, Gevitz M. Forty-six years of patent ductus arteriosus division at Children's Memorial Hospital of Chicago: standards for comparison. Ann Surg, 1994, 220: 402-410.

7. Hawkins JA, Minich LL, Tani LY, et al. Cost and efficacy of surgical ligation versus transcatheter coil occlusion of patent ductus arteriosus. J Thorac Cardiovasc Surg, 1996, 112: 1634-1639.

8. Laborde F, Folliguet TA, Etienne PY, et al. Video-thoracoscopic surgical interruption of patent ductus arteriosus: routine experience in 332 pediatric cases. Eur J Cardiothorac Surg, 1997, 11: 1052-1055.

9. Schneider DJ, Moore JW. Patent ductus arteriosus. Circulation, 2006, 24, 114 (17): 1873-1882.

第二节　主动脉缩窄

主动脉缩窄（coarctation of aorta, CoA）是一种比较常见的缺陷，占所有先天性心脏缺陷的 5%~8%。可单独出现，也可合并其他各种病变，最常见的是主动脉瓣二叶畸形和室间隔缺损（VSD）。主动脉缩窄容易被漏诊，往往要等到患者出现充血性心力衰竭（CHF）、高血压等症状，才得到诊断。

一、简史

1760 年 Morgagni 最早在尸检时发现并描写了此畸形。1944 年瑞典的 Crafoord 和 Nylin 第一次报道主动脉缩窄手术，进行缩窄段切除端端吻合成功。此后，各种改良术式相继出现。当今，主动脉缩窄已是可做出明确诊断与治疗效果良好的一种疾病。

二、流行病学

1. 发病率　主动脉缩窄是常见的缺陷，在先天性心脏病患者中占 5%~8%。然而，在一岁以内出现症状的婴儿中，主动脉缩窄所占的比例更高。虽然一些作者认为，亚洲国家的主动脉缩窄发生率（<2%）似乎比欧美国家低，但也没有明确的种族差异证据。男女发病比例约 2∶1；但在罕见的腹主动脉缩窄中，主要是女性受累。腹主动脉缩窄与胸主动脉缩窄的比率大约是 1∶1 000。在老年患者中观察到的男性优势不是婴幼儿主动脉缩窄。

2. 病因学　主动脉缩窄的确切机制不明确。最常被引用的假设一个是血流动力学异常，另一个是导管组织异位。血流动力学异常理论认为，导管前的异常血流或动脉导管与主动脉间的异常角度，增加了动脉导管内右向左的血流，减少峡部的血流，导致主动脉缩窄可能性增大，而出生后动脉导管自发关闭最终引起主动脉梗阻。

如果先天性心脏畸形患儿在胎儿期有主动脉前向血流减少，出生后主动脉缩窄的发病率会明显增高；而如果是右心梗阻畸形，则患儿不会发生主动脉缩窄。这一现象孕育了血流动力学理论。导管组织异位进入主动脉（异位导管组织），可能产生缩窄隔膜，随导管关闭，形成主动脉缩窄。但这种理论不能解释各种不同程度的峡部缩窄以及主动脉弓发育不良伴主动脉缩窄。

遗传机制也可能起了一定作用，患者的血亲可能有 0.5% 的概率患病，同时有 0.1% 的概率患有其他种类的心脏畸形，如 Notch1 基因可能与主动脉缩窄的病因相关。

3. 自然病史　一般情况下，主动脉缩窄患者会早期出现 CHF，或稍后出现高血压症状。资料显示，主动脉缩窄容易在 1 岁以内漏诊；一项研究中，转诊到儿科心脏病专家的中位数年龄为 5 岁。在小儿心脏关爱联盟（Pediatric Cardiac Care Consortium）从 1985—1993 年报道的 2 192 例患者中，婴儿 1 337 人、儿童 824 人、成人 31 人。

既往的尸检研究表明，主动脉缩窄如不进行外科手术矫治，在 50 岁时，有 90% 死亡，平均年龄为 35 岁。在当代，主动脉缩窄主动脉死亡率通常取决于患者的年龄、体重和合并的心血管畸形类型。

可能导致死亡或严重并发症的原因，包括高血压、颅内出血、主动脉破裂或夹层、心内膜炎和充血性心力衰竭。

三、解剖学

1. 解剖学特点　主动脉缩窄是指一段狭窄的主动脉，其局部的中层组织内翻、内膜组织变厚。局部缩窄可能形成一个偏心开口的板状结构，也可能是一个中央或偏心开口的膜状结构。主动脉缩窄通常较局限，但也可能是长段狭窄。

根据缩窄段与动脉导管的关系，主动脉缩窄分为婴儿型和成人型。然而，局部的解剖表明所有的主动脉缩窄累及动脉导管近端和远端。

典型的主动脉缩窄位于左锁骨下动脉开口

远端、动脉导管位置的胸主动脉上。极罕见的情况下，缩窄段可位于胸主动脉下段，甚至低至腹主动脉。在这种情况下，缩窄段可很长，呈梭形与不规则管状，许多人认为这种缩窄是由炎症或自身免疫引起的，可能是多发性大动脉炎的不同表现形式。

主动脉缩窄段远端的降主动脉通常有扩张，称为窄后扩张。在胸主动脉缩窄患者中，左锁骨下动脉开口与动脉导管之间的主动脉峡部，会出现不同程度的发育不良；在有症状的新生儿和婴儿，峡部发育不良可能很严重，横向的主动脉弓也可能存在发育不良。可见到侧支血管连接上半身动脉和主动脉缩窄段远端的血管，这些侧支血管可能在出生后几周到几个月就形成了。而在儿童和成人主动脉缩窄，主动脉峡部可能只有轻度缩小。

2. 合并畸形　最常见的合并畸形包括动脉导管未闭、室间隔缺损、主动脉瓣狭窄。婴儿越早出现症状，就越有可能合并复杂的畸形。主动脉瓣二瓣化畸形可见于近三分之二的婴儿主动脉缩窄，而在儿童期出现症状的患者，只有30%合并这种畸形。

二尖瓣异常比主动脉瓣异常少见，但也可能是合并畸形。有时候，主动脉缩窄只是更复杂的发绀型的心脏畸形的一部分，如大动脉转位、陶-宾综合征（Taussig-Bing syndrome）、左室双入口、三尖瓣闭锁和左心发育不良综合征等。

在严重的右室流出道梗阻，如法洛四联症和肺动脉闭锁伴室间隔完整患者中，主动脉缩窄极为罕见。一些主动脉缩窄患者可能有脑动脉瘤，在以后生活中重度高血压更易引起脑血管意外。主动脉缩窄是特纳综合征最常见的心脏缺陷。

3. 5%~10%的患者可能合并脑动脉瘤，这是主动脉缩窄最常见的心外合并症。

四、病理生理

胎儿期由于血流减少，左心室发育较小；生后主动脉缩窄明显增加了左心室（LV）的后负荷，结果导致左室壁应力增加和代偿性心室肥厚。新生儿重症主动脉缩窄的动脉导管关闭时，后负荷急剧增加，这些患儿可能会迅速发生充血性心力衰竭和休克。动脉导管的快速收缩，造成突发

的严重主动脉梗阻，应该是最可能的解释。随着导管（主动脉端）收缩，左心室后负荷迅速增加，结果增加了左心室压力（收缩压和舒张压）。这将导致左心房压力升高，使卵圆孔开放，引起左向右分流和右心房、右心室的扩大。如果没有卵圆孔开放，肺静脉压力和肺动脉压力增加，也会引起右心室的扩大。

严重主动脉梗阻快速进展的间接征象，包括胸片提示心影增大，心电图和超声心动图提示右心室肥大。

在主动脉缩窄不严重的儿童，LV后负荷是逐渐增加的，并形成部分绕过主动脉缩窄段的侧支血管。除非检测到高血压或其他并发症，这些儿童可能没有症状。

高血压病发生的机制还不完全清楚；可能和机械梗阻性因素和肾素-血管紧张素介导的体液机制有关。

机械梗阻理论认为，只有保持较高的血压，才能维持通过缩窄段和侧支血管的血流量。心脏的每搏输出量，进入有限的主动脉腔内，致使主动脉缩窄近端产生较高压力。然而，这种理论不能解释以下内容：血压升高的程度与梗阻的严重程度不相关；缩窄段远端的外周血管阻力增加；缩窄解除后，血压并不是马上下降，或是根本不下降。

体液理论认为，继发于肾血流量减少的肾素-血管紧张素系统激活，可解释大部分的临床特点。但是，在早期研究中，不管是动物模型还是人类受试者，测定的血浆肾素活性都没有显示血浆肾素水平持续升高。近期的研究表明，患者的肾素-血管紧张素-醛固酮系统存在异常。此外，中央交感神经系统的激活也可能引起主动脉缩窄患者高血压。

合并的畸形也极大地影响了病理生理学。室间隔缺损是最常见的合并畸形，其加重了左向右的心内分流。如果存在其他不同程度的左心梗阻（主动脉瓣狭窄、主动脉瓣下狭窄），会加重LV的后负荷。

充血性心力衰竭的神经体液变化很大。交感神经系统激活，从而导致心率增快和血压（BP）升高。而主动脉缩窄使下半身BP下降、肾血流灌注减少，CHF患者的肾素-血管紧张素系统被激活。肾素-血管紧张素系统激活会导致血管收

缩、细胞肥大和醛固酮的释放。CHF 患者中，肾素-血管紧张素系统的作用以及通过药物来调节此系统，是研究的热点领域。与大多数的 CHF 不同，由于存在缩窄段前后不同的血流动力学，主动脉缩窄的病情更复杂。

通常用来治疗充血性心力衰竭的药物，如 ACE 抑制剂和血管紧张素Ⅱ拮抗剂，对主动脉缩窄患者可能产生不利影响。如果试图用这些药物来使缩窄段前的血压达到正常，可能会导致下半身灌注不足并造成肾功能衰竭。

心脏衰竭时血管升压素也增加，主要是由血管紧张素Ⅱ刺激释放的。加压素影响游离水的排出，并可能会导致低钠血症。在主动脉缩窄患者中，加压素的血管收缩性可能会进一步提升 BP。

CHF 还可能激活人脑利钠肽（BNP）、内皮素等其他物质，但它们在主动脉缩窄中的具体作用还不清楚。

五、临床表现

1. **病史** 主动脉缩窄（CoA）的症状因人而异，但常分为两类，一类常早期出现症状，表现为充血性心力衰竭（CHF）；另一类较晚出现症状，以高血压为主要临床表现。

早期症状：合并的心脏畸形、主动脉弓畸形、动脉导管的开放口径及闭合速度、肺血管阻力的情况，都影响症状出现的早晚及严重程度。小婴儿可能在出生的头几周，就出现喂养困难、呼吸急促、嗜睡，甚至出现充血性心力衰竭和休克。这些患儿可能在出生前情况还好，一旦动脉导管闭合，病情会迅速加重。如合并有大的心脏畸形，如存在室间隔缺损（VSD），会加速病情的变化。

晚期症状：在新生儿期之后，患者的症状往往是高血压或心脏杂音。由于存在侧支循环，这些患者往往不会有明显的充血性心力衰竭。在处理其他问题，如创伤或常见疾病评估时，发现有高血压，进一步检查后，才做出主动脉缩窄诊断。其他症状包括头痛、胸痛、疲劳，甚至危及生命的颅内出血。虽然有些患儿出现下肢疼痛或无力，但真正的跛行很少见。通常情况下，主动脉缩窄不是由初诊医师发现的。常规触诊股动脉搏动和测量血压，可避免延误诊断。

2. **体征** 同病史一样，体征也分成 2 组：早期出现心力衰竭体征和晚期出现高血压体征。

（1）早期体征：新生儿可有呼吸急促、心动过速和呼吸困难，诊断要点包括上下肢血压（BP）差异、下肢动脉搏动减弱或消失。患儿迷走右锁骨下动脉如起源于主动脉缩窄段远端，则右侧上下肢压差可能不存在，但颈动脉的搏动会比下肢强很多。

当血流从未闭的动脉导管右向左分流到身体下部时，则可能发生差异性发绀（粉红色上肢与青紫的下肢）。虽然肉眼往往很难分辨，但导管前和导管后的经皮血氧饱和度监测会记录到差异性发绀。当心内有大量的左向右分流时（如 VSD），肺动脉血氧饱和度可接近主动脉饱和度，因而上下肢血氧饱和度监测的结果差别可能不会很明显；但合并大动脉转位、动脉导管未闭和肺动脉高压，存在左到右导管分流时，可能会出现反常的差异性发绀，即青紫色上肢与粉红色的下肢。

心功能不全的患者，脉搏搏动弱，BP 差异也很小。因此，除了主动脉缩窄，对围产期循环功能不全的鉴别诊断包括左心室（LV）流出道梗阻，主动脉瓣及瓣下狭窄、主动脉瓣上狭窄，以及重度二尖瓣狭窄或关闭不全。

主动脉缩窄的杂音可能没有特异性，但通常是在左锁骨下区和左肩胛骨下的收缩期杂音。如合并其他畸形则可听到畸形相关的杂音。

（2）晚期体征：较大的婴儿和儿童可能因高血压或杂音而转院诊治。很容易将婴儿或儿童高血压归因于兴奋不安，因此，测量并比较四肢血压是重要的。如果左锁骨下动脉起源于主动脉缩窄段远端，左胳膊的血压会低于右手臂的血压。同样，迷走右锁骨下动脉（开口低于主动脉缩窄段的水平）可能会造成右上肢血压低或右手脉搏弱。仔细的上肢与下肢脉搏触诊可帮助确认可疑的主动脉缩窄。

在较大的儿童、青少年和成年人，可同时触诊的股动脉和肱动脉的脉搏，来诊断主动脉缩窄。双上肢和单下肢的血压需要测定，上下肢存在超过 20mmHg 的压力差可被视为主动脉缩窄的证据。

左锁骨下区和左肩胛骨下可有收缩期杂音，但如存在多个侧支或严重主动脉缩窄时，可听到连续性杂音。二叶主动脉瓣可听到喷射性喀喇音,主动脉瓣狭窄或关闭不全时可有相应的杂音。同样,也可能听到二尖瓣狭窄或 LV 流出道梗阻的杂音。左心室肥厚顺应性差时,可能会出现奔马律。

其他体征包括在视网膜上的异常血管和胸骨上窝的明显搏动。严重的主动脉瓣狭窄患者,可在胸骨上窝扪及震颤。腹主动脉缩窄的情况很少,可在腹部听到血管杂音。

3. **实验室检查**

(1)新生儿休克患者的实验室检查包括以下内容:脓毒症检查包括血液、尿液及脑脊液(CSF)培养;测试电解质水平、尿素氮、肌酐和葡萄糖浓度;动脉血气分析和血清乳酸水平。

(2)年长患者高血压就诊的实验室研究包括尿液分析、电解质水平、尿素氮、肌酐和葡萄糖浓度。

六、辅助检查

1. **胸部 X 线检查** 婴儿出现充血性心力衰竭时,胸部 X 线平片可显示心脏扩大、肺水肿。成人主动脉缩窄的胸部 X 线平片可有不同程度的心脏增大。食管钡餐检查时可显示食管呈倒立"3"标志,也可能在正位片上发现主动脉缩窄段上下呈一个"3"字征。侧支动脉压迫、侵蚀肋骨骨质可显示"虫蚀样切迹"。

2. **超声心动图** 经胸超声心动图可清楚显示心腔内解剖,了解心腔内的合并畸形。胸骨上窝的二维超声心动图切面,可评估主动脉弓、峡部和主动脉缩窄的严重程度。多普勒超声心动图可用于测量主动脉缩窄处的压力阶差。经食管超声心动图一般不常用。胎儿超声心动图由于声窗显示困难,对于主动脉缩窄诊断率往往较低,有文献报道可以通过左心系统指标,如主动脉弓部发育情况、肺动脉和主动脉直径比值以及升主动脉和峡部直径比值等来判断。

3. **心电图** 在新生儿或婴儿中,心电图可能有右心室肥厚的表现。随着年龄增长,心电图结果可能正常,也可能出现左心室肥厚或左心室缺血、劳累的迹象。有时,左心室肥厚可表现为 V5 和 V6 导联上 S 波增高,即所谓的后底壁左心室肥厚。

4. **CT 及磁共振** 主动脉 CT 及磁共振血管成像,可以清晰显示狭窄部位、长度及与主动脉分支血管的关系,判断是否存在弓发育不良或动脉瘤,为目前最有效的无创检查方法(图 2-1-3)。如果之前手术使用了银夹或支架,则复查需要使用超高速 CT。

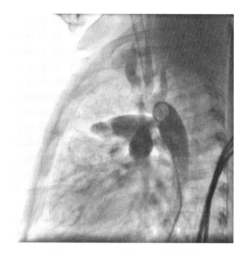

图 2-1-3 MRI 提示主动脉缩窄

5. **心导管** 可明确缩窄部位及其与左锁骨下动脉的关系,动脉导管的情况和侧支循环的状态及范围(图 2-1-4)。此项有创性检查目前已逐渐为主动脉 CT 及磁共振血管成像取代。

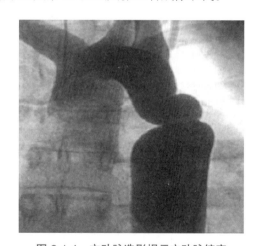

图 2-1-4 主动脉造影提示主动脉缩窄

6. **其他检查** 在新生儿患者中,分别测定动脉导管前、后的经皮血氧饱和度检查,可明确有没有动脉导管水平的右向左分流。

七、鉴别诊断

主要依靠病史和体征,结合超声心动图、心导管和心血管造影、其他实验室检查,对其他有相似症状的疾病进行鉴别,包括肾上腺功能不全、主动脉瓣狭窄、扩张型心肌病、肥厚型心肌病、先天性肾上腺增生症、心内膜弹力纤维增生症、高血压、左室发育不良综合征、病毒性心肌炎、败血症、休克等。

八、手术适应证

主动脉缩窄合并严重高血压或充血性心力衰竭(CHF)是进行干预的指征。可选择外科手术,或采用导管介入技术(球囊血管成形术和支架),来解除主动脉梗阻。有症状的新生儿和婴儿,应该尽早手术治疗。无症状婴儿、儿童、青少年和成年人,应择期手术。如果没有高血压和心力衰竭症状,儿童建议在2~5岁时,择期进行外科或介入治疗。有证据表明,患儿过了5岁,再进行介入或手术治疗,远期还是会有残存的高血压。

九、治疗

1. 药物治疗

(1)早期出现症状的主动脉缩窄药物治疗:充血性心力衰竭(CHF)患者治疗包括利尿剂和正性肌力药物的使用。前列腺素E1[0.05~0.15mg/(kg·min)]经静脉注入,维持动脉导管开放。如果出现呼吸困难,需要用呼吸机辅助呼吸。如果出现左室功能不全,尤其是低血压时,可输注正性肌力药物(多巴胺、多巴酚丁胺、肾上腺素)。插导尿管来评估肾灌注和尿量。动脉血气分析监测酸中毒情况。在新生儿患者,可放置脐动脉导管,评估前列腺素的应用是否改善了下半身血流量。通过上述干预措施,可稳定病情,为外科手术或导管介入创造条件。

危重症新生儿主动脉缩窄的治疗原则类似于左心发育不良和主动脉脉弓离断,同时应避免肠道喂养并观察有无坏死性小肠炎的体征。

(2)晚期出现症状的主动脉缩窄药物治疗——高血压的治疗:术前高血压用β受体阻滞剂可得到有效治疗。治疗的目的是降低上肢高血压,但要注意,激进用药使上肢血压(BP)达到正常,可能会导致下半身灌注不足。手术前使用β受体阻滞剂可减少术后高血压的严重程度,但要明确的是,尽早解除主动脉缩窄比降压药物治疗高血压效果更好。

术后高血压可用短效血管舒张药物,如硝普钠、静脉用β受体阻滞剂(如艾司洛尔)治疗。如果不存在残余梗阻,长期降压治疗可继续使用β受体阻滞剂,还可添加ACE抑制剂或血管紧张素Ⅱ拮抗剂(血管紧张素Ⅱ拮抗剂的儿童用量还不明确)。

关于β肾上腺素受体阻滞剂的使用,目前已有相关的指南。最近一项研究显示,β受体阻滞剂在儿童CHF的作用不明确。

2. 手术治疗

自Crafoord、Nylin(1945年)和Gross、Hufnagel(1945年)在20世纪40年代初期进行主动脉缩窄矫治手术以来,外科治疗已成为主动脉缩窄治疗的首选方法。各种外科手术技术已经被用来治疗患者主动脉缩窄,如狭窄段切除术和端端吻合术、主动脉补片成形术、左锁骨下动脉垂片成形术以及人工管道搭桥或置换术。这些技术可联合应用或改良,以适应个体的需要。

例如,可将左锁骨下动脉横断,做成反向左颈总动脉的血管补片,来扩大发育不良的主动脉弓。此外,还可以将降主动脉切成斜口,上提到主动脉弓底,进行扩大的端端吻合,来治疗主动脉弓发育不良。要根据患者的年龄、体重、合并畸形和主动脉弓的解剖情况,来确定采用哪种方法。一般采用左后外侧切口进行主动脉缩窄矫治;但对于复杂的主动脉弓部病变,可采用胸骨正中切口。

对1 337例婴儿期主动脉缩窄手术的回顾,结果如下:左锁骨下动脉血管补片扩大763例(57%);缩窄段切除+端端吻合术406例(30%);人工补片扩大133例(9.9%);此外,有20例患者采用血管连接或血管旁路手术。在这组报告中,出生后一周内手术的新生儿死亡率风险最高,而接受手术的279例3个月至1岁的婴儿,只有8例死亡。小婴儿的死亡率也较高,尤其是体重少于3kg的婴儿和合并心脏畸形的婴儿。如果合并室间隔缺损(VSD),死亡率将从0.9%增加至6.8%;而合并复杂畸形,如单心室或大动脉转位,则死亡率明显增加到16.6%。如果动脉导管不能维持开放而患儿出现尿少和酸中毒,则需要急诊手术。

外科手术的并发症包括:严重的再狭窄(婴儿中6%~33%,儿童中0%~18%);动脉瘤的形成

（特别是在人工材料补片成形术式中）；截瘫；矛盾性高血压；锁骨动脉血管补片术式可引起坏疽、上肢缩短和缺血。

3. **球囊血管成形术** 尽管大多数学者认为外科手术是治疗主动脉缩窄的首选，也有一些医生考虑在外科干预前，先进行球囊血管成形术来治疗一些类型的主动脉缩窄。有一些作者报道了他们的球囊血管成形术的经验。然而，治疗主动脉缩窄球囊血管成形术的使用存在争议。

球囊血管成形术尚处于摸索阶段。球囊血管成形术后，截瘫、矛盾性高血压等并发症很罕见，即使出现，也很轻微，不会造成严重后果。但球囊血管成形术后可发生主动脉瘤，还可能出现股动脉闭塞。

4. **主动脉支架植入术** 球囊血管成形术可以打开狭窄的血管，但由于血管壁弹性回缩，球囊导管撤出后，血管腔可能回复到扩张前的大小。血管内支架植入术可以阻止球囊扩张术后的血管回缩和血管损伤。Dotter 于 1969 年提出血管支架这一概念，但直到 20 世纪 80 年代初，才出现了气囊扩张支架和自膨支架的设计和应用。最初，支架用于治疗周围动脉疾病与冠状动脉狭窄病变，之后扩大到其他血管狭窄病变，包括主动脉缩窄。相对于单纯球囊扩张，支架植入具有以下优点：可扩大长段管状的主动脉缩窄、发育不良的峡部，以及远端的主动脉弓；即使出现内膜撕裂，还是可以用支架来扩大缩窄段的主动脉直径；支架能够减少再狭窄的发生率；支架使撕裂的内膜与中层组织贴合，防止出现血管夹层；主动脉壁得到支架和内膜的支持，可防止发生动脉瘤。

对 45 篇文献（总共 1 612 例患者）进行荟萃分析，发现术后狭窄段的直径、患者血压及压差均有明显改善，其并发症最常见为支架移位 32 例（2.4%），动脉瘤形成 12 例（1.5%），主动脉夹层 11 例（0.9%），主动脉破裂 6 例（0.5%），血栓事件 8 例（0.6%），死亡 4 例（0.4%），该篇报道还提出，支架植入再次干预率高，总共 132 例（11%）。

由于支架没有生长能力，并且支架植入需要较大的鞘，目前支架应用仅限于青少年和成年患者。使用支架适应证：长段的主动脉缩窄；缩窄累及峡部或主动脉弓；主动脉再缩窄，或之前外科或球囊治疗术后出现动脉瘤。

5. **不同的治疗方式的比较** Forbes 等在近期发表的多中心研究报告中，比较了 350 例患者采用外科手术、球囊成形术和支架植入 3 种方法来治疗先天性的主动脉缩窄，发现 3 组患者在术后近期和随访中都有改善。然而，支架组的并发症更少（与外科手术和球囊成形术的患者相比）、住院时间更短（与外科患者相比），并且在随访中缩窄段的压差更低（与球囊成形术患者相比），但有较高的计划"再干预"率（与外科和球囊患者相比）。

此研究存在缺陷，因为 3 组患者分配比例失衡（217 例支架患者，61 例球囊血管成形术患者，72 例外科手术患者），患者随访数量少（仅 35.7%，而这些患者中有影像资料评估的又不到 75%），组间存在显著的年龄和体重差异（$p < 0.001$），而且这是一个非随机对照研究。因此作者说明应非常谨慎地解释这些结果。

与其讨论哪种处理更好，更审慎的做法是根据患者的年龄和缩窄段及周围组织的病理解剖来决定治疗方式。对新生儿和 1 岁以内婴儿主动脉缩窄，大多数心脏病专家首选外科手术。1 岁以上的儿童如有广泛性的主动脉缩窄，适合球囊扩张。如果主动脉缩窄段很长，年幼的儿童要选择外科治疗，而青少年和成人中则更适合支架植入。

十、预后

主动脉缩窄是终身的疾病，可能在手术成功多年之后，其并发症才逐渐显现。

1. **再缩窄** 再缩窄与患者手术时的大小、年龄以及是否合并主动脉弓和峡部发育不良有关，文献报道其发生率为 4%~14%。主动脉壁上的动脉导管组织可收缩引起再狭窄，吻合口瘢痕形成也可能引起狭窄。一些外科医生认为，吻合口前壁采用间断缝合可使主动脉继续生长，从而降低再狭窄的风险。有时，手术吻合口是通畅的，但主动脉弓部或峡部未能像其余部位一样相应生长，也会出现血流梗阻。这种梗阻一般会在初次手术很多年后才出现。

2. **主动脉瘤** 主动脉缩窄没有矫治也可能发生主动脉瘤。此外，心内膜炎可以导致主动脉弓动脉瘤（真菌性动脉瘤），通常发生在狭窄段的远端。

用补片来矫治主动脉缩窄,主动脉瘤的发病率较高(通常发生在补片的对侧),约为13%,在术中切除了缩窄的隔膜组织的患者发生率更高。主动脉瘤患者可完全无症状。主动脉瘤压迫喉返神经会引起声音嘶哑。与普通胸片相比,MRI在确定动脉瘤的大小和范围时很有用。

3. 高血压 即使主动脉缩窄得到成功矫治,高达35%~68%的患者可能持续存在高血压,这通常与术前高血压的持续时间和严重程度有关,14岁后手术修复主动脉缩窄更容易导致持续性高血压。可能由肾素-血管紧张素系统与交感神经的作用变化引起,也有报道其他可能机制,包括小血管顺应性受损和主动脉扩张力的异常。与其他形式的难治性高血压一样,患者存在早期动脉粥样硬化、左室功能不全和脑动脉瘤破裂的风险。

4. 脑动脉瘤 多达10%的主动脉缩窄患者可发生脑动脉瘤,动脉瘤可以是多发的。动脉瘤会随年龄而增大,破裂的风险增加。难治性高血压促进动脉瘤的生长,并增加破裂的风险。有些患者在动脉瘤破裂之前,可能会有头痛、畏光、虚弱,或其他症状,但大多数患者在动脉瘤破裂前,没有任何症状。脑动脉瘤破裂出血的死亡率较高,只有及时治疗动脉瘤和主动脉缩窄才能减少此类事件。

5. 瘫痪 文献报道截瘫发生率为0.5%~5%,并随着年龄增加而增加,虽然罕见,但如果脊髓前动脉的血液供应受阻会造成脊髓缺血,引起截瘫。动脉侧支血管少、主动脉阻断时间过长、术中肋间动脉损伤等因素,都会增加瘫痪的风险。

如果动脉侧支供应完全,瘫痪不容易发生,因此评估手术前的侧支动脉血流非常重要。防止脊髓缺血的方法包括低温、使用体外循环,或建立旁路血流(Gott分流)+主动脉部分钳夹。

6. 心肌病 婴儿严重主动脉缩窄,尤其存在不同程度的左心流出道梗阻,如主动脉瓣或瓣下狭窄,往往会有心肌病。有些患者会出现心内膜弹力纤维增生症改变,导致慢性扩张型心肌病,需要药物治疗甚至心脏移植。也可能会出现肥厚型心肌病的变化,患者出现心内膜缺血、心律失常,或因心脏舒张功能不全出现充血性心力衰竭(CHF)。

7. 乳糜胸 手术时广泛游离可能会损伤胸导管,导致乳糜胸。术后患者进食时可确认是否并发乳糜胸。持续性乳糜胸腔积液,可能需要长期的胸管引流。有些患者通过饮食限制中链甘油三酯、脂肪,或通过全肠外营养,得到有效治疗。而顽固性乳糜胸患者可能需要进行胸膜固定术或胸导管结扎术。

8. 缩窄切开后综合征 肠系膜上动脉恢复搏动性血流,可能会导致肠系膜上动脉炎,其中动脉变得肿胀,并可能会破裂。作为血流量自动调节的一部分,小动脉血管发生反射性收缩,从而导致缺血。临床表现可从轻度腹部不适到急腹症:严重腹胀、呕吐、肠梗阻、肠道壁出血或穿孔。此综合征可能与主动脉缩窄矫治术后早期肠道喂养有关。因此,通常在手术48h后再开始缓慢肠道进食,持续鼻胃管减压,直到患者耐受正常进食。重度缩窄切开综合征患者,可能需要剖腹探查治疗肠坏死或穿孔。仔细监测和控制术后BP,可降低缩窄切开综合征的风险。

9. 主动脉瓣狭窄、主动脉瓣下隔膜狭窄和二尖瓣狭窄 这些问题可能在随访期间发生;如果问题严重,则需要通过导管介入或外科手术治疗。

(滕 云 陈寄梅)

参 考 文 献

1. Hartman EMJ. The effectiveness of stenting of coarctation of the aorta: a systematic review. EuroIntervention, 2015, 11(6): 660-668.

2. Familiari A. Risk factors for coarctation of the aorta on prenatal ultrasound: a systematic review and meta-Analysis. Circulation, 2017, 135(8): 772-785.

3. Kenny D. Hypertension and coarctation of the aorta: an inevitable consequence of developmental pathophysiology. Hypertension Research, 2011, 34(5): 543-547.

4. Nance JW, Ringel RE, Fishman EK. Coarctation of the aorta in adolescents and adults: a review of clinical features and CT imaging. Journal of Cardiovascular Computed Tomography, 2016, 10(1): 1-12.

5. Dijkema EJ, Leiner T, Grotenhuis HB. Diagnosis, imaging and clinical management of aortic coarctation. Heart, 2017, 103: 1148-1155.

6. Kpodonu J. Endovascular management of recurrent adult coarctation of the aorta. Ann Thorac Surg, 2010, 90(5):

1716-1720.

7. Aboulhosn J, Child JS. Left ventricular outflow obstruction: subaortic stenosis, bicuspid aortic valve, supravalvar aortic stenosis, and coarctation of the aorta. Circulation, 2006, 114(22): 2412-2422.

第三节 房间隔缺损

房间隔缺损(atrial septal defect)是一种常见的先天性心脏病,其发生率大约为 1/1 500 活婴。大多数房间隔缺损患者儿童期没有症状,由于偶然发现的心脏杂音而发现。但是在成年后,该类患者可出现由左向右分流导致的一系列表现,如:右房右室的慢性容量过负荷,肺动脉高压,房性心律失常甚至心力衰竭。如果在儿童期得到矫正,房间隔缺损患者的预期生存和健康人群没有差别。

一、历史回顾

1953 年,Gibbon 在体外循环下首次成功为一例患者进行了心脏房间隔缺损修补术,使得房间隔缺损成为第一种在体外循环技术支持下进行心内矫治的心脏疾病,这次手术对心脏外科学界具有划时代的意义,标志着心血管外科步入了一个崭新的体外循环时代。而在此之前,由于缺乏人工辅助循环的支持,心内直视手术只能依赖低温降低全身代谢及流入道的阻断(避免气体栓塞)或交叉循环来完成,而这些手术方式创伤大,手术窗口短,有极高的死亡率。

二、房间隔缺损分类及病理生理

在胚胎发育期,原始心房分隔成左右心房过程中,在某些因素的影响下,第一房间隔或第二房间隔发育障碍,导致左、右心房间残留缺损,从而发生分流。依据缺损位置的不同,通常将房间隔缺损分为三种不同类型:继发孔型、原发孔型及静脉窦型(图 2-1-5)。继发孔型房间隔缺损最为常见,以女性患者为主,约占 65%~75%,位于靠近卵圆窝的房间隔中部;原发孔型房间隔缺损位于房室瓣上方,与其紧邻;静脉窦型房间隔缺损通常位于房间隔与上腔静脉开口处,也可位于下腔静脉开口及冠状静脉窦开口处(导致无顶冠状

静脉),此类房间隔缺损经常伴有肺静脉异位引流(肺静脉异位引流的外科治疗将在相关章节详细介绍)。

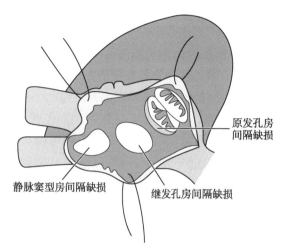

图 2-1-5 房间隔缺损外科解剖示意图
依据不同的解剖位置其可以分为继发孔型、原发孔型及静脉窦型房间隔缺损。原发孔型房间隔缺损位于房室瓣上方,与其紧邻;继发孔型房间隔缺损位于靠近卵圆窝的房间隔中部;静脉窦型房间隔缺损通常位于房间隔与上腔静脉开口处(但也可位于下腔静脉开口及冠状静脉窦开口处),此类房间隔缺损经常伴有肺静脉异位引流

心内的分流决定房间隔缺损病理生理的改变,而房间隔缺损分流量的大小取决于缺损的大小及左右心室顺应性、肺血管发育情况等因素。某些因素,诸如左心室肥厚(纤维化)所导致的左心顺应性降低,二尖瓣狭窄等因素会导致左向右分流增加;相反,右心室顺应性下降,肺动脉阻力升高,肺动脉瓣及三尖瓣狭窄能够导致左向右分流减少,甚至产生右向左分流。通常情况下显著的左向右分流定义为其肺循环血流量/体循环血流量(Qp/Qs)比值大于1.5,往往导致远期不良预后,需要早期干预。

三、临床表现、诊断及评估

房间隔缺损患者在早期可无任何临床症状,仅在体格检查时发现心脏杂音而得以确诊。随着年龄增长,绝大部分患者会出现相关症状,具有很大的个体差异,且与房间隔缺损大小有一定关系。心房水平大量分流,既导致肺循环血量过多,患者出现明显肺充血而易患支气管肺炎,又因体循环血量不足而影响生长发育。剧烈哭闹、屏气可导

致右心房压力短暂超过左心房,发生右向左分流,患者因而出现一过性发绀。随着年龄增大,房间隔缺损患者可发生活动耐力降低、反常栓塞、房性心律失常,甚至肺循环阻力增高等表现。

目前,对于房间隔缺损的诊断方式主要依赖临床和影像学手段,但传统的体格检查、胸片及心电图仍是有效的早期筛查及评估方式。

1. **体格检查** 心前区隆起,心界扩大,扪诊可有搏动增强;在肺动脉瓣区可听到由于肺动脉瓣相对狭窄产生的Ⅱ~Ⅲ级收缩期杂音,肺动脉第二音增强及固定分裂。左向右分流量大时,可在胸骨左缘下方听到三尖瓣相对狭窄所产生的舒张期隆隆样杂音。肺动脉扩张明显或伴有肺动脉高压者,可在肺动脉瓣区听到收缩早期喀喇音。

2. **心电图** 典型表现有右心前导联QRS波呈rSr或rSR,或R波伴T波倒置。电轴右偏,有时可有P-R延长,如果出现房颤,心电图可以帮助诊断。

3. **超声心动图** 经胸超声心动图能够评价房间隔缺损的种类、大小、分流的方向以及肺静脉解剖,也能够评估心脏房室大小及功能。通过三尖瓣反流速度,还能估算肺动脉收缩压。

4. **心导管检查** 随着越来越多无创检查方式的运用,心导管检查已经不再作为常规的诊断手段。但在评价肺循环体循环血流比(Qp/Qs),肺血管阻力以及各心腔内压力及血流动力学参数等方面,心导管检查仍具备不可替代的作用。另外,经心导管介入房间隔封堵也是治疗部分类型房间隔缺损的重要方法。

近些年来随着影像学技术的进步,越来越多的影像学技术还能提供更为精准、全面的解剖信息,从而指导外科治疗的时机和方案。相比心脏彩超,心脏磁共振(CMR)能够对双心室(尤其是右心室)收缩舒张功能,心房心室组织纤维化程度及形态提供准确的评价。此外,通过CMR流量测定,也能无创地估算患者Qp/Qs(图2-1-6)。经食管心脏彩超检查(TEE)能够全面地显示房间隔缺损及周边结构(提供外科视角级的图像),精确地测量房间隔大小,测定分流的方向及程度,并能够实时地引导介入治疗(图2-1-7)。

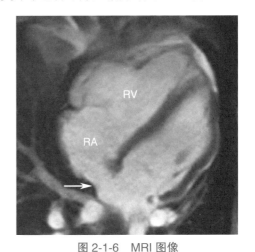

图2-1-6 MRI图像

MRI图像显示的继发孔房间隔缺损(箭头),图中清晰地显示了房间隔缺损的位置(箭头),左心室的大小以及明显增大的右心房(RA)及右心室(RV)

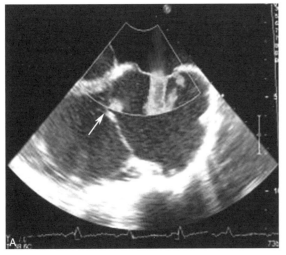
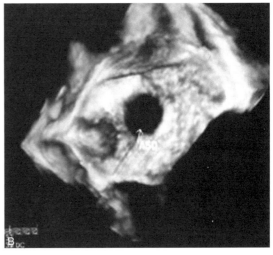

图2-1-7 经食管超声心动图显示的房间隔缺损

二维食管超声显示的继发孔型房间隔缺损分流情况(A),三维食管超声心动图更可以清晰地显示外科视角级别的房间隔缺损图像,从而明确其形态及其与周围邻近组织关系,B显示了呈圆形的继发孔中央型房间隔缺损

四、房间隔缺损的治疗手段及评价

明确的左向右分流（Qp/Qs>1.5）即为手术指征。应当注意的是，如果出现以下情况，则不需要或者不能够关闭房间隔缺损：①缺损较小<10mm，且分流量也较小，此类患者需要定期进行监测及评估；②不可逆肺动脉高压，肺血管阻力>8U/m²，合并右向左分流；③妊娠患者应于分娩后6个月进行手术治疗；④出现严重的左心功能降低者。

目前治疗房间隔缺损的方式有内科介入治疗及外科治疗。

（一）内科介入治疗

经股静脉通路，通过特殊的输送装置，将房间隔封堵器放置于房间隔上，从而达到消除分流的作用。经导管内科封堵治疗适合于部分直径较小并且有很好边界的继发性缺损，而对于静脉窦型、原发孔型房间隔缺损，以及一些较大的且边界不良的继发孔型缺损，或合并其他心内畸形（肺静脉异位引流）的患者，外科治疗仍是唯一有效的治疗方式。有研究证实，介入治疗可能合并封堵器脱落、移位，心内组织结构磨损等长期并发症，需要长期随访。

（二）外科治疗

1. 外科解剖（图2-1-5）　在形态学上，右心房是由静脉窦部和心房体部两个部分组成。静脉窦部略呈水平，其实为上下腔静脉的延续，窦房结位于上腔静脉入口处静脉窦部和心房体部的交界区域，其容易受到在右心房上外科操作的损伤。与内壁光滑的静脉窦部形成对比的是，心耳侧壁有诸如梳状的肌肉结构。静脉窦部上方的内侧壁中央为卵圆窝，而在前内侧心房壁后方为主动脉根部，此区域无冠窦和右冠窦与心房毗邻。三尖瓣位于右心房内的前下方，三尖瓣环跨过膜性室间隔将其分为心室间部位及心房间部。传导束位于该区域心室部附近的区域。

2. 手术方式　直视下房间隔缺损修补是一种相对安全的心脏外科手术，手术死亡率小于0.5%，远期预后也较为良好。所有类型的房间隔缺损均经胸骨正中切口（或低位正中切口及乳房下右胸切口）完成。值得注意的是，不同类型的房间隔缺损，体外循环的静脉插管策略会有所不同。对于静脉窦型房间隔缺损，选择上腔静脉直角插管能够更大限度地帮助暴露缺损。如果对于小切口及机器人微创手术，通常采用股动静脉插管（或是股动脉插管+切口内上下腔静脉插管）。建立体外循环后，应仔细探查房间隔缺损位置、大小、肺静脉引流情况以及三尖瓣功能。应避免损伤窦房结，主动脉根部结构，并防止肺静脉狭窄，对于较小的房间隔缺损可采取直接缝合的方式，而对于较大的缺损，应采用补片修补的方式以减少潜在张力。对于静脉窦型房间隔缺损合并右上肺静脉异位引流，依据其肺静脉的粗细，开口的位置选择不同的手术方式：①对于肺静脉异位开口于右心房上部并距离缺损较近的患者，可以采用补片在关闭缺损时直接将肺静脉隔入左心室。②如果肺静脉异位开口于上腔静脉内且距离缺损位置较远，且肺静脉较细，流量较低，可不行处理，但如肺静脉粗大，流量大，则应采用针对肺静脉异位引流的特殊手术方式完成外科修复（详见肺静脉异位引流部分）。

随着外科治疗水平的日新月异，外科治疗的方法也变得更为丰富，除了传统的经正中胸骨体外循环下心内直视手术，一些新的技术也开始作为常规的治疗手段。我国一些心血管中心采用不停搏经胸外科微创房间隔封堵术的方法，通过右胸肋间隙切口（图2-1-8），暴露左心房，在三维食管超声引导下，通过输送系统，将封堵器放置于房间隔上从而关闭封堵（图2-1-9），也取得了不错的效果。与内科介入封堵相比，其优点主要在于易于准确调整封堵器位置，无需X线引导，适合于一些缺损较大、边缘较差的继发孔房间隔缺损患者。

五、启示与展望

心脏房间隔缺损的外科治疗是第一种运用人工辅助循环技术治疗的心脏疾病，其演变过程从某种程度上反映了整个心脏外科领域技术的转变。近些年来，由于计算机技术及材料学领域的巨大突破，一些先进的临床诊断设备，人工材料以及外科微创手术设备运用，使得我们对这一古老疾病诊断及治疗方式再一次发生了巨大的变化。安全、微创的内外科综合治疗已经成为治疗房间隔缺损新的方向。

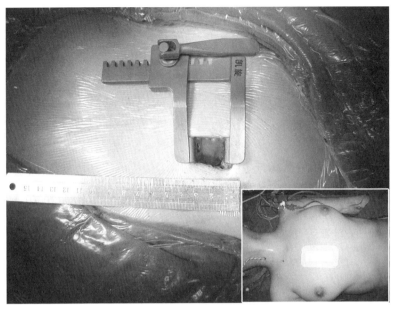

图 2-1-8 经胸房间隔缺损封堵所采用的经右胸微创小切口
其切口长度仅约 3cm

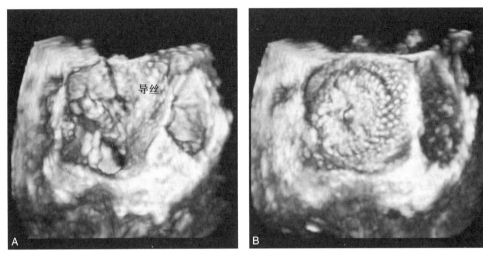

图 2-1-9 三维实时超声引导下的经胸房间隔缺损封堵
可见封堵器左右伞盘释放，关闭房间隔缺损分流

（安 琪）

参 考 文 献

1. Kopf GS, Laks H. Atrial septal defects and Cor Triatriatum//Baue AE, Geha AS, Hammond GL, et al. Gleen's thoracic and cardiovascular surgery. Volumne Ⅱ. Norwalk, Conn, Appleton and Lange, 1991: 995-1000.

2. Brickner ME, Hillis LD, Lange RA. Congenital heart disease in adults. N Engl J Med, 2000, 27, 342: 256-263.

3. Therrien J, Warnes C, Daliento L, et al. Canadian Cardiovascular Society Consensus Conference 2001 update: recommendations for the management of adults with congenital heart disease part Ⅲ. Can J Cardiol, 2001, 17: 1135-1158.

4. Campbell M. Natural history of atrial septal defect. Br Heart J, 1970, 32: 820-826.

5. Marx GR, Sherwood MC, Fleishman C, et al. Three-dimensional echocardiography of the atrial septum. Echocardiography, 2001, 18: 433-443.

6. Ward C. Secundum atrial septal defect: routine surgical treatment is not of proven benefit. Br Heart J, 1994, 71: 219-223.

7. Webb G, Gatzoulis MA. Atrial septal defects in the adult: recent progress and overview. Circulation, 2006, 114: 1645-1653.

第四节 室间隔缺损

室间隔缺损（ventricular septal defect）是最为常见的先天性心脏病，约占先天性心脏病总量的50%，其中20%是单纯的室间隔缺损。近年来随着影像学诊断水平的提高，室间隔缺损的诊出率已经有了很大的提升，约为（1.56~5.32）/1 000活产新生儿。室间隔缺损可作为单纯主要诊断，也可合并其他重要的心脏合并畸形，如法洛四联症、完全型房室间隔缺损或大动脉转位。

一、历史回顾

室间隔的解剖结构较为复杂，其发育于胚胎期第4~5周，各部分如果发育不全或互相融合不良，则导致相应部位的室间隔缺损。早在1879年和1897年，Roger和Eisenmenger就分别报道了心脏室间隔缺损及其终末期肺血管阻塞性改变的病例，1932年，Abbott首次详细地描述了室间隔缺损的临床表现及其与病理解剖的关系，并陆续阐述了室间隔缺损的病理生理及血流动力学变化的过程。Dammann于1952年首次报道了采用肺动脉束带的方式姑息性治疗室间隔缺损的方法，1954年Lillehei在交叉循环支持下，完成了首例心内直视的室间隔缺损修补术。1956年随着体外循环技术诞生，Kirlin完成了第一例体外循环下室间隔缺损修补术，由此拉开了治疗该类疾病的崭新篇章。近些年来，随着外科技术围手术期管理，体外循环技术的不断进步，以及内科经导管微创介入治疗的发展，室间隔缺损治疗的成功率、并发症以及其远期预后均得到了显著进步。

二、室间隔缺损解剖命名及病理生理

目前常用的Soto标准将室间隔分为膜部及肌部两个大类。膜部室间隔（由非肌性纤维组织构成）是一个相对较小的区域，其位于肌部室间隔流入及流出道上缘及三尖瓣及主动脉瓣之间的膜性区域，三尖瓣半环将这一区域分为房间隔部及室间隔部。肌部室间隔范围较广（除了膜部间隔以外的其他区域），是个非平面结构，可进一步分为流入道部，肌小梁部以及漏斗部室间隔。室间隔缺损的解剖位置对于治疗方式的选择至关重要。一般而言学者们习惯于将室间隔分为膜周部缺损、肌小梁部（肌部）缺损、流入道室间隔缺损（合并于心内膜垫缺损，又名房室间隔缺损）以及漏斗部室间隔缺损（可进一步分为脊内型及脊上型，或称之为双动脉干下缺损）。

室间隔缺损病理生理基础是其所产生左向右分流，分流量取决于缺损的大小，左、右心室压力阶差及肺血管阻力。婴幼儿出生早期由于肺动脉阻力高，室间隔缺损分流量较小，所以早期可以无任何症状，但随着肺动脉阻力的下降，左向右分流逐渐增多，继而出现左心房及左心室容量负荷增加，患儿将出现临床相关症状。随着室间隔缺损病程进展，肺小动脉管壁内膜增厚、管腔变小、阻力增大，引起器质性肺动脉高压，最后导致不可逆的右向左分流，即所谓"艾森门格综合征"。虽然部分较小的室间隔缺损在成长过程中可以自行愈合，但较大的缺损以及一些特殊的解剖类型的缺损（主动脉瓣下缺损），其发生自行愈合的概率极低。此外，由于分流所导致的流体力学效应（Venturi效应），主动脉瓣下缺损可以导致主动脉瓣膜脱垂，进而出现瓣膜关闭不全。对于这些类型室间隔缺损，应该采取更为积极的外科治疗策略。

三、临床表现、诊断及评估

缺损直径较小、分流量较少者，一般无明显症状，多在体检时发现心脏杂音（全收缩期杂音），或超声检查发现室间隔缺损。缺损大，分流量多者，症状出现较早，表现为活动后心累气急，活动受限，生长发育迟缓。重症者肺充血和心力衰竭发展较快，并可反复发生肺部感染，甚至一岁内死亡。一旦发生不可逆的肺动脉阻力增高及右向左分流，患者便可出现发绀。目前，对于室间隔缺损的诊断方式主要依赖临床影像学手段，但传统的体格检查、胸片及心电图仍是有效的早期筛查及评估方式。

1. **体格检查** 分流量小，除胸骨左缘第3~4肋间闻及Ⅱ~Ⅲ级或Ⅲ级以上粗糙的全收缩期杂音外，无其他明显体征。缺损大、分流量大者，左前

胸明显隆起,杂音最响部位可触及收缩期震颤。肺动脉高压者,心前区杂音变得柔和、短促,而肺动脉瓣区第二音明显。

2. 心电图　在一定程度上,心电图改变可以反映心内分流的程度。分流较小的室间隔缺损常心电图正常,中至大量分流的室间隔缺损心电图常有左心室高电压和左心室肥厚。合并中等肺动脉高压的患者,心电图可表现为双侧心室肥厚。严重肺动脉高压,则有时肥大或伴劳损。

3. 超声心动图(图 2-1-10,图 2-1-11)　经胸及食管超声心动图均能够评价室间隔缺损的种类、大小、分流的方向,以及心脏房室大小及功能情况,同时还能明确显示主动脉瓣膜及三尖瓣病变反流,并通过多普勒测定三尖瓣反流速度,也能估算右心室的压力。

对于室间隔缺损而言,诊断及评估肺部血管发育、阻力、双心室功能(尤其是右心室功能)尤为重要,完成这些评估需要更为复杂的一些手段。

4. 心导管造影(图 2-1-12)　虽然随着越来越多无创的检查方式的运用,心导管检查已经不再作为常规的诊断手段。但对已怀疑出现不可逆肺血管阻力增高的患儿,心导管检查仍可作为评价肺循环/体循环血流比(Qp/Qs)、肺血管阻力以及各心腔内压力及血流动力学参数的"金标准"。此外,对于某些直径较小的室间隔缺损,心导管介入封堵也是重要的治疗方式。

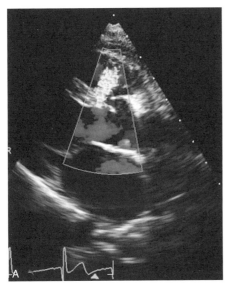
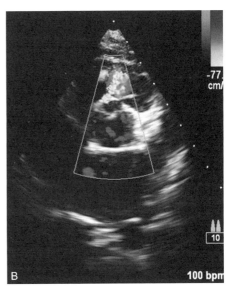
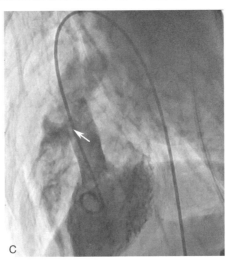

图 2-1-10　经胸超声心动图 / 经导管造影显示双动脉干下型室间隔缺损

A、B. 经胸超声心动图显示的双动脉干下缺损,可见缺损分流经主动脉瓣及肺动脉瓣膜下方;C. 造影图像同样清晰地显示室间隔缺损位于主 / 肺动脉瓣膜下(箭头)

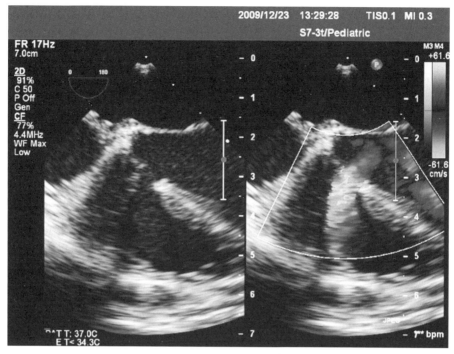

图 2-1-11　经食管超声显示的膜周部室间隔缺损及其左向右分流

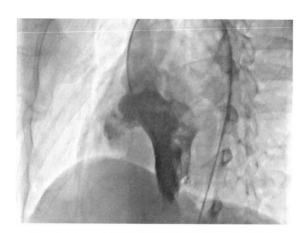

图 2-1-12　心导管造影显示的膜周部室间隔缺损
可以清晰地观察到膜部瘤形成及其破口

5. 磁共振　磁共振（MRI）是一种较新的影像学手段，其主要的优势就是提供清晰而全面的心脏图像，清晰地显示室间隔缺损的位置，尤其是肌部室间隔缺损的位置，并全面地评估其他合并心脏畸形及各心室功能（尤其是右心室功能）的改变。此外，MRI 也可准确地评估 Qp/Qs，为治疗决策提供帮助。

四、室间隔缺损的治疗

一般来说，有症状的室间隔缺损（Qp/Qs>1.5）应当在婴幼儿时期即进行积极的治疗。对于分流量较小（Qp/Qs≤1.5）且没有临床症状的患者，可以先不手术，但需保持定期随访观察。对于已有并发症的患者，诸如瓣膜反流、心功能不全等，合并感染性心内膜炎等情况，应该采取积极治疗。

根据室间隔缺损类型的不同，治疗方案也有所不同，近年来，随着内外科技术的飞速发展以及围手术期管理理念的进步，对不同类型的缺损采用更为个体化的治疗方案已经成为未来治疗该类疾病的一种趋势。

（一）室间隔缺损介入治疗

内科经导管介入封堵是一种微创的治疗室间隔缺损的方式，采用封堵器对室间隔进行封闭，可以避免体外循环，外科创伤，已被运用于治疗部分膜周部以及肌部室间隔缺损，室间隔缺损封堵，需要缺损较小，边界良好，且解剖位置便于导管通路的建立（并不适合较大及某些特殊类型的室间隔缺损，如干下型及心尖肌部缺损的治疗）。但内科介入封堵也伴随着一些并发症，除了残余分流，封堵器移位脱落，导致瓣膜反流等外，大规模研究已经证实远期三度传导阻滞的发生率高达 3%~5%。

（二）室间隔缺损外科治疗、并发症及预后

目前外科修补仍是治疗室间隔缺损的主要方式。由于室间隔解剖相对复杂，不同类型的室间隔缺损的手术方案会不尽相同。传统的外科手术方式为胸骨正中切口体外循环下行室间隔缺损修补。近年来,经右胸切口胸腔镜辅助微创手术、机器人辅助室间隔修补手术及经胸微创室间隔封堵术,已经在国内的一些心血管中心陆续开展,并取得了较好的效果,但其适应证的选择及远期疗效仍有待进一步临床研究。

膜周部室间隔缺损靠近传导通路,熟悉该区域的外科解剖有助于在手术中避免损伤传导组织。房室结通常位于 Koch 三角的顶端(图 2-1-13),Koch 三角的边界为三尖瓣隔瓣瓣环、Todaro 腱膜以及作为基底部的冠状静脉窦。几乎所有的膜周部位缺损都适合采用经心房入路,心脏停搏后于心房做一纵行或斜行切口,牵开切口边缘,从而暴露三尖瓣及 Koch 三角。暴露膜周部室间隔缺损的方式有两种:①采用缝线牵拉三尖瓣前瓣;②游离,切开三尖瓣前/隔瓣改善显露。虽然较小的缺损可直接缝合,但对于较大多数缺损推荐使用补片进行修补。沿室间隔缺损肌肉肌缘 12 点钟位置开始缝合,并按照顺时针或逆时针方向完成缝合,缝合过程中应当注意避免损伤主动脉瓣膜(室间隔缺损 9~11 点钟方向)。当缝合至传导束区域时(室间隔缺损 3~6 点钟方向),应浅缝靠近缺损边缘发白的心内膜组织,或者在离开缺损下缘 3~5mm 外放置缝线,如果室间隔缺损的肌肉缘非常脆弱,或室间隔缺损暴露不佳,则需要采用单针加垫的多个间断缝合。

由于漏斗部室间隔缺损位置较高,通常采用经肺动脉及右心室切口作为外科入路进行修补,如果存在严重的主动脉瓣膜关闭不全,在闭合室间隔缺损之前应经主动脉根部,进行主动脉瓣成形手术,从而保证心肌停搏液灌注。在关闭缺损时,应尽量避免损伤主动脉及肺动脉瓣膜。对于此类缺损,我国的学者创新性地使用经胸封堵技术,在超声引导下置入特殊设计的偏心封堵器,在封堵缺损的同时最大可能地避免了干扰主动脉瓣膜的功能(图 2-1-14),一些前期的研究也得到了令人鼓舞的结果。

外科治疗肌部位室间隔缺损,尤其是对于心尖部及多发肌部缺损极具挑战性。肌性室间隔缺损具有完全的肌肉边缘,可发生在肌肉室间隔的任何位置。因为右心室内有较多排列错综复杂的网状肌小梁结构,外科探查及暴露往往比较困难,术后残余分流的发生较多。为了改善外科显露,根据缺损所处的位置,可考虑切开右心室进行修补,对于靠近心尖部的室间隔缺损,甚至可采用左心室心尖部切口进行修补。但是由于行经心室切口出现术后心功能不全的概率较高,此种手术路径并不作为常规术式使用。有学者提出,运用内科微创介入封堵联合外科修补的杂交治疗技术,可以避免为改善暴露切开右心室,有效缩短体外循环辅助时间,提高手术成功率并降低围手术期风险。同样,近些年来,国内一些学者采用术中直视下封堵;也有在经食管超声引导下经胸封堵技术,在不停搏的情况下,通过右心室表面的穿刺点,将封堵器释放在室间隔缺损处,早期经验显

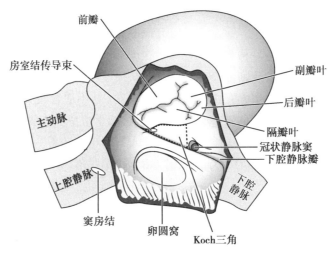

图 2-1-13 膜周部室间隔缺损外科解剖

膜周部室间隔缺损最重要的结构即是 Koch 三角,房室结位于 Koch 三角顶端,
在行膜周部室间隔缺损修补术时,应尽量避免损伤该区域,从而避免传导阻滞

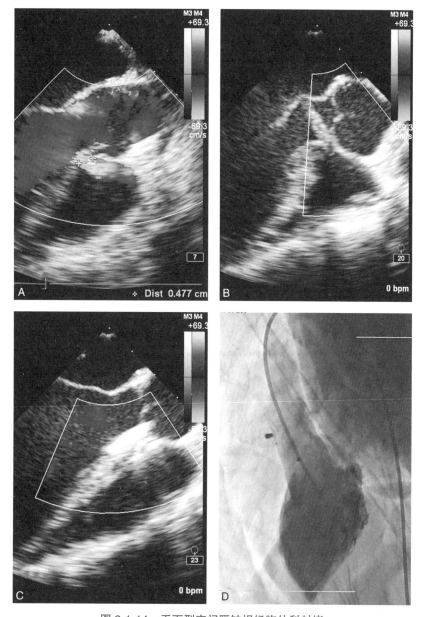

图 2-1-14 干下型室间隔缺损经胸外科封堵

A. 经食管超声显示的干下型室间隔缺损；B. 导管输送鞘进入室间隔缺损；C. 释放偏心封堵器，在不干扰主动脉瓣膜的前提下封闭室间隔缺损分流；D. 造影显示伞盘位置良好，心内分流消失

示，外科封堵技术对婴幼儿无血管通路限制，操作成功率更高，伞盘释放位置更为准确（图 2-1-15）。使用该方法，不仅可以对外科暴露困难的单纯肌部缺损进行有效治疗，更可以结合外科手术对多发肌部缺损进行一站式的外科杂交治疗，即外科修补容易显露的缺损，然后在经食管超声的引导下对于心尖部难以显露进行经胸封堵治疗。

室间隔缺损外科治疗围手术期并发症主要取决于患者的年龄、肺血管阻力、缺损的种类，以

及是否出现残余分流等。研究表明，对于不合并肺动脉高压的单纯室间隔缺损，外科修补术的围手术期死亡率仅约 1%。小于 1 岁的患者围手术期风险有所升高，据报道，死亡率约 2.5%。多发肌部室间隔缺损的外科手术风险较高，约为 7%。主要是因为肌部室间隔缺损往往显露困难，特别是心尖部的室间隔缺损往往需要更长的阻断时间；位于室隔上的缝线、补片或者封堵器也会降低室间隔的功能，从而导致术后心室功能障碍。近些年来，由于杂交技术的广泛应用，联合

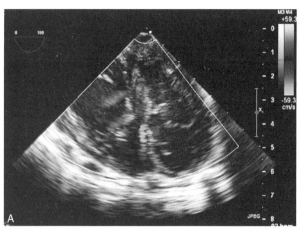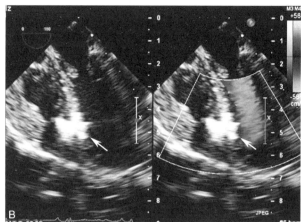

图 2-1-15　外科结合经胸封堵的杂交技术治疗多发室间隔缺损

对于心尖部难以暴露的肌部缺损,采用经胸封堵的方式进行治疗(A),对于中肌部缺损则通过外科修补的方式,从而达到一站式杂交治疗多发肌部缺损的目的(B)

不停搏封堵技术及传统外科手术(如上所述),能够显著地降低该类患者的围手术期风险,提高手术成功率,但远期效果仍有待于观察。总体来说,室间隔缺损外科修补术后远期效果良好,其远期并发症的发生率较低,包括三度房室传导阻滞(≤1%)、残余分流,以及持续性肺动脉压力升高。

五、启示与展望

作为一种解剖多变的先天性心脏病,室间隔缺损的诊疗发展体现了多学科协作发展的学科理念进步,从诊断、评估、治疗以及评价等多个领域中不同学科知识,观念及技术的穿插融合,构成了目前治疗不同类型室间隔缺损的观念的主线。充分运用杂交技术的观念,结合心内科介入,传统外科开胸及微创外科治疗技术,依据不同患者的实际情况制订出个性化的诊疗方案,力求安全,微创的内外科综合治疗理念已经成为治疗该类疾病全新的方向。

(安 琪)

参 考 文 献

1. Arciniegas E. Ventricular septal defect//Baue A E, Geha AS, Hammond GL, et al. Gleen's thoracic and cardiovascular surgery. Volumne Ⅱ. Norwalk, Conn, Appleton and Lange, 1991: 1007-1016.

2. Hagler DJ, Edwards WD, Seward JB, et al. Standardized nomenclature of the ventricular septum and ventricular septal defects, with applications for two-dimensional echocardiography. Mayo Clin Proc, 1985, 60: 741-752.

3. Soto B, Becker AE, Moulaert AJ, et al. Classification of ventricular septal defects. Br Heart J, 1980, 43: 332-343.

4. McDaniel NL, Gutgesell HP. Ventricular septal defects//Allen HD, Gutgesell HP, Clark EB, et al. Moss and Adams' Heart Disease in Infants, Children, and Adolescents Including the Fetus and Young Adult. Philadelphia, Pa: Lippincott Williams & Wilkins, 2001, 1: 636-651.

5. Amin Z, Danford DA, Lof J, et al. Intraoperative device closure of perimembranous ventricular septal defects without cardiopulmonary bypass: preliminary results with the perventricular technique. J Thorac Cardiovasc Surg, 2004, 127: 234 -241.

6. Minette MS, Sahn DJ. Ventricular septal defects. Circulation, 2006, 114(20): 2190-2197.

7. Backer CL, Winters RC, Zales VR, et al. Restrictive ventricular septal defect: how small is too small to close? Ann Thorac Surg, 1993, 56: 1014-1018.

8. Kardon RE, Cao QL, Masani N, et al. New insights and observations in three dimensional echocardiographic visualization of ventricular septal defects. Circulation, 1998, 98: 1307-1314.

9. Masura J, Gao W, Gavora P, et al. Percutaneous closure of perimembranous ventricular septal defects with the eccentric Amplatzer device: multicenter follow-up study. Pediatr Cardiol, 2005, 26: 216-219.

10. Bacha EA, Cao QL, Galantowicz ME, et al. Multicenter experience with perventricular device closure of muscular ventricular septal defects. Pediatr Cardiol, 2005, 26: 169-175.

第五节　完全性大动脉错位

完全性大动脉错位（complete transpotion of the great arteries，TGA）是一种较常见的发绀型先天性心脏畸形。室间隔完整（IVS）的大动脉错位患儿一般在出生后几天，动脉导管就自行关闭，如未经治疗，则在婴儿早期死亡。如伴有室间隔缺损（VSD）或房间隔缺损（ASD），则患儿会早期发生严重的肺血管病变，出生后第一年可致命。

一、定义

为心房与心室连接一致，而心室与大动脉连接不一致。即主动脉发自右心室，而肺动脉发自左心室，主动脉接受的是体循环的静脉血，而肺动脉接受的是肺静脉的动脉血。

二、分类

大动脉错位属于圆锥干畸形的一种，在法洛四联症时，左心室主要与主动脉连接，右心室主要与肺动脉连接；在右心室双出口时，两根大血管均起源于右心室；而在大动脉错位时，主动脉起源于右心室，肺动脉起源于左心室。

约20%的大动脉错位患儿合并室间隔缺损，此时的肺动脉直径通常是主动脉直径的2~3倍。大约20%的大动脉错位伴VSD的患儿在出生时就有左室流出道梗阻。室间隔完整的大动脉错位患儿，偶伴有左室流出道梗阻。它可以是功能性的，当肺阻力下降右室压力相对升高时，室间隔凸向左室侧，导致左室流出道梗阻。随着病程的进展，梗阻可由动力型发展为固定的、纤维化的隧道样的梗阻。大动脉错位的冠状动脉分布变异很多，因此分型比较困难。Yacoub和Radley-Smith在1978年提出的分型方法有A~F共6种类型，如A型为右后侧瓣窦发出右冠脉，左后侧瓣窦发出左前降支和回旋支；B型为左侧瓣窦发出单根冠脉。但由于冠脉畸形超过6种以上，因此很难包括全面。Leiden提出的D-TGA冠状动脉分类标准得到大家公认（图2-1-16）。Leiden规则采用透视方法从主动脉看向肺动脉，在观察者右侧接近肺动脉侧的主动脉瓣窦为瓣窦1，正常情况下发出左前降支和回旋支；对侧主动脉瓣窦为瓣窦2，正常情况下发出右冠脉，这相当于Yacoub分型中的A型。据此可对不同类型的冠脉畸形加以分类。冠状窦2发出右冠脉（R），冠状窦1发出左前降支（AD）和回旋支（Cx），因此可编号为1AD,Cx;2R，为正常的冠脉走行。分号（;）表明将左右冠状窦分开，同时出现两个相同的数字，说明该瓣窦内分别有2个开口。出现冠脉畸形时，这些数字编号也发生相应变化。比如右侧单根冠脉可表示为2R,AD,Cx;如果两根冠脉分别开口于右侧瓣窦内，则表示为2AD,Cx,2R。

三、发病率

完全性大动脉错位的发病率在发绀型先心病中仅次于四联症，占先心病发病率的7%~9%。约80%的未手术病例死于1岁以内。

四、病因

大动脉错位是一种圆锥干畸形。在正常右祥发育时期，主动脉下圆锥持续存在，而肺动脉下圆锥隔吸收并与二尖瓣间纤维连续，结果导致主动脉瓣位于肺动脉瓣前方，没有进行正常的旋转，二组半月瓣未经正常的变换分别与远端大血管连接，这些演变最终形成大动脉错位。

大动脉错位右旋形式是最常见的一种畸形，按照Van Praagh的方法即为d-loop转位，即原始心管在心脏发育早期阶段的旋转方向（S，D，D）。d-loop大动脉转位时，心室位置关系正常，即形态上的左心室位于左侧，形态上的右心室位于右前侧。d-loop大动脉错位不应当与主动脉和肺动脉的位置关系d型移位混淆，在功能上后者没有意义。相反，与d-loop大动脉错位相比，左旋形式即l-loop大动脉错位有着完全不同的病理生理学特点。

胚胎学上的冠状动脉主干近端以发芽的形式起源于乏氏窦，一般位于主动脉。当大血管位置关系变化或心室的相对位置变化时，就打乱了冠脉主干和乏氏窦的正常连接关系。正常位置的心室（d-loop），左冠脉主干跨过肺动脉的分布是正常的。然而，就d-loop大动脉错位而言，通常的分布是左冠脉主干跨过肺动脉前面，然后走行在左房室沟。同样，右冠脉主干直接从最近的窦发出，

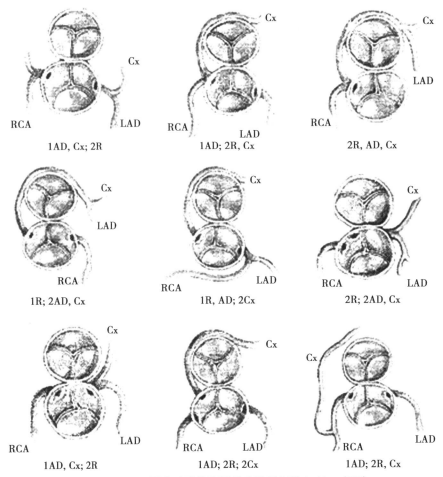

图 2-1-16　D 型大动脉错位冠状动脉解剖的 Leiden 规则

冠状动脉最常见的分布形式,Sinus 1 指解剖上位于左后的冠状窦,发出前降支和回旋支
冠状动脉,Sinus 2 指解剖上位于右后的冠状窦,发出右冠状动脉,缩写为 1AD, Cx; 2R,为
正常冠状动脉分布。单根冠状动脉可以表示为 2R, AD, Cx,说明右后瓣窦发出右冠状动
脉,左冠状动脉前降支和回旋支。如果同一个瓣窦分别发出两根冠状动脉,可以用数字分
别表示,1AD; 2R; 2Cx,说明左后瓣窦发出左冠状动脉前降支,右后瓣窦分别发出右冠状
动脉和回旋支(RCA- 右冠状动脉;LAD- 左冠状动脉前降支;Cx- 回旋支)

到达右侧房室沟。冠脉主干和乏氏窦之间的连接
关系存在许多变异,另外,冠窦本身也可存在畸
形,例如冠状窦窦口闭锁,冠状窦窦口狭窄,冠状
窦起源偏移,冠状动脉从壁内发出等。

五、病理

大动脉错位生理学的特点是肺动脉的血氧饱
和度高于主动脉。这是两个并行循环所导致。回
流到右心室的体静脉血泵到了体循环,同样方式,
回流到左心室的肺静脉血泵到肺动脉,出现严重
的低氧血症。患儿为了生存,并行循环之间必须
有一定程度的动静脉混合。由于出生时卵圆孔
和动脉导管的存在,使一部分含氧的动脉血经过
卵圆孔和动脉导管进入体循环。动脉导管闭合

后,如无房间隔缺损或室间隔缺损,患儿将不能
存活。

无论是否存在大动脉错位,胎儿期左、右心室
的压力相等,这是由非限制性动脉导管的存在造
成的。因为左、右心室压力相等,出生时左、右心
室肌肉的厚度相等。室间隔完整型大动脉错位,
随着胎儿出生后肺阻力开始下降,左心室压力也
相应下降。生后 4~6 个月,左心室将不能适应体
循环压力负荷的急剧增加。肺阻力下降的另一结
果是导致肺血流增加,甚至比体循环血流多 3~4
倍,此时伴有左心室扩张。因此大动脉错位是一
种肺血流不减少,实际上比正常增加的发绀型心
内畸形。

如果伴有 VSD,左心室的压力将由通过

VSD 血流的限制程度决定。然而,如同大动脉位置关系正常的 VSD,膜周部 VSD 有自发闭合的倾向,因此,几周之内左心室压力有可能从接近体循环的压力下降至不足体循环压力的 2/3。如果这时没有预先对左心室进行准备的处理,左心室肌肉的质量将不能耐受大动脉 Swith 手术。

1. **肺血管疾病** 大动脉错位伴有 VSD 时,如不进行治疗会很快发生肺血管病变。由于高流量、高压力和高的肺动脉氧饱和度,很快导致不可逆的肺血管病变。大动脉错位伴有 VSD 的患儿在生后 6 个月时就可能失去手术机会。即使室间隔完整型大动脉错位,12 个月龄时也可能发生肺血管病变。

2. **左心室流出道梗阻** 左心室流出道梗阻时,肺血流减少。结合大动脉错位的病理生理,肺血流减少将导致严重发绀。

3. **差异性** 伴有主动脉弓狭窄或中断时,下半身的血流必须依靠动脉导管供给。然而,从左心室经由动脉导管流到下半身的血流是含氧血,而流到上半身的血流是静脉血,这就导致了临床上出现的趾端粉红,而手指端呈蓝色,这是大动脉错位伴有主动脉弓中断的诊断性特征,即差异性发绀。

六、症状与体征

1. **症状** 大动脉错位通常在生后 24h 就能明确诊断。在动脉导管闭合后,患儿表现为严重低氧血症和酸中毒。虽然临床表现为发绀,但胸片表现为肺血流增多。纵隔内大血管形态也具有特征性。临床症状取决于体循环和肺循环的血液混合程度。如心房内分流很小,动脉导管自然关闭,那出生后即严重青紫,呼吸促,对吸入纯氧无变化。但如心房内分流大,同时伴有动脉导管未闭或室间隔缺损,则青紫较轻,由于体循环和肺循环血液的大量混合,发绀不明显,但早期出现充血性心力衰竭,对内科药物治疗效果往往不明显,严重者出现心率快、呼吸促、肝大等心力衰竭表现。如合并大室缺和左室流出道狭窄,类似于四联症,肺血流减少,低氧血症,心力衰竭症状较轻。

2. **体征** 胸廓饱满,胸前区听诊,心脏收缩期杂音,第二心音单一。肝脏可增大。临床表现气促、肋间凹陷。大孩子可以有杵状指。

七、辅助检查

超声心动图对大动脉转位具有诊断性价值。通过心脏超声需明确如下几点:

1. 主动脉和肺动脉根部的位置,主动脉瓣和肺动脉瓣的大小,升主动脉和肺动脉主干的大小,冠状动脉开口和左、右冠脉主干的位置。

2. 静脉回流的情况,即是否有左上腔静脉,左上腔静脉是否和无名静脉相通,以及右上腔和左上腔静脉的相对大小。

3. 是否存在 ASD,ASD 的大小和位置。这在 TGA/IVS 患儿尤为重要。

4. 主动脉弓、峡部和导管区域的大小,因为这些部位有可能存在发育不良或伴有狭窄。当存在主动脉弓发育不良或狭窄时,应当仔细测量三尖瓣瓣环及右心室的大小。

5. 判断室间隔的位置;左心室后壁的心肌厚度以及心肌质量的测定非常重要,可以此判断可否做大动脉转换术。

心电图通常示窦性节律,电轴右偏较多,右心室肥大。由于严重缺氧,ST 段和 T 波可出现缺血性表现。

胸片示心影扩大,上纵隔变窄,右心室扩大,心影呈鸡蛋形。肺门血管影扩大。如伴肺动脉狭窄,肺血管阴影减少。

右心和左心导管检查,主要了解各心房、心室和大动脉的血氧含量及压力测定,以确定心内分流存在和肺动脉高压情况。心血管造影可进一步明确大动脉位置,心房或心室内分流,有否肺动脉瓣或瓣下狭窄,左右肺动脉发育情况,特别是左右肺动脉和远端肺动脉的发育情况。由于导管检查的创伤较大,目前临床上对新生儿大动脉错位的导管检查应用很少。

八、诊断与鉴别诊断

(一)诊断

通常在生后 24h 就能明确诊断。TGA/IVS 患儿生后即出现青紫和严重的低氧血症及酸中毒,吸入纯氧对改善缺氧无效。房室水平分流量大者可有充血性心力衰竭表现,出现肝大。超声检查发现房室连接一致,心室大血管连接不一致可确诊。胸片示心影为蛋型,肺血增多。

（二）鉴别诊断

由于出生后青紫,主要与青紫型先心病鉴别。

1. 完全型肺静脉异位引流　与TGA一样也是生后即出现青紫而肺血却增多的先心病。胸片显示心影大小可正常,上纵隔无狭窄,可有肺水肿表现。心电图提示右室增大。超声心动图显示肺静脉回流入右心房,房间隔通常有较大的缺损。

2. 右室双出口合并肺动脉瓣下室间隔缺损（Taussig-Bing畸形）　其血流动力学特征类似于TGA/VSD,生后青紫而肺血增多,早期即可出现心力衰竭及肺血管病变。鉴别一般依赖心脏超声和心导管检查。

3. 法洛四联症　TGA/VSD合并肺动脉狭窄的病例需要与之鉴别。两者都表现为青紫,听诊及收缩期杂音,胸片显示肺血减少。但有所不同的是法洛四联症患儿一般生后6个月左右才出现青紫,蹲踞多见,并可出现缺氧发作。

九、治疗

完全性大动脉错位的治疗包括姑息性手术和根治手术。

1. 房隔造口术或房隔切开术　早期对完全性大动脉错位出生后严重低氧血症采用的姑息性手术方法,目前较少采用,主要因为在出生1个月内可行大动脉转换术。

2. 肺动脉环缩术　对伴有巨大室间隔缺损或多发性室间隔缺损,早期可先行肺动脉环缩,以保护肺血管充血引起的肺动脉高压,至6个月或1岁以后再行纠治术。

3. 体肺动脉分流术　也称为Blalock术。对严重低氧血症,伴有肺动脉狭窄等原因,早期不能行大动脉转换术时,可先行Blalock术,如心房内分流少,应同时行房间隔扩大术,以改善低氧血症。

4. Mustard或Senning术　为心房内调转术。早期一般先行姑息手术,至6个月左右行Mustard或Senning术,手术死亡率5%~10%。手术后易发生心律失常和腔静脉、肺静脉回流梗阻,特别是由于形态右心室不能长期承受体循环压力,导致三尖瓣关闭不全,即功能性二尖瓣关闭不全,因此目前临床上已放弃,只在双调转术中采用。

5. Rastelli术　大动脉错位伴室间隔缺损和左心室流出道梗阻者行Rastelli术。需要心内建立室间隔缺损至主动脉的内隧道,使左心室血流经室间隔缺损至主动脉,而右心室至肺动脉通过心外管道连接,因此手术年龄以3~4岁以上为好,否则由于心外人工管道不能随着年龄的增长而生长,远期并发症较多,需多次手术置换。同时心内隧道发生左心室流出道梗阻的发生率较高。对室缺位置远离主动脉开口和室缺至主动脉开口之间有三尖瓣腱索或乳头肌阻挡,或右心室腔较小的病例不宜行Rastelli手术。

（1）Rastelli手术方法:主要适合于大动脉错位伴室间隔缺损和肺动脉狭窄,或者原先做过肺动脉环缩术,引起肺动脉干和瓣下狭窄的患儿。

手术建立体外循环方法与上相同。取下心包经戊二醛固定备用。经右心室切口,探查室间隔缺损位置,确定室缺至主动脉开口之间无三尖瓣组织阻挡、横断肺动脉,近心端连续缝合关闭,将室间隔缺损至升主动脉开口间建立心内隧道。补片要足够大,防止术后发生左室流出道梗阻,如室间隔缺损较小,必须扩大至室缺直径与主动脉瓣环直径相同。采用同种带瓣管道连接右心室切口至肺动脉,先缝合同种带瓣管道与肺动脉远端的吻合口,同种带瓣管道近端的后壁与右室切口上缘缝合,同种带瓣管道前壁和右室切口下缘部分用心包补片覆盖（图2-1-17）。

2004年,阜外医院胡盛寿教授团队对Nikaidoh手术进行改良,在保留自体肺动脉瓣的同时对冠状动脉进行再植。通过将自体肺动脉根部完整移植以改善重建后的右心室流出道生长性及肺动脉瓣反流,取得了很好的手术疗效。DRT手术适用于1岁以上的患儿,手术适应证为合并肺动脉狭窄的TGA/VSD和远离型室缺的右室双出口合并肺动脉狭窄的患者。与Rastelli以及经典的Nikaidoh手术相比,DRT手术具有如下优点:①保留自体肺动脉瓣构成新建右心室流出道的后壁和侧壁,带瓣牛颈静脉或同种异体肺动脉带瓣管道仅构成其前壁。这既使新建的右心室流出道

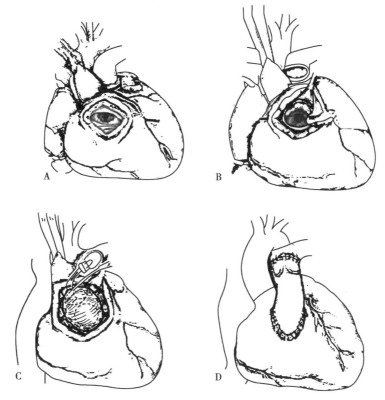

图 2-1-17 完全性大动脉错位的 Rastelli 手术

A. 经右心室切口,探查室间隔缺损位置,确定室缺至主动脉开口之间无三尖瓣组织阻挡。B. 将室间隔缺损至升主动脉开口间建立心内隧道。补片要足够大,防止术后发生左室流出道梗阻,如室间隔缺损较小,必须扩大至室缺直径与主动脉瓣环直径相同。C. 横断肺动脉,近心端连续缝合关闭。D. 采用同种带瓣管道连接右心室切口至肺动脉,先缝合同种带瓣管道与肺动脉远端的吻合口,同种带瓣管道近端的后壁与右室切口上缘缝合,同种带瓣管道前壁和右室切口下缘部分用心包补片覆盖

血流动力学最接近正常,又在理论上解决了手术后因右心室流出道不具生长性或发生钙化梗阻的难题。②肺动脉根部自左心室切取后左心室流出道梗阻得到进一步缓解,从而使大部分患儿无需再切开圆锥间隔以扩大室间隔缺损,左心功能得到最大程度保护,左心室流出道的血流动力学几乎达到完全正常。③经典的 Nikaidoh 术不移植冠脉,DRT 术式将 1 或 2 条冠状动脉游离,选择合适的位置吻合于移位后的主动脉根部,冠脉不受牵拉,心肌血供不受影响。该技术的应用使得 DRT 手术不受冠脉畸形的限制,可在几乎所有 TGA/VSD/PS 类型的患儿中应用。

从 2007 年 12 月到 2013 年 9 月,阜外医院共有 78 例患者接受了 DRT 手术,中位年龄 3 岁(0.3~22 岁),中位随访时间 46 个月(2~75 个月)。院内死亡率 4.4%(3 例患者),死亡原因分别是肾衰竭、低心排和脓毒血症。随访期间无再次手术

干预,两例随访期死亡,死亡原因分别是心力衰竭和猝死。术后超声提示重建后的双心室流出道血流动力学满意,心功能正常。左室流出道压差接近正常,提示左室流出道疏通满意。平均右室流出道压差只有 10.4mmHg,多数患者的肺动脉只有少到中量反流。

(2)双根部调转术(DRT)方法:在主动脉窦管交界上 1cm 处离断升主动脉,探查主动脉瓣及冠脉开口。在主动脉根部心外膜下游离左右冠状动脉主干,距主动脉瓣下 0.5cm 处将主动脉根部从右室流出道离断,并切下一侧冠状动脉开口(通常是右侧冠状动脉)。经右室流出道切口探查室缺,以 5-0 的 Prolene 线修补室间隔缺损。切开主肺动脉探查肺动脉瓣,沿靠前方的瓣交界处切开肺动脉瓣环,并将整个主肺动脉根部从左室流出道离断,注意避免损伤二尖瓣瓣环。切除肺动脉瓣下残余纤维性狭窄,必要时切除肺动脉瓣下

靠近室间隔侧的部分肌肉以疏通左室流出道。

补片修补冠状动脉开口切除后留下的主动脉壁缺损。以离断的冠状动脉开口部（通常是左侧冠状动脉）为支点，将主动脉根部向后旋转至左室流出道开口（注意避免冠状动脉扭曲）。5-0 的 Prolene 线缝合主动脉根部与左心室流出道。以 6-0 的 Prolene 线将切下的冠脉开口纽扣片重新移植至相应的主动脉根部。选用同种异体肺动脉单瓣补片或牛颈静脉单瓣补片加宽并重建已经游离下的主肺动脉根部。充分疏通右室流出道，行 Lecompte 操作将肺动脉调至主动脉前，用 6-0 的 Prolene 线进行主肺动脉根部与右室流出道切口的吻合。

6. **大动脉转换术** 大动脉转换术的手术年龄取决于左心室功能，当有 VSD 或动脉导管足够大时，左心室压力能维持在体循环压力的 2/3 以上，左心室能在较长时期内适应一期大动脉换位术。然而，如果室间隔完整时，左心室在出生后几周就明显变小。一般的，在出生四周后，伴有完整室间隔和没有动脉导管的大动脉转位的患儿实行一期 Switch 手术存在较大的危险性。一般对室间隔完整型大动脉错位应在出生后 2 周内手术最合适，如手术年龄超过 1 个月，必须注意左心室功能是否退化，临床上可根据心导管检查或心脏超声检查决定。在超声检查中室间隔位置必须居中，如偏向左侧，说明左心室压力低于右心室压力，需进一步心导管检查，左心室压力必须超过右心室压力 60%。此外，大动脉位置和冠状动脉解剖位置非常重要。如大动脉侧侧位，冠状动脉位置畸形，特别是行走于主动脉壁内，单根冠状动脉或冠状动脉横过右心室流出道前方，使移植后扭曲，张力较高，引起冠状动脉灌注不足，是大动脉转换术失败的主要原因。对大动脉错位伴室间隔缺损，除了考虑解剖因素外，肺动脉高压是手术失败的主要原因。一般手术年龄不要超过 3 个月，大于 6 个月就可能出现肺血管阻塞性病变。

大动脉转换术（Switch 术）方法：

大动脉转换术将主动脉和肺动脉切下后换位，同时将原来的左、右冠状动脉分别取下移植至新的主动脉上，这样，使完全性大动脉错位在解剖上彻底纠治。

手术在体外循环下进行，对新生儿可采用深低温停循环转流方法和深低温低流量转流方法。首先建立体外循环，右心房的单根静脉插管使肛温降至 18℃ 以下。在转流降温时，解剖游离动脉导管，缝扎切断动脉导管后彻底游离升主动脉、肺动脉干和左右肺动脉。至肛温 18℃ 时停循环，主动脉根部注入心肌保护液。右心房切口，缝合房间隔缺损或修补室间隔缺损，然后缝合右心房切口，恢复体外循环，在低流量下行大动脉转换术。

将升主动脉距瓣上 1cm 处横断，注意探查左右冠状动脉开口，检查开口处有否小侧支，或冠状动脉走行于主动脉壁内，沿冠状动脉开口 1~2mm 外缘剪下主动脉壁，游离冠状动脉最初的 2~4mm，要仔细保护冠状动脉的各分支。如有必要，在心外膜下游离小的心外膜分支。肺动脉干位于左右肺动脉分叉处横断，仔细检查肺动脉瓣，将左右冠状动脉向后移植至肺动脉根部，在相应位置剪去小片肺动脉壁，然后采用 Prolene 线连续缝合。缝线每端打结固定。仔细检查缝线处，任何可疑区域都要间断缝合加固。缝合后仔细检查冠状动脉有否扭曲、牵拉，保证通畅。有时冠状动脉向后移植距离长，张力偏高，可以在新主动脉上做一 L 形切口，然后均匀地旋转，做一个门板式的皮瓣。这样可减少冠状动脉旋转，但增加了新主动脉近端的周长。此时远端主动脉与肺动脉换位，将左、右肺动脉提起，主动脉从肺动脉下穿出，用镊子钳住主动脉开口后，将主动脉阻断钳换至肺动脉前方再阻断。升主动脉与肺动脉根部连续缝合，形成新的主动脉；采用自体心包片应用 0.6% 的戊二醛处理后修补原主动脉根部取冠状动脉后的缺损，最后与肺动脉干吻合形成新的肺动脉干（图 2-1-18）。

松开主动脉阻断钳，应当观察心脏表面的冠状血管灌注和心肌颜色，所有的区域应有满意的灌注，颜色红润。常用 6/0 的 Prolene 线连续吻合肺动脉，同时开始体外循环转流升温。手术缝合要仔细严密，否则术后出血是致命的。手术成功的关键在于冠状动脉的移植。

随着大动脉转换术的开展，使我们逐渐认识到冠状动脉解剖畸形的重要性。在动脉转换术中，冠状动脉移植是手术成功与否的关键。由于冠状动脉解剖变异复杂，类型多，因此采用手术方法各不相同。随着冠脉移植技术的不断提高，冠

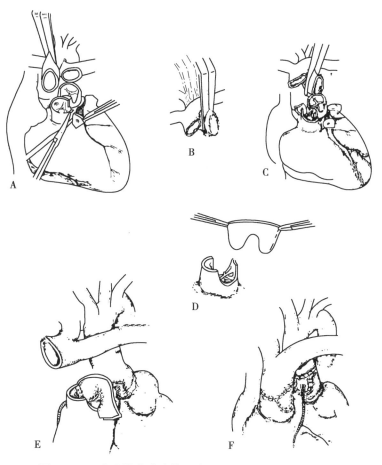

图 2-1-18　完全性大动脉错位的大动脉转换术（Switch 术）
A. 主动脉距瓣上 1cm 处横断，注意探查左右冠状动脉开口，沿冠状动脉开口 1~2mm 外缘剪下主动脉壁，游离冠状动脉最初的 2~4mm，要仔细保护冠状动脉的各分支。B. 升主动脉和肺动脉前后换位。C. 将左右冠状动脉向后移植至肺动脉根部，在相应位置剪去小片肺动脉壁，然后采用 Prolene 线连续缝合，缝线每端打结固定；然后连接主动脉。D. 采用自体心包片裁剪成裤状。E. 修补原主动脉根部取冠状动脉后的缺损。F. 最后连接肺动脉

脉畸形的大动脉转换术死亡率已从早期报道的 20% 下降到了目前的 5% 以下。临床上有许多改良的冠状动脉移植方法。

上海儿童医学中心 1999—2013 年共计 919 例 Switch 患儿手术，手术早期死亡率 10.88%。虽然大动脉调转术后的患儿成年后死亡率很低；然而常规随访是必不可少的。还是有一批患者存在冠状动脉病变、主动脉瓣反流以及肺动脉狭窄等中远期并发症，需要进行外科干预。术后冠状动脉病变可导致患儿发生心肌缺血、心肌梗死、心律失常、心力衰竭，甚至猝死等。远期冠状动脉病变的原因可能是冠脉移植时产生的微小变形改变了近段冠状动脉的血流平衡，血流产生切应力损伤血管壁，诱导内膜纤维增生，从而导致血管阻塞。新主动脉瓣膜的反流与手术时主动脉、肺动脉直

径不匹配有关，扩大的新主动脉根部会导致瓣膜反流加重。肺动脉狭窄主要与肺动脉远端形态有极大相关，转位后远端肺动脉的扭曲、受压、变形，尤其是侧侧位的血管移植，往往会导致远期的肺动脉分支狭窄。

7. Damus-Kaye-Stansel 手术　适合于右室流出道或主动脉瓣下严重狭窄，冠状动脉畸形，限制型室间隔缺损，大血管侧侧位，主要不适合行 Rastelli 术和大动脉转换术者，可考虑该方法，部分这类病儿也可采用大动脉移位术。

8. 二期 Switch 手术　年龄大于 4~8 周龄的患儿，左心室压力低于体循环压力的 60%，是二期 Switch 手术的适应证。即使患儿的年龄在 4~8 周龄范围之内，如果大动脉 Switch 术后没有心室辅助装置对左心室的支持，患儿也将可能没有足

够的左心室功能而耐受大动脉 Switch 手术。二期 Switch 手术的适应证也可以是心房内转换矫治术后，即 Senning 或 Mustard 手术后体循环功能衰竭的患儿。

二期 Switch 手术方法：

（1）一期手术：常规静吸复合麻醉下胸骨正中切口，沿右侧剪开心包，解剖游离升主动脉，左无名动脉和右肺动脉。无名动脉上侧壁钳，用直径 4mm 的 Gore-Tex 管道，顶端剪成斜口与无名动脉吻合，采用 6-0 的 Prolene 缝线连续缝合，然后右肺动脉上侧壁钳，与 Gore-Tex 管道做端侧吻合。开放后确保吻合口通畅。肺总动脉上环缩带，采用编织硅橡胶膜剪成 3mm 宽的带子绕过肺动脉干，两端对齐后钳住。从肺动脉干顶部置入左心室测压管，持续观察左心室压力变化，同时做食管超声，逐渐收紧环缩带，食管超声显示室隔逐渐向中间移位，直至室隔保留在中间位，同时左心室压力达到右心室压力的 80% 左右，固定环缩带，同时在环缩带上下两侧缝合固定于肺动脉干，防止环缩带移位。置心包腔内引流管，分层关胸。对卵圆孔小，严重低氧血症，可在常规体外平行循环下，行房隔扩大术。

（2）间隔期：在整个期间的 7~10d 需要保留气管插管呼吸机辅助呼吸和接受正性肌力药物支持，隔天进行超声心动图检查，以了解心室功能和心室质量。在 5~7d 时，左心室功能逐渐恢复到正常。

（3）二期 Switch 手术：原切口进胸，取下心包戊二醛固定备用，肝素化，升主动脉和右心耳插管体外循环，开始转流即阻断 Gore-Tex 管道，分别在两端上侧壁钳，拆除 Gore-Tex 管道，同时缝合无名动脉和右肺动脉吻合口。拆除肺动脉干的环缩带。转流降温至肛温 20℃ 时停循环，右房切口，缝合房间隔缺损。恢复体外循环，20~50ml/（kg·min）低流量下行大动脉转换术。

主动脉和肺动脉距瓣叶 1cm 处分别横断，取下左右冠状动脉，然后移植至相对应的肺动脉根部，将升主动脉从肺动脉下穿出换位，连接升主动脉，心包补片修补左右冠状动脉缺损处，再连接肺动脉。除了需要移去束带，钳夹和分离分流导管，二期手术与基本的大动脉 Switch 术没有区别。在 5~7d 时，通常仅有纤维素粘连，较易分离，而且

没有使冠状动脉解剖模糊不清。

9. 大动脉移位术（aortic translocation）　完全性大动脉错位伴室间隔缺损和肺动脉狭窄（TGA/VSD/PS）普遍采用 Rastelli 手术。其主要优点是术后保持左心室担任体循环工作，因此成为目前对 TGA/VSD/PS 的标准手术方法。但长期随访发现术后并发症较多，包括心外管道梗阻、左室流出道梗阻和心律失常等。主动脉移位术是 Nikaidoh 在 1984 年提出的。其优点在于避免了建立心内隧道，从而使左室流出道梗阻的概率大大降低，而且此术式在处理房室瓣骑跨和右室相对较小的病例时有显著的优势。但是，此术式对心功能的损伤较大，患儿术后早期常出现低心排，而且由于手术需要在大动脉瓣环周围做切口，故此处如有冠状动脉分支跨过当属禁忌证。

主动脉移位术方法：

Nikaidoh 在 1984 年提出的新的手术方法，纠治大动脉错位伴室间隔缺损和左室流出道梗阻，主要应用于室间隔缺损位于流入道，或限制性室间隔缺损，右心室腔较小，房室瓣骑跨，冠状动脉畸形跨过右心室流出道等。并不是所有 TGA 伴肺动脉瓣狭窄都采用该方法。

手术采用胸骨正中切口，切除双侧胸腺，取下心包经戊二醛固定备用。升主动脉和上下腔静脉分别插管建立体外循环。在体外循环平行转流下，解剖分离动脉导管或导管韧带，在导管两端分别缝扎后切断；进一步分离左右肺动脉至肺门处。主动脉根部注入心脏停搏液 20ml/kg，并每 20min 灌注一次。心脏停搏后切开右心房，探查室间隔缺损的位置。在主动脉瓣下约 0.5cm 处切开右心室流出道，注意避免损伤主动脉瓣叶。在直视下分别向两侧剪开，至冠状动脉处时需先将冠状动脉游离，然后从冠状动脉下方剪开右心室，使整个主动脉瓣带着冠状动脉从右心室根部切下。同时将肺动脉干在近瓣环处横断，剪去狭窄的瓣叶，向圆锥隔方向剪开直至室间隔缺损交通。将取下的主动脉瓣移向剪开的肺动脉瓣环处，保持左右冠状动脉没有张力和扭曲。主动脉瓣后半部分与肺动脉瓣环连续缝合，采用 5-0 的 Prolene 连续缝合。裁剪大小合适的涤纶补片关闭室间隔缺损至主动脉前半部分，同样连续缝合。这样关闭了室间隔缺损的同时也扩大了左室流出道。此时可排

气开放主动脉,尽量缩短主动脉阻断时间,转流复温。同时将肺动脉从主动脉后缘左侧拉下来,肺动脉后壁与右室切口上缘缝合,剪开肺动脉前壁直至左肺动脉开口远端,采用自体心包补片覆盖右心室切口前壁,同时扩大肺动脉(图 2-1-19)。

此时心脏已复跳,转流复温至肛温 36℃时停体外循环,常规进行改良超滤。置纵隔或胸腔引流管,分层关胸。

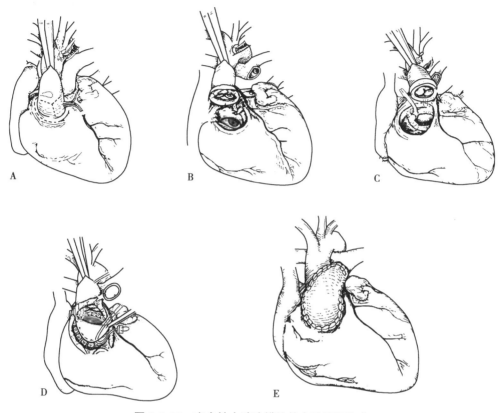

图 2-1-19 完全性大动脉错位的主动脉移位术

A. 术中完全游离升主动脉和左、右肺动脉,在升主动脉远端置入主动脉灌注管,上下腔分别插管体外循环转流。B. 将左右冠状动脉根部游离 1cm 左右,在主动脉瓣叶下 5mm 处切开右室流出道。C. 小心向两侧剪开直至将整个主动脉瓣取下,保留左右冠状动脉。D. 将肺动脉干横断,向右室流出道方向剪开肺动脉瓣环至室间隔缺损贯通。保留左右冠状动脉的主动脉瓣向后移植,后半部分直接与原肺动脉瓣环连续缝合,前半部分与室间隔缺损之间采用 Dacron 补片连续缝合关闭,这样不但关闭室间隔缺损,同时扩大左室流出道。E. 左右肺动脉后壁与右心室切口上缘直接连续缝合,然后采用心包补片覆盖肺动脉和右室切口

十、预后

国外报道完全性大动脉错位的大动脉转换术手术死亡率在 2.5%~5%。心房水平纠治的晚期死亡率显著高于大动脉转换术。两种手术的早期死亡率无明显差异。说明 Switch 手术肯定优于心房水平纠治手术。大动脉转换术后每年右室流出道梗阻的晚期发生率为 0.5%。

上海儿童医学中心从 1998 年开展大动脉转换术。从 2001 年 1 月至 2008 年 12 月,共采用大动脉转换术纠治完全性大动脉错位 400 余例,总死亡率 9.73%。其中 TGA/IVS 死亡率 8.3%,TGA/VSD 死亡率 11.3%。近年来的手术死亡率降至 5.55%。术后随访,所有病例青紫消失,活动能力明显增强。8 例大动脉转位主动脉和肺动脉瓣上狭窄再次手术治愈。大动脉转换术已广泛应用于完全性大血管错位的纠治,手术效果满意;近年来,该方法应用于右室双出口肺动脉瓣下室缺的纠治,不但早期纠治防止其肺血管阻塞性病变发生,而且避免了心内修补左室流出道梗阻的远期并发症。

完全性大动脉错位肺动脉狭窄的 Rastelli 手术结果较满意,心内操作较少,具有创伤小的优点,手术成功率高。近年来本手术的早期死亡率

已经降低到 5% 以下,但是其远期并发症包括左心室流出道和右心室流出道梗阻的发生率较高,还有突发的心律失常引起的猝死以及左心室功能的衰竭。因此近来提倡采用主动脉移位术方法。上海儿童医学中心 2004 年到 2008 年,采用主动脉移位术连续纠治 24 例大动脉转位 /VSD/ 肺动脉狭窄。手术死亡 1 例。术后随访 6 个月 ~4 年。所有手术存活患儿活动良好,心功能I级。胸片示心影较术前略大,肺血增多;心电图窦性心律,心脏超声检查示主动脉瓣反流轻微 2 例,轻度 1 例。主动脉移位术重建左心室流出道和右心室流出道,避免了 Rastelli 手术后左心室流出道梗阻和心外管道梗阻的并发症。我们认为,大动脉转位 / 室间隔缺损 / 肺动脉狭窄伴限制性室间缺损、三尖瓣腱索骑跨影响心内隧道建立、右心室偏小和冠状动脉畸形跨过右心室流出道时,更适合采用主动脉移位术。由于本组病例数较少,随访时间短,还需进一步积累经验和加强随访,使大动脉转位 / 室间隔缺损 / 肺动脉狭窄的远期疗效更加理想。

（陈　浩　徐志伟）

参 考 文 献

1. 徐志伟 . 复杂先天性心脏病的外科治疗进展 . 中华临床医师杂志: 电子版, 2011, 5（1）: 1-3.

2. 高华炜, 李守军, 闫军, 等 . 完全型大动脉转位行大动脉调转术十年（2001~2012 年）的变化趋势——单中心报告 . 中国胸心血管外科临床杂志, 2015, 22（7）: 638-641.

3. 徐志伟, 苏肇伉, 丁文祥 . 双调转术（Double-Switch）的临床应用 . 中华胸心血管外科杂志, 2003, 19（3）: 134-135.

4. 徐志伟, 苏肇伉, 王顺明, 等 . 大动脉转换术治疗右室双出口合并肺动脉瓣下室间隔缺损 . 中华胸心血管外科杂志, 2001, 17（3）: 132-134.

5. 徐志伟, 苏肇伉, 丁文祥 . 快速二期动脉转位术纠治新生儿完全性大动脉转位 . 中国胸心血管外科临床杂志, 2004, 11（1）: 12-15.

6. 王旭, 胡盛寿, 李守军, 等 . 双动脉根部调转术治疗大动脉转位合并室间隔缺损和左心室流出道狭窄术后早期临床结果分析 . 中国循环杂志, 2012, 27（1）: 57-59.

7. 徐志伟, 丁文祥, 苏肇伉 . 大动脉转换术在复杂先天性心脏病治疗中的应用 . 中华外科杂志, 2004, 42（8）: 451-454.

8. 徐志伟, 王顺民, 郑景浩 . 主动脉移位术纠治婴幼儿完全性大动脉错位伴室间隔缺损肺动脉狭窄 . 中华胸心血管外科杂志, 2006, 22（2）: 79-81.

9. 徐志伟, 邢万红, 刘锦纷 . 影响大动脉转位术死亡率的危险因素分析 . 中国胸心血管外科临床杂志, 2006, 13（3）: 141-144.

10. 徐志伟, 刘锦纷, 严勤 . Nikaidoh 术治疗完全性大动脉错位伴室间隔缺损和肺动脉狭窄的早期结果 . 中国胸心血管外科临床杂志, 2007, 14（3）: 161-164.

11. 徐志伟, 刘锦纷, 张海波 . 大动脉转换术 113 例的手术结果分析 . 中华外科杂志, 2007, 45（12）: 801-804.

12. Hu SS, Li SJ. Pulmonary and aortic root translocation in the management of transposition of the great arteries with ventricular septal defect and left ventricular outflow tract obstruction. J Thorac Cardiovasc Surg, 2007, 133（4）: 1090-1092.

13. Hu SS, Liu ZG. Strategy for biventricular outflow tract reconstruction: Rastelli, REV, or Nikaidoh procedure? Thorac Cardiovasc Surg, 2008, 135（2）: 331-338.

14. Gottlieb D, Schwartz ML, Bischoff K, et al. Predictors of outcome of arterial switch operation for complex D-transposition. Ann Thorac Surg, 2008, 85（5）: 1698-1702.

15. Yamazaki A, Yamamoto N, Sakamoto T, et al. Long-term outcomes and social independence level after arterial switch operation. Eur J Cardiothorac Surg, 2008, 33（2）: 239-243.

16. Bové T, De Meulder F, Vandenplas G, et al. Midterm assessment of the reconstructed arteries after the arterial switch operation. Ann Thorac Surg, 2008, 85（3）: 823-830.

17. Rastan AJ, Walther T, Alam NA, et al. Moderate versus deep hypothermia for the arterial switch operation--experience with 100 consecutive patients. Eur J Cardiothorac Surg, 2008, 33（4）: 619-625.

18. Wheeler DS, Dent CL, Manning PB, et al. Factors prolonging length of stay in the cardiac intensive care unit following the arterial switch operation. Cardiol Young, 2008, 18（1）: 41-50.

19. Pasquali SK, Marino BS, McBride MG, et al. Coronary artery pattern and age impact exercise performance late after the arterial switch operation. J Thorac Cardiovasc Surg, 2007, 134（5）: 1207-1212.

20. Qamar ZA, Goldberg CS, Devaney EJ, et al. Current risk factors and outcomes for the arterial switch operation. Ann Thorac Surg, 2007, 84（3）: 871-878.

21. Rudra HS, Mavroudis C, Backer CL, et al. The arterial switch operation: 25-year experience with 258 patients. Ann Thorac Surg, 2011, 92（5）: 1742-1746.

22. Schidlow DN, Jenkins KJ, Gauvreau K, et al. Transposition

of the great arteries in the developing world: surgery and outcomes. J Am Coll Cardiol, 2017, 69（1）: 43-51.

23. Shukla V, Freedom RM, Black MD. Single coronary artery and complete transposition of the great arteries: a technical challenge resolved? Ann Thorac Surg, 2000, 69: 568-571.

24. Na KJ, Kim WH, Jang WS, et al. Unroofing intramural coronary artery for late coronary events after arterial switch operation. Ann Thorac Surg, 2014, 97（3）: 1062-1064.

25. Hovels-Gurich HH, Seghaye MC, Ma Q, et al. Long-term results of cardiac and general health status in children after neonatal arterial switch operation. Ann Thorac Surg, 2003, 75（3）: 935-943.

26. Fricke TA, Loyer BR, Huang L, et al. Long-term quality of life in adult survivors after the arterial switch operation. Eur J Cardiothorac Surg, 2018, 54（6）: 1001-1003.

27. Lacour-Gayet F, Piot D, Zoghbi J, et al. Surgical management and indication of left ventricular retraining in arterial switch for transposition of the great arteries with intact ventricular septum. Eur J Cardiothorac Surg, 2001, 20（4）: 824-829.

28. Rollins CK, Newburger JW. Correction of d-Transposition of the great arteries sooner rather than later. Circulation, 2019, 139（24）: 2739-2741.

29. Morell VO, Jacobs JP, Quintessenza JA. The role of aortic translocation in the management of complex transposition of the great arteries. Seminar in Thoracic and Cardiovascular Surgery: J Pediatric cardiac surgery annual, 2004, 7（1）: 1.

30. Villafane J, Lantin-Hermoso MR, Bhatt AB, et al. D-transposition of the great arteries: the current era of the arterial switch operation. J Am Coll Cardiol, 2014, 64（5）: 498-511.

31. Kiener A, Kelleman M, McCracken C, et al. Long-term survival after arterial versus atrial switch in d-Transposition of the great arteries. Ann Thorac Surg, 2018, 106（6）: 1827-1833.

32. Moll M, Michalak KW, Sobczak-Budlewska K, et al. Coronary artery anomalies in patients with transposition of the great arteries and their impact on postoperative outcomes. Ann Thorac Surg, 2017, 104（5）: 1620-1628.

33. Lo Rito M, Fittipaldi M, Haththotuwa R, et al. Long-term fate of the aortic valve after an arterial switch operation. J Thorac Cardiovasc Surg, 2015, 149（4）: 1089-1094.

34. Lee JR, Lim HG, Kim YJ, et al. Repair of transposition of the great arteries, ventricular septal defect and left ventricular outflow tract obstruction. Eur J Cardiothorac Surg, 2004, 25（5）: 735-741.

35. Michalak KW, Moll JA, Sobczak-Budlewska K, et al. Reoperations and catheter interventions in patients with transposition of the great arteries after the arterial switch operation. Eur J Cardiothorac Surg, 2017, 51（1）: 34-42.

36. Lim JM, Porayette P, Marini D, et al. Associations between age at arterial switch operation, brain growth, and development in infants with transposition of the great arteries. Circulation, 2019, 139（24）: 2728-2738.

第六节 法洛四联症

法洛四联症（tetralogy of Fallot，TOF）是最常见的发绀型先天性心脏病，其发病率占各类先天性心脏病的4.42%~5.26%。TOF包括对位不良型室间隔缺损、肺动脉流出道狭窄或闭锁、主动脉骑跨、右心室肥厚；但也可合并房间隔缺损等其他畸形。TOF的基本病理是右心室漏斗部发育不良，导致漏斗部室间隔前向左转，引起对位不良，这种对位不良决定了右心室流出道梗阻的程度。随着体外循环、心肌保护和手术技术的进步和完善，各大医学中心临床结果提示手术并发症和死亡率很低，远期效果良好。

一、简史

早在1671年，Stensen就首次描述了该病。1888年，Fallot第一次精确地描述该病的临床表现及完整的病理特征，后人以他的名字命名该病。尽管TOF早就可以得到临床诊断，但直到20世纪40年代，仍没有有效的治疗方法。直到1944年，外科医生Blalock在与心脏内科医生Taussig合作的情况下，为一个TOF婴儿成功完成手术，首创了锁骨下动脉和肺动脉之间的Blalock-Taussig分流手术。这项开创性的外科技术为新生儿心脏手术开启了一个新的时代。其后逐渐出现了从降主动脉到左肺动脉的Potts分流、从上腔静脉到右肺动脉的Glenn分流，以及从升主动脉到右肺动脉的Waterston分流。1954年，Lillehei使用控制性交叉循环，第一次成功进行了TOF根治手术。第二年，随着Gibbons的体外循环的到来，Kirklin首次使用机械式心肺体外循环支持成功实施TOF修补手术，确立了心脏手术的另一个历史时代。从那时起，外科技术与心肌保护取得许多进展，TOF治疗也取得了巨大进步。

二、流行病学

1. 发病率 TOF 属于最常见的发绀型先心病,目前出生发病率为(0.36~0.47)/1 000 新生儿,占先天性心脏病的 4.42%~5.26%。在大多数情况下,TOF 呈散发性和非家族性,并且男性比女性更易罹患该病;但 TOF 患者的后代,先天性心脏病发病率可达 6.2%。TOF 患者中有 20% 以上可合并遗传学疾病,其中最常见的是 DiGeorge 综合征,其次为唐氏综合征。TOF 可合并心脏外畸形,如肛门闭锁、食管气管瘘等,还可见唇裂和腭裂、泌尿生殖系统异常,以及骨骼及颅面畸形。

2. 病因学 虽然遗传研究表明有多因素在起作用,大多数的先天性心脏病病因仍不清楚。TOF 的产前高危因素包括孕产妇患风疹(或其他病毒性疾病)、营养不良、酗酒、年龄超过 40 岁和糖尿病。

3. 自然病史 不是所有 TOF 婴幼儿都需要早期手术。但如果不进行手术治疗,TOF 的自然病程预后不良。病情的进展取决于右心室流出道梗阻的严重程度。如不进行手术,TOF 的死亡率逐渐增加,出生第一年死亡为 25%,40% 的患者死于 3 岁之前,10 岁之前则是 70%,40 岁时则可达 95%。出生后第一年的死亡风险最高,然后在 25 岁前保持恒定,之后开始升高。能活到 30 岁的患者多数会出现充血性心力衰竭,也有个别患者因其畸形造成的血流动力学影响很小,其寿命与正常人相似。据预测,TOF 合并肺动脉闭锁的患者预后最差,最差只有 50% 的机会可活到 6 个月,最好的也只有 10% 的机会活到 10 岁。如果不进行治疗,TOF 还面临额外的风险,包括矛盾栓塞造成中风、肺栓塞、亚急性细菌性心内膜炎和脑脓肿。

三、解剖学特征

TOF 患者可出现范围广泛的解剖畸形。最初描述的四种畸形包括:①肺动脉狭窄;②室间隔缺损;③主动脉右旋造成的骑跨;④右心室肥厚。目前,TOF 定义是:①对位不良型室间隔缺损;②肺动脉流出道狭窄或闭锁;③主动脉骑跨;④右心室肥厚。

1. 右心室流出道梗阻 临床上大多数的

TOF 患者,由于右心室血流排空受阻,右心室的收缩压会不断增高。漏斗部室间隔的前移和旋转,往往决定了右心室梗阻的部位和严重程度。如果梗阻相邻肺动脉瓣,病变会更重。

2. 肺动脉及其分支 肺动脉的大小和分布差异很大,可能闭锁或发育不良。肺动脉干总是小于正常情况。肺动脉左右分支异常更常见于合并肺动脉闭锁的 TOF。左肺动脉缺如比较少见。有些病例存在不同程度的外周肺动脉狭窄,进一步限制了肺血流量。

肺动脉闭锁造成右心室与肺动脉干没有血流沟通。在这种情况下,肺血流依赖于未闭的动脉导管或大型主肺侧支动脉。如果右心室流出道梗阻轻微,大的左向右分流或大的主肺侧支会使肺血流量过大,造成肺血管病变。在 75% 左右的 TOF 患儿中,存在不同程度的肺动脉瓣狭窄,多为双叶瓣、增厚。狭窄通常是由于瓣叶僵硬,而不只是交界融合所造成的。绝大部分 TOF 患者的肺动脉瓣环都有狭窄。这些则造成了瓣膜水平及以上的流出道狭窄。

3. 室间隔缺损 经典 TOF 中的室间隔缺损主要是非限制性大型主动脉室间隔缺损,包含圆锥隔和膜周部区域,主要是漏斗部室间隔对位不良造成的。

4. 主动脉 主动脉向右移位和根部的异常旋转导致主动脉骑跨,即主动脉有不同的程度起源自右心室。主动脉骑跨右心室的范围可在 30%~90%,一般均骑跨 50%。主动脉骑跨和异常旋转的程度与右心室流出道发育不良及漏斗部室间隔对位不良的程度有关。在某些患者中,超过 50% 的主动脉可能源自右心室。可能因此出现右位主动脉弓,导致主动脉弓分支异常起源。

5. 合并心脏畸形 合并心脏畸形很常见。合并房间隔缺损的 TOF 也称所谓的法洛五联症。其他合并畸形包括:动脉导管未闭,房室间隔缺损,多发性室间隔缺损,肺静脉异位引流,冠状动脉畸形,肺动脉瓣缺如,主肺动脉窗,以及主动脉瓣关闭不全等。

冠状动脉的解剖也可能是不正常的。其中一种情况是,左前降支(LAD)发自右冠状动脉近端,在肺动脉瓣环下方,横跨右心室流出道。TOF 病例中,这种 LAD 异常大约占 5%,这种异常增加了跨肺动脉瓣环补片的风险,有时需要使用外管道。室间隔缺损修补时,异常 LAD 容易受损。有时,右冠状动脉起源于左冠状动脉,或左冠状动脉起源于肺动脉。

四、病理生理

TOF 的血流动力学取决于右心室流出道梗阻的严重程度。一般情况下,由于存在非限制性的室间隔缺损,左、右心室的压力相等。中度梗阻情况下,循环仍能保持平衡,室间隔缺损的分流为双向。如果梗阻非常严重,心内分流从右到左,肺血流量也会显著减少。在肺动脉闭锁的情况下,肺血流量主要依赖于未闭的动脉导管或大型主肺侧支动脉。肺动脉下狭窄有可变的部分,在应激情况下,可造成流出道梗阻急性加重,引起明显的右向左分流而出现"缺氧发作"的情况。

五、临床表现

1. **病史** 临床表现与解剖畸形的严重程度有直接的关系。大多数 TOF 婴幼儿会有喂养困难,发育受限。合并肺动脉闭锁的婴儿,如果没有大的主肺侧支,随着动脉导管的闭合,会出现重度发绀。也有些患儿因为有足够的肺血流量,不会出现发绀;只有当他们的肺血流量不能满足生长发育的需要时,才出现症状。

刚出生时,一些 TOF 婴儿并不显示发绀的迹象,但之后在哭泣或喂养过程中,他们可能出现皮肤青紫,甚至阵发性缺氧发作,表现为阵发性呼吸困难,严重者可引起突然晕厥、抽搐甚至死亡。在较大的 TOF 儿童中,最有特征性的增加肺血流量的方式是蹲踞。蹲踞具有诊断意义,在 TOF 患儿中有高度特异性。蹲踞时下肢屈曲,使静脉回心血量减少,同时下肢动脉受压,增加了周围血管阻力,从而减少跨室间隔缺损的右向左分流量。不会行走的小婴儿常喜欢大人抱起,双下肢屈曲状。随着年龄增长,劳累性呼吸困难进行性加重。较大的儿童中,侧支血管可能破裂导致咯血。严重发绀患者,可因红细胞增加,血黏稠度高,血流变慢,而引起脑血栓,若为细菌性血栓,则易形成脑脓肿。

以下因素会加重 TOF 患儿发绀:酸中毒、压力、感染、姿势、活动、肾上腺素受体激动剂、脱水、动脉导管闭合。

TOF 主要的分流是经室间隔缺损,血流从右到左进入左心室,产生发绀和血细胞比容升高。轻度肺动脉狭窄,可能会出现双向分流。一些患者,漏斗部的狭窄极轻,其主要的分流是从左到右,这种现象称为粉红色 TOF。虽然这类患者可能不会出现发绀,但往往会有体循环中氧饱和度下降。

2. **体征** 大多数患儿比同龄儿童瘦小,智力发育可能稍落后于正常同龄儿。通常出生后就有嘴唇和甲床青紫;3~6 个月以后,手指和脚趾出现杵状。

通常在左前胸可扪及震颤。肺动脉瓣区和胸骨左缘可听到粗糙的收缩喷射性杂音。如右心室流出道梗阻严重(肺动脉闭锁),杂音可能听不到。主动脉瓣区第二音通常是响亮的单音。在缺氧发作时,心脏杂音可能会消失,提示右心室流出道和肺动脉收缩变窄。如存在大的主肺侧支,可听诊到连续杂音。

3. **实验室检查** 红细胞计数、血红蛋白及血细胞比容均升高,与发绀的程度成正比。通常,动脉血氧饱和度降低,多数在 65%~70%。由于凝血因子减少与血小板计数降低,严重发绀的患者都有出血倾向。全血纤维蛋白原减少,导致凝血酶原时间和凝血时间延长。

六、辅助检查

1. **胸片** 最初胸片可能无异常;逐渐会出现明显的肺血管纹理减少,当体 - 肺侧支循环形成时,肺野内可形成网格状阴影,不要错认为是肺血增多。肺动脉影缩小,右心室增大,心尖上翘,呈现经典的"靴形心"。

2. **心电图** 显示右心室扩大引起的电轴右偏,常有右房肥大,不完全右束支传导阻滞约占 20%。如果心电图没有提示右心室肥厚,则 TOF 的诊断可能有误。

3. **超声心动图** 显示主动脉骑跨于室间隔之上,内径增宽。右心室内径增大,流出道狭窄。左心室内径缩小。多普勒彩色血流显像可见右心室直接将血液注入骑跨的主动脉。目前,彩色多普勒超声心动图可以准确诊断动脉导管未闭、肌性室间隔缺损或房间隔缺损,发现主肺动脉间侧支血管形成,还可以较为准确地提示冠状动脉的解剖,轻松观察瓣膜病变。在许多医疗机构,TOF手术前仅用超声心动图做出诊断。如果存在多发室间隔缺损、冠状动脉异常或远端肺动脉图像不清楚,则需要进一步的检查。

4. 心脏CT 多层螺旋CT(MSCT)结合三维重建技术,可直接显示包括右心室流出道、肺动脉、室间隔缺损、主动脉骑跨和右心室肥厚及合并的其他心脏大血管畸形。还可以确定主动脉和肺动脉管腔内径、位置关系、动脉间侧支血管形成,以及肺内血管稀疏等改变。由于部分TOF患者伴有冠状动脉起源异常和走行,尤其是左前降支起源于右冠脉,通过MSCT评估可以避免手术误伤经过右心室流出道前方的冠状动脉。CT检查时间较短,可采用多种图像后期处理方式显示和评价病变,但要注意检查频率,避免过多辐射暴露。

5. 磁共振成像 磁共振成像(MRI)可以提供主动脉、右心室流出道、室间隔缺损、右心室肥厚和肺动脉及其分支发育情况的清晰图像。磁共振成像可以测量心腔内压力、压差和血流量,结合心导管造影和三维重建技术了解肺动脉和侧支血管的相互关系。磁共振成像的缺点包括:较长的成像时间,患儿需要镇静以防止运动伪影。此外,MRI更多用于手术后随访右心室功能评价及肺动脉瓣反流评估。

6. 心导管检查 不是所有TOF患者均需要进行心导管检查。心导管检查可能会直接诱发右室漏斗部痉挛而引起缺氧发作,同时由于是有创检查,现已少用。如果超声心动图对心脏畸形描述不清晰,或肺动脉及其分支情况不明,或怀疑有肺动脉高压导致的肺血管病变,心导管检查则非常有帮助。

心导管检查通过血管造影,了解心室、肺动脉的大小,主肺动脉间侧支血管的形成。心导管可以获得各个心腔和血管的压力和氧饱和度资料,发现任何可能的分流。如之前做过分流手术,在根治手术前要进行造影。心导管造影还可以确定冠状动脉异常。

七、诊断及鉴别诊断

1. 诊断 TOF有典型的临床特征,可以很快做出初步的临床诊断。如生后早期出现发绀,呼吸困难,活动耐力差,喜蹲踞,胸骨左缘收缩期杂音及肺动脉第二音减弱,红细胞计数、血红蛋白、血细胞比容升高,动脉血氧饱和度减低,胸片示肺血减少,靴型心,心电图示右室肥大等,即可做出初步诊断。确诊依据超声心动图、心导管及心血管造影检查。

2. 鉴别诊断 主要依靠超声心动图、心导管和心血管造影检查,对其他的发绀型心脏畸形进行鉴别。

(1)大动脉转位:完全性大血管错位时,肺动脉发自左心室,而主动脉发自右心室,常伴有心房或心室间隔缺损或动脉导管未闭,心脏常显著增大,X线片示肺部充血,MSCT 3D及二维图像能够清晰显示两大动脉的空间位置关系以及同心室的连接关系,可明确诊断。如同时有肺动脉瓣口狭窄则鉴别诊断将变困难。

(2)三尖瓣闭锁:三尖瓣闭锁时三尖瓣口完全不通,右心房的血液通过未闭卵圆孔或心房间隔缺损进入左心房,经二尖瓣入左心室,再经心室间隔缺损或未闭动脉导管到肺循环。X线检查可见右心室部位不明显,肺野清晰。有特征性心电图,电轴左偏 -30° 以上,左心室肥厚。选择性右心房造影可确立诊断。

(3)三尖瓣下移畸形:三尖瓣下移畸形时,三尖瓣的隔瓣叶和后瓣叶下移至心室,右心房增大,右心室相对较小,常伴有心房间隔缺损而造成右至左分流。心前区常可听到4个心音;X线示心影增大,常呈球形,右心房可甚大;心电图示右心房肥大和右束支传导阻滞;选择性右心房造影显示增大的右心房和畸形的三尖瓣,可以确立诊断。

(4)右室双出口伴肺动脉狭窄:临床症状与TOF极相似,但本病一般无蹲踞现象,X射线检查显示心影增大,心血管造影可确诊,右心室双出口与法洛四联症主要鉴别点为主动脉瓣与二尖瓣前叶无解剖连接,是法洛四联症与右心室双出口的主要鉴别点。

(5)肺动脉口狭窄合并心房间隔缺损:本病发绀出现较晚,有时在数年后,蹲踞不常见。胸骨左缘第2肋间的喷射性收缩期杂音时限较长,伴明显震颤,P2分裂,X射线检查除显示右心室增大外,右心房也明显增大,肺动脉段凸出,无右位主动脉弓,肺血正常或减少,心电图右心室劳损的表现较明显,可见高大 P 波。选择性心血管造影,发现肺动脉口狭窄属瓣膜型,右至左分流水平在心房部位,可以确立诊断。

（6）艾森曼格综合征:室间隔缺损、房间隔缺损、主 - 肺动脉窗或动脉导管未闭的患者发生严重肺动脉高压时,使左至右分流转变为右至左分流,形成艾森曼格综合征。本综合征发绀出现晚;肺动脉瓣区有收缩喷射音和收缩期吹风样杂音,第二心音亢进并可分裂,可有吹风样舒张期杂音;X 线检查可见肺动脉总干弧明显凸出,肺门血管影粗大而肺野血管影细小;右心导管检查发现肺动脉显著高压等,可鉴别。

八、手术指征

TOF 是一种进展性的心脏畸形,需要外科手术治疗。外科根治最佳的手术年龄仍存在争议,但多数学者主张早期根治手术,理由是:①能促进肺动脉和肺实质的发育;②避免了体肺分流术给左室带来的容量负担,保护了左室功能;③避免了体肺分流不当造成肺血管病的危险;④心内畸形早期得到矫治,避免了右室肥厚,长期发绀和侧支血管形成,避免了肺动脉血栓形成、脑脓肿、脑血栓及心内膜炎等并发症;⑤避免了右室内纤维组织增生,术后严重心律失常发生率明显降低;⑥促进心脏以外器官正常生长和发育;⑦避免二次手术的危险,减轻家属心理和经济负担。

新生儿 TOF 应用前列腺素维持动脉导管开放,发绀可以得到控制,大大减少了 TOF 的急诊手术。无症状患儿建议出生后 6~12 个月行根治手术,若患儿肺动脉发育良好可以在 3~6 个月期间行根治手术,对于小于 3 个月的前列腺素依赖、发绀加重或出现缺氧发作的患儿应尽早手术,手术方式根据患儿病情和医疗机构水平选择根治手术或姑息性手术。一期 TOF 根治的风险因素包括:冠状动脉异常起源和走行、极低体重儿、肺动脉细小、多发室间隔缺损、合并多种心内畸形。

九、治疗

1. 药物治疗　对于 TOF 患者而言并没有长期的药物治疗方案,唯一确切的治疗即外科手术。药物治疗仅为辅助使用,其中最有效的是使用前列腺素 E1 维持重度发绀的新生儿患者的动脉导管开放,增加肺血流量直至外科矫治或建立体 - 肺分流。β 受体阻滞剂可以缓解右心室流出道（RVOT）漏斗部的肌肉痉挛,缓解 TOF 患者的缺氧发作时的症状。然而,上述药物的使用均意味着该患者急需接受外科根治术或姑息手术。

2. 外科治疗　TOF 外科手术的风险因素包括以下内容:低龄、低出生体重儿、高龄、肺动脉闭锁、肺动脉及其分支发育不良、严重肺动脉瓣环发育不良、肺动脉瓣缺如、多发室间隔缺损、合并复杂畸形、右心室 / 左心室收缩压比值高、多次手术等。

（1）姑息手术:姑息手术的目标是,在不依赖动脉导管的前提下,缓解低氧症状,增加肺血流量,使肺动脉生长,为肺动脉瓣环径较小的患者创造将来手术根治的机会。对于婴儿肺动脉闭锁或冠状动脉左前降支横跨右心室流出道,无法建立跨肺动脉瓣环的右心室 - 肺动脉通道,或许不适合在婴儿期一期根治,可采用姑息手术。姑息手术类型较多,姑息分流术的效果会因患者手术年龄和分流手术类型而不同。

Potts 分流术是将降主动脉和左肺动脉吻合。吻合后易造成肺动脉扭曲,而且在根治手术时拆除分流难度大,现已放弃。Waterston 分流术是将升主动脉与右肺动脉吻合,存在肺动脉血流不易控制且普遍过大的问题,目前使用较少。此外,Waterston 分流术还会造成右肺动脉狭窄,因此根治手术时通常需要进行右肺动脉成形,因此会造成根治手术困难。

鉴于上述各种分流术存在的问题,改良 Blalock-Taussig 分流术（modified Blalock-Taussig shunt,MBTS）成为目前首选的方法,即非体外循环下,在无名动脉和同侧分支肺动脉之间使用 Gore-Tex 人工血管连接,人工血管直径根据患儿体重选择,通常为 3.5mm 或 4mm。MBTS 具有以下优点:①明显减轻发绀;②保留了锁骨下动脉;③双侧均适合使用;④易于控制和关闭分流管道;⑤良好的通畅率;⑥降低医源性体肺动脉损伤的发生率。MBTS 的死亡率小于 1%。然而一些会出现包括术侧手臂发育不良、指端坏疽、膈神经损伤和肺动脉狭窄在内的并发症。

体外循环下保留室间隔缺损的 RVOT 疏通

术即常规建立体外循环后,切除流出道部分肥厚肌束,采用自体或牛心包补片拓宽流出道。该术式可有效地促进肺动脉发育、手术操作也相对简单。此外,该术式可提供搏动性前向血流,更近似生理状态。

在新生儿危重患者中,可通过导管球囊进行肺动脉瓣切开或者右心室流出道支架植入,以增加血氧饱和度,从而避免急诊姑息手术。但是,在新生儿中,这种介入操作有诱发右心室流出道痉挛,诱发缺氧发作加重病情,甚至肺动脉穿孔的风险。最近研究表明,在有症状的新生儿TOF患者中,进行分流手术或根治手术,其死亡率和结果相近。

(2)根治手术:一期根治是TOF最理想的治疗方式,通常在体外循环下进行。手术的目的是修补室间隔缺损并将主动脉隔入左心室,切除漏斗部狭窄区的肌束,消除RVOT梗阻。在主动脉和腔静脉插管后,游离并拆除先前手术放置的分流管道。之后,患者在体外循环下接受手术,其他的合并畸形同时处理,卵圆孔未闭可视手术情况关闭或者保留开放。

修补室间隔缺损以及解除RVOT梗阻时可选择经右房切口(TA)和经右心室流出道切口(TV)。右心室路径修补室间隔缺损同时疏通右室流出道仍是大多数外科医生的首选,近来有学者推崇右心房、肺动脉路径避免了右心室切口,防止右心室瘢痕形成和相应的功能障碍。选择TA时,需跨三尖瓣进行操作。由于三尖瓣腱索较为精细和脆弱,应注意避免过度牵拉,以免影响三尖瓣功能;选择TV解除RVOT梗阻时,应避免切口长度过长,同时避免切除过多的肥厚肌束,尤其是隔束部位和游离壁区域,以免影响室壁运动以致术后远期右室功能受损。虽然TA较TV改善了术后远期的右心功能,但是出现术后残余RVOT梗阻的概率更高,尤其是新生儿患者。如经TA无法彻底解除梗阻,可再经肺动脉切口切除多余肥厚肌束。对于肺动脉瓣环径较小的患者,可采用跨瓣环补片(transannular patch,TAP)进一步解除流出道梗阻问题。多数心脏中心认为,采用TAP的指针为肺动脉瓣环径z值小于−2~−3,然而TAP术后出现肺动脉瓣反流的概率更高。因此,术中应尽可能保留肺动脉瓣,避免TAP,或者采用TAP加人工单瓣技术。外科矫治术中、术后

需行经食管超声心动图检查室间隔缺损、右心室流出道、肺动脉瓣等情况,停止体外循环后需分别行右室及主肺动脉测压,根据测压情况评估右心室流出道疏通情况。

3. **术后处理** 术后必须密切观察血流动力学指标,待心脏和呼吸功能稳定后再拔除气管插管。需要保持适当的心排量和心脏起搏,来维持体循环的末梢灌注。房室传导阻滞患者应该安置临时的心脏起搏器。如果5~6d后还不能恢复正常传导,患者可能需要植入永久心脏起搏器。

十、预后及并发症

1. **死亡率** TOF外科矫治的结果良好,在手术路径方面,TA和TV进行TOF矫治并无明显的手术死亡率差异。手术总死亡率低于2%,术后30年的远期生存率为68.5%~90.5%。术后40年后,随着慢性肺动脉反流、右室肥大、心室瘢痕、心室功能减退,TOF患者的死亡率升高。心力衰竭和心律失常是最常见的远期死亡原因。

随着技术的进步,婴儿早期一期根治的效果良好。总体而言,无论是一期根治或是主-肺分流术后的二期根治,大多数研究报告的死亡率为1%~5%。婴幼儿接受姑息分流手术的死亡率仅为0.5%~3%。术后20年的生存率约为90%~95%。心肌保护技术的进步,使更小的患者得到更精确的解剖矫治,手术效果优良。然而,新生儿患者有更高的概率需行TAP。

2. **再手术** 文献表明,大约5%的患者需要再次手术。再手术的指征包括室间隔缺损残余分流,残余右心室流出道梗阻以及肺动脉瓣重度反流。

TOF患者对室间隔缺损残余分流的耐受能力很差,较大型室间隔缺损残余分流或者右心室流出道狭窄压差大于60mmHg,都要考虑紧急再手术。再手术的风险不大,但结果可显著改善。

残余右心室流出道梗阻常见于外科手术后,可引起残留或进展性的右室向心性肥大。由于心肌质量体积比增加,相比重度右室扩张,右室肥大是远期出现室性心动过速和死亡的更为重要风险因子。

免于再手术肺动脉瓣置换(pulmonary valve replacement,PVR)率5年为97%、10年为85%、

15 年为 75%。重度肺动脉瓣反流伴临床症状是 PVR 的 I 类水平证据。QRS 波时限 >180ms 预示室性心动过速,增加出现心源性猝死可能,行 PVR 后 QRS 波时限恢复正常,也有研究认为应将 PVR 标准从 QRS 波 180ms 提前到 150ms。此外,将右室舒张末容积指数大于 170ml/m^2 作为 PVR 的指针缩小到 150ml/m^2 更为适宜。

3. 并发症　术后早期并发症包括心脏传导阻滞与室间隔缺损残余分流,而心律失常的发生率少于 1%。术后远期并发症中,室性心律失常是术后远期死亡的最常见原因。据报道,在 TOF 矫治术后 10 年内的患者中,因室性心律失常猝死的占 0.5%。右心系统并发症包括肺动脉瓣反流、三尖瓣反流以及右心室流出道梗阻。左心系统并发症包括主动脉根部扩张和主动脉瓣反流,而主动脉夹层在 TOF 患者中则较为罕见。

4. 预后　在现阶段,通过心脏手术,单纯 TOF 儿童远期生存率很高,具有优良的生活质量。长期结果数据表明,虽然有些患者运动能力稍差,但大多数的生存者 NYHA 心功能分类为 I 级。有报道称,患者晚期的室性心律失常猝死率为 1%~5%。对于 TOF 矫治术后的患者,长期进行心脏监测是必要的。一般而言,TOF 患者每年必须随访心脏超声及心电图,心脏磁共振增强扫描由医生确定检查时间。

5. 未来和争议　从 1955 年 Lillehei 报道了 TOF 外科矫治至今,已有很大部分患者已经术后生活了 15~20 年,这些患者所遇到的主要问题是肺动脉瓣反流不断加重,其中一些需要进行或已经进行了 PVR 术。在接受了肺动脉瓣生物瓣置换的患者中,只有长时间随访才知道这些瓣膜能持续多长时间。过去十年来心血管介入治疗与组织工程的巨大进步,在未来外科技术在再手术中所起的作用可能会下降。

（李晓华　陈寄梅）

参 考 文 献

1. Zhao QM, Liu F, Wu L, et al. Prevalence of congenital heart disease at live birth in China. The Journal of pediatrics, 2019, 204: 53-58.

2. Yokouchi-Konishi T, Yoshimatsu J, Sawada M, et al. Recurrent congenital heart diseases among neonates born to mothers with congenital heart diseases. Pediatric cardiology, 2019, 40（4）: 865-870.

3. Ye XT, Buratto E, Konstantinov IE, et al. Does transatrial-transpulmonary approach improve outcomes compared with transventricular approach in non-neonatal patients undergoing tetralogy of Fallot repair? Interactive cardiovascular and thoracic surgery, 2019, 29（6）: 960-966.

4. Wise-Faberowski L, Asija R, McElhinney DB. Tetralogy of Fallot: everything you wanted to know but were afraid to ask. Pediatric Anesthesia, 2019, 29（5）: 475-482.

5. van der Ven JP, Van den Bosch E, Bogers AJ, et al. Current outcomes and treatment of tetralogy of Fallot. F1000Research, 2019: 8.

6. Stout KK, Daniels CJ, Aboulhosn JA, et al. 2018 AHA/ACC guideline for the management of adults with congenital heart disease: a report of the American College of Cardiology/American Heart Association Task Force on Clinical Practice Guidelines. Journal of the American College of Cardiology, 2019, 73（12）: e81-e192.

7. Mongeon FP, Ali WB, Khairy P, et al. Pulmonary Valve Replacement for Pulmonary Regurgitation in Adults With Tetralogy of Fallot: A Meta-analysis—A Report for the Writing Committee of the 2019 Update of the Canadian Cardiovascular Society Guidelines for the Management of Adults With Congenital Heart Disease. Canadian Journal of Cardiology, 2019, 35（12）: 1772-1783.

8. Liu Y, Chen S, Zühlke L, et al. Global birth prevalence of congenital heart defects 1970—2017: updated systematic review and meta-analysis of 260 studies. International journal of epidemiology, 2019, 48（2）: 455-463.

9. Egbe AC, Adigun R, Anand V, et al. Left ventricular systolic dysfunction and cardiovascular outcomes in tetralogy of fallot: a systematic review and meta-analysis. Canadian Journal of Cardiology, 2019.

10. Morgenthau A, Frishman WH. Genetic origins of tetralogy of fallot. Cardiology in review, 2018, 26（2）: 86-92.

11. Valente AM, Geva T. How to image repaired tetralogy of Fallot. Circulation: Cardiovascular Imaging, 2017, 10（5）: e004270.

12. Padalino MA, Cavalli G, Albanese SB, et al. Long-term outcomes following transatrial versus transventricular repair on right ventricular function in tetralogy of Fallot. Journal of cardiac surgery, 2017, 32（11）: 712-720.

13. Khatib I, Lebret E, Lambert V, et al. Tetralogy of Fallot associated with multiple anomalies. European heart journal, 2017, 38（4）: 246.

14. Bhagra CJ, Hickey EJ, Van De Bruaene A, et al.

Pulmonary valve procedures late after repair of tetralogy of Fallot: current perspectives and contemporary approaches to management. Canadian Journal of Cardiology, 2017, 33（9）: 1138-1149.

15. Patel A, Costello JM, Backer CL, et al. Prevalence of noncardiac and genetic abnormalities in neonates undergoing cardiac operations: analysis of the society of thoracic surgeons congenital heart surgery database. The Annals of thoracic surgery, 2016, 102（5）: 1607-1614.

16. Kim YY, Ruckdeschel E. Approach to residual pulmonary valve dysfunction in adults with repaired tetralogy of Fallot. Heart, 2016, 102（19）: 1520-1526.

17. Bove T, François K, De Wolf D. New insights into the surgical management of tetralogy of Fallot: Physiological fundamentals and clinical relevance. Current pediatric reviews, 2015, 11（2）: 72-86.

18. O'Brien P, Marshall AC. Tetralogy of Fallot. Circulation, 2014, 130（4）: e26-e29.

19. Geva T. Is MRI the preferred method for evaluating right ventricular size and function in patients with congenital heart disease? MRI is the preferred method for evaluating right ventricular size and function in patients with congenital heart disease. Circulation: Cardiovascular Imaging, 2014, 7（1）: 190-197.

20. Bichell D. Fourth decade after repair of tetralogy of Fallot: taking aim at moving targets. Circulation, 2014, 130（22）: 1931.

21. Mavroudis C, Backer C. Pediatric cardiac surgery: Blackwell Publishing Ltd, 2013.

22. Kouchoukos NT, Blackstone EH, Hanley FL, et al. Kirklin/Barratt-Boyes Cardiac Surgery: Expert Consult-Online and Print（2-Volume Set）, Vol. 1: Elsevier Health Sciences, 2012.

23. Chiu SN, Wang JK, Chen HC, et al. Long-term survival and unnatural deaths of patients with repaired tetralogy of Fallot in an Asian cohort. Circulation: Cardiovascular Quality and Outcomes, 2012, 5（1）: 120-125.

24. Jonas RA. Early primary repair of tetralogy of Fallot// Seminars in Thoracic and Cardiovascular Surgery: Pediatric Cardiac Surgery Annual, Vol. 12: Elsevier, 2009: 39-47.

25. Apitz C, Webb GD, Redington AN. Tetralogy of fallot. The Lancet, 2009, 374（9699）: 1462-1471.

26. Shinebourne EA, Babu-Narayan SV, Carvalho JS. Tetralogy of Fallot: from fetus to adult. Heart, 2006, 92（9）: 1353-1359.

27. Neill CA, Clark EB. Tetralogy of Fallot. The first 300 years. Texas Heart Institute Journal, 1994, 21（4）: 272.

28. 张勇, 许刚, 温树生, 等. 法洛四联症根治术肺动脉瓣

保护策略对右心功能的影响. 中华外科杂志, 2018, 56（6）: 474-476.

29. 蔡晓维, 赵俊飞, 刘晓冰, 等. 肺动脉瓣环占比: 法洛四联症根治术跨瓣补片的预测指标. 中国胸心血管外科临床杂志, 2019, 26（4）: 316-320.

第七节 先天性瓣膜病

一、主动脉瓣畸形

主动脉瓣畸形是最常见的先天性心脏病之一, 占所有先天性心脏病的 3%~6%。先天性主动脉瓣畸形包括主动脉瓣狭窄和主动脉瓣关闭不全。在新生儿和婴儿有症状的患者中, 主动脉瓣狭窄占主导地位。

（一）主动脉瓣狭窄

1. 定义、形态学分类及病程 主动脉瓣狭窄是儿童左心室流出道梗阻（LVOTO）中最常见的病理类型, 约占 60%~75%。LVOTO 还包括主动脉瓣下狭窄和主动脉瓣上狭窄, 各占 15%~20% 和 5%~10%。LVOTO 在先天性心脏病中的发生率约 3%~10%, 其基本特征为左心室流入部与狭窄段以上主动脉之间存在收缩期压力阶差, 其病因尚不明确, 部分病例存在基因改变或缺失。LVOTO 亦可作为复杂心脏畸形如 Shone 复合征（Shone complex）、主动脉弓离断（IAA）、左心发育不良综合征（HLHS）等的一部分而发生。本节主要讨论主动脉瓣狭窄, 合并左心发育不良者也不在本节讨论。

主动脉瓣狭窄是由先天性主动脉瓣发育不良引起, 可合并瓣环发育不良。由于半月瓣的形态和数量异常, 瓣膜交界发育不良造成主动脉瓣开放受限。主动脉瓣叶形态结构可以为三叶瓣、二叶瓣、单叶瓣, 其中二叶瓣最常见, 约占 70%, 通常增厚僵硬的左右瓣叶构成前后两个交界, 瓣膜开口为矢状裂隙样。约 30% 为三叶瓣, 瓣叶增厚, 交界融合, 形成圆顶状, 其顶端为瓣膜开口, 此类型适合做瓣膜成形。个别病例为单瓣结构, 只有一个交界, 多见于婴幼儿严重狭窄病例。相对较轻的主动脉瓣狭窄可无症状, 常因体检时发现心脏杂音而就诊; 重症病例左心室表现为向心性肥厚, 其心内膜下可有广泛的纤维化, 如出现心内膜下缺血, 心室可扩张; 新生儿期的严重主动脉

瓣狭窄可能因为动脉导管的关闭而病情变得非常严重,表现为全身低灌注、急性左心功能不全、急性肾衰竭和严重的代谢性酸中毒而危及生命。

2. **诊断治疗进展** 最初的治疗方法是由Carrel于1910年提出,他用人工血管将心脏与胸主动脉连接。1955年Marquis和Logan经心尖进行狭窄主动脉瓣扩张。1956年Downing在体表降温情况下进行直视主动脉瓣切开成形术。真正意义的体外循环下深低温停循环直视手术是Spencer于1958年在Mayo Clinic完成的。经皮球囊瓣膜成形术自1983年应用于临床来,安全性及疗效有很大提高。该术式一般用于新生儿或小婴儿重度主动脉瓣狭窄,通过心导管球囊扩张主动脉瓣,降低跨瓣峰值压力阶差,促进患儿生长发育,但通常无法彻底解除狭窄。其优点是无需体外循环,术后早期效果满意。但手术可能造成瓣叶撕裂、反流等,再手术率高。欧洲一项多中心20年回顾性研究中收集了年龄1天~18岁患者1 004例,球囊扩张后压差下降从65(±24)mmHg到26(±16)mmHg。随访中压差无明显升高。压差下降最明显的是新生儿组。并发症主要为主动脉瓣关闭不全和压差下降不满意,其发生率在新生儿为15%,婴儿11%,大龄儿童6%。50%患者10年内无需外科治疗。得克萨斯儿童医院25年临床数据显示基本相同结果,但新生儿扩张术后压差大于25mmHg,以及左心室功能减退患者远期效果欠佳。

外科干预的指征目前虽然还存在一定争议,但大多数学者认为跨瓣峰值压力阶差大于50mmHg,或临床出现气促、晕厥等症状,或心电图提示心肌缺血改变时即有手术指征。在重症新生儿或者小婴儿患者中,已经存在严重心力衰竭或动脉导管依赖性体循环,此时跨瓣峰值压力阶差往往被低估,应当结合临床症状来决定手术时机。

血流阻断直视下瓣膜切开术由于安全性低,手术精确性差已基本废弃。目前最常采用的是体外循环直视下瓣膜交界切开成形术,适用于大多数患儿的初次干预。其效果往往取决于瓣叶病变的程度,对于主动脉瓣发育较好,尤其是三叶式主动脉瓣具有较好的治疗效果。当球囊扩张或直视手术不能有效解除狭窄,或导致明显关闭不全时,应当考虑瓣膜成形手术,包括瓣叶交界重建、悬吊、瓣叶延长扩大、应用心包片进行单瓣叶或多瓣叶替换等。虽然仍有35%患者在10~20年间需再次手术换瓣,但由于换瓣年龄拖后,便于更换大口径瓣膜,同时减少了抗凝时间和并发症发生。

自体肺动脉瓣移植术(Ross手术)最初是由Donald Ross在1967年报道的。该手术用患者自己的肺动脉瓣来替换主动脉瓣,再用一根冷冻保存的同种异体肺动脉来代替自体肺动脉瓣。这个手术对于低龄儿童,尤其是瓣膜条件差、成形效果不佳、成形失败以及成形后需要再次干预的患儿是理想的选择。缺失的肺动脉瓣应用带瓣外管道来替代,远期需要更换。外管道包括同种移植物、牛颈静脉带瓣管道以及手工缝制的聚四氟乙烯(PTFE)带瓣管道。该手术的优势是新主动脉瓣可生长,在高压的主动脉内提供了一个具有耐久性的瓣膜,避免了免疫性退化,且不需要终身抗凝,在处理主动脉瓣疾病和复杂左心室流出道梗阻中有很大的优势;但该手术对技术要求高,尤其在新生儿中的手术死亡率较高,应慎重选择。主要远期并发症包括主动脉根部扩张、主动脉瓣关闭不全和右室流出道重建时使用的带瓣管道狭窄或关闭不全。

瓣膜置换适用于大龄儿童和成人,能够置入合适口径的瓣膜被视为最佳选择。在儿童瓣膜置换中,建议机械瓣置换为主,效果更为持久。但机械瓣置换后终身抗凝及抗凝引发的并发症将降低患者的生活质量。生物瓣置入后患者可以不用长期抗凝,但在年轻患者存在过早衰败的问题,通常适用于有生育意向的女性患者、有创伤风险的运动员和有抗凝禁忌的患者。近年来,由于手术技术水平提高,设备条件改善,新型生物瓣耐久性提高,再次手术风险已明显减低。一些年轻患者为了回避抗凝风险,要求使用生物瓣。

瓣膜置换是常规手术,但对一些小瓣环的患者,为了置入较大口径瓣膜需做瓣环扩大,如Niks术、Manouguian术、Konno术等,其中Konno术扩大瓣环和左心室流出道的效果最好,在儿童中应用较多。

3. **治疗所面临的问题** 儿童主动脉瓣狭窄的所有术式均可认为是姑息手术。适度缓解狭窄、促进患儿生长发育是手术最主要的目的。

新生儿危重型主动脉瓣狭窄的治疗，可采用经皮球囊扩张或外科直视手术，目前尚无确切的循证依据证明两者疗效的优劣。在一项长达五年的多中心研究中发现两种方法的死亡率和主动脉瓣的再干预率均相仿。然而，球囊扩张后出现主动脉瓣反流的风险更高，因为球囊扩张时更可能撕裂瓣膜的薄弱处而不是瓣叶交界。对于外科手术而言，目前已不仅是局限于瓣叶交界的单纯切开，而是可进一步切除瓣叶游离缘黏液样变的结节，并将瓣叶进行削薄，从而得到更好的近远期疗效。

对于 Ross 和 Ross-Konno 手术而言，右心室流出道成形所用带瓣管道不能生长，特别在婴幼儿衰败早，而同种异体带瓣管道（Homograft）则难以获得。近年来心脏瓣膜组织工程学发展较快，无论是异种肺动脉瓣组织工程学研究，还是自体心脏瓣膜培育都有新成果发表，可能有较好的前景。

随着我国社会保障体系的逐步完善，婴儿期查体已相对普及，多数病例在此阶段即可明确诊断。但在农村和偏远地区仍遗留部分患此心脏畸形的大龄儿童。

胎儿期超声心动图检查多数可明确诊断，对于严重狭窄或合并左心发育不良的胎儿，应将产妇转到有儿童心脏外科的医院或有围产期"一体化"诊疗的机构待产，以便出生后得到及时治疗。

随着胎儿期干预技术的发展，重度主动脉瓣狭窄合并左心发育不良的胎儿，有可能在孕中后期在超声引导下应用细针穿刺入胎盘，进行胎儿主动脉瓣球囊扩张，其治疗价值是有可能促进左心室发育，增加出生后双心室矫治的机会及改善远期预后，但仍存在较高风险和伦理问题。目前国内外已有少数中心开展，疗效有待于进一步评估。

（二）主动脉瓣关闭不全

儿童原发性主动脉瓣关闭不全十分少见，其发生率远远低于主动脉瓣狭窄。大多数主动脉瓣关闭不全是继发性的，如继发于球囊扩张后、外科或介入手术损伤、室间隔缺损、主动脉瓣下狭窄、结缔组织病引起的主动脉根部扩张，以及永存动脉干合并主动脉瓣关闭不全等。

当出现左心功能不全的症状，或系列超声心动图显示左心室进行性扩大或收缩功能下降，应当考虑手术治疗。通常，儿童期主动脉瓣关闭不全的外科干预倾向于保守，尤其是患者的主动脉瓣环偏小（如小于 19~20mm）不能植入人工瓣膜者。对于容易修复的瓣膜畸形，如瓣叶穿孔，则应积极进行手术。

主动脉瓣成形术自 20 世纪 90 年代末广泛开展以来，技术日益成熟。大多数婴儿和儿童可采用经戊二醛处理的自体心包补片将一个或多个瓣叶游离缘延长的方法，可将下一次手术干预的时间推迟至 5~15 年。经戊二醛处理的心包补片难以避免远期钙化和挛缩，因此主动脉瓣成形中如能避免使用补片材料，其疗效可能更持久。主动脉瓣脱垂可采用瓣叶折叠或三角形瓣叶切除，大年龄儿童还可采用 PTFE 缝线进行瓣叶游离缘加固。自 Ozaki 手术应用于成人主动脉瓣成形以来，在儿童中采用类似方法，以经戊二醛处理的自体心包补片做三个瓣叶或单瓣叶替换，也逐步推广应用，中长期疗效有待于进一步观察。

二、二尖瓣畸形

（一）定义、形态学分类及病程

先天性二尖瓣畸形是一种罕见的先天畸形，其发病率在活产儿中约为十万分之五，在先天性心脏病尸检病例中占 0.6%，在临床病例中占 0.21%~0.42%。绝大多数都合并有其他心内或主动脉畸形。先天性二尖瓣畸形的病因目前尚不明确，主要可能与胚胎发育异常有关。先天性二尖瓣畸形多数会造成不同程度的左心负荷增加，如不进行治疗，最终将导致心功能不全甚至死亡。因此，先天性二尖瓣畸形往往需要早期行手术矫治。

根据二尖瓣病变的病理和生理变化，通常将先天性二尖瓣畸形分为先天性二尖瓣关闭不全、先天性二尖瓣狭窄及先天性二尖瓣双病变。事实上，先天性二尖瓣狭窄和关闭不全经常是同时出现的，因为它们的病理和伴随畸形是相似的。房室间隔缺损或房室连接不一致中的二尖瓣畸形则在相关章节中论述。

二尖瓣装置包括瓣环、瓣叶、腱索和乳头肌，畸形的发生可波及多个结构。先天性二尖瓣畸形的常见病理解剖类型有：瓣上环、前叶裂缺、瓣下结构融合和牵拉、瓣膜组织缺乏相关的病变［包括降落伞（parachute）畸形、乳头肌腱索融合、吊床样（hammock）畸形、瓣膜组织过多相关的病变（包括结缔组织病）、瓣环扩张以及其他先天性心脏畸形继发的二尖瓣关闭不全（如大分流室间隔缺损、大型动脉导管未闭、左冠状动脉异常起源于肺动脉（ALCAPA）等〕。二尖瓣瓣上环是先天性二尖瓣狭窄的常见原因，瓣上环是附着在二尖瓣后瓣环上的纤维结构，往往跨过前后交界延伸到前叶瓣环，在二尖瓣环水平形成环形隔膜样狭窄。瓣上环导致二尖瓣狭窄的另一个机制是它同时也限制了前瓣的开放。二尖瓣前叶裂缺一般位于主动脉无冠瓣和左冠瓣交界下方，裂缺的游离缘缺乏腱索牵拉而导致反流。二尖瓣瓣下结构融合表现为腱索之间的空隙被发育不良的致密网状结构填充，导致不同程度的血流受阻，尤其是二尖瓣前后叶之间还存在一定程度的粘连时；瓣下结构的过度牵拉也可导致瓣叶的活动度减少而引起反流。降落伞畸形可独立存在，也可作为 Shone 综合征的一部分，后者还可合并主动脉缩窄、二叶式主动脉瓣和二尖瓣瓣上环。乳头肌腱索融合表现为腱索短小或消失，严重者乳头肌的顶端可直接连于瓣叶交界处，这种畸形多因瓣叶面积不够和活动受限而表现为关闭不全，当乳头肌有肥厚时也可表现为狭窄。在吊床样畸形中，二尖瓣后瓣乳头肌消失，后瓣叶以一系列短小的腱索与左心室后壁相连，活动度完全受限，表现为二尖瓣反流。瓣膜组织过多的相关疾病包括 Barlow 病、马方（Marfan）综合征、Loeys-Dietz 综合征、Elher-Danlos 综合征等，这些疾病目前均能找到基因学的证据。二尖瓣环扩张更多继发于关闭不全，但也可以是孤立性病变，Carpentier 报道在先天性二尖瓣病变中孤立二尖瓣环扩张者占 17%。

在新生儿和婴幼儿期的二尖瓣病变引起的心功能不全常表现为安静时气促和喂养困难，体格检查除了听到心尖区的收缩期杂音外，还有肝大、末梢循环差、发绀等表现。年龄稍大的儿童和青少年可合并肺动脉高压，表现为生长发育迟缓、活动能力减低、反复呼吸道感染等，末梢循环差、心动过速和气促提示心功能低下。

（二）诊断和评估

经胸彩色心动超声图检查可确立诊断，明确二尖瓣的解剖形态，对所涉及的结构做细致评估。对于有疑问的患者，特别是不能排除环上畸形的患者可采用经食管超声心动图检查，它在对二尖瓣瓣下结构的评估和功能分类上具有更大的优越性。超声心动图可根据瓣膜的活动度，将二尖瓣病变分为三种功能类型（Carpentier 二尖瓣功能分型法）。功能分型虽然忽略了二尖瓣畸形的解剖和病因学，但对外科修复手术的精确实施具有重要的指导作用：

Ⅰ型：瓣叶活动正常。关闭不全是由瓣膜关闭时对合不良引起。

Ⅱ型：瓣叶活动过度，即瓣叶脱垂。二尖瓣关闭时，瓣叶游离缘超越瓣口开放水平。

Ⅲ型：瓣叶活动受限。一个或两个瓣叶活动受限，可分两个亚型：Ⅲa：瓣叶活动受限，伴两组清晰可见的乳头肌；Ⅲb：瓣叶活动受限，伴乳头肌异常。

目前，三维超声心动图已广泛应用于二尖瓣的评估，它的主要优点是可以从手术者的视角、从心房侧或心室侧观察二尖瓣的实时、动态的三维立体图像，更直观地显示二尖瓣脱垂和其活动度，使手术方案的设计、成形效果的检测变得更加直观，更有依据。在婴儿，虽然三维超声心动图对细小和快速运动的结构如瓣叶和腱索的显示不如成人清晰，但对反流束的定位、对反流量的量化评估，可为手术提供更加准确和详细的数据。二尖瓣环的扩张存在于大多数慢性二尖瓣关闭不全的病例。三维心脏超声的临床研究提示，其非平面夹角的扩大使瓣环接近扁平，鞍状结构消失。新型鞍形环的临床应用提高了二尖瓣成形的成功概率及中远期效果。

目前单纯为评估二尖瓣病变及其引起的心功能改变已很少采用心导管检查。

（三）治疗进展和所面临的问题

婴幼儿期先天性二尖瓣畸形的治疗仍有很多困难，尤其是二尖瓣瓣环很小的患者应以积极的内科治疗为主。二尖瓣关闭不全的内科治疗主要是利尿，而尚不确定应用血管紧张素转换酶抑制剂（ACEI）是否有益。必要时需考虑输血治疗。血管扩张等降低心脏后负荷的药物不能用于二尖瓣狭窄的患者。严重心力衰竭的患者要给予机械正压通气。

目前多数小儿心脏外科医生认为,对于畸形矫正满意把握度比较大的病例,即便患儿尚无症状,也应尽早实施成形手术,以保护心脏和肺血管,避免严重的继发性病变,提高远期生存质量和劳动能力,如瓣上环、二尖瓣裂等。对那些畸形严重、矫正困难的病例,如果能够明显地减轻瓣膜反流,也可以考虑早期手术,近年来随着技术改进、设备条件的发展,再次手术的风险已经明显减低。因此手术时机的选择必须着眼于患儿远期的生存质量。

儿童二尖瓣病变的外科干预时机需更多考虑患儿瓣环的大小:对过小瓣环(如小于20mm)的患者应尽可能采用内科治疗推迟手术,因为瓣膜成形不仅十分困难,更重要的是进行瓣膜置换也会面临很高的风险。相反,对有成人大小瓣环(如大于30mm)的患者,应用各种瓣膜成形技术可获得很高的成功率,应积极进行手术治疗。对瓣环大小介于两者之间的大多数儿童患者而言,瓣膜置换的安全性相对较高,这为进行瓣膜成形手术提供了安全保障,手术可不必过于推迟。当然,这个年龄组(通常在1~12岁)的患者对严重二尖瓣关闭不全可能有很好的耐受性,也可在严密随访下择期或限期手术。

先天性二尖瓣畸形的手术治疗成功与否与术前判断、术中探查、手术方式选择有很大的关系。手术方式的选择,在任何情况下都应首先考虑瓣膜成形。

对I型病变,瓣环成形适用于每一例患者。瓣环成形是二尖瓣成形术的基础之一。儿童的瓣环成形必须考虑到其生长性,通常不选择全环置入。常用的方法是在后瓣的瓣环(跨越两个交界)置入单纯褥式间断缝线并打结,或在较大的儿童应用自体心包或Gore-Tex血管条进行节段性后瓣环成形,保留的瓣膜开口面积应不小于正常低值。

对II型病变的修复可采用多种技术,如腱索缩短、腱索转移、乳头肌缩短或楔形切除、人工腱索植入等。

III型病变的处理较为困难,成形技术包括:①通过切断二级腱索、游离乳头肌、劈开乳头肌或腱索乳头肌开窗来增加瓣叶的活动度;②采用戊二醛处理的自体心包扩大后瓣叶和/或前瓣

叶;③彻底切除瓣上环及多余的瓣膜或瓣下组织;④对融合的前后瓣叶交界进行适当切开。

缘对缘瓣膜成形法(edge-to-edge alfieri technique)又叫双孔二尖瓣成形法,多用于成人。在严格适应证选择的基础上,可以取得较好的效果。在儿童房室瓣成形中是否适用仍有争议,但对于一些病例,无法进行解剖修复或解剖修复不满意的仍可选择。

儿童二尖瓣置换应尽一切可能避免或推迟,但对于瓣膜成形失败的患者仍是不得已的选择。人工植入的瓣膜在儿童不能随体格发育同步增长,最终均会引起相对或绝对狭窄,需再次行换瓣手术。在儿童,由于生物瓣有较高的钙化和失功率,二尖瓣置换通常采用机械瓣,对于育龄期女性有生育愿望患者和有抗凝禁忌患者应选用生物瓣。机械瓣植入后需终身抗凝,儿童对终身服用抗凝药物很难配合;对女性来说,将来的生育会有一定影响。文献报道,植入机械瓣的大小与体重的比值越大,死亡风险越高。对瓣环较小的患者可选用主动脉瓣,以倒置方式置入;但对瓣环小于19~20mm的患者尚无小型号机械瓣膜可选,常采用烟囱式瓣膜置换、部分瓣缘缝合于左房等方法。考虑儿童生长性,亦有报道采用自体肺动脉瓣进行二尖瓣置换(RossII),但手术难度大,操作时间长。

微创是近年来外科发展的趋势,机器人手术、电视胸腔镜手术、经皮介入等微创技术暂对大龄儿童可能有效,但由于儿童操作空间狭小、组织脆嫩等特点,同时微创二尖瓣手术对术者的手术技巧、手术入路及手术适应证的要求都比较严格,因而较少适用于低龄儿童,特别是小婴儿。

三、肺动脉瓣狭窄

(一)定义、形态学分类及病程

肺动脉狭窄是指室间隔完整的右室流出道狭窄,常见表现为单纯的肺动脉瓣狭窄,也可以是肺动脉瓣和右室漏斗部狭窄,少数患者表现为单纯肺动脉瓣下即右室漏斗部狭窄或肺动脉瓣上狭窄。

狭窄的肺动脉瓣可以成穹顶状、无瓣叶结构,也可为三叶瓣,临床以二叶瓣居多。瓣交界融合、瓣叶发育不良,常合并瓣环发育不良。增厚的瓣

叶由少量弹力纤维和黏液瘤样组织组成。

肺动脉瓣狭窄程度轻重不等，其狭窄程度决定了患者的自然病程。轻度肺动脉瓣狭窄定义为跨右心室流出道压力阶差低于40mmHg，且右心室-左心室压力比0.5或以下；中度肺动脉瓣狭窄定义为跨右心室流出道压力阶差在40~80mmHg之间，右心室-左心室压力比0.5~1.0；重度肺动脉瓣狭窄定义为跨右心室流出道压力阶差在80mmHg或以上，右心室-左心室压力比1.0或以上。

新生儿严重肺动脉瓣狭窄。出生后即有严重缺氧或心力衰竭的患儿多数为严重肺动脉瓣狭窄。瓣叶交界融合，开口极小，瓣环发育尚可，或只有轻度发育不良。可伴有右心室、三尖瓣发育不良，但与室间隔完整的肺动脉闭锁病例相比往往较轻，狭窄解除后恢复可能性较大，通常可做双心室修复。

婴幼儿、儿童及成人肺动脉狭窄程度差别很大，多数患者病情平稳，生长发育不受或很少受影响。肺动脉瓣可呈二叶瓣、三叶瓣甚至四叶瓣畸形，交界部分融合。成人可有瓣叶钙化或细菌性心内膜炎性改变。主肺动脉可以有狭窄后扩张。右心室肥厚程度通常与狭窄程度和年龄呈正比。大龄儿童及成人往往有继发性右心室漏斗部和右心室游离壁心肌肥厚，可构成不同程度的瓣下狭窄。部分患者右室流出道狭窄是由于异常的肥大肌肉束造成，又称双腔右心室。这类患者肺动脉瓣发育多正常，即便是二叶瓣也很少构成狭窄。

（二）诊断治疗进展

新生儿严重肺动脉狭窄临床表现与室间隔完整的肺动脉闭锁类似，出生时即有呼吸急促，心动过速，发绀程度与心房水平右向左分流及动脉导管是否开放有关。如动脉导管闭合则患儿情况逐步恶化，出现心力衰竭、酸中毒、少尿或无尿。

听诊胸骨左缘可有收缩期杂音，但在极重度肺动脉狭窄患儿，杂音可以完全听不到，胸片提示，心影正常或增大，肺野清晰，肺血少。心脏超声检查不但可以明确诊断，还可以确定肺动脉狭窄程度，肺动脉及肺动脉瓣发育情况，右心室及三尖瓣发育情况。为治疗方法选择提供可靠的依据。冠状动脉右室漏或右心室依赖型冠状循环在肺动脉狭窄病例中发生率不高，但超声检查时应予排除。心导管及造影检查通常是在导管球囊扩张时进行。

婴儿及儿童期肺动脉狭窄，症状出现可在婴儿期至成人，主要决定于狭窄程度和继发右心室肥厚对心排量有多大影响。目前临床上多以体检时发现心脏杂音而首诊，临床首发症状多以劳力性呼吸困难为主。存在房间交通的患者，当右心室顺应性减低，右室压力明显升高时，可出现肉眼发绀。长期未得到矫正的患者可出现静脉压升高、肝大、腹水等右心衰竭表现。查体多有明显的收缩期杂音，心电图提示右心室肥厚，有或无右束支传导阻滞。心脏彩超检查作为首选。

新生儿、小婴儿严重肺动脉狭窄的治疗，与室间隔完整的肺动脉闭锁不同，严重肺动脉狭窄新生儿绝大多数可行双心室矫正。在有条件的中心经皮球囊肺动脉瓣成形术应作为首选。

美国的一项多中心资料中总结了211例经皮球囊瓣膜成形治疗的患者，其中45%年龄在一个月以下，成功率达91%，术后跨瓣收缩峰值压差低于25mmHg者占88%，尤以新生儿效果明显。失败的危险因素包括中、重度的瓣膜增厚，以及瓣膜上狭窄。同时建立了多变量模型来评估危险因素。体肺分流只用于右心室明显发育不良难以做双心室修复的病例。对于肺动脉瓣明显发育不良的病例则采用右心室流出道补片加宽，是否同时做体肺分流尚有争论。

大龄婴儿及儿童肺动脉瓣狭窄，只要跨瓣压差高于50mmHg，就有经皮球囊瓣膜成形术指征。Mayo Clinic的经验提示；成人经皮球囊肺动脉瓣成形术后，所有患者症状明显改善，其中52%患者症状消失。

早期干预治疗可以避免右心室心肌纤维化。手术治疗是经皮球囊肺动脉瓣成形术的补充。通常针对那些肺动脉瓣严重发育不全，瓣环发育不全或球囊成形术失败的病例。

（三）治疗所面临的问题

在我国农村和边远地区仍有部分大龄儿童或成人肺动脉狭窄患者，他们在合适的年龄未获得有效治疗。这些患者就诊时已有明显的右心室、三尖瓣的继发性改变，甚至已有明显的、不可逆的右心衰竭。针对这一类患者外科手术是不可避免的，不仅要做狭窄肺动脉瓣切开，还要做右室流出

道肥厚肌肉切除和 / 或右室流出道补片加宽,由于右心室功能已经损害,心肌顺应性和收缩能力均减低,对肺动脉瓣反流的耐受性很差,即使术后跨瓣压差下降满意,也常有不同程度的右室功能不全。肺动脉瓣成形或替换则成为必需。肺动脉瓣替换以选择生物瓣为主,可选用无支架生物瓣,同种异体瓣膜或有支架生物瓣,虽然对于年轻患者生物瓣可能衰败,目前介入瓣膜的临床应用可以降低患者再手术的风险。

（李 炘）

参 考 文 献

1. Roberts WC. Valvuler, subvalvular and supravalvular aortic stenosis: morphologic features. Cardiovasc Clin, 1973, 5: 97-126.

2. Kirchiner D, Jackson M, Malaiya N, et al. Incidence and prognosis of obstruction of the left ventricular outflow tract in Liverpool (1960-91): a study of 313 patients. Br Heart J, 1994, 71: 588.

3. Hanley FL, Sade RM, Freedom RM. Outcomes in critically ill neonates with pulmonary stenosis and intact ventricular septum a multiinstiyutional study. Congenital Heart Surgery Society. J AM Coll Cardiol, 1993, 22: 183.

4. Dinsmore RE, Sanders CA, Hawthorne JW. Calcification of the congenitally stenotic pulmonary valve. N Engl J Med, 1966, 275: 99.

5. Carrel A. On the experimental surgery of the thoracic aorta and the heart. Ann Surg, 1910, 52: 83.

6. Spencer FC, Neill CA, Bahnson HT. The treatment of congenital aortic stenosis with valvotomy during cardiopulmonary bypass. Surgery, 1958, 44: 109.

7. Ewert P, Bertram H, Breuer J. Balloon valvuloplasty in treatment of congenital aortic valve stenosis -a retrospective multicenter survey of more than 1000 patients. Int J Cardiol, 2011, 149(2): 182-185.

8. Maskatia SA. Ing FF, Justino H. Twenty-five-year experience with balloon aortic valvuloplasty for congenital aortic stenosis. Am Candiol, 2011, 108(7): 1024-1028.

9. 解启莲. 2006 美国心脏病学会 / 美国心脏协会心脏瓣膜病治疗指南有关儿童先天性心脏瓣膜疾病处理纲要. 实用儿科临床杂志, 2008, 23(1): 73-75.

10. 贾兵, 李守军. 先天性心脏病外科治疗中国专家共识（二）: 小儿先天性主动脉瓣狭窄. 中国胸心血管外科临床杂志, 2020, 27(3): 246-250.

11. Ross DN. Replacement of aortic and mitral valves with a pulmonary autograft. Lancet, 1967, 2: 956-958.

12. Elder RW, Quaegebeur JM, Bacha EA. Outcomes of the infant Ross procedure for congenital aortic stenosis followed into adolescence. J Thorac Cardiovasc Surg, 2013, 145(6): 1504-1511.

13. 杨建, 安琪, 张尔永, 等. 主动脉根部扩大技术在主动脉瓣置换术中的应用. 中华胸心血管外科杂志, 2008, 24(4): 275-276.

14. 陈寄梅, 张镜芳, 吴若彬, 等. 瓣环扩大在儿童主动脉瓣膜置换术中的应用. 中华小儿外科杂志, 2007, 28(4): 181-183.

15. McCrindle BW, Blackstone EH, Williams WG, et al. Are outcomes of surgical versus transcatheter balloon valvotomy equivalent in neonatal critical aortic stenosis? Circulation, 2001, 104: I152e8.

16. Alsoufi B, d'Udekem Y. Aortic valve repair and replacement in children. Future Cardiol, 2014, 10(1): 105-115.

17. Polimenakos AC, Sathanandam S, Blair C, et al. Selective tricuspidization and aortic cusp extension valvuloplasty: outcome analysis in infants and children. Ann Thorac Surg, 2010, 90: 839e46; discussion 46e7.

18. Ozaki S. Kawase I, Yamashita H, et al. Aortic valve reconstruction using self-developed aortic valve plasty system in aortic valve disease. Interact Cardiovasc Thorac Surg, 2011, 12(4): 550-553.

19. Ozaki S, Kawase I, Yamashita H, et al. Midterm outcomes after aortic valve neocuspidization with glutaraldehyde-treated autologous pericardium. J Thorac Cardiovasc Surg, 2018, 155(6): 2379-2387.

20. Wang K, Zhang HF, Jia B. Current surgical strategies and techniques of aortic valve diseases in children. Transl Pediatr, 2018, 7(2): 83-90.

21. Taggart NW, Cetta F, Cabalke AK. Outcomes for balloon pulmonary valvuloplasty in adults: Comparison with a concurrent pediatric cohort. Catheter Cardiovasc Interv, 2013, 82: 811-815.

22. Prifti E, Frati G, Bonacchi M, et al. Accessory mitral valve tissue causing left ventricular outflow tract obstruction: Case reports and literature review. J Heart Valve Dis, 2001, 10(6): 774-778.

23. Glancy DL, Chang MY, Dorney ER. Parachute mitral valve. Further observations and associated lesions. Am J Cardiol, 1971, 27: 309.

24. Carpentier A, Brizard C. Congenital malformations of the mitral valve// Strak J, de Leval M, Tsang V. Surgery for Congenital Heart Defects. 3rd ed. Chichester: Wiley, 2006: 573-590.

25. Chauvaud S, Fuzellier JF, Houel R, et al. Reconstructive surgery in congenital mitral valve insufficiency

(Carpentier's techniques) : Long-term results. J Thorac Cardiovasc Surg, 1998, 115 (1) : 84-92; discussion 92-93.

26. Fornes P, Heudes D, Fuzellier JF, et al. Correlation between clinical and histologic patterns of degenerative mitral valve insufficiency : A histomorphometric study of 130 excised segments. Cardiovasc Pathol, 1999, 8 (2) : 81-92.

27. Grau JB, Pirelli L, Yu PJ, et al. The genetics of mitral valve prolapse. Clin Genet, 2007, 72 (4) : 288-295.

28. van Karnebeek CD, Naeff MS, Mulder BJ, et al. Natural history of cardiovascular manifestations in Marfan syndrome. Arch Dis Child, 2001, 84 (2) : 129-137.

29. Carpentier A, Branchini B, Cour JC, et al. Congenital malformations of the mitral valve in children. Pathology and surgical treatment. J Thorac Cardiovasc Surg, 1976, 72 : 854-866.

30. Lembcke A, Borges AC, Dushe S, et al. Assessment of mitral valve regurgitation at electron-beam CT : Comparison with Doppler echocardiography. Radiology, 2005, 236 (1) : 47-55.

31. Murakami T, Nakazawa M, Nakanishi T, et al. Prediction of postoperative left ventricular pump function in congenital mitral regurgitation. Pediatr Cardiol, 1999, 20 (6) : 418-421.

32. Moustafa SE, Mookadam F, lharthi M. Mitral annular geometry in normal and myxomatous mitral valves : three-dimensional transesophageal echocardiographic quantification. J Heart Valve Dis, 2012, 21 (3) : 299-310.

33. Bharucha T, Roman KS, Anderson RH, et al. Impact of multiplanar review of three-dimensional echocardiographic data on management of congenital heart disease. Ann Thorac Surg, 2008, 86 (3) : 875-881.

34. Salgo IS, Gorman JH, Gorman RC, et al. Effect of annular shape on leaflet curvature in reducing mitral leaflet stress. Circulation, 2002, 106 : 711-717.

35. Knirsch W, Tlach L, Stambach D, et al. Angiotensin converting enzyme inhibitors in pediatric patients with mitral valve regurgitation-case-control study and review of the literature. Congenit Heart Dis, 2010, 5 (3) : 278-284.

36. Nihill MR, McNamara DG, Vick RL. The effects of increased blood viscosity on pulmonary vascular resistance. Am Heart J, 1976, 92 (1) : 65-72.

37. Selamet Tierney ES, Pigula FA, Berni Cl, et al. Mitra! valve replacement in infants and children 5 years of age or younger : Evolution in practice and outcome over three decades with a focus on supra-annular prosthesis implantation. J Thorac Cardiovasc Surg, 2008, 136 (4) :

954-96l; e1-e3.

38. Henaine R, Nloga J, Wautot F, et al. Long-term outcome after annular mechanical mitral valve replacement in children aged less than five years. Ann Thorac Surg, 2010, 90 (5) : 1570-1576.

39. Oppido G, Davies B, McMullan OM, et al. Surgical treatment of congenital mitral valve disease : Midterm results of a repair-oriented policy. J Thorac Cardiovasc Surg, 2008, 135 (6) : 1313-1320; discussion 1320-1321.

40. Wooler GH, Nixon PGF, Grimshaw VA. Experiences with the repair of the mitral valve in mitral incompetence. Thorax, 1962, 17 : 49.

41. Carpentier A. Cardiac valve surgery -the "French correction." J Thorac Cardiovasc Surg, 1983, 86 (3) : 323-337.

42. De Bonis M, Lapenna E, Alfieri O. Edge-to-edge Alfieri technique for mitral valve repair : which indications? Curr Opin Cardiol, 2013, 28 (2) : 152-157.

43. Caldarone CA, Raghuveer G, Hills CB, et al. Long-term survival after mitral valve replacement in children aged <5 years : A multiinstitutional study. Circulation, 2001, 104 (12 Suppl 1) : 1143-1147.

44. Athanasiou T, Cherian A, Ross D. The Ross II procedure : pulmonary autograft in the mitral position. Ann Thorac Surg, 2004, 78 (4) : 1489-1495.

45. Gikonyo BM, Lucas RV, Edwards JE. Anatomic features of congenital pulmonary valve stenosis. Pediatr Cardiol, 1987, 8 : 109.

46. Hanley FL, Sade RM, Freedom RM. Outcomes in critically ill neonates with pulmonary stenosis and intact ventricular septum a multiinstiyutional study. Congenital Heart Surgery Society. J AM Coll Cardiol, 1993, 22 : 183.

47. Dinsmore RE, Sanders CA, Hawthorne JW. Calcification of the congeniyally stenotic pulmonary valve. N Engl J Med, 1966, 275 : 99.

48. Kirklin JW, Connolly DC, Ellis FE. Problems in the diagnosis and surgical treatment of pulmonary stenosis with intact ventricular septum. Circulation, 1953, 8 : 849.

49. Hartmann AF Jr, Tsifutis AA, Arvidsson H. The two-chambered right ventricle. Report of nine cases. Circulation, 1962, 26 : 279.

50. Jureidini SB, Ro PS. Critical pulmomary stenosis in the neonate; role of transcatheter management. J Invacive Cardiol, 1996, 8 : 326.

51. Holzer RJ, Gauvreau K, Kreutzer J. Safty and efficacy of balloon pulmonary valvuloplasty : a multicenter experience. Catheter Cardiovasc Interv, 2012, 80 (4) : 663-672.

第八节 功能性单心室和 Fontan 手术

一、定义和血流动力学特点

（一）单心室和功能性单心室概念的演变

单心室又称心室双入口，即一个发育良好的心室伴随一个附加的、未发育或发育不良的心室，两个心房分别通过两组房室瓣或一组共同房室瓣与一个心室相连。根据 Van Praagh 分类法可分为四型，分别是：A 型：单纯左室发育，无右室窦部；B 型：单纯右室发育，无左室窦部；C 型：室间隔未发育或仅有残余室间隔组织，又称双室型；D：左右室窦部及室间隔均未发育，又称不定型。

然而，尚有一大类的畸形，以具有唯一一个功能性的单一心室腔为特征，又或者不适宜接受双心室解剖矫治而最终只能建立生理上的单心室循环。因此，国际胸外科医师协会先天性心脏病手术命名和数据库系统接受功能性单心室这一概念。其概括内容包括：房室连接双入口，如左室双入口和右室双入口；一组房室连接缺失，如二尖瓣闭锁和三尖瓣闭锁，或一组共同房室瓣和仅一个完全发育的心室，如共同房室瓣的房室间隔缺损伴一侧心室发育不良；内脏异位综合征（多脾或无脾综合征）伴一个心室发育不良；以及少量不符合其他类型的单心室。

因为治疗的目的和手段的一致性，单心室的定义最终被包含在功能性单心室这一内涵更大的概念中。

功能性单心室各种类型中最主要的、数量最多的当然是单心室。

大动脉位置正常的三尖瓣闭锁是功能性单心室的最简单类型，其三尖瓣完全没有发育，患者的存活有赖于开放的卵圆孔和室间隔缺损。假如肺动脉闭锁了，则患者的存活还要有赖于动脉导管或者主肺动脉窗。

大动脉错位时的三尖瓣闭锁，室间隔缺损的大小就要受到极为慎重的评估，若室间隔缺损属于限制性的话，手术治疗方式将不得不考虑体循环梗阻的问题。

三尖瓣狭窄的患者，就必须通过三尖瓣的 z 值来评估手术路线，究竟是单心室修补路线还是双心室修补路线。如果三尖瓣 z 值小于 -2，尤其是小于 -2.5~-3 时，单心室修补路线就是理所当然的选择了。

二尖瓣闭锁，或称左侧房室瓣缺如，可以发生在单心室的任何一种解剖中。

内脏异位综合征中的功能性单心室（内脏异位综合征者大部分都合并有单心室），其心房内脏位置不明确，同时常伴体静脉及肺静脉的连接异常、共同房室瓣、肺动脉狭窄或闭锁。内脏异位综合征分为无脾综合征和多脾综合征。前者双侧心房为右心房结构，50% 为单心室，而右室型单心室占 42%，完全性肺静脉异位引流以心上型较为典型，可见双侧上腔静脉、肝静脉异位回流等，典型者双侧三肺叶结构，双侧对称支气管。后者双侧心房为左房结构，2/3 为右室型单心室，下腔静脉中断伴奇静脉连接占 80%，双侧肝静脉，肺静脉异位引流入右房，典型者双侧双肺叶结构，双侧动脉下支气管。

在某些类型的右心室双出口，比如其室间隔缺损远离主动脉和肺动脉开口，或者其左心室严重发育不良，和/或存在二尖瓣闭锁，这些情形下也只能遵循单心室循环的手术方向。因此，也将其归入功能性单心室类。

此外，一些双侧心室不平衡的完全型房室通道，不适宜进行双心室修补，而只能采用功能性单心室治疗途径。

对于一些房室连接不协调合并室间隔缺损者，也可以考虑采用功能性单心室的治疗途径。

对于左心发育不良综合征，由于其左心结构发育差，无法支持体循环，但右心室结构通常正常，可最终通过分阶段的 Norwood 手术矫治成为功能性单心室循环。由于其解剖、血流动力学和手术治疗的特殊性，将在另外专门章节讨论。

如上所述，功能性单心室的解剖类型复杂多变。但只要牢固掌握单心室的血流动力学特点，则其外科治疗的目的和策略将变得相对简单。

（二）血流动力学特点

功能性单心室的血流动力学特点可以单心室作为代表来说明。正常的双心室循环是一种串联性循环，不用赘述。单心室患者的体循环和肺循环却是并联循环：血液被单心室同时射入体循环和肺循环,而所进入的方向是有选择性的,这个选择性取决于体循环和肺循环是否有梗阻。

体循环和肺循环流出道无梗阻,也无肺血管病变,肺循环血流量远远高于体循环。随着出生后肺循环阻力的逐渐下降,将发生充血性心力衰竭。如患者承受住了,则会逐渐产生肺血管病变。

个别患者肺循环有程度恰好的梗阻,导致两个循环的血流刚好达到"平衡"状态,单心室只需泵出正常两倍的血量,患者能有相当长期的生存及满意的生活质量。

多数患者合并肺循环流出道的梗阻,且呈进行性发展,这就导致肺血流减少,出现发绀以及发绀所引起的后果。

少数患者合并体循环的梗阻,其可发生在单心室在主动脉下的流出道至主动脉弓之间。若肺循环流出道无梗阻,则肺血流大为增加,心室容量超负荷;若有肺循环流出道梗阻,则单心室的压力负荷将大大增加,心室肌肉出现肥厚,顺应性下降。

基于上述的特点,在设计功能性单心室患者的治疗方案时,必须既考虑到最终所要建立的单心室串联性循环,又要考虑到肺循环是否有梗阻及进行相应处理的时机,还要重视体循环梗阻的处理。

二、诊断方法的评价

功能性单心室的临床表现,取决于体循环和肺循环的血流平衡。在肺循环的流出道有梗阻者,随着动脉导管的关闭,将出现严重的青紫。无肺循环的流出道梗阻者,出生后随着肺阻力的下降,将出现充血性心力衰竭,并且由于体循环和肺循环在心室、心房水平的混合而伴有发绀。伴随着流出道的狭窄和/或动脉导管的存在,会在心前区出现杂音。然而,上述症状和体征在诊断上并无特异性。

胸片的价值在于通过观察肺血情况和心脏大小,对肺循环流出道梗阻情况进行大致判断。

心电图无特殊表现。

心脏超声检查包括基本的二维超声检查和彩色多普勒超声检查,甚至引入三维实时动态超声检查。首先要判断功能性单心室类型,同时必须要明确肺动脉狭窄甚至闭锁抑或根本没有狭窄、有无主动脉下流出道的梗阻、有无升主动脉和主动脉弓的发育不良、有无主动脉缩窄、动脉导管的

大小、大动脉之间的位置情况,发现肺静脉的异位引流及其类型,房室瓣是单个还是两个开口,以及对房室瓣的反流程度、心室功能等进行极为重要的评估。心脏超声检查对解剖诊断和血流动力学诊断具有极其重要的价值,基本能确诊。

新生儿和小婴儿一般无需进行心导管检查来评估肺血流和肺动脉压力。在儿童期甚至成人期完成 Fontan 手术前,应行心导管检查评估肺血流和肺动脉压力、阻力,并明确肺动脉发育情况。

心脏超高速螺旋 CT 和磁共振检查可对心脏尤其血管(包括侧支循环)的解剖进行精确的诊断,尤其是可以进行三维重建,因此解剖诊断价值很高,可作为心脏超声检查极为有益的补充。但该项检查无法评估房室瓣反流情况和心室功能。值得注意的是,超高速螺旋 CT 因放射剂量大,对新生儿及婴幼儿存在很大的潜在风险,选择作为检查手段时必须慎重。

磁共振检查的优缺点都比较突出。其在避免放射性伤害的同时,可对心脏尤其血管(包括侧支循环)的解剖进行精确的诊断,同时还能观察房室瓣反流的程度,也具有很高的诊断价值。但另一方面,该项检查耗时甚多,且对婴幼儿必须在镇静状态下进行。这就限制了其在婴幼儿的应用。

三、手术适应证以及禁忌证的变化

鉴于未经治疗的功能性单心室,其自然病史非常差,故功能性单心室的诊断就是手术的适应证。

功能性单心室手术治疗的目的主要包括:①减轻并最终消除发绀,达到体循环和肺循环的最终完全平衡;②避免或减轻单心室过度的容量和压力负荷,最大限度保护心室的功能。

由于下述的 Fontan 手术禁忌证的存在,大多数甚至绝大多数功能性单心室患者在完成生理矫治手术前,需要进行先期的姑息手术。当然,也有少数条件正好合适的患者,由于医疗条件和经济条件的影响,直至青少年甚至成年期一次性完成改良 Fontan 手术。

(一)姑息手术适应证

在新生儿和婴儿时期,就应当择期或急诊采取外科手术的措施,解除体循环梗阻和适当限制肺血流,保持体循环和肺循环平衡,既要保证肺血

管的发育,又要保护肺血管床,避免过度充血,同时还要防止严重低氧血症的发生,使患儿存活,并最终完成生理矫治。

1. 无体循环和肺循环梗阻者,应当采用肺动脉环束手术限制肺血流,保护肺血管。

2. 无体循环梗阻,但肺循环流出道的梗阻严重,且呈进行性发展,应当进行体-肺分流手术,增加肺血流,促进肺血管发育。

3. 肺循环有程度恰好的梗阻,又或者经过上述两种手术的调整达到理想效果者,进行双向腔静脉-肺动脉吻合术(bidirectional cavopulmonary anastomosis),又称双向 Glenn 手术(B-D Glenn procedure)。也有作者选择进行半 Fontan 手术或另一种有两个腔静脉-肺动脉吻合口的 B-D Glenn 手术。

4. 有体循环梗阻者,应当在新生儿期采用类似 Norwood 手术的方法(D-K-S 手术)进行姑息,以后再进行第二期的 B-D Glenn 手术和第三期的改良 Fontan 手术。

20 世纪 80 年代后期,B-D Glenn 手术首次被确立为新生儿时期姑息术和根治性 Fontan 手术之间的中间步骤。虽然其后伴随着争论,但目前已经基本被大家接受。

(二)生理矫治适应证和禁忌证的演变

在早期,Fontan 手术的十条戒律对选择合适的手术病例,提高手术成功率起到了重要的作用。其内容包括:

(1)肺动脉阻力不能大于 4 Wood。

(2)平均肺动脉压力不能大于 15mmHg。

(3)没有合并重度房室瓣反流。

(4)没有合并心律失常。

(5)无合并体循环心室功能下降。

(6)无肺静脉连接异常。

(7)无体静脉连接异常。

(8)肺动脉发育必须良好,Mc Goon 比率 2.0 或以上。

(9)年龄小于 4 岁。

(10)心房容积正常。

随着人们对单心室循环认识的深入以及手术技术的不断改良发展,目前上述的戒律已经有了极大的改变。于是,一大批以往被认为不能进行 Fontan 手术的病例,如今都具有了手术适应证。心

房容积这项指标已经被剔除。对于年龄,要求已不再严格,一般会选择在 2~4 岁完成 Fontan 手术,国际上也已经有在 2 岁以内进行 Fontan 手术的报道。也有少数病例因医疗条件或医疗费用的限制而在青少年期完成 Fontan 手术。由于可以通过早期的限制肺动脉血流的姑息手术保护肺血管床,肺动脉压力也已经成为一个相对性的指标。体静脉异常连接,可以采用手术的方法进行处理。对于心律失常,由于心内科电生理技术的发展,也已成为相对的禁忌。肺动脉发育问题也非 Fontan 手术的禁忌,可通过早期进行增加肺动脉血流的姑息手术得到克服,而且不少作者认为 Mc Goon 比率 1.5~1.6 以上就能承受 Fontan 手术;另外,也有给只有单侧肺动脉的病例进行 Fontan 手术的报道。

一般认为,肺动脉阻力、肺静脉异位引流、显著房室瓣反流、心室功能显著受损仍然是影响 Fontan 手术效果的极为重要的因素。另外,随着手术技术的发展和人们对功能性单心室认识的深入,近年来不少报道认为前期手术造成的肺动脉扭曲、内脏异位综合征也是 Fontan 手术的高危因素。

由于 B-D Glenn 手术是 Fontan 手术的重要组成部分,B-D Glenn 手术的危险因素必须予以重视,其主要包括肺动脉阻力大于 4 Wood 和 / 或先前的体-肺分流手术导致的肺动脉扭曲,此二者与死亡率成正比。此外,若同时合并肺静脉与心脏的异位连接,绝不能忽视。而包括术前中到重度的房室瓣反流、手术年龄在 4 个月以下、第一阶段姑息手术后过长的住院时间等因素会显著影响 B-D Glenn 手术的预后以及最终完成 Fontan 手术的机会。

总的来说,采用 Fontan 类手术进行生理矫治的适应证已经大大放宽。但必须对上述每一个可能存在的手术危险因素做出周密的排除或确认,然后进行评价,并进一步确认手术时机、步骤,才有可能提高手术的成功率。

四、生理矫治方法——Fontan 手术的演变

最先,人们采用心室分隔手术对单心室进行解剖矫治。但分隔手术死亡率高,接近 50%,最低也达 36%,目前已基本被摒弃。之后,人们的

目光最终转向了生理的矫治手术。

Fontan 和 Baudet 在 1971 年首先报道采用由后人所称的 Fontan 手术纠治三尖瓣闭锁。Fontan 手术的目的是引导体静脉血流直接进入肺循环,从而形成功能性单心室循环(图 2-1-20)。

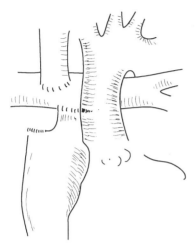

图 2-1-20　Fontan 手术

传统的 Fontan 手术的内容包括:上腔静脉与右肺动脉吻合;右心耳与右肺动脉近段直接吻合或右心房通过同种带瓣管道与右肺动脉近段连接;主肺动脉予以结扎或切断;下腔静脉开口处植入同种异体瓣(因为 Fontan 相信右心房的搏动对腔静脉进入肺动脉有着重要的辅助作用)。

早期的应用在三尖瓣闭锁上的改良术式包括:①右房和隔绝小梁部(窦部)的右室的不带瓣连接;②右房和右室的同种带瓣管道连接;③右房和肺动脉的不带瓣连接等。

1982 年,Kreutzer 借鉴 Ross 手术(即以肺动脉瓣作为自体移植物,重建主动脉瓣的手术)的思路,将自体肺动脉瓣植入到重建的右心房与肺总动脉连接处的右房顶;同时,Kreutzer 也发现下腔静脉开口处设置瓣膜没有必要。

Fontan 一开始认为该术式只能应用于三尖瓣闭锁的患者。但 Fontan 手术自从出现后,很快就被许多心脏中心相继应用于多种无法使用双心室解剖矫治的复杂的功能性单心室病种上。Norwood 在 1983 年报道左心发育不良综合征的病例,在新生儿期成功实施姑息手术后再成功完成了 Fontan 手术并获得满意的效果。从此,这一种具有里程碑意义的手术,为大量功能性单心室患者的外科治疗开辟了广阔的前景。

然而,除了术后早期死亡率偏高以外,在早期病例的中、晚期随访发现 Fontan 手术后出现了相当多的并发症,包括右心房的进行性膨胀、室上性心律失常、蛋白丢失综合征、血栓栓塞、运动耐量降低等。由此,出现了若干的改良 Fontan 手术,意图通过在手术时机、术式、手术材料等方面进行改进,建立具有最少能量损耗的、从体静脉至肺动脉的无阻塞的通道,降低肺循环阻力,消除手术的危险因素,达到改善手术效果的目的。

Kawashima 于 1984 年率先报道,对于合并了下腔静脉中断而通过奇静脉回流至上腔静脉的内脏异位综合征病例,只需要进行上腔静脉和右肺动脉的吻合(即 B-D Glenn 手术),实际上就完成了 Fontan 手术。后人称之为 Kawashima 手术。Kawashima 的工作客观上证明了 Fontan 手术实际上并不需要心房的支持。

目前应用最多的、最为重要的改良 Fontan 手术是全腔静脉-肺动脉连接术(total cavopulmonary connection, TCPC)。自从 TCPC 作为生理矫治方法后,单心室的外科治疗已取得显著的疗效,手术死亡率大为降低,远期疗效也令人满意。

(1)心房侧通道 TCPC 手术:de Leval 与同事通过流体力学研究,创立了侧通道 Fontan 手术的概念,并首先在 1988 年的报道中采用了全腔静脉-肺动脉连接术(total cavopulmonary connection, TCPC)的名称。侧通道手术采用心包片或涤纶片或人工血管片作为心房内板障,与心房游离壁一起构成心房外侧通道,引导下腔静脉进入肺动脉。这种术式目前尚有部分心脏中心采用(图 2-1-21)。

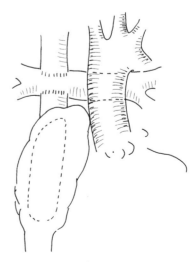

图 2-1-21　心房侧通道 TCPC 手术

（2）不使用人造材料的心房通道 TCPC 手术：使用右房游离壁和心房间隔组织构成心内通道。采用本式式的心脏中心目前数量不多。

（3）心房外管道的 TCPC 手术。Marcelletti 在 1990 年报道了采用心外管道进行 TCPC 的手术方法，取得了良好的效果（图 2-1-22）。之后该术式一直受到外科医生的青睐，在众多知名的心脏中心得到推广。

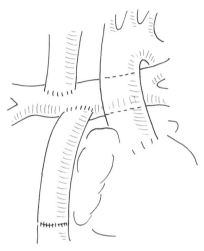

图 2-1-22 心房外管道 TCPC 手术

（4）心房内管道的 TCPC 手术。该术式是在第一阶段先进行上腔静脉与右肺动脉吻合；第二阶段采用 Gore-Tex 人造血管作为心房内管道，引导血流从下腔静脉经人造血管进入肺动脉。心内管道从共同心房内穿出，并在离开心房后单独吻合到肺动脉的合适位置上；在管道穿出心房的部位，将心房组织绕其缝合一圈（图 2-1-23）。

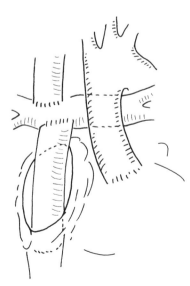

图 2-1-23 心房内管道 TCPC 手术

上述改良 Fontan 手术中，利用右心房的改良术式虽然提供了生长的潜能，但由于尚采用右房与肺动脉连接的方法，仍然会在右房内产生湍流，因此并非耗能最少的选择；并且仍有相当部分的病例面临远期心律失常的危险。

心房内管道 TCPC 的应用正在向体静脉回流异常的病例局限，主要应用在双侧下腔静脉分别回流入心房或下腔静脉与肝静脉分别回流入心房的病例。

心外管道 TCPC 作为最常用的改良 Fontan 手术，具有良好的血流动力学特性，有着优良的早期和晚期的生存率，其心律失常发生率以及包括血栓形成、脑卒中、肠道蛋白丢失等其他并发症的发生率亦属最低，而且手术操作简单。在大多数的心血管中心，已基本占据了主要的地位。对于以往传统 Fontan 手术在远期失败的患者可作为挽救的选择。

也有一些中心对心外管道 TCPC 进行改良，避免体外循环下手术。但由于可能导致的吻合口不够大，以及在 B-D Glenn 吻合口附近使用侧壁钳可能对脑部血液回流产生不良影响，并不推荐。

本单位对一些肺动脉发育良好且离下腔静脉距离较近的病例进行充分松解的肺动脉与下腔静脉的直接吻合，取得了良好效果。其优点在于保持了腔静脉-肺动脉连接的生长潜能；且术后恢复快，胸积液发生率低。但由于解剖的关系，对病例的选择较为苛刻。

五、手术策略的确定

1. B-D Glenn 手术目前已经是完成 Fontan 手术前的一个标准性姑息手术。

对于具有一个或多个 Fontan 手术危险因素的病例，可采用双向 Glenn 手术作为阶段性手术。待危险因素消除或减弱后，再进行下一阶段的 Fontan 手术。在高危因素不能有效消除时就作为终末手术。

目前，国际上对无 Fontan 手术危险因素的病例，也倾向于以 B-D Glenn 手术作为阶段性手术。这样有利于改善患儿的发绀和生长发育，促进肺血管床的良好发育及肺循环阻力的降低，从而使二期完成的 TCPC 手术更为顺利。

在国内,一般在一岁左右完成 B-D Glenn 手术。国际上不少先进的心脏中心,可在半岁甚至更早就完成 B-D Glenn 手术。

2. 存在下述情况之一的功能性单心室病例,必须在新生儿或婴幼儿时期进行 B-D Glenn 手术前的姑息手术。

（1）合并严重肺动脉发育不良或肺动脉闭锁者,在新生儿或婴幼儿时期,若动脉导管口径不足以提供维持生命的肺血流,则必须在 B-D Glenn 手术前进行体 - 肺分流术。

（2）对无肺动脉狭窄或闭锁的功能性单心室病例,过度的肺血流必然对肺血管床造成冲击,出生后随时间的延长,最终导致肺动脉高压和肺血管病变,并因此使 Fontan 手术无法进行。此类患儿,需要尽早进行控制肺动脉血流的手术,即肺动脉环束术。手术最终使肺少血,肺动脉平均压力处于符合 Fontan 手术戒律的数值范围。最终,功能性单心室患儿能依次完成后续的 B-D Glenn 手术和二期的 TCPC 手术。

3. 对合并心外型肺静脉异位引流或有梗阻的心内型肺静脉异位引流的病例,必须在进行第一次姑息手术的同时,在体外循环下一并矫治。矫治方法详见完全性肺静脉异位引流一节。

注意,不要对肺静脉异位引流掉以轻心。即使有些患者在不处理肺静脉异位引流的情况下也能顺利完成 B-D Glenn 手术,这也并不代表其能在不矫治肺静脉异位引流的情况下耐受改良 Fontan 手术后的血流动力学变化。

4. 选择合适时机,对合并的房室瓣反流进行处理。

（1）轻度的房室瓣反流,可以暂时不用处理。

（2）合并中度以及中度以上房室瓣反流的病例,主张在进行 B-D Glenn 手术的同时,在体外循环下进行瓣膜的修复。

（3）合并重度房室瓣反流,若修复效果欠佳,应择机进行房室瓣置换。值得注意的是,根据本单位的经验,若出现了心功能Ⅳ级再进行房室瓣膜的话,效果欠佳,早期死亡率可达到50%。此类患者可能是心脏移植的适应证。

5. 改良 Fontan 手术是功能性单心室的最终

生理性矫治手术。

目前,除甚为少数的中心外,术式基本选择 TCPC 手术,其中大多数采用心外管道 TCPC。

改良 Fontan 手术可在 2~4 岁时完成。当然,对就诊时间偏晚而又符合条件的病例,也可在大龄时期完成。但大龄病例必然面临手术以前长时期心室负荷过重的问题,这会显著影响其远期的手术效果。

对于完全符合条件的、年龄合适的病例,可以选择一期完成 TCPC 手术。

六、手术方法

（一）姑息手术方法

1. **肺动脉环束手术**　肺动脉环束手术以往是在体外循环技术发展起来之前,限制肺血流,保护肺血管以免发展成艾森曼格综合征的姑息手术。以后应用在无肺动脉血流限制的功能性单心室的治疗,目的也是要限制肺动脉血流,保护肺血管床,为 B-D Glenn 手术甚至 Fontan 类手术创造条件。本手术是通过正中切口或左后外侧胸切口,对环绕肺动脉的束带进行缝合以缩窄肺动脉直径的手术（图 2-1-24）。

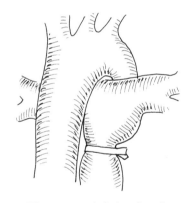

图 2-1-24　肺动脉环束手术

2. **体 - 肺分流手术**（systemic-pulmonry shunt）最初是当时无法根治法洛四联症时的减状手术,后来在探索单心室合并肺循环流出道梗阻的有效姑息手术时就应用开来。现在应用在功能性单心室上的常用术式主要包括改良 B-T 分流手术（modefied Blallock-Taussig shunt,即右锁骨下动脉 - 右肺动脉人造血管分流,见图 2-1-25）和中央分流手术（central shunt,又称改良 Waterson 手术,升主动脉 - 肺动脉人造血管连接,见图 2-1-26）。

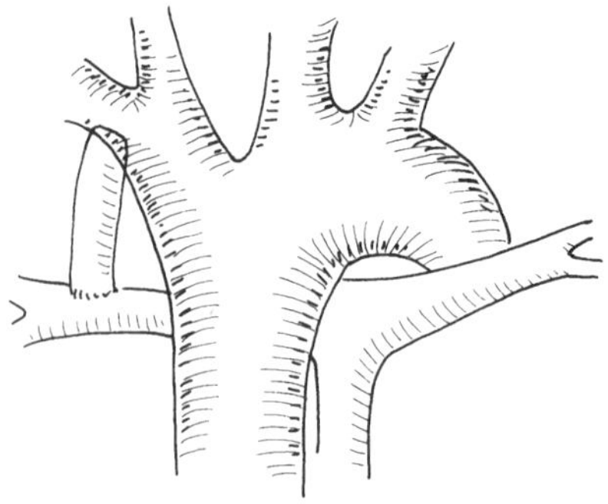

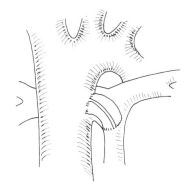

图 2-1-25 改良 B-T 分流手术

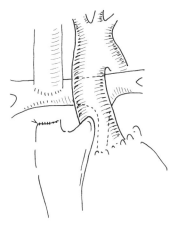

图 2-1-27 B-D Glenn 手术（保留主肺动脉前向血流）

化后期的 Fontan 手术。反对者则认为，在窦房结和窦房结动脉周围进行广泛的操作，会提高远期窦房结功能障碍的发生率；其次，上腔静脉血流需转过 270° 的大弯才能进入右肺动脉，而不是像 B-D Glenn 手术那样，只需要转 90° 就可以，这样会对血流动力学产生不良影响。因此，该术式也并没有在多数心脏中心普遍开展。

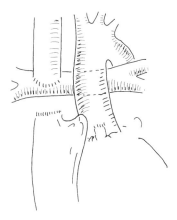

图 2-1-26 中央分流手术（改良 Waterson 手术）

图 2-1-28 B-D Glenn 手术（消除主肺动脉前向血流）

3. B-D Glenn 手术　1958 年，Glenn 确立了经典的 Glenn 手术，将右肺动脉远端与上腔静脉做端侧吻合，同时结扎上腔静脉与右房连接处，并缝闭右肺动脉近端开口。Glenn 手术使单心室患者获得了明显的缓解，从而认为旷置功能不全的右心室是可能的。以后，经典 Glenn 手术演变成 B-D Glenn 手术，又称双向腔静脉 - 肺动脉吻合术，即离断上腔静脉，缝闭近心端，远心端与右肺动脉端侧吻合。这样可使上腔静脉血流可同时进入左、右肺。在该术式中，有保留中央肺动脉前向血流的做法，认为能使肝因子通过前向血流导入肺动脉，能抑制肺动静脉瘘的发生（图 2-1-27）；也有完全消除中央肺动脉血流的做法，即完全切断主肺动脉（图 2-1-28）。

4. 半 Fontan 手术　半 Fontan 手术是 B-D Glenn 手术的一种改良形式。手术是在上腔静脉右心房入口与升主动脉之间的右心房顶部做一个切口；在右肺动脉下壁也做一个切口；然后将这两个切口吻合，形成一个在右心房后面的房肺吻合口；最后在右心房内，用一个 Gore-Tex 板障将上腔静脉回流入右心房的血流导入到房肺吻合口（图 2-1-29）。半 Fontan 手术的提倡者认为能增加对中央肺动脉区域的灌注，从而优化左肺的血流；此外，能简

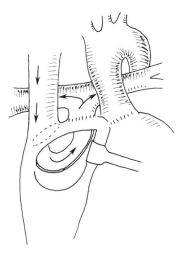

图 2-1-29 半 Fontan 手术

5. 有两个腔静脉 - 肺动脉吻合口的 B-D Glenn 手术——有人"错误地"将之归为一种半 Fontan 手术。手术在体外循环下进行。要离断上腔静脉，远心端吻合到右肺动脉上壁；近心端吻合到右肺动脉下壁。然后要用 Gore-Tex 补片关闭上腔静脉的内口（图 2-1-30）。支持该法的观点认为，这样能简化今后的 Fontan 手术，届时只需要移除 Gore-Tex 补片，建立心房内板障，将下腔静脉血流导入上腔静脉内口即可。反对者则认为，Gore-Tex 补片可能产生的渗漏，会导致术后早期动脉血氧饱和度降低；板障可能阻碍紧邻其上方的上腔静脉的生长；即使上腔静脉生长正常，其在心房和右肺动脉之间的那一段也不是足够大得可以支持所有下腔静脉回流的血液通过而不发生梗阻。

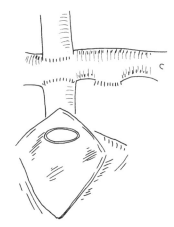

图 2-1-30 有两个腔静脉 - 肺动脉吻合口的 B-D Glenn 手术

（二）B-D Glenn 手术步骤

1. 游离上腔静脉、奇静脉和右肺动脉；游离出上次手术的体 - 肺分流管并套带。

2. 上腔静脉套带；肝素化。

3. 在上腔静脉远段接近无名静脉汇入口处的前壁，以 Prolene 针荷包缝合一针，然后插入直角静脉插管。

4. 以 Prolene 针在右心耳荷包缝合一针，然后插入普通静脉插管；将上述两管连接起来，形成旁路。注意管腔内不能有气体。

5. 套带阻断上腔静脉，结扎奇静脉；Pott's 钳钳夹上腔静脉根部，然后切断；Prolene 针连续往返缝合上腔静脉近心端。

6. Cooley's 钳沿长轴方向钳夹右肺动脉，切

开其侧壁；Prolene 针连缝上腔静脉近心端与右肺动脉侧壁做端侧吻合。吻合毕注意排气。

7. 结扎、切断上次手术的体 - 肺分流管，Prolene 针连续往返缝闭人造血管的两个断端。

8. 钳夹旁路的插管，小心拔出，插管口打结。

进行 B-D Glenn 手术时必须注意到下述技术要点：①单侧上腔静脉在左侧时，方法同上述。②双侧上腔静脉者，一般无需建立腔静脉 - 右心房旁路。③双侧的上腔静脉存在时，必须进行双侧的上腔静脉 - 肺动脉吻合，不能只做一侧，忽略另一侧，否则，由于完成了上腔静脉 - 肺动脉吻合的一侧，其腔静脉压力（反映的是平均肺动脉压力）高于另一侧，导致该侧血流被另一侧上腔静脉所窃流而使手术失去效果；对于一侧上腔静脉极其细小且估计双侧腔静脉有沟通者，也可单纯结扎之。④钳夹一侧肺动脉时，应该先予观察数分钟，若不能耐受，经皮动脉血氧饱和度较钳夹前大幅下降，和 / 或伴有动脉压力下降，则应改在体外循环支持下完成手术。⑤若肺动脉汇合部有狭窄或对侧肺动脉开口有狭窄，应予以成形，保证双侧血流的均衡。⑥若有之前的体 - 肺分流管，应寻找出来加以控制；在完成上腔静脉和右肺动脉吻合后予以切断；如果手术在体外循环下进行，则应在开始转流后切断缝闭。⑦手术时，应寻找出奇静脉（对双侧上腔静脉者，除奇静脉外，尚应找出另一侧的副半奇静脉），予以结扎。目的也为了避免上半身的静脉血流被窃流至下腔静脉。

（三）主流的生理矫治手术——心外管道 TCPC 手术的方法

1. 游离上腔静脉、奇静脉、下腔静脉、主肺动脉和右肺动脉；上腔静脉及下腔静脉分别套带；肝素化。

2. 插管建立体外循环，心脏保持搏动。上腔静脉及下腔静脉均需要插直角插管。

3. 上腔静脉与右肺动脉吻合，详见上述。

4. 钳夹下腔静脉插管的近心端，切断之，切口近心端 6/0 Prolene 针连续往返缝闭；远心端与 Gore-Tex 人造血管连缝端端吻合。

5. 在根部切断主肺动脉，其近心端 6/0 Prolene 针连续往返缝闭；远心端切口向右肺动脉侧延伸扩大，与 Gore-Tex 人造血管另一端连缝端端吻合。

6. 撤离体外循环，中和肝素。

进行心外管道 TCPC 手术时必须注意到下述技术要点：①如果前期做过 B-D Glenn 手术，则本次 TCPC 手术在建立了体外循环后就直接从上述步骤 4 开始。②如果前期只做过体 - 肺分流手术，则应寻找出来加以控制，并在开始转流后切断缝闭。③如果是二次手术的患者，开胸会比较困难，组织分离的工作量会比较大，尤其要注意分离开下腔静脉至肺动脉之间的通道。如果分离实在困难，也可以在体外循环支持下，引流空心脏进行分离。④如果暴露困难，或有肺静脉异位引流或者房室瓣反流需要处理，就要在心脏停搏下手术。⑤人工血管口径一般在 1.8~2.2cm 之间，注意与下腔静脉大小的匹配。⑥人工血管与自身组织比较，质地偏硬，管道裁剪时长度宜偏短，这样既避免吻合口的扭曲，又能使血流通过时的阻力最大限度地减少。⑦人工血管的肺动脉端应剪成一个略为倾斜的角度，尖端对向左肺动脉，这样能有效避免吻合口的扭曲。⑧人工血管与肺动脉的吻合口要尽量偏向左侧，使下腔静脉回流的血流与上腔静脉回流的血流不要直接相冲，减少血流湍流形成产生的能量消耗。⑨如果术前肺动脉压力和阻力接近临界值，或者前期手术处理过肺静脉异位引流，又或者术前存在明显的房室瓣反流，应该进行外管道的开窗（fnestration），即在管道上打一个 4~6mm 的开孔，然后将心房游离壁钳夹做切口后缝合到距离开孔边缘数毫米远的地方。开窗术通过牺牲一些血氧饱和度，稳定体循环心室的输出量，并使术后胸液量明显减少。

七、手术结果

B-D Glenn 手术的成功率大于 90%。

改良 Fontan 手术的早期死亡率在 10% 以下，在国际上一些先进的中心，心房外侧通道 Fontan 的早期死亡率可达到 2.7%，而心外管道 TCPC 最低甚至达到 1.1%。

心外管道 TCPC 手术的 10 年生存率已经达到 90% 以上，15 年生存率也达到 87% 以上，并且明显优于心房侧通道 TCPC 手术。最早期的右房肺动脉连接的 Fontan 手术因远期生存率偏低，已基本被放弃。

外管道开窗与否，对远期生存率没有影响。单心室是否右心室形态，对远期生存率没有影响。

进行 TCPC 手术的年龄越早，对手术后远期心功能的保护就越有利；但另一方面，其手术后胸腔积液持续的时间和住院时间就越长。

房室瓣反流迄今仍是影响单心室姑息或生理矫治的近期和远期疗效的重要因素之一，其处理的时机和处理方法仍存异议。

合并完全肺静脉异位引流是影响单心室姑息或生理矫治手术预后的高危因素。虽然单心室姑息手术加上完全肺静脉异位引流矫治的早期手术生存率可达到 89%，但三年的生存率只达到 53%。

远期 Fontan 手术失败者，可采用心脏移植或心肺移植方法进行治疗。

近年来认识到，TCPC 术后的抗凝治疗是极其重要的，因为相对缓慢的体静脉血流会导致人造血管及肺动脉的栓塞，这将严重影响到远期的生存率。常规要使用华法林口服抗凝，维持国际化标准比值在 2.0~2.2。

八、展望

功能性单心室的外科治疗采用改良 Fontan 手术进行最终生理矫治，10 年生存率可达到 90% 以上，目前手术方法的选择已无异议。采用外管道全腔静脉肺动脉连接的方法，最终会在绝大多数心脏中心成为治疗功能性单心室的支配性的手术方式。随着对功能性单心室认识的深化、观念的变化及外科手术技术的提高，目前治疗的焦点将集中在处理影响长期疗效的合并畸形，比如房室瓣反流和完全性肺静脉引流等的时机和方法上，以及对合并内脏异位综合征者提高其长期疗效。另一方面，在进行长期的随访工作中，也必须要进一步对手术后的患者进行活动耐量的评估。今后，对 TCPC 手术后远期心室失功能者，除了心脏移植外，植入性心室辅助装置甚至人工心脏必将纳入研究和应用。

（岑坚正）

参 考 文 献

1. Van Praagh R, Ongley PA, Swam HJC. Anatomic types of single or common ventricle in man. Morphologic and geometric aspects of 60 necropsied cases. Am J Cardiol, 1964, 13: 367.

2. Matitiau A, Geva T, Colan SD, et al. Bulboventricular foramen size in infants with couble inlet left ventricle or tricuspid atresia with transposed great arteries. Influence on initial palliative operation and rate of growth. J Am Coll Cardiol, 1992, 19: 142-148.

3. Van Son JAM, Phoon CK, Silverman NH, et al. Predicting feasibility of biventricular repair of right-dominant unbalanced atrioventricular canal. Ann Thorac Surg, 1997, 63: 1657-1663.

4. Trusler GA, Mustard WT. A method of banding the pulmonary artery for large isolated ventricular septal defect with and without transposition of the great arteries. Ann Thorac Surg, 1972, 13: 351.

5. Albus RA, Trusler GA, Izukawa, et al. Pulmonary artery banding. J Thorac Cardiovasc Surg, 1984, 88: 645.

6. Nuland SB, Glenn WWL, Guifoil PH. Circulatory bypass of the right heart. III. Some observations on long-term survivors. Surgery, 1958, 43: 194.

7. Patino JF, Glenn WWL, Guifoil PH, et al. Circulatory bypass of the right heart. II. Further observations on vena caval pulmonary artery shunts. Surg Forum, 1957, 6: 189.

8. Glenn WWL, Patino JF. Circulatory bypass of the right heart. I. Preliminary observations on the direct delivery of vena caval blood into the pulmonary arterial circulation. Azygous vein pulmonary artery shunt. Yale J Biol Med, 1954, 27: 14.

9. Douville EC, Sade RM, Fyfe DA. Hemi-Tontan ooperation in surgery for single ventricle: a preliminary report. Ann Thorac Surg, 1991, 51: 893-899.

10. Castaneda AR, Jonas RA, Mayer JE, et al. Cardiac Surgery of the Neonate and infant. Philadelphia: WB Saunders, 1994: 263.

11. Bridges ND, Jonas RA, Mayer JE, et al. Bidirectional cavopulmonary anastomosis as interim palliation for high-risk Fontan candidates. Early results. Circulation, 1990, 82 (5 Suppl): IV170-176.

12. Choussat A, Fontan F, Besse P, et al. Selection criteria for Fontan procedure//Anderson RH, Shinebourne EA. Pediatric cardiology. Edinburgh: Churchill Livingstone, 197: 559-599.

13. Fontan F, Deville C, Quaegebeur J, et al. Repair of tricuspid atresia in 100 patients. J Thorac Cardiovasc Surg, 1983, 85: 647.

14. Noritaka Ota, Yoshifumi Fujimoto, Masaya Murata, et al. Impact of postoperative hemodynamics in patients with functional single ventricle undergoing Fontan completion before weighing 10 kg. Ann Thorac Surg, 2012, 94: 1570-1577.

15. 岑坚正, 张镜芳, 庄建, 等. 应用双向 Glenn 手术治疗儿童功能性单心室. 岭南心血管病杂志, 2001, 7 (3): 187-189.

16. Friedman KG, Salvin JW, Wypij D, et al. Risk factors for failed staged palliation after bidirectional Glenn in infants who have undergone stage one palliation. Eur J Cardiaothorac Surg, 2011, 40: 1000-1006.

17. Feldt RH, Mair DD, Danielson GK, et al. Current status of the septation procedure for univentricular heart. J Thorac Cardiovasc Surg, 1981, 82: 93.

18. Fontan F, Baudet E. Surgical repair of tricuspid atresia. Thorax, 1971, 26: 240-248.

19. Ross DN. Replacement of aortic and mitral valve with a pulmonary autograft. Lancet, 1967, 2: 956.

20. Kreutzer GO, Vargas FJ, Schlichter AJ, et al. Atriopulmonary anastomosis. J Thorac Cardiovasc Surg, 1982, 83: 427-436.

21. Gentles TL, Mayer Jr JE, Gauvreau K, et al. Fontan operation in five hundred consecutive patients: factors influencing early and late outcome. J Thorac Cardiovasc Surg, 1997, 114: 376-391.

22. Driscoll DJ, Offord KP, Feldt RH, et al. Five-to-fifteen-year follow-up after Fontan ooperation. Circulation, 1992, 85 (2): 469-496.

23. Fontan F, Kirklin JW, Fernandez G, et al. Outcome after a 'perfect' Fontan operation. Circulation, 1990, 81 (5): 1520-1536.

24. Kawashima Y, Kitamura S, Matsuda H, et al. Total cavopulmonary shunt operation in complex cardiac anomalies. J Thorac Cardiovasc Surg, 1984, 87: 74-81.

25. de Leval MR, Kilner P, Gewillig M, et al. Total cavopulmonary connection: a logical alternative to atriopulmonary connection for complex Fontan operations. Experimental studies and early clinical experience. J Thorac Cardiovasc Surg, 1988, 96: 682-695.

26. Hashimoto K, Kurosawa H, Tanaka K, et al. Total cavopulmonary connection without the use of prosthetic material: technical considerations and hemodynamic consequences. J Thorac Cardiovasc Surg, 1995, 110: 625-632.

27. Marcelletti C, Corno A, Giannico S, et al. Inferior vena cava-pulmonary artery cwtracardiac donduit. A new form of right heart bypass. J Thorac Cardiovasc Surg, 1990, 100: 228-232.

28. Vargas FJ, Mayer JE, Jonas RA, et al. Anomalous systemic and pulmonary venous connections in conjunction with atriopulmonary anastomosis (Fontan-Kreutzer). Technical considerations. J Thorac Cardiovasc Surg, 1987, 93: 523-532.

29. McElhinney DB, Petrossian E, Reddy VM, et al.

Extrocardiac conduit Fontan procedure without cardiopulmonary bypass. Ann Thorac Surg, 1998, 66: 1826-1828.

30. 岑坚正, 庄建, 陈寄梅, 等. 单心室外科治疗中房室瓣反流的处理. 中华胸心血管外科杂志, 2014, 30(4): 199-201.

31. Trusler GA, Mustard WT. A method of banding the pulmonary artery for large isolated ventricular septal defect with and without transposition of the great arteries. Ann Thorac Surg, 1972, 13: 351.

32. Extracardiac versus intra-atrial lateral tunnel Fontan: extracardiac is better. Semin Thorac Cardiac Surg Pediatr Card Surg Ann, 2011, 14: 4-10.

33. Kim SJ, Kim WH, Lim HG, et al. Outcome of 200 patients after an extracardiac Fontan procedure. J Thorac Cardiovasc Surg, 2008, 136: 108-116.

34. Schwartz I, McCracken CE, Petit CJ, et al. Late outcomes after the Fontan procedure in patients with single ventricle: a meta-analysis. Heart, 2018, 104(18): 1508-1514.

35. Pundi Kn, Johnson Jn, Dearani Ja, et al. 40-Year Follow-Up after the Fontan Operation: long-term Outcomes of 1, 052 Patients. J Am Coll Cardiol, 2015, 66: 1700-1710.

第九节　三尖瓣下移畸形

一、病因的认知、演变及启迪

三尖瓣下移畸形是一种少见的先天性心脏病, 发病率不到先天性心脏病的 1%, 性别差异不大。年轻的波兰内科医生 Wilhelm Ebstein 在 1866 年报道了 1 名死于发绀型心脏病的 19 岁男子的心脏研究发现。他描述了这种畸形的特征性的解剖学结构以及血流动力学异常, 并正确地将之与患者的症状联系起来, 故也将之称为艾伯斯坦畸形(Ebstein anamoly)。

(一) 解剖学上的改变

三尖瓣下移畸形的病理解剖包括以下特征: ①三尖瓣瓣叶黏附在其下方的心肌壁, 瓣叶分化障碍。②瓣叶附着部位向心尖方向向下移位, 移位程度隔瓣 > 后瓣 > 前瓣。③"房化"心室部分扩张, 并有不同程度的肥大和心室壁变薄。④前瓣冗长、穿孔和活动障碍。⑤三尖瓣瓣环扩张。根据病理解剖的严重程度, 可以分成四型(Carpentier 分型): A. 三尖瓣下移不明显, 房化心室扩张不明显; B. 三尖瓣明显下移, 房化心室明显扩张; C. 三尖瓣明显下移, 三尖瓣前瓣冗长并造成右室流出道梗阻, 右心室明显扩张; D. 三尖瓣明显下移, 三尖瓣前瓣冗长和活动障碍并造成右室流出道梗阻, 右心室几乎完全被房化心室所占据。

(二) 生理学上的改变

三尖瓣下移畸形患者因为右心室存在功能性损害且畸形的三尖瓣存在关闭不全, 经心脏右侧的前向血流迟滞。而且, 在右心房收缩时, 右心室的房化部分与右心房连续, 作为一个被动性的储血器造成血液潴留, 降低了右心室的射血量。在心室收缩时, 房化右心室收缩, 造成的压力波又妨碍了右心房在舒张期的静脉充盈。在大多数病例中, 左右心房之间存在交通, 即存在卵圆孔未闭或继发孔 ASD。

二、临床表现基本特点及变迁

由于三尖瓣下移畸形病理变异较广, 血流动力学变化多端。临床症状取决于三尖瓣反流的程度、是否有心房内交通、右心室功能损害程度和其他并发心脏畸形。新生儿期, 由于肺动脉阻力高, 三尖瓣反流更加严重。因此新生儿期的 Ebstein 畸形患者可以出现严重发绀、心力衰竭和低心排。如果能够度过这段危重阶段, 随着肺阻力下降, 发绀和临床症状可以减轻。较大年龄患儿, 临床主要表现容易疲劳、活动后呼吸困难和发绀。因为突发性房性和室性心律失常可引起心悸。晚期患者出现腹水和外周水肿。死亡的主要原因是心力衰竭、缺氧、心律失常和猝死。

三、诊断指标的变迁与思考

超声心动图是明确诊断三尖瓣下移的最佳方法。有经验的超声心动图医师可以提供足够的解剖和血流动力学资料, 因此一般不需要进行心导管和造影检查。超声心动图可以精确评估三尖瓣瓣叶的解剖(移位、活动限制、发育不良和缺如等)、右房大小(包括房化心室)、左右心室的大小和功能。多普勒和彩色血流图可以发现房间隔缺损和血流方向。Ebstein 畸形的三尖瓣反流和其他先天性心脏病的三尖瓣反流的超声心动图特征性区别是隔瓣向心尖下移的程度, 即在心交叉以下大于 0.8cm/m^2。另外, 国内外学者比较一致的判断三尖瓣下移畸形中右心室是否严重受损的标准是在心超四腔切面中房化心室占到右心室面积的一半以上。英国 Great Ormand Street 儿童医院提出的 GOSE 评分，即右心房与房化右心室面积之和除以右心室小梁部与左心房左心室面积之和。该评分特别对判断新生儿 Ebstein 畸形的严重程度是有帮助的。

四、治疗过程中值得探讨的问题

如果患儿无临床表现、发绀不明显、心脏轻度增大，可临床随访观察。手术适应证包括：①临床症状明显（包括严重的心律失常）；②心功能大于Ⅱ级；③发绀加重；④胸片提示心脏增大明显；⑤超声心动图提示三尖瓣反流大于中度和右心室扩张明显（分型大于或等于 Carpentier B 型）。

三尖瓣下移畸形的外科处理要点包括以下几点：①新生儿三尖瓣下移畸形的处理；②三尖瓣整形技术的选择；③"房化"心室的处理；④一个半心室修补术的应用；⑤三尖瓣置换术；⑥房间隔缺损是否保持开放；⑦心律失常的处理。

（一）新生儿三尖瓣下移畸形的处理

有严重症状的新生儿 Ebstein 畸形对手术是个巨大的挑战。我们的经验是先应用前列腺素降低肺动脉压力和保持动脉导管开放是必需的。如果前列腺素不使用，任何诸如人工关闭房间隔开孔和 Blalock 分流等姑息手术几乎都是不成功的。在前列腺素使用的前提下，外科处理策略和方向是单心室或双心室修补，具体策略包括：

1. **双心室修补策略** 在这个方法中，部分关闭 ASD 并修补三尖瓣。有许多种三尖瓣修补的方法，目的是提高瓣膜闭合性的成功率，但其取决于要有一个发育良好的前瓣。Knott-Craig 技术通常是一种以一个令人满意的前瓣为基础的单瓣叶修补。部分性关闭 ASD，能保持右向左分流，可能在术后早期是有帮助的，术后早期时，存在右心室功能障碍和肺血管阻力升高的高风险。为了使心脏缩小，并利于肺发育，常规实施大范围的右心房减容。

2. **单心室修补策略** Starnes 率先使用了右心室旷置方案。在这个单心室策略中，三尖瓣瓣口用补片关闭，扩大心房间交通，并构建一个体肺动脉分流。这个方案特别适用于那些有解剖性 RVOTO 或无法成功进行瓣膜整形的畸形前瓣的患者。通过在三尖瓣补片上开一个小窗（用 4~5mm 打孔器），来对右心室的心小静脉回流进行减压。同时也能让扩大且功能障碍的右心室有进行性的恢复，这有助于在最终接受 Fontan 手术前的长期准备。在右心室流出道通畅的患者中，需要有一个关闭良好的肺动脉瓣来防止肺血流反流入右心室，肺血流反流入右心室会造成右心室扩张。如果肺动脉瓣有反流，则应结扎或缝闭肺总动脉。这对避免右心室持续扩张是十分重要的。右心室持续扩张会在最终的 Fontan 循环时累及并损害左心室功能。也需常规实施右心房减容，以便让肺有生长发育的空间。

Sano 提出一种对 Starnes 单心室方案的改良。对右心室实施完全旷置，将右心室游离壁切除掉，并直接关闭或用聚四氟乙烯补片关闭。这个手术就像一个大型的右心室折叠手术。这种对 Starnes 方法的改良，可能会改善左心室的充盈，并为肺和左心室提供了减压。

（二）三尖瓣整形技术的选择

三尖瓣整形技术是三尖瓣下移畸形处理的核心。从 1958 年，Hunter 和 Lillehei 第一次在外科手术中施行三尖瓣整形以来，整形技术百花齐放。经典的 Daneilson 技术和 Carpentier 技术处理的重心是下移程度不重的前瓣，即将前瓣移位至正常的三尖瓣隔瓣位置，形成功能性单瓣。我国著名的心外科专家吴清玉教授提出的"三尖瓣解剖整形技术"是将下移的隔瓣和后瓣充分游离和心包扩大，再种植至三尖瓣正常瓣环位置。但自从 Da Silva2004 年报道三尖瓣锥形重建术以来，目前国际主流的三尖瓣下移畸形中三尖瓣整形技术为三尖瓣锥形重建术。其技术要点包括：①将三尖瓣前瓣和后瓣从瓣根处剪离；②充分游离前瓣和后瓣的乳头肌和腱索；③顺时针旋转后瓣和前瓣，将后瓣一部分和发育不良的隔瓣对合缝合成新的隔瓣，形成锥形结构；④缩小扩大的三尖瓣瓣环，房化心室做部分纵向折叠；⑤将形成的新三尖瓣种植在三尖瓣正常瓣环处。中长期的随访研究报道和我中心的应用经验证实三尖瓣锥形重建术因为符合生理，可以取得非常良好的整形效果。对于 Carpentier 分型是 A 型或 B 型的患儿，术后三尖瓣反流程度基本都在轻度之内，极少需要做一个半心室矫治或再次手术干预。

（三）"房化"心室的处理

房化心室的处理是三尖瓣下移外科处理中的另一难点。折叠的优点包括：①缩减了右心室的无功能部分，改善了血流经右心室的通过性；②降低了对左心室的压迫，改善了左心室功能；③降低了三尖瓣修补缝合线所承受的张力（尤其是锥形修补时），为肺提供了更多的空间（在婴儿中尤其重要）。是否对房化右心室进行折叠的决定，以及要折叠多少，则是以所见的解剖，以及外科医生个人的经验为基础的。折叠的方式有横行折叠、纵行折叠、不折叠或部分折叠。吴清玉教授则主张将房化心室部分切除缝合。因为房化心室的外壁即是右冠状动脉，横行折叠、切除、纵行折叠都有可能导致冠状动脉受损，从而发生术后右心功能不全，甚至致死性的室性心律失常。所以目前越来越多的外科医生提倡不折叠或部分纵向折叠"房化"心室。

（四）一个半心室修补术的应用

对于 Carpentier 分型是 A 或 B 的三尖瓣下移畸形，可以行双室修补。但是对 Carpentier 分型是 C 或 D 的患儿，因为术前已经存在右心功能严重不全而不能承担双室修补，或在脱离心肺转流后，右心房和左心房的压力比值大于 1.5，也提示右心室功能差。对于这些患儿，需要施行一个半心室修补术，即在完成心内畸形纠治后再加一个上腔静脉 - 肺动脉分流术。一个半心室修补术的益处在于：①减轻右心负担；②右心负担减轻，室间隔居中，保证了左心负荷；③右心容量减少，保证了整形之后三尖瓣的功能；④避免整形术后医源性的三尖瓣狭窄。

但是 Carpentier 分型只是一个非常笼统的分型，需要医生主观去判断。特别是 B 型和 C 型之间的过渡类型，属于临床比较难以辨别的类型。因此，我们中心在三尖瓣下移外科治疗中使用一个半心室修补术的指征是：①心脏彩超四腔切面中房化心室占到右心室面积的一半以上；②术中探查三尖瓣隔瓣明显发育不良，几乎不发育或呈薄膜状；③撤离体外循环后血流动力学不稳定，右心房和左心房压差大于 1.5。

从 2004 年以来，我中心联合三尖瓣锥形重建和一个半心室修补术综合治疗三尖瓣下移畸形

80 余例。发现对于 Carpentier 分型是 C 或 D 型的患儿，联合三尖瓣锥形重建和一个半心室修补术综合治疗后，其三尖瓣反流程度明显优于单纯使用三尖瓣锥形重建的患儿。

（五）三尖瓣置换

当瓣膜修补不具备可行性时，用瓣膜替代物进行三尖瓣置换，仍是 Ebstein 畸形治疗中的一个好方法。生物合成（猪）瓣置换普遍为首选，因为猪瓣放在三尖瓣位置上时的耐久性相对良好，且无需用华法林抗凝，但生物瓣存在钙化和耐久性问题，特别是小年龄患儿，因为体格生长和瓣膜的结构性衰退，而需要再次手术更换瓣膜。但与位于心脏其他位置上的机械瓣相比，在三尖瓣位置上的机械瓣，瓣膜功能不良和血栓并发症的发生频度更高，尤其是右心室功能差的时候。

当三尖瓣无法进行重建并必须换瓣时，应切除朝向右心室流出道的瓣叶组织（在植入生物瓣膜时会造成 RVOTO）。重要的是将瓣膜替代物固定在右心房内，避开房室沟。缝合线列要偏向房室结和膜部室间隔的心房侧，以免损伤传导系统。

（六）房间隔缺损是否保持开放

如果术前患儿的右心功能处于临界数值，分型处于 Carpentier 分型的 B 型或 C 型，术中也可以考虑保留房间隔缺损或房间隔开窗，从而减轻右心负荷，并完成双室修补。如果体外循环后血流动力学不稳定或术后再发生右心功能不全，可以二次手术行一个半心室修补术。但缺点是术后存在一定程度的发绀以及长期的右心功能不全加重了术后三尖瓣反流从而增加了再手术的概率。

（七）心律失常的处理

心律失常是导致三尖瓣下移患儿远期死亡的首要原因，因此对于伴有严重心律失常的患儿，需要进行心律失常外科手术。房颤和房扑是在 Ebstein 畸形中最多见的房性快速型心律失常。对于大多数患者而言，对病灶实施 Cox Ⅲ 型右侧迷宫手术是成功的。有了可用的更新型的设备（射频消融和冷消融），显著缩短了完成双心房 Cox Ⅲ 型迷宫手术的时间。因此，有报道对所有诊断合并有房性心律失常的患者，更多地实施了双心房迷宫手术。如果持续存在房颤，左心房扩张或同时合并二尖瓣反流时，这就尤其重要。此外，如果存在房扑的证据，则在右心房峡部再增加一

个病变处理点，即三尖瓣瓣环到冠状窦，到下腔静脉的后外圈。也有尝试关闭左心耳，来作为迷宫手术的一部分。

对于术前未能在电生理实验室成功进行消融的 AVRNT 患者，在建立心肺转流，右心房做切口，并关闭心内的间隔缺损后，实施房室结周围冷消融。在冠状窦周围和冠状窦内，多点使用冷消融（冷冻），然后向前朝向房室结近端进行消融，直到观察到出现一过性完全性心脏传导阻滞，这时，立刻开始复温。之后，很快就会恢复正常的房室传导。当存在适应证时，还要对房室结上方和前方及希氏束进行消融。

五、手术结果的思考

新生儿期即出现明显症状需要治疗的 Ebstein 患儿，预后不佳，近远期死亡率高达 40%。而较大年龄 Ebstein 患儿治疗效果较为满意。术后早期死亡率在 2% 以内，术后远期死亡率在 7% 左右，大多与三尖瓣反流加重，心房扩大，严重心律失常有关。92% 的患儿心功能分级在 I 和 II 级之间，16% 的患儿需要再次手术行换瓣或瓣膜整形。

在一个研究中，在出生时到 2 岁之间诊断出来的患者，其存活率只有 68%。超声心动图上判定 Ebstein 畸形新生儿预期结果的重要特征包括评估右心室流出道的通畅性和 GOSE 评分。GOSE 评分等级最严重的患者（3 级和 4 级），其预后非常差。

虽然在有症状的新生儿中，手术的早期死亡率高（双心室修补为 25%），但双心室方案的中期结果则显得是有前景的。2007 年，Knott-Craig 发表了他的关于 27 例新生儿和小婴儿的经验。这些患者同时合并有解剖性或功能性的肺动脉闭锁（n=18），室间隔缺损（n=3），左心室小（n=3），以及肺动脉分支发育不良（n=3）。23 例患者（n=25）接受了三尖瓣修补的双心室修补，2 例接受了瓣膜置换。出院前的院内存活率为 74%，且没有晚期死亡（随访时间中位数为 5.4 年；最长 12 年）。所有患者的心功能都为 NYHA 分级 I 级。虽然与其他在出生后头一个月内进行纠治的新生儿畸形（例如，动脉调转术，Norwood I 期手术）相比，这些在新生儿期进行的 Ebstein 畸形

修补手术的早期结果是差的，但它成了这个非常困难的患者人群的治疗基准。

在 Ebstein 畸形的新生儿中，单心室途径的早期结果也是类似（手术死亡率为 25%），但当前，这个结果持续改善。在 16 例新生儿中，2 例患者接受了三尖瓣修补，1 例患者接受了心脏移植，10 例患者接受了右心室旷置手术和三尖瓣补片开窗，3 例患者接受了右心室旷置手术且三尖瓣补片不开窗。三尖瓣补片开窗患者的手术存活率为 80%（10 例中的 8 例），而三尖瓣补片不开窗的患者的手术存活率为 33%，使得作者们推荐对三尖瓣补片进行开窗。在 9 例右心室旷置手术后的院内存活者中，3 例最终完成 Fontan 手术，且所有 9 人均成功实施了双向腔肺分流（第二期手术）。

根据 Mayo Clinic 的经验，报道了在儿童和成人中的早期和晚期（随访超过 25 年）结果。在接受三尖瓣修补的儿童（平均年龄 7.1 岁 ±3.9 岁）的经验中，出院时超声心动图显示中度及以上三尖瓣反流，是晚期再手术的唯一风险因素。总体死亡率为 6%（52 例中有 3 例），但自 1984 年起就没有再出现死亡。10 年时的总体存活率为 90%，15 年时为 90%。在针对 539 例接受手术的 Ebstein 畸形的儿童和成人的大型研究中，二尖瓣，RVOTO，更高的血细胞比容（发绀），中度以上的右心室功能障碍和中度及以上的左心室功能障碍，均独立与晚期死亡率相关。

2007 年，da Silva 医生报道了他的 40 例接受三尖瓣锥形修补技术的病例研究。患者的平均年龄为 16.8 岁 ±12.3 岁，且在平均随访 4 年（3 个月到 12 年）后，仅有 1 例患者死亡，2 例患者需要晚期再进行三尖瓣修补。虽然在这个初期组中没有患者发生三尖瓣狭窄，但锥形技术有可能造成这种并发症。需要更长的随访来判定这个修补方法是否具有长期耐久性。

最近在 Mayo Clinic 对一组患者进行的研究证明，Ebstein 畸形手术后的功能性结果是好的，且报道的患者的运动耐力与同龄人相当。在一个接受运动试验的小型病例组中，术后的运动耐力有改善，但相信这种改善是消除了心房水平的右向左分流所致，而不是由于心室功能的改善造成的。晚期再手术，再住院和房性快速型心律失常继续会造成问题，免于因包括再手术在内的心脏

原因而再次住院的比率,在 1、5、10、15 和 20 年时,分别为 91%、79%、68%、53% 和 35%。因此,应该设法提高三尖瓣修补和置换的耐久性,并更好地控制房性心律失常,以改善 Ebstein 畸形患者的生活质量。

（刘锦纷）

参 考 文 献

1. 郑景浩,刘锦纷,苏肇伉,等 . 手术纠治小儿三尖瓣下移畸形 . 上海医学,2005,28：146-147.

2. 张善通 . 三尖瓣下移畸形 // 丁文祥,苏肇伉 . 现代小儿外科学 . 济南：山东科学技术出版社,2013：564-570.

3. Reemtsen BL, Fagan BT, Wells WJ, et al. Current surgical therapy for Ebstein anomaly in neonates. J Thorac Cardiovasc Surg, 2006, 132：1285-1290.

4. Chen JM, Mosca RS, Altmann K, et al. Early and medium-term results for repair of Ebstein anomaly. J Thorac Cardiovasc Surg, 2004, 127：990-998; discussion 998-999.

5. Brown ML, Dearani JA. Ebstein malformation of the tricuspid valve: current concepts in management and outcomes. Curr Treat Options Cardiovasc Med, 2009, 11：396-402.

6. Brown ML, Dearani JA, Danielson GK, et al. Effect of operation for Ebstein anomaly on left ventricular function. Am J Cardiol, 2008, 102：1724-1727.

7. Sarris GE, Giannopoulos NM, Tsoutsinos AJ, et al. European Congenital Heart Surgeons Association. Results of surgery for Ebstein anomaly: a multicenter study from the European Congenital Heart Surgeons Association. J Thorac Cardiovasc Surg, 2006, 132：50-57.

第十节　房室间隔缺损

一、关于房室间隔缺损的一些基本认识

房室间隔缺损是指心脏中心位置的立体十字结构发育不良而导致的低位房间隔缺损、流入道室间隔缺损、二尖瓣裂及三尖瓣裂。学术界对这一类先天畸形的命名较为混乱,有人称之为房室通道（atrioventricular canal,简称 AV canal）,有人称之为心内膜垫缺损（endocardial cushions defect）,但目前最被大众所接受的称谓是"房室间隔缺损",即 atrioventricular septal defect,简称 AVSD。

房室间隔缺损并不是某一种特定的心脏畸形,而是一类疾病的总称,它涵盖了从部分型房室间隔缺损到完全型房室间隔缺损的一系列心脏畸形,它的特征性的病理表现为：左、右心腔分享共同的房室连接结构,而此共同房室连接又特征性地表现为五叶瓣结构,在后文中将详细阐述。

房室间隔缺损的发病率占先天性心脏病的 3%~5%,与性别无关；45% 的 Down 综合征患儿罹患此病。

由于此病的发病率较低,而其心内畸形又是发生在一个难以想象的立体的框架结构中,使得相当多的术者感到困惑。因此,将房室间隔缺损划归于复杂先天性心脏病就不难理解了。

二、从胚胎学的角度来理解房室间隔缺损的发生和演化

对相当多的外科医生而言,胚胎学枯燥无味,而且缺乏明确的临床意义；但在先天性心脏病领域,对胚胎心脏发育的认识有利于理解大部分先心病的病理解剖。

房室间隔缺损发生的重要胚胎学基础是心内膜垫的发育异常。在胚胎发生的第 4~5 周,上、下心内膜垫组织逐步发生,而在此阶段,共同房室通道恰位于原始左心室的上方。在胚胎发育的第 5 周时,由于间叶组织细胞的浸润,上、下心内膜垫组织融合,这使得"单一的"共同房室通道被分隔成左、右两个部分。另一方面,在上、下心内膜垫发生后不久,左、右侧壁心内膜垫也开始发育,其后,右旋背侧圆锥心内膜垫也相继开始发育。上述胚胎结构的进一步发育促成了二尖瓣、三尖瓣及相应支架结构的发生。

心内膜垫向着共同心房的后壁发育,形成了房室间隔的心房部分,要认识到：这并不是形成卵圆窝底的第一房间隔。第一房间隔的缺如导致了继发孔房间隔缺损的形成,而原发孔房间隔缺损是由于房间隔的房室间隔部分缺如所导致的。原发孔房间隔缺损归属于房室通道缺损的范畴,所以也称为部分房室通道缺损。向着心尖发育的心内膜垫组织形成了房室间隔的心室部分,它是肌肉组织,刚好位于三尖瓣隔瓣的下方。如果这个部分的室间隔发育出现问题,就会导致流入道室间隔缺损的形成。如果合并有原发孔房间隔缺损,加上本应分隔成为二尖瓣和三尖瓣的房室瓣

继续保持了原有的单一共同房室瓣形态,就形成了所说的完全型共同房室通道或完全型房室间隔缺损。

三、整合多种影像学手段对房室间隔缺损进行解剖学及功能学诊断

先天性心脏病的诊断几乎是无一例外地遵循着一套固定的诊断流程:在结合病史、症状、体征的基础上,行基本的胸部 X 线检查、心电图检查及超声心动图检查,在大多数情况下,可以完成解剖学诊断,例如诊断为:完全型房室间隔缺损,但是这种畸形是否可以手术治疗? 如何治疗? 进行根治还是姑息? 这些问题则需要通过对血流动力学指标的测量和计算来回答,而事实上,即使采用了人类所拥有全部检查手段,也未必可以回答上面的这几个简单问题。

首先,让我们回到解剖学诊断的"金标准"——超声心动图上来。超声心动图可以提示房间隔缺损、室间隔缺损的大小和房室瓣反流情况。但需要说明的是,应仔细评估共同瓣与左、右心室的关系,判断其是平衡状态,还是不平衡状态。不平衡的房室间隔缺损往往难行双心室矫治(单心室合并不平衡的共同房室瓣归入功能性单心室一章,不在本章进行讨论)。超声心动图还应提供左心室流出道的信息,说明是否存在明显的左室流出道梗阻,通过术毕的经食管超声心动图检查明确这一点尤为关键。术后早期的常规随访也应该注意左室流出道血流速度的变化情况,如果存在进行性血流速度增快及内径变小,应高度怀疑并发左室流出道梗阻,如果此处压力阶差大于 50mmHg,应行进一步的检查以确定是否需要手术矫治。

原则上,房室间隔缺损的患者无需进行心导管检查或左、右心造影。但是对于合并重度肺动脉高压的成人患者,建议通过心导管检查测量和计算肺动脉压力、肺血管阻力;如果考虑通过肺动脉造影来评估肺血管床的病理解剖状态,则务必慎重,快速给入大剂量造影剂可能造成急性左心衰竭。

近年来,CT 及 MRI 的使用越来越普及,他们共同的优点在于:血管成像清晰,在经计算机重建后,可以进行多角度观察,而 MRI 更可以部分

性替代心导管进行心功能检查;但是,在对心内结构进行解剖学评估时,CT 和 MRI 都无法与超声心动图媲美。因此,超声 +CT/MRI 是一种相对理想的解剖学评估策略,尤其是对于合并发绀的房室间隔缺损患者,应行心脏 CT/MRI 检查,以排除右室流出道狭窄及功能性单心室,同时可以评估肺血管的发育情况,以便确定手术方式。

四、外科解剖学认识的提高——导致房室间隔手术成功率大幅攀升的第一因素

在人们早期尝试矫治房室间隔缺损时,手术失败率很高,而术后发生左心室流出道狭窄的情况时有发生。正是由于解剖学家对此疾病病理解剖结构认识的不断加深,为术式修正与选择提供了重要而科学的依据,使得手术矫治成功率大幅度提高,而术后并发症发生率则显著下降。

临床上常见的房室间隔缺损(AVSD)包括部分型房室间隔缺损(PAVSD)及完全型房室间隔缺损(CAVSD)。无论是哪一种畸形,其核心病理解剖结构是相同的,即:左、右心腔的房室间隔共享同一房室连接(包括房室瓣环及房室瓣叶)。

在正常心脏解剖中,二尖瓣环与三尖瓣环在背侧相交、而腹侧则形成夹角,主动脉瓣环楔入此夹角中;而在房室间隔缺损的心脏中,共同房室连接的存在使得夹角消失、主动脉瓣环"被迫"上移,正常的"楔入"构架消失,进而导致左心室流出道延长。在左心室造影时,时常会使用"鹅颈征"一词来形容左心室流出道,意思就是:房室间隔缺损的左心室流出道像鹅颈一样:又细又长。因此,手术矫治的要点之一就是:适当牵拉房室瓣环导致左心室流出道内径扩大。

(一)如何理解不同分型的房室间隔缺损?

根据共同房室瓣的解剖特点以及房间隔、室间隔的缺损情况,可以将房室间隔缺损分为部分型房室间隔缺损及完全型房室间隔缺损。部分学者认为在两者之间存在一种过渡类型,但从严格的解剖学、病理学角度分析,这种过渡类型应归属于完全型房室间隔缺损。

部分型房室间隔缺损是指前后共同瓣融合,共同房室瓣环被分隔为两个独立的开口;同时前后共同房室瓣与其下的室间隔嵴融合。其基本的解剖学特点是:左右心腔共享同一房室瓣环;原

发孔房间隔缺损;左心腔房室瓣表现为特征性三叶瓣结构(见后文);无室水平心内分流。

过渡型房室间隔缺损是指:在部分型房室间隔缺损的基础上,存在一个压力限制型室间隔缺损。室间隔缺损的位置可能被限制在前后共同瓣的近融合处。仅在这一个点上,存在室水平的少量分流。

根据 Rastelli 分型方法,完全型房室间隔缺损可分为三个亚型。

Rastelli A 型:这是最常见的一类完全型房室间隔缺损,约占此类畸形总数的75%。此亚型是指在室间隔嵴的上方,前共同瓣完全分隔成为左右两个部分,与之相对应的是:从室间隔嵴发出的腱索分别附着在左、右前共同瓣。而后共同瓣的分隔则几乎很少见到。在后共同瓣下方的室间隔缺损,大小变异很大,但通常比较小,这是因为:后共同瓣与室间隔嵴之间的腱索往往密而且短;而在前共同瓣下,由于腱索长,而且比较稀疏,室间隔缺损往往明显大很多。

Rastelli B 型:B 型是很少见的一种完全型房室间隔缺损。在双心室平衡的情况下,几乎不存在。此亚型的房室瓣腱索骑跨,或者表现为右侧房室瓣上的腱索延伸附着在左心室(通常见于左心室处于优势状态的病例),或者表现为左侧房室瓣上的腱索延伸附着在右心室(通常见于右心室处于优势状态的病例)。

Rastelli C 型:大约25%的完全型房室间隔缺损归属于此亚型。此类患者的前共同瓣浮于室间隔嵴的上方,没有分隔成左右两个部分。通常,在瓣叶的中央部分与室间隔嵴之间不存在腱索。C 型完全型房室间隔缺损通常见于合并法洛四联症的病例。

还有一种特殊类型的室间隔缺损,被美国胸科协会归属到 AVSD 中,解剖上表现为:流入道型 VSD、正常房室连接、二尖瓣瓣裂不伴原发孔房间隔缺损。

(二)房室连接及心室解剖

如上所述,无论是哪一种亚型的房室间隔缺损,其解剖学特征均表现存在共同房室连接。

正常心脏,二尖瓣环与三尖瓣环呈现"8"字连接,即两个瓣环完全分隔,中心纤维体将二尖瓣环、三尖瓣环及主动脉瓣环等三者连接在一起。

正常左心室呈现"臼"样结构,作为左心室入口的二尖瓣与作为左心室出口的主动脉瓣共同分享"臼口",而二尖瓣前瓣的瓣环就是两者的分隔线。三尖瓣环与二尖瓣环完全分隔,仅在中心纤维体处处于同一平面,并借中心纤维体存在纤维连接;在中心纤维体的背侧,二尖瓣环与三尖瓣环不在同一平面,因此形成了三角形的中间间隔结构,即 Koch 三角。在中心纤维体的腹侧,二尖瓣环与三尖瓣环亦形成交角,而主动脉瓣环正是处于这一三角中,在感观上,主动脉瓣环似乎是"楔"入二尖瓣环与三尖瓣环之间。

在房室间隔缺损的心脏中,二尖瓣环与三尖瓣环不再是两个独立的、分隔完全的结构,而是共享同一瓣环,即共同房室连接。在这种情况下,主动脉瓣环向腹侧移位、"挤出"了二尖瓣环与三尖瓣环的前交角,"楔入"结构消失,于是导致:主动脉瓣环与左心室心尖的距离加长、左心室流出道延长、左心室流出道/流入道比例失调。在 X 线影像学上,将这一特征性的改变称为"鹅颈征"。同时,由于主动脉瓣环的向前向上移,其在左心室"臼口"所占的面积比下降,易形成左心室流出道梗阻。

在此,需要明确地区分"瓣环"与"瓣口"这两个概念。无论是完全型房室间隔缺损还是部分型房室间隔缺损,其瓣环结构是相同的,即:左侧心腔的房室连接与右侧心腔的房室连接共享同一瓣环;如果附着在此房室连接结构上的前共同瓣(也称上桥瓣)与后共同瓣(也称下桥瓣)没有出现融合,那么此共同房室连接的开口就将只有一个,无论这一开口下方对应的是一个心室腔还是左、右两个心室腔,都定义为"完全型房室间隔缺损";如果前后共同瓣融合在一起,那么就会出现"一个瓣环、两个瓣口"的格局,这种解剖结构被定义为"部分型房室间隔缺损"。

在房室间隔缺损的心脏中,心室的结构变化不大。在部分型房室间隔缺损中,前后共同瓣融合后,与其下方的室间隔嵴再次融合,因此,室间隔完整;在完全型房室间隔缺损中,前后共同瓣下方的室间隔嵴上缘呈现"下凹"状,这个"凹槽"位于共同瓣与室间隔嵴之间,即为室间隔缺损,在此处存在心室水平的分流。因此,在房室间隔缺损中,其室间隔缺损与常见的单纯性室间隔缺损有着一定的解剖学差异：前者位于流入道窦部，后者多位于膜周部、肌部及右心室流出道圆锥部；前者呈现"下凹"形，其上缘组织缺如，为共同房室瓣口，后者多为完整的圆形，四周均有组织环绕。

（三）瓣叶及瓣下结构

房室间隔缺损的房室瓣叶及相应的瓣下结构也存在特征性的病理改变。在认识这些病理改变时，可以将共同房室瓣及瓣叶组织孤立出来，这样，回避了左、右心室结构及心房结构对认知和理解的干扰，可以更好地把握共同房室瓣及瓣环的解剖。

在正常心脏中，二尖瓣特属于左心室，三尖瓣则特属于右心室，两者间不存在共享；但在房室间隔缺损的心脏中，共同房室瓣环"骑跨"于左、右心室的上方，附着于其上的房室瓣可理解为左右心室所共用的房室瓣，而左、右心室的分隔则由室间隔的位置决定。

附着于共同房室瓣环的瓣膜为特征性的五叶结构，分别是：前共同瓣（上桥瓣）、后共同瓣（下桥瓣）、左侧瓣、右侧瓣及前上瓣。其中，前共同瓣及后共同瓣横跨室间隔，因故得名"桥瓣"。而左侧瓣则专属于左心结构，附着于左心室侧壁所对应的共同房室瓣环上；右侧瓣及前上瓣则专属于右心结构，分别附着于右心室的右后壁及右前壁所对应的共同房室瓣环上。

在前后共同瓣之间，如果存在连接组织使其融合，那么原本单一的房室瓣口就被分隔为两个相对独立的房室瓣口，并与相应的心室对应。这种情况即为部分型房室间隔缺损。即使如此，五叶瓣的特征性解剖也并没有发生改变。

房室瓣的左侧部分是由三个不同的瓣叶组成，分别是：左侧瓣、前共同瓣、后共同瓣。在临床工作中，这部分瓣膜组织常常被称为"二尖瓣"，而事实上，这是错误的：二尖瓣与左侧房室瓣之间并没有共同点。左侧瓣约占据左侧共同房室瓣环周长的20%，而在正常二尖瓣结构中，二尖瓣前瓣占据高达67%的周长。因此，将前后共同瓣之间的分隔间隙称为"瓣裂"并不准确：前后共同瓣并不是由于一个瓣叶裂开而形成的两个部分，它们原本就是两个不同来源的瓣叶结构。正因如此，部分学者认为：如果前后共同瓣之间的间隙

没有造成明显的反流，在手术矫治时就不应将两者缝合在一起，将"瓣裂"缝合在一起不仅不能减少瓣叶反流，反而会不可避免地导致瓣口面积的减少。因此，外科医生有必要对此瓣叶"裂缺"有正确的认识。

房室瓣的右侧部分则与正常的三尖瓣结构相似，只是在房室间隔缺损时，右侧房室瓣为四叶结构，即：前、后共同瓣，右侧瓣及前上瓣。各瓣叶在共同瓣环所占的比例与正常心脏三尖瓣所占比例相似。而右侧瓣与左侧瓣所占比例也较为近似，而这一比例几乎是固定不变的，不会受到前后共同瓣变异的影响，也就是说：如果前共同瓣增大，前上瓣将会相应缩小，而右侧瓣的大小比较固定。

（四）传导系统——房室间隔缺损手术矫治中难题

在正常心脏中，房室结位于Koch三角的尖端。Koch三角是由三尖瓣隔瓣附着缘、Todaro腱及冠状静脉窦前缘包围而成。在三尖瓣隔瓣附着缘与Todaro腱的交角处心内膜下，存在着正常的房室结。

但是，在房室间隔缺损的心脏中，房室结位置后移，而这种位置的变异程度会受到共同瓣与房、室间隔的关系的影响。在手术中，外科医生应清楚地意识到传导系统的位置变异，这不仅仅包括房室结的位置，还包括His束的走行路线及穿隔位置，否则很容易造成Ⅲ度房室传导阻滞。

对于仅存在室间隔缺损的房室间隔缺损病例，其缺损的前后径较小，房室结仅轻度向后移位。在这种情况下，需要切开房间隔以探查左侧的房室瓣。由于房室结位置的限定，房间隔切口应严格地限定在卵圆孔的肌性边缘内部。

His束总干及分支的走行位置对手术操作也存在着严格的制约。His束总干走行于室间隔嵴的上缘，稍稍偏向左心室面。部分型房室间隔缺损，其His束受到融合的前后共同瓣的保护；但对于完全型房室间隔缺损，走行于室间隔嵴上缘的His束则完全暴露于风险之中，因此，在修补室间隔缺损时，进针与出针点都应偏向室间隔嵴的右侧，同时可以考虑通过将冠状静脉窦并入左心房来达到避免损伤房室结的目的。

在本章中，我们使用了大量的篇幅来讨论房室间隔缺损的病理解剖，正是因为此疾病的解剖

非常复杂,且难于理解,而错误的理解会导致手术失败和严重并发症的发生。并不寄希望每位同学在攻读研究生期间就可以充分地理解和把握房室间隔缺损的病理解剖,在未来的临床工作中,随着观摩的增多、理解的加深,相信会对房室间隔缺损的认识产生质的飞跃。

五、外科治疗学

(一)外科发展史

1954 年,Lillehei 及其同事利用交叉循环技术,率先完成了心脏外科史上第 1 例完全型房室间隔缺损矫治术;其后,随着人们对于房室间隔缺损解剖、病理生理认识的提高,陆续提出了"双片"技术、"单片"技术用于矫治此类疾病,伴随着围手术期管理水平的上升,手术成功率大幅度提高,手术失败率及死亡率也相应大幅度下降。在相当的一段时间里,人们认为:应用补片修补室间隔缺损是避免术后出现左心室流出道梗阻的必需手段。1997 年,Wilcox 等人提出通过将共同房室瓣与室间隔嵴缝合在一起来闭合室间隔缺损,Nicholson 及 Nunn 等人在 1999 年也通过大宗病例的回顾分析,证明了此技术的可行性,这项被人们称为"改良单片法"的技术日益推广,其可靠性及可重复性得到了公认。但是,对于是不是每一个完全型房室间隔缺损的患儿都适合选择改良单片法,学术界的意见相当分歧。一些学者认为此术式仅适用于极少数室间隔缺损很小的过渡型完全型房室间隔缺损,否则过度将桥瓣下拉会导致心室几何结构变形;而认为此术式适合绝大多数患儿的医生说:循证是最好的判定方法,良好的早期结果,满意的长期随访结果证实了此技术的可行性。谁是谁非? 理论上说:我们相信多中心的、随机的、长期随访结果。就目前而言,改良单片法逐步占据了主导地位。本章将重点阐述改良单片法和双片法。

(二)关于手术适应证及手术时机的思考

完全型房室间隔缺损的患儿,其肺血流明显增加,发生肺血管梗阻性病变的风险因此提高,所以,为了预防不可逆性肺血管梗阻性病变的发生,此类疾病最迟应在一岁前行手术治疗。但是,并不同于简单的室间隔缺损等肺多血性疾病,对于是否在出生后 2~3 个月即行房室间隔缺损矫治,学术界尚存在着较大的争议(相信每个人都理解:所谓的争议,意味着没有绝对正确的结论)。部分医生认为:在新生儿及小婴儿期,共同房室瓣组织纤薄,"冗余"较少,因此在矫治术后瓣膜对合不佳,不足以从根本上解决房室瓣反流的问题;针对于此,一些学者认为:并不是瓣膜组织不足,而是由于瓣环过度扩大到难以让瓣叶充分对合的地步。因此,避免心腔及房室瓣环过度扩大是手术成功的关键之一。鉴于此,Nunn 等学者尝试在出生后 3 个月内根治畸形,获得了成功。因此,科学的手术技术是成功的关键,它使得手术时机提前至新生儿期及小婴儿期,从而保护肺血管床罹患不可逆的梗阻性病变。

部分型及过渡型房室间隔缺损的患儿,其肺血管床受到一定的自身保护,因此,大多数患儿症状较完全型的患儿要轻。从这个角度上说,并不急于在新生儿期或小婴儿期进行矫治。但是,长期的病变会导致房室瓣出现继发性改变,同时也会因左向右分流而导致肺血管发生梗阻性改变。因此,相对理想的治疗计划是:在新生儿及小婴儿期,密切随诊;在一岁左右进行手术矫治。

(三)手术操作技术要点

回顾房室间隔外科治疗的发展史,有几种具有里程碑意义的经典术式,它们分别是:双片法、单片法(为与改良单片法区别,人们常常将之称为"传统单片法")和改良单片法。这三种方法的核心区别在于如何完成间隔缺损的修补,至于开胸、体外循环的建立,以及二尖瓣、三尖瓣的整形方法则是完全相同的。因此,我们可以将体外循环的建立与心内畸形的修补分开阐述。

体外循环的建立:胸骨正中切口。常规行升主动脉插管,上、下腔静脉插管,建立体外循环;如果患者的年龄、体重较小,建议选用直角静脉插管,可以为心内操作赢得空间。转机降温至 25℃或 28℃,阻断主动脉,在主动脉根部顺行灌注心肌停搏液。对于早产儿和低体重儿,有必要采用深低温停循环技术,拔除静脉插管后再进行心内操作,以防止插管造成的瓣叶、瓣环扭曲。阻断上、下腔静脉。

心内畸形的探查:在右心房做斜行切口后,探查心内结构,可以发现二尖瓣环与三尖瓣环不再是两个独立的、分隔完全的结构,而是共享同一瓣环,即共同房室连接,而在此层面存在特征性的五叶瓣结构;如果附着在此房室连接结构上的前共同瓣与后共同瓣没有出现融合,那么此共同房室连接的开口就将只有一个,无论这一开口下方对应的是一个心室腔还是左、右两个心室腔,都定义为"完全型房室间隔缺损";如果前后共同瓣融合在一起,那么就会出现"一个瓣环、两个瓣口"的格局,这种解剖结构被定义为"部分型房室间隔缺损"。

心内探查时,应明确冠状静脉窦开口的位置,在大多数情况下,房室结位于冠状静脉窦口与房室瓣环之间,修补房间隔缺损时应格外注意,避免造成Ⅲ度房室传导阻滞。

1. 双片法 与其他两种方法相比,双片法最容易理解:在不破坏现有瓣环、瓣叶连接的基础上,分别用补片修补室间隔缺损和房间隔缺损,同时完成二尖瓣和三尖瓣成形,重建心腔内三维十字交叉结构。

用 6/0 Prolene 将室间隔嵴上方的前后共同瓣缝合在一起,但不打结;仔细探查室间隔缺损的高度及宽度,将经处理的自体片修剪成半月形,补片的高度及宽度与室间隔缺损相匹配;从室间隔嵴的中心点开始,将心包片与室间隔连续缝合在一起;将补片的上缘与共同房室瓣缝合在一起。室间隔缺损的修补完成以后,再次测试二尖瓣及三尖瓣的反流情况,防止在修补室间隔时造成共同房室瓣的扭曲而加重瓣膜反流。

二尖瓣裂的修补及原发孔的修补,技术要点与改良单片法相同,我们在下文中详细阐述。

2. 改良单片法 手术切口,体外循环的建立、转机技术,心内结构探查方法同上。

经二尖瓣口向左心室内打入冷心肌停搏液,使房室瓣浮起,探查其解剖结构。将前后共同瓣精确地对合,用 6/0Prolene 将室间隔嵴上方的前后共同瓣缝合在一起,但不打结。沿室间隔嵴右侧,使用多条带 Gore-Tex 垫片的 6/0 Prolene 做垂直向上的水平褥式缝合,从室间隔肌部进针,穿过室间隔嵴和前后共同瓣,然后,将这些缝线穿过用 0.6% 戊二醛处理的自体心包片边缘,打结,将房室瓣夹在心包片与室间隔嵴之间。Nunn重点强调了两个很重要的技术细节:①心包片上的针距要小于室间隔嵴上的针距,这样在打结后可以起

到缩小共同房室瓣瓣环的作用;②用于向上提拉室间隔嵴的带垫片 Prolene 缝线,不应止于室间隔嵴,而沿着右侧房室瓣环继续向后瓣(即右侧瓣)延伸,几乎达到后瓣环的一半(即整个右侧瓣瓣环),其作用不仅仅在于缩小右侧房室瓣环,同时有利于在修补原发孔房间隔缺损时,可以避免损及房室结,下文将对此有进一步阐述。

修补左侧房室瓣瓣裂。Carpentier 曾指出:应将房室间隔缺损的左房室瓣,应理解为一种"三叶草"结构,因此,不应修补瓣膜裂缺。相当多学者并未认同此观点,他们认为:修补裂缺有利于避免远期房室瓣反流。

使用一个 30ml 注射器连接一段细橡胶管、插入左心室内打水。格外留意近瓣叶中心处腱索的附着点,此点是修补瓣叶裂缺的终止位,在此缝制 6/0 Prolene 提吊线,需要说明的是:在此裂缺处的前后桥瓣长度并不相同,需要通过调整针距来促成裂缺的完美对合。如果瓣叶组织非常纤弱,可用多条 7/0 Prolene 做针距细小的水平褥式缝合。如果感觉瓣叶较强韧,可以使用 6/0 或 7/0 Prolene 做简单的连续缝合。通过插入心室内的细塑料管向心室内反复注入心肌停搏液以测试瓣膜情况,确保瓣膜功能满意,需要注意的是:打水试验时需要开放主动脉根部的灌注口,否则易造成心肌水肿。

如果瓣环扩大,在缝闭瓣叶裂缺后,可能仍然存在中心性反流,可以一个或两个瓣叶交界处做交界成形缝合,以达到缩环的目的。最好选择外侧交界,这里距离传导系统比较远,但是,过深的缝针可能伤及冠状动脉旋支。一般情况下可以获得满意的效果。如果有进一步瓣环成形的需要,可在后瓣环中点处缝合。再次测试交界成形的效果。

利用修补室间隔缺损时保留的两个端点的残余缝线修补原发孔房间隔缺损。其重点的技术要点在于避免损伤房室结。有数种技术方案可以达到这个目的,笔者所采用的方法为调整缝线路径。如上文所述,在缝制修补室间隔缺损的缝线时,已经延向三尖瓣后瓣环近中点处。在借用最后一针缝线修补原发孔房间隔缺损时,可以此点作为房间隔缺损补片的起始点,上行至冠状窦水平后,左行,目标点为冠状窦口的前缘,然后沿窦口浅缝

上行,目标点为房间隔缺损缘。之后即可使用常规技术完成原发孔房间隔缺损其他位置的补片缝合。

传统单片法需在前后共同瓣中点将其劈开,心包片连续缝合在室间隔嵴上后,再将劈开的左右房室瓣缝合至心包片上成形左右房室瓣。改良单片法采用直接下压房室瓣成形左右房室瓣。相较于改良单片法,传统单片法耗时较长,现在仅较少中心应用。

需要补充一点的是:术中经食管超声的应用,可以减少术后因残余畸形而再手术的概率,这一点已经得到证实。

六、术后管理要点

术后主要并发症包括:肺动脉高压危象、左侧房室瓣反流及完全型房室传导阻滞。手术结束前,在可能的情况下,应即时行食管心脏超声检查,评估房室瓣功能,如果反流或狭窄严重,应立即再次手术,否则术后易出现肺动脉高压危象,死亡率也会大幅度升高;如果患儿年龄较大、术前存在明显的肺动脉高压,那么术后应维持麻醉、镇静24h以上,必要时,可以考虑吸入一氧化氮。年龄较小、没有明显肺动脉高压的患儿,可以在术后24h以内拔除气管插管。

10%~15%的患儿,术后会存在不同程度的房室瓣反流,多数情况下表现为轻至中度。可以考虑使用米力农等药物,减轻后负荷,改善右心功能;出院后,可以根据病情继续服用一段时间减轻后负荷的药物。

七、预后

房室间隔缺损的外科疗效已经获得了巨大的进步。部分型房室间隔缺损的死亡率与单纯继发孔房间隔缺损的死亡率近似,约为1%以下。但是,一部分患儿会在术后因房室瓣反流、狭窄而需要再次手术,并发症发生率及死亡率将因此提高。这部分患儿在反复的瓣膜成形后,有可能需要行人工瓣膜置换。

完全型房室间隔缺损的手术死亡率已经下降至3%左右,再手术率约为10%~15%。如果术后瓣膜对合良好,其功能可长时间维持良好的状态,很少需要再次手术治疗;轻、中度的房室

瓣反流通常可以被良好耐受,但一经出现肺动脉高压或充血性心力衰竭,则应考虑手术治疗;根据大宗病例研究结果显示,因左侧房室瓣原因而再次手术,其疗效满意,甚少需要行人工瓣膜置换。

（丁以群）

参 考 文 献

1. Hoffman JIE. Incidence of congenital heart disease: I. Postnatal incidence. Pediatr Cardiol, 1995, 16: 103-113.

2. Freeman SB, Taft LF, Dooley KJ, et al. Population-based study of congenital heart defects in Down syndrome. Am J Med Genet, 1998, 80(3): 213-217.

3. Baron MG, Wolf BS, Steinfeld L, et al. Endocardial cushion defect. Specific diagnosis by angiocardiography. Am J Cardiol, 1964, 13: 162-175.

4. Van Mierop LH, Alley RD, Kausel HW, et al. The anatomy and embryology of endocardial cushion defects. J Thorac Cardiovasc Surg, 1962, 43: 71-83.

5. Piccoli GP, Gerlis LM, Wilkinson JL, et al. Morphology and classification of atrioventricular defects. Br Heart J, 1979, 42: 621-632.

6. Becker AE, Anderson RH. Atrioventricular septal defects: what's in a name? J Thorac Cardiovasc Surg, 1982, 83: 461-469.

7. Kirklin JW, Barratt-Boyes BG. Atrioventricular canal defect// Kirklin JW, Barratt-Boyes BG. Cardiac surgery. New York: Churchill Livingstone, 1986: 541-591.

8. Kirklin JW, Barratt-Boyes BG. Atrioventricular canal defect// Kirklin JW, Barratt-Boyes BG. Cardiac surgery. 2nd ed. New York: Churchill Livingstone, 1993: 693-747.

9. Kouchoukos N, Blackstone EH, Doty DB, et al. Atrioventricular canal defect//Kirklin JW, Barratt-Boyes BG. Cardiac surgery. Vol 1. 3rd ed. Philadelphia: Elsevier Science, 2003: 800-849.

10. Penkoske PA, Neches WH, Anderson RH, et al. Further observations on the morphology of atrioventricular septal defects. J Thorac Cardiovasc Surg, 1985, 90: 611-622.

11. Ho SY, Rigby ML, Anderson RH. Atrioventricular septal defects. Echocardiography in congenital heart disease made simple. London: Imperial College Press, 2005: 76-86.

12. Ebels T, Anderson RH. The concept and definition of an "intermediate form" of atrioventricular septal defect. J Thorac Cardiovasc Surg, 1991, 102: 799-800.

13. Ebels T, Anderson RH, Devine WA, et al. Anomalies

of the left atrioventricular valve and related ventricular septal morphology in atrioventricular septal defects. J Thorac Cardiovasc Surg, 1990, 99：299-307.

14. Smallhorn JF, de Leval M, Stark J, et al. Isolated anterior mitral cleft. Two dimensional echocardiographic assessment and differentiation from "clefts" associated with atrioventricular septal defect. Br Heart J, 1982, 48：109-116.

15. Sigfusson G, Ettedgui JA, Silverman NH, et al. Is a cleft in the anterior leaßet of an otherwise normal mitral valve an atrioventricular canal malformation?J Am Coll Cardiol, 1995, 26：508-515.

16. Sulafa AK, Tamimi O, Najm HK, et al. Echocardiographic differentiation of atrioventricular septal defects from inlet ventricular septal defects and mitral valve clefts. Am J Cardiol, 2005, 95：607-610.

17. Thiene G, Wenink AC, Frescura C, et al. Surgical anatomy and pathology of the conduction tissues in atrioventricular defects. J Thorac Cardiovasc Surg, 1981, 82：928-937.

18. Studer M, Blackstone EH, Kirklin JW, et al. Determinants of early and late results of repair of atrioventricular septal (canal) defects. J Thorac Cardiovasc Surg, 1982, 84：523-542.

19. Piccoli GP, Ho SY, Wilkinson JL, et al. Left-sided obstructive lesions in atrioventricular septal defects: an anatomic study. J Thorac Cardiovasc Surg, 1982, 83：453-460.

20. Ebels T, Ho SY, Anderson RH, et al. The surgical anatomy of the left ventricular outflow tract in atrioventricular septal defect. Ann Thorac Surg, 1986, 41：483-488.

21. Silverman NH, Gerlis LM, Ho SY, et al. Fibrous obstruction within the left ventricular outflow tract associated with ventricular septal defect: a pathologic study. J Am Coll Cardiol, 1995, 25：475-481.

22. Silverman NH, Zuberbuhler JR, Anderson RH. Atrioventricular septal defects: cross-sectional echocardiographic and morphologic comparisons. Int J Cardiol, 1986, 13（3）：309-331.

23. Del Pasqua A, Sanders SP, de Zorzi A, et al. Impact of three-dimensional echocardiography in complex congenital heart defect cases: the surgical view. Pediatr Cardiol, 2009, 30（3）：293-300.

24. Takahashi K, Guerra V, Roman KS, et al Three-dimensional echocardiography improves the understanding of the mechanisms and site of left atrioventricular valve regurgitation in atrioventricular septal defect. J Am Soc Echocardiogr, 2006, 19（12）：1502-1510.

25. Najm HK, Coles JG, Endo M, et al. Complete atrioventricular septal defects: results of repair, risk factors, and freedom from reoperation. Circulation, 1997, 96（9 Suppl）：II-311-315.

26. Atz AM, Hawkins JA, Lu M, et al. Surgical management of complete atrioventricular septal defect: Associations with surgical technique, age, and trisomy 21. J Thorac Cardiovasc Surg, 2011, 141（6）：1371-1379.

27. Kaza AK, Colan SD, Jaggers J, et al. Surgical interventions for atrioventricular septal defect subtypes: the pediatric heart network experience. Ann Thorac Surg, 2011, 92（4）：1468-1475.

28. Ten Harkel AD, Cromme-Dijkhuis AH, Heinerman BC, et al. Development of left atrioventricular valve regurgitation after correction of atrioventricular septal defect. Ann Thorac Surg, 2005, 79（2）：607-612.

29. Buchhorn R, Hulpke-Wette M, Ruschewski W, et al. Effects of therapeutic beta blockade on myocardial function and cardiac remodelling in congenital cardiac disease. Cardiol Young, 2003, 13（1）：36-43.

30. Wilson W, Taubert KA, Gewitz M, et al. Prevention of Infective Endocarditis. Guidelines From the American Heart Association. A Guideline From the American Heart Association Rheumatic Fever, Endocarditis, and Kawasaki Disease Committee, Council on Cardiovascular Disease in the Young, and the Council on Clinical Cardiology, Council on Cardiovascular Surgery and Anesthesia, and the Quality of Care and Outcomes Research Interdisciplinary Working Group. Circulation, 2007.

31. Stulak JM, Burkhart HM, Dearani JA, et al. Reoperations after initial repair of complete atrioventricular septal defect. Ann Thorac Surg, 2009, 87（6）：1872-1877.

32. Reeder GS, Danielson GK, Seward JB, et al. Fixed subaortic stenosis in atrioventricular canal defect: a Doppler echocardiographic study. J Am Coll Cardiol, 1992, 20（2）：386-394.

33. Newfeld EA, Sher M, Paul MH, et al. Pulmonary vascular disease in complete atrioventricular canal defect. Am J Cardiol, 1977, 39（5）：721-726.

34. Alexi-Meskishvili V, Ishino K, Dahnert I, et al. Correction of complete atrioventricular septal defects with the double-patch technique and cleft closure. Ann Thorac Surg, 1996, 62（2）：519-524.

35. Backer CL, Mavroudis C, Alboliras ET, et al. Repair of complete atrioventricular canal defects: results with the two- patch technique. Ann Thorac Surg, 1995, 60（3）：530-537.

36. Capouya ER, Laks H, Drinkwater DC Jr, et al. Management of the left atrioventricular valve in the repair of complete atrioventricular septal defects. J Thorac Cardiovasc Surg, 1992, 104（1）：196-201.

37. Cousineua AJ, Lauer RM, Pierpont ME, et al. Linkage

analysis of autosomal dominant atrioventricular canal defects: exclusion of chromosome 21. Human Genetics, 1994, 93(2): 103-108.

38. DeLeon SY, Ilbawi MN, Wilson WR Jr, et al. Surgical options in subaortic stenosis associated with endocardial cushion defects. Ann Thorac Surg, 1991, 52(5): 1076-1082.

39. Canter CE, Spray TL, Huddleston CB, et al. Interoperative evaluation of atrioventricular septal defect repair by color flow mapping echocardiography. Ann Thorac Surg, 1997, 63: 592.

第十一节 完全性肺静脉异位引流

一、疾病概览

完全性肺静脉异位引流(total anomalous pulmonary venous drainage, TAPVD),是指左、右肺静脉经由不同途径直接或间接与右心房相连接,使腔静脉非氧合血和肺静脉氧合血全部回流至右心房,左心房只是接受右心房经房间交通分流过来的混合血。发病率约(5~7)/10万活产婴儿,占先天性心脏病(CHD)1%~5%,多单独存在,少数合并其他复杂畸形。TAPVD的自然生存率,同有无肺静脉回流梗阻和肺动脉高压程度有关。伴有肺静脉回流梗阻者在生后就出现严重青紫和右心衰竭,是少数需行急诊手术的儿科心脏血管疾病之一。房间隔缺损或者未闭的卵圆孔是TAPVD患者生存的必要条件。

肺静脉系统发育过程中任何一个环节中断,均可引起肺静脉解剖异常。TAPVD有很多分类系统,目前较多采用的是1957年Darling等提出的分型方法。根据肺静脉引流位置分为4个类型。Ⅰ型:心上型约占40%~50%,为最常见的类型。左右肺静脉在左心房后面汇合成共同静脉经垂直静脉连接到无名静脉,然后回流到上腔静脉进入右心房。垂直静脉在行径上通常位于左侧,但有一定的变异,少数垂直静脉位于右侧或者中间。少数患者的肺静脉总干直接同右上腔静脉连接。Ⅱ型:心内型,约占20%~30%,大多数患者肺静脉汇合后经由一短管与冠状静脉窦相连而进入右心房,少数患者则是肺静脉直接分别开口于右心房内。Ⅲ型:心下型约占10%~30%,肺静脉汇合后形成下行的静脉干在食管前方穿过膈肌进入腹腔,与门静脉或静脉导管相连,经由下腔静脉回流至右心房。Ⅳ型:混合型最少见,约占5%~10%,同时具有上述三型中两种或以上回流方式的病例。临床较多见的是左上肺静脉经垂直静脉回流至上腔静脉,而其他肺静脉经冠状静脉窦回流至右心房。

在TAPVD患者中,肺静脉回流的氧合血和腔静脉回流的非氧合血在右心房内混合后,经房间隔缺损或卵圆孔分流一部分进入左心房、左心室,这是体循环唯一的血液循环来源。如果房间交通太小,混合血分流到左心房血减少,则到体循环也少,虽然发绀程度较轻,但进入右心房、右心室容量相对增多,肺循环流量可数倍于体循环量,可以早期出现肺动脉高压和体循环衰竭。若有较大房间交通存在,混合血分流到左心房血较多,虽然发绀较重,但到右心室血液相对减少,肺动脉高压和右心衰竭症状出现晚,另外体循环也有足够的循环流量,病理生理改变与继发孔ASD相仿,患者或可活至成年。

TAPVD病例在肺静脉回流的途径中在不同部位可产生不同程度的狭窄。心下型患者除管路漫长外,肺静脉回右心房还需通过肝静脉窦方可出肝静脉进入下腔至右心房,梗阻不可避免。在心上型病例垂直静脉行走于左肺动脉和左支气管之间,当肺血流过多肺动脉扩张时,垂直静脉受压成为所有肺静脉血回流至右心房的关卡。

TAPVD病例临床症状的严重程度与是否合并其他畸形,肺静脉回流以及房间隔水平的梗阻程度有关。

肺静脉回流梗阻的患者,在生后肺动脉压力就增高,表现为呼吸急促。如果心房水平交通不够还可导致体循环灌注不足,可迅速导致进行性低氧血症肺水肿和酸中毒等。该症状多见于心下型和少数心上型的患者。这类患者如不及时治疗会在新生儿期或者在婴儿期早期死亡。

无肺静脉梗阻的患者,症状和体征取决于房间隔缺损的大小和右向左分流量。如房间交通足够大的患者的主要表现和大分流的房间隔缺损基本相似,但体动脉血氧饱和度有不同程度的下降。但由于通常肺循环血流量增加明显,所以症状比单纯房间隔缺损更为严重,较早出现右心衰竭和肺动脉高压。

在相对轻症病例,患者主要体征常表现左胸骨旁心前区抬高,第二心音明显分裂,肺动脉瓣区可有Ⅱ级收缩期杂音;在胸骨左缘下部及剑突附近,可有三尖瓣反流的杂音;轻度呼吸急促,并且至少有不同程度的发绀。在伴肺静脉回流梗阻的患者,有肺水肿体征,且四肢冷、心率快、血压低。临床上患儿的症状虽很重,但心脏的体征却很少。通常心脏边界不大,肺动脉瓣关闭音很响,可全无杂音,肺底部可有啰音,肝大。

辅助检查发现包括:

1)心电图:通常右房增大,伴电轴右偏和右室肥厚。而少数病情较轻者心电图改变与继发孔房隔缺损相仿。

2)胸部X线:肺野血流增多,右房右室增大,肺动脉干凸出,而左房左室不大。心上型TAPVD在X线平片上亦可有特征性影像:如连于左无名静脉,则在左上心缘可见扩张的垂直静脉及左无名静脉,在右侧可见扩张的上腔静脉,使心影呈"8"字形或"雪人"样,但在出生数日内此种典型影像可尚未形成。如异位引流入上腔静脉,则可见右上缘鼓出,心脏多不大,少数肺静脉回流通畅但房间交通较小者可出现明显的右心房影增大。

3)超声心动图:心尖及剑突下切面中可见右房及右室明显扩大,而左房及左室较小,并且

二维结合多普勒彩色血流显像不能见到肺静脉直接与左房连接征象,而在左房后方可见共同肺静脉。房隔部位可见缺损或卵圆孔未闭,呈右向左分流。如为心内型,可见到共同肺静脉与冠状静脉窦连接,冠状静脉窦明显扩张。胸骨上切面对诊断心上型有重要价值,可显示共同肺静脉血流经垂直静脉、左无名静脉、上腔静脉回流至右房的径路。剑突下切面可较好显示心下型肺静脉异位引流的途径。彩色多普勒血流显像有助于了解肺静脉血回流有无梗阻及其部位。

4)CTA和MRA:作为无创性的影像学检查CT和MRI能很好地显示和诊断肺静脉异位引流,以及应用于术后随访评估,尤其对于术后肺静脉梗阻具有重要意义。造影增强磁共振血管成像序列(CE-MRA)对肺静脉异常连接诊断效果最好,可多角度的最大密度投影重建可从矢状位、冠状位和横断位等多个角度显示肺静脉异常连接的直接征象,对判断肺静脉异常连接的类型和有无梗阻都很有帮助。由于不使用含碘造影剂,没有诱发或加重肺水肿的危险性,对肺静脉异常连接的诊断更准确,更安全。但是由于扫描时间较长而且噪声较强,因此在新生儿和小婴儿CT心脏大血管造影仍具有重要的诊断价值(图2-1-31)。

5)心导管和造影:早年应用较多,但近年来由于超声心动图检查技术的提高,以及无创性CTA和CE-MRA的应用,现在已经极少应用。

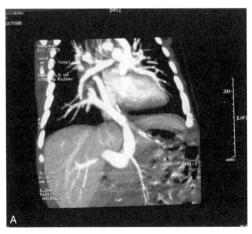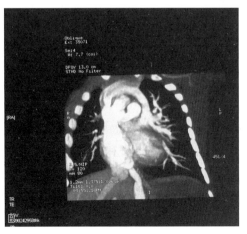

图2-1-31　CT心脏大血管造影三维重建显示肺静脉异位引流血管走行
A. 混合型TAPVD;B. 心上型TAPVD伴梗阻

二、外科治疗历史回顾

TAPVD 于 1798 年由 Wilson 首先报道，Muller 于 1951 年采用将共同肺静脉直接缝合于左心耳的方法姑息性治疗本病。1956 年 Lewis 首次报道在低温血流阻断条件下进行纠治，同年 Kirklin 等报道体外循环下行纠治手术。

过去，几乎所有 TAPVD 手术都采用深低温停循环技术以保证良好的手术视野，目前则有越来越多技术熟练的外科医生选择深低温低流量技术和选择性脑灌注，以期减少体外循环对小婴儿未成熟器官功能的影响。

三、外科治疗的原则、方案及效果评价

1. 手术适应证 本疾病原则上一经诊断就应早期手术，即使患者循环稳定无明显临床症状也应该尽早手术，以免因为心肺容量负荷过大以及发绀造成心肺产生病理学改变。在伴有肺静脉梗阻的患者如出现严重低氧和酸中毒等急症或亚急症手术，目前认为术前施行体外模式氧合对稳定病情价值有限，而术后体外膜式氧合对肺动脉高压和低心排有一定的治疗价值。

2. 术前准备 无肺静脉回流梗阻且非限制型房间隔缺损的患者，因术前状况稳定，通常只需一般术前准备。肺静脉梗阻患者若伴有低氧血症、酸中毒和心力衰竭，需要进行对症治疗尽可能改善一般情况。前列腺素 E 可以保持动脉导管的开放，动脉导管可以作为右向左分流的保护性通道。对肺高压和充血性心力衰竭患者，正性肌力药物、轻度利尿和提高吸入氧浓度有助于改善病情，必要时需气管插管正压机械通气。正性药物支持可改善右心室的扩张和功能障碍，应纠正代谢性酸中毒，以提高对儿茶酚胺药物的敏感性。有个别中心报道应用球囊房间隔撕裂术以改善术前状况。

3. 手术技术 对伴有肺静脉梗阻的患者麻醉处理极其重要。通常需纯氧和过度通气来降低肺血管阻力。由于本病的病理特点是左心通常较小，因此相对较快的心率是有益的，这样可有效增加心排量，同时积极纠正酸中毒，补钙和维持血糖也非常重要。

手术目的是将肺静脉连接到左心房，消除所有异常连接，纠正合并畸形。由于危重患者常在新生儿期手术，因此手术操作要求较高，尤其在开胸后建立体外循环之前应操作轻柔以免刺激心脏引起室颤。在平行循环期间结扎动脉导管。做肺静脉和左心房吻合时应特别仔细，以免吻合口出血，而一旦出血因位于心脏后方术后止血极其困难。建议使用 7-0 缝线。对于大部分不伴肺静脉梗阻的患者撤离体外循环并不困难。而对于伴有肺静脉梗阻的新生儿病例则过程困难，主要是明显的肺动脉高压。在撤离体外循环早期肺动脉压力可高达体循环压力水平，因此需常规放置肺动脉测压管。一氧化氮吸入、纯氧和过度通气等处理通常在 15~30min 可使肺动脉压力降至体循环的一半以下。如无效则需考虑是否存在吻合口狭窄。如果排除吻合口梗阻，由于肺动脉高压或早期左心排不够而不能撤离体外循环则可考虑应用体外模式氧合支持，直到肺动脉压力逐渐下降或左心排量逐渐提高。通常可利用手术时的主动脉和右心房插管。

（1）心上型：四根肺静脉汇入静脉共汇或肺总静脉。肺静脉共汇通常通过垂直静脉回流到无名静脉。任何手术方法必须能够暴露左心房和肺静脉共汇。

1）心尖上翻法：将心尖上翻暴露出左心房和肺静脉共汇，做侧侧吻合。

2）改良方法：经右房切口向左后切开，通过房间沟卵圆窝水平至左心耳根部，同时充分显露肺静脉总干并在其正中做长轴切口，与左心房后壁切口吻合。

3）心上径路：分别将升主动脉和上腔静脉向左右方向牵引，在其间隙内位于右侧肺动脉下方就是共同肺静脉。在共同肺静脉和左心房各做一横行切口完成一个宽大的吻合口，可通过右心房切口关闭房间隔缺损或者卵圆孔。

对肺静脉共汇直接引流到上腔静脉的患者，经右心房切口，使用板障将肺静脉回流血液通过房间隔缺损进入左心房。必须注意防止肺静脉回流或上腔静脉因板障引起的梗阻。如果肺静脉引流的位置很高，必须切断上腔静脉，将远心端吻合到右心耳上，达到上腔静脉血回流入右心房，上腔静脉近心端关闭，肺静脉血回流入右心房的板障，将肺静脉血隔入左心房。

（2）心内型：心内型肺静脉异位引流，可进入冠状静脉窦或直接至右心房。对回流入冠状窦者，切除冠状窦顶形成大房间隔缺损，将冠状窦口与房间隔缺损相连。以自体心包片关闭房间隔缺损时，将冠状窦口及开口其内的肺静脉隔向左房，避免损伤房室结和传导束。

对肺静脉直接回流到右心房者，通过板障将血流经过扩大后的房间隔缺损引入左心房，右心房不够大，可使用心包补片扩大右心房壁。也可采用 Hiramatsu 移动房间隔位置的方法，包括切下后侧房间隔，再将其缝合于肺静脉开口和腔静脉之间的右心房后壁，形成正常的解剖结构。

（3）心下型：肺静脉常在左心房后进入肺静脉共汇，将垂直静脉向下经纵隔穿过横膈裂口。应在横膈水平结扎垂直静脉。可通过右心房横切口路径，将肺静脉共汇长轴切口吻合到左心房，再经右心房关闭房间隔缺损。另一种方法是采用心尖上翻的方法，可以在松解肺静脉后，做一个宽畅的吻合口，避免肺静脉回流梗阻。目前多主张切断并缝扎远心端，从近心端开口处起切开共同肺静脉，切口尽量远离分支肺动脉开口。

（4）混合型：最常见的混合型为三根肺静脉形成共汇，第四根肺静脉独立回流到体静脉系统。手术取决于异位回流的部位。三根肺静脉共汇处理方法是将其重新引导到合适的连接水平。如果可能的话，单独引流的肺静脉也应该重新改向或者重新吻合到正确位置，但是，这种独立的小静脉再吻合后，远期狭窄的发生率很高，所以决定是否修正单独引流的肺静脉是比较困难的。如果单独引流的单根肺静脉并无梗阻的话，不予处理，待其日后发生梗阻再重新移到正确位置。

4. 手术效果和预后　美国 Boston 儿童医院总结 1980 年至 2000 年二十年间 127 例完全性肺静脉异位引流的外科手术，其中单心室 41 例，手术死亡率为 34%。双心室 86 例，心上型占 55%，全组死亡率为 9%，心下型死亡率为 2/26（7.7%）。手术死亡的危险因素为单心室和术前肺静脉梗阻。术后肺静脉梗阻的发生率为 8.7%。美国费城儿童医院回顾 1983—2001 年 100 例 TAPVD 的外科治疗，全组死亡率为 14%，从 1995 年之前的 19% 降至其后的 5%。

目前 TAPVD 手术的死亡率已大幅降低，

术后肺静脉梗阻成为影响预后的主要因素，报道发生率为 6%~11%。Lacour-Gayet 报道 178 例 TAPVD 术后平均 4 个月 16 例（9%）发生肺静脉梗阻，采用原位心包缝合技术（sutureless 技术）再干预。Steven A.Webber 等报道因术后 PVO 再手术为 60/406 例（14.8%），再手术后的 3 年生存率为 58.7%。球囊血管成形术和放置血管内支架也为解除术后梗阻的方法（图 2-1-32）。

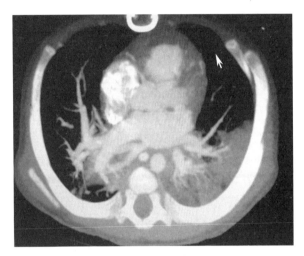

图 2-1-32　TAPVD 术后 PVO

四、展望

我们提倡针对每个 TAPVD 患儿设计个体化治疗方案，不应被分型局限思维。对于术后 PVO 的预防和处理是近期关注热点，Sutureless 技术对预防和处理肺静脉吻合口狭窄具有一定的价值，并应做进一步的研究。肺血管病变和小婴儿脏器功能保护也是长期焦点之一。TAPVD 手术的死亡率逐年下降，但如何提高手术技术，预防中远期并发症，避免再次干预仍值得研究。

（贾 兵）

参 考 文 献

1. Buitrago E, Panos AL, Ricci M. Primary repair of infracardiac total anomalous pulmonary venous connection using a modified sutureless technique. Ann Thorac Surg, 2008, 86: 320-322.

2. Balakrishnan KR, Parvathy U. Modified septosuperior approach for the repair of supracardiac total anomalous pulmonary venous return in infants. Ann Thorac Surg, 2005, 80: 1140-1142.

3. Anna NS, Hideki U, Steven AW, et al. Total anomalous pulmonary venous connection morphology and outcome from an international population-based study. Circulation, 2010, 122: 2718-2726.

4. Jorgensen CR, Ferlic RM, Varco RL, et al. Review of the surgical aspects with a follow-up report on the first patient successfully treated with surgery. Circulation, 1967, 36: 101-107.

第十二节 三 房 心

一、疾病概览

三房心（cor triatriatum）通常是指左心房三房心（cor triatriatum sinister, CTS），在解剖上左心房被异常的纤维肌性隔膜所分隔，形成上部的副房和下部的真房。通常肺静脉回流入副房，经由隔膜开口进入真房，在真房内可见左心耳基底部及二尖瓣结构。右心房三房心极其罕见，仅见个案报道。三房心是一种较少见的心脏畸形，约占先天性心脏病的0.1%~0.4%，男女之比约为1.5∶1。

经典理论认为三房心是由于胚胎期肺总静脉与左心房融合过程异常所致，因此常可伴有完全性或部分性肺静脉异位回流。也有人认为永存左上腔静脉可在左房壁上产生压力，引起局部组织过度增生以致促进隔膜形成。近来也有人认为11p15低甲基化也可能与肺静脉及左房的发育异常相关。图2-1-33为一例成人三房心病例标本。

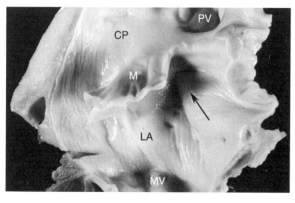

图2-1-33 三房心标本
左房内隔膜（M）将心房分隔成共同静脉（CP）和真房（LA）两个腔。同时显示肺静脉（PV）、左心耳（箭头所指）和二尖瓣（MV）

房间隔缺损常位于副房与右心房之间，造成副房至右心房的左向右分流。

因此在血流动力学上，副房接受肺静脉回流后既可通过房间隔缺损进入右房，也可通过隔膜开口经由真房进入左心室。向两个方向血流量分配取决于房间隔缺损和隔膜开口的大小。当隔膜开口较大时，肺静脉血回流入左室通畅，则无肺静脉梗阻；此时如有房间隔缺损存在，其血流动力学特点类似于单纯房间隔缺损，因此常出现右心房和右心室扩大，而左心室较正常为小。当隔膜开口较小时，肺静脉回流入左室受阻，副房压力增高，如房间隔缺损较大则可产生大量左向右分流，临床可产生严重充血性心力衰竭和并发肺动脉高压。如房间隔缺损也较小时则可出现肺静脉高压、肺淤血及肺动脉高压，并造成严重低心排，可使患儿早期死亡。三房心因隔膜形态及房间隔缺损不同，存在较多变异，有不同的分类方法，尚未得到统一。但无论属于哪一类型，决定其血流动力学特征的基本解剖因素主要是：左心房纤维肌性隔膜是否完整，即副房与真房之间是否交通；房间隔是否完整，即是否合并房间隔缺损及房间隔缺损的位置和大小；副房是否接受全部肺静脉回流，即是否存在肺静脉异位引流。三房心常合并有室间隔缺损和肺静脉异位引流，偶可合并存在完全性大动脉转位或法洛四联症、主动脉瓣或瓣下狭窄。

三房心症状出现的时间及严重程度取决于肺静脉回流受阻程度及心房水平分流量的大小，而前者更为主要。如肺静脉回流严重受阻则新生儿或婴儿期即可出现严重心力衰竭及低心排症状，甚至早期死亡。相反则早期甚至终身无症状。大多数病例常在生后数年内出现症状，极少病例可终身无症状。主要临床表现包括苍白、活动后气促、生长发育落后以及反复呼吸道感染，部分病例可出现发绀。症状明显的病例通常营养不良、生长发育滞后，可伴有呼吸急促。体检可在二尖瓣区闻及舒张期或连续性心脏杂音，肺动脉瓣区第二音增强，类似二尖瓣狭窄。常出现心率加快、脉细弱等。有时可闻及肺底细湿啰音。当发生右心功能衰竭时可出现肝大、外周水肿，偶可出现腹水等。

辅助检查发现包括：

（1）心电图：典型的心电图表现为电轴右偏120°~160°，右房右室肥大。有病例可出现房性心律失常。

（2）X线胸片：常提示肺静脉回流受阻即表现为肺静脉淤血、肺动脉扩张。心脏外形主要以右心房右心室扩大为主。

（3）超声心动图：可明确显示左房内异常隔膜组织，于左心室长轴和四腔心切面可探及与左心房前壁平行的纤维带状回声，将左心房分隔为右上和左下两部分。

（4）MRI和CTA检查：近年MRI和CTA作为无创性检查已被用于三房心的诊断，MRI检查在明确诊断的基础上，可以同时完成手术所需各项解剖参数的测量以及肺静脉回流梗阻程度和心功能的评估。

（5）心导管检查：心导管检查可发现肺动脉压力及肺毛细血管楔压增高。如导管经房间隔缺损进入副房再由隔膜开口进入真房则可测得左房内压力阶差，如压差大于2.67kPa（20mmHg）则具有诊断意义。选择性左房或肺动脉造影可显示左房内的结构及形态。

三房心需要鉴别的诊断主要包括先天性二尖瓣狭窄、二尖瓣瓣上环样狭窄、左心房黏液瘤、房间隔缺损以及肺静脉异位引流等。先天性二尖瓣狭窄与本病临床表现相似，但是听诊可闻及二尖瓣舒张期杂音以及二尖瓣开瓣音，并且心电图和X线均提示左心房扩大。超声心动图更可明确显示瓣膜情况而明确诊断。二尖瓣瓣上环的病例在超声心动图中可显示瓣上的环样狭窄，通常离二尖瓣环很近。部分病例因为纤维环影响瓣叶的启闭活动而伴有不同程度的二尖瓣反流。

二、外科治疗历史回顾

1868年Church首先报道此病的解剖特征，1905年Burst首次命名三房心，1964年Miller及其同事报道应用心血管电影造影诊断三房心。

Vineberg于1956年首次报道了三房心的手术治疗。首例手术病患为一24岁男性，因活动后呼吸困难进行性加重就诊，通过心导管检查明确诊断三房心合并中度肺高压，术前药物控制心力衰竭及房颤，后于美国明尼苏达医学中心Variety Club心脏医院接受第一次手术治疗。手术采用低温阻断下直视隔膜切开的方式，术后即刻复查真、副房间交通直径达2.5cm，手术成功，无近期

并发症，生活质量良好。随访至术后十年，病患再次出现活动耐量降低伴发绀症状，心导管检查提示心房内残余隔膜组织导致肺静脉回流梗阻，故于1964年体外循环下再次手术，术中发现真、副房间交通仅5mm，遂将隔膜完整切除。病患第二次术后出现2∶1房室传导阻滞，心导管提示中度肺血管病变，心指数偏低。

随着手术条件改善和手术技术的提高，近年来三房心手术的效果令人满意，但首例手术病例仍然具有一定的典型性，血流梗阻的完全解除是手术的目的也是影响手术效果的关键因素，心律失常和肺血管病变可能影响心功能恢复和术后生活质量。

三、外科治疗的原则、方案及效果评价

1. 手术适应证及手术时机　诊断明确均应手术治疗。只有极少数隔膜开口较大，无肺静脉回流受阻且不伴有其他心内畸形终身无症状者不必手术。对肺静脉回流严重受阻的病例应在新生儿或婴儿期即施行手术。合并充血性心力衰竭者应给予强心、利尿治疗并同时注意全身营养状况，必要时需急诊手术。由于本病易并发肺动脉高压故也宜尽早手术。对合并肺部感染者宜积极抗感染治疗。

2. 手术技术　治疗原则是解除左房内纤维肌性隔膜，同时纠正合并畸形。常规麻醉建立体外循环，对新生儿或小婴儿可采用深低温停循环或深低温低流量灌注技术。采用经上腔静脉插入直角静脉插管有利于心内结构的显露。手术可经右房切开房间隔进入左房或切开房间沟进入左房两种途径，常采用前者。打开右房经房间隔缺损必要时扩大缺损进入副房。在副房内仅可见肺静脉开口而看不到左心耳及二尖瓣结构。用手指或探条经隔膜开口可进入真房。切除隔膜时可采用缝线牵引或镊子提拉隔膜中点，自开口剪开至房隔附着处，然后沿着边缘完整切除。如隔膜上无开口则可经扩大的房间隔缺损辨明真房内结构后切除隔膜。操作时须注意避免损伤左房壁、二尖瓣环及瓣叶组织。采用这一手术径路一方面可清晰而全面地显示左房和右房解剖结构，避免房间沟进路可能造成的遗漏右心房内异常结构，同时可以修补合并存在的房间隔缺损。手术操作如图2-1-34所示。

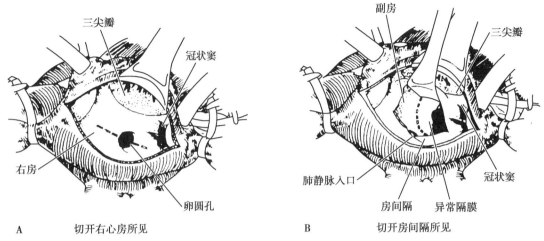

图 2-1-34　手术操作
经右房和房间隔入路纠治三房心

3. 术后处理　在肺静脉回流途径以及左右心房之间没有明显梗阻的病例术后过程通常较为平稳。但在重症病例由于左心室发育通常小于正常,故术后易发生低心排综合征,因此密切监护血流动力学指标十分重要。除常见的心内直视术后监护要点外,特别强调左心房压力监测的重要性。可适当应用小剂量血管活性药物如多巴胺、米力农甚至小剂量肾上腺素等。左心发育小可使每搏输出量下降,因此必要时可适当应用异丙肾上腺素提高心率,由此增加每分心输出量。由于大量的左心房内操作,术后并发房性和交接性心律失常的可能性较大,必要时需应用抗心律失常药物。

4. 手术效果和预后　单纯三房心手术效果良好,死亡率极低。手术死亡通常由于合并其他严重畸形所致。术后心功能恢复正常,极少数病例可能因切除不彻底而复发。治疗成功的关键在于术前对此病及其伴发畸形的准确诊断以及在肺血管发生器质性病变以前早期彻底的外科治疗。加拿大多伦多儿童医院 1954—2005 年,共诊断 CTS 82 例,诊断时中位年龄为 8 月龄(1 天 ~ 16 岁),77% 有合并畸形。57 例(70%)行隔膜切除术,14 例(17%)无需手术,11 例(13%)在干预前死亡。全组手术死亡率为 9%,1982 年之前为 36%,其后为 2%,死亡的主要原因为合并畸形。美国 Boston 儿童医院 1963—2010 年共 65 例 CTS 接受手术,中位年龄为 7.2 个月,49 例

(75%)有房间隔缺损、室间隔缺损、肺静脉异位引流或二尖瓣瓣膜瓣上等合并畸形。1970 年之前有 2 例手术死亡,之后无手术死亡。随访中有部分病例有左房内残余隔膜组织但无血流动力学意义,无需再干预。

四、展望

进一步明确病因,完善筛查和诊断机制,减少漏诊和误诊,早发现、早处理,探讨胎儿手术和杂交手术技术,避免左侧心房、心室发育不良,减少肺血管病变和心律失常等并发症,保护心功能,争取良好的生活质量。

（贾　兵）

第十三节　右室双出口

一、解剖分型、病理生理及诊断要点

（一）畸形定义的历史回顾及启示

右室双出口(double outlet right ventricle, DORV)是指两大动脉完全或大部分起自形态右心室的一类先天性心脏病,发病率约占先心病的 1%~3%。DORV 在胚胎发育学上属于圆锥动脉干发育畸形,在形态上介于法洛四联症(tetralogy of Fallot, TOF)和完全性大动脉转位(transposition of great arteries, TGA)之间的一系列心室 - 动脉连接异常。当前,有两个基础理论尝试解释圆锥动脉干

畸形的发生,包括解剖学家 Lev 的圆锥动脉干异常分隔理论和 Van Praagh 的圆锥发育不良理论。历史上,由于病理解剖学家与外科医生的观点不同,DORV 的定义要素一直存有争议,概括起来主要集中在两方面:①"50% 规则"或"90% 规则":即超过 50% 还是超过 90% 的主动脉开口起自于解剖右心室可定义为 DORV;②是否存在主动脉瓣下肌性圆锥或主动脉瓣与二尖瓣纤维连续是否消失,为 DORV 的解剖学定义标准。从解剖学角度看,往往更注重"90% 规则"及主动脉瓣下肌性圆锥等因素。但从外科角度看,应采用与手术方式选择及手术结果评价有较大关联性的定义。例如主动脉骑跨超过 50% 即需要内隧道修补,外科手术难度随之增大。为此,国际胸外科医师协会和欧洲胸心外科协会在 2000 年对 DORV 的定义是:一个大动脉全部和另一大动脉开口的 50% 以上起源于形态右心室(即"50%"规则)。这一定义方式不考虑是否存在主动脉瓣下肌性圆锥或主动脉瓣与二尖瓣纤维连续等因素,目前已被越来越多的学者所认同。但同时,我们亦不能否认病理解剖和外科的观点是相辅相成的,两者只是看待问题的角度不同而已。

(二)病理解剖、病理生理及外科分型

1. 病理解剖　DORV 的病理解剖变化范围大,但其病理生理特点及临床分型主要仍基于室间隔缺损位置、两大动脉位置关系及冠状动脉形态等因素。

(1)室间隔缺损(ventricular septal defect,VSD):DORV 绝大多数合并非限制性 VSD,后者作为心脏左心室血流的唯一出口。大部分 VSD 直径大于等于主动脉开口,约 10% 患者为限制性 VSD(直径小于主动脉瓣口),极少数病例甚至室间隔完整(其左室发育极小,为功能单心室)。目前常见的分型是 Lev 等根据 VSD 与两大动脉位置关系将 VSD 分成四类:

1)主动脉瓣下 VSD:约占 60%,常见于大动脉位置关系正常和左位型大动脉异位的 DORV 患者。

2)肺动脉瓣下 VSD:约占 20%~30%,多见于两大动脉左右并列关系或右位型大动脉异位的 DORV 患者(Taussig-Bing 畸形)。

3)双动脉瓣下 VSD:约占 3%~10%,多见于

漏斗间隔缺如或发育不良的 DORV 患者。

4)远离型 VSD:约占 5%~10%,VSD 位于心室肌小梁部位或右室流入道,后者常见于 DORV 合并房室间隔缺损(atrioventricular septal defect,AVSD)。

(2)两大动脉位置关系

1)大动脉关系正常:约占 54%,其主动脉在主肺动脉右后方,肺动脉瓣高于主动脉瓣。

2)左右并列关系:属典型 DORV,约 29%,其主动脉在主肺动脉右侧,半月瓣大致在同一水平。

3)右位型大动脉异位:约占 12%,主动脉在主肺动脉右前方或正前方,主动脉瓣水平通常高于肺动脉瓣。

4)左位型大动脉异位:约占 5%,主动脉在主肺动脉左侧或左前方,主动脉瓣水平多数高于肺动脉瓣。

(3)冠状动脉畸形:DORV 的冠状动脉解剖结构与大动脉的位置有关。在大动脉位置正常的 DORV 患者中,冠状动脉起源及分布通常正常。当主动脉右转位时,右冠状动脉开口往往偏向前方,左冠状动脉开口偏向后方,类似于法洛四联症。而当主动脉右前转位时,冠状动脉的解剖则与完全性大动脉转位相似,即约 65% 病例的左冠状动脉(前降支回旋支)起源于窦 1(左后窦),右冠状动脉起源于窦 2(右后窦);约有 20% 病例的前降支起源于窦 1,右冠状动脉及回旋支起源于窦 2,其余则为各种冠状动脉异常。在主动脉左前转位的 DORV 病例中,右冠状动脉常常自左往右跨过升主动脉前方,走行于肺动脉瓣口之前的右房室沟。值得注意的是当 DORV 合并肺动脉狭窄时,前降支发自右冠脉,由右往左横跨右室流出道的发生率可高达 25%,远高于 TOF。

(4)其他合并畸形及综合征

1)Taussig-Bing 畸形:常合并主动脉弓发育不良。

2)VSD 远离型 DORV:常合并房室间隔缺损和内脏异位综合征。

2. 病理生理　DORV 的病理生理取决于 VSD 位置、大动脉相互关系、肺动脉瓣狭窄情况及主动脉瓣狭窄情况等因素,根据右室流出道狭窄情况可分为两类:

（1）肺动脉高压型：多见于右室流出道无狭窄者，由于心内左向右分流量大，容易导致充血性心力衰竭。值得注意的是，此型DORV肺血管高压病变较普通VSD更快更早。根据VSD与两大动脉位置关系不同而导致左室血流方向变异，患儿可表现为发绀较轻甚至无明显发绀（如：主动脉瓣下VSD型DORV），亦可表现为明显发绀（如：Taussig-Bing畸形）。

（2）肺动脉低压型：多见于右室流出道明显狭窄者，其临床表现为明显发绀及缺氧，类似于法洛四联症。

3. 外科分型 从外科医生的角度看，分型的主要目的是便于指导手术方式的分类设计，并一定程度地体现手术难度。目前DORV最为常用的外科分型是由国际胸外科医师协会和欧洲胸心外科协会制订的。

（1）DORV，VSD型：主动脉瓣下VSD。

（2）DORV，四联症型：主动脉下或双大动脉下VSD合并右室流出道狭窄。

（3）DORV，TGA型：Taussig-Bing畸形，肺动脉下VSD，可合并右室流出道狭窄。

（4）DORV，VSD远离型。

在上述基础之上，Lacour-Gayet等提出DORV第5型。

（5）DORV，AVSD型：该型的解剖特点有：除合并AVSD外，常合并右房异构、无脾、右室流出道狭窄、完全型肺静脉异位引流、永存左上腔静脉等畸形。此型病变复杂，手术难度高，且预后较差。

（三）术前诊断及特殊检查方法的选择要点

DORV解剖结构及病理生理复杂多变，与之对应的手术方式及相应处理措施亦各不相同。因此，正确收集患者术前诊断信息，如血氧饱和度，并结合必要的辅助检查，准确判断VSD与两大动脉的位置关系、血流流场、左右心室发育情况等重要信息，对手术的成功实施至关重要。除其他一些常规检查外，目前DORV术前主要的特殊检查手段有下列几项。

1. 超声心动图检查 是DORV术前诊断的首选和基础，可基本明确VSD与两大动脉位置关系、VSD直径大小、左右心室发育情况、腱索是否横跨、其他合并畸形等重要信息。而且，超声心动

图检查具有无创性、可多次重复等优点。但它对右心室大小的定量评估和两大动脉/VSD位置关系的判断具有明显不足。因此，对于部分复杂病例，需结合其他影像学手段综合考虑。

2. 心血管造影及右心导管检查 目前仍然是DORV诊断的"金标准"。心血管造影提供下列信息：①两大动脉的心室起源和相互位置关系；②室间隔缺损位置及其与大动脉的位置关系；③两心室的容积位置和心功能；④心室流出道解剖，包括瓣下圆锥的有无以及主动脉和肺动脉的发育程度；⑤冠状动脉的起源与分布，以及其他合并畸形。心导管检查则可直接测定心脏各腔室和大动脉内的压力值和血氧含量，并依此评价患者血流动力学的改变。此外，通过心血管造影可较直观判断血流流场，对手术指征的把握及手术方式的选择具有重要参考意义。但是，心导管和心血管造影属于有创检查，对重症患者而言有一定的风险。究竟哪些患者应行此检查，需要根据具体情况决定。目前主要其用于大部分VSD远离型DORV及部分Taussig-Bing畸形的术前评估。

3. 心血管磁共振检查 心血管磁共振检查可提供动态图像、左右心室均衡情况等重要信息，且属无创检查，可在一定程度上替代心血管造影检查，应用潜力巨大。但由于在心血管磁共振检查过程中需控制心率，且小婴儿患者应保持镇静，因此，检查时需要配备一些特殊的监护设备，目前在我国尚未在此年龄段普及。但对于部分大龄患儿及成年患者，无需特殊监护设备，应积极推广应用。

4. 心血管CT检查 可明确肺血管发育及其他一些合并畸形（如肺静脉连接异常等），但对于心室大小及VSD与两大动脉位置关系的判断价值有限。

总之，临床上根据二维心脏超声并结合其他常规检查可做出DORV诊断。在此基础上应明确其不同的病理生理改变，对高压型病例要警惕肺血管器质性病变（艾森曼格综合征）；对肺血减少的病例则应掌握肺动脉和分支发育情况。在病理形态方面要重点明确VSD与大动脉的关系、大动脉位置、心室容积大小及其他心内畸形等，以作为治疗抉择的重要依据。例如，对于主动脉

下 VSD，术前常规超声信息一般即可满足诊断要求；但对于复杂病例如 VSD 远离型 DORV，术前则一般需明确以下信息：①VSD 上缘至主动脉瓣下圆锥的距离；②VSD 与主动脉瓣及肺动脉瓣间的距离比较；③VSD 与主动脉瓣之间是否有前隔交界嵌入；④房室瓣腱索骑跨；⑤肺动脉瓣与三尖瓣的距离等。对此，常规超声往往难以胜任，需借助心血管造影或血管磁共振检查等手段综合评估。

5. 3D 打印技术 由于 DORV 解剖变异大，制订个体化的外科矫治方案相较于其他先天性心脏病来说更为重要。术前评估中极为关键的一点是要明确自 VSD 边缘到主动脉瓣或肺动脉瓣能否建立通畅的心室内隧道，同时并不占用过多的右心室容积，不影响三尖瓣功能。特别当 VSD 位于流入部，主动脉瓣距离 VSD 上缘距离长，且存在长肌性圆锥时，通过常规影像学方法很难判断是否可以通畅地建立内隧道，且避免术后左右室流出道狭窄。约 15%DORV 患儿合并更加复杂的心脏畸形，包括房室连接不一致，十字交叉心，内脏异位综合征等。在多伦多病童医院的报道中，超过 50% 的应用 3D 打印技术患儿主要诊断为 DORV，他们认为经典的主动脉瓣下或肺动脉瓣下 VSD 型 DORV 并不需要术前 3D 打印，但对于更加复杂的 DORV，3D 打印可以获得如下重要信息以明确是否可以行双心室矫治：①准确定位 VSD 位于室间隔的位置；②VSD 与三尖瓣隔叶的关系；③主动脉瓣下或肺动脉瓣下流出道是否受内隧道影响；④肌性圆锥的范围；⑤VSD 上缘距离主动脉瓣或肺动脉瓣的距离；⑥建立内隧道后剩余右心室的容积。

二、外科治疗的历史回顾和启示

历史上，首例明确报道的 DORV 矫治术为美国梅奥诊所 Kirklin 医生在 1957 年实施，该患者术前诊断为大型室间隔缺损合并肺血增多，术中纠正诊断为简单型 DORV（室间隔缺损位于主动脉瓣下），当时采用的手术方法与目前主流的内隧道修补术相同。对于 Taussig-Bing 畸形（DORV，VSD 位于肺动脉瓣下）的外科手术，最早采用的是内隧道修补技术（Patrick McGoon 手术，1968 年）（Kawashima 手术，1971 年），但由于 VSD

与左心室距离较远，内隧道修复术后左室流出道偏长，术后远期容易出现左室流出道狭窄。自 20 世纪七八十年代以来，动脉调转术治疗完全性大动脉转位日趋成熟，鉴于 Taussig-Bing 畸形与完全性大动脉转位在解剖结构及病理生理特点上存在较大类似性，有学者在 20 世纪 80 年代成功地将动脉调转术应用于 Taussig-Bing 畸形的外科治疗，该术式经过二十余年的发展和考验，目前已成为 Taussig-Bing 畸形外科治疗的主流术式。此外，VSD 远离型 DORV 一直是外科治疗的难点和疑点，法国学者 Lacour-Gayet 在 20 世纪 90 年代首先提出采用左心室-肺动脉内隧道补片结合动脉调转术治疗该病。但由于该类患者的主动脉瓣上移使肺动脉瓣更加靠近三尖瓣，心内隧道修复术后同样面临左室流出道近、远期梗阻等问题。由此可知，VSD 远离型 DORV 外科挑战的关键在于如何建立通畅的双心室流出道。鉴于此，中国医学科学院阜外心血管病医院胡盛寿等 2004 年在国际上首次采用双动脉根部调转术（double root translocation，DRT）治疗合并肺动脉瓣狭窄的 VSD 远离型 DORV，并取得良好的治疗效果，但该术式操作复杂，对术者及诊治单位的整体水平要求较高。

三、当前常用外科治疗手段及其选择依据

（一）手术方式的选择及依据

如同大多数先天性心脏畸形，DORV 的手术方式包括：①双心室矫治术：其前提条件包括左右心室及房室瓣发育均衡且无明显腱索跨越、无其他难以矫治的心内合并畸形；②单心室矫治术：对于不适合双心室矫治者，若肺血管发育及瓣膜关闭良好，可行单心室矫治术；③姑息减状手术，对于暂无法行单心室或双心室矫治者，可暂行姑息减状手术，为下一期手术做准备或减轻症状、延长寿命。姑息减状手术方式包括体肺分流术、姑息性右心室-肺动脉连接术和肺动脉环缩术等。

双心室矫治术中决定具体手术方式选择的解剖学诊断要点包括：①VSD 位置；②肺动脉瓣和三尖瓣距离；③圆锥隔发育；④肺动脉瓣狭窄；⑤冠状动脉形态及走行等。目前，DORV 双心室

矫治术一般应遵循以下原则。但需要指出的是，实际操作上应根据各诊治单位的具体情况以及术者的习惯做出适当的调整。

1. **主动脉瓣或双动脉瓣下 VSD 型 DORV**

（1）不合并右室流出道狭窄者：行心室内隧道修复（左心室 - 主动脉），此型右室切口较单纯 VSD 高。

（2）合并右室流出道狭窄者：类似法洛四联症矫治术。

2. **肺动脉瓣下 VSD 型 DORV**

（1）不合并右室流出道狭窄者：心室内隧道修复术（左心室 - 肺动脉）+ 动脉调转术。

（2）合并右室流出道狭窄者

1）心室内隧道修复术（左心室 – 主动脉）+ REV 手术

2）心室内隧道修复术（左心室 – 主动脉）+ Rastelli 手术

3）心室内隧道修复术（左心室 – 肺动脉）+ DRT 手术

3. **VSD 远离型 DORV**（见本章第四节）

（二）常见手术方法及技术要点

1. **心室内隧道修复术**　它适用于 VSD 型 DORV 或 VSD 与两大动脉均邻近的 DORV。

术中可选择右房或右室切口显露术野，但经右室显露最佳，切口的纵横方向依右室的冠脉分布和右室流出道是否狭窄而定。因 VSD 邻近主动脉瓣，且多数情况下属膜周流出道缺损，其修补技术与法洛四联症相似。VSD 的后下缘邻近传导束，注意避免损伤。以下情况会增加手术的难度和危险：

（1）三尖瓣邻近肺动脉瓣，如果三尖瓣与肺动脉的距离明显小于主动脉瓣环直径，内隧道的宽度将受限，补片易形成"束腰"，妨碍左室流出道血流通畅。

（2）VSD 直径应接近或大于主动脉瓣环直径，如 VSD 直径过小，术中应楔形切开 VSD 前缘予以扩大。

（3）三尖瓣腱索附着位置异常，少数情况下三尖瓣腱索可附着于圆锥间隔等处，遮挡内隧道补片，术中应行腱索转移，将腱索及相应乳头肌完整切下，待心内隧道片补完后再缝合固定于适当位置。

心室内隧道修复术也有应用于 TGA 型 DORV（Taussig-Bing 畸形）及 VSD 远离型 DORV 外科矫治的报道：①Kawashima 手术：此类手术患者主动脉瓣口居右侧，肺动脉瓣口及其下方的 VSD 居左侧，两大动脉瓣口之间有隆起的肌性圆锥间隔，做心室内隧道修复术时需将其充分切除，再做补片连接 VSD 和主动脉瓣口，以保证左室流出道通畅。②Patrick-McGoon 手术：此类手术患者主动脉瓣口居前方，肺动脉瓣口及其下方的 VSD 居后方。这种情况下常需向前方扩大 VSD，补片沿肺动脉瓣口的左前方绕行，形成一弧形隧道。

2. **动脉调转术 +VSD 修补术**　该术式适用于 VSD 位于肺动脉瓣下（Taussig-Bing 畸形）和部分 VSD 远离型 DORV（除外肺血管阻力不可逆性病变，且不合并肺动脉瓣狭窄），尤其适用于合并肺动脉骑跨的 Taussig-Bing 畸形。

与单纯大动脉转位相比，在修补 VSD 同时建立左心室 - 新主动脉隧道，对 DORV 行动脉调转术有较高的技术要求：

（1）VSD 邻近三尖瓣，部分可经右房修补。

（2）主动脉转至前方时，可选择经肺动脉瓣口或主动脉瓣口修补。部分因主动脉多较细小，切下冠状动脉开口后，VSD 显露可能改善。但更多情况下，肺动脉较粗大，经肺动脉则更易显露 VSD，但因在左室面缝合，应注意避免损伤房室传导系统及新的主动脉瓣叶。

（3）两大动脉的位置以左右并列者较常见，升主动脉居右而肺动脉居左。这种情况下做动脉调转术，可不做 Lecompte 操作，而是左右调转。为此，升主动脉的横断位置应稍高，以保证动脉调转术后，肺动脉有足够的长度。此外，肺动脉切口的吻合位置需右移，以免高压的肺动脉压迫右侧冠状动脉起始部。方法是将右肺动脉切口右移，再与近心端新的主肺动脉缝合。

（4）与单纯完全大动脉转位相比，Taussig-Bing 畸形的冠状动脉畸形发生率较高，包括冠脉起源和分布异常，如单一冠状动脉开口和邻近瓣交界处冠脉开口，以及冠脉壁间走行等。针对这些情况，需采取相应的手术技术。无论采取哪种方法，术中避免冠状动脉受牵拉、挤压或扭曲成角是关键。

3. 心室内隧道加心室外管道手术（Rastelli术）或肺动脉换位术（REV术）

（1）此类技术应用于TGA型DORV患者，在左心室-主动脉内隧道占据右室空间或将肺动脉隔入左心室情况下，而需建立右室-肺动脉外管道或下拉肺动脉至右室时采用。

（2）Rastelli术中外管道连接方法：横断主肺动脉，缝闭近心端、远心端与外管道端端吻合，外管道近心端与右室流出道切口缝合。REV手术的重点是：分别横断主动脉和肺动脉（后者尽量在低位切断），充分游离左右肺动脉达肺门，将肺动脉调转至主动脉前方（Lecompte操作），再将主动脉原位缝合，肺动脉下拉与右室切口头侧缘缝合，前壁用带单瓣补片连接右室切口。

（3）由于Rastelli术采用的外管道易衰败，管道型号越小则更易于衰败。因此，患者手术年龄应大于2岁为宜，术中可选用较大型号管道。REV手术无需采用带瓣管道，应用于1~2岁以下患儿；但由于其重建的右室流出道无瓣膜组织可致大量反流，从而影响右室功能。

4. 双动脉根部调转术　适用于TGA型DORV和部分VSD远离型DORV合并肺动脉瓣狭窄患者。手术要点包括：①根部切下带瓣两大动脉；②修补VSD，同时重新分隔左右心室流出道；③带瓣主动脉吻合于已疏通的左室流出道；尽可能保留自体肺动脉瓣；④用心包片或带瓣补片与自体带瓣重建新的主肺动脉吻合于新的右室流出道（图2-1-35）。该术式尽可能确保重建后的左右心室流出道保持通畅，并使重建后的肺动脉瓣具生长性，从而达到真正意义上的解剖矫治。

其他，如心房调转术（治疗Taussig-Bing畸形）、Damus-Kaye-Stansel手术（矫治Taussig-Bing畸形合并主动脉瓣、瓣上及瓣下狭窄者），由于手术效果差，目前很少应用或已弃用，在此不再描述。

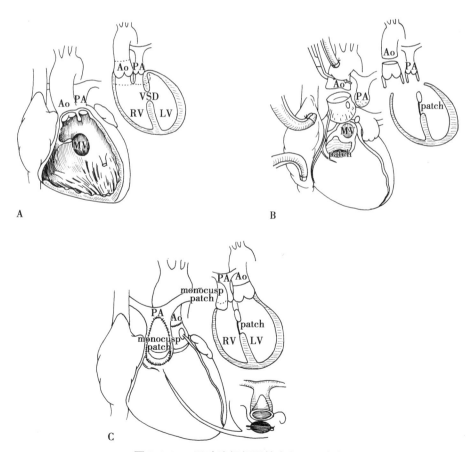

图2-1-35　双动脉根部调转术（DRT术）

Ao：主动脉；PA：肺动脉；MV：二尖瓣；VSD：室间隔缺损；RV：右心室；LV：左心室；patch：补片；monocusp patch：带瓣补片

（三）手术指征和时机的选择

一般而言，DORV 患者一旦诊断明确，且解剖结构符合上述手术条件者，即手术指征。但由于 DORV 畸形变化复杂，且各诊治单位条件各异，目前对手术时机的把握尚存在分歧。原则上，应根据其解剖分型和病理生理特点决定最佳手术时机。

1. 肺动脉高压型 原则：尽早手术，以免肺动脉高压进展增加手术风险或错失手术机会。

（1）VSD 型 DORV、TGA 型 DORV：2~3 月龄内手术。

（2）VSD 远离型 DORV

1）符合双心室矫治者：①2~3 月龄先行肺动脉环缩术，待大于 5~6 月龄后再行二期矫治手术；②大于 5~6 月龄者，直接行一期矫治手术。

2）不符合双心室矫治者：2~3 月龄内先行肺动脉环缩术，再遵循单心室矫治路径。

2. 肺动脉低压型

（1）TOF 型 DORV

1）发绀不重、肺血管发育尚可者：5~6 月龄后行矫治手术。

2）发绀重、肺血管发育差者：5~6 月龄内行姑息手术。

（2）VSD 远离型 DORV 或 TGA 型 DORV：此类患者在 5~6 月龄后可考虑根治，但由于年龄小术后易发生低心排综合征，因此，以 1 岁后根治更为合适。

一般认为，DRT 手术的适宜年龄应在 1 岁以上，改良 REV 手术的适宜年龄为 1~2 岁以下，而 Rastelli 手术的适宜年龄则在 2 岁以上，具体情况可能更为复杂。

四、VSD 远离型 DORV 的外科治疗对策

（一）概况

VSD 远离型 DORV 发病率低，但外科处理较为特殊。其定义为：VSD 上缘距两大动脉开口距离大于主动脉瓣口直径，两大动脉开口均完全起自右室，且有双圆锥结构。该类畸形常同时合并右室流出道狭窄（圆锥/瓣膜/肺动脉闭锁）、房室间隔缺损（VSD 远离主动脉瓣环）及单心室等。此型 DORV 的双心室矫治术挑战性高，目前

报道其双心室矫治率低下，远期效果欠佳，相当一部分行单心室矫治。

（二）双心室矫治原则

VSD 远离型 DORV 患者在具备前述双心室矫治前提条件（本章第三节）下，其双心室矫治可遵循以下原则。

1. 根据 VSD 与两大动脉位置关系决定具体术式。

（1）VSD 相对近主动脉瓣者

1）肺动脉高压型：心室内隧道修复术（左心室-主动脉）。

2）肺动脉低压型：心室内隧道修复术（左心室-主动脉）+右室流出道重建（补片疏通或 Rastelli 手术或 REV 手术）。

（2）VSD 相对近肺动脉瓣者

1）肺动脉高压型：心室内隧道修复术（左心室-肺动脉）+大动脉调转术。

2）肺动脉低压型：心室内隧道修复术（左心室-肺动脉）+DRT 术。

（3）VSD 与主动脉瓣和肺动脉瓣距离相当者：可扩大并上移 VSD，首选心室内隧道修复术（左心室-肺动脉）加大动脉调转术，部分患者在行心室内隧道修复术（左心室-主动脉）时，需行三尖瓣腱索转移。

（三）特殊类型：合并 AVSD

VSD 远离型 DORV 合并 AVSD 时双心室矫治死亡率高，且近远期疗效不佳。而单心室矫治亦存在远期房室瓣反流、心功能低下等问题。目前，对于单心室、双心室矫治的选择尚存有争议。一般认为，对于左右心室均衡、房室瓣发育对称、且 VSD 与主动脉相对近者，可考虑双心室矫治术。目前双心室矫治术多采用心室内隧道技术或加右室流出道疏通（外管道）。

五、手术效果及展望

在早年，国内外 DORV 手术死亡率高达 25%~50%。近年来，随着人们对 DORV 术前诊断和外科分型的细化完善、围手术期监护水平的提高以及手术方法的改进，文献报道大组病例手术死亡率已降至 5% 左右。当前，影响 DORV 手术结果的危险因素是多方面的，除手术单位的综合水平外，主要还取决于手术年龄、病变类型、合并畸形

及术式选择等因素。

与20世纪80年代以前相比,目前低手术龄已不再是简单型DORV术后死亡的危险因素,超龄反而是此类患者的手术危险因素,这可能与肺血管阻塞性病变进行性加重有关。对于Taussig-Bing畸形患者,6月龄以上亦是手术死亡的危险因素。但是,在其他一些复杂DORV,如VSD远离型DORV和/或合并肺动脉瓣狭窄病例中,心内畸形矫治术时年龄过低仍会导致手术难度及风险增加。

Rastelli手术(1969年)和REV手术(1982年)曾经是外科治疗DORV的标准术式,但均有不足。例如,Rastelli手术采用的内隧道和外通道技术可导致相当部分病例术后出现左、右室流出道梗阻、人工管道衰败等问题,远期再手术率高达40%以上;REV手术由于重建的右室流出道没有瓣膜组织,造成肺动脉瓣大量反流,影响右室功能。心室内隧道修复术对简单病例如VSD型DORV手术效果满意。文献报道,此型患者在6月龄内手术,术后1个月存活率99%,长期存活率达95%以上。但内隧道修复术在VSD远离型DORV中的应用效果欠佳。例如,Patrick McGoon手术(1968年)和Kawashima手术(1971年)治疗VSD远离型DORV均存在左室流出道狭窄及术后近远期死亡率偏高的问题。自2006年,中国医学科学院阜外心血管病医院采用新型的DRT手术治疗TGA型DORV和部分VSD远离型DORV合并肺动脉瓣狭窄患者,全组无手术死亡,平均5年随访生存率达95%,患者心功能及主动脉瓣、肺动脉瓣功能良好,且左右心室流出道通畅。2014年阜外医院团队报道了DORV双心室矫治远期结果,2005—2012年共380例DORV患儿在阜外医院接受双心室矫治,死亡率低于5%,仅4例患儿远期再手术干预左室流出道狭窄。在阜外医院75例VSD远离型DORV患儿中,40例患儿建立了VSD-主动脉内隧道,35例患儿建立了VSD-肺动脉内隧道,VSD-主动脉内隧道患儿术后左室流出道梗阻发生明显高于VSD-肺动脉内隧道患儿,提示在VSD位置距离两大动脉相似时,建立VSD-肺动脉内隧道+动脉调转的手术方式可能更为合适。

展望未来,随着对DORV基础临床研究的不断深入和相关交叉学科的发展,有望进一步提高DORV(尤其是VSD远离型DORV)的双心室矫治率和远期预后。未来人们可能在以下几个方面取得一些突破:①进一步改良术式,如上所述,目前DRT手术近中期手术效果满意,但其远期效果有待于进一步随访。我们期待能有良好的远期结果,并随着同期相关技术的完善,该术式有望成为治疗TGA型DORV及VSD远离型DORV合并左室流出道狭窄患者的标准术式。②对于DORV术后的左、右心室流出道梗阻患者,二次开胸手术风险大。未来快速发展的介入及杂交技术可使此类患者接受微创治疗,从而避免再次开胸手术。③组织工程学及生物材料学的发展可望进一步延长DORV患者心脏外管道或补片使用寿命,减少再次手术干预率。

(李守军)

参 考 文 献

1. Lev M. The conotruncus. I. Its normal inversion and conus absorption. Circulation, 1972, 46(3): 634-636.

2. Van Praagh R. Tetralogy of Fallot: underdevelopment of the pulmonary infundibulum and its sequelae. Am J Cardiol, 1970, 26(1): 25-33.

3. Lev M. A concept of double-outlet right ventricle. J Thorac Cardiovasc Surg, 1972, 64(2): 271-281.

4. Walters HL 3rd. Congenital Heart Surgery Nomenclature and Database Project: double outlet right ventricle. Ann Thorac Surg, 2000, 69(4 Suppl): S249-263.

5. Lacour-Gayet F. Biventricular repair of double outlet right ventricle with noncommitted ventricular septal defect. Semin Thorac Cardiovasc Surg Pediatr Card Surg Annu, 2002, 5: 163-172.

6. Yoo SJ. 3D printing in medicine of congenital heart diseases. 3D Print Med, 2016, 2: 3.

7. Kirklin JW, Harp RA, McGoon DC. Surgical treatment of origin of, both vessels from right ventricle, including cases of pulmonary stenosis. J Thorac Cardiovasc Surg, 1964, 48: 1026-1036.

8. Hu S. Double-root translocation for double-outlet right ventricle with noncommitted ventricular septal defect or double-outlet right ventricle with subpulmonary ventricular septal defect associated with pulmonary stenosis: an optimized solution. Ann Thorac Surg, 2010, 89(5): 1360-1365.

9. Kleinert S. Anatomic features and surgical strategies in

double-outlet right ventricle. Circulation, 1997, 96 (4): 1233-1239.

10. Rastelli GC, McGoon DC, Wallace RB. Anatomic correction of transposition of the great arteries with ventricular septal defect and subpulmonary stenosis. J Thorac Cardiovasc Surg, 1969, 58 (4): 545-552.

11. Lecompte Y. Reconstruction of the pulmonary outflow tract without prosthetic conduit. J Thorac Cardiovasc Surg, 1982, 84 (5): 727-733.

12. Kreutzer C. Twenty-five-year experience with rastelli repair for transposition of the great arteries. J Thorac Cardiovasc Surg, 2000, 120 (2): 211-223.

13. Di Carlo D. REV (Lecompte) procedure: how much better than the Rastelli operation? Eur J Cardiothorac Surg, 2004, 26 (6): 1226-7; author reply 1227-1228.

14. Lee JR. Repair of transposition of the great arteries, ventricular septal defect and left ventricular outflow tract obstruction. Eur J Cardiothorac Surg, 2004, 25 (5): 735-741.

15. Li S. Surgical outcomes of 380 patients with double outlet right ventricle who underwent biventricular repair. J Thorac Cardiovasc Surg, 2014, 148 (3): 817-824.

16. Li S. Biventricular repair for double outlet right ventricle with non-committed ventricular septal defect. Eur J Cardiothorac Surg, 2015, 48 (4): 580-587.

第十四节　法洛四联症型 肺动脉闭锁

法洛四联症型肺动脉闭锁（tetralogy of Fallot with pulmonary atresia）是复杂的先天性心脏畸形。根据不同的报道，发病率在所有的先天性心脏病中占1.5%~4%，其心内结构类似于法洛四联症的结构，即室间隔缺损、主动脉骑跨、右室流出道肥厚。与四联症的区别在于肺动脉是闭锁的，而四联症的肺动脉口是狭窄的，但许多肺动脉闭锁的病例肺动脉的开口是在胎儿期慢慢闭合的。现在研究表明，法洛四联症型肺动脉闭锁遗传上和染色体22q11的缺失有关，这种缺失是腭心面综合征（velo-cardiofacial syndrome）的特征性遗传表现。

一、病理形态学特点的认识和启示

法洛四联症型肺动脉闭锁在胚胎学上主要是圆锥动脉干（truncoconal septation）发育异常导致。主动脉和肺动脉的形成过程中，由于旋转不良导致主动脉不完全位于左心室上，而骑跨在室间隔上。另外，膜部间隔和肌部间隔未能融合，导致了一个对合不良（mal-alignment）的室间隔缺损。向前错位的圆锥动脉干导致右室漏斗部的梗阻或闭锁。漏斗间隔远端的肺动脉可以是瓣膜的闭锁，更多见的是肌性梗阻闭锁。极端情况下，心包内的肺动脉干可以缺失。

（一）心内结构

法洛四联症型肺动脉闭锁中心内结构的解剖变异可以很大，表现在心室流出道，室间隔缺损，主动脉和心室的准确连接关系以及合并伴发心内畸形几个方面。相对于闭锁的肺动脉，主动脉一定是在后侧连接到心室上的，并不同程度骑跨在肌性室间隔上。和四联症一样，漏斗部和肌性室间隔或者纤维残留部分相对于隔缘肉柱（septomarginal trabeculation）是更向头侧和前侧偏移的。

一些病例中，肺动脉瓣膜可以存在，但没有瓣口，称为膜性闭锁。更多的情况是，肌性流出间隔直接和右室的隔束融合，造成右室-肺动脉出口闭锁，称为肌性闭锁。偶尔也会有肺动脉的流出道和完全缺失，使得主动脉瓣直接连在右室的游离壁上。这种情况类似于共同动脉干。如果此时心包内没有主肺动脉和左右肺动脉的融合，那么很难诊断是共同动脉干还是肺动脉闭锁。一些情况下，流出道间隔在主动脉瓣和膜性闭锁的肺动脉瓣之间有残留的纤维性组织，这是法洛四联症型肺动脉闭锁合并了干下室间隔缺损。

法洛四联症型肺动脉闭锁的室间隔缺损顶部是骑跨的主动脉瓣，后下角通常情况是主动脉和三尖瓣的纤维连续，有时候会有残余膜部。少见情况下，心室漏斗返折（ventriculo-infundibular fold）与隔缘肉柱的后下支融合形成完全肌性的室间隔缺损。刚刚提过，室缺也可以是双动脉下的，这种室缺的后下缘可以是完全肌性的，也可像膜周缺损一样有纤维膜性边缘。室间隔缺损也可以是限制性的（restrictive），甚至由于三尖瓣组织牵挂造成梗阻。这种情况，心脏的解剖更像室间隔完整的肺动脉闭锁，即通常有异常增厚的右心室壁和小的右心室腔。

主动脉瓣叶和心室的连接在法洛四联症型肺动脉闭锁中也是变化很大的。多数情况下，主动脉瓣叶大部分在左心室侧，有时也会大部分甚至完全在右心室侧，后一种情况，其实是右室双出口合并肺动脉闭锁。

（二）心包内肺动脉的解剖

法洛四联症型肺动脉闭锁心包内肺动脉（intrapericardial pulmonary arteries）的变异很大。主肺动脉可以发育良好、发育不良或者缺失（仅存少许纤维连接于肺动脉共汇和右心室间）。主肺动脉干可以供应两侧肺的血流，也可以只和一侧肺动脉有连接。当左右肺动脉都存在的情况下，他们通常是有共汇（confluent）的，共汇的肺动脉在造影上表现出飞翔的海鸥状。左右肺动脉有时可以没有共汇，但其中之一会和残存的肺动脉干或者纤维连接着。比较少见的情况下，主肺动脉干缺失和左右肺动脉没有共汇，此时，两侧肺动脉的血液供应来自于双侧的动脉导管或者一侧来自于导管，一侧来自于主要体肺侧支。特别严重的病例，有心包内肺动脉彻底缺失，没有左右肺动脉，两肺的血液供应完全来自于体肺侧支。

法洛四联症型肺动脉闭锁是一种非常复杂的畸形，其病理形态变异很大。这种畸形的诊断、治疗和预后都与不同的病理形态和解剖特点相关。

二、不同类型的病理生理认识

室间隔缺损通常是比较大非限制性的，极少情况下是小的造成梗阻的。有些病例中，右心室和主动脉之间，会有梗阻，造成右心室压力，高于体循环压。这种情况下主动脉内的血液的混合主要来自于肺静脉和体静脉的复杂的混合。这种血液在体循环和肺循环的最终分布，决定于两个循环的相对的血管阻力。体循环的阻力和其他发绀型先天性心脏病没有区别，主要是四联症型的肺动脉闭锁肺动脉血管的复杂性，决定了其阻力的复杂性并且变异性很大，有些肺段是灌注不足，有些肺段是过度灌注。

肺血管阻力最终决定于主动脉和肺毛细血管之间的血管尺寸和是否有不同部位的梗阻。

（一）体肺动脉连接起始部位的梗阻

一般很少能有主动脉和肺动脉之间的直接连接，但在一些情况下是可以的，比如主肺动脉窗，外科分流术后，肺动脉异常起源于升主动脉等。它们具有相同的血流动力学，共同特点是主动脉和肺动脉之间的压力变化不是逐渐变化的，而是在肺动脉端有个突然的下降，这一方面是文氏效应的结果，一方面存在梗阻因素，多见于存在外科分流的情况下，在倾向于闭合或者限制性的动脉导管的病例也会是这样的情况，重大体肺侧支也会有类似的改变，特别是随着时间而倾向于狭窄的体肺侧支。

（二）肺动脉水平的梗阻

如果中央肺动脉在主动脉到肺的径路上发生了狭窄，那么这一狭窄可能会很有意义。例如，如果存在一个左侧的动脉导管，那么右肺动脉的狭窄就会限制整个入右侧肺的血流。

（三）肺小动脉水平的梗阻

在合并没有梗阻狭窄的大体肺侧支的情况下，部分肺血管可能会有高压灌注，从而发生肺血管病变。灌注不足也会导致非血管阻力。侧支循环引起的内膜增生可以延伸到腺泡水平的肺血管。

以上这些因素组合起来在大多数患者中会使肺血流明显少于体循环血流，虽然少部分患者会有肺血流显著增多。由于肺血流和体循环血流最终混合起来，肺血流减少严重的患者，其体循环血流增加，最终导致体循环的严重缺氧。总的肺循环阻力是增高的。当然上述这些是发生在有不同水平的梗阻的情况下。从外科角度讲，最重要的是要看和右心室连接的血管的阻力情况，通常是中央肺动脉。

当肺血流供应是单一的，则所有的肺内血管都连接到同一个压力来源。这时，肺血管的阻力是可以测算出来的。但如果肺血流供应是多元的，不同部分的肺段接受不同的血供来源，其灌注压力也不同，这时很难测算出肺血管阻力。整个肺的局部血流可以变化很大，因为高灌注肺段和低灌注肺段可能是紧密相邻的。

（四）肺的继发性侧支循环

任何发绀型先天性心脏病均可以出现肺的侧支动脉血流。但在四联症型的肺动脉闭锁中，这些侧支和这种病变中典型的主要体肺侧支动脉血管不同，从病理生理的角度讲，最主要的区别在于其和肺循环的接合位置。继发型的体肺侧支，几乎很少有例外的与肺循环就在毛细血管前水平接合。而主要体肺侧支血管在肺门或肺段水平接合。两种侧支血管都可以提供有效的肺循环血流。因为继发的体肺侧支血管很少导致心力衰竭，所以推测其血管阻力应该是很高的。

三、临床表现和诊断策略思考

（一）临床表现

出生前四联症和肺动脉闭锁的诊断率很高。出生后的临床表现主要依赖于肺的血流量。如果血流是依赖于动脉导管的，很可能在新生儿期随着导管的狭窄甚至闭合就出现严重发绀而就诊。相对来讲，有主要体肺侧支血管的患儿，有一个相对稳定的肺血流。这些患者的临床发绀可能推迟到新生儿期以后。但这类患者有一小部分会出现过度的肺血流而导致心力衰竭而就诊。患者就诊经常是既有发绀又有活动后气促。生长迟缓也很常见。具有平衡的肺血流的患者可以没有症状生长发育正常。有的患儿可以表现为 22q11 缺失的非心脏症状，比如喂养困难，生长迟缓。偶有病例表现为免疫缺陷和低钙血症，类似于 DiGeorge 综合征。

（二）临床体征

大部分但不是所有的患儿会有临床发绀。肺血流增加的患儿的发绀可以到几个月甚至几岁才出现。呼吸一般没有急促，但肺血流增加的患儿会有。由于存在由主动脉到肺的各个形式的分流，周围动脉搏动有水冲脉的表现。心前区搏动可以不明显，因为没有震颤并且右室的肥厚增生未能前移右室。在肺血增多的病例，心前区搏动会活跃明显，并可能触到收缩期喀喇音和第二心音。

（三）诊断

通常诊断四联症类型的肺动脉闭锁没有困难，但对于从前做过分流的年龄大些的患者，可能不容易区分闭锁是原发的还是继发的。一旦诊断，应尽量排除腭心面综合征和 DiGeorge 综合征，并且应做染色体检查确定有没有 22q11 的缺失。

临床检查和诊断方法变迁

（1）超声心动图：一般超声心动图可以诊断法洛四联症型的肺动脉闭锁，但是不能依赖于超声心动图作为手术的依据，因为超声心动图，对于肺动脉的发育情况和体肺侧支的多少、走行方式、是否合并狭窄等，不能做出明确的诊断，但是超声心动图通常可确定心内结构情况。

（2）胸部 X 线：四联症典型的 X 线表现即所说的靴形心在四联症型的肺动脉闭锁中更加明显。因为肺动脉干发育不良更严重，肺动脉段显影更空，右位主动脉弓在肺动脉闭锁中的发生率两倍于四联症的发生率，肺血可以出现特征性的不均匀，这是因为存在主要体肺侧支血管，部分肺是过度灌注，部分是灌注不足。

（3）心电图：通常显示右心肥厚。这种改变可以用来鉴别室间隔完整的肺动脉闭锁，后者表现为明显右室乏力，即胸前导联 QRS 向下，偏右转位。

（4）磁共振：磁共振的三维重建成像可以很好地显示中央肺动脉的情况。当其他影像方法，包括造影不能清楚显示的时候可以尝试采用。因此，如果具备婴幼儿磁共振的条件，应该在造影之前就做此检查，快速成像技术联合屏息方法可以显示周围肺血管分布和大体肺侧支情况。

（5）CT 检查：当磁共振不具备的时候，可以考虑做增强的 CT 造影，也能提供类似的图像。但由于放射线下暴露，应避免重复不断的检查。

（6）心导管和造影：对四联症类型的肺动脉闭锁的肺动脉血供彻底详细的了解是非常有必要的。最好是在出生后或刚刚就诊便做必要的检查。肺血供的来源，中央肺动脉的存在与否和尺寸，都应该通过超声、磁共振或 CT 或造影来确定。然而，肺血供分布的细节往往只能通过选择性的导管和造影才能确定。

造影的起始阶段最好是在降主动脉的上部注射造影剂。这样通常可以显示正常位置的未闭的动脉导管。同样可以显示大部分的主要体肺侧支血管的起源。气囊导管通过心脏和主动脉漂浮到胸降主动脉下部可更好地显示侧支血管（短暂地充气堵塞降主动脉，从导管侧孔注射造影剂）。如

缺失。

果无创检查提示肺血流有更靠近侧的来源,在主动脉根部注射造影剂有必要。这样的情况包括冠状动脉动脉瘘,主肺动脉窗,一侧肺动脉起源异常动脉导管起源于头臂血管或主要侧支血管起源于头臂血管。

（7）选择性导管技术:选择性导管技术可以应用于主要体肺侧支血管,外科分流,中央肺动脉的显影。最好尽量进入到中央肺动脉中,特别在肺血供是单一来源时,这样就可以测算肺血管阻力了。导管应尽量放置到侧支血管远端以观察压差的变化。选择性造影应该回答三个问题:血流是如何到达肺的每一个部分的? 中央肺动脉和肺的血流来源是否有交通? 肺的血流供应路径是否有梗阻?

四、自然生存史和可能的预后

在有心脏外科手术之前,四联症类型的肺动脉闭锁很容易和四联症以及共同动脉干相混淆,所以很难确定这种疾病的自然病史。另一方面,由于这种疾病本身的变异很大,导管依赖型的肺动脉闭锁不加治疗自然预后极差;而肺血流增加但不过度的肺动脉闭锁可以存活到三十或四十多岁。这种情况的成年人最终会发展为左心室功能下降和主动脉关闭不全。随着年龄的增加,体循环的动脉饱和度会逐渐下降。以上这两种情况是这种疾病的两种极端情况,大多数的四联症型的肺动脉闭锁如果不做治疗仅能存活几年时间。

五、不同的治疗策略选择与决策

导管依赖型的肺动脉闭锁的新生儿,应该给予前列腺素 E1 或 E2 以维持动脉导管的开放,等待外科手术。对于合并重大体肺侧支的情况,可能需要有针对心力衰竭的治疗。

（一）根治手术

如果存在肺动脉的融合,则可考虑做一期手术,包括闭合室间隔缺损,右心室到主肺动脉或者肺动脉融合的连接。这种手术最早是 Rastelli 和同事报道的,他们当时选用的是无瓣膜的管道。手术长期结果证明,采用主动脉或者肺动脉的同种血管能取得更好的效果,因为极少发生梗阻的情况。所

以目前认为同种血管是外科手术的最佳选择。如果存在肺动脉干和右心室的连续,则可以像四联症根治术那样,采用补片成形再造右室流出道。

对于适合做根治的患者的手术结果很早就有报道,但总体死亡率较高,达到14%。有超过一半的患者需要带瓣管道重建右室到肺动脉的连接。其他的患者可以通过跨环补片的方法重建流出道。很多结果显示,停机后的右室和左室的压力比值与住院死亡率的相关性很大。如果这一比值大于或者等于1,那么死亡的风险概率则陡然升高。造成比值升高的原因可能是:存在右室流出道的残余梗阻,残余主要侧支血管,肺动脉和分支的发育不良。如果18个肺段中的15个以上连接到了中央肺动脉上,则根治手术是可能的。但如果只有11~14个肺段,则手术后右室与左室压力比值升高的可能性很大,手术的死亡率较高。其他的危险因素与中央肺动脉的供应肺段数量少相关。这些情况通常会导致左右肺动脉近端的管径小,或没有肺动脉的融合,主要体肺侧支血管数目较多。超小年龄和年龄大于8岁做根治手术也是手术的危险因素。最近的一大组病例报告和分析中,三分之一的患者合并有主要侧支血管,手术结果随着时间在进步,但固有肺动脉供应的支气管肺段仍然是决定手术结果的主要因素。

外科根治手术成功的关键是患者的选择,即尽量避免选择那些术后右室压显著增高的患者。近期的文献大多支持在边缘状态的患者行分期手术。对于不适合做一期手术的病例,可以做姑息手术以促进肺动脉的发育生长。主要体肺侧支血管可以结扎、封堵,或者融合到中央肺动脉上。

Reddy 和同事提出了另外一种手术理念。他们认为主要体肺侧支血管提供的肺血流是不稳定、不可靠的,血流或者过多导致肺血管阻力性病变,或者侧支血管进行性狭窄,导致远端血管的发育不良。这两种情况,都会导致肺段功能的失去。能够做根治手术的患者数量因此会减少。他们报道了做一期肺动脉融合单元化的根治经验。患者手术年龄10天到37岁。六分之一的患者没有中央肺动脉,56 例患者做了肺动脉单

元化和根治手术。肺动脉单元化但不闭合室缺有 23 例，分期逐步单元化把所有侧支融合到主肺动脉或者管道上有 6 例。是否闭合室缺完成根治的决策，是在手术中通过做流量测试后，测量出新的经过融合后的肺动脉床的阻力。那些经过测量可以做根治的病例，术后的右室压在左室压的 25%~80%。这些患者早期死亡 9 例，晚期死亡 7 例，死亡患者多发生在年龄小并且做了根治的病例。4 年的存活率 74%，但是 60% 的患者在术后 5 年内由于右室流出道的问题需再次干预。

（二）姑息性手术和个性化处理原则

对于四联症类型的肺动脉闭锁，有时候姑息手术是必要的，用以增加肺血流，少数情况有时也要减少肺血流，其长期的目标是彻底根治，所以有双重作用：①改善临床的症状；②让患者更适合做根治手术。外科手术的准备需要针对两个问题：扩大发育不良的肺动脉和融合单元化肺的血流。

1. **对于发育不良的中央肺动脉的处理** 对于发育极其不良的肺动脉要早期干预，这一点得到了公认。并有证据证明早期干预能改善最终的手术结果，虽然分流不一定能促进肺血管床的均一的发育。目前的分流选择是做经典的体肺分流还是右室到肺动脉的连接或者补片保持室缺开放。目前为止，还没有明确的共识哪一种分流更好。但早期建立右室到肺动脉的连接更能促进肺血管的发育，还有另外一个优势是这样的连接可以为导管介入到达肺动脉提供了路径，以便处理可能的肺动脉狭窄。

由于肺动脉不一定会均一地生长扩大，所以肺动脉的局部狭窄可能会长期存在。目前外科联合内科介入技术被广泛采用，右室肺动脉连接后的球囊扩张，血管内支架技术的应用，以便能最大限度地促进支气管肺段的血液供应。

早期建立右室肺动脉连接的一个缺点是它需要体外循环，比常规的分流的风险更大一些。还有证据表明，补片加宽可能导致肺动脉的变形狭窄，特别是左侧肺动脉，而补片本身则可能瘤样扩张。这些因素使得一些外科医生更喜欢分流而不是右室肺动脉的连接，目前周围性分流的应用

越来越少，因为可以导致肺动脉的扭曲变形。中心分流，即用 Gore-Tex 管道或者把肺动脉横断后端侧吻合到主动脉根部，被很多外科医生应用开来。

2. **肺动脉融合单元化手术** 针对主要体肺侧支血管，有两种应对选择，第一是去除掉，即用外科结扎或者用弹簧栓封堵，第二是外科融合做单元化处理。如果肺段有双重血供，去除体肺侧支，分流或者右室肺动脉连接后，固有肺动脉会生长发育。如果主要体肺侧支是单独供血于某一肺段，结扎侧支是希望局部的肺段发育不良，会使得邻近的肺动脉供应的肺段代偿性的增生，由于封堵或者结扎侧支导致局部的肺段坏死，虽然有个别报道，但是理论上是不太可能的。对于由体肺侧支单独供血的情况，外科单元化手术可能是更好的选择。

（三）总体治疗策略总结

给这种复杂又变异很大的畸形一个统一的治疗方案是不现实的，也是不明智的。每一个患者都需要非常详细的检查，由经验丰富的团队制订非常个性化的治疗计划。本章开篇时，我们提到肺血流灌注的三种类型。即：①有共汇的固有肺动脉，肺血流供应为单一供血，没有重大体肺侧支；②有共汇的肺动脉但发育不良，合并重大体肺侧支；③完全没有中央肺动脉，肺血流供应仅靠重大体肺侧支。

第一种类型是最容易处理的情况。肺动脉的尺寸通常发育良好，并且连接到所有的肺段。治疗策略和法洛四联症相似。手术可根据情况做一期根治或者新生儿期分流手术，出生后几年内行根治手术。手术方式的选择主要依据肺动脉的尺寸和外科医生本人的经验。

第二种类型即对于肺动脉发育不良的病例，有必要在出生后早期即干预以促进肺动脉的生长。可以用补片或者无瓣的管道做右室流出道的重建，也可以做体肺中心分流。对主要体肺侧支血管中与中央肺动脉双重供血的，可以在一期手术中结扎或者封堵，也可以留在二期手术完成。对于单独给某些肺段供血的体肺侧支，最理想的方法是直接或者通过管道吻合到中央肺动脉上。对于有局限狭窄的肺动脉，可以应用球囊扩张和

支架技术来处理。通过这些方法，大约一半的这类患者可以有足够大的肺动脉而最终完成根治手术。

第三种类型最难处理。有些人介绍了用人工移植管道来制造中央肺动脉的方法。但长期结果目前还很不理想。对于自身平衡的很好的稳定的肺血流的病例，推荐保守治疗，最终行心肺移植手术。

六、手术结果和展望

大部分的患者需要进行多次外科手术。重要的是要看最终的手术结果，而不是单次手术是否成功。不同的中心手术结果不同，但相同的是结果都比法洛四联症要差很多。有些患者尽管做了多次的分流手术，仍然不能最终完成根治手术。总体来讲，从不具备根治条件到最后可以根治的病例比例大概是一半。分期手术本身的死亡率大致是10%，有些证据显示，出生后越早干预，则可以手术的可能性越高。

近期的多个研究显示无论分期手术还是同期根治手术的结果都有很大的进步。但远期存活的资料仍然缺乏。有一组研究显示有相当多的患者或者晚期死亡或者又要再次干预。1年、10年和20年的存活率是82%、69%和58%。如果考虑到未行手术前死亡率，法洛四联症型的肺动脉闭锁的治疗结果目前还仍然是令人失望的。

随着基础医学中基因技术的发展，将来对于法洛四联症型的肺动脉闭锁的治疗可能会从遗传和基因治疗方面有所突破。

（花中东）

参 考 文 献

1. Chessa M, Butera G, Bonhoeffer P, et al. Relation of genotype 22q11 deletion to phenotype of pulmonary vessels in tetralogy of Fallot and pulmonary atresia-ventricular septal defect. Heart, 1998, 79: 186-190.

2. Jedele KB, Michels VV, Puja FJ, et al. Velo-cardiofacial syndrome associated with ventricular septal defect, pulmonary atresia, and hypoplastic pulmonary arteries. Pediatrics, 1992, 89: 915-919.

3. Reddy VM, Liddicoat JR, Hanley FL. Midline one-stage complete unifocalization and repair of pulmonary atresia with ventricular septal defect and major aortopulmonary collaterals. J Thorac Cardiovasc Surg, 1995, 109: 832-844.

4. Canter CE, Guitierrez FR, Mirowitz SA, et al. Evaluation of pulmonary arterial morphology in cyanotic congenital heart disease by magnetic resonance imaging. Am Heart J, 1989, 118: 347-354.

5. Marelli AJ, Perloff JK, Child JS, et al. Pulmonary atresia with ventricular septal defect in adults. Circulation, 1994, 89: 243-251.

6. Rastelli GC, Ongley PA, Davis GD, et al. Surgical repair for pulmonary valve atresia with coronary-pulmonary artery fistula: Report of a case. Mayo Clin Proc, 1965, 40: 521-527.

7. Olin CL, Ritter DG, McGoon DC, et al. Pulmonary atresia: Surgical considerations and results in 103 patients undergoing definitive repair. Circulation, 1976, 54 (Suppl Ⅲ): 35-40.

8. Alfieri J, Blackstone EH, Kirklin JW, et al. Surgical treatment in tetralogy of Fallot with pulmonary atresia. J Thorac Cardiovasc Surg, 1978, 76: 321-335.

9. Kirklin JW, Blackstone EH, Shimazaki Y, et al. Survival, functional status, and reoperations after repair of tetralogy of Fallot with pulmonary atresia. J Thorac Cardiovasc Surg, 1988, 96: 102-116.

10. Blackstone EH, Shimazaki Y, Maehara T, et al. Prediction of severe obstruction to right ventricular outflow after repair of tetralogy of Fallot and pulmonary atresia. J Thorac Cardiovasc Surg, 1988, 96: 288-293.

11. Shimazaki Y, Tokuan Y, Iio M, et al. Pulmonary artery pressure and resistance late after repair of tetralogy of Fallot and pulmonary atresia. J Thorac Cardiovasc Surg, 1990, 100: 425.

12. Kirklin JW, Barratt-Boyes BG. Cardiac Surgery. New York: Churchill Livingstone, 1993: 942-973.

13. Amark KM, Karamlou T, O'Carroll A, et al. Independent factors associated with mortality, reintervention and achievement of complete repair in children with pulmonary atresia with ventricular septal defect. J Am Coll Cardiol, 2006, 47: 1448-1456.

14. Iyer KS, Mee RB. Staged repair of pulmonary atresia with ventricular septal defect and major systemic to pulmonary artery collaterals. Ann Thorac Surg, 1991, 51: 65-72.

15. Rome JJ, Mayer JE, Castañeda AR, et al. Tetralogy of Fallot with pulmonary atresia: Rehabilitation of diminutive pulmonary arteries. Circulation, 1993, 88: 1691-1698.

16. Yagihara T, Yamamoto F, Nishigaki K, et al. Unifocalization

for pulmonary atresia with ventricular septal defect and major aortopulmonary collateral arteries. J Thorac Cardiovasc Surg, 1996, 112: 392-402.

17. Reddy VM, McElhinney DB, Amin Z, et al. Early and intermediate outcomes after repair of pulmonary atresia with ventricular septal defect and major aortopulmonary collateral arteries: Experience with 85 patients. Circulation, 2000, 101: 1826-1832.

18. Mee RB. Presentation and attrition in complex pulmonary atresia [Letter]. J Am Coll Cardiol, 1996, 28: 539-540.

19. Watterson KG, Wilkinson JL, Karl TR, et al. Very small pulmonary arteries: Central end-to-side shunt. Ann Thorac Surg, 1991, 52: 1132-1137.

20. Puga FJ. Unifocalization for pulmonary atresia with ventricular septal defect. Ann Thorac Surg, 1991, 51: 8-9.

21. Bull K, Somerville J, Ty E, et al. Presentation and attrition in pulmonary atresia. J Am Coll Cardiol, 1995, 25: 491-499.

22. Duncan BW, Mee RBB, Prieto LR, et al. Staged repair of tetralogy of Fallot with pulmonary atresia and major aortopulmonary collateral arteries. J Thorac Cardiovasc Surg, 2003, 126: 694-702.

23. Marshall AC, Love BA, Lang P, et al. Staged repair of tetralogy of Fallot and diminutive pulmonary arteries with a fenestrated ventricular septal defect patch. J Thorac Cardiovasc Surg, 2003, 126: 1427-1433.

24. Cho JM, Puga FJ, Danielson GK, et al. Early and long-term results of surgical treatment of tetralogy of Fallot with pulmonary atresia, with or without major aortopulmonary collateral arteries. J Thorac Cardiovasc Surg, 2002, 124: 70-81.

第十五节 肺动脉吊带

一、少见的部分型血管环畸形

肺动脉吊带通常指的是左肺动脉异常起源于右肺动脉,并向后经气管分叉后方、食管前方向左走行,最后到达左肺肺门处,形成气管周围的吊带压迫,为部分型血管环畸形的一种(图2-1-36)。其发病率占先天性心脏病的1%以下,国内较少报道。这种左肺动脉的畸形最早于1897年由Glaevecke和Doehle在一例7个月的有严重呼吸窘迫的婴儿尸检中发现。1938年德国的Scheid再一次在一例因呼吸道梗阻而死亡的7个月婴儿尸检中发现同样的畸形,同时伴

有气管狭窄。1958年Contro提出了"肺动脉吊带"这一名词。之后Berdon提出了"环-吊带综合征"这一名词,来强调肺动脉吊带经常和完全性气管环畸形同时存在。1954年Pott和他的同事成功完成了第一例肺动脉吊带的手术,他们将左肺动脉在右肺动脉起源处离断,将它转移到气管前并重新吻合于右肺动脉起源处。1983年Campbell报道一期矫治肺动脉吊带和气管狭窄。目前,肺动脉吊带手术经胸骨正中切口在体外循环辅助下进行,气管狭窄的解除也有多种方法。

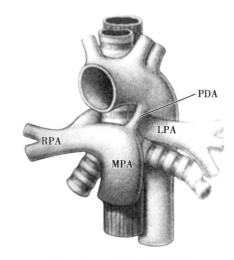

图2-1-36 肺动脉吊带示意图

左肺动脉异常起源于右肺动脉,并向后经气管分叉后方、食管前方向左走行,最后到达左肺肺门处,形成气管周围的吊带压迫

二、胚胎学和病理学

肺动脉吊带是胚胎发育期支气管树的尾端毛细血管与发育期的肺组织和来源于右第六弓衍生出的支配动脉相连接时所发生的罕见畸形。研究发现肺动脉吊带可以是整个左肺动脉起源于右肺动脉,也可以是左上肺动脉起源正常,左下肺动脉起源于右肺动脉。当肺动脉吊带伴有动脉导管或动脉韧带,其一端位于肺动脉主干与右肺动脉连接部,另一端向上经左主支气管和左肺动脉后方与降主动脉相连时则形成完全性血管环。

由于起源及走行异常的左肺动脉压迫气管后壁,肺动脉吊带的患者常伴有气管狭窄。多数肺动脉吊带是隆嵴上型,即左肺动脉起源于右肺

动脉后先向上越过右主支气管，再从气管食管间经过，在相当于气管分叉水平或略高于气管隆嵴，进入左侧肺门，常对气管和右主支气管起始部造成压迫。隆嵴下型较少见，指左肺动脉起源低，它绕过气管的隆嵴下经左主支气管后面到达左肺门，导致左主支气管的梗阻。气管远端发育不良合并完全性软骨环经常和肺动脉吊带畸形同时存在。Fiore 等报道肺动脉吊带患者中有50%~60% 合并完全性气管环，表现为气管后壁膜性组织缺如，以及气管狭窄不仅可发生于肺动脉吊带压迫的区域，还可延及整个气管，此时形成"环 - 吊带"复合体。北京儿童医院 2008 年曾发现一例肺动脉吊带合并双主动脉弓的罕见畸形。

三、临床表现、诊断及诊断面临的难点

（一）临床表现

血管环畸形的临床表现与气管、食管受压程度密切相关，症状一般出现在 6 个月内，重症出生后不久即有吸气、喘鸣表现。严重者甚至发生呼吸暂停、发绀、晕厥。反复呼吸道感染也是较为常见的症状。气道梗阻不太严重的患儿，以上表现常间歇出现。食管压迫症状主要表现在喂养、吞咽困难，甚至在进食时因压迫气管而发生气道梗阻出现休克，这在进固体食物时尤为明显。北京儿童医院心脏中心收治的病例中曾有 1 例即因喂养困难，进食过程中间断出现发绀甚至晕厥而就诊。

（二）诊断

肺动脉吊带的诊断在临床表现的基础上以影像学检查为主。包括胸部 X 线、食管钡餐造影、计算机断层扫描（CT）、磁共振成像（MRI）、超声心动图（ECHO）、心导管造影以及电子支气管镜检查。

1. **胸部 X 线**　本病 X 线片可有以下特点：

（1）右主支气管向前，气管下段和隆嵴向左移位。

（2）左肺门较正常偏低。

（3）可见右肺过度通气，双侧肺野充气不对称表现。

2. **食管钡餐造影**　食管钡餐造影可以提供很有价值的诊断依据。食管吞钡的侧位片可见在

气管隆嵴水平上方食管前壁压迹。

3. **超声心动图**　已经证明二维彩色多普勒超声心动图检查在血管环畸形的诊断中有局限性，但是在肺动脉吊带的诊断方面仍不失为一种有效手段。

4. **CT**　北京儿童医院近年对于血管环的研究发现多层螺旋 CT 同时进行三维重建可以提供非常清楚而且很详细的肺动脉吊带畸形解剖资料。N.Rogalla 等也认为多层 CT 能在持续呼吸甚至在机械通气的情况下快速评估脉管系统和气道压迫，并能提供肺容积方面的信息（图 2-1-37）。

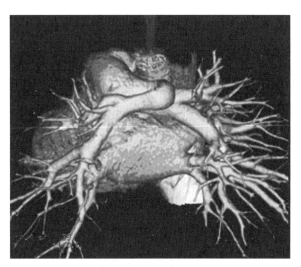

图 2-1-37　肺动脉吊带畸形多层螺旋 CT
同时进行三维重建资料

5. **MRI**　MRI 对诊断血管畸形和气道狭窄很有价值，而且有不需使用对比剂的优点。但其缺点是检查时患儿必须镇静，如患儿移动则会影响图像质量。而对于患有肺动脉吊带的患儿来说，完全镇静常会加重病情，可能发生呼吸暂停而导致生命危险。

6. **心导管造影检查**　随着 CT、MRI 等无创性检查的发展，心导管造影这一有创性检查已逐渐被取代，仅仅在合并其他心内畸形等必要情况下才使用。

7. **纤维支气管镜检查**　纤维支气管镜检查有时是必要的，它可直观地发现气道狭窄的部位、程度，同时可以排除其他原因引起的呼吸窘迫如气道异物、先天性气道狭窄及先天性声门下狭窄等，并可在矫治手术前后对气管受压情况进行直

观的比较,评估手术效果。

(三)诊断中面临的难点及解决方案

本病主要症状是反复发作的阵发性呼吸困难、咳嗽、喘息和肺部感染。新生儿期就出现气道梗阻症状的绝大多数在婴幼儿期死亡,合并有气管、支气管畸形者死亡率更高。此类疾病患儿就诊的特点:①患儿表现为长期或反复咳嗽、喘息、喉中痰鸣、发生肺炎,缺乏特异性表现;②明显的呼吸道梗阻症状与心血管体征缺乏不一致性;③早期诊断困难,初诊多为先天性喉喘鸣、气管异物、肺炎、哮喘等,漏诊、误诊率高。所以当气管镜检查发现气管狭窄、异常血管搏动时应想到血管环畸形可能。

影像学检查对早期诊断至关重要。虽然气管镜检查本身并不能诊断肺动脉吊带,但能直接和动态显示迷走血管对气管的压迫。北京儿童医院早期诊治肺动脉吊带患儿,有1例就因为先发现了气管前侧壁明显迥异的血管搏动,而后进一步做心血管螺旋CT,提示气道梗阻改变与纤支镜检查结果一致,才得以确诊。所以临床上对于那些反复或持续喘息的婴幼儿,尤其治疗效果不佳时,需要行纤支镜检查以排除其他引起喘息的疾病。同时纤支镜检查还能发现是否合并气管支气管软化、狭窄、气管性支气管等发育异常,并可除外气道内异常及其他原因造成的压迫,有助于诊断。

多层螺旋CT虽有一定的辐射量,需要使用造影剂,但它不需要特殊镇静,扫描速度快,既能清晰显示左肺动脉,还能直观显示邻近的气管、支气管受压情况及狭窄程度,故成为目前诊断的首选。北京儿童医院肺动脉吊带患儿均行心脏CT检查。

总之,当婴儿早期出现反复咳嗽喘息、肺部感染及气道梗阻表现时,要考虑肺动脉吊带可能。每种检查方法各有所长,综合运用方能取长补短,既可提高早期诊断的准确率,也为外科手术提供更多信息。

四、手术治疗的演变以及针对气管狭窄治疗的思考

(一)手术治疗的演变

矫治肺动脉吊带最常用的手术是离断、移植

左肺动脉。1954年Potts首次报道对婴儿肺动脉吊带实施手术治疗,它经左侧第四肋间切口进胸,切开纵隔胸膜,切断动脉导管或动脉韧带,离断左肺动脉,缝合近端,用侧壁钳钳夹部分主肺动脉,修剪左肺动脉断端成斜面,将其吻合至正常左肺动脉在主肺动脉的起始部。以往认为,对于不伴有心内畸形和不需处理气管的患者而言,左侧开胸进行手术是一种较为满意的选择。但该手术最初左肺动脉动脉狭窄和闭塞的发生率很高,死亡率也高。

北京儿童医院主张行胸骨正中切口和采用体外循环,可以使术者准确离断左肺动脉并有足够的时间进行吻合操作,从而保证左肺动脉通畅。手术经胸骨正中切口,打开心包,建立体外循环,维持心率。首先证实左肺动脉起自右肺动脉起始部,然后打开左侧胸膜,充分游离左右肺动脉及其周围组织,包括气管后壁和食管前壁,离断并缝闭动脉韧带或动脉导管。于起始部切断左肺动脉,双层缝合右肺动脉切口,将左肺动脉自气管食管间拖出并进入左侧胸腔内,在膈神经附近打开左侧心包,将游离的左肺动脉自心包孔穿过,直接与肺动脉主干吻合。注意防止左肺动脉扭曲和成角畸形(图2-1-38)。

(二)对气管狭窄治疗的思考

因肺动脉吊带中有50%~60%合并完全性气管环,气管狭窄严重的患者需同时行气管成形术。近年来报道有多种气管成形方法。短段气管狭窄(气管环病变段≤8环)可行单纯狭窄段切除端端吻合。长段狭窄(气管环范围在6~18环)可以实施手术,包括Slide气管成形术和自体游离气管片移植术两种方法。端端吻合和Slide气管成形术是比较常用的方法。此两种术式均保留气管软骨支撑,避免术后再狭窄。自体游离气管片移植术时,前面纵行切开狭窄段,切除狭窄段中间约1cm的气管作为游离补片。气管后壁间断缝合,游离气管补片覆盖在气管前壁。

对于自体气管游离补片比较小或气管狭窄段大于70%以上,可以采用自体心包片气管成形术。自体心包片气管成形术后并发症比较多。气管再狭窄发生率较高。术后呼吸机辅助时间长,其优点是取材方便,手术操作简单。

有学者认为,Slide气管成形术用于相对比较

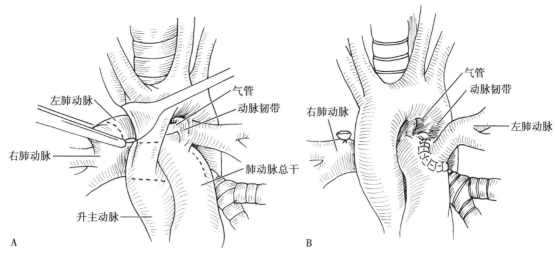

图 2-1-38 于起始部切断左肺动脉,自气管食管间拖出并进入左侧胸腔内,直接与肺动脉主干吻合

长段的气管狭窄,但手术操作有一定难度,实施此方法需要有较好的外科基础,术后死亡率和并发症低于其他术式,可能是目前最好的气管成形术式,但仍然有很大的局限性,例如对于支气管桥假隆嵴下的长段气管狭窄,目前仍无良好的手术方法。但由于儿童与成人不同,气管直径小,气管成形术后吻合口肉芽组织形成易致气管腔明显狭窄,甚至猝死。气管狭窄术后并发症比较多。包括:①气管软化;②气管狭窄;③气管吻合口瘘;④乳糜胸;⑤气管食管残余梗阻;⑥主动脉食管瘘;⑦二次气管插管;⑧菌血症及脓毒血症等;⑨二次手术;⑩肺不张及气胸。而且术后需反复多次处理增生的肉芽组织,这一令临床医生非常棘手的问题目前尚没有很好的解决办法。

Rutter 等认为呼吸道症状不严重,轻度气管狭窄,不用采取过于积极的手术方案,只需进行单纯的异位左肺动脉纠治术。Loukanov 等提出应该同时纠治心脏畸形和气管狭窄。所以气管的处理目前仍存在争议。近些年来研究比较火热的可降解气管内、外支架,给我们在气管狭窄的治疗上提供了一条新思路。然而对于寻找能够完美解决肺动脉吊带合并气管狭窄的治疗方案仍是一个漫长的过程。

(李晓峰)

参 考 文 献

1. Backer CL, Russell HM, Kaushal S, et al. Pulmonary artery sling: current rusults with cardiopulmonary bypass. J Thorac Cardiovasc Surg, 2012, 143:144-151.

2. Matthew S. Yong, Yves d'Udekem, Christian P. Brizard, et al. Surgical management of pulmonary artery sling in children. The Journal of Thoracic and Cardiovascular Surgery, 2013, 145(4):1033-1039.

3. Okamoto T, Nishijima E, Maruo A, et al. Congenital tracheal stenosis: the prognostic significance of aesociated cardiovascular anomalies and the optimal timing of surgical treatment. Journal of Pediatric Surgery, 2009, 44:325-328.

4. Rutter MJ, Willging JP, Cotton RT. Nonoperative management of complete trachea rings. Arch OtoIaryngoI Head Neck Surg, 2004, 130:450-452.

5. Loukanov T, Sebening C, Springer W, et al. A case of pulmonary artery sling associated with long segment funnel trachea and bronchus suis. Ann ThoracSurg, 2004, 78:1839-1842.

第十六节 先天性冠状动脉畸形

先天性冠状动脉畸形(congenital anomalies of the coronary arteries)是一类发生率不高但很值得关注的畸形,其在人群中的发生率为 0.2%~1.2%。先天性冠状动脉畸形可以独自发生,也可以合并有其他复杂先天性心脏畸形。识别并定义这些畸形已成为评估复杂先天性心脏病很重要的一部分。即使不伴有器质性心脏病,冠状动脉畸形在某些临床事件中也同样重要,例如扩张型心肌病、肥厚型心肌病,以及发生于较年长儿童的突发心脏事件。本章主要介绍不伴有其他心脏畸形的冠状动脉畸形,其他复杂先天性心脏畸形合并的冠状动脉畸形请参见相关章节。

一、病因的认知、演变及思考

发育中的心肌细胞最初是从心室腔中的循环血液中直接获取营养,随着心肌增厚及发育,较多小梁的出现使得心肌细胞尽可能地靠近心室腔,接着这些小梁结构发育成窦状系统,继续使得心肌细胞及循环血液间的弥散距离最小化。曾经认为这些窦状结构是冠状血管系统的前身,但新的研究结果提供的证据显示,冠状血管来源于心外膜。

新的理论认为冠状血管发育起始于前肝细胞形成的前心外膜突起。这些细胞形成了心外膜前体和心外膜细胞,然后迁移到心脏表面,心外膜细胞深入鲜红的外膜下并形成冠状血管丛。接下来这些心外膜细胞经历了上皮间叶组织的转变,这种转变的机制尚未明确,现认为或许和多种生长因子有关。然后新生的毛细血管和外膜下间质细胞共同形成成熟的血管。现已证明,冠脉血管并不是自主动脉窦发出并与冠状血管网吻合,而是心脏表面的小血管互相吻合,并向主动脉生长并最终穿透主动脉。

有关冠脉系统发育的新的实验数据显示,多种生长因子、黏附分子和趋化因子在细胞迁移、转化并最终形成冠脉血管的复杂而协调的过程中发挥了作用。这些研究表明,先天性冠状动脉畸形的发生可能伴随着这些信号通路的异常或调控冠脉血管发育的局部因子的改变。

冠状动脉血管发育的信号转导机制仍不完全清楚。目前所知,心外膜-心肌信号通路引导的冠状动脉血管生成是一个非常复杂的过程,其中的每一步都牵涉到多个信号通路,而这些信号通路各自又在其中起到了多个作用。尽管已经有多个冠状动脉发育所需的转录因子被鉴定出来,但是从DNA结合的转录因子到生长因子结合的受体,这些庞杂信号通路之间究竟如何协作,仍需细致而深入的研究。

先天性冠状动脉畸形的发生机制目前仍不清楚,目前认为可能是以下情况导致的结果:胚胎冠状动脉结构残存,冠脉发育异常,萎缩性发育过程异常,或者冠状动脉的异位连接。虽然这一领域的知识已经显著增长,但是仍有一些重要问题需要解答:这些异常情况的发生与哪些信号通路有关?不同的发生机制是否受特定的信号通路的调控?

二、先天性冠状动脉畸形的诊断策略与选择

先天性冠状动脉畸形的表现形式很多,根据其可能的发生机制,我们可以从以下方面来认识冠状动脉畸形:起源异常、走行异常、数目异常、冠状动脉开口通畅性异常和末端异常。先天性冠状动脉畸形分类请见表2-1-1。

表2-1-1 先天性冠状动脉畸形分类

起源和走行异常

Ⅰ. 冠状动脉开口位置异常

   a. 高位开口

   b. 窦管交界开口

Ⅱ. 冠状动脉异常起源于相反的乏氏窦

   a. 动脉间走行

   b. 经间隔走行

   c. 主动脉后走行

   d. 肺动脉前走行

Ⅲ. 冠状动脉异常起源于肺动脉

   a. 左冠状动脉异常起源于肺动脉

   b. 右冠状动脉异常起源于肺动脉

   c. 冠状动脉回旋支异常起源于肺动脉

   d. 双冠状动脉异常起源于肺动脉

Ⅳ. 单一冠状动脉

Ⅴ. 多个开口

Ⅵ. 冠状动脉异常起源于无冠窦(后乏氏窦)

Ⅶ. 重复冠状动脉

冠状动脉内在畸形

Ⅰ. 先天性开口狭窄或闭锁

Ⅱ. 心肌桥

末端畸形

Ⅰ. 先天性冠状动脉瘘

Ⅱ. 冠状动脉心外末端

下面以左冠状动脉异常起源于肺动脉为例,介绍冠状动脉畸形的诊断策略和应该思考的问题。

左冠状动脉异常起源于肺动脉(anomalous left main coronary artery from the pulmonary artery, ALCAPA),是一种罕见却极具生命威胁的先天性心脏畸形,是导致婴幼儿心肌缺血、心肌梗死的常见病因之一。其发病率极低,发生率在 1/300 000~1/30 000 之间,在先天性心脏病中占 0.24%~0.46%。

Agustsson 根据左右冠状动脉之间侧支建立的程度将本病分为婴儿型及成人型,婴儿型由于冠状动脉间极少有或者没有侧支建立,导致症状早期出现,出现严重的心肌缺血,心脏扩大,乳头肌功能失调而导致的二尖瓣反流等,在没有出现临床症状前迅速死亡。而约有15%的患者属于成人型,因左右冠脉之间存在丰富的侧支循环而得以生存,80%以上也在平均年龄35岁发生猝死。

ALCAPA 的临床特征是多汗、呼吸困难、发育停滞和不典型心绞痛。大多数患者有中到重度的充血性心力衰竭,听诊时可闻及二尖瓣关闭不全的杂音。这些临床表现往往很难与扩张型心肌病区分。因此,凡是怀疑扩张型心肌病的婴儿都必须详尽检查以排除 ALCAPA。因为有少部分 ALCAPA 患儿可生存至婴儿期后,所以对怀疑扩张型心肌病的年长儿童和青少年也需要考虑 ALCAPA。

(一)无创检查

1. **心电图** 心电图的变化有助于诊断的确立。通常表现为典型的前侧壁心肌缺血或心肌梗死和电轴左偏,可以在 I、aVL、V4、V5、V6 导联出现深宽病理性 Q 波,也可以发现异常的 QR 波。且 Q 波的深度大于 3mm,宽度大于 30ms。

2. **胸片** 显示增大的心影,主要表现为增大的左心室和左心房,突出的肺动脉结,存在心力衰竭时也可以出现肺淤血改变。

3. **超声心动图** 可发现增大的左心房、左心室和心功能减低。同时可显示起始部内径增宽的右冠状动脉,多可以从肺动脉侧壁发现异常起源的冠状动脉,利用彩色多普勒可在主肺动脉,右室

流出道,室间隔的右缘到三尖瓣瓣环的位置看见由后向前,从心底部向心尖部方向的五彩镶嵌色分流,同时也可以看见自左冠向肺动脉的双期连续性血流。对于二尖瓣反流和室壁瘤也能清楚的显示。

4. **CTA** 能更好地显示冠状动脉血管的起源及走行,尽管它使用的药物剂量较大,耗费的时间较长,所接受的 X 线辐射量较大,但用它来检查冠状动脉异常起源却有一定的优越性。

5. **MRI** 也能较好地显示血管起源及走行,但由于其检查时间较长,需要深度镇静等而限制了在小龄患儿中的应用。

(二)有创检查

早些年,心导管术广泛用于先天性冠脉畸形的检查中。然而,由于在左心室功能低下时行心导管术检查存在一定的风险,现在心导管术只用于心脏彩超、CTA、MRI 等无创检查方法不能确诊的病例。对于有症状的婴幼儿来说,心导管检查可以发现较低的心输出量,以及较高的左室舒张末期压力及左房压,有时候也可以发现合并有肺动脉高压。同时可以证实存在由左向右分流,有时也可以发现肺动脉血含氧量明显增高。主动脉逆行造影或者选择性冠脉造影可以提供冠状动脉异位起源的位置和侧支循环发育的具体情况。

(三)诊断方法选择中值得考虑的问题

对于冠状动脉畸形,任何检查方法的应用,无论有创与否,都是为了积极识别冠状动脉的起源、走行、粗细和连接。人们往往考虑更多的是排除某个特定的诊断,比如小婴儿的 ALCAPA 合并严重心功能不全。然而,最为重要的诊断其实不是排除畸形,而是明确冠状动脉起源的准确定位和冠脉内血流方向。如果这些诊断无法用无创检查来确立,临床医生就有义务用有创方法来评估心肌灌注的具体细节。

随着心脏超声、CTA 及 MRI 的发展,可以很清晰地显示先天性冠状动脉畸形,已逐渐取代心导管或者心血管造影检查,成为标准的诊断方法之一。但任何一种检查方法,都有自身特有的优越性和局限性,临床医生应根据患者的具体情况和医院的条件合理选择。

三、ALCAPA 手术方法的演变及各种术式的评价

ALCAPA 患儿出生后第 1 年死亡率可高达90%。即使侧支循环丰富，部分患者可存活至成年，但未经治疗的成人中约 80%~90% 在平均年龄 35 岁时发生猝死，死亡原因多为恶性心律失常。因此大多数学者建议一旦发现这个疾病，应尽早手术治疗，以期保护更多的心肌组织。

（一）ALCAPA 手术方法的演变及启示

ALCAPA 的外科治疗目的在于消除肺动脉从左冠状动脉窃血的状况，为左冠状动脉及分支提供足够的血流，避免心肌进一步损伤，改善左室功能，解除心力衰竭和猝死的威胁。为了达到这一目的，早年多采用姑息手术的方法以改善左心缺血状态，如：通过肺动脉环扎术或人造主肺动脉窗来提高肺动脉内压力，从而增加冠状动脉的灌注压；在心包腔内撒滑石粉以促进心包粘连，增加左心室侧支循环，来缓解顽固性心绞痛；结扎异常起源的左冠状动脉以中断左冠状动脉内的逆向血流，减少冠脉窃血，同时提高冠状动脉内压力。直到 1966 年，Cooley 等第一次使用大隐静脉作为旁路血管来纠治 ALCAPA，才开创了恢复双冠状动脉的生理学纠正的先河。此后又有学者报道了应用左锁骨下动脉、左颈总动脉或乳内动脉进行旁路移植术的方法。1974 年，Neches 等首次报道了使用带肺动脉组织的冠脉开口纽片技术，将异位的左冠状动脉直接重新种植到主动脉，即左冠状动脉再植术，恢复了双冠状动脉的解剖学特征，被认为是解剖学及生理学纠正的最理想术式选择。此后在 1979 年，Takeuchi 等又设计了肺动脉内隧道方法，用于纠正因冠状动脉解剖条件不许可，或者没有足够长度，而无法实施左冠状动脉再植术的 ALCAPA。20 世纪末以来，随着大动脉调转术经验的积累，以及使用肺动脉组织袖套形延长冠状动脉等创新性外科技术的开展，左冠状动脉再植术已成为 ALCAPA 的首选和常规手术，适用于左冠状动脉异常起源于肺动脉的任何部位和绝大多数病例。

从 ALCAPA 外科治疗的发展史中我们可以获得的启示包括：理解冠状动脉畸形的解剖和病理生理学特点是外科治疗理念和技术发展的前提和基础；某些重要手术方式的成熟和推广，可以有效带动相关术式的开展和应用，促进相关畸形矫治方案的根本性变革。

（二）各种术式的评价

1. **左冠状动脉结扎术** 该手术在早期的死亡率较高，约有 5%~25%。其手术指征是在左右冠状动脉之间已经建立了丰富的侧支循环且存在较大的左向右分流。大多数大龄的患儿从这一手术中获益，然而，这一手术方式从生理学上来讲保持了单冠系统，在术后冠脉硬化的风险大大增加，同时也增加了猝死的风险。

2. **左锁骨下动脉翻转吻合术** 即使用左锁骨下动脉来构建左冠状动脉的旁路。这一术式最早在 1957 年由 Aply 等提出，但直到 1968 年才由 Meyer 等成功地施行，此后被称为 Meyer 手术。与其他手术相比，该手术的优势在于避免了因主动脉阻断所致的进一步加重心肌缺氧性损伤以及对肺动脉进行外科操作可能造成的远期狭窄。但对婴儿来说，主要问题是移植血管的阻塞，据报道，其阻塞率可高达 50%。左锁骨下动脉在主动脉发出的部位容易扭曲是造成移植血管远期阻塞的重要因素。目前研究认为采用乳内动脉行冠状动脉吻合术可延长血栓栓塞发生的时间。

3. **冠状动脉旁路移植术** 1966 年 Cooley 首先报道用大隐静脉行主动脉 - 左冠状动脉搭桥手术治疗 ALCAPA。类似于 Meyer 手术，可以在结扎左冠状动脉后，将大隐静脉与左冠状动脉主干或前降支近端做端端吻合，也可以切下左冠状动脉与大隐静脉行端端吻合。此方法的缺点是血管桥容易阻塞，该术式目前仅用于异常左冠状动脉结扎术后再次重建双冠状动脉系统，或者在成人病例施行内乳动脉的冠状动脉旁路移植术。

4. **肺动脉内隧道术** 此方法由 Takeuchi 于1979 年首次报道，以后 Arciniegas 采用游离的锁骨下动脉为肺动脉内通道材料。以往这种手术方法被认为最适用于左冠状动脉起源于肺动脉左侧壁或左后壁的患者，因其开口远离主动脉根部，直接吻合易形成张力导致管腔紧张或扭曲

造成狭窄。但该手术远期并发症较多，如肺动脉瓣上狭窄、肺动脉内隧道瘘及主动脉瓣关闭不全等，近年来已逐渐被左冠状动脉再植术所替代。

5. 左冠状动脉再植术 这一术式起初被认为仅适用于左冠状动脉开口于肺动脉右后壁、距离主动脉较近的患者，而对于 ALCAPA 起源于非面向窦或者存在解剖变异时，移植可能较困难。近年随着大动脉调转术的广泛开展，先心病外科医生从中获得了大量冠状动脉移植的经验，包括使用肺动脉干组织的袖套延长技术来增加冠状动脉的长度，或者其他从动脉调转术的冠脉移植经验中得来的创新性外科技术，能够把任何一型的 ALCAPA 重新种植到主动脉上。此术式最符合解剖生理，死亡率低，并发症少，远期通畅率高，普遍认为是最好的方法。

（三）值得思考的问题

1. 二尖瓣反流的处理 手术治疗 ALCAPA 时是否同期处理二尖瓣反流（MR）一直存在争议。MR 是由于心肌缺血引起左心室扩大，二尖瓣环扩大和乳头肌功能障碍而导致的。多数外科医师认为，手术的首要目标是重建冠状动脉血流和挽救心肌，在心功能已经严重受累的情况下，为了处理 MR 而增加心肌缺血时间可能会弊大于利。有文献报道，大部分 ALCAPA 患者在重建冠状动脉后，即便是重度的 MR 也能完全逆转。左心室功能往往在术后第一天就开始恢复，一般需要一年左右的时间达到完全正常。MR 的改善则慢于心脏大小和心肌收缩力的改变。对于顽固的有症状或明显的 MR，可以在左心室功能改善之后再做处理。但也有学者推荐在重建冠状动脉的同时常规处理二尖瓣，而另外一部分学者则主张只在重度 MR 时才考虑二尖瓣成形或置换。解决这些争议，尚需更多病例的分析总结，特别是远期随访结果的支持。

2. 手术危险因素 ALCAPA 主动脉再植手术的死亡率在 0~8% 之间，远期死亡并不常见。手术的危险因素包括术前左心室功能降低和手术年龄小。不过，对于严重左心衰竭的年幼患儿，早期手术有助于心肌功能更快更彻底的恢复。重度MR 曾被认为是手术危险因素之一，但并不被广泛认同。Sauer 等报道称右冠优势型冠脉循环与手术生存率正相关，而左冠优势型或平衡型冠脉循环则为手术死亡的危险因素。另外，ECG 超过一个标准导联或两个胸导联 ST 段上抬提示急性心肌梗死，也是手术的危险因素。

四、展望

随着诊断手段的发展，婴儿、儿童和青少年中的先天性冠状动脉畸形的诊断率越来越高。得益于冠状动脉手术技术的进步，先天性冠状动脉畸形的治疗方法也在同步发展。未来的展望将主要集中在前瞻性的研究，以发现冠状动脉主动脉异常起源患者的风险。长期的研究将判断出哪些尚未表现出症状的患者需要手术治疗，而哪些则不需要。对一些特定的冠状动脉畸形，如冠状动脉瘘等，心导管介入治疗将可能与传统手术方法分庭抗礼。未来的总体发展目标将是早期诊断，以便具有致命风险的患者在问题出现以前就得到诊断和治疗，同时创立远期效果更好的治疗方法。

（杨一峰）

参 考 文 献

1. Allen HD, Shaddy RE, Penny DJ, et al. Moss and Adams' Heart Disease in infants, children, and adolescents: including the fetus and young adults. 9th ed. Philadelphia: Lippincott Williams & Wilkins, 2016.

2. Tomanek RJ. Developmental progression of the coronary vasculature in human embryos and fetuses. Anat Rec（Hoboken）, 2016, 299（1）: 25-41.

3. Tian XY, Pu WT, Zhou B. Cellular Origin and Developmental Program of Coronary Angiogenesis. Circ Res, 2015, 116（3）: 515-530.

4. Shriki JE, Shinbane JS, Rashid MA, et al. Identifying, characterizing, and classifying congenital anomalies of the coronary arteries. Radiographics, 2012, 32（2）: 453-468.

5. Jonas RA. Comprehensive Surgical Management of Congenital

Heart Disease. 2nd ed. Florida: Taylor & Francis Group, LLC, 2014.

6. Molossi S, Agrawal H. Coronary artery anomalies: a multidisciplinary approach to shape the landscape of a challenging problem. Congenit Heart Dis, 2017, 12 (5): 596.

7. Chin Siang Ong, Duke E. Cameron, Marshall L. Jacobs. Surgical management of anomalous coronary arteries. Ann Cardiothorac Surg, 2018, 7 (5): 604-610.

8. Mazine A, Fernandes I, Haller C, et al. Anomalous origins of the coronary arteries: current knowledge and future perspectives. Curr Opin Cardiol, 2019, 34 (5): 543-551.

第二章　获得性瓣膜性心脏病

第一节　人工心脏瓣膜

人工心脏瓣膜（artificial heart valve prosthesis）是一类人造的单向阀体代用品（或称假体），用于置换人体病变的心脏瓣膜，保证心脏血流沿单一方向流动而不反流。人工心脏瓣膜强调的是其功能与人体天然瓣膜相同，但形态结构并不一定要与天然瓣膜一致。目前人工心脏瓣膜按其所使用的材料分为两大类：全部使用人工材料制成的心脏瓣膜称为"机械瓣"；全部或部分采用生物来源的材料制成的心脏瓣膜称为"生物瓣"。同种或异种主动脉瓣经过加工处理后作为心脏瓣膜的代用品，其结构和功能与天然瓣膜基本一致，也属于人工心脏瓣膜。

各类人工心脏瓣膜都有两个基本的结构：瓣环和瓣叶。瓣环——固定瓣膜的环型底座，其外周是用于植入的缝合缘（sewing ring），环内腔称为瓣口（orifice），是血液流经的通道；瓣叶——即阀体，通过其本身周期性的运动开放或关闭，调节血液单向流动。

人工心脏瓣膜的研制与临床应用是心脏外科学不断发展的结果，也是心脏外科医生与工程技术人员合作的结晶。早在1923年，由于还没有体外循环技术支持，Cutler最先施行二尖瓣狭窄闭式分离术，该手术在1948年经Charles Bailey推广应用，在以后的十多年时间里一直是外科治疗瓣膜疾病的唯一方式。随着人工心肺机的出现，心脏外科手术可以在直视状态下进行，1956年Wolton Lillehei首先应用体外循环技术将心脏停搏，在无血的情况下直接切开心脏施行二尖瓣成形手术。从此心脏手术从闭式变为直视条件下进行，人们对心脏瓣膜的病理解剖也有了深入的了解。医生们发现许多病变的瓣膜已经发生结构性损坏，必

须用一种全新的代用品来恢复瓣膜的生理功能。1960年Albert Starr用球笼式机械瓣替换二尖瓣，1962年Donald Ross用同种主动脉瓣膜移植成功。在此后的50多年时间里，人工心脏瓣膜的研制经历了一个飞速发展的过程，机械瓣和生物瓣都进行了无数次的改进，先后有80多种心脏瓣膜用于临床，其中又有40余种已经退出市场。被列为专利的各种瓣膜设计有数千种，但至今尚未找到一种完全与自体瓣膜符合的理想人造瓣膜。尽管如此，目前临床所用的近20种人造瓣膜，移植后均能明显改善血流动力学，挽救了数百万患者的生命；而寻求一种具有人类自身瓣膜结构特点和生理功能的人造瓣，一直是人们研究的方向。21世纪初，人们又开始研制经导管移植的介入式瓣膜和组织工程心脏瓣膜。本章就机械瓣、生物瓣和介入瓣膜、组织工程瓣膜的发展历程、主要代表分别加以介绍，使读者从中获得有益的启迪。

一、机械瓣

人工机械心脏瓣膜通常由金属材料（如钛合金，不锈钢）和非金属高分子材料（如热解碳，硅橡胶，涤纶布，聚四氟乙烯）等构成，具有典型的瓣环、瓣叶结构，叶包括球形、碟形两种。机械瓣的结构和组成特点有利于工业化生产和执行严格的质量控制，瓣膜性能评价体系为瓣膜质量的提高建立了明确、可靠的技术指标。对人工机械心脏瓣膜的评价体系包括严格的离体和在体性能测试，以综合评价其机械特性、血流动力学特性和生物相容性等。机械特性包括耐久性、瓣膜声响、比重和气穴与腐蚀现象等；血流动力学特性包括有效瓣口面积、跨瓣压差、反流量、能量耗损和心内占有率等指标；而生物相容性包括抗血栓性和溶血。瓣膜临床应用后，大组患者的随访数据更是评价人工心脏瓣膜的决定性资料。

（一）球笼瓣

球笼瓣（caged ball valve）由 Walton Starr 于1960年研制成功并用于临床，其特征为一个由四根立柱组成的笼和笼内一个硅胶球，通过球体的往复运动开启或关闭瓣口，起到单向阀的作用。这种瓣膜研制成功，被认为是开创了瓣膜外科的新纪元。

球笼瓣的缺点是周围型血流、跨瓣压差高、血流动力学性能差，由于结构设计和所用材料的限制，血栓形成、笼架断裂、球体变形、破裂、瓣周漏的发生率都较高，而且高瓣笼所导致的左心室流出道梗阻和心律失常发生率较高。从20世纪70年代起已经陆续退出市场。

（二）碟笼瓣

针对球笼瓣瓣架较高，易引起左心室小的患者左室流出道狭窄，及刺激室间隔引起心律失常的缺陷，人们将球形阀体改为圆形碟片，降低笼架的高度，改为扁平形，笼架呈闭合或开放状，这种瓣膜称为碟笼瓣（caged disc valve）。由于这种瓣膜的血流方向与碟片垂直，因而阻力大、耗能多，而且碟片后方有涡流形成，容易形成血栓，所以在短短的10年时间内碟笼瓣就完全被淘汰。

然而碟笼瓣的研制在历史上仍有它的重要地位，因为它有两个重要的改进被以后的机械瓣沿用，一是以碟片取代球体降低了瓣架的高度，结构上有重大改进；二是热解碳技术的应用使新一代机械瓣重量减轻，耐磨性增强，抗血栓能力提高，材料上获得重大进展，从而使人工机械瓣膜的发展提高到一个新的高度。

（三）斜碟瓣

斜碟瓣（titling disc valve）也称侧倾碟瓣或倾碟瓣，以 Björk-Shiley 为代表，保留了单叶碟片，但取消了固定于瓣架上的笼式结构，碟片借瓣环上的支架固定，依靠血流的冲击开放和关闭。瓣口被倾斜的碟片分为大小不等的两部分，过瓣血流为半中心型（semi-central flow）。

斜碟瓣的研制成功是机械瓣发展史上又一次划时代的革命，它取消了笼式结构、改变了血流的方式。结合热解碳材料的使用，使人工机械瓣所致的相关并发症大大降低，有力地推动了瓣膜外科的发展。

（四）双叶瓣

理论上双叶瓣（bileaflet valve）仍属于斜碟瓣，不同之处是碟片由双叶组成，每只瓣叶上有两只耳状凸起的瓣轴，瓣环的两侧各有一个半弧形沟槽，两个瓣叶的瓣轴分别镶嵌于沟槽中，形成枢轴结构，瓣叶可以启闭活动。两个瓣叶开放时可达 75°~85°，将瓣口分为三个部分，为中心血流型，瓣叶关闭时呈 25°~30°，瓣叶活动时横跨弧度比侧倾碟瓣小，可促进心室快速充盈，减少心脏做功，所用材料为全碳结构，血液相容性好。

双叶瓣成功应用于临床是一个里程碑式事件，自从1977年 St.Jude Medical 双叶瓣（图 2-2-1）首次应用于临床后，其血流动力学性能和生物相容性等方面趋于稳定，40多年来未做大的改动，表明在现有认识水平和技术条件下，机械瓣的设计制造已达极致。但这种瓣膜仍未从根本上解决机械瓣的缺陷，仍需长期抗凝。另外，两个瓣叶的四个活动轴结构，增加了瓣膜失灵的危险系数。

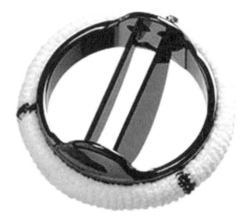

图 2-2-1　St.Jude Medical 双叶机械瓣

（五）机械瓣研究历程的启迪

推动瓣膜发展的动力在于人们对更好瓣膜性能和临床治疗效果的追求、对瓣膜结构与血流性质了解的深入、新材料的应用及制造加工水平的提高。机械瓣的发展经历了球笼瓣、碟笼瓣、斜碟瓣、双叶瓣四个阶段，由于瓣叶形状的差异，造成血液流过瓣膜的形态也不相同，包括周围型血流、扇形血流（也称半中心血流）、中心血流三种方式。总结机械瓣研究历程，我们不难发现有两个因素贯穿始终：一是结构的改变，使血流达到最接近人体自然状态的中心型血流；二是采用自身结实坚固又有良好生物相容性的材料。双叶瓣的出现,表明在现有条件下,人工心脏瓣膜的设计制造已至极限,而由于机械瓣材料自身刚性的特点,无法完全达到人体血流的状态,微小的湍流、扰流在所难免,由其导致的凝血和血栓形成也无法克服,未来改进提高的途径仍在结构和材料两方面。

二、生物瓣

生物瓣(tissue valve)是指由生物来源的组织构建的人工心脏瓣膜,包括自体瓣(autologous valve)、同种瓣(homogeneous valve)、异种瓣(xenogeneous valve)。自体瓣包括 Ross 手术中移植到主动脉位的自体肺动脉瓣,也包括自体心包组织在手术过程中临时制作的心脏瓣膜。同种瓣来源十分有限,大多由专门的组织库收集这些器官。异种瓣取材于猪或牛等动物的心脏或心包,经化学处理去除免疫原性后制成人工生物瓣膜商品,最常见的包括猪主动脉瓣和牛心包瓣,异种瓣按其制作方式可分为有支架瓣和无支架瓣两大类。

生物瓣的研制基本与机械瓣同时起步,1962年 Donald Ross 应用新鲜同种主动脉移植成功,标志着生物瓣开始临床应用,1965年 Jean-Paul Binet 等首次将猪主动脉瓣直接植入人主动脉根部置换病变的主动脉瓣,从而开创了异种生物瓣临床应用的先河,而1968年法国医生 Alain Carpentier 将戊二醛(glutaraldehyde)应用到生物瓣的处理,则是开启了生物材料处理的新纪元,在此后的40多年时间里,几乎所有的生物材料都采用戊二醛处理技术,或在此基础上添加一些其他成分,生物瓣的研究一直持续并继续发展。

生物瓣的特点是具有中心血流、血流阻力小、跨瓣压差低、反流量小、能耗低,因此血流动力学性能良好,血栓栓塞发生率低,无声响,术后无需终身服用抗凝药物,适合特殊人群(如准备生育的妇女)。目前国外一般生物瓣使用占30%~40%,我国于1976年首先由朱晓东等成功地将牛心包瓣用于临床,其后在20世纪80年代生物瓣应用曾经一度约占70%,但由于10年左右生物瓣集中衰坏造成的不良影响和其他一些因素,目前生物瓣的使用率尚不足10%。

虽然生物瓣并发症少,但也存在着耐久性差的缺点,尤其是在低龄患者,瓣膜衰坏较快,许多患者不得不进行二次手术换瓣。造成生物瓣衰坏的直接原因有两条:一是瓣膜运动应力造成的穿孔和撕裂;二是瓣膜钙化(calcification),即钙盐沉积。而这两条又互为因果,加速生物瓣膜的衰坏。瓣膜钙化发生的具体机制仍不清楚,但与之相关的因素有:①组织中的特定成分,猪主动脉瓣比牛心包瓣易钙化,且钙化多发生在动脉壁上,推测是猪动脉壁中含量较多的弹性蛋白与钙化有关;②代谢活性,生物瓣在年轻患者身上易钙化,反之在老年患者钙化程度低,可能是由于血浆中磷酸钙和磷脂的水平不同造成的差异;③钙化通常发生在瓣叶撕裂的部分,可能是机械损伤造成胶原纤维断裂,为钙盐沉积提供了结合位点和钙晶体生长空间;④炎性和免疫反应,单核细胞和吞噬细胞的聚集、浸润,使瓣叶局部蛋白纤维分解断裂,并被吞噬细胞所吞噬,这一过程暴露或新产生了钙盐结合基团;⑤戊二醛交联,一是交联使生物组织暴露了某些活性基团,二是多余的或脱交联的醛基造成钙化。生物组织钙化的本质是羟基磷灰石晶核的形成和长大,与骨形成共用一套生物机制,生物瓣的抗钙化处理贯穿于生物瓣的发展历程。

(一)同种瓣

同种瓣是指用人体组织制作的生物瓣膜,早期曾有同种硬脑膜采用甘油浸泡消毒的方法制作心脏瓣膜的报道,但现在同种瓣基本上指同种异体获得的主动脉瓣,连同瓣叶、瓣环及部分主动脉壁。

同种瓣有其独特的优势:①结构接近正常解剖,具有最佳血流动力学特性,瓣膜有效瓣口面积大,跨瓣压差小,非常符合生理需求;②组织相容性好,无需终身抗凝,可避免抗凝相关并发症的发生;③抗感染性;④耐久性;⑤手术适应证更为广泛,尤其在复杂先天性心脏病方面。目前在关于同种瓣研究的大组报告中,同种瓣的远期效果优于其他生物瓣,因此受到了广泛的重视。所以,尽管其来源有限、使用率不高,但一直在临床使用。

同种瓣的核心问题是保存技术,自1962年 Ross 应用同种瓣行主动脉移植手术后,同种瓣在保存技术经历了三个阶段:①直接的理化灭菌处理;②抗生素营养保存法;③深低温冷冻保存,即在 −196℃ 液氮中保存的方法。近几年有人提出玻璃化(vitrification)冷冻保存技术,认为可以减少冰晶对细胞和细胞外基质的损伤,有利于提高同种瓣的寿命。

液氮冷冻保存的同种瓣易发生远期狭窄,认为与低水平免疫排斥反应有关。使用小剂量免疫抑制剂和转基因治疗抑制宿主的免疫反应,或通过脱细胞的方法进一步降低同种瓣免疫原性都能取得较好的效果。

(二)异种有支架瓣

按照生物瓣制作处理方式,异种有支架瓣(bioprosthesis)大致可分为三代。第一代为戊二醛高压(60~80mmHg)固定。第二代为戊二醛低压(1.5~4mmHg)或零压力固定,保留了天然瓣膜的解剖形态和组织学结构,增加了生物组织的耐久性。多数瓣膜还采用了更富弹性的对称性波浪形低剖面瓣架及环上瓣形式,以提供更佳的血流动力学性能和满足安放较大瓣膜的需要。第三代生物瓣既沿用了第二代生物瓣的低压或无压固定方法,又应用了各种抗钙化处理以延缓瓣膜组织疲劳和钙化的发生,因此具有防钙化性能是第三代生物瓣的重要特征。主要代表为 Medtronic Hancock Ⅱ型猪瓣(图 2-2-2)、Edwards Perimount 牛心包瓣(图 2-2-3)。

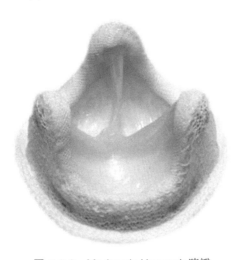

图 2-2-2 Medtronic Hancock 猪瓣

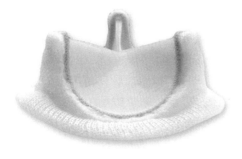

图 2-2-3 Edwards Perimount 牛心包瓣

(三)异种无支架瓣

1965 年 Jean-Paul Binet 直接用猪主动脉瓣置换人的主动脉瓣,是最早的异种无支架生物瓣(stentless bioprosthesis),由于瓣膜处理技术差、手术难度大和有支架瓣膜的兴起,此类瓣膜被搁置了 25 年,直到 20 世纪 80 年代末人们发现有支架瓣膜耐久性不足时,加拿大医生 Tirone David 用猪主动脉瓣制作的无支架瓣在羊身上进行实验,证实该瓣膜有更好的血流动力学效果,跨瓣压差显著低于有支架的生物瓣。到 1990 年,他们用自制的无支架生物瓣为 29 位患者进行了主动脉瓣替换手术。自此,异种无支架生物瓣得到了较快的发展并迅速应用于临床。目前,主要代表为 Medtronic Freestyle 无支架瓣(图 2-2-4)等。

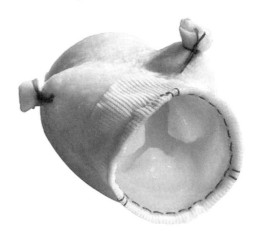

图 2-2-4 Medtronic Freestyle 无支架瓣

(四)生物瓣发展历程的启迪

和机械瓣一样,生物瓣的发展历程也始终贯穿结构与材料两个因素。生物瓣结构方面的改进一是减轻或消除柔性瓣叶与刚性支架之间的应力,二是尽量保持组织材料的天然结构,以提高生物瓣的耐久性。材料因素则主要是围绕降低免疫原性、减轻钙化程度而进行,这是生物瓣研究的主要内容。

由于人体具有免疫功能,人们认识到生物材料必须经过物理或化学方法处理,去除免疫原性后才能用于临床植入。同种瓣常用的方法是超低温冷冻或甘油浸泡。而对异种组织材料分别尝试过多种处理方法,如甲醛、有机汞剂等,效果均不佳,直到 1968 年 Carpentier 采用了戊二醛处理法,才使生物瓣的寿命大大延长。戊二醛有两个作用,一是它的两个活性醛基(—CHO)分别通过与基质蛋白中氨基基团（—NH₃）形成西佛碱（Schiff's base），从而在胶原蛋白分子内和分子间产生化学交联，增加了组织的强度；二是戊二醛有较强的细胞毒性，导致组织中细胞破碎，从而降低了免疫原性。经过戊二醛处理过的生物组织植入人体后退化过程明显减轻，但仍有轻度退化现象。以后人们又尝试了其他处理方法，如光氧化交联、高分子环氧化合物、京尼平、鞣酸、无机铬盐等，但至今仍不能取代戊二醛处理，因此寻找更好的化学处理方法仍是生物瓣研究的一项艰巨任务。

三、介入瓣（经皮介入瓣膜，percutaneous heart valve）

前面所述的机械瓣或生物瓣都要通过开胸手术将瓣膜植入体内，然而有些高龄患者或身体虚弱人群，难以承受这样的手术，需要采用一些创伤小的方法治疗瓣膜疾病。另外，随着医疗技术的提高，人们的需求也在提高，因此近年来微创手术越来越受到重视，而介入技术的出现使得这样的微创手术得以顺利开展，1984年，Inoue首次报道研制成功橡胶尼龙网球囊，成功实现经皮穿刺二尖瓣球囊成形术；1985年，Lock等报道应用聚乙烯球囊导管扩张二尖瓣狭窄取得成功，使瓣膜病治疗有了新途径，并且逐步达到规范化。2002年Alain Cribier做了首例Cribier-Edwards经导管主动脉瓣膜植入术，由此拉开了介入方法植入瓣膜的序幕。多家公司竞相研制介入瓣，但目前只有Edwards SAPIEN介入主动脉瓣获准在美国有限人群使用。美国开展了PARTERNER临床研究计划，第一期允许不能手术的人使用Edwards SAPIEN瓣，第二期扩大到手术高危人群可以使用，第三期将吸纳中等手术危险的人群参与，并与常规治疗（包括药物治疗、手术治疗）进行比较，截止到现在疗效令人满意。

Edwards SAPIEN XT瓣由Edwards Lifescience公司生产，由牛心包制作的三叶瓣片缝合到不锈钢支架上，支架被压缩到导管中（图2-2-5）。送到主动脉瓣位后由球囊将其撑开，固定于瓣环上。SAPIEN XT瓣有20mm、23mm、26mm、29mm四种规格。Medtronic公司用猪心包缝在镍钛记忆合金上，做成自膨胀式带喇叭口的介入主动脉瓣，取名CoreValve（图2-2-6），有26mm、29mm、31mm三种规格。两种瓣膜都可以采用经股动脉上行路径将瓣膜送入，SAPIEN XT瓣还可以采用经心尖或经主动脉途径；而CoreValve瓣也可以经主动脉或经锁骨下路径送入。Medtronic公司另有一款Melody肺动脉瓣，也处于临床试验阶段。

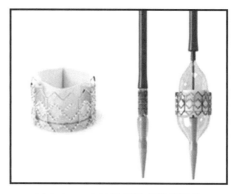

图2-2-5　主动脉瓣及其输送导管

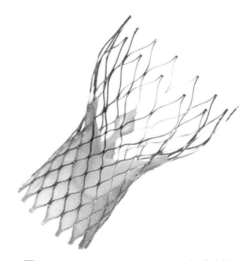

图2-2-6　Medtronic CoreValve主动脉瓣

我国经皮介入瓣膜的研制起步比较晚，但展非常迅速。2010年葛均波开展了国内第一台经皮主动脉瓣膜置换术，2017年自主知识产权的两款产品Venas-A和J-Valve获准上市。

从早期闭式瓣膜修复手术到迫不得已的开胸直视瓣膜置换，再回到不开胸的介入瓣膜修复的历程，完美诠释了人们的认识呈螺旋式上升的哲学命题，其中影像诊断技术的提高和精密制造技术的应用是介入瓣膜得以出现和发展的前提和保障。因此，作为一名医务工作者应关注新技术、新材料的进展，积极推进医学与其他学科的结合创新。

四、组织工程瓣膜

理想的人工心脏瓣膜应该是一种仿生的，与受体组织相容性好，有活性而无免疫原性，不需抗凝，开闭密封性能好，反流量小，耐久性强的生物心脏瓣膜。移植后不仅能为正在成长的患者提供生长能力，还能在体内完成细胞的新旧更替及组织的新陈代谢，支持患者心脏功能至终生。虽然人工机械瓣和生物瓣已经取得了长足的进步，但由于各自内在的不足，使得它们远未达到理想瓣膜的要求。随着组织工程学的兴起，1995 年 Toshiharu Shin'oka 采用 PGA 材料制作了单个组织工程瓣叶替换羊肺动脉瓣叶，给心脏瓣膜的研制开辟了崭新的途径，即组织工程心脏瓣膜（tissue engineered heart valve, TEHV）。

组织工程心脏瓣膜是利用组织工程学原理和方法，在可降解材料上种植患者自体细胞，经过体外构建、预调后再植入体内。从理论上讲，由于细胞来自患者自身，排除了免疫原性，植入的瓣膜没有炎症反应；种植的细胞经过瓣膜支架的诱导和体外预适应，可发生定向迁移和重构，分泌相应的细胞外基质，替代降解的支架（scaffold），实现瓣膜组分和结构生物化；支架材料最终完全降解，从而实现瓣膜彻底被生物组织替换。因此，它不仅从功能上发挥正常瓣膜的功能，而且在结构上类似于正常瓣膜。此外，由于种植的细胞有生物活性，新生的瓣膜可随身体发育而生长，可彻底免除儿童患者的后顾之忧，并有能力对操作的瓣膜进行修补重塑，被喻为活体生物瓣，属于真正意义上的"再生医学"范畴，具有广阔的临床应用前景。

组织工程瓣膜的研究主要集中在种子细胞的选择及培养、支架的选材及制备、体外预适应以及在体动物实验和临床试验等方面，但目前这几个方面进展不大。近年来诱导干细胞（iPS）、以3D 打印为代表的微制造成形技术的应用引起了人们极大的兴趣，有望带来组织工程瓣膜研究的突破。

总体上，人工心脏瓣膜的出现，挽救了无数人的生命，是心脏外科中最成功的手术之一。经过50 年的发展，机械瓣和生物瓣各有优点，也有各自难以克服的缺点，而治疗效果旗鼓相当，因此在今后相当长的时间内两种瓣膜将并存。瓣膜设计朝着微创、精细、特定目标人群的方向发展，组织工程和再生医学的发展可能会带来人工心脏瓣膜的突破。人工心脏瓣膜的发展历程，充分体现了转化医学的精髓，医生与工程师的密切合作、公司的商业化运作是推动瓣膜发展的力量源泉。这种发展模式将继续引领人工瓣膜的前进，并为其他领域提供有益的示范作用。

（周建业）

参 考 文 献

1. 朱晓东. 心脏外科指南. 北京: 世界图书出版公司, 1990.
2. 张宝仁, 徐志云. 心脏瓣膜外科学. 北京: 人民卫生出版社, 2007.
3. 吴清玉. 心脏外科学. 济南: 山东科学技术出版社, 2003.
4. 戴汝平. 先天性心脏病与瓣膜介入治疗. 沈阳: 辽宁科学技术出版社, 2007.
5. Brockbank KG. Morphological analyses of ice-free and frozen cryopreserved heart valve explants. J Heart Valve Dis, 2004, 13（2）: 297-301.
6. Schenke-Layland K. Impact of cryopreservation on extracellular matrix structures of heart valve leaflets. Ann Thorac Surg, 2006, 81（3）: 918-926.
7. Forrest JK. Transcatheter Aortic Valve Replacement: Design, Clinical Application, and Future Challenges. Yale J Biol Med, 2012, 85（2）: 239-247.
8. Sagie A. Recent advances in medical treatment and percutaneous, transapical and surgical interventions in aortic-valve stenosis. F1000 Med Rep, 2009, 1: 26.
9. Schmidt D. Tissue engineered heart valves based on human cells. Swiss Med Wkly, 2005, 135: 618-623.
10. Takahashi K, Yamanaka S. Induction of pluripotent stem cells from mouse embryonic and adult fibroblast cultures by defined factors. Cell, 2006, 126（4）: 663-676.
11. Weber B. Stem cells for heart valve regeneration. Swiss Med Wkly, 2012, 142: w13622.
12. Sodian R. Application of stereolithography for scaffold fabrication for tissue engineered heart valve. ASAIO J, 2002, 48: 12-16.

第二节 二尖瓣病变

一、二尖瓣关闭不全与外科修复

二尖瓣关闭不全的常见病因有二尖瓣退行性变、心内膜炎、腱索或乳头肌病变、风湿热等。腱索断裂、心内膜炎、心梗后乳头肌功能异常可以产生急性二尖瓣关闭不全,导致急性左心功能衰竭、肺水肿,而左室大小可以正常。慢性二尖瓣关闭不全由于左心室前负荷增加,使左心室进行性扩张、心肌纤维肌源性延长及顺应性下降,产生慢性心功能不全。慢性二尖瓣关闭不全临床症状的发作时间相对较迟,一旦出现症状,常因更明显的左心室扩张而在病情上重于二尖瓣狭窄。二尖瓣关闭不全患者的左心室射血分数如果低于 40%,就表明左室功能严重损害。有研究随访了 229 例重度二尖瓣反流患者,10 年里 90% 的患者死亡或者接受手术治疗,每年死亡率 6%~7%。左心室射血分数降低(<60%)和较明显的临床症状(NYHA Ⅲ/Ⅳ级)是死亡的预测因素,左心房扩大是严重心力衰竭的预测因素。多元回归分析显示外科手术可以改善生存率,因此二尖瓣明显反流的患者应该尽早手术干预,特别是对于处于手术风险小、二尖瓣成形可能性大的患者。

(一)二尖瓣关闭不全的治疗概论

1. 诊断要点

(1)中、重度以上二尖瓣关闭不全者多表现为劳力性心悸、气促,但很少有胸痛、咯血和体循环栓塞表现,晚期可出现右心功能衰竭。

(2)心尖部向左下扩展,可闻及收缩期杂音向左腋下传导。

(3)X 线胸片示以左心房和左心室扩大为主。

(4)心电图主要表现为左心室肥大和劳损,心电轴左偏。常见心律失常为偶发室性期前收缩、房扑、房颤等。

(5)超声心动图示二尖瓣 FF 速率加快,两叶收缩期(CD 段)分离而不合拢,左心房有来自左心室的反流频谱;左心房和左心室扩张,左室壁和室间隔运动幅度增加(表 2-2-1)。

表 2-2-1 美国心脏瓣膜病诊断治疗指南中二尖瓣关闭不全分级标准

	轻度	中度	重度
定性			
造影级别	1+	2+	3~4+
彩色多普勒反流面积	小的、中心性(<4cm² 或者 <20% 左房面积)	二者之间	反流口宽度 >0.7cm,伴有大的中心性反流(面积 >左房面积 40%),或伴有任何形状反流束碰撞左房,并形成涡流
多普勒反流口 /cm	<0.3	0.3~0.69	≥0.7
定量(导管或超声)			
反流容量 /(ml/搏)	<30	30~59	≥60
反流分数	<30%	30%~49%	≥50%
反流口面积 /cm²	<0.2	0.2~0.39	≥0.4
其他需要的标准			
左心房大小			扩大
左心室大小			扩大

2. 手术指征 二尖瓣关闭不全手术指征为:①急性二尖瓣关闭不全伴充血性心力衰竭,或有细菌性心内膜炎而内科治疗无效;②EF<55%,左心室收缩末期内径/舒张末期内径≥45/60(mm);③二尖瓣反流中度以上,伴有房性心律失常。

对于二尖瓣关闭不全手术时机的掌握,简而言之就是所有明确中度以上二尖瓣关闭不全伴心脏形态和功能改变的患者均应确定为手术指征。二尖瓣关闭不全多数病例,特别是在大的医疗中心都可以尝试进行二尖瓣成形手术治疗。二尖瓣成形术的优点在于避免了人工机械瓣置换术后抗凝相关并发症(血栓或出血)的发生,其 15 年无血栓及无出血率可在 95% 左右,细菌性心内膜炎发生率也明显降低(<5%)。患者经济负担大为

降低,并且仍保留有远期再次手术治疗的机会。通常 15 年再手术率 <20%(风湿性患者约 15%,退行性 <10%)。

在判断是否具有二尖瓣成形术的手术指征时还应注意以下的一些具体问题:

(1)临床症状的轻重:不能单纯以临床症状的轻重作为手术时机的判定标准,某些无症状的二尖瓣关闭不全患者同样需要二尖瓣成形术。大量的研究表明,慢性二尖瓣关闭不全患者的临床症状与其心脏功能的损害程度不相平行。慢性二尖瓣关闭不全的主要病理改变是造成左心室容量负荷过度,产生左心室扩大及功能损害,而较少伴随肺循环回流障碍。只有晚期左心功能明显低下,左心房继发性扩大后才表现肺淤血而产生活动性心悸、胸闷等运动耐量下降的临床症状。其次,临床症状明显的二尖瓣关闭不全患者多已经存在严重的左心功能损害,对外科治疗尤其是成形手术的近远期手术疗效产生不利的影响。临床观察表明,心功能Ⅲ级或Ⅳ级患者的围手术期死亡率约 5.4%,术后 10 年的生存率约 50%~60%。而心功能Ⅰ级或Ⅱ级患者的围手术期死亡率仅 0.5%,术后 10 年的生存率在 80% 以上。

(2)左心室大小及射血分数:理论上应该在左心室扩大或功能损伤达到不可逆改变之前手术治疗。但实际上目前的诊断手段还无法判断何时达到不可逆病变,除非是药物无法控制的心功能衰竭。临床上左心室大小及射血分数是判定心功能的最重要的指标。根据美国心脏协会《心脏瓣膜疾病治疗指南》的建议,以左室收缩末期内径 45mm、EF60% 为临界标准。对于无症状的二尖瓣关闭不全患者,如果左室收缩末期内径 <45mm,EF>60%,又没有房颤或心内膜炎赘生物,可以临床观察;对于有症状的二尖瓣关闭不全患者,如果心功能在Ⅱ级以上,则不管心脏是否扩大,EF 值是否降低,均应手术。如果心脏极度扩大或 EF<30%,则不建议单纯瓣膜手术治疗,因为手术死亡率太高,远期效果不好。

(3)心房颤动及心律失常:心律失常的出现是二尖瓣关闭不全导致左心功能失代偿的重要指征,二尖瓣关闭不全患者产生心房颤动的比例约 18%~20%。心房颤动作为二尖瓣成形术的指征有两方面的意义。第一,心房颤动不仅降低心功能,同时会增加血栓栓塞的风险。第二,研究表明术前有房颤是导致慢性二尖瓣关闭不全患者术后长期生存率下降的独立影响因子之一。另有报道,术前房颤时间 >3 个月的慢性二尖瓣关闭不全患者,术后房颤复发率高达 80%;因此,心律失常诸如室性期前收缩、房性期前收缩尤其是阵发性房扑和心房颤动的出现是二尖瓣病变需要外科治疗的早期指征。如果技术和设备条件允许,同时行房颤消融术或给患者带来更多的益处。

(4)患者年龄:通常情况下,老年患者(>75岁)的心脏手术死亡率明显增高而长期生存率下降。另外,年轻无症状的二尖瓣关闭不全患者通过手术能够保护左心功能,而老年患者未必能如此。因此,对于老年二尖瓣关闭不全患者的治疗目的是改善症状,提高生活质量,而不是特别强调延长生命。大多数情况下,建议对无症状或症状轻的老年患者给予药物治疗。对于必须手术的患者,生物瓣置换或许是明智的选择,既避免了抗凝药物带来的副作用,也避免了二尖瓣成形术不成功带来的二次手术风险。

(5)超声心动图的判断:高水平的超声心动图诊断,是确定二尖瓣成形术指征的基础。超声心动图在二尖瓣成形术的临床应用结果表明,其对于极可能二尖瓣成形的预计准确率约 95.8%,可能成形的预计值约 83%,判定瓣膜质地很差而难以成形的预计值为 93%。另一方面,在二尖瓣成形术中,对成形效果有怀疑时,多行食管超声或心外膜超声心动图检查,因此是否具有良好素质的超声心动图医师团队和食管及心外膜超声经验也是能否进行二尖瓣成形术的指征之一。

成功的二尖瓣成形术后的心功能恢复及远期效果,均优于二尖瓣替换。反之,成形手术失败,往往给患者带来不可挽回的恶果。因此,术中利用超声心动图准确评价二尖瓣成形效果十分重要。目前普遍采用左心室内注水及术中食管超声检查,前者通过左心室被动充盈来观察二尖瓣反流,虽不甚可靠,但方便宜行,是目前术中评价二尖瓣成形效果的基本步骤;后者则需关闭心腔、心脏复苏后进行,评价二尖瓣成形效果确切,被临床视为必备检测措施,缺点是反复成形需反复阻断心脏循环造成很大麻烦。外科医生应熟悉超声心动图图像和各检测指标的意义,认识不同二尖瓣病变的表现,与超声科医生认真合作才能更好地积累二尖瓣成形术经验和掌握适宜的成形术指征。

（6）术中显露和探查：二尖瓣成形对术中显露的要求比二尖瓣置换要高。良好的术野显露和探查是实施二尖瓣成形术的重要前提,如果术中显露差,探查不确切或操作困难,则要放弃成形术。手术中即使不准备行心脏右心房切口,建立体外循环时仍要做上下腔静脉分别插管,不做"双极"单静脉插管。以免术中牵拉左房切口困难和阻碍腔静脉引流,左心房切口时要注意使切口向下和向上分别延长至下腔和上腔静脉的后方,便于术野暴露,同时可防止牵拉切口时的房壁撕裂。左房较小时应行右房切口经房间隔或双心房联合切口进行手术。二尖瓣病变术中探查要有条理性,瓣环探查包括形态、扩张程度、纤维化和钙化程度,瓣叶探查主要有形态和面积、柔韧度和活动度、对合高度,腱索探查有长度、连续性和活动度,乳头肌探查包括完整性和柔韧度,这些探查对于手术指征判定和成形方法选择是十分有益的。二尖瓣后叶 P1 区出现脱垂等病变的概率较低,常作为判断其他区域瓣体正常与否的参照点。

（7）外科医生的技术水平及经验：毫无疑问,外科医生的技术水平及经验是二尖瓣成形术的重要指征。精确熟练的手术技术、丰富的手术经验、准确的判断是完成二尖瓣成形术的保障。二尖瓣成形术是不定型的手术,要根据瓣叶的不同病理变化进行相应的处理,手术常可能延长体外循环和心脏停搏时间；同时对外科医生成形术的经验及手术技巧等自身素质条件亦有较高的要求。因此,对术前心功能较差或合并其他心脏病变或畸形需要一并矫治而可能造成体外循环和心脏停搏时间过于延长的病例,不应强行实施二尖瓣成形术,而改行人工瓣膜置换为佳。Kirklin 统计了术前心功能Ⅲ~Ⅳ级患者,心脏缺血停搏 60min 以上时,缺血停搏时间与围手术期死亡率有明显的正相关性。

（8）放弃二尖瓣成形的意向：对于二尖瓣病变的外科处理,是成形还是采用人工瓣膜置换一直是每位临床心外医生所要面临的问题。二尖瓣成形术适应证涉及病变瓣膜病理改变程度、病因、心功能状态、外科医生瓣膜成形技巧运用的熟练

程度及判断能力等多方面因素,因此不能形成完全确定不变的适应证范围。依据临床实践经验多认为在下述情况应放弃二尖瓣成形意向：

1）二尖瓣各结构广泛纤维化及钙化,瓣下结构严重融合,二尖瓣前叶严重病变,活动度严重受限,对合面积过度缩小。

2）二尖瓣膜已有既往手术史。

3）术前有严重左心室功能损害或复杂心脏畸形,二尖瓣成形术不能在短时间内完成,可能导致体外循环及心脏停搏时间明显延长。

4）术者依据自身经验不能较好确定二尖瓣成形方法和术中近期效果,而对远期血流动力学稳定有怀疑。

3. 术前准备注意要点

（1）强调应用利尿剂和血管扩张药,心率不能过缓,严重心力衰竭应早期辅用低剂量多巴胺等血管活性药物。

（2）左室扩张明显、左心室 EF 值低下患者应调整心脏功能满意后再行手术。

（3）严重心力衰竭无法控制时,可考虑应用 IABP 或 ECMO 辅助治疗,尤其是心肌梗死后严重二尖瓣反流的患者。

4. 手术概要 二尖瓣成形术要点如下：

（1）心梗后乳头肌断裂、左室扩张严重、心功能很差、前叶卷曲或大面积脱垂患者不宜行二尖瓣成形术,应以二尖瓣置换术为主,尽量保留瓣下结构,但注意不要选用过大型号的瓣膜。

（2）二尖瓣成形术需要术者具有足够的成形知识和经验,前叶面积和良好的活动度是基本的先决条件。

（3）术中对成形后二尖瓣功能判定十分重要,可经主动脉根部小切口或者二尖瓣口进行左心室注水充盈,观察二尖瓣叶对合情况。A2-P2 区对合高度 6~8mm 可以较好地保障远期前后叶的良好对合。同时术中要有食管超声心动图监测心脏复苏后的瓣膜功能,效果不满意应立即再次成形。

（4）成形术后二尖瓣反流面积以小于 $2cm^2$ 为宜,心脏听诊不是判定手术效果的唯一指标。

（5）心脏复苏后,对二尖瓣成形术患者要注意避免体循环压力过高。

（6）对缺血性二尖瓣关闭不全病例,麻醉后

食管超声可能会低估二尖瓣反流程度。中度的缺血性二尖瓣反流是否积极干预处理尚存在一定争论，这类二尖瓣处理进行瓣膜成形还是置换也存在一定争议。对于缺血性二尖瓣关闭不全时的二尖瓣成形时人工瓣环的选择多趋向于选择稍小号的全硬质三维成形环。

5. 缺血性二尖瓣关闭不全 缺血性二尖瓣关闭不全是指由于冠状动脉部分狭窄或闭塞，心肌缺血或坏死后导致乳头肌功能失调、腱索断裂或延长，或继发于心肌缺血或梗死后左心室功能不全、左心室扩大、瓣环扩张、瓣叶脱垂和左心室反常运动引起左室几何构形等改变，引起的二尖瓣功能紊乱产生的二尖瓣关闭不全（要排除先天性、风湿性、感染性、创伤性、退行性变等引起的二尖瓣病变）。在 1935 年，约翰霍普金斯大学的 Stenenson 和 Tuner 在尸检中发现急性心肌梗死死后的急性二尖瓣反流。1948 年 Davison 报道了临床病例。1965 年美国麻省总医院 Anstin 首次对急性心肌梗死后的乳头肌断裂成功进行二尖瓣置换手术。1967 年 Spencer 首次完成了冠状动脉搭桥同期二尖瓣置换术。近年来，随着冠心病患病率的上升，缺血性二尖瓣关闭不全的发生率逐年增加，各种治疗方法逐渐在临床上应用，二尖瓣成形术仍是缺血性二尖瓣关闭不全的重要治疗手段。据不完全统计，我国缺血性二尖瓣关闭不全占同期冠心病手术患者的 1.32%~7.69%。

6. 二尖瓣关闭不全的微创治疗新技术

（1）经皮介入二尖瓣关闭不全双孔成形术：双孔成形术在心外科二尖瓣关闭不全的治疗已广泛应用并取得良好的疗效。2003 年，Frederick G.St.Goar 和 James I.Fann 分别用成年猪在全麻下经股静脉行二尖瓣双孔成形术并取得良好结果。经血管心脏瓣膜成形系统（简称 ECVRS）包括一根 24F 导管，用于经股静脉向上到右房，常规穿刺房间隔入左房。一个"V"字形的夹子以闭合的方式经导管输送到远端。瓣膜夹子由包裹着聚酯的可植入金属制成，其双臂与瓣膜的对合面由可增加摩擦力的齿槽构成，夹住的前后瓣叶的部位易发生组织的包裹及瓣叶间的融合生长。在闭合时外部直径大约 4mm。当它张开时，抓取直径约 20mm。夹子垂直于瓣口结合面高 8mm，其夹取瓣膜组织的长度和宽度均模仿 Alfieri 的外科操作方法。夹子输送位置的确定靠导丝远端荧光来标定。在超声引导下，沿心室长轴方向，垂直于二尖瓣口无旋转输送到瓣叶游离缘正下方（乳头肌水平）的时候，夹子打开，于心室收缩期时回撤。经超声监测，夹子夹紧二尖瓣前后叶瓣缘，双孔成形满意后撤除导管。如果成形不满意，夹子可重新张开并再次放置。两组实验的成功率分别为 86%、100%，手术期间及术后血流动力学平稳。动物解剖标本行组织病理学分析发现：4~12 周标本的二尖瓣膜夹闭处的房、室面已有纤维和胶原组织包裹；24~52 周的标本显示：在二尖瓣膜前、后瓣叶的中心已形成了成熟、连续的纤维组织桥包裹着夹子的双臂。MitraClip 临床研究证据最主要来源于 EVEREST 系列的研究。EVEREST Ⅰ期研究入选 27 例中重度二尖瓣反流的患者。24 例（89%）成功置入 MitraClip，无患者死亡，85% 患者 30 天内无主要不良事件发生。1 例患者由于术后低血压导致非栓塞性脑卒中；3 例患者二尖瓣夹合器部分脱位，这些患者未引起并发症，但之后接受外科手术。另外有 3 例患者术后二尖瓣反流无减少而接受外科手术。这样，共有 18 例患者无需接受外科手术。63% 患者术后 1 个月二尖瓣反流≤2+，如果排除每位术者第 1、2 例病例，这个比例达 82%。此外，术后 1 个月二尖瓣反流≤2+ 患者，93% 在术后 6 个月时二尖瓣反流≤2+，提示该手术良好的中期疗效。EVEREST Ⅱ是一项前瞻性、多中心、随机对照Ⅱ期研究，旨在比较 MitraClip 系统与二尖瓣手术在治疗二尖瓣反流方面的安全性和疗效。该研究入组 279 例二尖瓣反流程度为 3+ 或 4+、有或无症状的患者。27% 的患者存在功能性二尖瓣反流，73% 为退行性二尖瓣反流。根据纽约心脏协会（NYHA）心功能分级标准，约半数患者存在Ⅲ级或Ⅳ级心力衰竭。研究者将患者按 2∶1 比例随机分入 MitraClip 组（n=184）和二尖瓣瓣膜修复/置换组（n=95）。研究有效终点 12 个月时无死亡、无需外科手术且二尖瓣反流≤2+。12 个月时，MitraClip 组有效终点率为 55%，而外科手术组为 73%（p=0.007）。未达到有效终点原因：MitraClip 组和手术组死亡率均为 6%，二尖瓣反流 3+~4+ 度的发生率 MitraClip 组和手术组分别为 21% 和 20%，需要再次外科手术 MitraClip 组和手术组分别为 20% 和 2%。在≥70 岁和功能性二尖瓣反流亚组中，外科手术在有效终点的优势不明显。提示≥70 岁和功能性二尖瓣反流患者更适合MitraClip。1 年随访时，两组的左心室收缩末容积及左心室舒张末容积都显著降低，以手术组为著；两组 LVEF 均降低，但 MitraClip 组降低得较少。MitraClip 组和手术组 1 年时 NYHA 分级 3~4级患者比例分别为 2% 及 13%。两组患者的生活质量均显著改善，但手术组术后 30d 的生活质量较 MitraClip 组低。该研究结论是 MitraClip 在改善二尖瓣反流方面稍劣于传统外科手术，但安全性方面更高，而在改善临床终点方面两者效果类似。

（2）经冠状静脉窦二尖瓣环成形术：二尖瓣环的成形是二尖瓣成形的基础，是通过缩短二尖瓣环的隔侧径、增加了前后瓣叶的接触面积，从而减少了反流。尽管外科直视下瓣环成形效果良好，但对于充血性心力衰竭合并二尖瓣关闭不全的患者来说，选择外科手术依然要面临较高的死亡率和并发症。而经皮瓣环成形术有效地解决了这个矛盾，既达到了与外科同样的成形效果，又避免了开胸和体外循环的并发症。冠状静脉窦在房室沟内平行于二尖瓣后瓣环并仅通过一薄层心房组织和连接组织相隔，通常对应于二尖瓣环前、后交界之间。由于解剖上的特点以及易于经皮插入，因此有人提出经冠状静脉窦行二尖瓣环成形术。

2003 年 John R.Liddicoat 在 6 只绵羊上成功地经皮通过冠状静脉窦行二尖瓣环成形术。瓣环成形器材由镍钛合金和不锈钢组成，外裹医用teflon 和聚乙烯塑胶，可在 X 线和心脏超声下显像，它的韧度较高，输送到窦内后依旧可尽量维持直线状态，从而推使二尖瓣后瓣环向前靠近前瓣环，增加了瓣叶接触面积，减少了反流。John R.Liddicoat 的实验通过阻断羊的旋支造成急性二尖瓣关闭不全，当超声证实关闭不全达到 3 或 4+时，在 X 线观测下经右颈内静脉穿刺 7Fr 鞘管，将一根尖端带有球囊的导丝送入冠状静脉窦内，球囊充气后行逆行冠状静脉造影，确认心大静脉的分支心室前静脉后，将 7Fr LuMax 导管并瓣环成形装置经冠状静脉窦向前输送直抵心室前静脉的开口，在超声引导下把瓣环成形装置安置在窦内，

并可以调节其长度和位置以便能达到缩短二尖瓣环的隔侧径，最有效地减少二尖瓣反流。此组实验中一般长度在 50~60mm 时效果最佳。其成形的效果经超声检查满意后再恢复旋支的血流并撤除导管。经冠状静脉窦二尖瓣环成形术从实验结果上与外科手术相近似，但避免了正中开胸、体外循环、主动脉阻断，从而可有效地降低死亡率和并发症，尤其是对那些合并有充血性心力衰竭的重症患者意义更为重大。

（3）应用 Coapsys 装置行二尖瓣成形术：在正常瓣膜结构但合并左室功能不全的患者中约有50% 的患者有中度以上功能性二尖瓣关闭不全。最近，三维超声的研究显示：左室和二尖瓣结构的改变（二尖瓣环扩张和乳头肌的移位）可导致二尖瓣功能性关闭不全。故二尖瓣几何结构的三维重塑是治疗二尖瓣反流的有效方法。Masahiro Inoue 于 2003 年 5 月使用 Coapsys 装置进行狗体内实验并取得了成功。Coapsys 装置由心外膜前垫片、心外膜后垫片和贯穿左心室的人工瓣下索条组成。两个垫片固定在心脏外膜，而人工瓣下索条则贯穿心室。后垫片有上、下两个垫片，其上垫片固定在靠近二尖瓣后瓣环水平的心外膜上，下垫片固定在二尖瓣后瓣乳头肌与腱索结合部的水平上，人工瓣下索条柔韧且不能伸展。Coapsys 装置通过开胸手术安装。安放的位置由心外解剖和心内超声联合标记，避免影响二尖瓣结构、乳头肌功能和损伤较大的冠脉分支。后垫片的位置起自离房室沟约 2.5cm 到二尖瓣乳头肌与腱索结合部的位置。前垫片在右室流出道的顶点距前降支约 2cm 的左室面上。Coapsys 装置由探针经中空的导管穿刺左室前壁送入心室内，经导管再将人工瓣下索条送入，在确定后垫片的位置后人工瓣下索条穿出后壁与后垫片固定，再与前垫片固定于心室前壁。将后瓣叶与瓣环通过人工瓣下索条拉向前瓣叶、并调节二尖瓣的腱索位置以消除反流，固定 Coapsys 装置。

Coapsys 装置在临床上应用于二尖瓣关闭不全 Carpenter 分型中的 I 型和Ⅲb 型。印度在 2004年报道了 32 例在不停搏搭桥时应用 Coapsys 装置治疗冠心病合并二尖瓣关闭不全的患者，术后二尖瓣反流明显减少（$p<0.05$），保护了患者的心功能并提高了患者的生活质量。

（二）二尖瓣成形手术的相关理念

二尖瓣成形技是心脏瓣膜外科的重要领域，它完整地保留了二尖瓣的自然结构，有更好的心脏功能储备，避免了人工瓣膜置换相关不良事件的发生，提高了患者的远期生存率，二尖瓣成形术是二尖瓣疾病最理想的治疗方法。超过80%的二尖瓣关闭不全为主的病变和至少30%~40%的风湿性二尖瓣狭窄病变有成形的可能。目前国内瓣膜外科的二尖瓣成形比例相对较低，我们的瓣膜外科医师在治疗理念和技巧上仍有待提高和完善。二尖瓣成形手术的现代理念包括：

1. 理解二尖瓣解剖结构与临床成形技术运用的关系

（1）二尖瓣环结构完整性的缺失：仅有约10%的正常人二尖瓣环为完整性纤维结构，大部分人的二尖瓣环除在左右纤维三角处是纤维组织外其余瓣环均有可能纤维结构缺失。临床意义：①手术时缝针不要在瓣环进针而应该在瓣环外约0.5~1.0mm的肌肉进针，才能保证人工环既能稳定可靠地附着，也能有效地环缩瓣环；②人工环植入时必须正确辨别左右纤维三角的位置并将人工环相关部位对位准确放置，左右纤维三角是人工环矫正瓣环病理变形的支点，是确立合适人工环大小的解剖标志。

（2）二尖瓣环"鞍"形特点与前叶膨隆状态的关系：二尖瓣环正常情况下为马鞍形状态，随心动周期各段局部规律运动。此鞍形环的最高点是前环的中点即左右纤维三角的联线中点，说明前叶在正常状态下由于"鞍"形结构瓣环而使前叶瓣体处于鞍状的"坡"面，瓣根部高瓣缘处低，在左室充盈后有利于前叶膨隆，有利于保持足够的二尖瓣叶对合面积。所以，临床手术中在置入人工环时采用3D人工环恢复瓣环"鞍"形状态，以及在前叶瓣环部位缝合时避免环缩前叶瓣环均有利于维持前叶膨隆形态，有效地保证二尖瓣对合面积。

（3）二尖瓣的对合面积：二尖瓣对合面积是体现二尖瓣闭合功能的最重要理念，可以说二尖瓣闭合功能的任何病理改变都是表现为二尖瓣对合面积的异常，所有二尖瓣成形技术的根本目标就是恢复二尖瓣正常的对合面积（图2-2-7）。

正常合理的二尖瓣对合面积，足够的前后叶瓣缘接触高度可使左室血流充盈后，前后叶瓣缘受到的压力方向是促进前后叶瓣缘对合，同时还能很好地分散左室收缩对二尖瓣瓣叶向左房方向的压力；如果对合面积减小，则在左室充盈后收缩时二尖瓣前后叶缘将会承受较大的朝向左房方向的压强，可能导致二尖瓣瓣叶向左房方向脱垂，使二尖瓣关闭不全进一步恶化。

二尖瓣对合面积的临床意义：①手术时二尖瓣前后叶术中虽然可能在左室充盈试验时表现为闭合是满意的，但如果前后叶瓣缘的对合高度不足，则可能预示患者远期关闭不全；②手术时患者左室可因二尖瓣关闭不全而扩张，术后出现左室缩小，可能导致乳头肌移位，继而出现自体组织腱索或人工腱索不匹配，而产生术后对合面积减小。所以手术中考虑前后叶瓣缘对合高度的"储

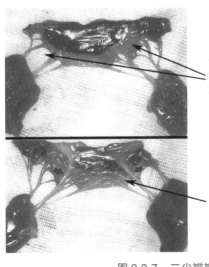

黑色代表二尖瓣闭合时不参加闭合的瓣叶部分

浅色的部分则构成了有效闭合面积

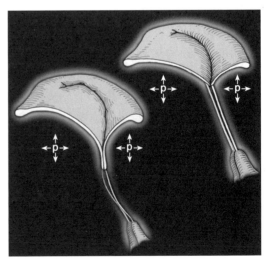

图 2-2-7 二尖瓣瓣环成形的终极目的——增加瓣膜对合面积

备"十分必要,考虑术后对合面积(高度)的变化因素,在 A2、P2 区域达到 8~10mm 高度是重要参考指标。

2. 二尖瓣前叶解剖特点与活动度的实质
二尖瓣前叶在解剖上分为透明带和粗糙带,透明带因其左室面无腱索附着而呈现半透明状得名,粗糙带是因左室面附着腱索而呈非透明表现;前后叶的粗糙带局部大小实际代表了两叶在闭合时的接触面积主体。因此,前叶的透明带是体现前叶瓣体活动度的主体,而活动度的实质是前叶透明带在二尖瓣闭合时表现为膨隆状态的程度,即有了前叶透明带的良好膨隆才会保证粗糙带向后叶的对拢,才会维持较合理的二尖瓣对合面积,并使瓣叶及腱索可以较好地分散左心室收缩期压力。这提示:①风湿性瓣膜病在剔除瓣体增厚纤维组织的过程中,只需要达到透明带范围而绝不必剔除到瓣缘水平;②二级腱索的切除只有在有利于透明带的膨隆状改善为目的时才有意义;③如果选择过小的人工瓣环会使前叶透明带聚缩而不能在心室收缩期充分舒展膨隆,继而降低有效对合面积,并易产生"SAM"综合征。

3. 二尖瓣成形术手术指征的"超前"理念
(1)二尖瓣关闭不全患者的临床症状不是选择手术时机的指标。

其临床症状往往与心脏损害程度不相平行,也就是说此类患者可以表现为虽然没有或仅有轻度临床症状,但已有较严重的心内病变,一旦出现症状,病情将急转直下。实践也表明在无症状期患者手术的围手术期风险和长期疗效均明显好于有症状期患者。

(2)对于无症状二尖瓣关闭不全患者,左心室长轴切面左室舒张末期径线 >60mm 或收缩末期径线 >45mm;左室射血分数 <60%;或出现心脏期前收缩、房扑等心律失常表现,上述指标任何一项的存在均说明手术指征的存在。

(3)从成形手术操作难易的角度讲,早期瓣体病理改变更容易获得手术成形的成功,而晚期瓣体病理改变更恶化,使得成形操作更复杂,成形成功概率也随即下降,尤其是对于前叶或混合性瓣叶病变的患者。

(4)正确认识二尖瓣成形手术的再次手术问题。患者对于成形术后再次手术的顾虑是源于

机械瓣置换的"永久性"概念,这是一种错误的理念。成形术是带来患者最长期的预期生存最好的方法。人工机械瓣置换在医学统计概念上讲的是 10 年或 20 年的生存率(通常 20 年生存率低于50%)与成形术的 20 年再手术率(通常 <20%)是完全不同的概念;另外,二尖瓣成形术的再手术率已有文献表明并不比人工瓣膜置换术发生率高,而且成形术患者因为左室内二尖瓣瓣叶和瓣下结构完整性的特点在再次手术时围手术期风险明显低于再次人工瓣膜置换者群体。

(5)所谓二尖瓣成形术手术时机的"超前"理念主要是指强调患者的无症状期手术的理念,2009 年 *Lancet* 上发表文章强调早期判断和评估二尖瓣反流的重要性,甚至指出在资深医疗中心当成形手术成功概率高于 90% 时,可以适当扩大无症状患者手术指征。

4. 重视风湿性二尖瓣病变的成形手术　风湿性瓣膜病以二尖瓣病变最为常见,是我国乃至亚洲心脏瓣膜病变的主要病种。多年来风湿性二尖瓣病变在我国的手术治疗方式主要是人工瓣膜置换,成形手术需要对瓣环、瓣体、瓣下结构多部位病变同时矫正,的确对手术者的手术技巧和临床经验提出了更高的要求。另外,由于普遍认为风湿性瓣膜病成形手术的中远期疗效有限,受风湿性病变的持续存在和手术复杂性影响而致 10 年内再手术率较高,使得多数医生对于风湿性二尖瓣病变的成形术在观念和技术上存在畏惧抵触。尽管 20 世纪 80 年代后期国内曾经尝试对风湿性二尖瓣病变进行成形手术的实践,但由于技术上缺乏对指征标准及技巧规则特点的理解,最终没有在临床上显现出优势,反而更加剧了对于风湿性二尖瓣病变不适宜追求成形手术的错误情绪(表 2-2-2)。

表 2-2-2　不同二尖瓣疾病成功进行二尖瓣
成形手术的概率

退行性变	80%
缺血性	70%
先天性	60%
风湿性	50%
感染性	25%

风湿性二尖瓣病变实施成形手术的机会客观地讲要明显低于二尖瓣退行性病变群体，但有文献表示仍可以达到50%；仅以我国具体情况考虑包括医疗保障体系有限、患者就医时机偏晚和相关健康及医学专业知识普及与交流不足等因素，保守估计，国人风湿性二尖瓣病变至少30%可以通过成形技术达到很好的近远期治疗效果。

风湿性二尖瓣病变手术成形的要点应该注意如下原则：

（1）瓣膜可成形的解剖病理基础：什么样的风湿性二尖瓣膜病具备可成形条件且可能保持较好的远期疗效呢？这是每一位主刀医生必须较好掌握的重要理念，风湿性二尖瓣病变的特点是同时存在二尖瓣瓣体、瓣环、瓣下腱索和乳头肌的全方位病理改变，相对重要性排序应该是：①前叶的面积；②前叶的活动度；③腱索短缩与融合；④瓣环的钙化；⑤乳头肌融合。应该说二尖瓣前叶的面积和活动度是能否施行成形手术的第一要素，判断前叶活动度好坏通常可通过术前听诊二尖瓣区舒张期是否存在"开瓣音"作为重要的标志，超声心动图检查是最为直观和可靠的；前叶面积的大小与前叶活动度程度直接相关，也是形成有效足够对合面积的重要基础，通常合理的前叶面积可在手术中心脏停搏下利用神经钩展开前叶瓣体后应用人工瓣环的测环器测量，以成人不低于26~28#为基本标准。如瓣体面积小于此标准则说明须采用自体心包补片扩大瓣体技术。换言之，如果在还没有较好掌握瓣体补片扩大技术的条件下，放弃此次成形是明智选择。

（2）风湿性二尖瓣狭窄的交界切开技术运用：通常二尖瓣狭窄病变的交界切开技术是风湿性病变瓣体成形技巧中最常运用的基础操作，正确的运用是扩大瓣口面积和改善前后叶活动度的重要环节，是成形手术得以完成的前提。交界切开技术的运用应该注意：使用11#小尖刀切开交界，不要从融合交界的瓣口部位开始，而可以从融合交界的近瓣环1~2mm处起始，目的是先行近瓣环处融合交界切开，局部瓣下通常没有腱索而不会因交界切开伤及瓣下结构，再通过局部切开的交界可以探查交界区域瓣下腱索的位置与分布，进一步向瓣口方向切开交界时既完成切开融合交界，又可完成前后叶腱索的合理保留与"分配"。

因此，在运用交界切开技术时要同时兼顾充分切开交界开放瓣口面积与保留瓣下腱索防止继发性瓣体脱垂交界反流。

（3）前叶活动度的改善与瓣下结构的处理：前叶活动度改善的根本意义是前叶膨隆状态的保持，而膨隆状态的解剖基础是前叶瓣体的透明带部分，即风湿性纤维增生通过瓣体纤维膜性剔除超出范围超过透明带将无助于膨隆状态的改善，反而增加了腱索损伤和破坏对合接触面积的风险，是画蛇添足之举。具体临床操作剔除纤维增生时，以小圆刀轻划瓣体近前环1/3处产生膜样纤维层体起始，配合小"花生米"纯性分离"撕"向瓣缘方向并止于透明带与粗糙带移行部位，以精细剪刀剪除或剔除膜样纤维组织便可以完成前叶活动度改善。

风湿性二尖瓣瓣下腱索的融合并非是成形手术不能实施的主要因素，因为一级腱索的短缩通常不减小二尖瓣前后瓣缘对合面积（瓣环扩大，腱索延长，瓣体挛缩是对合面积减小的主要因素），并且可以通过人工瓣环应用得以保持，所以执意分离松解一级腱索无助于改善瓣体活动。只有在前后叶的一级腱索相互融合粘连时予以松解，保持前后瓣叶一级腱索的独立和完整才是有益的操作。另外如果一级腱索严重短缩，并同时存在附着局部瓣缘形成团块状卷曲影响有效对合面积接触时，可以予以剪除并代以人工腱索替换。二级腱索的短缩通常会影响瓣体的膨隆状态，应以神经钩牵动瓣体，确定存在影响瓣体膨隆状态的二级腱索方可剪除切断。

关于乳头肌融合的问题，主要应该强调对前后乳头肌组间的整体分离，目的是保证前后叶活动时各自乳头肌相对独立支撑，达到改善舒张期瓣体开放幅度为最佳原则。不强调或应该减少对个体乳头肌劈开的操作，一则个体乳头肌劈开并不能明显增加腱索的活动度与柔韧性以及瓣体的活动度，二则个体乳头肌劈开操作有可能损害乳头肌血供继而影响乳头肌功能，甚至产生远期的乳头肌断裂（尤其是在术者没有把握好劈开的深度或有其他误操作时）。

（4）人工瓣环的合理选择理念：风湿性二尖瓣成形手术应该强调人工环应用的重要性。认为风湿性二尖瓣病变通常没有瓣环的扩大，成形手术时不必强调人工瓣环塑形技术的概念是错误的。有文献表明风湿性二尖瓣病变其瓣环扩大的存在高于90%而并不逊于退行性病变患者群体。另外,风湿性二尖瓣病变常常表现为瓣环的非对称性病理改变,所以应用人工环重塑瓣环的正常生理状态,对于维持手术的远期疗效是重要的手术步骤。在选择人工环时要注意的是应尽量选择全环、硬质环,在成人通常的型号为28~30#为佳(小于退行性病变30~34#的常用型号),这与风湿性二尖瓣病变成形时更强调修复病理性不对称瓣环和维持前后叶中点的合理距离(A-P距离)以保证有效对合面积相关。

二、二尖瓣狭窄

成人二尖瓣狭窄几乎全部是风湿性的。急性风湿热的发生率在发达国家和地区日益降低,但在我国,尚有大量的患者群体亟待治疗。然而,这一至今仍严重威胁我国广大人民健康和生命的重要疾病,近年来却未引起我国心血管基础和临床研究的足够关注。事实上,这一重要疾病从病因到发病机制,预防和治疗,都还难以琢磨,需要进行深入探讨和系统研究。

(一)风湿热病因和发病机制

对风湿性心脏病(简称风心病)的表述可以上溯到中世纪,但迄今,由于没有成功复制出动物模型,该疾病的确切病因和发病机制仍未十分清楚。风心病是一个漫长而几乎可以确定系继发于链球菌感染的自身免疫性病理过程。

早期免疫学和流行病学研究结果揭示了A族β溶血性链球菌可能是诱发风湿热及后续风湿性心脏瓣膜病变的元凶。大多数风湿热的患者血清中抗链球菌抗体滴度明显升高。人群中风湿热暴发也往往继发于链球菌感染流行之后,有效治疗链球菌感染的咽炎可以显著降低之后风湿热的发病,合理的预防性使用抗生素可以预防急性风湿热之后的反复发作。然而,尽管在风湿热患者中常常检测到抗链球菌抗体,相比之下,却很少能从患者的咽部分离得到A族链球菌。

A族链球菌为球形或卵圆形革兰氏染色阳性菌,可寄居在口腔内。链球菌的最外层主要是由透明质酸酶构成的荚膜。作为被膜的细胞壁外层由蛋白抗原组成,链球菌壁的特异性抗原分为M、T、R、S四种不同性质的蛋白质抗原,其中M蛋白分子结构与人体的原肌凝蛋白有明显的同源性。胞壁中层由碳水化合物组成,并与构成内层的肽糖(黏肽)紧密地连接在一起。其中N-乙酰氨基葡萄糖与人体心瓣膜糖蛋白有相似或共同的抗原决定簇。这一交叉反应在风湿性心脏病的发病机制中可能十分重要。链球菌的胞膜位于胞壁内侧,由十分复杂的具有抗原性的脂蛋白组成。A族链球菌还产生毒素和酶,除红疹毒素外,其他产物均可能具一定的抗原性。

目前较为公认的风湿热发病机制是分子拟态学说(molecular mimicry theory),指由于病原体的分子结构与宿主某些组织的分子结构相同或基本类同而形成交叉抗原,从而导致交叉免疫反应。

1964年,Kaplan等利用免疫荧光方法发现心脏组织与A族链球菌有交叉抗原性。链球菌细胞壁表面的M蛋白与心肌有交叉抗原性,A族链球菌感染后产生的抗体既可作用于细菌,也可作用于心肌和瓣膜,使之损伤;A族链球菌胞壁中的黏多糖成分N-乙酰葡萄糖胺,与心瓣膜组织发生抗体交叉反应。风心病以及残余瓣膜病变患者此种抗体持续存在,经瓣膜切除术后抗体即可下降,提示抗体的长期存在可能是对瓣膜组织产生的交叉反应所致。有严重心脏瓣膜病的患者发生这种抗体交叉反应的强度较大。在风心病患者中,机体对A族链球菌的抗原成分产生的抗体与心肌和心瓣膜的内源性抗原相互作用发生交叉反应,产生抗原-抗体复合物,又激活淋巴细胞,释放致炎细胞因子,可能是引起持续心肌和瓣膜炎症及损伤的原因。

一些研究表明,风心病受累的瓣膜组织有大量T细胞浸润,分离出的T细胞是针对链球菌M5蛋白序列产生的,它可以与心肌球蛋白发生交叉反应。风心病患者心脏病变位点已发现大量CD4$^+$T细胞。这些活化的T细胞可以识别链球菌M蛋白肽,主要包括N-末端氨基酸残基1~25、81~103和163~177。A族链球菌M蛋白也可激活细胞毒性T细胞,后者可能攻击心肌和心脏瓣膜细胞成分,直接导致风湿热患者的心脏损害。

迄今为止,风湿热的确切机制尚不清楚,A族链球菌有上百种不同菌株,且变异极大,一些菌株更有可能诱致风湿热发生。宿主的遗传背景,特别是一些具有一定 HLA 表型的人群可能有更高的易感性,但尚无一致的结论。风湿性心脏瓣膜和心肌的持续损害机制尚有争议,一些研究者认为是反复和持续的风湿性炎症损害,也有的作者认为是继发于瓣膜病变的慢性组织反应。甚至有研究者认为,一些病毒慢性感染可能是风湿热发病和持续的真正元凶。

先天性二尖瓣狭窄多数在婴儿期或儿童期就被诊断,很少一直到成人才表现出来。极为罕见者,二尖瓣狭窄可继发于恶性类癌病、系统性红斑狼疮等全身炎性疾病。在老龄患者,偶尔可见到由于二尖瓣环极重度钙化导致功能性二尖瓣狭窄。

(二)变化多端的病理生理演变和临床进程

1. 风湿性二尖瓣狭窄病理 风湿性二尖瓣损害的典型病理特征是瓣叶增厚、交界粘连融合、腱索和乳头肌短缩融合。在急性期,表现为瓣叶水肿、炎细胞浸润和纤维素沉着。随后逐步发生瘢痕化过程,瓣叶组织发生纤维化,并有新生血管生成。乳头肌内可能发现 Ashoff 小体。正常二尖瓣口面积为 $4\sim5cm^2$。当瓣口面积减至 $1.5\sim2.0cm^2$ 时为轻度狭窄,瓣口面积在 $1.0\sim1.5cm^2$ 时为中度狭窄,瓣口面积在 $1.0cm^2$ 以下时为重度狭窄。

2. 风湿性二尖瓣狭窄病理生理 二尖瓣狭窄的病理生理进程取决于二尖瓣口的面积和血流阻力,主要病理生理改变为左心室充盈障碍、左心房压力升高、心排血量减少和继发逆行性肺血管阻力增高。由于二尖瓣口狭窄,左心房排血受阻,多数患者左房压升至 $15\sim20mmHg$。若左房压升至 $30mmHg$ 以上,可发生急性肺水肿。病程长的病例由于肺泡和毛细血管之间组织增厚,从肺毛细血管渗透到组织间隙的液体被淋巴管吸收,不易进入肺泡内形成肺水肿。

长期左心房高压,一方面导致左心房扩大,进而导致左心房结构、代谢和电生理重构,到后期多数患者可并发心房纤颤,继而可发生左房内血栓形成,并发血栓脱落可导致严重的体循环栓塞并发症。另一方面,左房压升高可导致肺静脉和肺毛细血管压力升高,可引起肺小动脉反应性痉挛,继而血管内膜增生,肺动脉阻力增加,肺动脉压随之升高。重度二尖瓣狭窄的病例,肺动脉收缩压可高达 $80\sim90mmHg$ 甚至更高。随之,右心室排血阻力显著增加,可导致右心衰竭,继发

三尖瓣关闭不全,导致肝大、下肢水肿及颈静脉怒张等体循环淤滞征象。最终导致患者发生全心衰竭,多脏器功能不全,甚至严重的心源性恶病质状态。

3. 临床表现

症状:青壮年有风湿热病史,心功能代偿期可无症状,失代偿后出现活动后气短、心悸、阵发性呼吸困难,严重时端坐呼吸、咯血等,晚期出现右心衰竭。

体征:患者可呈现面颊部潮红的二尖瓣面容,口唇、甲床可有轻度周围性发绀。若有心房纤颤则心律绝对不齐、第一心音强弱不等、脉搏短绌。右心衰竭者出现颈静脉怒张、肝大,甚至发生腹水和下肢水肿等征象。心尖区可扪到舒张期细震颤,右心室肥大的患者可有心前区抬举样搏动。二尖瓣狭窄患者心脏听诊心尖区可闻及舒张期隆隆样杂音,第 1 心音亢进。隔膜型狭窄且尚维持窦性心律的患者,胸骨左缘第 3、4 肋间隙可听到开放性拍击音,可能是由于血液流经瓣缘活动受限的二尖瓣口时,二尖瓣前瓣叶受到左心房收缩压力的作用,骤然突向心室面所产生的尖锐短促的声音。肺动脉瓣区第 2 心音亢进和分裂。严重二尖瓣狭窄者,瓣叶硬化或钙化固定,以及合并心房纤颤时,则心尖区舒张期杂音明显减轻。二尖瓣狭窄可导致右心负担加重,肺动脉压升高,引起功能性三尖瓣关闭不全,在胸骨左缘第 3、4 肋间隙可听到收缩期杂音。并发肺动脉瓣关闭不全时,胸骨左缘可听到舒张期杂音。

4. 诊断和鉴别诊断

超声心动图:超声心动图和彩色多普勒检查是确诊二尖瓣狭窄的首选手段,典型的超声心动图变化包括二尖瓣前后瓣叶呈同向运动和城墙样改变。超声心动图检查可以全面明确患者的瓣膜病变的情况,评估心室功能状况,动态追踪病情的演变和进行鉴别诊断。结合彩色多普勒检查,可以评估二尖瓣瓣口面积、血流速度和跨瓣压差,以及各瓣膜启闭状况。并且通过测定三尖瓣和肺动脉瓣血流速度、反流情况,可以估测肺动脉高压的程度。三维心脏超声可以更加全面显示瓣膜的状况,对于手术治疗时机和方式选择,具有重要价值。

心电图:轻度二尖瓣狭窄时心电图可正常。左房肥大时可出现二尖瓣 P 波,即 P 波幅度增大

和有切迹。有肺动脉高压者呈现电轴右偏及右心室肥厚。

胸部 X 线：早期出现左房增大，在侧位片食管钡剂造影时，可见扩大的左房在食管中下 1/3 处向后产生的压迹。后前位片在心影右缘可见左、右心房重叠的双心房影，主动脉结偏小，肺动脉段突出。肺淤血的病例在肺野下部可见纤细的水平纹理，称为 Kerlery 线，可能是由于肺循环高压肺淋巴回流受阻所致。一些患者肺组织内含铁血黄素沉着，肺野内可见致密的粟粒样阴影。

心导管检查和冠状动脉造影：二尖瓣狭窄患者通常不需常规行心导管检查，但右心导管检查可以测定肺动脉压及间接反映左房压的肺毛细血管嵌入压，可计算心排血量、体循环和肺循环血管阻力，对于治疗也有重要指导意义。对于 40 岁以上，以及具有冠状动脉硬化危险因素的患者，应在术前进行冠状动脉 CT 血管造影或选择性冠状动脉造影检查，明确有无冠状动脉病变。

MRI：对于判断心脏功能状况，特别是右心室功能，具有一定意义。

鉴别诊断：临床表现与二尖瓣狭窄症状相似的疾病有左心房黏液瘤，患者心尖区可闻及舒张期杂音，杂音常间歇性出现，随体位改变，可闻及肿瘤扑落音。其他如重度贫血、甲亢、扩张型心肌病、左向右分流的先心病等，由于舒张期二尖瓣口血流量增大，于心尖区产生舒张期杂音，其杂音性质较柔和，历时较短，无舒张期震颤。心脏超声检查可以明确诊断。

（三）亟待完善的中国风湿性心脏瓣膜病外科治疗循证依据和临床治疗指南

风湿性心脏瓣膜病仍严重威胁着我国广大人民的健康。但非常遗憾，迄今我国的风湿性心脏瓣膜病治疗一直沿用或仿照西方的指南和规范。在西方发达国家，风湿热已很少发生，制定的规范和指南一直沿用几十年前的经验性原则，是很少几个几乎没有循证医学证据的指南。更为重要的是，越来越多的证据表明，我国与西方国家的人群有着显著的遗传体质、生活习俗等差异，西方的指南不适合也不应该用于指导我国患者的诊疗。我们应该加强风湿性心脏瓣膜病的系统研究，尤其重视基于我国人群的临床防治规范的循证研究。

1. **二尖瓣狭窄的内科治疗原则** 风心病二尖瓣狭窄无症状期的治疗原则主要是预防风湿热复发；维持和增强心脏的代偿功能，预防和治疗并发症；积极动态随诊患者的病情进程，适时实施外科治疗。

（1）加强风湿热复发的预防：一级预防是针对链球菌性咽炎或扁桃体炎的早期治疗，二级预防是针对近期患过风湿热或已确诊风湿性心脏病的患者。患风湿性心脏炎的患儿，如发生再次链球菌感染，则风湿热复发的危险性很大，所以不管有无明显症状均应进行青霉素治疗。预防风湿热复发是否成功取决于持续的预防措施，而不是单纯靠对急性链球菌感染发病时的治疗。

（2）维持和增强心脏代偿功能，积极防治并发症。

（3）随诊患者病情进展，适时进行外科治疗。越来越多的证据表明，风湿性二尖瓣狭窄应该更为积极进行手术治疗，以避免发生不可逆的合并症（如肺动脉高压、三尖瓣关闭不全、心源性恶病质等），严重影响患者的近远期疗效。应预防患者疾病进程中发生严重并发症（如体循环栓塞、感染性心内膜炎等）而导致患者病残甚至死亡。

2. **风湿性二尖瓣狭窄的外科治疗** 风湿性二尖瓣狭窄是心血管外科最早尝试治疗的疾病之一，1923 年 Elliot Cutler 在 Peter Bent Brigham 医院开展了第 1 例二尖瓣切开术，开创二尖瓣手术的先河。1925 年英国外科医生 Suttar 施行二尖瓣手指分离。20 世纪 40 年代，Charles Bailey 受幼年父亲因风湿性二尖瓣狭窄早逝的影响，立志学医并顽强攻关，并成功完成用手指进行二尖瓣交界分离术，使该手术得到认可和推广，从而开创了心脏外科的新领域，并为推动早期心血管外科发展，做出重要贡献。

20 世纪五六十年代，Albert Starr 和 Lowell Edwards 共同研制了 Starr-Edwards 笼球人工心脏瓣膜，并成功应用于临床，开创并推动了瓣膜外科进入新的时代，但血栓栓塞率高，笼球人工瓣膜中的硅胶球耐久性也较差。70 年代，Viking Bjork 和 Ea rl Shiley 共同研制出 Bjork-Shiley 侧倾碟瓣有更好的血流动力学和较低的血栓栓塞率，取代了 Starr-Edwards 笼球人工心脏瓣膜。80 年代后，第三代机械人工瓣膜 St-Jude Mwdical 等双叶瓣成为主导,该类瓣膜在血流动力学方面的提高包括血流通畅,瓣膜开放更为完全和血栓形成减少。但机械瓣始终难以克服的固有缺陷是生物相容性差、血栓栓塞率较高、术后需要终生抗凝以及抗凝相关的并发症。

20世纪60年代后,Hancock和Carpentier研制的由戊二醛固定的猪主动脉瓣成为最早应用于临床的生物瓣,生物瓣膜植入可避免终生使用华法林抗凝,因而对瓣膜外科具有革命性意义。第一、二代的生物瓣来源于猪主动脉瓣,10年内有15%~20%的瓣膜出现衰坏,对于年轻的患者,生物瓣的毁损可能更为迅速。第三代生物瓣除了猪瓣膜外,还包括生物力学改造的牛心包瓣。为了提高瓣膜的使用寿命和改善血流动力学,第三代生物瓣采用包括有低压或无压固定,不含无机物的组织处理和低且有弹性的瓣膜架等新技术,使第三代生物瓣具有更为优良的生物力学特点和更好的中期效果。但生物瓣耐久性仍亟待进一步提高。瓣膜外科发展迄今已近百年,尚无最为理想的人工瓣膜。

(1)二尖瓣狭窄的临床进程和手术适应证:风湿性二尖瓣狭窄临床进程非常隐匿,一般认为,风湿热的发病年龄多数在5~15岁,在35岁之前可能反复发作,导致心肌和瓣膜隐匿进展,40岁以后较少急性发作,30~45岁逐渐表现出二尖瓣狭窄临床症状,并渐趋严重。但临床上,有典型风湿热发作病史的患者不到20%,一些患者可以在十几岁甚至更早就发生严重临床症状,也有的患者可能直到60岁以后也无明显症状。

风湿性二尖瓣狭窄的自然病程是非常不乐观的,在不接受外科治疗的患者,一旦出现心力衰竭症状,NYHA Ⅲ级者5年的生存率在60%左右,而NYHA Ⅳ级的患者5年生存率仅15%。已有的较少的证据和经验,积极手术治疗可以显著改善患者的预后,患者一旦发生合并症(如心房纤颤、栓塞、严重肺动脉高压等),即使手术,其生活质量和远期生存也会受到明显影响。目前多数学者认为,中度以上二尖瓣狭窄(瓣膜开口面积≤1.5cm²),即使无明显临床症状,也应该及时进行外科干预。但这一观点缺乏循证依据。

(2)经皮球囊二尖瓣扩张术:对于中度以上二尖瓣狭窄,二尖瓣跨瓣压差大于10mmHg以上,合并明显左心房压升高和/或肺动脉压升高

的患者,经皮球囊二尖瓣扩张术(percutaneous balloon mitral valvuloplasty,PBMV)能显著缓解二尖瓣狭窄症状,改善血流动力学状态,提高患者的运动耐量。适宜的病理类型是隔膜型,瓣膜病变过于严重,合并左心房血栓和二尖瓣关闭不全、三尖瓣重度反流者,效果不理想。

(3)闭式二尖瓣分离术:开胸切口经左心耳或左心室心尖闭式二尖瓣分离术在二尖瓣狭窄治疗历史中发挥过重要作用,其适应证、禁忌证、疗效与PBMV大致相同,尽管有个别作者提倡保留这一术式,但PBMV创伤小、恢复快,更易为患者接受。近年来,闭式二尖瓣分离术已逐渐被摒弃。

(4)二尖瓣直视成形手术:多年来,对于风湿性二尖瓣狭窄进行体外循环下直视成形手术一直有争议,但越来越多的研究表明,如果患者选择合适,成形手术是可行的,手术风险相对较低,患者生活质量较瓣膜替换要好。该手术与人造瓣膜置换术比较,保留了腱索和乳头肌,术后心功能保存得更多,且无需终生抗凝。存在的主要问题是成形术属于姑息性,可能面临再次手术问题。

手术的主要目的是修复瓣叶病变,切开粘连的交界,剔除瓣叶上的钙化灶,修复瓣下结构,切开粘连融合的腱索,缝合断裂的腱索和乳头肌,纠正前叶或后叶的脱垂。采用交界折叠或植入人工环,纠正二尖瓣关闭不全。左心房过大者,可进行左心房成形,以减少左心房容积。

(5)二尖瓣置换术:二尖瓣替换手术是一个非常规范的心脏外科基本术式,尽管有不少的改进,但规范的操作是在全静脉复合麻醉下进行,经胸前正中切口,主动脉插管,使用两个直角管分别插入上腔静脉和下腔静脉建立体外循环,心脏停搏液灌注心肌保护下进行。

二尖瓣显露可经房间沟左心房切口,如果左心房较小,可以将切口适当向左心房顶延长。也可经右心房-房间隔切口,在需要同时矫治三尖瓣关闭不全时尤为合理,曾有一些研究认为,这种切口与术后的交界性及非窦性心律失常的高发生率有关,但并没有确实的证据。

风湿性二尖瓣狭窄瓣膜明显增厚,剪除病变瓣膜和进行缝合时,务必注意不损害相邻的组织结构和心肌,包括房室沟内的冠状动脉、左心耳、主动脉瓣与二尖瓣前瓣基底相延续的部分,以及

房室结和传导束。

实验和临床证据表明，保留乳头肌、腱索的完整性对保持左心室圆锥形状和维持正常的心排出量很重要，且能有效防止房室沟处左心室心肌损伤和左心室后壁破裂。虽然有研究认为对于伴有腱索和乳头肌粘连、纤维化的二尖瓣狭窄的患者，保留这些结构对术后左心室功能影响无明显意义，甚至有作者认为，保留瓣下结构可能影响人工瓣膜植入。但我们和多数中心一样，主张尽可能保留后瓣叶瓣下腱索和乳头肌的连续性，即使在瓣叶严重钙化的病例，也尽量只剪除游离缘严重钙化的瓣膜部分，保留附壁的次级腱索和乳头肌。

间断带垫片褥式外翻缝合（从自体瓣环心房到心室面，再到人工瓣缝合环）仍被认为是经典的坚固缝合技术，适用于各类瓣膜的植入。一些作者更偏好连续缝合，或者在使用生物瓣时采用从心室至心房面进行无外翻缝合。无论何种方式，一定要确保稳妥可靠，避免撕裂组织发生瓣周漏，避免缝线、垫片或线结影响人工瓣叶的启闭活动。

（6）微创二尖瓣置换术：20世纪90年代以来，随着微创技术，尤其是胸腔镜技术的发展，二尖瓣置换手术趋于微创化。二尖瓣微创手术通常采用5~7cm的胸前正中皮肤切口。切口的上缘距离胸骨角下2cm，延伸到胸骨剑突上2cm。用摆动锯从剑突开始向上至胸骨柄，然后于第2肋间水平转向右侧。纵行切开心包，右侧心包缝合悬吊于胸骨边缘。此时左、右心房和升主动脉近段及心底结构显露好。另有一些医生一直沿用切除第3、4肋软骨的右侧胸骨旁切口。

体外循环的建立根据升主动脉和上腔静脉显露的情况，主动脉灌注管可直接插入升主动脉，也可以经股动脉插管。上下腔静脉引流管可分别经颈内静脉和股静脉经皮插入导管。因为胸骨切口处没有插管，手术视野更加清晰，常规辅以真空负压吸引利于静脉引流。通过主动脉根顺行注入血停跳液。经房间沟切口显露二尖瓣瓣膜，或者通过右心房-房间隔切口显露二尖瓣。使用标准方法置换瓣膜。

与常规手术相比，应用微创切口损伤小、感染（包括纵隔炎症）发生率低、切口和手术野的出血少。另外微创手术切口美观，术后疼痛较轻，恢复快。

（7）同期手术

1）三尖瓣成形手术：二尖瓣狭窄患者多数合并一定程度的功能性三尖瓣关闭不全，发生的确切机制尚不清楚，可能与肺动脉高压、右心室扩大、心房纤颤和三尖瓣风湿病变等因素有关。尽管一些作者仍沿用Kay's交界成形，或改良De Vega手术，但越来越多的报道表明加用改进的三尖瓣成形环远期效果更好。对于右心室严重扩大，三尖瓣叶明显病变，以及复发性三尖瓣病变，可能积极使用生物瓣行三尖瓣替换是不得已的明智选择。

2）改良迷宫手术和左心耳缝闭术：风湿性二尖瓣狭窄的患者多数合并慢性心房纤颤，尤其在国内，患者多数比较年轻，进行二尖瓣直视成形或替换人工瓣膜时，同期进行改良迷宫手术以消除房颤，对于改善患者术后的心功能和生活质量有重要意义。一些作者主张，即使不做迷宫手术，至少应该缝闭左心耳开口，对于预防血栓形成和继发栓塞并发症有积极意义。

3）冠状动脉旁路移植术：有研究表明，40岁以上的瓣膜病患者中合并冠状动脉病变者可能高达18%~26%的，应该予以高度重视，主张在术前常规进行选择性冠状动脉造影。手术时，应在瓣膜替换前先进行冠脉旁路手术操作，以避免二尖瓣植入后抬高心尖导致左心室后壁损伤，同时也有利于术中完善的心肌保护。

总之，继发于风湿热慢性心脏瓣膜病仍然是我们应该继续加以重视和关注的重要疾病，其发生机制、疾病进展和临床进程尚不明确。在临床上，风湿性二尖瓣狭窄外科治疗也是少数缺乏明确的循证依据和严格规范指南的重要疾病之一，适宜的手术时机、合理的治疗方案和手术的技术、以至术后治疗仍存在诸多争议，亟待进行深入系统研究。

（肖颖彬）

参 考 文 献

1. Bonow RO, Mann DL, Zipes DP, et al. Braunwald's Heart Disease. Elsevier Saunders, 2012.

2. Chandrashekhar Y, Westaby S, Narula J. Mitral stenosis. Lancet, 2009, 374 (9697): 1271-1283.

3. Carrilho-Ferreira P, Pedro MM, Varela MG, et al. Severe mitral stonosis: a 21st century medusa. Arch Intern Med,

2011, 171 (16): 1498-1499.

4. Marijon E, Mirabel M, Celermajer DS, et al. Rheumatic heart disease. Lancet, 2012, 379 (9819): 953-964.

5. Jain S, Mankad SV. Echocardiographic assessment of mitral stenosis: Echocardiographic features of rheumatic mitral stenosis. Cardiology Clinics, 2013, 31 (2): 1770193.

6. Vahanian A, Alfieri O, Andreotti F, et al. Guidelines on the management of valvular heart disease (version 2012). Eur Heart J, 2012, 33 (19): 2451-2496.

7. Wang Z, Zhou L, Gu H, et al. Mitral valve repair versus replacement in patients with rheumatic heart disease. J Heart Valve Disease, 2013, 22 (3): 333-339.

8. Bakir I, Onan B, Onan IS, et al. Is rheumatic mitral valve repair still a feasible alternative: indications, technique, and results. Tex Heart Inst J, 2013, 40 (2): 163-169.

9. Atalar E, Yorgun H, Canpolat U, et al. Prevalence of coronary artery disease before valvular surgery in patients with rheumatic valvular disease. Coronary Artery Dis, 2012, 23 (8): 533-537.

10. Sternik L, Luria D, Glikson M, et al. Efficacy of surgical ablation of atrial fibrillation in patients with rheumatic heart disease. Ann Thorac Surg, 2010, 89 (5): 1437-1442.

第三节 主动脉瓣疾病

主动脉瓣疾病是心脏外科中基础性的一大类常见疾病,同时也非常复杂、争议颇多、发展非常迅速。主动脉瓣及其半月形瓣叶在公元前4世纪由Philiston最早描述,到1513年伟大的达·芬奇绘制了主动脉瓣结构图,并叙述了其启闭活动。手术治疗始于20世纪初叶,50年代初Bailey经狭窄的主动脉瓣插入机械扩张器分开粘连的主动脉瓣交界。1952年Hufnagel和Harvey首次为主动脉瓣关闭不全的患者在降主动脉内植入人工球笼瓣。1955年Swan在低温体外循环阻断血流下成功进行了第一例主动脉瓣切开术。1960年Harken和1963年Starr分别报道了用球笼瓣行主动脉瓣替换。1962年Ross进行了原位同种瓣膜移植。1967年Ross施行了自体肺动脉瓣移植到主动脉瓣位(Ross手术)治疗主动脉瓣狭窄。2002年法国的Alain Cribier完成了第一例主动脉瓣狭窄患者的经导管主动脉瓣置换手术,将主动脉瓣置换手术带入了介入治疗时代。

一、主动脉瓣解剖和病理

主动脉瓣位于左心室出口和升主动脉起始处,承受由左心室收缩期高压泵出的高速血流冲击,在舒张期关闭又要承受主动脉舒张压的作用。主动脉瓣不单是三个呈半月形纤薄的瓣叶,而是由包括主动脉瓣叶、主动脉瓣环或心室主动脉连接部、主动脉窦(Valsava窦)和窦管连接部构成的复杂的"主动脉根部"解剖功能单元(图2-2-8)。在这个单元中,还要特别注意左右冠状动脉开口和变异,在右冠瓣和无冠瓣交界下膜部间隔下有房室传导束穿行。

(一)主动脉瓣狭窄

主动脉瓣狭窄(aortic stenosis, AS)的病因主要为风湿性和老年钙化性主动脉瓣狭窄,二叶主动脉瓣尽管在瓣叶结构上存在异常,但初期并无功能异常,而是随着患者年龄的变化,逐渐发展成为主动脉瓣狭窄。

1. 主动脉瓣钙化性狭窄 多发生在65岁以上的老年人,早期为胶原纤维组织被破坏,瓣叶组

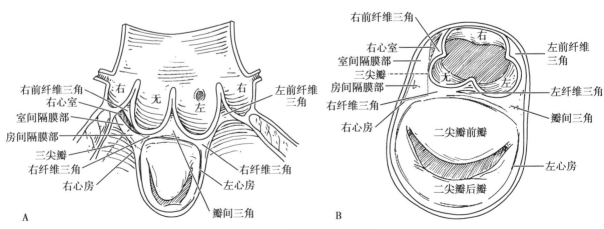

图2-2-8 主动脉根部解剖

织发生退行性病变,之后钙盐沉积,可以累及瓣叶和瓣环。初期在主动脉瓣交界处粘连融合,很少发生主动脉瓣反流。心脏瓣膜退行性变化过程的确切机制仍不清楚,糖尿病和高脂血症可以促进该病变的发生。

2. **风湿性主动脉瓣狭窄** 风湿热是年轻患者主动脉瓣狭窄常见的病因,其病理改变首先是三个瓣叶的炎性水肿、淋巴细胞浸润和新生血管形成,然后瓣叶发生纤维化增厚,伴有不同程度交界处融合,随着时间的推移,发生瓣叶进行性钙化。钙化在交界融合处更为严重,甚至可深入瓣环和心肌。风湿性主动脉瓣病变常常引起狭窄与反流同时存在。

3. **主动脉瓣二叶畸形性狭窄** 二叶主动脉瓣畸形占人群的 1%~2%,男性的发生率是女性的 3~4 倍。绝大多数二叶主动脉瓣逐步发展成为钙化性主动脉瓣狭窄,有少数合并主动脉瓣关闭不全。随着年龄的增长,一般在 30 岁以后二叶主动脉瓣上逐渐发生钙盐沉积,50 岁以后因钙化加重,发生明显的主动脉瓣狭窄。主动脉瓣二叶畸形主要分为 0 型、1 型和 2 型(图 2-2-9)。

4. **其他原因主动脉瓣狭窄** 主要有单叶主动脉瓣联窄,瓣口常位于单叶瓣的中央,呈鱼口状,可以有钙化;其次是四叶主动脉瓣畸形,往往因瓣叶钙化发生主动脉瓣狭窄或 / 和关闭不全。

(二)主动脉瓣关闭不全

主动脉瓣关闭不全(aortic regurgitation,AR)指心脏舒张期主动脉腔内的血液经病变的主动脉瓣反流进入左心室。主动脉瓣关闭不全主要是由主动脉瓣瓣叶病变所致,主动脉瓣瓣环扩大和 / 或主动脉窦管交界扩大引起的关闭不全也比较常见。主动脉瓣关闭不全的病因种类非常复杂,主动脉根部解剖功能单元的任一构成,包括主动脉瓣叶、主动脉瓣环、主动脉瓣交界、主动脉瓣瓣间三角、主动脉窦壁及窦管交界,结构改变或异常均可导致主动脉瓣关闭不全。主动脉瓣关闭不全按病程长短可分为急性和慢性,按照解剖分型可分为Ⅰ型、Ⅱ性和Ⅲ型(图 2-2-10)。其中Ⅰ型又分为Ⅰa型、Ⅰb型、Ⅰc型和Ⅰd型(图 2-2-11)。

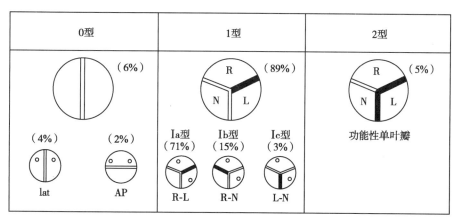

图 2-2-9 主动脉瓣二叶畸形的分型

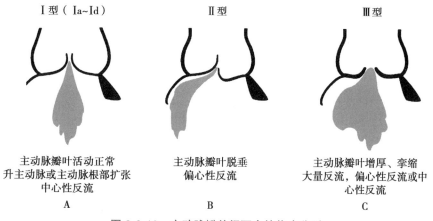

图 2-2-10 主动脉瓣关闭不全的临床分型

A I 分型	I 型 瓣叶活动正常，功能性主动脉瓣环扩张或瓣叶穿孔			
	Ia	Ib	Ic	Id
形态	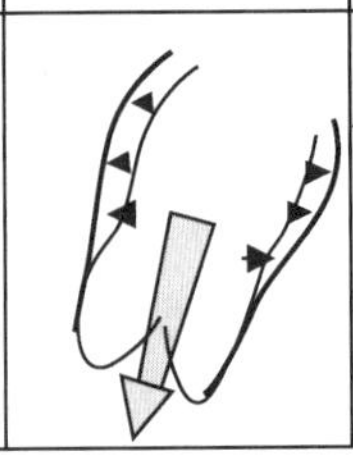	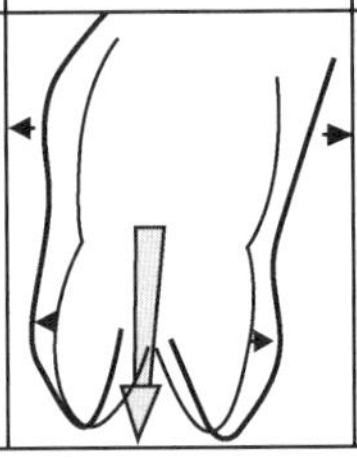	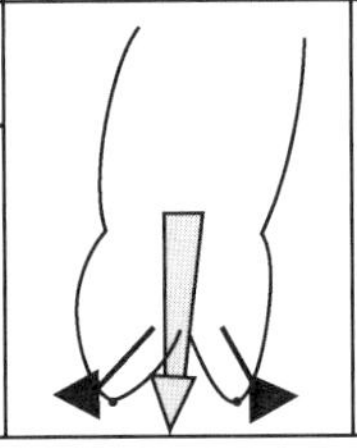	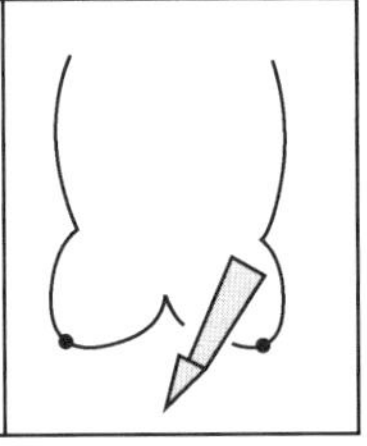

图 2-2-11 I 型主动脉瓣关闭不全的亚型

1. **风湿性心脏病** 是主动脉瓣关闭不全最常见的病因。在我国约占单纯主动脉瓣关闭不全的 50%，近年来有明显降低趋势。风湿性主动脉瓣关闭不全的病理解剖特征是瓣叶，尤其是瓣叶的游离缘纤维化增厚、卷缩，导致瓣叶对合不良，引起瓣膜关闭不全，同时可有交界的纤维化和部分粘连融合。主动脉瓣环也多有不同程度的纤维化、增厚，但一般无扩大。晚期风湿性主动脉瓣病变患者，其瓣叶、交界和瓣环常有程度不同的钙化，但其钙化程度远轻于老年性钙化性主动脉瓣狭窄。风湿性主动脉瓣病变往往有不同程度的主动脉瓣狭窄，同时可能合并有二尖瓣病变，表现为联合瓣膜病变。

2. **感染性心内膜炎** 瓣叶赘生物形成、瓣叶穿孔或撕裂，引起瓣膜关闭不全。严重病变者可累及瓣环和瓣周组织，出现瓣环脓肿或瓣周脓肿，甚至室间隔穿孔。治愈后的原发性主动脉瓣心内膜炎的后期，瓣叶常有纤维化增厚、卷缩、钙化，加重瓣膜反流，而受累的瓣环及瓣周组织则多以钙化为主。

3. **主动脉环扩张症**（aortic annulus ectasia）病理解剖特征是主动脉瓣叶基本正常，主动脉窦管交界和/或主动脉瓣环扩大，引起主动脉瓣对合不良或有较大的间隙，导致瓣膜关闭不全。常见的病因有马方综合征、特发性主动脉扩张或升主动脉瘤、高血压性主动脉扩张、退行性主动脉扩张、梅毒等。

4. **Stanford A 型急性主动脉夹层** 常导致1个或2个主动脉瓣叶交界区的内膜和中层的分离，使缺乏外膜支撑的主动脉瓣交界向腔内塌陷，引起主动脉瓣关闭不全。

5. **创伤性或医源性** 临床上比较少见。创伤所致的主动脉瓣关闭不全多见于严重的胸部挤压伤或撞击伤，胸内压骤然增高，动脉压骤增，引起瓣叶撕裂而致急性主动脉瓣关闭不全。医源性损伤主动脉瓣关闭不全主要为导管或导丝直接损伤主动脉瓣叶，多表现为瓣叶穿孔。

6. **黏液退行性病变** 病理改变的特征是瓣叶和瓣环及交界均有不同程度的黏液退行性病变，瓣环松弛，瓣叶脱垂引起关闭不全。

7. **其他病因** 白塞综合征、强直性脊柱炎、类风湿关节炎、巨细胞型主动脉炎、Ehlers-Danlos 综合征、Reiter 综合征等可以引起主动脉瓣交界区撕裂、窦管交界扩大、瓣叶纤维化挛缩等导致主动脉瓣关闭不全。

二、主动脉瓣病变的病理生理

（一）主动脉瓣狭窄

主动脉瓣狭窄的病因不同，但其病理改变是主动脉瓣口面积减小和跨瓣血流压差增加，导致左心室后负荷（或压力负荷）增加，随之出现一系列的病理生理改变。主动脉瓣狭窄的病理生理改变主要取决于左室流出道梗阻的程度。病变通常为慢性、进行性改变，其过程可以分为代偿期和失代偿期。

正常人主动脉瓣收缩期跨瓣压差小于 5mmHg，而狭窄的主动脉瓣可使收缩期跨瓣压差达 100mmHg 以上，跨瓣压差是随着瓣膜狭窄程度的加重而增加。主动脉瓣狭窄造成左心室流出道梗阻，左心室后负荷增加，左心室收缩压相应升高，以克服左心室后负荷的增加而维持正常的心排血量，心脏代偿性反应为左心室向心性肥厚，左心室壁增厚而左心室腔大小正常。左心室后负荷的增加和室壁厚度增加，保持正常的室壁张力，在代偿阶段，心肌耗氧量及工作负荷没有额外增加。

随着主动脉瓣狭窄程度的加重和左心室长期压力负荷过重，左心室进入失代偿阶段，左心室顺应性的降低、舒张功能受损、舒张末压上升。室壁张力增加和舒张末压的升高，以及左心室腔内压的升高超过了冠状动脉灌注压，干扰了正常冠状动脉血流，导致心肌耗氧量增加，而心肌尤其是心内膜下心肌血流灌注不足和缺血，组织纤维化，逐渐出现左心室收缩功能降低，收缩末期左心室残留血液增加，又加重了舒张末压的升高。最终因左心室收缩和舒张功能的降低，出现左心室腔扩大。

在失代偿的初期，左心房收缩力的增加可以增加左心室舒张期的血液充盈，维持较正常的心排血量和正常的左心房压，但左心房收缩的增强的代偿能力有限。当左心房的收缩无法进一步增加左心室充盈或出现房性心律失常（如心房颤动）。则出现心排血量的降低，左心房压力的升高，患者出现左心衰竭症状。

1. **左心室收缩功能**　左心室流出道梗阻，心室功能失代偿后表现为左心室收缩期压力增高，室壁张力增加，导致左心室心肌收缩力减退，表现为左心室射血分数和缩短分数下降。患者表现为呼吸困难等左侧心力衰竭的症状和体征。长期心室内高压心肌严重肥厚，可以造成心内膜下缺血和心肌间质纤维化，是导致了心肌收缩力减退的病理基础。

2. **冠状动脉血流特征**　严重主动脉瓣狭窄患者冠状动脉血流异常和心室壁张力增加是引起心绞痛的主要原因，也是导致心室收缩功能降低的重要原因。严重主动脉瓣狭窄引起心肌肥厚、心肌氧耗增加，在代偿期，左冠状动脉前降支和回旋支相应增粗以增加心肌血供。进入失代偿期，当心肌肥厚进一步加重时，肥厚的心肌内相对毛细血管密度减少，是导致心肌血供不足的主要原因。同时，由于心肌肥厚和室壁张力的增加，心内膜下心肌血供不足加重。严重主动脉瓣狭窄患者，往往有收缩压和舒张压偏低，加重冠状动脉灌注不足。临床上更易出现心绞痛，尤其是在患者有剧烈活动或突然的体位变化时，更容易

出现脑血管和冠状动脉供血不足，发生晕厥甚至猝死。

3. **肺动脉高压和右心衰竭**　严重主动脉瓣狭窄患者出现肺动脉高压并不少见，而且一旦出现肺动脉高压，则说明左心室舒张功能已有明显受损和失代偿。肺动脉高压是手术的高危因素。

（二）主动脉瓣关闭不全

1. **急性主动脉瓣关闭不全**　急性主动脉瓣关闭不全的病程中可以无症状，也可以表现为严重的血流动力学失代偿和左心衰竭，主要取决于短时间内主动脉瓣反流的程度。

急性严重主动脉瓣关闭不全发生时，由于起病急骤，病程进展迅速，没有充足的时间允许左心室发生肥厚和扩张，以发挥慢性主动脉瓣关闭不全时左心室的代偿作用机制。正常的左心室腔无法容纳剧增的反流血量，出现左心室舒张末期压力迅速升高，导致左心房压力和肺静脉压力迅速升高，诱发急性肺水肿。尽管左心室舒张期压力的增加可相应地降低主动脉反流血量，但却使左心室有效每搏量减少，动脉压降低，出现低血压，甚至休克。

急性主动脉瓣关闭不全时，出现代偿性心动过速，以减少舒张期主动脉反流血量和提高心排血量。急性主动脉瓣反流使二尖瓣在舒张期提前关闭，可以部分缓解左心房和肺静脉受舒张期骤然增高的左心室舒张末期压力的影响，从而保护肺循环。但这两种机制的代偿作用是有限的，如没有及时应用药物治疗和手术治疗，患者将在短时间内死于急性左心衰竭和肺水肿。

急性主动脉瓣关闭不全发生在已有左心室后负荷增高的患者，例如原发性高血压并发急性主动脉夹层并伴有中度以上主动脉瓣反流者，此类的患者左心室腔较小心肌肥厚，左心室顺应性差，左心室功能已经处于压力容量曲线的陡峭部分，前负荷的储备能力已降低，主动脉瓣反流所致的左心室舒张期压力升高更加明显，病程进展更加迅速，很快出现急性左侧心力衰竭和肺水肿。

轻度或轻中度急性主动脉瓣关闭不全患者辅以药物治疗后，病情可以得到明显的缓解，左心室产生代偿性扩大和肥厚，左心室功能可以维持在

正常范围,逐渐演变为慢性主动脉瓣关闭不全。

2. **慢性主动脉瓣关闭不全** 起病缓慢,逐渐出现轻、中、重度关闭不全,随着病程的进展,其病理生理改变可以分为左心室代偿期、左心室失代偿期和全心衰竭期三个阶段。

主动脉瓣关闭不全时,舒张期血液由主动脉反流到左心室,左心室既接受正常来自左心房的血液,同时又接受来自主动脉反流的血液,引起左心室容量负荷过重,舒张末期心室壁张力增加,逐渐引起左心室代偿性肥厚、扩大。左心室代偿性的扩大和心肌肥厚,一方面在舒张末期容量增加的同时,保持左心室舒张末期压力不变,从而使左心房和肺静脉压力保持正常,防止了肺水肿的发生;另一方面依据 Laplace's 定律,左心室每搏量增加,保持正常的前向心排血量,以满足机体的需要,同时维持正常的左心室收缩末期容积。此时,左心室收缩功能参数正常或高于正常。

长期慢性主动脉瓣关闭不全引起的左心室扩大和肥厚,可逐渐导致心肌间质纤维化,重度主动脉瓣关闭不全,舒张压明显降低,引起冠状动脉血流灌注下降;而左心室舒张末期压力的升高,致心室壁张力增加、心肌氧耗增加;心肌广泛性肥厚,出现心肌周围毛细血管相对供血不足,在上述综合因素的作用下,心肌相对缺血等损害,患者可有心绞痛。

心肌纤维化和缺血损害引起左心室功能减退,出现左心室功能失代偿。表现为左心室舒张末期压力升高,收缩末期容积指数增加,左心室射血分数(EF)和短轴缩短率(FS)降低,前向心排血量减少。患者出现劳力性乏力和疲倦,以及因左心房和肺静脉压升高面引起的劳力性气急或呼吸困难。因此,一旦出现这些症状,就意味着左心室功能已有减退。随着病情的进展,左心室功能可进一步恶化,出现明显的左心衰竭表现,如夜间阵发性呼吸困难、端坐呼吸等。

严重慢性主动脉瓣关闭不全同时合并有左心室明显扩张时,常合并有不同程度的二尖瓣关闭不全,也常被称为功能性或相对性二尖瓣关闭不全。其主要原因是左心室的明显扩大导致二尖瓣环也呈现扩大,二尖瓣瓣叶对合面积减少,导致瓣叶中央型的反流。也认为与主动脉瓣大量反流

时,血液冲击二尖瓣前瓣叶,促使前瓣叶提前关闭、前后瓣叶对合不佳而致瓣叶关闭不全。但当有二尖瓣严重关闭不全时,往往意味着左心室功能的失代偿。左心室功能失代偿后,逐渐出现左心房和肺静脉压升高,最终导致肺动脉压升高,右心室功能也由代偿期走向失代偿期,出现右侧心力衰竭的表现。

启示:主动脉瓣疾病原因各异,但心肌的重构过程都表现为心肌细胞的肥厚、间质纤维化和慢性缺血损害,其关键的分子机制值得深入研究。

三、主动脉瓣疾病手术适应证

主动脉瓣疾病的手术时机和适应证把握对于患者的远期疗效有重要影响,主要取决于疾病的自然病程、心功能状况、是否合并主动脉根部和弓部扩张,以及发生主动脉夹层的风险。

1. 主动脉瓣疾病患者出现明显晕厥、心绞痛或充血性心力衰竭等典型症状,应该积极手术。

轻度单纯性主动脉瓣膜狭窄患者无症状期可持续 20~30 年,甚至可终身没有症状。中度狭窄的患者无症状期为 10~20 年,即使是重度狭窄患者的病程进展也相当缓慢。然而,一旦出现晕厥、心绞痛或充血性心力衰竭等典型症状后,病程则急剧加快,采用内科治疗,1 年、2 年和 3 年的生存率分别为 50%、30% 和 20%。据统计,心绞痛发生后平均预期寿命仅为 3~5 年,晕厥发生后为 3 年,心力衰竭发生后为 1.5~2 年,甚至有突然发生死亡的危险。

目前缺乏轻度 AR 的自然病程相关资料,也缺乏慢性 AR 患者病情自轻而重演变过程的大样本调研报道。部分自然史研究表明,年龄和左室收缩末期压力(或容积)可作为临床上慢性 AR 患者死亡风险增高的预测因素。目前已经明确的是,重度慢性 AR 患者的长期预后不良。一旦出现明显症状,未接受手术治疗的患者年死亡率高达 10%~20%。

慢性主动脉瓣关闭不全的病程进展比较缓慢,同时由于左心室功能的代偿作用,患者可在相当长的一段时间内无症状,未接受手术治疗者的 10 年存活率可达 85%~95%。但严重主动脉瓣关闭不全患者,未接受手术治疗者一旦出现症状,病情进展迅速,有明显的左心功能障碍(EF<40%,

FS<20%）时,左室心力衰竭出现后 2 年内有 50% 死亡,10 年存活率仅为 4%。

2. 急性严重主动脉瓣关闭不全,患者迅速出现急性左侧心力衰竭,如不及时行治疗,可在短期内死亡。而未及时行手术治疗者,90% 在 1 年内死亡。

3. 主动脉瓣疾病患者左心室功能受损,应该及时手术治疗。2014 年美国 ACC/AHA 指南明确建议,重度主动脉瓣狭窄无临床症状,但左心室射血分数 <50%。严重主动脉瓣关闭不全无症状患者,其左心室 EF≥50%,但左心室进行性扩大。主动脉瓣疾病左心室收缩功能严重低下的病例手术,应该全面评估患者的心脏储备功能、冠状动脉情况、心肌活力,并进行规范的纠正心力衰竭治疗,根据治疗效果慎重考虑。

4. 主动脉瓣疾病合并升主动脉瘤或 / 和根部扩张,如主动脉弓部直径 >55mm;马方综合征患者主动脉根部直径 > 45mm;二叶主动脉瓣畸形和其他明确遗传性疾病,升主动脉直径 > 45mm;有发生急性夹层风险者,应该积极手术治疗。对于 Loeys-Dietz 综合征患者和有夹层家族史的患者,应该更加积极手术治疗。

5. 主动脉瓣狭窄和关闭不全联合病变,合并二尖瓣病变、冠心病等,有症状的患者,应该积极手术治疗。

启示：主动脉瓣疾病的远期预后是非常值得观察和分析的,在慢性患者看似平静的自然病程中,如何加以干预,如何决策最佳的手术时机,仍然是亟待深入研究的重要问题。

四、主动脉瓣疾病的外科治疗

（一）主动脉瓣成形术

传统上认为,主动脉瓣成形术主要适用于主动脉瓣叶质量好,而瓣环、瓣窦或 / 和窦管交界及升主动脉扩张导致的主动脉瓣关闭不全病例。对年龄较小的先天性主动脉瓣病变,尤其是二叶瓣畸形患者,应尽可能做主动脉瓣成形术,恢复或重建正常主动脉瓣结构和功能。主动脉瓣成形术有报道的历史已达 40 余年：①Garamella 等（1958年）采用主动脉瓣悬吊术治疗干下型室间隔缺损导致的 AR；②Starzl 等（1959年）应用主动脉瓣二叶化术式；③Murphy 等（1960年）选择瓣环折叠术治疗梅毒性 AR；④Starr 等（1960年）施行脱垂瓣膜楔形切除术；⑤Spencer 等（1962年）与 Plauth 等（1965年）报道了主动脉瓣折叠并悬吊术治疗室间隔缺损导致的 AR。然而受限于心脏彩超技术的发展以及对主动脉瓣几何形状的认识,早期成形效果并不理想。

近年来,随着对主动脉瓣功能单元解剖和运动理解的深入,主动脉瓣膜成形术已发展为主动脉瓣解剖和功能单元综合修复和重建技术,成为主动脉瓣外科创新发展的热点领域。主动脉瓣膜修复技术是近 20 年来瓣膜外科治疗的重要进展和创新技术,随着对主动脉根部及主动脉瓣膜解剖和病理生理学的核心概念的理解不断深入,促进了现代主动脉瓣修复技术的成熟和快速发展。尤其是近年来主动脉瓣修复中长期循证医学证据的不断积累,无论对于单纯的主动脉瓣病变修复、先天性主动脉瓣二瓣化畸形修复、主动脉根部瘤或主动脉夹层根部重建、Ross 及改良 Ross 手术等均取得满意的临床治疗结果,主动脉瓣修复已成为当前主动脉瓣关闭不全患者的重要治疗选择,也是未来心脏瓣膜外科创新发展和临床研究的重要方向。

未来主动脉瓣修复技术的发展主要取决于：主动脉瓣及主动脉根部解剖学及病理生理学理论的完善、围手术期主动脉瓣病变评估方法和体系的构建、不同类型主动脉瓣膜病变的功能分型方法的改进、主动脉瓣修复手术技术的创新发展、用于主动脉瓣修复的新型人工材料的研发等,同时针对性地开展主动脉瓣病变修复手术干预时机研究、主动脉瓣修复和置换多中心临床随机对照研究,以及基于患者特定病理的个性化手术技术研究等,不断更新治疗理念,提高主动脉瓣修复手术技术的可重复性,对于进一步确立主动脉瓣修复技术在主动脉瓣和主动脉疾病治疗中的作用将具有非常重要的意义。

主动脉瓣狭窄或联合病变者施行瓣膜成形术远期效果较差,尤其主动脉瓣严重钙化患者要慎重选择瓣膜成形术。主动脉瓣成形技术难度大、技术要求高,需经验丰富的外科医师重塑主动脉瓣叶结构和功能。而对主动脉瓣钙化引起的主动脉瓣狭窄的成形术,因术后易出现严重主动脉瓣反流而遭弃之。

（二）保留自身主动脉瓣膜手术（aortic valve-sparing operation）

适用于主动脉窦或瓣环扩张,而主动脉瓣叶无严重器质性损坏,仅有关闭不全的患者。手术的主要理念是保留相容性和耐久性最好的自身主动脉瓣膜,采用人工血管替换重建主动脉根部。

手术根据人工血管与主动脉瓣环和瓣膜重建根部的方式分为瓣膜再植入术式（reimplantation of aortic valve, David operation）和主动脉根部重塑术式（remodeling of the aortic root, Yacoub technique）。

主动脉瓣膜保留再植入手术首先要充分游离主动脉根部,距瓣环 3mm 左右剪除主动脉窦,"纽扣状"修剪左右冠状动脉开口周围组织,沿瓣环交界和扇形下缘均匀置带垫片固定缝线,测量选取大于主动脉瓣环径 3mm 的人造血管,将主动脉瓣套入,均匀置固定缝线并打结,测量并缝合固定主动脉瓣交界。然后,用 5-0 Gore-Tex 缝线连续缝合将保留的主动脉瓣缝合在人工血管内。注水测试瓣叶对合情况,可进行瓣叶修复。最后将左右冠状动脉植入相应瓣窦。自 1992 年起至 2006 年,David 等通过一系列改进,报道了 David I~V 主动脉瓣再植术。该系列式式沿着以下路径演进并优化:①加固主动脉瓣环;②波浪状修剪人工血管,重建窦部;③以自身主动脉壁为内衬;④Teflon 毡片全周加固瓣环,并环缩窦管交界以形成涡流;⑤分别环缩人工血管顶部和底部。

主动脉根部重塑术式的区别在于,剪除瓣窦留取左右冠脉开口后,测量选取与主动脉瓣环相等的人造血管,在下缘依瓣窦的形态,修剪人造血管,与相应瓣窦对应,与主动脉瓣环连续缝合。然后,将左右冠状动脉重植回人造血管重建的相应瓣窦。

这两种手术方式关键的技术区别在于,瓣膜再植入术式固定缝线在瓣环以下,将完整的瓣膜结构（瓣膜交界、瓣环）固定在人造血管内,对于瓣膜功能单元的重建较为确切和稳固。而重塑术式从形状上较好重建了瓣窦结构,可能较为符合瓣膜启闭运动的生理情形,但重塑缝线位于主动脉环上,没有对瓣环的固定作用。David 等远期疗效的报告来看,瓣膜再植入术式在术后 10 年、15 年的再手术免除率高达 98%,术后 10 年严重主动脉瓣关闭不全的复发率仅为 7%。Yacoub 等报道重塑术式术后 10 年再手术免除率为 89%。

（三）自体肺动脉移植主动脉根部替换手术（Ross 手术）

1962 年英国的 Ross 创新提出并成功实施了应用自体肺动脉移植进行主动脉根部替换,采用同种异体主动脉重建肺动脉的式样,之后不断加以改进和完善,成为主动脉瓣外科治疗的一个有效方案。

Ross 手术是一个非常复杂和高难度的手术,对手术者的技术能力要求非常高,手术风险也相对较高。因而其广泛应用一直颇有争议。但对于儿童主动脉根部病变和严重主动脉瓣毁损心内膜炎、有生育意愿的女性患者,手术后可以避免抗凝治疗,自体肺动脉瓣和肺动脉具有随患者成长而生长的潜在优势,这一技术有不可替代的优越性。Ross 等报道了 225 例 20 年以上的远期疗效,患者生存率接近 90%,自体移植肺动脉再手术率 10%,肺动脉位同种移植主动脉再手术率 20%。

有关 Ross 手术的争议也正如其优势一样突出,技术复杂,肺动脉与主动脉结构和组织的差异,在远期随访中体现出瘤样扩张,移植肺动脉瓣关闭不全、瓣叶撕裂等,另一方面,肺动脉瓣位植入的同种主动脉钙化严重,远期再手术率高。

（四）主动脉瓣替换手术

对于主动脉根部结构正常,重症或已有临床症状的主动脉瓣狭窄患者可选择主动脉瓣置换术。标准入路为胸骨正中切口,升主动脉远端插供血管,但对一些二次手术,有主动脉瘤或有升主动脉钙化者,建议采用股动脉插管。右房-下腔或上、下腔插静脉引流管,建立体外循环。常用冠状动脉顺行-冠状静脉窦逆行灌注心肌保护液。于右冠状动脉起始部上方 2~3cm 处行主动脉斜切口,切除病变瓣膜时保留距瓣环 1~2mm 的瓣膜组织,采用连续或间断褥式缝合,选择合适的瓣膜植入。主动脉瓣替换手术是心脏外科非常规范的基本手术操作,但也是不断进步和创新的技术领域,在实践中,应该注意一些重要的关切。

1. **主动脉瓣位人工瓣种类的选择**　人工瓣膜的选择有专门章节进行详细讨论,一定要根据患者的具体情况进行个性化的分析,医生要和患者及家属进行充分的沟通,共同协商决策。要考虑的主要因素包括:患者年龄、病患瓣膜的解剖特点、心功能状况、是否合并心房纤颤、是否有感染、抗凝的风险、服用抗凝药物的意愿和能力、是否合并其他疾病等。对于育龄期女性患者，还要考虑其是否有生育需求和妊娠风险。外科医生要考虑团队的技术能力和经验等因素。

（1）机械瓣用于主动脉瓣替换，机械瓣本身耐久性较好，主要适用于60岁以下患者，对于瓣环狭小、合并心房纤颤患者等。机械瓣的应用始于20世纪60年代，经过不断的发展改进，现在使用的是裂解碳切割成形双叶机械瓣。血栓形成机会有所减少，但仍需终身服用抗凝药物。临床上对机械瓣关心的主要问题集中在术后抗凝治疗及可能引起的血栓栓塞和出血问题。近年来，对于主动脉瓣位植入机械瓣远期血管翳增生导致机械瓣功能障碍的报道有增高趋势，机制尚不清楚，值得深入研究。

（2）带支架异种生物瓣膜主动脉瓣膜替换，由猪主动脉瓣或牛心包经化学固定 - 抗钙化处理后加工制成，生物相容性高，术后多数不需长期抗凝，血栓发生率低。适用于70岁以上患者，也建议适用于口服抗凝有禁忌、有生育需求育龄女患者，以及预期寿命相对较短的合并其他严重疾病的患者。临床上曾使用过异种无支架主动脉生物瓣、同种异体主动脉生物瓣，总体结果与带支架生物瓣相仿，近年在我国已无产品供应。

选择人工瓣的种类，临床上习惯于关注患者是否存在终生抗凝的危险或因瓣膜毁损而需再次手术，但这样决定过于简单化，应因人而异。除可能的并发症外，瓣膜置换时患者的年龄是最重要的考虑因素之一。无论植入何种人工瓣膜，约1/3患者死于与瓣膜相关的因素，主要包括血栓栓塞、再次手术、出血及人工瓣心内膜炎。机械瓣发生血栓栓塞的风险高于生物瓣膜。主动脉瓣置换术后十年机械瓣发生栓塞并发症的概率为20%，而置换生物瓣者为9%。因为职业或同时存在其他医疗原因而禁忌抗凝的患者不宜选择机械瓣。同样，医疗顺从性差和难以严密监控的患者，也不建议选用机械瓣。近年来，已有明显倾向于使用生物瓣的趋势，原因是新一代的生物瓣的抗钙化工艺和耐久性得到明显改善，死亡率和再手术率较低，并且患者强烈要求避免由于抗凝治疗带来的生活方式的改变和危害。

2. 关于患者 - 人工主动脉瓣匹配　主动脉瓣位置入偏小的主动脉瓣，会造成"患者 - 人工瓣不匹配（PPM）"。所以在选择大小合适的人工瓣时，必须要考虑患者的体表面积和日常工作生活状态。瓣膜有效开口面积指数，即用瓣膜的有效开口面积除以患者的体表面积（EOA/BSA）来评价是否存在PPM。正常人EOA/BSA大于$0.85cm^2/m^2$，EOA/BSA在0.65~$0.84cm^2/m^2$为中等度PPM，小于或等于$0.65cm^2/m^2$为严重PPM。

为避免小主动脉瓣环置入人工瓣出现PPM，Nicks、Manouguin和Konno等分别报道了各自扩大主动脉根部的方法。即切开左室流出道的一部分，用人工材料补片加宽扩大主动脉根部。Konno法是在主动脉瓣的左 - 右交界下切开室间隔，此方法比较适合儿童患者。其他两种方法都是在主动脉瓣和二尖瓣、无冠瓣 - 左冠瓣附近的纤维体切开，如需要可跨主动脉瓣环切开，向下达二尖瓣前叶，将自体心包或人工材料补片缝到缺损处来扩展瓣环和瓣窦。此操作时经常需要切开左房顶部，手术结束使用自体心包或人工材料加以修补。

3. 微创主动脉瓣外科技术　长期以来，专家们尝试各种微创小切口方法进行主动脉瓣或主动脉根部手术，可减少患者术中失血量，术后疼痛较轻，恢复较快，ICU停留时间和住院时间均较短。但也存在一些争议，有学者认为对某些患者而言，维持胸壁一定的完整性对术后恢复有积极作用，如慢性阻塞性肺疾病患者。此外，患者术后疼痛和常规正中开胸并没有明显差别。胸骨上段或胸骨旁小切口手术，主动脉根部暴露很好，可以顺利行主动脉插管，静脉引流管采用经皮穿刺技术从股静脉插管，经验丰富的中心已可以确保手术安全性很高，效果很好。各类小切口手术，一定要选择合适的患者，有严格的适应证，对手术者的技术熟练程度要求高，需要一定的学习曲线和团队配合。还需要一定的设备和器械条件，不应过分追求微创，而降低手术质量，增加患者风险。

4. 合并疾病的治疗原则　轻到中度主动脉瓣狭窄的患者在行冠状动脉旁路移植手术时是否需要置换主动脉瓣目前仍有争论。Collins等（1994）报道了曾经做过冠状动脉旁路移植术后再实行主动脉瓣置换手术死亡率高（18.2%），其他也有同样报道。所以，国际上对轻到中度主动脉瓣狭窄的患者,行冠状动脉移植术的同时倾向于"预防性"地实施主动脉瓣置换术。但这一问题一直存有争议,且有较大变化。支持者强调主动脉瓣狭窄是一个不可逆的病理过程,再接受第二次手术具有较高的死亡率和病残率。而反对者认为换瓣手术不可避免地让大量患者面对与瓣膜相关的死亡和病残的风险。争论的焦点就在于需要明确轻度到中度主动脉瓣狭窄患者的自然病程,以及冠状动脉旁路移植术后再做主动脉瓣置换术的风险。有资料表明,中度主动脉瓣狭窄(瓣口面积 1.0~1.5cm^2)的自然病程较难确定,但肯定比轻度主动脉瓣狭窄差。Rosenhek 等报道了中度主动脉瓣狭窄(主动脉流速 2.5~3.9m/s)的不良预后,5 年无事生存率为 60%。最强烈的预测因子是主动脉瓣钙化、主动脉流速峰值 >3m/s、年龄 >50 岁和冠心病,这些患者在较短时间内血流动力学可能出现改变。随着冠状动脉旁路移植术后再行主动脉瓣置换术的死亡率明显下降。有报道冠状动脉旁路移植术后再行主动脉瓣置换的平均间隔时间为 7~9 年,主动脉瓣置换的死亡率约为 7%,与同一中心同期施行冠状动脉旁路移植加主动脉瓣置换的手术死亡率没有明显差别。综合资料说明轻度主动脉瓣狭窄患者(主动脉瓣口面积 >1.5cm^2,主动脉流速峰值 <2.5m/s)由于瓣膜病变的预后良好,不需要同时进行主动脉瓣置换。而年龄大于 65 岁的冠状动脉旁路移植的患者,存在中度以上主动脉瓣狭窄、瓣口面积 <1.2cm^2 或主动脉流速 >3m/s 且同时伴有主动脉瓣钙化,随后几年中很可能会出现有症状的主动脉瓣狭窄,对这些患者有理由在行冠状动脉旁路移植的同时置换主动脉瓣。

(五)经导管主动脉瓣置换术(TAVR)

在 20 世纪 80 年代末 90 年代初,丹麦医生 Anderson 尝试将生物瓣膜缝置入支架内,并在动物体内实现主动脉瓣置换获得成功。2002 年,法国医生 Alain Cribier 完成第一例经导管主动脉瓣置换手术。自此,TAVR 技术得到快速发展和应用,对传统外科主动脉瓣膜置换手术带来极大的挑战。

目前,TAVR 使用的人工瓣膜材质有牛心包、猪心包和猪主动脉瓣三种,瓣膜的支架分球囊扩张型和自膨胀型。置入途径以经皮由股动脉逆行植入为主。如果患者股动脉或腹主动脉血管条件不满足手术需要,也可以经心尖途径顺行植入,或者经颈动脉、升主动脉逆行植入。

TAVR 减少体外循环手术给高危患者带来的损害。基于临床对照研究的结果,TAVR 已经被推荐为外科手术高危或不能耐受外科手术患者的首选治疗方案,并在外科手术中危或低危的患者中展现更低的早期死亡率和并发症发生率。TAVR 的并发症包括:心脏传导阻滞需要永久起搏器植入、支架瓣膜瓣周漏、脑卒中等常见并发症,以及球囊扩张导致主动脉瓣瓣环破裂、支架瓣膜移位、冠脉梗阻、介入操作导致主动脉夹层、血管损伤及患者死亡等严重并发症。但是,随着器械的不断改进和手术技术的成熟,这些并发症的发生率已经显著降低。随着技术的发展,尤其是利用主动脉瓣自身瓣叶结构进行锚定的介入瓣膜在临床的应用,TAVR 的治疗范围已经拓展到主动脉瓣关闭不全的治疗,并展现出良好的治疗效果。但是,TAVR 置入的生物瓣膜也面临外科生物瓣同样的耐久性的问题,因此,TAVR 是否应扩大应用到低危患者,尤其是年轻的主动脉瓣病变患者,尚需更多的临床研究来验证。

启示:主动脉瓣外科治疗成为心血管外科新技术竞相发展的热门领域,但最佳的治疗时机、手段和材料、完善的方案仍然需要不断的探索和更加颠覆性的创新。

(肖颖彬)

参 考 文 献

1. David TE. Surgical treatment of aortic valve disease. Nat Rev Cardiol, 2013, 10(7): 375-386.

2. Nakamura M, Sadoshima J. Mechanisms of physiological and pathological cardiac hypertrophy. Nat Rev Cardiol, 2018, 15(7): 387-407.

3. David TE, Woo A, Armstrong S, et al. When is the Ross operation a good option to treat aortic valve disease? J Thorac Cardiovasc Surg, 2010, 139(1): 68-75.

4. Borger MA, David TE. Management of the valve and ascending aorta in adults with bicuspid aortic valve disease. Semin Thorac Cardiovasc Surg, 2005, 17(2): 143-147.

5. Baumgartner H, Falk V, Bax JJ, et al. 2017 ESC/EACTS Guidelines for the management of valvular heart disease. Eur Heart J, 2017, 38(36): 2739-2791.

6. Nishimura RA, Otto CM, Bonow RO, et al. 2017 AHA/

ACC focused update of the 2014 AHA/ACC guideline for the management of patients with valvular heart disease: a report of the American College of Cardiology/American Heart Association Task Force on Clinical Practice Guidelines. Circulation, 2017, 135(25): e1159-e1195.

7. Anderson HR. Knudsen LL. Hasenkam JM. Transluminal implantation of artificial heart valves. description of a new expandable aortic valve and initial results with implantation by catheter technique in closed chest pigs. Eur Heart J, 1992, 13(5): 704-708.

8. Makkar RR, Thourani VH, Mack MJ, et al. Five-Year Outcomes of Transcatheter or Surgical Aortic-Valve Replacement. New Engl J Med, 2020, 382(9): 799-809.

第四节 感染性心内膜炎

一、疾病概念的演变和启迪

早在 17 世纪，Lazarus Riverius 就描述了心内膜炎的赘生物，后来 Morgagni 等人对心内膜炎进行了许多描述。1841 年，Bouillard 把坏死性心内膜炎和一种"伤寒"的状态联系在一起。Virchow、Kirkes 等人进一步阐述了赘生物病变和血栓栓塞事件之间的关系。1885 年，Osler 描述了该病的发病特征以及典型病例的临床表现，也指出了病例诊断的不确定性。但当时由于微生物学知识的不足，Osler 最后认为该病是一种真菌病。但即使这样，Osler 已经认识到了该病主要特征是由于一种病原微生物在心脏瓣膜的持续生长以及向远处组织器官的传播。

随后的一个多世纪里，人们对感染性心内膜炎（infectious endocarditis，IE）病理生理、发病原因、诊断、治疗认识的加深，感染性心内膜炎的概念不断明确。过去曾将本病称为细菌性心内膜炎（bacterial endocarditis），由于不够全面现已不沿用。传统意义上，感染性心内膜炎指因细菌、真菌和其他微生物（如病毒、立克次体、衣原体、螺旋体等）直接感染而产生自体心脏瓣膜、人工心脏瓣膜或心腔内膜的炎症。现今该定义已经扩展到心脏结构任何部位的感染，包括心内膜表面、人工心脏瓣膜、心内植入器械（如起搏器、植入性除颤器和心室辅助装置）等感染。随着基于临床证据的一些对感染性心内膜炎共识的形成，一些基本概念逐渐明确，有助于疾病的诊断和治疗。

自体瓣膜心内膜炎（native valve endocarditis，NVE），又称原发性心内膜炎，是发生于自体心脏瓣膜的感染性心内膜炎，多发于已有畸形或其他基础病变的心脏瓣膜，一般多发病于左心系统（主动脉瓣多于二尖瓣），但近年来由于静脉滥用药物者增多，右心瓣膜特别是三尖瓣受累患者比例在升高。

人造瓣膜心内膜炎（prosthetic valve endocarditis，PVE）是指在瓣膜置换术后发生于人造瓣膜上的微生物感染，是人工瓣膜置换术后的一种严重并发症。一般将其分为早期 PVE 和后期 PVE 两种类型。发生于术后一年以内的 PVE 称为早期 PVE；发生于术后一年以后的 PVE 称为后期 PVE。

活动性感染性心内膜炎：是指血培养阳性、发热、术后发现活动性炎症变化或者抗感染治疗之前必须进行手术的患者。目前，对从诊断至手术治疗间隔未超过 2 个月者也称为活动性感染性心内膜炎。复发是指先前的感染性心内膜炎消退后又再发的感染性心内膜炎，一般认为超过 1 年以上者称为复发。复发感染性心内膜炎死亡率高。

感染性心内膜炎概念的演变体现了在病原微生物方面的进展，对导致疾病的病原微生物认识逐渐明晰，但新的病原微生物又不断出现，同时感染性心内膜炎包括的范围也在不断扩大，特别是近年来左心室辅助装置等机械辅助以及其他血管内植入物的临床应用，使疾病概念内涵进一步扩大。疾病概念的演变表明的感染性心内膜炎复杂性、治疗的困难性都在不断加大，新的挑战不断出现。

二、流行病学的认识

感染性心内膜炎流行病学的资料对疾病的诊断和预防有重要指导价值，然而国内对于感染性心内膜炎发病的易感人群、危险因素以及病原微生物学缺乏流行病学研究，影响了对感染性心内膜炎的疾病控制。来自西方发达国家的数据表明，感染性心内膜炎的发病率近年来有不断升高趋势，大约为（5~77）/（10 万人·年），男女比例为 3.2：1~9：1，平均年龄增加到 47~69 岁。在静脉滥用药物者发病率高达（150~2 000）/（10 万人·年），且平均年龄较轻。PVE 的发病率较高，预后差，术后 1 年发病率约为 1%（早期术后感染性心内膜炎），术后 5 年为 2%~3%。

发生感染性心内膜炎的流行病学危险因素有：静脉药瘾、植入性医疗器械、不良口腔卫生状况、糖尿病、AIDS、慢性皮肤感染、烧伤、泌尿生殖系统感染和操作、酒精性肝硬化、胃肠道疾病、实体器官移植、农场感染动物接触者、与狗猫动物密切接触者以及流浪者等。既往感染性心内膜炎病史、慢性血液透析也是重要的危险因素。对口腔操作、泌尿生殖系统检查等有创检查是否增加感染性心内膜炎风险存在争议，预防性用药可能是没有必要的。因此，只对感染性心内膜炎高危人群进行感染性心内膜炎预防性治疗。发生感染性心内膜炎的高风险患者包括：人工心脏瓣膜或人工材料修补瓣膜、既往感染性心内膜炎病史、发绀性心脏病、修补或介入修补 6 个月内或修补后残余缺损的先天性心脏病、二尖瓣脱垂等。近年来院内感染的感染性心内膜炎增加，指无感染性心内膜炎证据者入院后 72h 以后诊断为感染性心内膜炎，或既往入院曾有菌血症感染性心内膜炎的危险因素、在入院后 60d 内发生感染性心内膜炎。院内感染所致感染性心内膜炎通常是由于有创性检查或治疗以及静脉插管等所致的菌血症引起，约占感染性心内膜炎患者的 10%。由于院内获得性感染性心内膜炎的诊断治疗更为困难，对其进行系统全面流行病学研究的需求极为迫切，这对疾病的预防以及降低院内死亡率和降低医疗费用有重要价值。

三、病理生理学和病因学机制

感染性心内膜炎确定的发病机制仍然未明，内皮的损伤似乎是感染性心内膜炎发病的启动因素。在心脏瓣膜病损、先天性心血管畸形的病变处，存在着异常的血液压力阶差，引起血液强力喷射和涡流，这使得心内膜的内皮受损。赘生物易发生的部位支持了这一理论。赘生物一般多发病于左心系统，常见的附着位置为半月瓣的心室侧或房室瓣的心房侧，另外，还有二尖瓣脱垂的腱索以及室间隔缺损分流口对应的三尖瓣隔瓣，都是心内膜内皮易受到机械力损伤的部位，因此提示内皮的损伤可能是感染性心内膜炎发生的第一步。

内皮损伤后，胶原暴露，形成血小板 - 纤维素血栓，即"非细菌性血栓性心内膜炎"（NBTE）。这种无菌性血栓易受到血源性细菌种植的感染，特别是当感染长期存在或反复出现，造成持续菌血症时，微生物聚集黏附在血小板 - 纤维素血栓上，并进入间隙繁殖且不易被巨噬细胞杀伤，从而引起临床感染征象。

病原微生物与内皮或 NBTE 病变的黏附是感染性赘生物形成的重要因素，这一过程的分子机制极为复杂，有待进一步探明。目前已知这一过程和微生物表面的黏附分子有关。如链球菌表面能够产生更多的葡聚糖和右旋糖苷，因而比其他细菌更容易引起感染性心内膜炎。

金黄色葡萄球菌、沙门氏菌属、立克次体属、念珠菌属以及一些链球菌可以直接侵害正常的心脏瓣膜。在这些患者，内皮损害可能是通过一些特异性的糖蛋白或内皮的吞噬作用介导的。金黄色葡萄球菌还可以诱导内皮细胞产生组织因子，也有利于黏附于正常的瓣膜表面。

机体内皮细胞、成纤维细胞以及血小板也可产生纤维结合蛋白。而在金黄色葡萄球菌、肺炎球菌以及 A、C、G 组链球菌表面发现有纤维结合蛋白和黏附分子的受体。这样的黏附过程中，宿主和微生物之间形成了相互的黏附作用。链球菌表面表达一种 F1/SfbI 的黏附分子，可与纤维结合蛋白结合，通过这种结合，启动宿主细胞对链球菌的吞噬作用。之后细菌在宿主细胞内大量繁殖并抵抗宿主细胞的生物杀伤作用。

这些过程最终导致病原微生物在赘生物内大量繁殖。微生物的黏附、繁殖以及血小板 - 纤维蛋白沉积这些过程往复循环，导致赘生物体积的不断增大。抗感染治疗成功后，无菌性赘生物仍继续存在。

四、病原微生物谱的变化和挑战

许多病原微生物均可引起感染性心内膜炎，最常见的为草绿色链球菌，但新近研究表明，金黄色葡萄球菌已成为感染性心内膜炎的第一致病菌。链球菌和葡萄球菌占目前感染性心内膜炎病例的 80%~90%。血培养分离出的最常见的链球菌为嗜血性链球菌、牛链球菌、链球菌变异菌株和轻型链球菌。D 组病原体包括肠球菌和牛链球菌。肠球菌是胃肠道正常的栖息菌群，占感染性心内膜炎病例的 5%~18%，发病率还在不断上升。肠球菌对许多抗生素耐药，治疗困难。葡萄球菌在所有感染性心内膜炎病例中至少占 30%~40%,其中 80%~90% 是凝固酶阳性的金黄色葡萄球菌。近年来由于广谱抗生素的使用,致病菌种已明显改变,过去罕见的耐药微生物病例在增加,几乎所有已知的致病微生物均能引起本病。

革兰氏阴性杆菌导致的感染性心内膜炎并不常见,沙门氏杆菌是主要致病菌。HACEK 菌群包括嗜血菌属、放线杆菌属、心杆菌属、艾肯菌属和金氏杆菌属),此类病原体感染常引起大的赘生物、频发的栓塞以及心力衰竭的发生。这类细菌血培养较为困难,需要 2~3 周的时间进行分离。

革兰氏阳性杆菌导致的感染性心内膜炎也偶见。主要有棒状杆菌,另外也有报道李斯特菌、乳酸菌等也可引起感染性心内膜炎。

厌氧性细菌引起的感染性心内膜炎少见,但死亡率高达 21%~46%。主要是脆弱类杆菌,大约有 25% 病例为多种微生物的混合感染,常常为厌氧性细菌和微需氧性链球菌的混合感染。

真菌性感染性心内膜炎患者主要是静脉药瘾者和长期使用静脉抗生素治疗者。在心脏手术后真菌性感染性心内膜炎患者,主要为白色念珠菌和曲霉菌属。真菌性感染性心内膜炎治愈率低(14.5%),主要由于目前的抗真菌制剂对赘生物的穿透力差、杀菌的活性不足,如果没有外科手术的介入,治愈极为困难。

五、临床表现的非特异性和诊断面临的难点

(一)临床表现基本特点和新变化

发热是感染性心内膜炎最常见的临床表现,但缺乏特异性。急性感染性心内膜炎常有高热,39℃以上,以不规则者为最多,伴有畏寒和出汗。亚急性者体温大多在 37.5~39℃之间,常无寒战。老年患者、严重心力衰竭、尿毒症以及已应用过抗生素、退热药、激素者也可无或仅有轻度发热。患者常有全身酸痛、乏力、贫血和体重下降。

听诊发现新出现的心脏杂音或原有心脏杂音发生变化是感染性心内膜炎重要的特征性临床表现。新出现的杂音或杂音强度的变化常是由于瓣膜损害导致反流所致,也可能由于赘生物的形成造成血流动力学变化,或者瓣周脓肿进展形成瘘口或穿孔所致。感染性心内膜炎的早期或感染仅侵犯心肌壁内膜者一般无明显杂音。右心瓣膜的损害心脏杂音一般也常见。

外周皮肤的损害如:皮肤和黏膜的淤点、甲床下线状出血、Osler 结、Janeway 损害等皮损是典型临床表现,但目前已不常见。淤点或淤斑多见于眼睑结合膜、口腔黏膜、胸前和手足背皮肤,持续数天,消失后可再现。甲床下出血的特征为线状,远端不到达甲床前边缘,压之可有疼痛。Osler 结节多发生于手指或足趾末端的掌面,呈紫或红色,稍高于皮面,直径约 1~2mm,大者可达 5~15mm,鱼际、小鱼际或足底可有压痛,常持续 4~5d 才消退。在手掌和足底出现小的直径 1~4mm 无痛的出血性或红斑性损害,称为 Janeway 损害。

全身栓塞临床常见。左心系统的病变会引起脑、肢体以及肠系膜、脾脏、肾脏等内脏器官的栓塞和相应临床表现,如脑栓塞出现中枢神经系统症状,肠系膜栓塞引起腹痛、大便隐血等。肾脏栓塞引起血尿甚至肾功能衰竭等。右心系统感染性心内膜炎可引起肺循环多发性或反复栓塞。Roth 斑是视网膜出血点,中心发白,认为是感染性栓子。Osler 结和 Roth 斑并不是本病所特有,在系统性红斑狼疮、伤寒、淋巴瘤中亦可出现。骨骼肌肉痛也常是感染性心内膜炎的早期临床表现。

心脏瓣膜的损害可进一步加重原有心脏病造成的心功能不全,引起严重或者进行性心力衰竭,特别是主动脉瓣病变,常常引起急性心力衰竭。

由于医疗条件的改善和抗生素的使用,Osler 最早提出的这些感染性心内膜炎典型临床表现已不常见。目前大多数患者的症状是非特异性的,包括发热、寒战、食欲减退、消瘦、全身不适等,这对感染性心内膜炎的诊断带来一定困难,使感染性心内膜炎的诊断主要依赖于超声心动图和血培养等辅助检查。

(二)诊断标准的演变和思考

感染性心内膜炎的诊断有一定困难。感染性心内膜炎的诊断依据主要依赖于临床表现和持续性菌血症的确定。对患有心脏瓣膜病、先天性心血管畸形或人造瓣膜置换术的患者,有不明原因发热达 1 周以上,应怀疑本病的可能,并立即做血培养,及时进行超声心动图检查。阳性血培养具有决定性诊断价值。对不能解释的贫血、顽固性心力衰竭、卒中、瘫痪、周围动脉栓塞应考虑本病

的存在。在肺炎反复发作,继之以肝大、轻度黄疸的患者,即使无心脏杂音,亦应考虑有右侧心脏感染性心内膜炎的可能。

由于临床表现的复杂性和非特异性,需要一组诊断标准进行感染性心内膜炎的诊断。诊断标准既要具有特异性又有敏感性。20 世纪 70 年代,Pelletier 提出的诊断定义高度特异,但缺乏敏感性。随后提出的感染性心内膜炎诊断标准有:

Beth Israel 标准:1981 年,Von Reyn 等提出,该标准仍然非常严格,提出了对疑似感染性心内膜炎患者进行分析的四类诊断标准,包括排除、可能、极有可能以及确诊,提高了诊断的特异性和敏感性,但没有把静脉药瘾者列入诊断标准,并且未包括超声学检查。

Duke 标准:1994 年,Duke 大学医学中心 Durack 等提出了一个结合超声心动图检查的新的感染性心内膜炎诊断标准。临床研究表明,Duke 标准明显优于 Beth Israel 标准,阴性预测值为 92%,特异性达 99%,因此被广泛应用。

Duke 修订标准:近年来,由于血培养阴性病例的增加、经食管超声心动图的广泛应用,以及金黄色葡萄球菌感染的危险性增加,使得按诊断标准符合可能感染性心内膜炎的病例明显增加,因此 Li 等提出了 Duke 修订标准(表 2-2-3)。

表 2-2-3 感染性心内膜炎的 Duke 修订诊断标准

主要标准	次要标准
(1)血培养阳性 ①2 份不同标本分离出一致的感染性心内膜炎的典型致病菌,或者 ②持续血培养阳性的与感染性心内膜炎一致的病原体:≥2 次持续性阳性(采血间隔至少 >12h)或者所有 3 次或多于 4 次中的大多数血培养结果阳性(第一次与最后一次相隔大于 1h),或者 ③单一培养阳性的伯纳特立克次体或其抗体滴度 >1∶800 (2)心内膜受损的证据 ①超声学阳性发现:摆动性团块(赘生物)或脓肿或人工瓣裂开,或者 ②新出现的瓣膜反流	(1)有临床易患因素:反流性心脏杂音、人工瓣等心脏病变、静脉毒品成瘾者或过去患过感染性心内膜炎 (2)发热 >38℃ (3)血管病变:败血性栓塞、Osler 小结、球结膜淤斑等 (4)免疫学反应:肾小球肾炎、类风湿因子阳性与 C 反应蛋白增高 (5)微生物学证据:非主要标准的血培养或活动性炎症的血清学证据

确诊条件:2 项主要标准;或 1 项主要与 3 项次要标准;或 5 项次要标准
疑诊条件:1 项主要标准加 1 项次要标准;或 3 项次要标准

注:典型致病菌包括草绿色链球菌、牛链球菌、肠球菌、葡萄球菌或 HACEK 菌群(嗜血杆菌、放线杆菌、人心杆菌、金格拉杆菌与埃肯菌菌属)

这些诊断标准的演变体现了诊断的复杂性,通过不断改进诊断标准,对感染性心内膜炎的诊断的敏感性和特异性均提高到 90% 以上。应用 Duke 修订诊断标准在临床对感染性心内膜炎进行规范化的诊断已成为共识,但在实际情况下,血培养实验室条件、血样本采集可靠性以及超声科医生的临床经验都影响诊断的准确性。因此,临床医生一定要根据患者病情变化,多次评估,以防漏诊或误诊造成不良后果。

(三)超声心动图检查的重要性

超声心动图检查对心内膜炎的诊断和治疗极为重要,任何因临床症状(如原因不明的发热)而怀疑感染性心内膜炎的患者都应行经胸超声心动图检查(TTE)。图像不佳时,要采用经食管超声心动图(TEE)检查。检查的要点:赘生物,包括赘生物的大小、位置、摆动状况;瓣膜功能,包括瓣膜撕裂、穿孔的程度,瓣膜关闭不全的程度、反流量的大小、心室扩张的程度;瓣周情况,包括瓣周脓肿的大小、范围、窦道形成。近来发展的经食管超声心动图显著地优于经胸超声心动图。90% 的病例可发现赘生物,能检出更小的直径在 1~1.5mm 的赘生物,大大地提高了诊断率。对于高危患者和中 - 重临床怀疑患者,可直接采用 TEE 检查,对于低危患者和低临床怀疑患者,可先采用 TTE 检查。

(四)实验室检查的规范和难点

1. 血培养 阳性血培养是诊断本病的最直接的证据。感染性心内膜炎患者至少应行 3 次血培养,每次间隔 1h。约 50% 患者血培养阳性,而且还可以随访菌血症是否持续。病原体从赘生物不断地播散到血中，且是连续性的，数量也不一，急性患者应在应用抗生素前 1~2h 内抽取 2~3 个血标本，亚急性者在应用抗生素前 24h 采集 3~4 个血标本。先前应用过抗生素的患者应至少每天抽取血培养共 3d，以期提高血培养的阳性率。取血时间以寒战或体温骤升时为佳。常规应做需氧和厌氧菌培养。罕见情况下，血培养阴性患者，骨髓培养可阳性。培养阳性者应做各种抗生素单独或联合的药物敏感试验，以便指导治疗。

据报道 5%~30% 的感染性心内膜炎患者血培养阴性，成为感染性心内膜炎诊断中的难点。主要原因是培养前抗生素的使用。这些患者手术中切除的所有组织都需要进行培养和检查。有些病原微生物需要特殊培养条件。巴尔通菌（Bartonella）需要全封闭的血培养系统，随后对血培养基进行吖啶橙染色和在巧克力琼脂培养基中进行次培养。对于血培养阴性的感染性心内膜炎患者，血清学检查有助于对巴尔通菌、军团菌性感染性心内膜炎进行诊断，对 HACEK 组细菌、链球菌或肠球菌性心内膜炎也有帮助。还可以对手术切除的瓣膜在肉汤培养基中进行培养，培养前应当研磨瓣膜组织，以提高检出率。

"培养阴性"的心内膜炎据报道有 2.5%~31%，但随着血培养物的正确采集，方法的改进，这一比例已降至 5% 左右。

2. 其他化验检查　90%~100% 无充血性心力衰竭的患者血沉是增快的。常有轻到中度贫血，这与病程有关。白细胞计数可正常或增高，有时可见到左移。血小板减少症在急性感染性心内膜炎的患者中常见。类风湿因子在 40%~50% 的亚急性感染性心内膜炎的患者中阳性。半数以上患者可出现蛋白尿和镜下血尿。50% 类风湿因子呈阳性，经抗生素治疗后，其效价可迅速下降。有时可出现高 γ 球蛋白血症或低补体血症。大多患者的循环免疫复合物 CIC 阳性。其他检查尚有真菌感染时的沉淀抗体测定、凝集素反应和补体结合试验。金黄色葡萄球菌的胞壁酸抗体测定等。

（五）其他影像学检查

胸部 X 线检查可见心影扩大，若两肺野或单侧肺野出现散在浸润性病变要警惕肺栓塞的发生。高速 CT 或螺旋 CT 对怀疑有较大的主动脉

瓣周脓肿时有一定的诊断价值。CT 和 MRI 对评估血栓栓塞性并发症很有作用，对诊断脓肿形成有时在 TTE 不能确定时很有帮助。

六、药物、手术治疗时机的选择和评价

（一）抗微生物治疗

抗生素的选择应当针对病原微生物有效的药物，应尽早确定感染微生物的种类，再根据病原菌的特性以及细菌培养和药物敏感性试验来选择。由于赘生物内的细菌密度很高，代谢率减慢，并被纤维素包裹，因此为达到杀菌效果，通常要静脉使用大剂量的抗生素，疗程至少 4~6 周。对于无并发症的病例，推迟抗生素的使用（甚至 48h），等待血培养结果是值得推荐的。如果患者在前 8d 已经接受抗生素治疗，更应等待血培养结果。但对合并有败血症、严重瓣膜功能不全、传导紊乱或者有血栓栓塞事件的患者，在三个血培养标本抽取完血样后马上开始经验性光谱抗生素治疗。随后再根据血培养结果，调整抗生素治疗。对于确定病原微生物后的抗微生物治疗，心血管治疗指南根据临床研究结果推荐了一些常用方案，但要根据药敏试验结果及时调整治疗方案。近年来，耐药病原微生物的增加增加了治疗的难度，强有力的抗生素治疗成为临床非常关键也非常棘手的治疗环节。

链球菌性心内膜炎：可单独应用青霉素、头孢曲松、万古霉素或替考拉宁，但通常应联合应用氨基糖苷类抗生素。对青霉素敏感的草绿色链球菌可应用大剂量青霉素联合庆大霉素治疗。对青霉素耐药的草绿色链球菌性心内膜炎患者，治疗方案和对肠球菌感染性心内膜炎的治疗方案相同。

葡萄球菌性感染性心内膜炎是严重危及生命的感染，要尽早开始抗生素治疗。90% 由金黄色葡萄球菌引起，可采用耐酶半合成青霉素，一般使用乙氧苯胺青霉素、苯甲异噁唑青霉素，也可和氨基糖苷类抗生素联用。对金黄色葡萄球菌耐药菌株属所致的心内膜炎，应联合使用青霉素与庆大霉素。对耐甲氧苯青霉素的金黄色葡萄球菌（MRSA）引起的心内膜炎，应选用万古霉素。对青霉素过敏者，可用万古霉素和庆大霉素。

肠球菌性心内膜炎的治疗较为复杂。肠球菌对很大范围的抗生素耐药，这类细菌对青霉素、万古霉素治疗时易产生耐药性，联合应用氨基糖苷类

抗生素。对氨基糖苷类抗生素耐药的感染临床治疗困难,可根据药敏试验结果选用或加用利福平、亚胺培南等药物。对多药耐药菌属引起的感染性心内膜炎,必须有专门的临床微生物学的建议。联合治疗的周期至少4周,复杂病例至少6周,有症状的和人工瓣膜心内膜炎患者治疗要超过3个月。

真菌性心内膜炎主要为Candida属,单独抗真菌治疗死亡率高,手术治疗是首选。抗真菌治疗可采用两性霉素B或低毒性的两性霉素B脂质体注射剂治疗。使用两性霉素B治疗念珠菌属可加用口服抗真菌药物、5-氟胞嘧啶、利福平。

革兰氏阴性菌如肠杆菌科、假单胞种菌、HACEK组微生物等引起的感染性心内膜炎的治疗应根据药敏试验结果。

(二)手术时机的选择、适应证及禁忌证

临床研究表明,在没有心力衰竭的患者,手术治疗并没有降低6个月的死亡率,均为15%。而在有中重度心力衰竭的患者,手术治疗比单纯的药物治疗能够显著降低感染性心内膜炎的死亡率(15% *vs.* 50%)。

1. 美国心脏协会推荐的感染性心内膜炎外科手术的指征包括:

(1)经足量抗生素治疗不能控制的心力衰竭,瓣周病变及感染不能控制者。

(2)某些特殊感染所致的感染性心内膜炎如铜绿假单胞菌、布鲁菌、伯纳特立克次体及念珠菌属等。

(3)应用适当的抗生素后仍持续发热或血培养阳性超过7~10d,药物不能控制的败血症。

(4)部分换瓣术后的感染性心内膜炎,特别是复发的和金黄色葡萄球菌感染者。

(5)在抗生素治疗中新发的栓塞。

(6)活动性感染性心内膜炎的手术治疗是可信的(Ⅰ类或Ⅱa类)。

欧洲心脏病学会推荐的感染性心内膜炎外科手术的指征如表2-2-4所示。

表 2-2-4 欧洲心脏病学会推荐的感染性心内膜炎的手术指征

手术指征	手术时期	推荐分级	证据分级
A. 心力衰竭			
主动脉瓣、二尖瓣反流或瓣膜梗阻引起的或者人工瓣膜失功引起的顽固性肺水肿或心源性休克	紧急	Ⅰ	B
瘘管形成破入另一心腔或心包腔引起的严重心力衰竭、肺水肿或心源性休克	紧急	Ⅰ	B
主动脉瓣、二尖瓣反流或瓣膜梗阻引起的或者人工瓣膜失功引起的严重心力衰竭	急诊	Ⅰ	B
主动脉瓣、二尖瓣反流或者人工瓣膜失功,但无心力衰竭	择期	Ⅱa	B
B. 不能控制的感染			
局部不能控制的感染(脓肿、假性动脉瘤、瘘管、增大的赘生物)	急诊	Ⅰ	B
持续发热且血培养阳性超过7~10d	急诊	Ⅰ	B
真菌性或高度耐药菌引起的心内膜炎	急诊或择期	Ⅰ	B
链球菌或革兰氏阴性菌引起的人工瓣膜心内膜炎	急诊或择期	Ⅰ	B
C. 预防栓塞			
大于10mm的赘生物,且在抗生素治疗中出现新发栓塞	急诊	Ⅰ	B
大于10mm的赘生物,且出现心力衰竭、持续感染、脓肿等其他并发症	急诊	Ⅰ	C
大于15mm的赘生物	急诊	Ⅱb	C

注:紧急手术:24h之内;急诊手术:2~4d;择期手术:在1~2周抗生素治疗之后

2. **禁忌证** 应在患者出现血流动力学恶化和中枢神经系统发生栓塞之前积极进行外科手术治疗,并没有绝对的手术禁忌证。唯一的相对禁忌证是新近发生的脑梗死。在心功能允许的情况下,栓塞性梗死应推迟1~2周,当存在出血时,建议推迟更长的时间。

3. **手术方法及注意事项** 手术原则是彻底清除赘生物、脓肿及坏死组织,尽量清除感染组织,修复或置换受损的瓣膜,修补组织缺损和矫正其他病变。常规行上、下腔静脉插管和左房引流,以便必要时探查二尖瓣和三尖瓣。术中应采取中低温体外循环,灌注冷血心脏停搏液。

(1)二尖瓣心内膜炎的手术技术:二尖瓣修复术是最为理想的手术方案,应力争对患者避免进行换瓣手术。适用于瓣膜修复的技术主要有瓣叶穿孔的补片修复、后叶穿孔的矩形切除及腱索转移术等。心内膜炎的二尖瓣修补术包括对所有感染组织的清除,最少要切除感染组织周边2mm的正常瓣膜组织。真菌性心内膜炎切除组织的边界应该更大。

后瓣叶的感染可采用矩形切除术,然后用5-0聚丙烯缝线将剩余的后瓣叶切口对齐缝合起来,或者通过部分瓣叶移位,重建后瓣解剖结构;前瓣叶的缺损需要用自体心包补片修复。一般心内膜炎的瓣环并不明显扩大,应该避免用人工瓣环加固,必要时以戊二醛处理过的自体或牛心包片加固二尖瓣后瓣环。在真菌性心内膜炎中,更要避免引入任何人工材料。

二尖瓣修复困难时采用二尖瓣置换术。必须彻底清除失活的、感染的组织和二尖瓣瓣周脓肿。彻底清除后,小的脓腔(直径<5mm)可直接缝闭;较大的残留缺损可以用戊二醛处理的心包加固闭合,补片的一侧缝到左心房心内膜上,另一侧缝到瓣环水平,以固定人工瓣膜。

(2)主动脉瓣心内膜炎的手术技术:对仅有瓣周脓肿或瓣周感染而瓣环的损伤较轻的患者,采用病灶清除、瓣周脓肿修复和人工瓣置换术。对较小的脓腔,包括主动脉瓣环与二尖瓣前叶附着处间的脓腔,在清创后可折叠缝合,偶需要自体心包片在主动脉外或心室内加固。如果脓腔较大或瓣环交界处有多个脓腔,则最好采用补片修补,用5-0或4-0聚丙烯线将心包片连续缝于缺损周

围,并且下面应缝于心室的健康的心内膜下较深部位,上面缝于主动脉壁,并为置换人工瓣膜提供坚韧的固定点。

对主动脉瓣环的毁损超过50%或引起主动脉与心室分离的缺损直径超过5cm的患者,应采用主动脉根置换术。注意由于心内膜炎患者的组织很脆弱,因此在缝合主动脉瓣时间断缝合更安全。可采用同种瓣膜主动脉管道或者复合带瓣管道进行置换。与生物瓣或复合带瓣管道相比,使用同种主动脉根部置换较大的优点是早期感染的危险小,且栓塞的发生率低,不需抗凝治疗;但晚期感染的危险性和再手术的可能性无明显差异。当病变继续扩展至二尖瓣时,有时需要行二尖瓣和主动脉瓣双瓣置换术。当主动脉瓣环和二尖瓣环均有脓肿侵及,并导致心脏中心纤维体的损害时,要切除二尖瓣前叶、二尖瓣环和主动脉瓣环交界组织后,可导致二尖瓣口和主动脉瓣口相通,此时可用心包片行左房顶部、二尖瓣环、主动脉瓣环及升主动脉无冠瓣、主动脉窦再造,在二尖瓣置换后行主动脉瓣置换。

(3)三尖瓣心内膜炎的手术技术:三尖瓣感染性心内膜炎多采用保守治疗,单纯持续发热或发生肺栓塞不是外科手术指征,出现某种血流动力学障碍或持续血培养阳性2周以上者,应考虑手术治疗。大多数情况下可采用心包片修补缺损、DeVega瓣环成形或用心包条瓣环成形等瓣膜成形术,避免行瓣膜置换,从而可降低此类患者再感染的危险性。

(三)治疗的效果和面临的挑战

感染性心内膜炎外科手术治疗依然是极具挑战性的手术。手术的住院死亡率在4%~30%之间。影响死亡的主要危险因素首先是术前血流动力学的恶化,术前休克、进行性心力衰竭以及术前较低的心排指数都会增加手术的死亡率。外科治疗提高了感染性心内膜炎的治疗成功率。当患者有充血性心力衰竭和急诊手术的指征时,早期外科治疗的成功率肯定明确高于内科治疗。但是很难进行内、外科结合治疗和单纯内科治疗严格的临床比较研究。Richardson报道了手术治疗81例感染性心内膜炎患者,死亡11例,死亡率14%;而内科治疗组54名患者中死亡24例,死亡率44%。原发性心内膜炎患者的主动脉瓣

与二尖瓣置换相比,平均手术死亡率无明显差异。Brigham 研究主动脉瓣和二尖瓣置换术后患者长期生存率相近;二尖瓣置换术后,5 年和 10 年生存率分别为 83% 和 63%;主动脉瓣置换治疗心内膜炎的 5 年和 10 年生存率为 81% 和 63%。

人工心脏瓣膜心内膜炎的治疗仍是治疗困难的疾病,尽管再次外科治疗挽救了部分患者,但手术死亡率仍然很高。近些年来,外科技术的改进加上心肌保护水平的不断提高,使得 PVE 的住院死亡率明显下降。因此尽管再次手术有较高的死亡率,但对 PVE 患者来说,再次瓣膜置换术还是可以接受的有效治疗方案。

手术的重要性毋庸置疑,但感染的微生物种类和抗微生物治疗的有效性是影响死亡率的关键。无论手术前应用抗生素多长时间,手术中培养结果如何,手术后抗生素需要应用 4~6 周以上。院内感染的增加,多药耐药菌群引起的感染性心内膜炎发病率的增加,大大提高了感染性心内膜炎治疗的难度。我国由于普遍抗菌药物的滥用现象,使病原微生物的耐药现象更为严重。目前感染性心内膜炎诊治方面我们面临的挑战和亟待解决的课题有:我国感染性心内膜炎发病率、易感人群、危险因素等的流行病学调查研究;我国各地区感染性心内膜炎病原微生物谱的现状和变化,耐药菌属的分布特征、预防和治疗措施的研究;主要微生物致病力、毒力以及感染途径的分子机制研究等。

（易 蔚）

参 考 文 献

1. 刘维永,易定华.现代心脏外科治疗学.北京:世界图书出版公司,2009.

2. Catherine M. Otto, Robert O. Banow. Valvular heart disease: A companion to Braunwald's heart disease. Saunders, 2009.

3. 赵水平,胡大一.心血管病诊疗指南解读.北京:人民卫生出版社,2008.

4. Habib G, Hoen B, Tornos P, et al. Guidelines on the prevention, diagnosis, and treatment of infective endocarditis (new version 2009): the Task Force on the Prevention, Diagnosis, and Treatment of Infective Endocarditis of the European Society of Cardiology (ESC). Endorsed by the European Society of Clinical Microbiology and Infectious Diseases (ESCMID) and the International Society of Chemotherapy (ISC) for Infection and Cancer.

Eur Heart J, 2009, 30 (19): 2369-2413.

5. Habib G, Lancellotti P, Antunes MJ, et al. 2015 ESC Guidelines for the management of infective endocarditis: The Task Force for the Management of Infective Endocarditis of the European Society of Cardiology (ESC). Endorsed by: European Association for Cardio-Thoracic Surgery (EACTS), the European Association of Nuclear Medicine (EANM). Eur Heart J, 2015, 36 (44): 3075-3128.

6. Otto CM, Nishimura RA, Bonow RO, et al. 2020 ACC/AHA guideline for the management of patients with valvular heart disease: a report of the American College of Cardiology/ American Heart Association Joint Committee on Clinical Practice Guidelines. Circulation. 2021, 143 (5): e35-e71.

第三章　冠心病外科治疗

冠状动脉粥样硬化性心脏病简称冠心病,是心脏的冠状动脉粥样硬化导致冠状动脉狭窄,心肌供血不足和心肌缺血、缺氧,引起心绞痛、心肌梗死、心律失常、猝死和心功能衰竭等临床表现的疾病。冠心病的外科治疗包括:应用自体血管进行旁路移植和重建血运的冠状动脉旁路移植术,针对心肌缺血和梗死后导致的室壁瘤、室间隔穿孔和二尖瓣关闭不全等外科治疗方式。

一、冠心病外科的历史和启示

冠心病外科治疗的发展已有 80 余年的历史。早在 1913 年外科医生就开始尝试通过切断交感神经、切除甲状腺等方法,降低心肌代谢,减少心肌耗氧量来治疗心绞痛。从 1921 年起,为了使冠状动脉系统与心脏相邻的动脉系统建立侧支来达到改善心肌血供的目的进行多种手术,诸如 O'Shaughnessy 把大网膜缝于心脏表面,Thompson 将心包腔放入滑石粉并和心肌包裹,Vineberg 将乳内动脉植入心肌内等,但都疗效欠佳。直到 1959 年 Sones 成功地进行了冠状动脉造影,使冠状动脉狭窄的部位、程度等解剖学特征得以明确,进而为冠心病的外科治疗奠定了基础。

最初的直接心肌再血管化是从冠状动脉内膜剥脱术（Longmire,1958）与冠脉补片成形术（Senning,1959）开始的,但是上述式式的血运重建效果较差,而且当时体外循环技术尚未普及,患者的死亡率非常高。1964 年 Garrett 等在术中发现一例患者左冠脉病变位于血管分叉处无法施行预定的内膜剥脱和成形术,无奈之中他移植了一段大隐静脉做了升主动脉与左前降支的吻合,手术获得了成功,这是临床上第一次成功施行的冠状动脉旁路移植术。同年前苏联人 Kolesov 实施乳内动脉至冠状动脉旁路移植术并获成功。

Favaloro 是冠状动脉旁路移植术的推广者,他对冠状动脉和旁路的吻合做了改进,并将传统的左胸切口改为正中开胸,使之成为以后在全世界范围流行的经典的冠状动脉旁路移植手术。1968 年他陆续完成了急诊冠状动脉旁路移植术、冠状动脉旁路移植术合并瓣膜置换、冠状动脉旁路移植术合并室壁瘤切除等。与 Favaloro 同时代的 Johnson 也做了很多卓越的工作,他实施了同时使用多根静脉或乳内动脉进行旁路移植术,并提出"完全再血管化"的概念,即所有病变血管都应该进行血运重建,使冠状动脉旁路移植术的理论更加成熟。以上工作使冠状动脉旁路移植手术广泛用于临床,并在世界范围内推广。到了 20 世纪 80 年代初,现代的冠状动脉旁路移植术基本成形,即在停跳的心脏上使用一根或多根移植血管桥为所有冠脉病变血管进行血运重建。

20 世纪 90 年代经皮冠状动脉腔内成形术和冠脉内支架植入术的迅猛发展,成为除药物治疗和外科治疗外又一种有效的治疗冠心病的手段,同时对冠状动脉旁路移植术也提出了挑战。微创冠状动脉旁路移植术便是在这样背景下应运而生,微创冠状动脉旁路移植术指的是在能完成冠状动脉旁路移植术的前提下,避免常规的手术切口或避免使用体外循环,从而减少手术创伤。随着相应手术器械的发明和创新,在药物洗脱支架为经皮冠脉介入治疗（percutaneous coronary intervention,PCI）带来革命性突破的同时,非体外循环冠状动脉旁路移植术、小切口冠状动脉旁路移植技术等微创心脏外科技术也获得突飞猛进的进展和推广,尤其是正中胸骨切口非体外循环下的冠状动脉旁路移植术,正成为冠心病外科治疗的常规式式之一。随着技术的发展,联合应用经皮冠脉介入治疗和冠状动脉旁路移植术的杂交技术（Hybrid 手术）能够整合 PCI 和冠状动脉旁路移植术动脉桥的优势,患者可能从中获益。

我国的冠心病外科治疗起步并不晚,1972 年北京阜成门外医院(今中国医学科学院阜外医院)开展首例室壁瘤切除手术并获成功,1974 年郭加强教授实施首例用静脉做旁路的冠状动脉旁路移植术,1996 年胡盛寿教授成功实施我国第一例心脏不停跳的搭桥手术,1999 年国内开展首例电视胸腔镜辅助下冠状动脉旁路移植术(VACAB),2007 年,阜外医院建立了首个复合技术手术室。随后,国内部分单位引入机器人微创手术系统,已有尝试开展机器人辅助冠状动脉旁路移植术的报道。经过 20 多年的发展,冠状动脉旁路移植术已成为一项常规的心脏手术。在部分医院,冠状动脉旁路移植术已成为心脏手术主要的手术种类之一,手术的安全性和疗效已达国际先进水平。

了解冠心病外科治疗发展中外历史可以获得一些启示:

(1)理解冠状动脉的解剖和开展冠状动脉造影术是发展现代冠心病外科治疗的前提和基础。

(2)经典的心脏外科手术技术,即在体外循环心脏停搏状态下进行心脏手术,是冠心病外科得以开展和推广的基本方式。

(3)微创切口、非体外循环、复合技术等使冠心病外科进一步发展和完善。

二、冠状动脉旁路移植手术的评价和适应证

(一)手术指征

在确定冠状动脉旁路移植术手术适应证之前必须考虑以下几个问题:第一,患者是否能从手术中获取更大的益处,即冠状动脉旁路移植术能在多大程度上达到改善生活质量,提高寿命的目的;第二,手术的风险评估及与手术所可能获得的好处的权衡;第三,同药物治疗与经皮冠状动脉腔内成形术相比,患者接受冠状动脉旁路移植术手术是否疗效最好、风险最低、费用最少,即冠状动脉旁路移植术是否是最经济的治疗方式。

根据大量临床试验对冠状动脉旁路移植术与药物治疗、经皮冠状动脉腔内成形术近远期疗效的比较,美国心脏病协会于 2011 年最新修订的《冠脉旁路移植术指南》(以下简称《指南》)将冠状动脉旁路移植术的适应证分为四类:

Ⅰ类,非常明确的手术适应证,经大量临床试验证实手术疗效具有显著优势,临床中应当按此执行。

Ⅱa 类,较肯定的手术适应证,手术疗效能让患者获益,临床中有理由开展。

Ⅱb 类,有争议的手术适应证,手术疗效与介入治疗或药物治疗相近或者不确定,临床应用中尚应权衡。

Ⅲ类,不适合手术,临床试验证实手术疗效无益甚至有害。

比较明确的冠状动脉旁路移植术的适应证主要包括:

1)明显的左主干病变(狭窄程度 >50%)或相当于左主干病变的左前降支和左回旋支近端狭窄≥70%。

2)三支血管病变或者两支血管病变伴左前降支近端狭窄,尤其是左心室功能不正常(EF<50%)或者伴有严重心律失常。

3)PTCA 失败后仍有进行性心绞痛或伴有血流动力学异常者。

4)冠状动脉旁路移植术后内科治疗无效的心绞痛患者。

5)缺血性室性心动过速发生心搏骤停后的存活者。

对上述情况以外的单支或双支血管病变的患者接受冠状动脉旁路移植术的治疗是否优于药物或 PTCA 治疗尚有争议。此外,新《指南》也特别强调,无保护左主干病变或复杂冠心病患者的手术方案应由包括内科、外科的医疗团队共同制订。

(二)疗效评价

对手术指征的判断取决于疗效的评价,了解冠状动脉旁路移植手术的近远期疗效、与其他治疗方式的对比、血管桥的通畅率等对把握手术指征、手术决策和提高疗效和预后至关重要。

1. **远期疗效** 冠状动脉旁路移植术的手术死亡率为 1%~3%,近年国内已有部分心脏外科中心报道单纯冠状动脉旁路移植术手术死亡率低于 0.5%。术后 1、2、3、5、8、10、15、20 年存活率分别为 96%、93.7%、93.2%、89.6%、87%、75.9%、55%、40%。冠状动脉旁路移植术术后心房颤动较为常见,其发生率为 20%~30%,术后第 2、3 天为发病高峰。术后 1 年、3 年主要心脑血管事件发生率分别为 12.3%、22.7%。心肌梗死在围手术

期的发生率为 2.5%~5%，术后 1 年、3 年、5 年、10 年、15 年发生率分别为 4.3%、10%、9%、12.1%、26%~36%。术后 1 年、5 年、10 年卒中发生率分别为 0.97%、5.9%、8.8%。术后 3 年猝死的发生率为 3%，但合并左心功能低下其发生率要明显增高。围手术期器质性神经并发症如脑栓塞等发生率在 0.5%，但老年患者要明显增高，在 5%~8% 左右。冠状动脉旁路移植术术后 1 个月、1 年、5 年、10 年和 15 年心绞痛缓解率分别为 99.7%、95%、83%、63% 和 37%，早期心绞痛复发的原因主要是血管化不完全和血管桥阻塞，远期复发的原因主要是原血管病变的进展和血管桥的狭窄和闭塞。CABG 术后 1 年、5 年、10 年再次血运重建的发生率分别为 4%、5%、6.9%。

冠心病患者血管粥样硬化通常累及冠状动脉以外的其他血管，因此患者的预后更重要地取决于二级预防的疗效，积极控制高血压、高血糖和高血脂，规律运动和控制体重等二级预防措施对改善和提高预后非常重要。

2. **血管桥的选择和结果**　冠状动脉旁路移植术大隐静脉桥的早期通畅率为 90%，1 年、5~7 年、10~12 年、15 年以上通畅率分别为 80%、75%~80%、60%、50%，其术后 1~7 年阻塞率大约是 2.1%/ 年，术后 7~12 年 为（3%~4%）/ 年。乳内动脉桥的远期结果明显优于静脉桥，左侧乳内动脉 5 年、10 年、15 年通畅率分别为 98%、95%、88%；右侧乳内动脉通畅率则分别为 96%、81%、65%，而且其存活率、无干预存活率及无事件存活率均明显高于应用静脉桥的患者。对于因左前降支病变行冠状动脉旁路移植术的患者，新《指南》中将左侧乳内动脉替代左前降支列为 I 类手术指征。桡动脉的 1 年通畅率为 96%，4 年为 89%。另有研究显示，胃网膜右动脉（right gastroepiploic artery，RGEA）桥术后 1 年、3 年和 5 年 RGEA 通畅率分别为 98.7%、91.1% 和 84.4%。腹壁下动脉（inferior epigastric artery，IEA）桥术后早期 IEA 通畅率为 94.9%。

血管桥的选择和预后一直是冠心病外科领域关注的重点问题：

（1）大量的证据证明乳内动脉桥的通畅率远高于其他血管桥材料，静脉桥的远期通畅率较低，采用其他血管材料如桡动脉、胃网膜动脉是否优于静脉桥？完全使用动脉血管桥（全动脉化）是否可获得更好的远期疗效？

（2）如何提高静脉桥的近远期通畅率，包括如何选择手术操作，术中处理和术后的抗血小板治疗等最佳方式？使用内镜下的获取技术对静脉桥质量的影响？

（3）如何即时评价血管桥的质量？包括超声即时血流测定、血管造影和其他新的评价血流和灌注技术。

3. **治疗方式的疗效比较**　20 世纪 70 年代至 90 年代开展的大量大规模的临床实验研究对明确各种治疗手段的有效性有很大的帮助。针对药物治疗和外科治疗的疗效比较的临床试验中较著名的有美国退伍军人局合作研究（Veterans Administration Cooperative Study，VA），美国的冠脉外科研究（Coronary Artery Surgery Survey，CASS），欧洲的冠脉外科研究（European Coronary Surgery Survey，ECSS）等。大致的结果是两组存活率随时间延长呈接近的趋势，但在临床研究随访过程中，药物组中有一半以上的患者因心绞痛加重转而接受冠状动脉旁路移植术，而对于具有高危因素的患者，包括三支病变、左室功能差、静息时 ST 段压低，有心肌梗死史，高血压病史等，其远期存活率差别仍然非常明显。冠状动脉旁路移植术组的无症状生存率要明显高于药物组，而对于有高危因素的患者，冠状动脉旁路移植术组的远期存活率和生活质量都要明显高于药物组。最新大型随机临床试验缺血性心力衰竭外科治疗研究（surgical treatment of ischemic heart failure，STICH）结果显示，对于左室射血分数较低的冠状动脉疾病合并心力衰竭的患者，CABG 联合药物治疗组的全因死亡率与单纯药物治疗组无显著差异，但心血管死亡率、任何原因死亡或心血管原因入院率较低。

对 PTCA 和冠状动脉旁路移植术进行比较的临床试验中较著名的有较早期的心绞痛治疗的随机研究（randomized intervention treatment of angina trial，RITA）、EMORY 血管成形与外科研究（EMORY angioplasty versus surgery trial，EAST），以及近年的旁路血管成形再血管化研究（bypass angioplasty revascularization investigation，BARI）、动脉再血管化治疗研究（arterial revascularization therapies study，ARTS）、支架或手术治疗研究（stent or surgery trial，SoS），阿根廷冠脉多支病变修复与旁路移植随机对照研究（Argentine randomised trial of coronary angioplasty versus bypass surgery in multivessel disease，ERACI），药物、修复术及手术研究（medicine，angioplasty，or surgery study，MASS），德国血管修复旁路手术研究（German angioplasty bypass surgery investigation，GABI）等。一致的结果是 PTCA 组和冠状动脉旁路移植术组的死亡率和再发心肌梗死率无显著性区别，但冠状动脉旁路移植术组的无症状生存率要明显高于 PTCA 组，需再血管化率明显低于 PTCA 组，在随访的早期，PTCA 组的心绞痛的发生率要明显高于冠状动脉旁路移植术组，但随着时间的延长，两者间的差距越来越小，这与 PTCA 组较高的再次血管化而冠状动脉旁路移植术组桥阻塞及原发病变进展有关。最新的 SYNTAX 和 FREEDOM 研究是分别针对多支血管病变和合并糖尿病病例的大样本随机对照临床试验，也得出以上类似的结果。对于以上的临床试验，其不足之处在于入选标准是选择两种方法都可以达到血管化的患者，因此可能排除了部分血管病变严重的病例。而一些非随机的临床报告认为，虽然冠状动脉旁路移植术的患者病情往往重于 PTCA 组，但其疗效并不亚于 PTCA 组。药物洗脱支架广泛运用以来，ARTS-Ⅱ 研究显示能够达到与 CABG 类似的 3 年预后结果，但最新五年随访结果显示即便运用药物洗脱支架，需要再次血运重建的概率仍高于 CABG。北京阜外心血管病医院对药物洗脱支架或 CABG 的冠脉多支病变患者三年随访结果显示，CABG 组的死亡率、心肌梗死率、再血管化率均低于药物支架组。从经济效益来说，药物洗脱支架的广泛应用可能降低 CABG 所能带来的患者术后生活质量和生存年限的收益。对于合并糖尿病的患者冠状动脉旁路移植术组的远期存活率要明显高于 PTCA 组。与 PTCA 相比，冠状动脉旁路移植术的优点是有更加明确的中期疗效；术后心绞痛发生率低，需再次血管化少；抗心绞痛用药少。其缺点是创伤大，恢复时间长；围手术期并发症多；住院时间长。

PCI 和 CABG 疗效对比的临床研究是决定手术治疗策略的重要依据，鉴于目前两种方式分属两个学科的现实，所以备受学者和临床医师的关注：

（1）如何理解最新的临床证据并用于临床实践？临床试验是评价某种治疗技术疗效的关键证据，但是也存在诸多缺陷：技术的相对滞后性、病例的选择性、研究目标和结果的不一致等，所以需要客观全面评价每一个研究的科学性和参考价值。

（2）再血管化治疗策略选择取决于临床医生对治疗方式的理解，美国 ACC/AHA2011 年发布的指南即有 PCI 和 CABG 专家的联合发布，并强调心脏团队的作用，复合技术的发展及未来打破现有学科壁垒是重要的发展方向。

4. **体外循环（CCABG）和非体外循环（OPCAB）的比较** 研究显示，OPCAB 的手术死亡率与 CCABG 无明显差异。术后在院期间与 CCABG 相比，OPCAB 能够明显降低手术时间、辅助通气时间、ICU 监护时间、呼吸系统感染、住院时间，有助于降低术后房颤、改善心脏射血分数，但术后短期、中期二者生存率无明显差异。北京阜外心血管病医院的病例长期随访结果显示，OPCAB 术后医疗支出、再次血运重建率、主要心血管事件发生率显著高于 CCABG。由此可见 OPCAB 在术后短期具有相对优势，但在长期预后效果（特别针对高风险患者）方面面临再次血运重建、高心血管事件发生率及医疗支出的风险。最新的 CORONARY 研究结果显示两种方式在术后早期和一年的结果并无差异。对于 CCABG 和 OPCAB 疗效评价还需要更多长期随访临床研究的结果。

三、冠状动脉旁路移植手术要点

1. **术前准备** 冠心病患者入院后通常需要做全面的检查，对患者的临床表现、心功能状况、心肌缺血的程度、冠状动脉病变等进行综合分析，以确定与手术相关的危险因素，正确选择手术适应证。

接受冠状动脉旁路移植手术的患者大多年龄较大，且多伴有其他系统的疾患，术前合并高血压、糖尿病者应进行相应的药物治疗加以控制；合并慢性支气管炎伴呼吸功能低下者，应选择抗生素控制呼吸道炎症，并指导患者进行呼吸功能锻炼,并戒烟;对合并左心功能不全者,术前应通过强心、利尿及扩张血管药物的治疗进行调整,术前不要停药,术前使用的钙通道阻断剂及β受体阻滞剂,现在主张可一直沿用至手术当日,阿司匹林等抗血小板药物通常需要提前停药,但抗血小板类药物对预防围手术期心肌梗死和提高早期血管桥通畅率作用,是否停药和时间仍有争议。对心肌有明显抑制作用的抗心律失常药物如心律平等,若术前心律失常控制满意,则应于术前2日停药。术前应给充分镇静药物以解除患者紧张情绪。

2. **旁路材料的选择和获取**　用于冠状动脉旁路移植的旁路材料可分为静脉和动脉两种:①静脉可取材于双下肢的大隐静脉,或双上肢的前臂静脉,由于静脉位于体表,采取方便,长度不受限制可供任意裁剪,适合于各支冠状动脉任何部位的旁路移植,但由于静脉动脉化后,组织结构发生改变,静脉内膜发生纤维化增生而导致狭窄式闭塞,作为旁路其远期通畅率不如动脉;②动脉最常用的是乳内动脉,由于乳内动脉的组织结构和血管口径均与冠状动脉相似,与静脉相比其术后不易形成狭窄,远期通畅率高,且只需做一个远端吻合。因此从20世纪80年代开始被广泛采用,但乳内动脉长度和条数有限,只能用于前降支、对角支和右冠状动脉主干等处的旁路移植,若取双侧乳内动脉,创伤亦较大,尤其是对老龄者,可增加术后胸骨不易愈合,甚至感染的机会。除乳内动脉外,胃网膜右动脉、桡动脉以及腹壁下动脉亦可用作动脉旁路材料。

3. **手术方法**　早年冠状动脉旁路移植手术问世之初,人们曾尝试在跳动的心脏上进行,但跳动的心脏和血液模糊的手术野,增加了吻合技术的难度,使吻合的通畅率下降,遂放弃了这种手术方式。随着体外循环技术的进步,可以在安静、无血的环境中完成血管吻合,成为冠心病外科治疗经典的术式。但随着手术器械的发展,非体外循环心脏跳动下的CABG也逐渐完善,并成为常规术式之一。

正中胸骨切口,体外循环下的冠状动脉旁路移植术:此术式为经典方法。手术借助体外循环完成,心脏停搏,手术野静止、无血。患者经正中切口劈开胸骨,乳内动脉离断前给全量肝素(3mg/kg)。升主动脉置双层荷包线,插入主动脉灌注管,经右心房插入单房引流管,若同时合并心内操作则须上下腔静脉分别插管。建立体外循环,在轻中度低温下,阻断升主动脉,经升主动脉根部顺行灌注或经冠状静脉窦逆行灌注心脏停搏液,使心脏停搏。

大隐静脉旁路移植术:大隐静脉需要倒置,即远心端位主动脉根部,近心端位冠状动脉。在冠状动脉病变部位的远端切开小口,大隐静脉斜行切口,并使两者口径相配,用聚丙烯线连续缝合,做静脉与冠状动脉的端侧吻合。有时可以在1根血管桥上做多个吻合口,即序贯桥(蛇形桥),静脉与冠状动脉侧侧吻合。旁路血管远端与冠状动脉吻合完毕后开放主动脉,使心脏复跳、复温的同时在主动脉根部上侧壁钳,部分钳夹主动脉壁,再根据旁路的多少在升主动脉上打数个孔,用0/5或0/6聚丙烯缝线完成旁路血管的近端与升主动脉吻合。

乳内动脉旁路移植术:乳内动脉则只需将乳内动脉的远端与冠状动脉吻合。在冠状动脉病变部位的远端切开做切口,并V形剖开乳内动脉,使两者匹配,聚丙烯线连续缝合。缝毕再固定两针,以防吻合口受牵拉。

经典的冠状动脉旁路移植术适合于有冠状动脉旁路移植手术指征的绝大多数患者,可完成任何冠状动脉病变部位的旁路移植,但对那些有体外循环禁忌的患者,如有凝血功能障碍等,则可选择其他术式。

4. **术后处理**　患者术后通常要送监护病房,需要进行机械辅助呼吸一段时间,辅助时间的长短应视患者的呼吸、循环功能状态及麻醉苏醒的情况而定。这期间应进行严密的心电图、血压、心率、尿量、胸腔引流量等监测,对于重症患者则需要放置Swan Ganz导管进行血流动力学监测,以便对患者的病情变化做出判断,及时调整治疗措施。使用镇静及扩张冠脉的药物,预防围手术期冠状动脉痉挛,控制高血压,调整心率,保持心脏氧需与氧耗的平衡是患者在监护病房时的基本治疗,对术后伴有低心排综合征者,应合理选用多巴胺类或肾上腺素类正性肌力药物,必要时应尽早放置主动脉内球囊反搏,对术终脱离体外循环机困难者,使用正性肌力药物同时需要考虑安装左心辅助装置。

患者接受冠状动脉旁路移植术术后1~3个月内尚需要服用：

1）硝酸酯类药物：以扩张冠状动脉预防冠状动脉痉挛。

2）β受体阻滞剂：术后患者因疼痛、发热等原因造成心率多数偏快，可酌情使用阿替洛尔以控制心率。

3）抗血小板药物：阿司匹林或者加用氯吡格雷。

4）对伴有心功能不全者可使用利尿剂。

5）继续控制冠心病发病的危险因素，如合理的膳食，适量运动，治疗高脂血症、高血压、糖尿病等。

四、冠心病并发症的外科治疗

（一）室壁瘤手术治疗

广义的左室室壁瘤是指心肌梗死后左室出现大面积的室壁运动消失或运动功能障碍（反向运动），导致左室射血分数下降。临床上通常将其分为功能性和真性（解剖性）室壁瘤两种，真性室壁瘤是指左室发生大面积透壁心肌梗死后出现的透壁性纤维瘤，室壁特有的肌小梁结构被纤维组织取代，室壁变薄，心脏收缩时病变区域室壁呈反向运动。而功能性室壁瘤则是指虽然左室发生透壁性心肌梗死并出现了大面积室壁运动消失或反向运动，但该区域室壁的肌小梁仍存在，即不具备真性室壁瘤的病理解剖特征，功能性室壁瘤在临床上更常见。急性透壁性心肌梗死的患者中约有25%的患者会在心肌梗死区域出现功能性室壁瘤的变化。室壁瘤（ventricular aneurysm）的外科治疗始于20世纪50年代中后期，1958年美国医生Cooley在体外循环下进行了世界上首例室壁瘤切除术。

手术适应证：对无症状的患者切除室壁瘤并不能提高远期存活率，而对于有症状的患者手术治疗不仅可以缓解症状，而且可以提高患者的远期存活率。室壁瘤的临床表现主要有：①心绞痛；②充血性心力衰竭；③室性心律失常；④体循环栓塞。

单纯左室射血分数低并非手术禁忌，只有当巨大室壁瘤伴有左室高度扩张，室壁瘤与梗死以外的心肌分界不清，而且梗死以外心肌发生不可逆损害时，应视为手术切除室壁瘤的禁忌，此类患者通常应选择心脏移植。

手术技术：麻醉方法和体外循环的建立同常规的冠状动脉搭桥术，经典的方法是在阻断升主动脉，心脏停搏后再处理室壁瘤。室壁瘤的处理有以下几种方法：①折叠术：适用于小的、无附壁血栓的室壁瘤，不切开瘤壁，纵行对折，两边夹以相应长度的毡片；②线形闭合法：纵行切开瘤壁，去除血栓，剪除瘤壁，注意不要切除过多的瘤壁或过分缩减左室腔，两边缘重叠缝合；③心内膜环缩成形法：对瘤体较大者，在切除多余瘤壁的基础上，于瘤体和正常心肌交汇区纤维化心内膜做荷包缝合，将左室腔成形，再闭合瘤口；④室腔内补片法：适用于前壁室壁瘤，取相应大小的补片以恢复心腔大小和结构，补片缝于瘤边缘正常的心肌组织，剪除瘤壁，重叠缝合覆盖在补片外。这种方法对心腔的结构影响小，是比较理想的方法。室壁瘤处理完毕后再完成病变的冠状动脉的旁路移植术。

术后处理：对术前有心功能不全者，术后常需要选用多巴胺类或洋地黄类正性肌力药物，于术后早期给予强心治疗，心功能受损严重者若术后出现低心排可应用主动脉内球囊反搏或其他左心辅助装置，因室壁瘤患者多有心室顺应性降低，术后保持合适的心率和预防心律失常是十分重要的。对术前有附壁血栓者，术后应给予肝素抗凝治疗，一周后改用阿司匹林长期服用。

手术结果：室壁瘤切除术后早期死亡率为3%~7%，手术死亡最常见的原因是左心衰竭，心律失常，相关危险因素包括：高龄、不完全血管化、心功能Ⅲ~Ⅵ级、女性、急性手术、EF值低于20%~30%、同期行二尖瓣置换术。并发症包括低心排量（22%~39%）、室性心律失常（9%~19%）、呼吸衰竭（4%~11%）、出血（4%~7%）、肾衰竭（4%）和脑血管意外（3%~10%）。室壁瘤切除后5年存活率为58%~80%，10年为34%，10年无心脏事件存活率57%，导致远期死亡的原因，大部为再发新的心肌梗死。CASS随机分组比较了药物治疗和手术治疗两者远期结果，对于3支病变、有左室功能低下临床表现、长期胸痛者手术治疗可缓解症状，提高远期生存率。而另一组以心功能低下为主的患者治疗结果是手术可以提高生活质量，但不能改善存活率。影响远期死亡的危险因素包括：年龄、心力衰竭、EF低于35%、胸片示心影大，左室舒张末压高于20mmHg，合并二尖瓣置换术。国际多中心临床试验Surgical Treatment of Ischemic Heart Failure（STICH）Trial结果表明，对于缺血性心肌病者行单纯外科冠脉血运重建与血运重建加左室成形术的远期效果无明显差别，认为CABG联合左室重建术与单纯CABG相比，不能改善患者术后的生活质量，还会明显增加医疗支出。基于该研究存在的局限性，以及我国国情，血运重建加左室成形术在运用于实际临床选择中，患者筛选和治疗适用性方面有待斟酌。

室壁瘤的评价和外科治疗还是有很多值得探讨的问题：

（1）室壁瘤的形成是复杂的过程，但临床上大多见局部室壁运动障碍或消失，如何评价室壁运动和存活心肌？如何评估手术治疗的效果？现有的影像学技术，包括心室造影、心脏超声和三维超声、磁共振、CT和放射性核素扫描等都各有优缺点，能够提供不同方面的信息，对病情的评估和手术策略的选择都有帮助。

（2）室壁瘤形成前后血流动力学的改变及对心肌、室壁的应力影响。

（3）室壁瘤不同手术方式对心室形态重塑的影响和疗效的评价。

（二）心肌梗死后的室间隔穿孔

心肌梗死后室间隔缺损是指由于心肌缺血坏死、破裂导致的发生在急性心肌梗死部位的继发性室间隔缺损，为了与先天性室间隔缺损相区别，故称为室间隔穿孔。在急性心肌梗死的患者中并发室间隔穿孔者约占1%~2%。心肌梗死后室间隔穿孔通常发生在急性心肌梗死后的2~4d，且大多数发生于初次心肌梗死后。男性较为常见。由于突发性心内左向右分流，造成血流动力学的急骤改变，出现急性心力衰竭及心源性休克，穿孔后1个月其自然死亡率可高达80%，为急性心肌梗死后严重并发症之一。1957年Cooley首先报道手术修补室间隔穿孔，外科治疗成为挽救心肌梗死后室间隔穿孔患者生命、改变其预后的最有效的手段。

治疗原则：心肌梗死后室间隔穿孔的自然预后极差，在没有手术治疗的情况下，25%的心肌梗死后室间隔穿孔患者会死于24h内，50%患者死于1周内，65%患者死于2周内，80%患者死于1个月内，仅有7%患者可成活1年以上。所以，对大多数心肌梗死后室间隔穿孔患者来说，一旦诊断明确，手术治疗是唯一有效的治疗手段。手术治疗可以阻止病程的自然恶化，防止演变成多脏器衰竭而致命。

早年一些作者提出室间隔穿孔2~4周后等待穿孔周围组织纤维化再行修补术为宜，但这样会有相当一部分患者于穿孔后2周死亡。近些年随着心外科技术、麻醉及围手术期处理水平的提高，多数作者认为室间隔穿孔后，若肺体循环血流量之比大于2∶1，无论有无心源性休克，应急诊手术，因为早期手术是抢救恶化患者的唯一方法。但48h以内对有心源性休克患者手术死亡率极高（71%），而48h后死亡率明显下降（26%）。因此，手术时机的选择可以参考如下原则，患者在发生室间隔穿孔后如尚未出现心源性休克，可行以急诊手术，若已伴严重休克者应先行内科治疗，包括药物治疗及IABP和其他左心辅助等，使患者的循环能维持到48h以后，再积极手术。对室间隔穿孔后，分流量小，不伴有血流动力学障碍者，手术应延至3~6周更为安全。此外，对于已出现多脏器衰竭和脓毒症的患者，IABP和其他左心辅助等也是帮助患者恢复周围脏器功能和控制感染以争取手术机会的必要手段。

手术技术：通常采取左室梗死区切口进路，有室壁瘤者可破瘤而入，能获得较满意的显露。修补穿孔时，应依其大小和部位而异。

心尖部穿孔切口选择在左室梗死的心尖处，切除部分梗死心肌，包括穿孔的远端，使得左室、右室及心尖部室间隔形成三处游离的边缘，用垫毡片的方法，使用0/1聚丙烯线，依次把左室游离缘、室间隔游离缘、右室游离缘进行贯穿线性缝合，急性期通常应采用间断缝合，局部组织已纤维化者亦可连续缝合。

前间隔穿孔采取前降支左侧1~2cm平行切开左室心尖部梗死区。破裂口较小，且周围有纤维化者可直接缝合，注意缝合应贯穿室间隔和左室壁，双侧用涤纶片或毡片加固。对急性期或较大的穿孔则需要补片闭合。而因室间隔穿孔的形态不规则，若呈裂隙样，可先直接缝闭裂隙口，恢复左室心内膜的完整,再加固一大涤纶片修补。补片的缝合缘应缝在正常心肌与坏死心肌交界区。采用较大的心内补片应尽可能超越穿孔及坏死组织范围,并缝补均匀减少张力,达到分散穿孔区室间隔承受的单位面积压力的作用,以减少穿孔复发及穿孔残余分流的发生。

后间隔穿孔因下壁心梗导致的穿孔周围柔软,易碎,直接修补容易出现穿孔的复发,因此不主张类似前间隔穿孔的直接缝合。可采取左室下壁距后降支 1~2cm 切口,但有作者强调要完全切除梗死心肌,以充分显露穿孔。缝合穿孔时,进针应贯穿后间隔和膈面的右室游离壁,双侧加涤纶片或毡片加固。穿孔较大需要补片时可参考前间隔穿孔补片方法。

近年有许多作者建议对明确的梗死心肌完全切除,采用心内补片进行左室塑形,方法参考 Dor 等提出的室壁瘤补片成形法,以恢复左室的几何形状,保护左心室的功能,提高远期疗效。此法更适合于穿孔本身合并巨大室壁瘤者,即采用单片闭合穿孔同时左室塑形。但室间隔穿孔部位距室壁瘤边界较远者仍以穿孔补片修补和室壁瘤切除缝合或补片分别进行为好。

在有条件情况下,术前应行冠脉造影,以明确冠状动脉病变的部位和狭窄的程度,以便术中同时行冠状动脉旁路血运重建。

手术结果:室间隔穿孔后若不伴有休克者手术治疗存活率可达 80%~90%,而伴有休克者亦可达 50%~60%,手术后 5 年生存率可达 88%。手术时机的选择是关键。由于室间隔穿孔患者病情进展快,自然死亡率高,早就医、早诊断、早治疗是挽救患者生命的重要措施。室间隔穿孔后伴有心源性休克是造成围手术期死亡的主要危险因素,因此术前有效地控制心源性休克是改变患者预后的重要措施。包括应用强心利尿与扩血管治疗,效果不佳时再加用 IABP 或其他左心辅助措施。此类治疗措施多需要持续到术后一段时间,以提高手术的成功率。心功能状态也是影响手术疗效的重要因素。一般说来,心肌梗死的面积愈大,室间隔穿孔后发生心室功能失代偿的程度愈重。

(三)缺血性二尖瓣反流

缺血性二尖瓣反流(ischemic mitral regurgitation,IMR)是由于冠状动脉堵塞造成心肌梗死后乳头肌断裂或延长,或是继发于心肌缺血或梗死后的左心功能不全左室扩大、左室反常运动致使乳头肌移位或功能异常、瓣环扩大、瓣叶脱垂,最终造成二尖瓣关闭不全。急性心梗后早期约有 13%~26% 的患者合并二尖瓣反流,其中大多数为轻到中度二尖瓣反流,有 3.4% 的患者合并重度二尖瓣反流。急性心肌梗死后早期没有二尖瓣反流的患者,约有 15% 在心肌梗死后数月内产生不同程度的二尖瓣反流。

IMR 的自然预后依临床类型和冠心病心肌缺血的程度差别而有所不同,急性心肌梗死后乳头肌断裂出现严重二尖瓣反流的患者若不进行手术治疗,90% 均在 1 周内死亡。所有中到重度的 IMR 30d 的死亡率为 24%,1 年的死亡率为 52%。有冠心病症状同时经左室造影证实有轻度二尖瓣反流的慢性 IMR 中,1 年的自然死亡率约为 17%,在中至重度的患者中 1 年的死亡率约为 40%。1965 年,美国麻省总医院的 Austin,在世界上首次对急性心肌梗死后的乳头肌断裂进行二尖瓣置换手术获得成功。目前外科手术已成为治疗严重缺血性二尖瓣关闭不全,降低此类患者自然死亡、提高生存率和生活质量的主要手段。

目前在二尖瓣成形术与二尖瓣置换术的选择上仍存在诸多争议。二尖瓣成形术手术死亡率为 5%~8.2%,一年半生存率为 95%,术后两年再血管化率 12.5%、充血性心力衰竭率 16.2%、发生 2 级以上慢性二尖瓣反流缺血性心肌病率 53.5%,5 年内成活患者中并发症发生率为 36%,5 年生存率为 66%。二尖瓣置换术手术死亡率 7.3%,5 年内成活患者中并发症发生率为 53%,5 年生存率为 70% 左右。有研究显示,二尖瓣修复术的围手术期死亡率低于二尖瓣置换术并提倡在患者条件允许的情况下尽量使用。统计显示影响晚期生存率的独立危险因素是术前左心室射血分数和肺动脉压力水平,而与二尖瓣术式本身无关。

治疗原则:依据 IMR 的病理和临床特征选择不同的手术方式是手术治疗 IMR 的基本原则,同时,术前应做冠状动脉造影明确冠状动脉病变,以进行冠状动脉旁路移植术,完成心肌血运重建。

手术方法及结果:

急性 IMR 绝大多数是由于乳头肌断裂而引

起,病情进展迅速而有较高的死亡率。少数患者的部分断裂经内科治疗后病情可趋于平稳,但大多数患者均需手术治疗,虽然手术的最佳时机仍有争议,但一般认为在心功能恶化前和血流动力学尚平稳时进行,这样有利于提高早期和晚期的生存率。

在急性 IMR 中采用换瓣还是成形术仍有许多争议,由于急性心肌梗死后周围组织松软,成形手术时间长且成功率低,而换瓣手术时间短,因此能降低死亡率。换瓣手术中应至少保留后瓣结构,如有可能最好保留全瓣结构,并同时行冠状动脉搭桥术,这样可保持瓣膜与左室的连续性,有效地维持左室功能。但是有学者认为成形手术能更好地保存左室功能,降低与换瓣有关的并发症,无需使用抗凝药,提高早期及晚期的生存率。在成形术完成后必须应用经食管超声来检测成形效果,如不满意立即行换瓣手术。

慢性 IMR 对于慢性 IMR 所致的微量至轻度二尖瓣反流,一般认为无需手术治疗,或仅单独行冠状动脉搭桥术即可,微量至轻度二尖瓣反流不会对以后的心功能及远期的生存率产生明显影响。而中至重度的二尖瓣反流则必须行手术治疗。慢性 IMR 的手术治疗包括二尖瓣成形术和二尖瓣置换术,通常首选瓣膜成形手术,二尖瓣成形完成后,术中立即用食管超声观测成形效果,发现有残余反流在轻到中度以上,应考虑补充修补或行瓣膜置换。换瓣手术应尽可能保留后瓣甚至全瓣,以利于术后左室功能恢复。瓣膜手术如与冠状动脉搭桥术同时进行,则应在远端吻合口完成后进行。手术切口一般采用经右房房间隔或房间沟入路,如有室壁瘤需切除,瓣膜成形手术经室壁瘤切口亦可完成。

短暂的 IMR 是由于心室壁缺血引起左室壁运动异常,乳头肌移位而致二尖瓣关闭不全的,没有二尖瓣瓣叶脱垂和瓣环扩大,当缺血情况改善后,二尖瓣关闭不全将减弱或消失。对于这种患者,采用 PTCA 或冠状动脉搭桥术进行心肌血运重建后就能获得良好效果,一般不需要进行瓣膜手术。在 PTCA 或冠状动脉搭桥术中应放置食管超声以监测瓣膜状况,如术后仍有明显的二尖瓣关闭不全,则需进行二尖瓣成形术或二尖瓣置换术予以矫治。

近年多项研究显示,对于中度、重度缺血性二尖瓣反流患者,与单纯 CABG 相比,二尖瓣修复术联合 CABG 并未能改善患者长期生存率。对于轻度、中度反流的患者,在长期随访中,二尖瓣修复术联合 CABG 治疗亦不能阻止反流程度的加剧。因此,对于缺血性二尖瓣反流的有效治疗方案及长期预后有待更深入的临床研究来支持。

（郑　哲）

第四章　主动脉外科

第一节　主动脉夹层

一、主动脉夹层的认识及其发展

主动脉夹层是累及主动脉的、远比破裂性腹主动脉瘤发病率更高的灾难性疾病。Shekelton在 19 世纪初就报道了该疾病,并提出真腔、假腔的概念。Laennec 提出夹层动脉瘤的概念,但夹层既可发生在大小正常的主动脉上,也可发生在扩张成瘤的主动脉瘤基础之上,此为概念混乱的原因之一;另一方面,主动脉壁间血肿和穿透性溃疡等病变的临床表现、影像学征象和主动脉夹层均相似,临床上常称之为急性主动脉综合征。由于主动脉夹层是急性主动脉疾病中病情凶险、进展较快、死亡率较高的一种,故美国 Johns Hopkins 大学的 William Osler 教授曾总结:"没有一种疾病如主动脉瘤那样令外科医师蒙羞"。主动脉夹层可发生于主动脉的任何部位,其进程呈动态性变化,特征是主动脉内膜撕裂(intimal tear),血流顺行或逆行冲击主动脉内层和中层间沿长轴不同程度的撕开,血流在夹层间的充填而形成假腔,内膜片则代表真假腔间的隔膜。

由于急性主动脉夹层早期的治疗方式源于主动脉外科治疗主动脉瘤的理念,故早期手术死亡率很高。随着深低温停循环技术以及术中人工血管材料的出现,以及腔内血管移植物(Parodi,1991 年)在主动脉疾病中的发展和应用,主动脉夹层的外科治疗得到蓬勃发展。然而对于该病的病因却一直在探索中。早期认为,高血压、动脉硬化和年龄的增长是最重要的因素。但后来发现主动脉腔内血流动力学变化是主动脉夹层形成重要的原因之一。后续研究发现多数主动脉夹层患者主动脉中层退行性变的程度比同龄人程度

大。故认为首要易患因素为主动脉壁中层胶原及弹力纤维蛋白退行性变,即所谓的囊性中层坏死。此外,诸如先天遗传病、发育不良或后天动脉炎、外伤等因素,均可导致主动脉夹层。具体病因见表 2-4-1。

表 2-4-1　主动脉夹层的病因和危险因素

先天性主动脉疾病	获得性主动脉疾病
主动脉二叶畸形	动脉粥样硬化
结缔组织疾病	糖尿病
主动脉缩窄	脂质代谢异常
Ehlers-Danlos 综合征	高血压
家族性动脉环发育异常	肾脏疾病
家族性主动脉夹层	医源性因素
马方综合征	心导管检查
血管性疾病	主动脉或瓣膜手术
Behcet 病	其他因素
巨细胞性动脉炎	吸毒或可卡因药物
梅毒性主动脉炎	长期吸烟
多发性大动脉炎	妊娠

虽然主动脉夹层的病因很多。但临床上 70%~90% 主动脉夹层患者伴有高血压病史。研究证明血流动力学变化(如主动脉腔内压力、管壁压力、切应力、血流速度和方向以及主动脉的解剖形态和结构等)在主动脉夹层发生和发展方面起着非常重要而复杂的作用。从而导致千变万化的夹层改变,仍然值得去研究。

二、主动脉夹层分型

(一)国际分型

主动脉夹层根据解剖分型,主要依据内膜撕

裂的位置及夹层沿主动脉延展的范围。目前被最广泛应用的主动脉夹层分型是 DeBakey 分型和 Stanford 分型：前者根据原发内膜破口起源位置及夹层累及范围；后者仅以夹层累及范围分型（图 2-4-1）。DeBakey I 型：内膜破口位于升主动脉近端，夹层累及升主动脉和主动脉弓，范围广泛

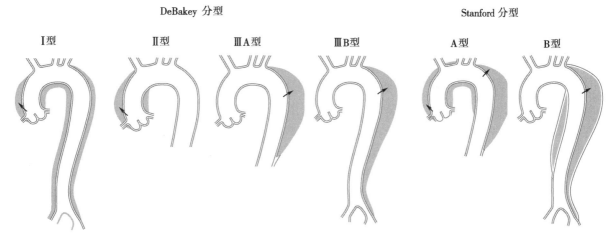

图 2-4-1　国际主动脉夹层分型：DeBakey 分型和 Stanford 分型

者可同时累及胸降主动脉和腹主动脉；DeBakey II 型：内膜破口位于升主动脉，夹层范围局限于升主动脉；DeBakey III 型：破口位于左锁骨下动脉开口以远，升主动脉和主动脉弓未受累，夹层范围局限于胸降主动脉者为 III A，夹层广泛者同时累及腹主动脉为 III B。部分 DeBakey III 型可发生夹层向主动脉弓和升主动脉逆向撕裂，被称为逆撕型 DeBakey III 型。Stanford 分型，凡夹层累及升主动脉者均为 A 型，包括 DeBakey I 型和 DeBakey II 型；仅累及胸降主动脉为 Stanford B 型，即 DeBakey III 型。但 DeBakey III 型逆向撕裂累及主动脉弓为 Stanford B 型，而同时累及升主动脉为 Stanford A 型。

　　主动脉夹层还可以按其发病到诊断的时间分为急性主动脉夹层和慢性主动脉夹层。急性主动脉夹层是指发病到诊断时间在 2 周以内的夹层；慢性主动脉夹层是指发病到诊断在 2 周或 2 周以上的夹层。还有学者把发病到诊断在 2 周到 2 个月的定义为亚急性期主动脉夹层。主动脉夹层死亡率及其进展的风险随着时间的推移而逐步降低。

（二）国内改良的主动脉夹层分型

　　DeBakey 和 Stanford 分型主要反映夹层累及的范围和内膜破口位置，不能准确地反映主动脉夹层病变程度和预后，不能准确地指导个性化治疗方案和最佳手术时机及方式的选择。国内学者通过系统的临床应用研究，结合大量主动脉夹层

的开放、杂交和腔内手术治疗经验，根据国人主动脉夹层的特点及主动脉夹层病变范围和程度，在国际通用的 Stanford 分型基础上，先后提出了国人主动脉夹层改良细化分型，以指导临床医生制订主动脉夹层个性化治疗方案、确定手术时机、决定手术方式和预后评估。

　　国内学者早期提出的细化分型为：

　　Stanford A 型主动脉夹层细化分型：根据主动脉根部病变细化分型，主要依据主动脉窦部管径、有无主动脉瓣交界撕脱及程度和有无主动脉瓣关闭不全及程度分为 A1、A2、A3 型；根据弓部病变细化分型分为 C 型（复杂型）和 S 型（单纯型）。Stanford B 型主动脉夹层细化分型：根据胸腹主动脉扩张部位和程度细化分型 B1、B2、B3 型；根据弓部有无逆撕夹层累及又分成 C 型（复杂型）和 S（单纯型）型。诊断根据实际情况排列组合分型，如 A1S 型、B1C 型等。

　　近年来国内学者根据临床治疗的需要提出的阜外分型为：

　　A 型：累及升主动脉，夹层终止于无名动脉近端。

　　B 型：夹层局限于胸降主动脉，或延伸到远端的腹主或髂股动脉。

　　C 型：夹层累及主动脉弓。

　　D 型：夹层局限在膈肌以下，腹主动脉受累的夹层。

三、主动脉夹层临床表现基本特征及血流动力学变化特点

胸背部剧烈疼痛是急性主动脉夹层最常见的临床症状,占 74%~90%。常无心电图 ST-T 改变(合并冠脉受累的夹层除外),疼痛一般位于胸背部的正前后方,呈刺痛、撕裂痛、刀割样痛。常突然发作,很少放射到颈、肩、手臂,这一点常可与冠心病鉴别。国外学者对急性主动脉夹层患者的疼痛进行分析,95% 患者有疼痛表现,而其中 85% 为突发,64% 患者表现为刀割样疼痛,51% 有撕裂痛表现。73% 背位于胸部,53% 伴背痛,30% 伴腹痛。升主动脉及主动脉弓部夹层以前胸痛为主。降主动脉夹层以胸背痛为主。疼痛的另一特点为放射性,通常与夹层扩展方向一致。当疼痛向腹部甚至大腿放射时,则提示夹层向远端撕裂。

由于主动脉负责给全身各个脏器供血,其主要分支血管受累将导致脏器缺血,从而出现不同的症状和体征,所以主动脉夹层的伴随症状可以千变万化,容易与其他疾病相混淆,从而导致该病的误诊率高。

夹层合并重要脏器缺血受累的临床表现有:①夹层累及冠状动脉开口可导致急性心肌梗死或左心衰竭,患者可表现为典型的冠状动脉综合征,如胸痛、胸闷和呼吸困难,心电图 ST 段抬高和 T 波改变。根据文献报道约 38% 急性主动脉夹层患者早期被误诊为急性冠状动脉综合征、肺栓塞和其他胸肺疾病。②夹层累及无名动脉或左颈总动脉可导致中枢神经症状,文献报道约 3%~6% 的患者发生脑血管意外。当夹层影响脊髓动脉灌注时,脊髓缺血可导致截瘫或下肢轻瘫。③夹层累及一侧或双侧肾动脉可有血尿、无尿和严重高血压,甚至急性肾衰竭。④夹层累及腹腔动脉、肠系膜上及肠系膜下动脉可表现为急性肝功能不全、肠缺血导致的急腹症等。⑤累及下肢动脉可出现急性下肢缺血症状,如发凉、无脉、疼痛乃至坏死等。

在急性期,主动脉夹层死亡率或猝死率极高,其血流动力学变化非常复杂。部分患者可表现为不同程度低血压症状,其主要原因是:①假腔破裂出血导致失血性休克或假腔内血液不同程度渗漏到主动脉周围或胸、腹腔;②假腔破裂出血进入心包导致心包积液或急性心脏压塞;③夹层累及冠状动脉导致急性心肌梗死或急性心室纤颤;④夹层累及冠状动脉或主动脉瓣重度关闭不全导致急性充血性左心衰竭。

急性期后一些患者低血压状态可能有一定好转,为患者进一步治疗创造了条件;但部分患者假腔内血液进一步渗漏到主动脉周围或胸腹腔内,导致循环血量进一步减低,血流动力学状态进一步恶化。另由于夹层累及主动脉弓部的无名动脉和锁骨下动脉,有报道约 38% 的患者双上肢血压不一致,此为夹层累及或压迫无名动脉及左锁骨下动脉,这可以造成所谓的"假性低血压",临床上需警惕因此而造成不必要的升压和扩容治疗。

少数患者急性期没有典型的临床症状特征和明显的血流动力学变化,而被漏诊或误诊,部分成为慢性主动脉夹层在以后的医疗检查中发现。有部分患者假腔逐渐加大或破裂出血引起纵隔血肿和/或胸腹腔积血,压迫周围组织可引起如声音嘶哑、吞咽困难和上腔静脉综合征等症状。引起肺炎和肺不张会出现不明原因发热和呼吸困难等症状。

特别值得指出的是:合并高血压或有高血压史是急性主动脉夹层最常见的临床表现,特别是 Stanford B 型主动脉夹层约 80%~90% 患者有高血压。在 Spittell 等报道的 236 例主动脉夹层患者中 80% 伴有高血压。因血压升高可能会进一步扩大夹层撕裂范围或增加假腔内血液急性渗漏或破裂出血的危险,故控制患者血压是急性期主动脉夹层重要而基本的治疗措施。

四、主动脉夹层的诊断及各影像学检查的特征

经过多年的发展,目前对于主动脉夹层的认识更加清晰明确。由于其起病急骤,病情凶险,故对该病的诊断力求简洁准确,这样才能不延误治疗。关键是接诊医生需要时刻警惕此病。注意和急性心肌梗死(AM)、肺栓塞及急腹症等相关疾病鉴别。对怀疑为主动脉夹层的患者,其确诊有赖于各项影像学检查。

目前的影像学检查,主要包括:

1. **胸部平片**　胸部平片(chest radiograph)对主动脉夹层的诊断缺乏特异性,但可发现包括

心脏或主动脉影增宽,主动脉钙化移位和胸腔积液。结合一些间接征象及无明显心电图改变的典型疼痛症状,常可提出参考意见,为尽早进行CTA和MRI等定性检查争取时间。

2. **主动脉造影**　主动脉造影(angiography)过去一直被视为诊断主动脉夹层的"金标准",根据文献报道,其敏感性为86%~88%,特异度为75%~94%。若假腔内血栓形成,则容易出现假阴性的结果。且由于该检查的有创性及检查时间较长等缺点,可能会增加患者的死亡率和并发症,通常不将其作为主动脉夹层的诊断方法,而是在准备行主动脉夹层腔内修复治疗时才使用。

3. **超声心动图**　与CTA和MRI相比,经胸超声心动图(transthoracic echocardiography, TTE)的最大优点是操作简单和费用低。它可以移动到床旁,能对病情较重或血流动力学不稳的临床可疑急性主动脉夹层或急性主动脉综合征患者进行检查,也可同时评价心脏和瓣膜功能及异常。TTE的敏感度和特异度分别可达35%~80%和40%~95%;经食管超声心动图(transesophageal echocardiography, TEE)利用食管与主动脉解剖关系更近的条件克服了TTE的局限,其敏感度高达98%,特异度达63%~96%。可床旁使用,能准确地显示夹层撕裂口的位置、假腔内的血流、血栓等情况。但TEE对升主动脉和主动脉弓解剖位置显示不佳。特别是一些不典型急性主动脉综合征患者,由于病史不清楚、没有特异性临床症状和体征或临床上可疑急性心肌梗死和急性肺栓塞,TTE或者TEE检查均可能出现漏诊或延误诊断。因此,仅作为急性主动脉综合征的筛查手段,一旦发现异常或临床上不能排除急性主动脉综合征,应进一步进行其他影像学检查。

4. **计算机断层扫描血管成像(computed tomographic angiography, CTA)**　CTA是目前对包括主动脉夹层在内的急性主动脉综合征诊断最为常用且标准的检测手段。IRAD研究显示,75%以上的急性主动脉综合征患者首选CTA检查。其对急性主动脉夹层诊断的敏感度达到83%~95%,特异度达到87%~100%。CTA能够提供清晰的主动脉真假腔图像和各破口的位置,再配合以专门用于测量和3D重建的软件,可为开放手术和腔内手术等提供准确的参考数据。与MRI相比,

CTA更适合于急性主动脉综合征的诊断,其检查速度更快和更安全。目前CTA已成为主动脉夹层术前诊断和术后复查的首选影像学方法。

造影剂的使用以及部分患者对造影剂过敏仍然是CTA的主要短板,特别是对过敏体质、老年和肾功能不全的患者。

5. **磁共振成像(magnetic resonance imaging, MRI)**　MRI对主动脉夹层诊断的敏感度和特异度分别是95%和100%。可发现主动脉夹层撕裂口的位置,夹层的累及范围及分支动脉受累情况等。它对分支血管受累的诊断的敏感度和特异度达到了90%和96%。可同时提供心脏形态结构、功能和主动脉瓣膜功能信息。对于心包积液、胸腔积液和破裂出血等并发症的显示更敏感。且不必使用造影剂,不存在肾功能损害和造影剂过敏的情况。

MRI主要缺点是:①MRI检查速度相对较慢,患者难以长时间不动来配合检查,故图像质量容易受影响。②检查时患者监护和抢救不方便,不利于急性或重症患者检查。因此,目前国内外多数医院仍将CTA作为包括主动脉夹层在内的急性主动脉综合征首选影像学方法。③带铁磁性金属异物患者为MRI检查的禁忌证,如心脏起搏器等。另外,除植入了镍钛合金的主动脉支架的患者可进行MRI检查外,其他金属支架植入后,MRI检查仍然是禁忌。且MRI可产生金属伪影,故通常MRI不用于主动脉支架术后复查。④进行MRI检查时,时间长且空间的狭窄可给患者带来恐惧感,部分患者难以接受。

所有影像学检查的主要目的在于:①根据影像学特征,明确有无主动脉夹层,做出定性诊断。②如果主动脉夹层诊断明确,需进一步评价夹层累及主动脉的范围,明确主动脉夹层的分型。③明确主动脉夹层内膜破口或再破口(内膜出口)的大小、位置和数量。如果诊断Stanford B型主动脉夹层,需测量内膜破口与左锁骨下动脉开口的距离和远端主动脉弓部管径等。④测量受累主动脉最大管径,真腔和假腔的管径,明确主动脉有无扩张及扩张程度,真腔和假腔的大小、形态,真/假腔比值,假腔内是否完全血栓或部分血栓形成。⑤主要分支血管受累情况,包括冠状动脉、头臂动脉、腹腔干动脉、肠系膜上动脉、肾动脉和四肢动

脉等,明确有无分支动脉供血的脏器梗死或灌注减低。⑥如果诊断 Stanford A 型主动脉夹层,需测量主动脉瓣环、窦和窦管交界管径,明确主动脉瓣膜和窦是否受累、有无主动脉瓣关闭不全及程度、冠脉有无受累、主动脉弓部分支受累后有无合并脑梗死等情况,或马方综合征等遗传性疾病。⑦评价左心功能情况。⑧明确有无其他并发症,如心包积液、胸腔积液、主动脉破裂和动脉瘤等。

五、包括急性主动脉夹层在内的急性主动脉综合征绿色通道的建立

由于急性主动脉综合征是一种十分急迫而凶险的疾病,患者来医院后,是否能得到及时有效的紧急救治十分重要。目前,国内外大的医疗中心都建立了专门针对包括急性主动脉夹层在内的急性主动脉综合征诊治的绿色通道。由急诊室、大血管外科、麻醉科、重症监护病房(intensive care unit)、术后恢复室的医生们密切配合组建的主动脉急诊患者救治的生命绿色通道,是救治成功率的重要保证。

六、主动脉夹层的治疗及其进展

(一)药物治疗

药物治疗不仅是主动脉夹层的非手术治疗方法,同时也是围手术期处理的重要手段,是所有夹层患者治疗的基本保障。药物治疗可以为手术治疗赢得检查等需要的时间,降低夹层破裂的风险。急性夹层的治疗过程中要对患者进行持续监护,药物治疗的原则是控制血压和心率、左心室最大射血速度,以防止主动脉破裂及夹层进展。

患者的剧烈胸痛可加重高血压并造成心动过速,应选用镇痛、镇静的药物迅速使胸痛缓解,可于静脉内缓慢注射吗啡等,必要时可采取冬眠疗法。急性期 β 受体阻断药适合于血压轻度增高者。对于血压重度升高者则需静脉联合应用 β 受体阻断药与硝普钠类的药物以控制血压及降低心率,将收缩压控制在 120~90mmHg,心率降至60~80 次/min 或是能保持重要脏器(心、脑、肾)灌注的最低水平。如主动脉夹层患者表现为严重低血压,可能存在心脏压塞或主动脉破裂,需快速扩容或处理心脏压塞。在对低血压患者采取积极治疗前,必须仔细排除假性低血压的可能性,这种假性低血压是由于测量被夹层累及的肢体动脉引起的。如患者情况不稳定,优先使用床旁心脏超声检查。极不稳定患者可能需急诊手术处理。对于情况稳定患者应急诊进行 CTA 或 MRI 检查明确诊断分型,并为急诊或择期的外科手术或微创介入治疗做准备。

所有确诊及高度怀疑急性主动脉夹层的患者必须予以加强监护,稳定血流动力学,监测血压、心率和尿量。为了静脉内用药和紧急时输血或输液,应当建立两条较大的静脉通道,如颈内静脉和腋静脉等。对于低血压和充血性心力衰竭患者,为了监测中心静脉压或肺动脉压及心输出量,应当考虑中心静脉置管或放置漂浮导管。建立动脉通道的主要目的是实时监测患者的生命指标,以及时调节药物应用和剂量及术中监测患者的血流动力学的状态。

需特别强调的是,所有夹层患者的治疗,药物治疗是基础,它将贯穿整个夹层治疗的全过程,部分患者甚至需终身药物治疗。对于无法耐受手术,没有手术条件的患者,特别是非常高龄并夹层(尤其是 A 型夹层)的患者,药物治疗是其唯一可以选择的治疗。而其他接受了开放手术和微创介入手术的患者,术后积极有效地利用药物控制血压和心率,将决定手术患者的术后生存率和远期疗效。

(二)手术治疗

目前的手术治疗有三大类:其一为开放手术治疗,适用于绝大多数的 A 型主动脉夹层患者及部分 B 型慢性主动脉夹层并远端扩大成瘤的患者;其二为杂交(Hybrid)手术治疗,适用于部分 A 型主动脉夹层,特别是年龄大、体质状况差、不能耐受过大创伤和过长手术时间的患者;其三为主动脉腔内修复术,适用于大多数的 B 型主动脉夹层患者及部分有逆撕的非 A 非 B 型患者,以及部分主动脉弓部受累的夹层患者和部分 A 型局限性夹层的患者。随着器材的改进和创新,微创介入腔内手术正越来越多地替代创伤特大的开放手术。

1. 开放手术

(1)A 型主动脉夹层:急性 A 型夹层患者药物治疗的死亡率随时间快速增加,在 48h 内可达50%。与药物治疗相比,手术治疗可以显著降低

急性主动脉 A 型夹层的死亡率。慢性 A 型主动脉夹层患者，由于主动脉真假腔存在交通，假腔持续扩张可导致夹层动脉瘤，进而导致主动脉破裂或对周围器官产生压迫。因此急性期或慢性期 A 型夹层均是开放手术治疗的手术指征。

A 型夹层手术治疗的主要目的是：切除夹层撕裂的主动脉（避免主动脉破裂），恢复主动脉真腔血流。手术方式根据患者术前状况，冠状动脉、主动脉瓣膜、主动脉窦部、主动脉弓部等受累情况可以选择：主动脉根部置换术，升主动脉置换术，升主动脉置换 + 全弓置换术，升主动脉置换 + 主动脉弓置换 + 支架象鼻手术等不同术式。以下就 A 型主动脉夹层行升主动脉置换 + 主动脉弓置换 + 支架象鼻手术进行简介。

1）麻醉与体外循环

①麻醉管理：对于急诊手术的患者需充分镇静以降低夹层破裂的发生率，一般于入室开放静脉后给予咪达唑仑或丙泊酚静脉注射。麻醉采用单腔气管插管。手术前应当常规留置鼻咽温，膀胱温探头。左侧上下肢穿刺测动脉压，右侧颈内静脉留置中心静脉管（应当避免右侧锁骨下静脉穿刺，影响锁骨下动脉解剖）。因术中有脑保护要求，需备冰帽进行术中头部降温，并备甘露醇、甲泼尼龙等药物。有条件时可以留置食管超声，经颅多普勒超声探头。如果进入手术室前患者已发生破裂伴有低血压和心动过速，应紧急建立可以快速输液的静脉通路，补充血容量，立即进入手术室，快速建立体外循环。

②体外循环管理：通常采用深低温停循环 + 选择性脑灌注。单泵双管，其中一根动脉管路经锁骨下动脉插管建立体外循环并在术中进行选择性脑灌注，另一根动脉管路用作股动脉插管或人工血管灌注分支进行降主动脉灌注。右心房通常用二阶梯腔房引流管，术中还需使用左心引流管，冠状动脉直灌管。

2）主要手术步骤

①体位：平卧位，胸及肩部垫高，颈部处于伸展位，皮肤消毒铺巾的方法同冠状动脉搭桥术，两侧应当包括双侧肩峰及上臂，铺巾时应当显露右侧锁骨下切口、股动脉切口与胸骨正中切口部位。

②右锁骨下动脉切口：右侧锁骨下方约 2cm 处做一个长 3~5cm 的横切口，切开皮肤、皮下组织和胸大肌筋膜，钝性分离胸大肌并分别向上、下牵拉，剪开动脉鞘，游离出锁骨下动脉并套带，必要时需结扎该动脉上缘的 1~2 个分支，注意游离锁骨下动脉时勿损伤其周围的臂丛神经。

③胸骨正中切口：同常规体外循环手术，但上缘的皮肤切口适当延长至胸骨上窝，有时切口需延伸至颈部。劈开胸骨后，切除残余的胸腺，游离无名静脉并牵开，即可进一步游离出其后方的无名动脉、左颈总动脉和左锁骨下动脉。

④建立体外循环：全量肝素化，进行右锁骨下动脉插管，股动脉插管，右心房插腔房管，建立体外循环，左心引流的途径可经右上肺静脉或主肺动脉。降温并同时进一步解剖游离出头臂血管与主动脉弓。

⑤主动脉窦和升主动脉的处理：降温至室颤后于无名动脉近端阻断主动脉，近端切开经左、右冠状动脉开口直接灌注停搏液。主动脉 A 型夹层近端的处理主要依据近端内膜破口位置、冠状动脉开口受累情况、主动脉窦及主动脉瓣是否受累。首先清除假腔内的血栓，剪除夹层分离的内膜片。术中探查冠脉开口明显受累时，且术前即有冠状动脉缺血表现，可行冠脉开口成形术，或者缝闭冠脉开口后另行冠状动脉搭桥术。根据主动脉窦及主动脉瓣是否受累情况，主动脉窦和升主动脉的处理常有以下四种类型：

a. 夹层未累及冠状动脉开口及主动脉窦，主动脉瓣无关闭不全，于主动脉窦管交界水平横断升主动脉，取相应口径的人工血管行升主动脉置换术。

b. 夹层部分累及主动脉窦及主动脉瓣交界，未累及冠状动脉开口时，仍在主动脉窦管交界处横断升主动脉，主动脉瓣交界有撕脱可先行悬吊缝合，用心包片或人造血管片剪成合适形状，分别于主动脉窦腔内，外夹住病变主动脉壁，间断缝合数针固定（三明治法）行主动脉窦成形术，然后用人工血管行升主动脉置换术。

c. 夹层累及主动脉窦至主动脉瓣环，并累及冠状动脉开口，造成主动脉瓣交界撕脱时，可游离出左、右冠状动脉开口如纽扣状，切除主动脉壁至主动脉瓣环，然后采用保留主动脉瓣的根部替换术（David 手术）。如仅无冠窦单独受累明显，可以将人造血管近端按主动脉窦形状剪成贝壳状，用 4-0 Prolene 连续缝合于无冠瓣的主动脉瓣环上，重建无冠窦壁，同时注意保持主动脉瓣环自然形状，防止主动脉瓣关闭不全。

　　d. 主动脉窦扩张明显或主动脉根部瘤继发主动脉 A 型夹层时，如解剖条件不适宜保留主动脉瓣，可以用带瓣人造血管组件行主动脉根部替换（Bentall 手术）。

　　⑥主动脉弓替换和支架象鼻人工血管置入

　　a. 深低温停循环＋选择性脑灌注：当鼻咽温度降至 18~21℃（部分中心以鼻咽温 25℃为标准）时，患者取头低位 15°，开始深低温停循环，分别阻断无名动脉、左颈总动脉和左锁骨下动脉近端。同时钳闭股动脉管路，减低灌注流量为 5~10ml/（kg·min），进行选择性脑灌注，此时动脉管路内血流由右锁骨下动脉流经无名动脉至右颈总动脉单侧灌注脑部。

　　b. 支架象鼻人工血管置入：开放升主动脉阻断钳，纵向剖开主动脉弓，横断 3 支头臂血管，左锁骨下动脉近端 4-0 Prolene 线缝闭，选择适当型号的支架象鼻人工血管直视下置入降主动脉真腔（图 2-4-2），修剪多余的主动脉弓组织使其边缘与支架象鼻人工血管近端平齐。

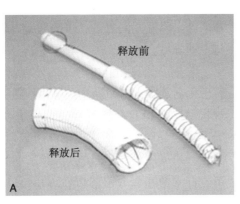
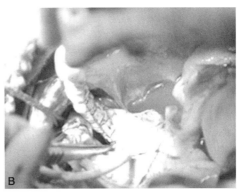

图 2-4-2　支架象鼻人工血管与人工血管置入

　　c. 主动脉弓置换：选择直径与支架血管相当的四分支人工血管，其远端连同支架象鼻人工血管与降主动脉壁全层吻合，3-0 Prolene 线全周连续缝合。吻合完成后，钳闭人工血管分支开口及人工血管近端开口，股动脉管路可以与人工血管灌注分支连接，提高至 1/2 流量后并开放灌注恢复下半身循环。将人工血管上对应的分支先与左颈动脉吻合，5-0 Prolene 线连续缝合，经吻合口充分排气，打结，开放人工血管分支上的血管阻断钳。然后相同方式吻合人工血管分支与左侧锁骨下动脉和无名动脉（图 2-4-3），同时逐步恢复体外循环流量，至静脉血氧饱和度 70% 时全流量并复温。复温时，将主动脉弓置换术的四分支人工血管近端与近端窦管交界上方断端行端端吻合，4-0 Prolene 线连续缝合。如已经完成冠状动脉旁路移植术的远端吻合，可以将旁路血管的近端吻合于人工血管上。

　　⑦心脏复苏及脱离体外循环：完成全部的血管吻合后，经充分排气开放主动脉阻断钳，心脏自动复跳或电击除颤，鼻温复至 35~36℃，肛温复至 34~35℃，心搏良好，即可分次减低体外循环流量，逐步撤离体外循环。撤离体外循环过程中，应当于人工血管前壁用注射器针头充分排气。最终停机前，应当充分检查各人工血管的吻合口部位是否有活动性出血。明确无活动性出血后，拔除腔房管和左心引流管，按肝素和鱼精蛋白 1：1.5 的比例进行中和，完全中和后拔除股动脉和锁骨下动脉插管。

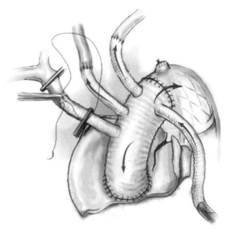

图 2-4-3　主动脉弓置换

⑧术后止血：可以根据术中情况应用血小板、新鲜血浆、纤维蛋白原等血制品和药物，帮助迅速恢复患者的凝血功能。对吻合口针眼出血应用纱布压迫和补片包裹的方法往往能达到止血的目的，对近远端吻合口的出血经上述方法无效时应在包裹吻合口后于右房行分流术。

（2）B型主动脉夹层：急性B型夹层以腔内治疗方式为主，已经较少进行开放手术治疗。部分急性B型夹层累及主动脉弓时，如解剖条件不宜腔内治疗，可以考虑进行主动脉弓置换+支架象鼻手术治疗。慢性B型夹层降主动脉扩张形成夹层动脉瘤后，其手术指征主要基于病变主动脉的直径与症状两个方面。对无症状患者，当胸腹主动脉瘤直径大于50mm或每年扩张速度大于5mm建议积极进行手术治疗；对有症状患者，因为疼痛症状对提示主动脉破裂有重要意义，为预防主动脉破裂，应积极进行手术治疗。慢性主动脉夹层动脉瘤继发脏器灌注不足也是胸腹主动脉瘤的手术指征。对于马方综合征或其他结缔组织病患者，手术指征通常适度放宽。以下就慢性B型夹层动脉瘤行胸腹主动脉置换手术进行简介。

1）麻醉与体外循环

①麻醉管理：全胸腹主动脉置换手术中，双腔气管插管便于术中气道管理并可以吸引清除左主支气管内的气道分泌物。术中根据需要行选择性右侧单肺通气。右桡动脉及右侧足背动脉为常用的动脉测压部位。由于胸腹主动脉瘤手术中有较大量的回输自体血的需要，麻醉时有必要建立大口径的中心静脉通路。脑脊液引流可以在胸腹主动脉置换患者中常规应用。脑脊液引流的时间通常开始于手术前24h或者麻醉之后。预防性脑脊液引流管在胸腹主动脉瘤完成后24h，评估患者下肢运动及感觉功能完全恢复后拔除。治疗性脑脊液引流管通常在胸腹主动脉瘤手术后72h拔除。脑脊液引流基本方法是通过腰3～腰4间隙进行穿刺置入蛛网膜下腔引流管，妥善固定后进行持续监测与引流。脑脊液压力根据需要维持于8～12mmHg。

②体外循环管理：胸腹主动脉置换术常用的体外循环方式主要有以下三种类型：

a. 常温阻断+分流：胸腹主动脉置换术中可以采用病变节段阻断+病变节段外动脉插管分流

的方法。近端以降主动脉上段或主动脉弓为插管部位，远端以腹主动脉、髂动脉或股动脉为插管部位。分流时，主动脉近端向远端的血流是变化的，主要取决于近端主动脉压，远端主动脉压，分流管直径与长度。通过远端动脉的测压可以评估灌注效果与分流量。

b. 左心转流：胸腹主动脉手术中，采用左心转流技术可以有效地对远心端与近心端主动脉的灌注进行控制。通常经左肺静脉进行引流，引流的氧合血经体外循环的离心泵进入动脉插管进行灌注。动脉插管可根据需要置入腹主动脉、髂动脉、股动脉。肝素（1mg/kg）在开始体外循环之前通过静脉给药，控制ACT 220~270s。左心转流期间，流量控制在1.5~2.5L/min，上肢的平均压（MAP）可控制在80~90mmHg，下肢的平均压（MAP）可控制在60~70mmHg。

c. 体外循环及深低温停循环：体外循环可以通过股动脉、股静脉插管进行。对于胸腹主动脉瘤累及主动脉弓部或降主动脉解剖条件无法阻断的患者，可以选择深低温停循环下进行胸腹主动脉瘤手术。深低温停循环条件下需要特别注意脑损伤安全时限，患者左心室功能、体外循环降温过程增加出血风险等相关因素。

2）主要手术步骤

①体位：右侧卧位，肩及胸部与水平呈60°~70°夹角，腰及髋部与水平成30°~40°夹角（图2-4-4）。

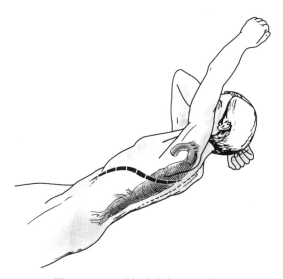

图2-4-4　B型主动脉夹层手术体位

②胸腹联合切口：切口起自肩胛间脊柱左侧（听诊三角），沿第6肋间走行方向绕肩胛下

角后,向前下方经过肋弓,继续沿腹直肌旁向腹部延伸。切开皮肤,皮下组织及肌肉后,进入胸腔和腹膜后间隙。膈肌弧形切开,膈肌胸壁缘应注意保留3~4cm边缘以利于手术结束时缝合膈肌切口。胸段主动脉可经胸腔进行解剖。近端需要解剖至左锁骨下动脉与左颈总动脉之间。左锁骨下动脉与胸主动脉上段也需要根据病变情况进行解剖以备阻断。腹段主动脉可沿腹膜后路径解剖。上至膈肌脚,下至腰大肌处,将内脏(脾脏,左肾,降结肠,左输尿管)完整向前牵拉。

③胸降主动脉近端吻合:胸降主动脉近端根据病变范围进行阻断。在解剖与阻断时,应当特别注意辨认并保护喉返神经、迷走神经。应当注意将食管进行保护,避免近端吻合时误伤食管。阻断近端主动脉后,取相对应直径的人工血管,与降主动脉端端吻合,3-0或4-0 Prolene缝线全周连续缝合(图2-4-5)。

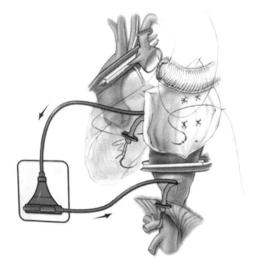

图 2-4-5　胸降主动脉近端吻合

④肋间动脉重建:完成胸降主动脉近端吻合后,纵向剖开胸主动脉,需要清除慢性主动脉夹层时形成的内膜片,可见主动脉后壁成对发出的肋间动脉开口,其中胸降主动脉上段与中段的肋间动脉开口需要快速缝闭,胸主动脉下段(T8~T12)发出肋间动脉需要与人工血管吻合进行重建。重建方法可以将该主动脉的肋间动脉开口共同与人工血管主干进行吻合或者将肋间动脉开口缝制成为管状后,将管端或管中部与人工血管分支吻合(图2-4-6)。

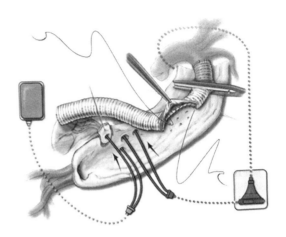

图 2-4-6　肋间动脉重建

⑤内脏动脉重建:完成肋间动脉重建后,可钳闭远端动脉灌注管路,沿主动脉纵向切开腹主动脉至髂动脉分叉。剪除增厚的内膜片,确认各个内脏动脉开口位置。进行内脏动脉灌注。其中腹腔干动脉,肠系膜上动脉为温血灌注,肾动脉以冷晶体液灌注为佳。吻合时,根据解剖条件不同,可将内脏动脉开口共同剪成岛状,然后与人工血管壁端侧吻合(图2-4-7)。也可以将内脏动脉的开口分别与人工血管主干或者分支进行吻合。对于马方综合征或者其他结缔组织病患者,内脏动脉开口与人工血管分支更适宜单独吻合,避免残留主动脉瘤壁远期慢性扩张的风险。

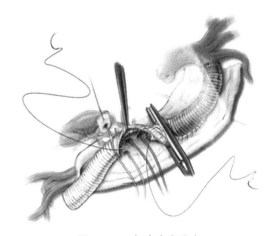

图 2-4-7　内脏动脉重建

⑥腹主动脉远端吻合:胸腹主动脉累及肾动脉以下,可以进行远端吻合。合并髂动脉瘤患者,需要延伸切口经腹膜路径解剖髂动脉,根据病变范围,人工血管远端可以吻合于主动脉分叉处、髂总动脉、髂外动脉或股动脉。应当注意保留至少

一侧髂内动脉的充分血运。

2. 杂交手术

（1）Hybrid 技术的概念：Hybrid 技术主要涵盖以下两方面内容：①该技术同时采用外科和介入手段联合处理病灶，或分别处理不同部位的病灶，二者相辅相成，以求达到最佳效果；②外科手段并不直接干预病灶，而是作为辅助措施，为介入操作创造便捷可行的路径或条件，最终通过介入手段和器材直接处理病灶，治疗疾病。目前主流的 Hybrid 主动脉弓修复术有如下分型（图 2-4-8）。

Hybrid Ⅰ型：开胸，非体外循环下，升主动脉-

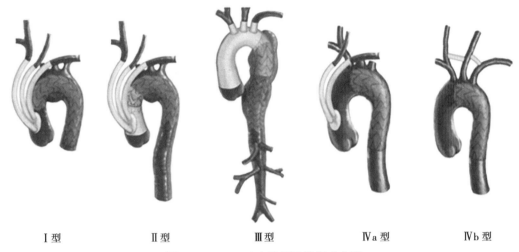

| Ⅰ型 | Ⅱ型 | Ⅲ型 | Ⅳa型 | Ⅳb型 |

图 2-4-8　Hybrid 主动脉弓修复术分型

头臂血管搭桥，结合主动脉全弓覆膜支架腔内修复术。主要适用于：主动脉夹层累及主动脉弓部，病变累及弓上分支动脉，与各分支均无足够锚定距离，且升主动脉无明显病变，能够提供足够的安全区域做重建弓上分支的主动脉侧吻合口，并提供足够的支架锚定区。

Hybrid Ⅱ型：开胸，体外循环下，升主动脉置换（处理或不处理主动脉根部）并头臂血管去分支，结合主动脉全弓覆膜支架腔内修复术。主要适用于：主动脉夹层患者的升主动脉和弓部病变需要外科处理，降主动脉没有明显扩张。如 Stanford A 型主动脉夹层累及弓部，合并升主动脉扩张的主动脉弓部瘤或夹层等；破口位于弓部或降主动脉起始段，但夹层逆撕至升主动脉或升主动脉存在明显壁间血肿的主动脉夹层等。部分升主动脉正常的夹层患者，为避免逆撕风险也可采用这种方法。

Hybrid Ⅲ型：开胸，深低温停循环下，升主动脉（处理或不处理主动脉根部）及主动脉弓置换，置入或不置入硬象鼻/软象鼻，再借助导丝导管技术评估或修复常规开放手术无法处理的降主动脉及远端病变。主要适用于：升主动脉和弓部病变需要外科处理，同时合并降主动脉病变的夹层患者。如伴随胸降主动脉瘤样改变，单纯全弓手术无法完全解决病变；或较大破口位于降主动脉中远段，象鼻支架长度无法达到；或远端脏器和肢体急性缺血，外科手术后无改善者；其他需要在全弓置换后采用导丝导管技术评估和处理远端病变的患者。

Hybrid Ⅳ型：非体外循环下，开胸行升主动脉-弓上一支或两支动脉人工血管转流（Ⅳa 型），或不开胸行颈部血管人工血管转流（Ⅳb 型），结合部分主动脉弓覆膜支架腔内修复术。主要适用于：主动脉夹层累及部分弓部分支血管，常规胸主动脉腔内修复术缺乏理想锚定区者，包括两种情况：①病变累及左颈总动脉开口、左锁骨下动脉，但距无名动脉开口远端 >1.5cm 未受累及；②病变累及左锁骨下动脉，但距左颈总动脉开口远端 >1.5cm 未受累及。

（2）杂交手术的优点：可避免或缩短深低温停循环时间，减少 ICU 停留时间和住院时间，具有可接受的术后并发症发生率和死亡率，逐渐成为新兴治疗手段。其中，Hybrid Ⅰ、Ⅱ、Ⅳ型主动脉弓修复术整合了外科开放手术与微创腔内修复技术的优势：在主动脉弓病变以外部位，通过相对低风险的头臂动脉旁路手术或升主动脉置换手术,延展或完全重建主动脉锚定区,避免和减少对主动脉弓部解剖和显露操作的创伤及风险。此外,Hybrid 主动脉弓修复术采用腔内修复术处理弓部病变,可避免深低温停循环(Ⅰ、Ⅱ、Ⅳ型)甚至体外循环(Ⅰ、Ⅳ型)并发症的发生,达到与主动脉弓人工血管置换术相当或更优的治疗效果。

Hybrid Ⅲ型主动脉弓修复术仍需在深低温停循环下进行,没有实质性降低传统开放手术的技术难度和减少创伤,但通过腔内技术操作,可进一步明确和处理经胸直视下难以精确处理的降主动脉及其远端病变,包括封堵远端大破口、处理脏器和肢体急性缺血,并可提高降主动脉以远良性重塑的概率,减少远端并发症,降低再次干预概率。

3. 主动脉腔内修复术(endovascular repair of aorta,EVAR) 1994 年 Dake 等报道了 EVAR 治疗 13 例降主动脉疾病,包括真性、假性主动脉瘤及 B 型主动脉夹层,开启了腔内微创技术治疗胸主动脉病变的全新时代。目前 EVAR 技术已在全世界范围内广泛开展,成为治疗主动脉夹层的一种重要方法。

主动脉腔内修复术主要适用于:

(1)原发破口位于升主动脉的部分 A 型夹层:EVAR 仅适用于无法接受开胸手术的高危患者。若内膜破口距离冠脉和无名动脉均大于2cm,锚定区直径不超过 4cm,弓部分支血流均为真腔供血,即 EVAR 术后诱发的假腔内血栓形成预计不会导致弓部分支动脉缺血,则满足 EVAR 治疗的基本解剖条件。但升主动脉夹层的腔内治疗目前在全世界范围内均处于探索阶段。手术风险极高,远期效果不明,迄今仅有少量病例报道,因此仅限用于无法接受开胸手术的高危患者。

(2)原发破口位于胸降主动脉(距左锁骨下动脉、腹腔干动脉大于 1.5cm)(图 2-4-9)

1)复杂性 Stanford B 型主动脉夹层(complicated type B aortic dissection,cTBAD):是目前公认的EVAR 手术指征并以 EVAR 作为该型夹层的首选治疗方法。"复杂性"定义为包括持续或反复发作且难以控制的疼痛,经最佳药物治疗仍难控制的高血压,病变段主动脉早期出现明显扩张,内脏动脉、肾动脉或肢体急性缺血,有破裂征象等。

2)非复杂性的 Stanford B 型主动脉夹层

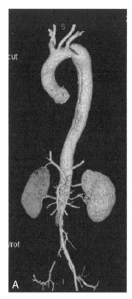
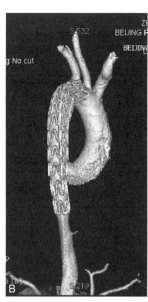

图 2-4-9 主动脉腔内修复术治疗 Stanford B 型夹层
A. 术前 CTA 三维重建;B. 术后 CTA 三维重建

(uncomplicated type B aortic dissection,uTBAD):EVAR 手术是其可以选择的治疗方式。数年前,EVAR 治疗 uTBAD 被认为并不优于单纯最佳药物治疗而不被推荐,但随着以 INSTEAD 研究为代表的几项国际著名的前瞻性多中心临床研究结果,目前观点趋向于 EVAR 治疗有助于通过促进主动脉解剖形态的重塑和稳定,降低远期并发症(包括破裂)发生率,提高远期生存率,治疗结局优于开放手术和单纯最佳药物治疗。

(3)原发破口位于肾下段腹主动脉(距低位肾动脉大于 1.5cm)的单纯腹主动脉夹层:EVAR手术有望通过 SG 对病变段的全覆盖,完全修复此类主动脉夹层,实现治愈的效果。但由于腹主动脉直径相对较小,真腔一般受压很细,若需放置分叉型 SG,面临短腿难以打开的风险,尤其是进入慢性期的腹主动脉夹层更应警惕。

(4)原发破口距离分支动脉小于 1.5cm 或位于弓部/腹腔分支动脉区域内:传统观点认为此类主动脉夹层不适宜于 EVAR 手术治疗,为手术禁忌。但随着介入技术的飞速进步,包括"烟囱"技术、"开窗"技术、"分支支架"技术、"八爪鱼"技术等临床经验的不断丰富,从技术上讲,此类患者已经可以实现腔内治疗,但其具体适应证尚未明确定义,是目前学界关注的焦点,诸多临床研究正在进行中。

当锚定区不足时,需借助辅助技术扩展锚定

区并重建分支血管,方可实施 EVAR 手术。目前常用的辅助技术大致包括"平行支架技术""预开窗技术""原位开窗技术""分支支架技术"等。

1)平行支架技术("烟囱"技术、"潜望镜"技术等):最常用的平行支架技术为烟囱技术(chimney technique),它通过在分支动脉与主动脉交界处释放一枚与主体支架(stent graft,SG)平行的小支架(烟囱支架),并使其远端留在分支血管内,近端经 SG 与主动脉内壁之间的空隙伸入主动脉内并超越 SG 的近端覆膜部分,从而可以将 SG 释放于覆盖分支动脉开口的水平,又能同时保留分支动脉血供,实现拓展锚定区的目的。若在 SG 远端逆行植入小支架,通过逆向血流挽救被 SG 覆盖掉的分支动脉,则称为"潜望镜技术"(图 2-4-10)。

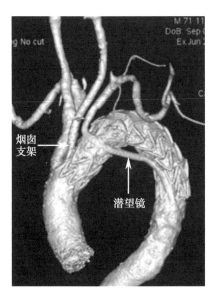

图 2-4-10 平行支架技术:左颈总动脉动脉烟囱技术,左锁骨下动脉潜望镜技术

2)预开窗(开槽)技术:又称为"体外"开窗(开槽)技术,即选择合适口径的 SG,在体外部分释放,根据三维重建的 CT 图像和造影,准确评判需要覆盖的分支血管的开口位置,将 SG 相应部位的覆膜剪除,形成"窗"或"槽",再将 SG 重新装入输送系统,冲洗排气备用。SG 到达预定位置释放,以覆膜部分覆盖相应病变,同时凭借"窗"或"槽"保住原本处于锚定区内的分支血管,再在各窗或槽中植入分支支架以保留分支动脉血供(图 2-4-11)。

3)原位开窗技术:又称为"体内"开窗技术:首先根据三维重建的 CT 图像和造影,准确评判将被主动脉 SG 覆盖但需开窗加以保留的分支血管,并经该分支血管远端的适宜部分穿刺建立轨道(如经左侧肱动脉为左锁骨下动脉原位开窗建立轨道),做好开窗准备。然后,选择适宜型号的主动脉 SG,按照常规方式置入、释放,腔内修复主动脉病变的同时,覆膜部分将处于锚定区内的上述分支血管开口覆盖。SG 释放完毕后,选择特制的导丝、穿刺针或激光射频装置,经事先在分支动脉内建立的轨道,送至该分支动脉近端开口处(与主动脉交界处),将覆盖分支动脉开口的 SG 覆膜刺破,辅以球囊扩张,扩大破口,此即原位开窗。再经开"窗"向相应分支血管置入适宜口径的支架。原位开窗技术已尝试用于全弓受累的部分 A 型夹层患者,即弓上三分支同步原位开窗,程序复杂,风险显著增高,需借助血管转流管转流或体外循环技术,目前处于早期探索阶段(图 2-4-12)。

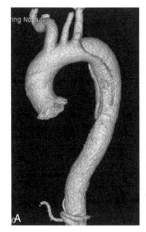
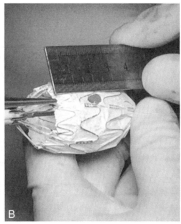
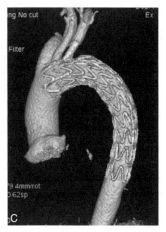

图 2-4-11 预开窗技术保留左锁骨下动脉
A. 术前 CTA 三维重建;B. 术中主体支架开窗;C. 术后 CTA 三维重建

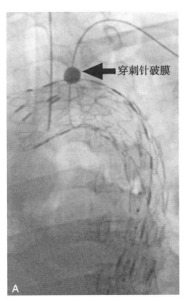
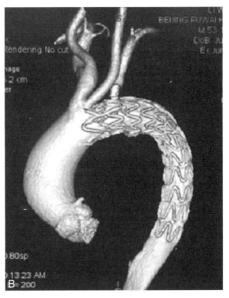

图 2-4-12　原位开窗技术保留左锁骨下动脉

A. 术中造影显示针刺破膜；B. 术后 CTA 三维重建

4）分支支架技术：分支型 SG 即在传统 SG 上带有 1~3 个用以保留分支动脉血运的侧支，主要应用在主动脉弓部病变。单分支 SG 能保留弓上 1 支动脉的血供，通常用于保留左锁骨下动脉（图 2-4-13），也有用于保留左颈动脉而牺牲掉锁骨下动脉，或在行颈部转流术的前提下仅用于保留无名动脉的报道。单分支 SG 植入操作难度相对较小，风险相对较低。三分支 SG 则能同时保留弓上三分支动脉的血供，即全腔内修复主动脉弓部病变。但分支越多，腔内手术操作程序越复杂，难度越高，出现脑血管意外的风险越高。与去分支技术相比较，本技术可以避免开胸和钳夹主动脉。

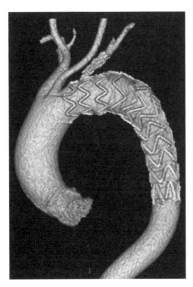

图 2-4-13　分支支架重建左锁骨下动脉病例

关于 EVAR 术中左锁骨下动脉是否重建，有以下共识：一般建议尽量保留左锁骨下动脉，但在紧急情况下，有时为简化操作，尽快挽救生命，可直接覆盖和牺牲掉左锁骨下动脉以扩展锚定区。注意存在以下几点情况时，左锁骨下动脉必须重建：①左椎动脉为优势动脉；②颅内 Willis 环不完整；③冠状动脉旁路移植术后，前降支依靠左侧乳内动脉桥供血；④同侧颈内动脉闭塞必须借助后循环代偿。需要注意的是，即使不存在上述情况，左锁骨下动脉也建议尽量予以重建，有助于降低截瘫、上肢缺血等风险，尽管这些风险并不高。

（5）TBAD 远端裂口的处理：主动脉夹层一般具有两个以上的破口。TBAD 的近端破口多位于弓降部（主动脉峡部），随着内膜向远端撕裂，常会陆续出现多个破口，尤其是在内脏动脉开口附近，容易出现新的破口。从血流动力学角度讲，近端破口为血流入口，假腔血液由此进入，远端破口一般为血流出口。在 EVAR 治疗主动脉夹层时，首要任务是封堵近端破口（血流入口），近端破口被封堵后，如果效果理想，SG 修复段真腔打开，假腔压闭或血栓形成，形态可得以重塑。但 SG 以远的远端破口则成为血流入口，后续的其他破口继续作为血流出口，保持夹层的形态，即所谓的 EVAR 术后远端残余夹层，这常常是实施二次手术或随访期间出现主动脉破裂危险的根源。因此，阜外医院舒畅于2012年在全国血管外科年会上首次提出主动脉夹层全程修复理念。当远端破口如在内脏动脉区近端，特别是裂口较大时，可考虑同期处理，有助于主动脉形态和结构最大限度得以修复，但要采取必要措施避免截瘫。若破口位于腹腔内脏动脉开口区，或血流较小，假腔形态好，远端主动脉无扩张等，可考虑密切随访，必要时二期处理。

（三）主动脉夹层诊治中值得探讨的问题

随着主动脉外科开放、杂交、腔内修复技术的多年临床实践以及新材料新技术的应用和发展，临床对主动脉夹层的诊治水平得到了明显提高，患者的中长期生存率得到了明显改善。但目前仍存在一些问题：

1. 目前外科手术适应证还有一些局限，比如高龄患者、合并脑梗死、心肌梗死以及合并内脏严重缺血的患者。尽管腔内修复术能在部分患者中实施成功，且目前已有部分医疗中心针对主动脉夹层合并严重内脏缺血的重症患者采取在内脏缺血区域的主动脉夹层处予以内膜片开窗，以暂时缓解内脏缺血，为手术创造条件等方法，但开放手术仍然存在风险较大，手术效果不佳，很多患者只能保守治疗，如何提高这部分患者的救治成功率，是今后需要攻克的技术难题之一。

2. 累及主动脉弓部病变的夹层，其外科手术的方式目前为：开放手术，杂交手术，腔内修复术。各种方法，均有各自的利弊，且各医疗中心的大血管诊治专家团队技术专长各有差别，很难根据患者的具体情况来选择最合理的治疗方法。尽管已有学者提出主动脉弓部夹层的治疗，可考虑通过HENDO理念，来酌情取选，运用杂交技术（Hybrid Technique, H）、腔内修复术（Endovascular Repair, Endo）、外科重建术（Open Surgery, O）三种方式来针对主动脉弓部病变的复杂性进行精准有效的个体化治疗，但如何正确地选用最有效的措施来提高这部分患者的救治成功率，仍需更多的循证医学的论证。

3. **主动脉夹层腔内修复材料的进展**　随着腔内修复术的迅猛发展，特别是已有学者开始结合经导管主动脉瓣植入术（transcatheter aortic valve implantation, TAVI）技术对合并主动脉瓣病变的A型夹层采取全腔内治疗的方法并取得成功，接

受腔内修复术治疗的病例越来越多。但术后各时期出现的并发症也越来越多，很多需要再次开放手术来解决，故开放手术仍是主动脉夹层腔内修复术的发展的一个基本保证。如何降低及合理治疗腔内修复术带来的并发症，依靠于腔内修复材料的创新和发展，仍将是主动脉外科一个十分重要的研究方向。

主动脉夹层的治疗是一个整体化的工程，需要各学科密切配合。国人主动脉夹层的发病率、发病年龄及危险因素等与欧美国家存在差别，故如何积极地预防主动脉夹层的发生，对夹层患者采用何种治疗方式，既要统一规范又需要个体化。虽然我国主动脉夹层的诊治有了长足的进步，但还有许多需要改进甚至是变革的地方。

（舒　畅）

参 考 文 献

1. Anton NS, Bruce AP. Rutherford's vascular surgery and eEndovascular therapy.9th ed. Philadelphia: Elsevier, 2019.

2. Pape LA, Awais M, Woznicki EM, et al. Presentation, diagnosis, and outcomes of acute aortic dissection: 17-year trends from the international registry of acute aortic dissection. J Am Coll Cardiol, 2015, 66: 350-358.

3. Erbel R, Aboyans V, Boileau C, et al. 2014 ESC Guidelines on the diagnosis and treatment of aortic diseases: document covering acute and chronic aortic diseases of the thoracic and abdominal aorta of the adult. The Task Force for the Diagnosis and Treatment of Aortic Diseases of the European Society of Cardiology (ESC). Eur Heart J, 2014, 35: 2873-2926.

4. 孙图成, 董念国. 主动脉外科学. 北京: 人民卫生出版社, 2011.

5. 汪忠镐. 汪忠镐血管外科学. 杭州: 浙江科学技术出版社, 2010.

6. Coselli JS, LeMaire SA, Preventza O, et al. Outcomes of 3309 thoracoabdominal aortic aneurysm repairs. J Thorac Cardiovasc Surg, 2016, 151 (5): 1323-1337.

7. Lawrence HC. Cardiac surgery in the adult.4th ed. New York: McGraw-Hill, 2012.

8. 舒畅, 施俊哲, 葛建军, 等. 杂交技术治疗累及弓部主动脉病变的中国专家共识. 中国循环杂志, 2020, 35 (02): 124-129.

9. Tun W, Chang S, Ming L, et al. In vitro stent graft fenestration to preserve all supra-aortic branches in the

treatment of a stanford type a aortic arch dissection. Chin Med J（Engl），2017，130（015）：1878-1879.

10. Tun W，Chang S，Ming L，et al. Thoracic endovascular aortic repair with single/double chimney technique for aortic arch pathologies. J Endovasc Ther，2017，24（3）：383-393.

第二节　胸腹主动脉瘤

一、概述

主动脉真性动脉瘤按其发生部位来讲，可以分为主动脉根部动脉瘤、主动脉弓部动脉瘤、降主动脉瘤、胸主动脉瘤、腹主动脉瘤等。胸主动脉瘤在临床上一般来讲主要是指胸降主动脉远端的动脉瘤，其与腹主动脉瘤的发生部位不同，但是在发病机制以及病理特点、治疗方法上都有着密切的联系。因此，在本章节中，我们将胸主动脉瘤与腹主动脉瘤放在一起来阐述，以便能够完整地了解主动脉瘤的发生发展以及诊断和治疗。

所谓的主动脉瘤并非是指主动脉上长了"肿瘤"。而是指由于各种原因造成的正常主动脉局部或多处向外不可逆性的扩张或者膨出，形成的"瘤样"包块，称为动脉瘤。一般来讲，主动脉管径超过正常管径的 1.5 倍，即称为动脉瘤。

国内胸主动脉瘤的发病率在目前还没有准确的统计。但是在欧洲近 10 年的研究报告发现其发病率随着年龄的增长而增加，40~70 岁的年龄段比较多见，1998 年的报道为 10.4/（10 万人·年），美国报道的人群中发生率约为 5.9/（10 万人·年）。在临床上腹主动脉瘤的发生较胸主动脉瘤的发生更为常见，文献报道 55 岁以上的男性和 70 岁以上的女性的发病率明显上升。经超声流行病调查发现，年龄≥65 岁的男性腹主动脉瘤的平均发病率为 5% 左右。

胸腹主动脉瘤与单纯的降主动脉瘤和腹主动脉瘤不同，其外科治疗更具挑战性。胸腹主动脉外科治疗的发展进程主要分为三个阶段，第一个阶段是在 1950—1970 年，以 DeBakey 和 Cooley 为代表的探索阶段，包括人工血管的研发和各种手术方式的探索，如解剖外旁路的胸腹主动脉替换手术。第二个阶段是在 1970—1990 年，以 Crawford 为代表，他奠定了现代胸腹主动脉外科的基础，为胸腹主动脉外科做出巨大贡献，提出并采用原位解剖矫治的术式，并提出胸腹主动脉瘤的分型，即 Crawford 分型一直沿用至今；并对一些辅助技术进行探索、临床应用及临床研究，包括如左心转流技术（LHB）、脑脊液引流技术（CSF）、肾动脉灌注技术等。第三个阶段是在 1990—至今，以 Coselli、Safi、Svensson 等人为代表，在前辈工作的基础上，增加一些辅助技术，并进行随机临床试验以及大量的临床实践。采用全身肝素化、浅低温、肋间动脉重建、肾脏冷晶体灌注、脑脊液引流、内脏灌注、左心转流等技术，并根据需要应用动脉内膜剥脱术、小口径血管支架、内脏动脉旁路手术等手段，取得非常好的临床疗效，目前 Coselli 团队报道的胸腹主动脉替换手术 30d 死亡率为 4.8%、永久截瘫率 2.9%、15 年免于再修复率 94.1% ± 0.8%。

值得指出的是：近年来，腔内修复技术发展迅猛，为胸腹主动脉瘤的治疗提供了革新式的选择，也有采用杂交技术的方法来减少手术创伤，但开放手术仍然是胸腹主动脉瘤治疗的"金标准"。

二、病因

胸腹主动脉瘤明确的病因包括主动脉中层变性、动脉粥样硬化、主动脉夹层、基因变异及结缔组织病、主动脉炎（如 Takayasu 动脉炎）、主动脉缩窄、感染、外伤、既往手术的并发症等。

目前最常见的胸腹主动脉瘤为动脉粥样硬化性动脉瘤。动脉粥样硬化和主动脉瘤有共同的危险因素，始动因素是与老龄化相关的中层变性，以弹性蛋白和胶原蛋白的改变降低了主动脉的完整性和强度，继发的主动脉扩张和动脉瘤形成进一步促进了动脉粥样硬化和主动脉壁的变性。老龄化主动脉常见的组织学改变包括弹性蛋白断裂、胶原蛋白沉积增加导致的纤维化和中层变性。大多数动脉瘤因中层变性形成弥漫性的梭形扩张，在少数病例，也可形成分段的囊状动脉瘤，但囊状动脉瘤更常见于感染。

主动脉夹层是继发扩张和动脉瘤形成的独立危险因素，搏动性的血流在真腔及假腔中流动，这一过程削弱了主动脉外壁，使其容易扩张，并最终形成动脉瘤。

基因变异可导致主动脉壁细胞外基质成分出

现缺陷，从而形成动脉瘤和夹层。最常见的是马方综合征（MFS），为原纤维蛋白原-1（FBN1）基因变异导致的结缔组织病变，是一种常染色体显性遗传病，原纤维蛋白的改变导致转化生长因子β（TGF-β）信号通路异常及相关的效应，引起主动脉细胞外基质中大量黏多糖沉积和弹性纤维断裂。Loeys-Dietz综合征是一种常染色体显性遗传病，所引起的主动脉病变特别严重，发病年龄较马方综合征更年轻，其特征是血管扭曲以及比马方综合征更小主动脉直径时的破裂和夹层倾向，与TGF-β信号通路异常相关，目前，已发现四种类型的Loeys-Dietz综合征，每一种都与特定的基因变异相关，分别为TGF-β受体Ⅰ（TGFBR1）基因、TGF-β受体Ⅱ（TGFBR2）基因、果蝇成形素同源物3（SMAD3）基因和TGF-β2配体（TGFB2）基因变异。在胸腹主动脉瘤的诊疗过程中，少见的综合征包括血管性Ehlers-Danlos综合征、动脉瘤-骨关节炎综合征及家族性胸主动脉瘤和夹层。

非特异性动脉炎和系统性自身免疫性疾病，如大动脉炎、巨细胞动脉炎、类风湿性动脉炎、白塞病，都可导致主动脉中层的破坏和进行性动脉瘤的形成。大动脉炎通常会因严重内膜增厚引起阻塞性病变，但其引发的中层破坏同样能够导致动脉瘤样扩张。

与主动脉缩窄相关的主动脉瘤可发生于缩窄矫治术前或任何形式的矫治术后，包括腔内修复。与外科修补术后的动脉瘤相比，球囊扩张血管成形术后的动脉瘤更常见，这可能与扩张时导致的弹性纤维断裂有关。

由于感染可破坏动脉壁结构，使主动脉壁的局部区域产生一种囊性的动脉瘤，称为感染性动脉瘤，也称霉菌性动脉瘤，通常由细菌感染引起，而不是真菌感染。感染性动脉瘤易出现在弓部的小弯侧或腹主动脉上段近内脏动脉分支开口处。只有小部分累及主动脉的全周，大部分是局部血管壁的薄弱导致憩室样或囊性外突。常见的致病菌包括金黄色葡萄球菌、表皮葡萄球菌、沙门氏菌、链球菌以及一种以上病原菌。当怀疑感染性动脉瘤时，有必要进行紧急评估，感染性囊状动脉瘤往往不可预测，且增长迅速，比中层变性导致的梭形动脉瘤更容易出现破裂。

既往手术并发症所引起的胸腹主动脉瘤，包括开放手术和腔内修复的并发症。开放手术并发症包括手术后假性动脉瘤形成、残余主动脉壁进一步扩张形成动脉瘤（尤其多见于马方综合征等结缔组织病变），先前手术可以是胸主动脉替换、腹主动脉替换及胸腹主动脉替换。腔内修复手术并发症，包括支架近远心端血管壁扩张，支架感染，支架部位与周围器官形成瘘道，支架内漏、移位、解体所致主动脉瘤或破裂等，需要通过再次开放手术或腔内修复治疗来解决。

三、自然病程

未经治疗的胸腹主动脉瘤，随时间推移可进展为夹层、破裂或两者皆有。最初为正常直径大小的夹层主动脉将逐渐扩张并进展为动脉瘤。胸降主动脉的扩张速度略高于升主动脉，平均（1~4）mm/年，这种扩张速度不是恒定的，而是随着主动脉直径的增加而增加。在小直径的动脉瘤中发生夹层可使扩张速度明显加快，慢性夹层比非夹层的主动脉扩张速度更快。Laplace定律描述了压力、血管直径以及血管壁张力的相互关系，随着管腔直径的增加，血管壁张力也增加，这种正相关作用不断促进主动脉扩张。随着扩张的进展，最终超过主动脉壁所能承受的最大张力，导致主动脉内膜和中层发生撕裂，形成夹层或者破裂。动脉瘤直径超过6.0cm，发生主动脉夹层、破裂及死亡的风险显著增加。

四、分类

主动脉瘤的分类方法有很多种，可以根据其发生部位来分类，根据其形成的病因来分类，根据动脉瘤的形态来分类等。但是在临床上应用最为广泛，对治疗最具指导意义的还是根据动脉瘤的解剖部位进行的分类。目前胸腹主动脉瘤最为常用的是Crawford分型，这种分型方法将胸腹主动脉瘤分为5型，根据这种分型来指导手术方式的选择（图2-4-14）。

Crawford分型：

Ⅰ型：是指动脉瘤累及整个胸降主动脉和肾动脉上腹主动脉。

Ⅱ型：是指动脉瘤累及整个胸降主动脉和腹主动脉。

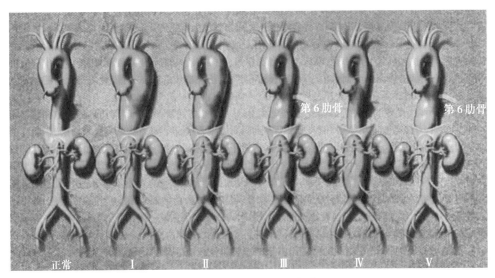

图 2-4-14　Crawford 分型

Ⅲ型：是指动脉瘤累及胸降主动脉远段和整个腹主动脉。

Ⅳ型：是指动脉瘤累及整个腹主动脉，包括肾动脉上腹主动脉，但胸降主动脉正常。

Ⅴ型：是指动脉瘤累及胸降主动脉远段和肾上腹主动脉。

在临床上，将腹主动脉瘤按其发生部位进行的具体分型，分为：肾上型；肾周型和肾下型。由于近年来腔内技术的发展，这种对腹主动脉瘤的分型就更显得尤为重要。

五、临床表现和诊断

（一）临床表现

多数主动脉瘤在早期均不会有明显的症状出现。除非是形成急性主动脉夹层或者破裂出血时出现急性症状。另外，随着瘤体的增长，到了后期，可以出现疼痛和周围组织受压迫的表现。动脉瘤瘤体内的血栓脱落也可以造成远端相应动脉栓塞的症状。

1. **疼痛**　动脉瘤引起的疼痛其性质多为钝痛。有的可为持续性，也可以随呼吸或者运动而加重。疼痛的位置与动脉瘤的位置相对应。

2. **压迫症状**　胸主动脉瘤压迫气管或者食管可出现呼吸困难、喘鸣、咳嗽、咯血、吞咽困难和胸痛等；压迫喉返神经可引起声音嘶哑和呛咳；压迫膈神经可出现膈肌麻痹；腹主动脉瘤压迫肠道可引起便秘、肠梗阻等消化道症状；压迫输尿管可出现尿路梗阻症状。压迫胆总管出现梗阻性

黄疸。

3. **腹部搏动性包块**　腹主动脉瘤可于脐旁左侧部触及搏动性包块。可有压痛。因患者体形的胖瘦而不同。

4. **动脉瘤破裂**　无论是何部位的动脉瘤破裂，其后果都是灾难性的。患者出现大出血、失血性休克的表现。腹主动脉瘤也可破裂至腹膜后，出现巨大的、迅速增长的腹膜后血肿。动脉瘤破裂至消化道，可出现消化道大出血的症状。破入气管，可出现大咯血，患者多因窒息而死亡。

（二）诊断

多数的动脉瘤没有明显的临床症状，只有少数腹主动脉瘤可以在体检时触及腹部的搏动性包块。因此，对于主动脉瘤的诊断，影像学检查是至关重要的。

1. **X线**　仅仅是作为一种筛查手段，不能作为确诊依据。许多的胸主动脉瘤是在进行普通胸部X线检查时出现纵隔影增宽而发现的。

2. **多普勒超声**　是对腹主动脉瘤筛查和诊断的首选的影像学检查方法，它不仅可以明确诊断，同时还能提供瘤体大小、瘤壁结构和有无粥样斑块及附壁血栓，并可了解腹主动脉各分支血管的通畅情况。由于其方便迅速，特别适合在急诊和普查时筛选出动脉瘤患者。

3. **磁共振血管成像（MRA）**　MRA是近年来发展得比较快的无创血管成像的影像学方法。MRI检查可以提供准确的影像学信息，避免射线暴露，但由于检查时间长，不适合较重的患者，

对于体内有金属植入物的患者,其应用受到一定局限。

4. CT 血管成像(CTA) 也是近年来发展得最快的血管成像的影像学检查方法。可以同时提供轴位、冠状位、矢状位的多平面图像。同时可以进行三维重建,可以清楚地显示主动脉瘤的位置、形态、大小以及是否合并有血栓等情况。目前64 排以上的螺旋 CT 血管成像已经成为诊断主动脉疾病的首选方法,基本上代替了主动脉血管造影检查。

5. 主动脉造影 造影检查是诊断主动脉疾病的"金标准"。对于主动脉瘤的诊断最为明确,不但能够明确主动脉瘤的大小、范围,还可以看到主动脉的主要分支血管的血流情况以及瘤腔内的血流情况。但是这种方法是一种有创的检查方法,具有潜在的风险。目前由于 MRA 和 CTA 的飞速发展,已经不作为常规的检查方法。仅在进行主动脉介入腔内治疗或杂交手术的时候才做。

六、治疗

根据目前的指南,对于无症状的患者,胸腹主动脉瘤直径超过 6.0cm,选择择期手术,对于马方综合征或其他结缔组织疾病,可降低直径阈值(Ⅰ类推荐,C 类证据);慢性夹层的患者,胸降主动脉直径超过 5.5cm,选择择期手术(Ⅰ类推荐,B 类证据);瘤体扩张超过 0.5cm/ 年,提示动脉瘤不稳定,建议择期手术。对于有症状的患者,即使瘤体没有达到手术直径的阈值,也有较高的破裂风险,应迅速地评估和尽快手术治疗;动脉瘤患者出现新发疼痛症状,尤应警惕,常提示瘤体快速扩张、渗漏或即将破裂,应尽快手术;慢性主动脉夹层导致灌注不良的也应手术治疗;胸腹主动脉瘤发生急性夹层,尤其容易破裂,需要急诊手术治疗。手术的时机和手术的方式要依照患者的动脉瘤的大小、位置和全身状况来决定。

(一)主动脉人工血管置换术

1. 胸降主动脉瘤 左侧胸部后外侧第Ⅳ或者第Ⅴ肋床切口,必要时可切除相应的肋骨,先游离瘤体远端,再游离左锁骨下动脉,如有必要,最后游离主动脉弓。静脉注射肝素(0.5mg/kg)后,按上述相反的顺序阻断主动脉,阻断钳要阻断在正常的主动脉上。纵行切开瘤体,清除瘤体内血

栓,缝闭各肋间动脉的开口,于瘤颈处切断或者不切断降主动脉瘤,置入相应口径的人工血管,先将人工血管近心端与主动脉弓部远侧行端端吻合,以 3-0 Prolene 线连续缝合,吻合完近端之后可以将阻断钳移到人工血管上,如果近心端吻合口有出血,可以加针止血。然后吻合远心端,吻合方法同上。远心端快吻合完时,开放远端阻断钳,排气、打结。依次由远及近开放阻断钳。如果开放后血压过低,可将人工血管部分阻断,以维持上半身血压,待补足血容量,血压稳定后完全开放。如果吻合口有出血,可根据情况,再次阻断以补针止血。如果动脉瘤累及到下胸段,可使用"烟卷"法或者再植法重建第 10 胸椎以下的肋间动脉(图 2-4-15)。

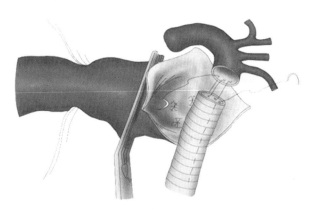

图 2-4-15　胸降主动脉瘤行主动脉人工血管置换术

2. 胸腹主动脉瘤 此类动脉瘤的手术范围大,累及的分支动脉多。需要暂时阻断腹腔动脉、肠系膜上动脉、双侧肾动脉、肋间动脉和腰动脉的血液供应,因此,对于这些主要脏器和脊髓的功能都会有影响。阻断段的主动脉内血管开口多,手术难度较大,手术中的失血较多,发症的发生率和围手术期的死亡率相对较高。

(1)体位及手术切口:取右侧斜 45°~60°卧位,肩与手术床呈 60°~80°角,臀与床呈 30°~40°角;左上肢呈"自由泳"姿态,腰部屈伸,左下肢伸直。采用"S"形皮肤切口,从肩胛后下方开始,前方跨过肋弓,沿腹直肌外缘向下,至脐外 2cm处;向上可延长至肩胛与脊柱间,向下可延长至脐下中线至耻骨联合。在 Crawford Ⅰ、Ⅱ型胸腹主动脉手术中,标准入路为经第 6 肋间,必要时可在后方离断上一肋或下一肋以获得更好的近端或远端显露;对于 Crawford Ⅲ型的手术,经第 7 或第

8肋间可满意地显露;Crawford Ⅳ型可采用经第9或第10肋间的直斜切口。切口在脐部水平终止,远端可显露至主动脉分叉处;如果需要处理髂动脉,可将切口延长至耻骨。对于少数显露困难的Crawford Ⅰ、Ⅱ型病例,有时会采用经第4和第7双肋间的切口(图2-4-16)。

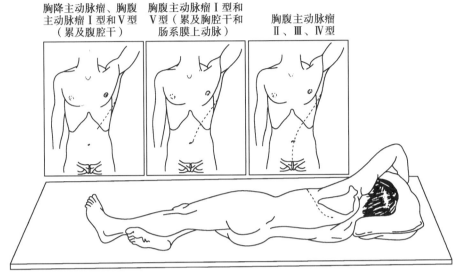

胸降主动脉瘤、胸腹主动脉瘤Ⅰ型和Ⅴ型(累及腹腔干)　胸腹主动脉瘤Ⅰ型和Ⅴ型(累及胸腔干和肠系膜上动脉)　胸腹主动脉瘤Ⅱ、Ⅲ、Ⅳ型

图2-4-16　体位及手术切口

(2)目前,对于胸腹主动脉替换手术主要有四种方式:①深低温停循环方式;②股动静脉插管体外循环辅助方式;③常温下单纯阻断 + 血泵法血液回输法;④左心转流(LHB)体外循环辅助方式。需根据不同病例特点制订个体化的手术方案。

基本手术方法:

①深低温停循环:这种方式创伤太大,全身各器官功能受损严重。目前在做胸腹主动脉瘤的手术中,仅用于某一端无法游离阻断的病例,其他患者基本不再采用此种手术方式。手术采用股动、静脉插管。鼻咽温降至18~20℃。近端吻合时头部停循环,于吻合口远端阻断降主动脉,通过股动脉低流量灌注阻断远端的脏器。另备一只动脉灌注管,待近端吻合完成后,将备用的动脉灌注管插入人工血管,恢复主动脉近端的体外循环。此法可以明显缩短停循环时间,减少重要脏器缺血并发症。

②股动静脉插管体外循环辅助方式:可以应用在主动脉与周围组织粘连较重,预计手术阻断时间比较长的患者。在游离完胸腹主动脉瘤两端的正常阻断部位的主动脉(或者远端的髂动脉)后,静脉注射肝素(3mg/kg)后,进行股动脉和股静脉的插管。开始体外循环,阻断后可以使远端得到灌注。需要保持患者的体温,不至于使得温度过低引起心脏的停跳,术中可以根据心脏的饱满情况决定是否加用左心引流。这样可以从近端开始,分段阻断,逐段进行血管的移植。最后完成整个胸腹主动脉的置换。

③常温下单纯阻断 + 血泵法血液回输法:国内孙立忠等报道采用此方法,可以在不用体外循环的情况下进行全胸腹主动脉的置换。此方法的优点是不需要体外循环,手术时间较短。患者的创伤小,恢复快。适用于病变组织粘连不是很严重的患者。其方法是在瘤颈游离完毕后,阻断动脉之前,静脉注射肝素(3mg/kg),于左股动脉插入动脉灌注管,通过动脉滤器与动脉驱动泵相连,后者连接储血器,将术野出血吸入储血器备用,根据患者的血压等情况间断快速输入(约至1 500~2 000ml后经股动脉迅速回输,压力大于40mmHg),使阻断段远端有一定量的血液灌注。然后从近及远分段阻断,完成全胸腹主动脉的置换(图2-4-17)。

④左心转流(LHB)体外循环辅助方式:适用于近端能予以阻断的患者,可以阻断于左锁骨下动脉以远的胸降主动脉、左锁骨下动脉与左颈总动脉之间的弓部 + 左锁骨下动脉近端、既往放置的象鼻血管或象鼻支架血管上。肝素化后,在左

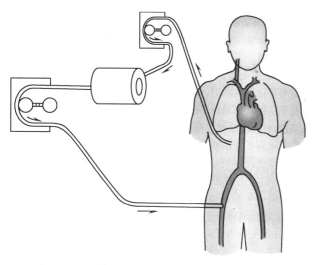

图 2-4-17　常温下单纯阻断 + 血泵法血液回输

心房与胸降主动脉远端或左股动脉之间建立左心转流，阻断前 LHB 初始流量为 500ml/min，近端阻断后，LHB 流量增加至 1 500~2 500ml/min，并于 T4 与 T7 之间的胸降主动脉再加一把阻断钳，切开阻断钳之间的瘤体，缝闭肋间动脉开口。选择合适直径的人工血管并根据术中需要进行裁剪，连续缝合吻合近端。近端吻合完成后，停止左心转流并移除远端主动脉阻断钳，沿长轴切开动脉瘤至远端。切开主动脉后的出血经血液回收装置回收，经快速输血装置以全血快速回输体内。应用球囊导管接左心转流装置的动脉灌注管，灌注腹腔干、肠系膜上动脉，应用球囊灌注管经左右肾动脉开口灌注冷晶体液行肾脏保护。选择性的重建 T8~L1 节段的肋间动脉，通常重建回血较少或没有回血的大的肋间动脉，然后将阻断钳

移至肋间动脉重建部位人工血管以远，恢复肋间动脉灌注。再行腹腔干、肠系膜上和左右肾动脉重建。

人工血管的选择：

a. 直型人工血管：传统的胸腹主动脉的置换手术，将直血管的近心端与主动脉瘤的近端瘤颈进行端端吻合。然后在人工血管的相应位置上切开口径合适的孔，将下几对肋间动脉的血管片、腹腔动脉与肠系膜上动脉以及右侧肾动脉的血管片分别与直血管行岛状（en blac）吻合，然后将左肾动脉单独与人工血管行端侧吻合。根据情况决定是否将肠系膜下动脉吻合。最后将人工血管的远心端与降主动脉的远端进行端端吻合。完成血管置换（图 2-4-18）。

b. 四分支人工血管：将四分支人工血管倒转应用于胸腹主动脉的替换手术中，使得手术更加简化，更容易止血。将四分支血管的主干的近心端与胸腹主动脉瘤的近心端行端端吻合，将有肋间动脉开口的胸降主动脉和腹主动脉上段重新缝合成一管道，制成"烟卷"状，然后将四分支血管的一个分支与"烟卷"行端侧吻合，吻合口位于"烟卷"的中点位置。再将腹腔干动脉、肠系膜上动脉和右肾动脉的开口游离成岛状血管片，将血管片与四分支血管主干的远心端吻合。再将左肾动脉单独与另一个分支行端端吻合。最后将剩余的两个分支分别与左、右侧髂总动脉行端端吻合。最后可将肠系膜下动脉与右侧髂动脉的分支血管行端侧吻合。完成全部血管置换（图 2-4-19）。

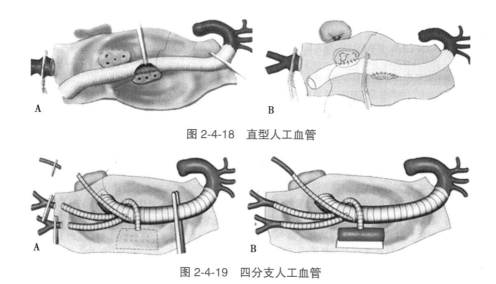

图 2-4-18　直型人工血管

图 2-4-19　四分支人工血管

（3）复温及关闭切口：完成手术操作后，应积极复温。如果是经股动静脉插管可通过体外循环辅助复温；其他复温方式包括温盐水冲洗术野、应用变温毯、加热器、提高手术室温度、输入液体加温，阜外医院亦应用气道加热装置辅助复温。如果术野没有大的出血，开始静脉输入鱼精蛋白中和肝素，可根据需要静脉给予纤维蛋白原、凝血酶原复合物、七因子等促凝血药；输入红细胞、血浆、血小板、冷沉淀等血制品。缝闭膈肌切口，放置胸腔及腹部引流管，逐层关胸及关腹。

（二）主动脉腔内修复术

腔内技术的应用，开创了主动脉疾病治疗的新纪元。1991年Parodi等开始应用主动脉血管内支架治疗腹主动脉瘤，1994年Dake等人将这一技术应用于胸降主动脉瘤的治疗。随着支架的改进和技术的完善，这一微创技术得到更广泛的应用，近、中期结果令人满意，成为胸腹主动脉疾病的一种重要的治疗方法。

但是同时腔内修复手术受到患者的血管条件，尤其是近端锚定区以及入路血管等条件的限定，对于一些复杂的主动脉病变，无法进行腔内的修复，还是需要进行外科手术，进行血管置换。另外，对于遗传性结缔组织病（尤其是马方综合征），由于可以引起远期的血管损害，导致更严重的远期后果，所以，并不适合应用腔内血管支架进行治疗。

（1）平行支架技术：平行支架技术是指通过分支动脉支架与主体支架平行放置，达到保留分支动脉血供的目的，包括烟囱技术、潜望镜技术、三明治技术、八爪鱼技术等。由于平行支架是基于现有支架基础上完成的，因此适用于一些破裂胸腹主动脉瘤等紧急情况以及无法耐受外科开放修复的患者。目前该技术主要应用于左锁骨下动脉以及髂内动脉的保留，常规应用于胸腹主动脉瘤的治疗仍然缺乏等级较高的证据。

（2）血流导向装置/多层裸支架技术：血流导向装置/多层裸支架技术通过高孔隙率的支架，改变血液流动模式，在诱导瘤腔血栓化的同时保留分支动脉血供，改变了原有通过隔绝实现治疗的观念，从血流动力学的角度进行治疗。在一组171例胸腹主动脉瘤患者中，应用多层裸支架技术的手术成功率为77.2%，未发生脊髓缺血

事件；在1年随访过程中，动脉瘤相关死亡率为21.3%，全因死亡率为46.3%，19例患者接受了再干预治疗。目前，对于该技术的有效性及安全性仍然存在较多争议。

（3）开窗/分支支架技术：目前设计的开窗型多血管重建移植物主要有以下几种，Zenith Fenestrated支架是美国FDA最早批准上市的开窗型支架，最早设计用于近肾腹主动脉瘤的治疗。该支架目前在治疗短瘤颈腹主动脉瘤显示出较好的疗效及安全性。目前使用该款支架治疗胸腹主动脉瘤的报道较少。P-branch支架是一款解剖固定型开窗支架，目前正在进行安全性及有效性实验（NCT02396199）。北卡罗来纳大学使用该款支架治疗60例复杂型近肾动脉瘤和胸腹主动脉瘤患者，其中30d内死亡1例，发生心血管并发症2例，缺血性肠病1例，分支动脉狭窄2例，未出现I型或Ⅲ型内漏。

分支型内脏区血管重建移植物主要有两类，T-Branch支架是第一款现成的用于胸腹主动脉瘤的分支型移植物，该款支架通过四个下行的分支完成内脏动脉的重建，目前仅用于胸腹主动脉瘤的内脏血管重建，对于慢性夹层动脉瘤难以直接完成，正在进行临床试验。TAMBE支架是一款用于TAAA及肾周动脉瘤的支架，包括两种型号：A型通过四个下行分支顺血流方向重建内脏动脉；B型通过两个下行分支完成肠系膜上及腹腔干的血流重建，双侧肾动脉则通过逆血流的方式进行重建。目前该款支架短期疗效满意，长期的可行性试验（NCT03213795）有待进一步验证。

（4）自制开窗/分支型支架：由于开窗/分支型支架尚未完全普及，国内外陆续有在现有支架的基础上自制开窗/分支型支架治疗胸腹主动脉瘤的报道（图2-4-20）。但是自制分支支架对手术者的操作要求和经验，以及输送器的要求较高。国内舒畅等根据患者血管解剖条件，设计四分支（两内隧道及两外分支）覆膜支架移植物，结合3D打印模型，完整重建内脏区域分支血管，利用两个内隧道分支重建腹腔干和肠系膜上动脉，两个外分支重建双侧肾动脉，避免了术中脏器缺血，同时保证瘤腔隔绝效果，随访结果良好。

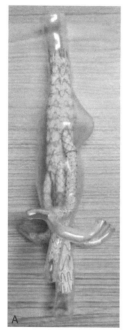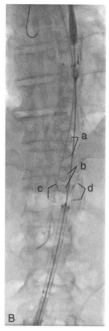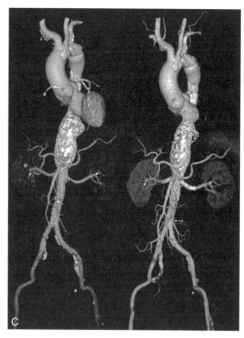

图 2-4-20　多分支型覆膜支架移植物腔内修复胸腹主动脉瘤

A. 体外 3D 打印模型；B. 术中透视显示内隧道腹腔干和肠系膜上动脉的入口（a），内隧道的出口（b），右肾动脉外分支的出入口（c）和左肾动脉外分支的出入口（d）；C. 随访显示内脏四分支血管通畅，瘤体隔绝完整

（三）复合手术

对于一些较为复杂的病变，动脉瘤累及范围较广，影响到主动脉的重要分支血管，则无法通过全腔内手术来完成治疗。但是由于外科手术的创伤大，并发症发生率高，手术的风险高。而患者的年龄以及身体状况无法承受外科手术的打击。近年来通过开放式手术的血管分支转流＋腔内修复的复合手术技术，来解决这一部分患者的问题。

复合手术（hybrid procedure）又称为杂交手术。最早的心血管外科的复合技术是 1996 年由英国医生 Angelini 提出的。Angelini 等对 6 例多支病变的冠心病患者行在导管室实施经皮冠状动脉支架植入术，然后在手术室使用微创切口对前降支实施非体外循环下旁路移植术。此后该技术在先天性心脏病和主动脉外科得以应用，统称为"复合手术"。尤其是近年来主动脉腔内技术的快速发展。自 1999 年，Quinones-Baldrich 等首次报道了采用外科开腹内脏动脉转流和腔内覆膜支架植入的复合手术治疗胸腹主动脉瘤成功后，复合手术也是近年来快速发展的一项技术。

最初的复合手术需要从造影室到手术室转运，从而给患者带来一定的风险。目前国内外比较大的中心，均建有"一站式复合手术室"。这种手术室里可以同时完成 DSA 血管造影、腔内修复和外科手术。这样就避免了患者不必要的转运，一次手术就可以完成所有操作，为这种技术的广泛应用奠定了坚实的基础（图 2-4-21）。

术后监护及并发症处理：

1. 术后血压的管理　术后 24~48h，平均压通常维持在 80~90mmHg，对于马方综合征等结缔组织病患者，因主动脉壁组织脆弱，血压一般维持在 70~80mmHg。避免血压过高引起出血及低血压引起组织灌注不良。

2. 截瘫的防治和脑脊液引流的管理　术后截瘫的发生，无论是在胸腹主动脉置换手术还是在腔内修复术中，都是重要的术后并发症。脊髓的供血主要来自三个方面：①肋间动脉：这是脊髓供血最主要的来源。在所有肋间动脉所延伸形成的根动脉中，往往存在一粗大支，称为根大动脉，承担了脊髓 2/3 的血供，所以这支动脉在脊髓供血中是最为重要的。多数来源于 T8~L2 的肋间动脉。因此，在主动脉瘤的手术中，下位肋间动脉的保护在脊髓保护中尤其重要。②左锁骨下动脉：左锁骨下动脉通过椎动脉、颈升动脉及胸背动

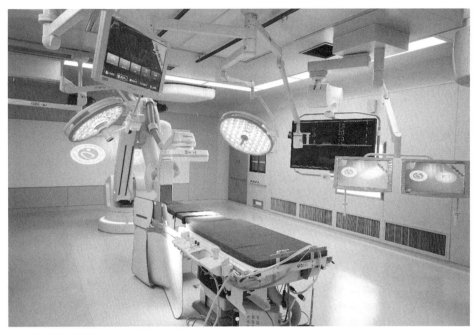

图 2-4-21 一站式复合手术室

脉参与了上段脊髓（颈髓节段）的血供，并成为脊髓上胸段重要的侧支循环网。无论是开放手术还是腔内修复中，尽量要恢复左锁骨下动脉的血流。③远端髂内动脉或盆腔侧支循环的破坏同样会增加脊髓对近端肋间/腰动脉血供的依赖性，进而增加了动脉瘤手术术后脊髓缺血（SCI）的风险。

理想的脊髓灌注压（平均动脉压与脑脊液压力的差值）要大于 65mmHg。目前，脑脊液（CSF）引流是公认的预防和治疗脊髓缺血导致的截瘫的重要方法。脊髓缺血后神经组织的水肿会导致蛛网膜下腔压力的升高。SCI 的发生直接来自于脊髓血供被阻断后的缺血性损伤，同时

脑脊液压力的升高也会进一步阻碍脊髓的血液灌注，间接加重了这一损伤。应用脑脊液引流，将脑脊液压力控制在 10mmHg 左右，可以增加脊髓的血供，有效预防和治疗截瘫。引流量可增加至每小时 10~15ml，连续 4h 最大引流量 50ml；其他处理措施包括头低足高位、提高平均动脉压至 100~115mmHg、中心静脉压提高至 10~12mmHg、血红蛋白提高至 10g 以上、给予激素和甘露醇、控制发热等。经上述处理后仍然没有改善，可继续提高平均动脉压和容量复苏，可静脉给予利多卡因和硫酸镁。截瘫（或轻瘫）持续 24~48h，通常可能是永久性的（图 2-4-22）。

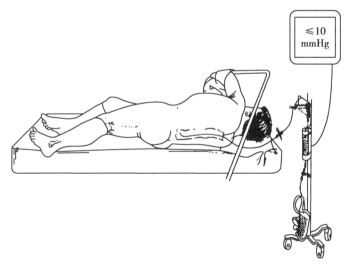

≤10 mmHg

图 2-4-22 脑脊液引流

3. **呼吸系统管理**　术后早期带双腔气管插管严密观察呼吸指标,术后左肺存在不同程度的挫伤,将呼吸机通气由 8ml/kg 过渡为 6ml/kg 的肺保护通气模式。如果 24~48h 不能脱呼吸机,改为单腔气管插管。常规经气管插管应用支气管镜进行检查和治疗。避免过多的液体复苏导致气道肿胀和肺的液体负荷加重。

4. **心血管系统监测**　通过 Swan-Ganz 导管监测,维持心排量大于 $2.2L/(min·m^2)$,Swan-Ganz 导管通常放置 24~72h。如果需要正性肌力药物,可选择肾上腺素,多巴酚丁胺等药物来提高心排量和血压;避免应用米力农,鉴于它的系统性扩血管作用。对于左室明显肥厚的患者,需足够的前负荷和足够的舒张期充盈时间来维持理想的血流动力学状态,因此要避免心动过速。及时恢复窦律,避免心律失常(尤其是房颤)引起的低血压所致迟发性的脊髓损伤,可应用胺碘酮或电复律,应用胺碘酮需警惕肺脏损害。

5. **肾保护及水、电解质管理**　防止和减少肾功能不全,与脊髓保护的策略一样,也是要提高平均压和容量的复苏。通常晶体液以 $1.5~2.0ml/(kg·h)$ 开始给予,24h 后减量,根据具体临床指标来判定;在 48~72h 内,可有 6~8L 的液体正平衡。慎重使用利尿剂,防止突然容量降低引起低血压,增加脊髓损伤的风险,可小剂量应用袢利尿剂。出现肾功能不全,如果有液体负荷过重、电解质紊乱或者顽固性酸中毒,需行肾替代治疗;术前就有慢性肾功能不全,手术结束后,可提前放置血滤管,以便术后需要时尽早血滤。

6. **胃肠道保护**　术后常规应用预防应激性溃疡的药物,胃肠功能恢复后拔出胃肠减压管。通常在术后 3~5d 开始进食,如果 3~4d 还未拔出气管插管,应尽早开始肠内营养。如果出现无法解释的酸中毒或需要加大液体入量来维持循环,需警惕肠缺血,积极行 CT 检查,必要时开腹探查。

7. **出血和凝血异常**　术中应用氨基己酸和纠正凝血功能异常,可减少术后出血。常规进行血栓弹力图等凝血功能检测,可针对各血液成分功能异常进行矫正。术后早期出血表现为失血性休克,引流管引流增加和腹胀;无法解释的血红蛋白下降,尤其是合并低血压,需行 CT 检查,明确胸腔积液、腹腔或腹膜后积液;发生上述情况应积极返回手术室探查,清除血块和控制出血,常见的出血部位包括脾脏、肋间动脉、腰动脉及吻合口。

（舒　畅　方　坤）

参 考 文 献

1. Kieffer E, Fukui S, Chiras J, et al. Spinal cord arteriography: a safe adjunct before descending and thoracoabdominal aortic aneurysmecctomy. J Vasc Surg, 2002, 35(2): 262-268.

2. DeBakey ME, Cooley DA, Creech O Jr. Surgical considerations of dissection aneurysms of the aorta. Ann Surg, 1955, 142(4): 586-592.

3. DeBakey ME, Henly WS, Cooley DA, et al. Surgical management of dissecting aneurysms of the aorta. J Thorac Cardiovasc Surg, 1965, 49(1): 130-149.

4. Daily PO, Tureblood HW, Stinson EB, et al. Management of acute aortic dissection. Ann Thorac Surg, 1970, 10(3): 244-247.

5. Liu ZG, Sun LZ, Chang Q, et al. Should the "elephant trunk" be skeletonized? Total arch replacement combined with stented elephant trunk implantation for type A aotic dissetion. J Thorac Cardiovasc Surg, 2006, 131(1): 107-113.

6. Spielvogel D, Mathur MN, Gripp RB. Aneurysms of the aortic arch//Cohn LH, Edmunds LH Jr. Cardiac surgery in the adult. 2nd ed. New York, NY: McGraw-Hill, 2003: 1149-1168.

7. Strauch JT, Spielvogel D, Lauten A, et al. Technical advances in total aortic arch replacement. Ann Thorac Surg, 2004, 77(2): 581-589.

8. Tabayashi K, Tsuru Y, Akimoto H, et al. Ture aneurysms of the ascending aorta and/or aortic arch; determinants of late surgical outcome. Kyobu Geka, 2002, 55(4): 299-304.

9. Shores J, Berger K, Murphy EA, et al. Progression of aortic dilatation and the benefit of long-term beta-adrenergic blockade in Marfan's syndrome. N Eng1 J Med, 1994, 330: 1335-1341.

10. Fuster V, Andrews P. Medical treatment of the aorta I. Cardiol Clin, 1999, 17: 697-715.

11. Propanolol Aneurysm Trial Investigators. Propanolol for small abdominal aortic aneurysms: results of a randomized trial. J Vasc Surg, 2002, 35: 72-79.

12. Lindholt JS, Henneberg EW, Juul S, et al. Impaired results of a randomized double blinded clinical trial of

propranolol versus placebo on the expansion rate of small abdominal aortic aneurysm. Int Angiol, 1999, 18: 52-57.

13. Habashi JP, Iudge DP, Holm TM, et al. Losartan, an ATl antagonist, prevents aortic aneurysm in a mouse model of Marfan syndrome. Science, 2006, 312: 117-121.

14. Liao S, Miralles M, Kelley BJ, et al. Suooression of experimental abdominal aortic aneurysms in the rat by treatment with angiotensin-converting enzyme inhibitors. J Vsac Surg, 2001, 33: 1057-1064.

15. Koullias GJ, Ravichandran P, Korkolis DP, et al. Increased tissue microarray matrix metalloproteinase expression favors proteolysis in thoracic aortic aneurysms and dissections. Ann Thorac Surg, 2004, 78: 2106-2110.

16. Koullias GJ, Korkolis DP, Ravichandran P, et al. Tissue microarray detection of matrix metalloproteinases in diseased tricuspid and bicuspid aortic valves with or without pathology of the ascending aorta. Eur J Cardiothorac Surg, 2004, 26: 1098-2003.

17. Cooper DG, Walsh SR, Sadat U, et al. Neurological-complications after left subclavian artery coverage during thoracicendovascular aortic repair: a systematic review and meta-analysis. J Vasc Surg, 2009, 49: 1594-1601.

18. Hu XP, Chang Q, Zhu JM, et al. One-stage total or subtotal aortic replacement. Ann Thorac Surg, 2006, 82 (2): 542-546.

19. Sugiura K, Sonesson B, Akesson M, et al. The applicability of chimney grafts in the aortic arch. J Cardiovasc Surg (Torino), 2009, 50(4): 475-481.

20. Wu IH, Chou HW, Chang CH, et al. Crossover chimney technique to preserve the internal iliac artery in abdominal aortic aneurysm with common iliac artery aneurysms. J Endovasc Ther, 2015, 22(3): 388-395.

21. Hynes N, Sultan S, Elhelali A, et al. Systematic review and patient -level meta-analysis of the streamliner multilayer flow modulator in the management of complex thoracoabdominal aortic pathology. J Endovasc Ther, 2016, 23(3): 501-512.

22. Motta F, Vallabhaneni R, Kalbaugh CA. Comparison of commercially available versus customized branched-fenestrated devices in the treatment of complex aortic aneurysms. J Vasc Surg, 2019, 69(3): 645-650.

23. Bosiers MJ, Bisdas T, Donas KP, et al. Early experience with the first commercially available off-the-shelf multibranched endograft (t-Branch) in the treatment of thoracoabdominal aortic aneurysms. J Endovasc Ther, 2013, 20(6): 719-725.

24. Oderich GS, Farber MA, Silveira PG, et al. Technical aspects and 30-day outcomes of the prospective early feasibility study of the GORE EXCLUDER Thoracoabdominal Branched Endoprosthesis (TAMBE) to treat pararenal and extent Ⅳ thoracoabdominal aortic aneurysms. J Vasc Surg, 2019, 70(2): 358-368.

第三节 主动脉根部瘤

一、概述

主动脉病理性的扩张,超过正常血管直径的50%,称之为主动脉瘤。主动脉瘤分为真性主动脉瘤和假性主动脉瘤。真性主动脉瘤是血管病变涉及血管壁的 3 层结构。假性主动脉瘤是动脉局部破裂,由血块或邻近组织封住而形成。主动脉根部瘤(图 2-4-23)是最常见的胸主动脉瘤,病变常累及主动脉瓣环、主动脉窦、窦管交界和近端升主动脉,并常合并冠状动脉开口上移、主动脉瓣关闭不全、左心室扩大及心肌肥厚。

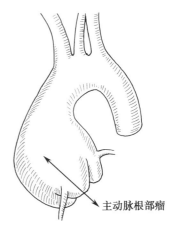

主动脉根部瘤

图 2-4-23 主动脉根部瘤示意图

(一)历史

1543 年, Andeas Versalius 首先描述了胸主动脉瘤。主动脉的血管替换手术一直等到体外循环技术发展和成熟后,才于 1956 年由 Cooley 和 DeBakey 在体外循环下应用同种异体主动脉完成,随后出现聚酯布人工血管置换。在 1964 年,Wheat 和同事完成了经典的 Wheat 手术(主动脉瓣置换 + 升主动脉人工血管置换)。1963 年,Bentall 和 de Bono 在 1 例马方综合征患者上做了第一例根部置换(Bentall 术)。由于担心冠状动脉扭曲,在 1981 年 Cabrol 和他的同事描述了一个人工血管吻合冠状动脉开口后,再吻合至带瓣管道的 Cabrol 手术。

（二）外科解剖

主动脉根部是左心室流出道的延伸,它为主动脉瓣提供支撑,同时左心室也通过它连接到升主动脉。主动脉根部包括主动脉瓣膜、主动脉瓣环、窦管交界处、主动脉窦、交界下三角结构（图2-4-24）。主动脉瓣膜附着的主动脉瓣环并不是圆或椭圆形环,而是3个交界下三角形结构构成的立体的3个半月状结构。瓣环本身通常是50%~60%的纤维组织,其余为肌肉组织。主动脉三尖瓣环相交处被称为交界（commissure）,交界的最高点与窦管交界关系密切。窦管交界处是一个脊,标志着升主动脉的开始。在年轻患者,窦管交界处的直径通常比主动脉瓣环直径小15%~20%。在年老患者,窦管交界处的直径变大。当窦管交界处直径超过主动脉瓣环直径10%以上,往往由于主动脉瓣结合处位移,导致主动脉瓣对合不良,从而导致主动脉瓣关闭不全。窦管交界处和主动脉瓣环之间的主动脉扩张段称为主动脉窦。主动脉窦形成一个立体式的而不是圆形结构排列在横截面上。右、无冠窦之间的纤维三角与膜部间隔传导系统以及三尖瓣隔瓣有关。左、无冠窦之间纤维三角连续至二尖瓣前叶。

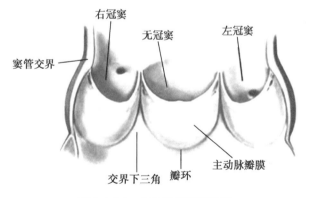

图 2-4-24　主动脉根部示意图
主动脉瓣膜、主动脉瓣环、主动脉窦、窦管交界处、交界下三角结构

二、主动脉根部瘤的病理及常见病因

（一）病理

主动脉由三层组织结构组成（图2-4-25）：光滑的内膜层：由内皮细胞黏附到基底膜的一层；中膜层：由多层弹力纤维、胶原层、平滑肌细胞和细胞外基质组成；外膜层：包括血管滋养管和神经组织。主动脉大部分弹性和张力是动脉中层形成。在升主动脉中,弹力纤维成分很高,与其顺应性好相一致。主动脉弹力纤维性的含量随动脉伸展到胸降主动脉、腹主动脉逐渐减少,腹主动脉中层的厚度仅为升主动脉的一半。

主动脉根部瘤的形成是多种生物和机械作用的结果。在主动脉壁的稳态机制之间的平衡失调,包括弹力纤维、蛋白多糖、胶原蛋白、蛋白水解酶及其抑制剂、炎症介质等因素的失调,可引起一系列的主动脉病变。最终的路径均可表现为主动脉根部扩张,甚至可导致主动脉破裂或夹层分离。主动脉根部瘤血管中层弹力纤维的断裂、平滑肌细胞的功能失调,以及最终被黏液性物质所取代,可形成血管中层囊性变性（图2-4-26）。随着年龄的增加,弹力纤维出现一定程度的断裂,主动脉直径的增加是正常的。

主动脉壁的机械应力变化可能导致主动脉增宽。根据Laplace定律,主动脉壁直径的增加可引起主动脉壁内压力有关的动脉壁的张力增加。这就加大了高血压对动脉壁的损害作用,导致动脉扩张的进展加速。主动脉的顺应性的减弱,同样也可增加心脏收缩期的主动脉壁的压力,从而打乱主动脉壁的稳态机制,导致主动脉瘤的形成。

主动脉根部瘤通常会涉及主动脉窦管交界水平。对于主动脉根部瘤引起的中央型主动脉瓣关闭不全,窦管交界的扩张是其主要原因,从而,升

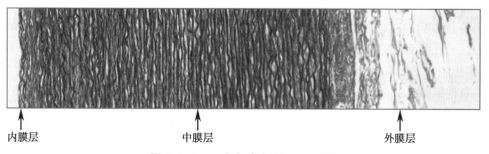

图 2-4-25　正常主动脉三层组织结构

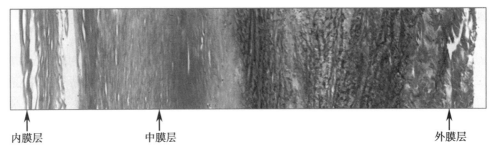

图 2-4-26 主动脉瘤的组织分层:内膜层、中膜层(弹力纤维的断裂、坏死,
大量黏液性物质出现,形成血管中层囊性变性)和外膜层

主动脉人工血管置换,可很好地解决主动脉瓣的关闭不全。

(二)病因

主动脉根部瘤的病因包括遗传性疾病,如马方综合征(Marfan syndrome)、勒斯 - 迪茨综合征(Loeys-Dietz syndrome)、埃勒斯 - 当洛综合征(Ehlers-Danlos syndrome)等。动脉粥样硬化可降低主动脉弹性,使血管壁变薄,与根部瘤密切相关。另外,继发于主动脉瓣狭窄或二瓣化畸形的根部扩张以及大动脉炎、白塞病(Behcet disease)等炎症疾病,均为主动脉根部瘤的病因。

1. 遗传性疾病

(1)马方综合征(Marfan syndrome):马方综合征是一种完全外显的常染色体显性遗传综合征,主要表现为周围结缔组织营养不良、骨骼异常、内眼疾病和心血管异常,是一种以结缔组织为基本缺陷的遗传性疾病。25% 的马方综合征病例是散发病例,它的总体发病率为每 3 000~10 000 新生儿中有 1 例。传统的概念认为马方综合征主动脉根部病变是由基因 *FBM1* 的改变引起的,基因 *FBM1* 可编码的主动脉壁蛋白 fibrillin-1,*FBM1* 的改变可导致弹力蛋白排列紊乱、主动脉中层变性,从而导致动脉瘤的形成。然而,最近的研究显示:马方综合征患者主动脉细胞外基质中的 TGFβ 的活性增加,从而对平滑肌发育和细胞外基质产生负性影响,导致主动脉根部瘤。大约 80% 例马方综合征患者有主动脉根部动脉瘤,同时,有近一半患者有二尖瓣反流。马方综合征传统诊断上一直使用 Ghent 的诊断标准,目前,更精确的标准可应用基因型诊断,马方综合征可导致主动脉瓣环的扩大、主动脉窦部、窦管交界以及升主动脉的扩张(图 2-4-27)。

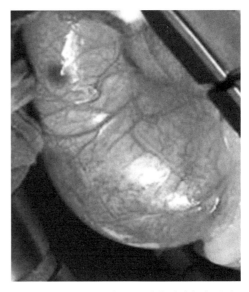

图 2-4-27 马方综合征导致主动脉根部改变
主动脉瓣环的扩大、主动脉窦部、窦管交界以及升主动脉扩张

(2)勒斯 - 迪茨综合征(Loeys-Dietz syndrome):勒斯 - 迪茨综合征是一种最近描述的常染色体显性遗传综合征。它不是 fibrillin-1 的缺陷,而是转化生长因子(TGF)β 受体 1 和 2 的突变。勒斯 - 迪茨综合征的特点包括腭裂、悬雍垂裂、脊柱侧弯、眶距增宽、胸骨畸形、发育异常以及先天性心脏病(包括动脉导管未闭和房间隔缺损)。勒斯 - 迪茨综合征患者与马方综合征患者可能有重叠的表型特征。组织学上,患者主动脉中层胶原蛋白增加、弹力纤维纤细和弥散、同时伴有细胞外基质的沉积。与马方综合征相比,勒斯 - 迪茨综合征具有更快速的临床表现,即使主动脉根部内径更小,在年轻患者中,预防性主动脉根部置换经常被推荐。

(3)埃勒斯 - 当洛综合征(Ehlers-Danlos syndrome):埃勒斯 - 当洛综合征是一种常染色体

显性遗传引起的结缔组织疾病,它的Ⅲ型胶原蛋白的合成具有缺陷。Ⅳ型埃勒斯-当洛综合征可能有危及生命的自发性动脉破裂。最常发生在肠系膜动脉或颈总动脉,然而,在降主动脉和主动脉弓的自发性破裂也已经被报道。这些患者的动脉壁非常薄、容易碎裂。主动脉根部病变往往为无名动脉逆行扩展。

2. 动脉粥样硬化　动脉粥样硬化可降低主动脉弹性,使血管壁变薄,从而导致血管瘤样扩张。然而,与胸降主动脉、腹主动脉相比,主动脉根部瘤中动脉粥样硬化比较少见。

3. 感染和炎症　感染和全身性炎症性疾病,可能引起升主动脉壁损伤,从而导致动脉瘤的形成。

细菌感染引起的主动脉根部瘤是非常罕见的。这种细菌性主动脉根部瘤常伴有左侧瓣膜的心内膜炎。最常见的病原菌包括金黄色葡萄球菌、表皮葡萄球菌、沙门氏菌和链球菌。在前抗生素时代,梅毒螺旋体也是最常见的病原菌。通常梅毒性主动脉炎最容易导致升主动脉瘤样扩张,可能由于升主动脉有丰富的血管和淋巴管供应。在疾病过程中,主动脉滋养血管出现多灶性淋巴浆细胞浸润,从而导致中层弹力纤维变性,内膜发展成为皱嵴样改变和斑块形成,称为"树皮样外观"。

全身性动脉炎也可形成主动脉根部瘤。多发性大动脉炎与滋养血管和中层坏死炎症有关,也可能有类似于梅毒的内膜变化,它通常发生在15~30岁的女性,闭塞性血管病变主要为弓部主要分支血管。川崎病动脉炎约15%会导致快速的动脉瘤样退变。巨细胞动脉炎是淋巴细胞、浆细胞、组织细胞炎性浸润的炎性过程,浸润处可见巨大细胞。它是发生在老年患者的全身性动脉炎,更常见于女性,也与风湿性多肌痛相关。主动脉炎导致主动脉瘤样扩张也可能与Behcet病、类风湿性关节炎、强直性脊柱炎、红斑狼疮等疾病有关。

4. 主动脉瓣二叶畸形　主动脉瓣二叶畸形是一个复杂的家族性综合征,3个男性中可能有1个患者,它也与特纳综合征有一定关系。在主动脉瓣二叶畸形患者一级亲属中,主动脉瓣二叶畸形患病率为9%;超过一半的主动脉缩窄患者有二叶式主动脉瓣。目前,主动脉瓣二叶畸形导

致主动脉根部瘤的机制尚不明确。最初认为主动脉根部瘤是主动脉瓣狭窄后扩张导致,虽然主动脉瓣二叶畸形患者确实有明确的主动脉窦的湍流,然而没有任何明显的主动脉瓣狭窄的主动脉瓣二叶畸形患者也有主动脉根部瘤的形成,这否决了狭窄后扩张的机制。最近的研究表明,在胚胎发育中,主动脉瓣和升主动脉起源于神经嵴细胞,暗示主动脉瓣二叶畸形和主动脉根部瘤的形成可能有一共同机制。

对于主动脉瓣二叶畸形患者主动脉扩张的部位,Fazel和同事做了具体的统计:单独的主动脉根部扩张(13%),单独的升主动脉扩张(10%),升主动脉和主动脉弓的近端扩张(28%),主动脉根部、升主动脉和主动脉弓近端扩张(45%)。所以对于年轻患者,主动脉瓣二叶畸形合并主动脉扩张的确切治疗需要同时解决主动脉根部、升主动脉和主动脉弓近端。明智的做法是进行积极的部分弓置换术,在较年轻的二叶主动脉瓣患者无名动脉起始水平尽可能切除的病变主动脉。然而,全弓置换术是不必要的,因为动脉瘤很少累及主动脉弓远端。

此外,创伤、外科手术后、主动脉夹层等,均可导致主动脉根部瘤样扩张,还有其他主动脉更少见的遗传疾病和主动脉窦瘤也可导致主动脉根部瘤样扩张。

三、主动脉根部瘤的诊断

(一)临床表现

1. 症状　大多数的主动脉根部瘤患者被诊断时是无症状的,只是偶然通过胸部X线或超声心动图检查时被发现。前胸部疼痛是最常见的症状。疼痛可能是急性发作意味着即将破裂,或与胸骨压迫有关的慢性持续性疼痛。偶尔也有上腔静脉或气管受压征象存在。更少见的,主动脉根部瘤破裂入右心房或上腔静脉,呈现高输出性心力衰竭,或出血进入肺部导致随后的咯血。与之不同的是大于75%的急性主动脉夹层患者会出现严重撕裂样痛。若主动脉根部瘤合并主动脉瓣狭窄或关闭不全,也可合并主动脉瓣疾病的相应症状。然而,这些症状也是无特异性的,如胸闷、气促、心悸、心功能不全等。

2. 体格检查　对于单纯的主动脉瓣根部瘤

（不合并主动脉瓣膜病变），体格检查往往无典型表现，即使是达到很大的直径，也往往无阳性体格检查结果。如果合并有主动脉瓣关闭不全，则可能存在主动脉瓣关闭不全的舒张期杂音和周围血管征（颈动脉搏动、水冲脉、枪击音、毛细血管搏动等）。对于根部瘤的体检，应进行一个彻底的血管检查，包括有无合并周围血管疾病、颈动脉疾病或腹主动脉瘤。对于动脉粥样硬化导致的主动脉根部瘤患者，有10%~20%会合并腹主动脉瘤。

（二）常规检查

1. **心电图** 心电图是最常规检查，然而，对于单纯的主动脉瓣根部瘤（不合并主动脉瓣膜病变），其往往无特异性表现，或偶见非特异期前收缩。对于合并主动脉瓣关闭不全患者，可能会有左室肥大或劳损表现。动脉粥样硬化导致的主动脉根部瘤患者，可能会有合并冠心病病变的证据，或者既往心肌梗死的表现。

2. **胸片** 许多无症状的主动脉根部瘤是通过胸片首次发现的。在正位片上，扩大主动脉根部瘤可导致上纵隔增宽（图2-4-28A）。在侧位片，有胸骨后间隙变小（图2-4-28B）。动脉瘤局限于主动脉根部也可能不会引起心脏外形的改变，故阴性胸片也不能排除诊断。

3. **超声心动图** 超声心动图（图2-4-29）特别是经食管超声心动图（TEE）检查，是主动脉根部瘤的重要的检查手段。经胸超声心动图可准确判断主动脉瓣情况（图2-4-30）。TEE为测量主动脉瓣环、主动脉瓣窦，窦管交界处和窦瘤直径提供了可靠的技术保证（图2-4-31）。同时，TEE可准确地判断和区分主动脉根部瘤、主动脉夹层和

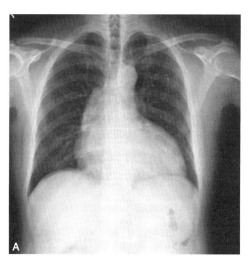
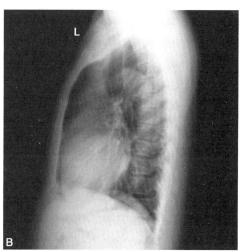

图2-4-28 主动脉根部瘤胸片改变
A. 正位片上纵隔增宽；B. 侧位片，有胸骨后间隙变小

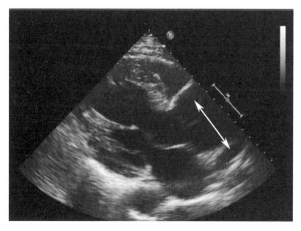

图2-4-29 经胸超声心动图显示主动脉根部瘤
如白色箭头所示

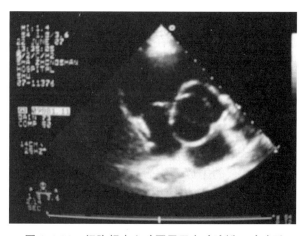

图2-4-30 经胸超声心动图显示主动脉瓣二叶畸形

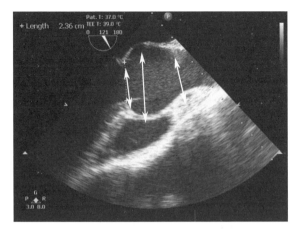

图 2-4-31 TEE 显示主动脉窦瘤

白色箭头显示：主动脉瓣环、主动脉窦瘤、主动脉窦管交界

壁内血肿。由于主动脉根部计算机断层扫描往往具有运动伪像，TEE 是唯一最适合的检查主动脉根部的最近端的无创伤检测方法。

4. **血管 CT 扫描** 血管 CT 扫描是最广泛使用的非侵入性的成像技术，也是当今用于主动脉根部瘤的主要影像学诊断手段，结合注射造影剂，其影像诊断效果具有高清晰度和特征性（图 2-4-32）。CT 扫描可精确快速提供升主动脉尺寸大小，病变的位置和程度以及钙化区（图 2-4-33、图 2-4-34）。现代 CT 轴向切片之间的距离可以为 0.5mm 的大小，也可准确地判断和区分主动脉根部瘤、主动脉夹层和壁内血肿。经轴向二维图像重建显示的主动脉三维成像（图 2-4-35），不仅有助于诊断，且可据此制订手术方案。该技术检查过程快速、省时。其主要缺点是要谨慎应用于肾功能不全患者或造影剂过敏患者，此外，由于 CT 显像多为轴面像，对于迂曲的主动脉，其直径可能被高估。

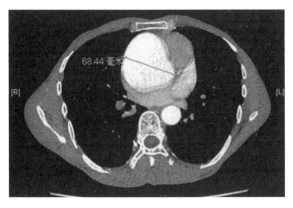

图 2-4-32 主动脉 CTA 显示主动脉根部瘤，最大直径为 68.44mm

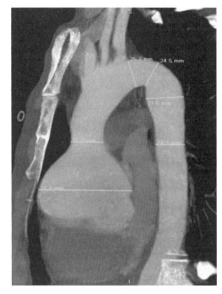

图 2-4-33 CT 扫描提示主动脉尺寸大小、病变的位置和程度

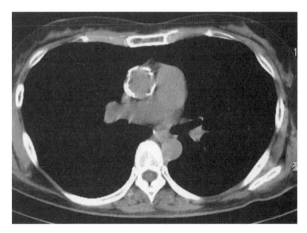

图 2-4-34 CT 扫描可提供升主动脉钙化区（梅毒性动脉炎）

5. **主动脉造影** 至今仍不失为诊断的"金标准"之一；但由于其有创性，主动脉造影本身亦带有一定的检查风险，而且上述两种快速可靠的非创伤性检查，可满足绝大多数患者诊断的需求，故当前主动脉造影仅用于上述检查尚不足以明确诊断和满足手术方案制订要求时。

6. **磁共振成像（MRI）** 体内有受磁性影响的金属物的患者，不宜行该项检查。该检查可提供诊断主动脉根部瘤的相关图像信息，但其显示的模棱两可的伪像，需经验十分丰富的专家方能给予可靠的结论，因此当前对主动脉根部瘤诊断的应用情况不及 CT。

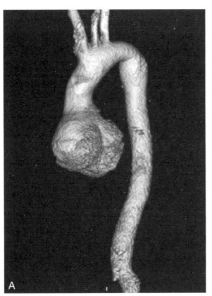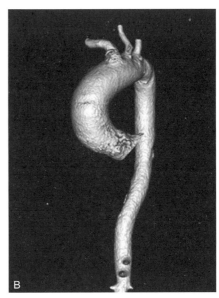

图 2-4-35　主动脉三维成像

A. 马方综合征；B. 主动脉瓣二叶畸形

四、根治手术的演变及各种术式的评价

（一）主动脉根部瘤的手术适应证

采用手术治疗主动脉根部瘤无疑是最有效的手段。根据 2012 年欧洲心脏病学会（ESC）主动脉根部疾病指南，目前主动脉根部瘤的手术适应证如下：

1. 对于马方综合征患者病变主动脉最大直径≥50mm，其手术为Ⅰ类推荐（C 级证据）。

2. 患者主动脉最大直径：①≥45mm 的马方综合征患者且有危险因素；②≥50mm 的二叶式主动脉瓣患者且有危险因素；③≥55mm 其他患者，也推荐手术治疗（Ⅱa 类推荐，C 级证据）。其中，马方综合征可能合并的危险因素包括：主动脉夹层家族史或主动脉直径每年扩大直径 >2mm，严重主动脉瓣反流或二尖瓣反流，怀孕。二叶式主动脉瓣可能合并的危险因素包括：主动脉缩窄，高血压，主动脉夹层家族史或主动脉直径每年扩大直径 >2mm。手术指征的决策还需考虑主动脉不同部位的形态。对于行主动脉瓣手术的患者，主动脉手术指征的掌握可适当放宽。

目前，比较有争议的是主动脉瓣病变同时有升主动脉明显扩张，但直径在 4~5cm 内，是否应行升主动脉置换。Michael 等观察到，主动脉瓣置换术时，其根部直径≥4.0cm 者，术后有 25% 的患者因主动脉根部继续扩张而需再次手术置换。而在主动脉根部直径≥5cm 时单纯置换主动脉瓣，术后有 27% 的患者并发升主动脉夹层瘤。因此，目前多数人主张主动脉瓣病变需行瓣膜置换时，如主动脉直径≥4.5cm 时，应积极处理升主动脉。此外，一旦产生主动脉夹层，如未及时治疗，50% 的患者在发病后 48h 死亡，以后每小时将增 1% 的死亡危险。因此，确诊升主动脉夹层者，全身状况允许时应急诊或限期手术，切不可延误挽救时机。

（二）手术相关重要内容

1. **麻醉及监测**　对主动脉根部瘤手术，一般采用全麻气管插管，正中切口。监测内容包括中心静脉压、动脉插管（经桡动脉或加下肢动脉）测压、经鼻咽测食管温度。常规插经食管超声探头，以评估心功能及瓣膜功能。皮肤消毒准备应包括股部，以利于经股动脉心肺转流。

2. **心肺转流**　动脉供血插管部位，如升主动脉远端没有累及，可以在升主动脉远端或主动脉近弓处插管。升主动脉插管，应保留足够的长度用来进行阻断和进行吻合，同时，又要保证切除所有病变的主动脉。若病变累及主动脉弓近端或主动脉插管无法留有足够血管用以吻合，则应选用右股动脉插管较宜。引流管通常经右心房插二阶梯静脉引血管，如事先考虑到可能要做逆行性脑灌注，则应分别插上、下腔引血管。心停搏液灌注采用经冠状动脉开口顺灌，辅以经冠状静脉窦插管做逆灌注。

3. **止血**　主动脉根部瘤手术中会出血较多，对每一患者应备有血液回收（cell-saver）利用装置，应备有浓缩的红细胞、血小板、新鲜冷冻血浆可随时取用。备有抗纤维蛋白溶解的药物有助于止血。对于术中渗血，应充分游离显露吻合处，使血管吻合无张力，同时便于手术操作；选用进口人造血管或经白蛋白预凝的国产人工血管，可有效防止渗血。血管口径应尽量与主动脉匹配，缝合针距宜等距，用力均匀，对合整齐，避免吻合口瘘；对于主动脉壁质量较差或形成夹层者，可加毡片缝合或用"三明治"式缝合法，术中保留瘤壁，以备术毕时将其包裹人工血管止血；在开放主动脉阻断钳前，使用生物胶或化学胶加强远端脆弱的主动脉壁，可防止撕脱和缝合针眼处漏血。全身止血剂充分应用之后，辅以局部外用止血方法如吸收性明胶海绵、止血纱布、止血棉花及生物胶等。

（三）主动脉根部瘤的术式选择

主动脉根部瘤的术式选择必须取决于主动脉根部和主动脉瓣的情况，同时，也必须考虑到动脉瘤的病理学。对于冠状动脉水平以上的动脉瘤，一个人工血管置换手术就够了，若合并主动脉瓣狭窄或关闭不全，还可根据其病变程度行主动脉瓣置换手术。如动脉瘤累及主动脉根部近端引起主动脉瓣环的扩大，则需行带瓣膜（机械瓣或手术缝制生物瓣）管道置换加纽扣状冠状动脉开口移植术（Bentall 术）。最近，Jacoub 和 David 提出保留主动脉瓣的主动脉根部移植手术，还需进一步的随访，以将其远期效果与"金标准"的 Bentall 手术效果相比较。不同的术式及其适应证见表 2-4-2。

（四）主动脉根部瘤的术式

1. **保留主动脉瓣的主动脉根部替换手术（David 手术）**　临床所见的主动脉根部瘤患者，虽多数合并主动脉瓣关闭不全，但其主动脉瓣瓣膜往往较好，置换人工瓣膜可能增加术后人工瓣膜相关并发症风险，并且机械瓣置换术后抗凝大大降低了患者的生活质量。鉴于此，有术者提出保留主动脉瓣的主动脉根部替换术。此术式首先由加拿大多伦多总医院的 David 医生提出，故又称为 David Ⅰ型手术。随后英国的 Yacoub 医生也

表 2-4-2　手术方式选择

手术方法	可能适应证
单纯人工血管置换	主动脉瓣正常的根部瘤可以纠正由于窦管交界扩张所致的中心型主瓣反流
Wheat 术	病变累及主动脉和根部，主动脉窦无明显扩张，并且主动脉瓣不能保留的患者
Bentall 术	病变累及主动脉和根部，主动脉窦扩张明显，并且主动脉瓣不能保留的患者
保留主动脉瓣的手术（David 术）	主动脉根部病变，主动脉瓣的弹性尚好，瓣环扩大≤27mm

报道了他们保留主动脉瓣的根部替换方法，被称为 David Ⅱ型手术。

David 手术的主动脉根部游离主要为沿主动脉瓣环波浪形切除主动脉窦，留存一部分边缘（David Ⅰ型约 3~5mm，David Ⅱ型约 5~6mm）。

David Ⅰ型手术又称再植法的 David 手术，方法主要是：在主动脉瓣环下方由内向外预置多个水平褥式缝线，然后取一合适口径的人工血管，将此缝线由人工血管末端从内向外穿过人工血管打结，再将主动脉窦壁边缘固定于人工血管内，重新移植冠状动脉开口于人工血管合适位置。David Ⅱ型手术又称重建法的 David 手术，方法主要是：将合适口径的人工血管近心端剪成与主动脉窦残端弧形对应的三部分波浪状，并进行吻合，重新移植冠状动脉开口于人工血管合适位置（图 2-4-36）。

David 手术有许多改良术式，基本的方法仍是 David Ⅰ型和Ⅱ型。David Ⅲ型是在 David Ⅱ型基础上改进的，即在主动脉瓣环下方由内向外预置多个水平褥式缝线，在窦壁外穿过一长条毡片，打结加固主动脉瓣环，余同 David Ⅱ型的方法。David Ⅳ型、Ⅴ型手术属于重建主动脉窦的再植法，是在 David Ⅰ型手术的基础上改进的术式，主要是模拟主动脉瓣窦形态制作移植物，并进行 David Ⅰ型手术。David Ⅳ型手术使用比估计值大 4~8mm 的管状涤纶人工血管，置入瓣膜前，在人工血管下端环周行间断缝合，使其缩小到估计值大小，人工血管置入后，在瓣膜联合上方折叠瓣膜联合部之间的

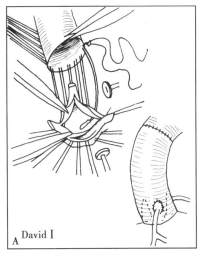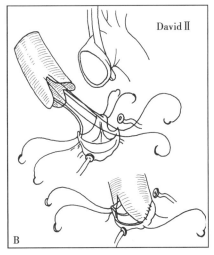

图 2-4-36　保留主动脉瓣的主动脉根部重建手术

A. David I式；B. David II式

空间,使窦管结合部的直径缩小到希望的状态。David V型手术直接使用带主动脉窦形态的人工血管进行再植。David I型与David II型各有优点,前者有利于止血,以及预防远期主动脉瓣环扩张,后者主动脉瓣开闭受影响小,更符合生理情况。David手术适用于升主动脉或主动脉根部动脉瘤引起窦管结合部及主动脉瓣环的扩张,从而引起主动脉瓣关闭不全,而主动脉瓣瓣叶本身基本正常的患者。对于主动脉瓣钙化、风湿等自身病变引起的关闭不全,不宜行David手术。

对于保留主动脉瓣的主动脉根部替换手术最重要的问题就是远期主动脉瓣的质量和免于再手术率。为解决这一问题,从最初的David I、II手术,到近几年的David V手术、带有主动脉窦的人工血管(DePaulis Graft,图2-4-37)置换,手术方式

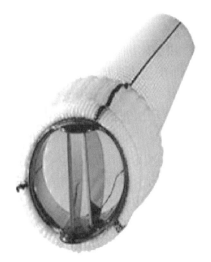

图 2-4-37　带有主动脉窦的人工血管

得到了不断改进。从手术方式的演变也可以看出所有手术方式的改进都是为了使重建的主动脉根部更接近正常的解剖结构,最大限度地恢复主动脉瓣生理功能,延长瓣叶寿命,提高远期疗效。目前,关于David手术远期疗效,尚需积累更多的经验。

2. Bentall 手术　1966年Bentall等首次采用带瓣人工血管置换主动脉根部和主动脉瓣,以及冠状动脉重新移植(称Bentall术,图2-4-38),自此主动脉根部病变手术成功率明显提高,开创了主动脉外科的新纪元,为治疗主动脉根部瘤或夹层并主动脉瓣反流开辟了广阔的前景。至今,Bentall手术仍是外科治疗主动脉根部瘤的"金标准"术式,任何根部术式的应用,都应与Bentall手术进行对比从而评价其疗效。Bentall手术的优点是术后效果良好,可以彻底切除病变主动脉组织,操作相对简单,易于推广;缺点是术后需要终生抗凝,冠状动脉开口可能形成真性或假性动脉瘤。此外,对于高龄患者,尚可选择生物瓣带瓣管道(生物瓣和人工血管手工缝制)行Bentall手术。

Bentall手术的主要方法是:纵行切开主动脉壁,充分暴露主动脉根部解剖结构,切除主动脉瓣叶,瓣环边缘留存一定长度。取一合适口径的带瓣人工血管(成品带瓣人工血管或用人工血管与人工瓣膜自行制备),采用聚酯编织线间断水平褥式缝合,或聚丙烯缝线连续缝合的方法,与主动脉瓣环进行吻合,将带瓣人工血管固定于瓣环上,

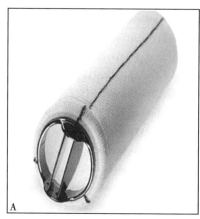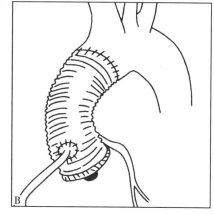

图 2-4-38 Bentall 术

A. 带机械瓣人工管道；B. 带瓣人工血管置换升主动脉和主动脉瓣，以及冠状动脉重新移植

重新移植冠状动脉开口于人工血管合适位置。除此之外，对存在根部吻合口渗血风险的患者，可采用主动脉根部 - 右房分流术，即应用残余主动脉瘤壁或心包片通过缝合，包裹部分右心房与根部人工血管，并切开包裹区域内的心房壁，形成主动脉根部至右心房的血流通道的方法。该方法可有效缩短术中止血时间，减少根部出血并发症，但可能造成包裹的外口延迟性大出血，或者远期根部的持续左向右分流，严重者影响心功能，应慎重选择。

Bentall 手术彻底改变了主动脉根部瘤，特别是马方综合征患者的命运。有研究者认为，对马方综合征合并主动脉根部瘤患者，一般首选 Bentall 手术；其次，主动脉根部瘤合并主动脉瓣关闭不全，且冠状动脉开口距瓣环 >1cm 以上者，也适用 Bentall 手术。此外，主动脉炎性病变形成主动脉根部瘤时，Bentall 手术也是较好选择。一项荟萃分析报道，马方综合征患者择期行主动脉根部替换术的死亡比例为 1.5%，限期手术（确诊到手术间隔少于 7d）死亡占 2.6%，急诊手术死亡占 11.7%。术后早、中期死亡的危险因素包括：心功能不全（Ⅲ和Ⅳ级）、术前出现主动脉夹层、马方综合征、男性。感染性心内膜炎和抗凝不足或过度是 Bentall 术后常见的并发症。

3. Cabrol 手术　Bentall 手术移植冠状动脉开口的方式主要包括直接吻合与纽扣法吻合两种，但需要保证无张力吻合，避免吻合口出血以及假性动脉瘤形成。Cabrol 手术是针对冠脉开口吻合张力大应用的术式，主要方法是：使用 8mm 或

10mm 人工血管与冠脉开口行端端吻合后再与主动脉人工血管行侧侧吻合，Cabrol 法也可以同时处理左右冠脉开口，也可以只处理一个冠脉开口。Cabrol 手术多应用于冠状动脉开口距瓣环 <1cm 以下者。同时，Cabrol 手术也应用于再次主动脉根部手术，冠状动脉开口粘连分离困难者。此外，大动脉炎等自身免疫性疾病患者主动脉根部增厚明显，但局部扩张较轻甚至狭窄，常规方法冠脉吻合口张力较大，也可应用 Cabrol 手术。Cabrol 手术的缺点是人工血管细长，易出现血栓形成、扭曲等。

4. Wheat 手术　1964 年 Wheat 等采用涤纶血管替换冠状动脉开口以上的升主动脉瘤，保留主动脉窦，如果存在主动脉瓣反流则行主动脉瓣置换术，简称 Wheat 术。升主动脉瘤伴有主动脉瓣关闭不全或瓣膜本身有严重病变而冠状动脉开口无移位者，可行主动脉瓣替换及升主动脉人工血管移植术。因马方综合征均有主动脉窦受累，如采用 Wheat 术则存在许多不足，以致影响手术远期效果。故 Wheat 手术往往应用于非马方综合征患者，如：主动脉瓣二瓣化畸形患者或主动脉瓣患者合并高血压导致的主动脉根部扩张等。

（五）手术结果

1. 围手术期死亡率　现代系列报道显示：应用良好大脑和心肌保护技术，外科主动脉根部疾病的手术住院死亡率为 1.7%~17.1%。目前，我中心报道，主动脉根部瘤（包括主动脉夹层患者）死亡率约为 6.17%~7.46%。然而，由于患者的入选

标准不同,很难对结果进行比较。一些报道不包括主动脉夹层,另外,急诊手术、再次手术和弓替换的比例都是不同的。早期死亡的常见原因包括:心力衰竭、脑卒中、出血和肺功能不全。急性主动脉夹层或破裂后急诊手术是早期死亡的最明确的危险因素。择期手术的危险因素包括:高纽约心脏协会心功能分级、年龄的增加、体外循环时间的延长、夹层、既往心脏手术史以及同时行冠状搭桥术。

2. 远期死亡率　精确的实际生存率,就像早期的死亡率一样,随患者组成不同而不同。1 年生存率分别为 81%~95%;5 年生存率 73.92%;8~10 年生存率 60%~73%;12~14 年生存率 48%~67%。晚期死亡的最常见原因是心源性的。晚期死亡率的危险因素包括:纽约心脏协会心功能分级的升高、主动脉弓重建、马方综合征和主动脉的远端病变程度。

（于存涛）

参 考 文 献

1. Cooley DA, DeBakey ME. Resection of the entire ascending aorta in fusiform aneurysm using cardiac bypass. JAMA, 1956, 162: 1158.

2. Westaby S, Cecil B. Surgery of the thoracic aorta//Westaby S. Landmarks in Cardiac Surgery. Oxford: Isis Medical Media, 1997: 223.

3. Wheat MWJ, Wilson JR, Bartley TD. Successful replacement of the entire ascending aorta and aortic valve. JAMA, 1964, 188: 717.

4. Bentall H, De Bono A. A technique for complete replacement of the ascending aorta. Thorax, 1968, 23: 338.

5. Kouchoukos NT, Marshall WG Jr, Wedige-Stecher TA. Eleven-year experience with composite graft replacement of the ascending aorta and aortic valve. J Thorac Cardiovasc Surg, 1986, 92: 691-705.

6. Cabrol C, Pavie A, Gandjbakhch I, et al. Complete replacement of the ascending aorta with reimplantation of the coronary arteries: new surgical approach. J Thorac Cardiovasc Surg, 1981, 81: 309.

7. Judge DP, Dietz HC. Marfan's syndrome. Lancet, 2005, 366: 1965-1976.

8. Marsalese DL, Moodie DS, Vacante M, et al. Marfan's syndrome: natural history and long-term follow-up of cardiovascular involvement. J Am Coll Cardiol, 1989, 14:

422.

9. Loeys BL, Chen J, Neptune ER, et al. A syndrome of altered cardiovascular, craniofacial, neurocognitive and skeletal development caused by mutations in TGFBR1 or TGFBR2. Nat Genet, 2005, 37 (3): 275-281.

10. Lee JH, Burner KD, Fealey ME, et al. Prosthetic valve endocarditis: clinicopathological correlates in 122 surgical specimens from 116 patients (1985-2004). Cardiovasc Pathol, 2011, 20 (1): 26-35.

11. Jain R, Engleka KA, Rentschler SL, et al. Cardiac neural crest orchestrates remodeling and functional maturation of mouse semilunar valves. J Clin Invest, 2010, pii: 44244.

12. Fazel SS, Mallidi HR, Lee RS, et al. The aortopathy of bicuspid aortic valve disease has distinctive patterns and usually involves the transverse aortic arch. J Thorac Cardiovasc Surg, 2008, 135 (4): 901-907.

13. Michel PL, Acar J, Chomette G, et al. Degenerative aortic regurgitation. Eur Heart J, 1991, 12 (8): 875-882.

14. Prenger K, Pieters F, Cheriex E. Aortic dissection after aortic valve replacement: incidence and consequences for strategy. J Card Surg, 1994, 9 (5): 495-498.

15. 王敏生,王春生,丁文军,等. 114 例升主动脉瘤的外科治疗. 中国胸心血管外科临床杂志, 2005, 12 (1): 1-3.

16. 王春生,刘琛,赵强,等. 胸主动脉瘤 452 例的手术治疗. 中国临床医学, 2008 1, 5 (3): 287-289.

17. Okita Y, Ando M, Minatoya K, et al. Early and long-term results of surgery for aneurysms of the thoracic aorta in septuagenarians and octogenarians. Eur J Cardiothorac Surg, 1999, 16: 317.

18. Fleck TM, Koinig H, Czerny M, et al. Impact of surgical era on outcomes of patients undergoing elective atherosclerotic ascending aortic aneurysm operations. Eur J Cardiothorac Surg, 2004, 26: 342.

19. Cohn LH, Rizzo RJ, Adams DH, et al. Reduced mortality and morbidity for ascending aortic aneurysm resection regardless of cause. Ann Thorac Surg, 1996, 62: 463.

20. Mingke D, Dresler C, Stone CD, et al. Composite graft replacement of the aortic root in 335 patients with aneurysm or dissection. Thorac Cardiovasc Surg, 1998, 46: 12.

21. Estrera AL, Miller CC 3rd, Huynh TT, et al. Replacement of the ascending and transverse aortic arch: determinants of long-term survival. Ann Thorac Surg, 2002, 74: 1058.

22. Ergin MA, Spielvogel D, Apaydin A, et al. Surgical treatment of the dilated ascending aorta: when and how? Ann Thorac Surg, 1999, 67: 1834.

23. Gott VL, Gillinov AM, Pyeritz RE, et al. Aortic root

replacement: risk factor analysis of a seventeen-year experience with 270 patients. J Thorac Cardiovasc Surg, 1995, 109: 536.

24. Taniguchi K, Nakano S, Matsuda H, et al. Long-term survival and complications after composite graft replacement for ascending aortic aneurysm associated with aortic regurgitation. Circulation, 1991, 84: Ⅲ3.

第四节　升主动脉及主动脉弓部瘤

主动脉瘤是指由于各种原因造成的主动脉呈局部或弥漫的病理性扩张疾病,主动脉瘤的定量定义为:主动脉管径扩张或膨出大于正常动脉管径的50%以上为动脉瘤,瘤体破裂为其主要危险。根据发生部位可分类为:主动脉根部瘤、升主动脉瘤、主动脉弓部瘤、降主动脉瘤和腹主动脉瘤;根据瘤体形态可分类为:梭形主动脉瘤、袋形或囊状主动脉瘤和混合型主动脉瘤;根据病理解剖特点可分类为:真性动脉瘤、假性动脉瘤和夹层动脉瘤。

一、病因、分子生物学机制及思考

正常动脉壁中层富有弹力纤维,随每次心搏进行舒缩而传送血液。中层受损,弹力纤维断裂,代之以纤维瘢痕组织,动脉壁即失去弹性,不能耐受血流冲击,病变段动脉逐渐膨大,形成动脉瘤。早在公元前,古埃及和希腊就有动脉瘤的描述:"是血管上局限的、搏动性的膨胀,呈半球形"。公元2世纪,希腊外科医生Antylius最早描述了动脉瘤的病因,即外伤性动脉瘤,以及由于梅毒或其他慢性病导致的纺锤形或者圆柱形动脉瘤。1542年法国医生Jean-Francois Fernet首次阐述了外周动脉瘤和胸、腹主动脉瘤,其中包括升主动脉和主动脉弓瘤。从16世纪到19世纪,产生了许多主动脉瘤病因的假设,其中梅毒引起动脉瘤在1876年被证实。1600年Fernet提出退行性病变引起的纺锤形或圆柱形动脉瘤是由于动脉全层同时扩张。Lancisi也假设了动脉瘤的外伤性和先天性病因。Antonio Scarpa提出动脉粥样硬化是一些主动脉瘤的病因。

历经数世纪认知历程,人们已对升主动脉和主动脉弓部瘤的病因有了较清晰的认识:

1. **动脉粥样硬化**　是升主动脉及弓部瘤常见的原因,还可出现广泛的胸主动脉瘤样扩张。粥样斑块侵蚀主动脉壁,破坏中层成分,弹力纤维发生退行性变。管壁因粥样硬化而增厚,使滋养血管受压,发生营养障碍,血管在压力作用下管腔扩张而形成动脉瘤(图2-4-39)。

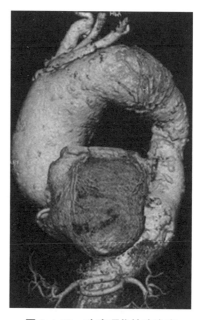

图2-4-39　动脉硬化性动脉瘤

2. **囊性中层坏死或退行性变性**　是另一种较为常见的病因。其好发部位为主动脉根部并影响主动脉窦与主动脉瓣环,形成主动脉根部瘤和窦瘤。组织学表现主要为平滑肌细胞的坏死及中层纤维化,弹力纤维稀少、断裂并出现中层囊状变性,致使动脉壁薄弱,形成特殊类型的梭状动脉瘤。马方综合征形成的升主动脉瘤及弓部瘤是此类型的代表,亦可见于主动脉瓣二瓣畸形、特纳(Turner)综合征、埃勒斯-当洛(Ehlers-Danlos)综合征等患者。此类患者易发生夹层动脉瘤或伴发夹层动脉瘤。

3. **外伤**　包括贯通伤和顿挫伤,可发生于任何部位。创伤性动脉破裂大部分因失血或复合伤死亡。约15%~20%的伤员生存下来,形成假性动脉瘤,但随时有破裂的危险。

4. **先天性**　包括主动脉窦瘤及胸主动脉峡部动脉瘤,常常合并于先天性主动脉瓣狭窄,动脉导管未闭及先天性主动脉缩窄的患者。

5. **感染**　以梅毒为显著,50%位于升主动脉，30%~40% 位于主动脉弓，15% 发生在降主动脉。另一种感染性疾病因为败血症、心内膜炎时的菌血症病菌经血流到达主动脉、主动脉邻近的脓肿直接蔓延、或在粥样硬化性溃疡的基础上继发感染，都可形成细菌性动脉瘤。致病菌以链球菌、葡萄球菌和沙门氏菌属为主。

6. 其他　包括巨细胞性主动脉炎、白塞病、多发性大动脉炎等疾病在整个病理过程中均可形成升主动脉瘤或主动脉弓部瘤。

充分认识动脉瘤的病因，仅能在临床上对动脉瘤的内外科治疗具有一定的指导作用。但如果要从预防角度对动脉瘤进行防治，须从分子生物学层面探讨动脉瘤的发病机制。自从 1991 年在马方综合征患者中发现编码 Fibrillin 1 蛋白的特异性基因位点突变后，通过基因学、分子生物学和基因工程、动物模型等方法，对胸主动脉瘤的分子生物学机制有了进一步的认识。VSMC 骨架蛋白的基因突变参与了胸主动脉瘤的形成，可能是因为直接反馈机制的丧失，导致血管平滑肌细胞形状和排列紊乱以及异常的信号转导激活，并最终导致细胞外基质成分的异常改变。ACTA2 基因和 MYH11 基因突变被认为与非综合征性家族性胸主动脉瘤的形成相关，同时 Filamin A 基因变异与 Ehlers-Danlos 综合征合并动脉瘤相关。Ⅰ型和Ⅲ型胶原蛋白除了为主动脉壁提供必要的抗张强度和硬度，还具有激活细胞黏附和增殖相关的细胞内信号传导通路的作用。因此，编码胶原纤维的基因变异可以直接导致血管壁结构和功能的障碍，并最终导致胸主动脉瘤的形成。编码Ⅲ型胶原蛋白的 COL3A1 基因变异引起以胸主动脉瘤为特征的血管型 Ehlers-Danlos 综合征，此类患者动脉脆性明显增加，易患动脉瘤以及主动脉夹层。Fibrillin1 的表达减少或突变可导致 TGF β1 的释放并增强其活性，进而激活平滑肌细胞中 Smad 和 p38 MAPK 信号通路。目前认为 TGF β1 是胸主动脉瘤发病的关键分子。TGF-βR 基因变异与多种导致胸主动脉瘤的疾病相关，包括 Loeys-Dietz 综合征和一种家族性非综合征型胸主动脉瘤。Notch 信号传导通路在调节 VSMC 的分化中起重要作用，并且该信号通路在血管的发育、修复以及重构中也起到关键作用。研究发现，主动脉瓣二叶畸形患者若同时存在 NOTCH1 基因的遗传变异则更容易罹患升主动脉瘤。

胸主动脉瘤遗传学特点和相关分子生物学的研究能够为此类疾病的早期诊断、预防和治疗提供重要依据，但是进一步研究仍然需要重视以下几个方面的问题：

1. 遗传学研究使得我们对于一些基因突变的动脉瘤有了更加清晰的认识。但是实际上，约 80% 的胸主动脉瘤患者仍然无法从分子水平得到解释。

2. 目前认识到与胸主动脉瘤相关的基因有几百个之多，确定更加特异性的基因位点将会为胸主动脉瘤的诊断和治疗提供可靠的依据。

3. 动脉瘤进展过程中可见血管平滑肌细胞凋亡、表型转化等病理改变，这些变化可能是细胞对所处环境刺激因素进行的自我调整，这些因素包括抽烟、COPD、高血压、动脉粥样硬化和体重指数增高。但是这些因素又是如何相互作用并导致动脉瘤的形成？目前尚不完全清楚。

二、自然病程

升主动脉及弓部瘤自然病程险恶，预后不良。如未经手术治疗，其破裂的发生率为 42%~70%，破裂的平均时间仅 2 年，平均生存时间小于 3 年。Bickersaff 等人研究了 72 例明确诊断但未进行外科干预的升主动脉瘤患者的自然病程，5 年后 74% 患者发生主动脉夹层或破裂。未经治疗的主动脉弓部瘤预后更差，当主动脉瘤直径大于 5cm 后扩张速度明显加快，尤以主动脉弓部扩张速度最快（5.6mm/ 年，升主动脉和降主动脉为 4.2mm/ 年），因单纯弓部动脉瘤的统计资料较少，真正的自然预后尚不明了。未控制的高血压、吸烟和结缔组织病会加快主动脉的扩张速度。病因不同，预后也有所不同，梅毒性动脉瘤和马方综合征发展较快，预后更差。创伤性动脉瘤则由于病因与病理的差异，预后相对好一点，但如不治疗则可能在动脉瘤形成后破裂致死。升主动脉及主动脉弓部瘤预后不良的主要原因是破裂、夹层形成、压迫气管出现肺炎等并发症导致死亡。除此之外，其他的原因是伴发的心血管疾病，如主动脉瓣关闭不全、高血压病、冠心病及脑动脉供血不全，还有糖尿病等。这些并发症与合并症会加速病变进程，引起心功能衰竭，其预后更加险恶。因此，在未来的机制研究中应致力于通过膜生物学或敏感的影像技术在更早期鉴别出易破裂的高风险主动脉瘤。

三、临床表现和影像学检查

升主动脉及主动脉弓部瘤除发生主动脉夹层或主动脉破裂外，早期多无症状，常常通过胸部 X 线和超声心动图发现。但是，随着动脉瘤增大、压迫或阻塞动脉瘤周围的组织或器官时亦可出现相应症状与体征：

1. **疼痛** 多在胸骨后，性质多为钝痛，也有刺痛，有时呈持续性，也有的可随呼吸或活动而加剧。疼痛的原因可能是因为动脉壁内神经因动脉壁的扩张而受牵拉引起的，或者是因为周围组织特别是交感神经受动脉瘤压迫所致。

2. **压迫症状** 升主动脉动脉瘤很少有压迫症状。主动脉弓动脉瘤常常因为刺激和压迫气管或阻塞支气管而出现刺激性咳嗽和呼吸困难，严重时可引起肺不张、支气管炎及支气管扩张。压迫上腔静脉则可出现上腔静脉阻塞综合征的临床表现。左弓部和峡部的动脉瘤可压迫喉返神经而产生声音嘶哑或失音。

3. **心功能不全与心绞痛** 多由于合并主动脉根部瘤和主动脉瓣严重关闭不全及 / 或冠心病时出现。有时升主动脉动脉瘤压迫右室流出道或肺动脉时出现亦可出现心功能不全的症状。

体格检查常无阳性体征。如升主动脉瘤合并根部扩张，可能会发现脉压增大或者舒张期杂音等主动脉瓣反流的体征表现。如果扩张仅限于升主动脉，可能瘤体很大而无明显的体检异常。

影像学检查是诊断升主动脉瘤或主动脉弓部瘤的关键，特别是动脉血管的增强 CTA 或磁共振，同时结合心脏彩色多普勒超声检查结果，可对疾病做出明确诊断，并可指导疾病的进一步治疗。目前常用的影像学检查手段包括：

1. **胸部 X 线平片** 许多升主动脉或弓部动脉瘤是通过胸部平片首次发现，属非特异性检查方法。扩大的动脉瘤引起上纵隔增宽，在侧位片上可见胸骨后间隙变小（图 2-4-40）。

2. **彩色超声心动图检查** 可较好显示主动脉根部、升主动脉及远端结构，该方法的优点是无创、经济、便捷，是筛查和诊断主动脉瘤最适合的

方法选择。主动脉瘤经超声心动图检查可见瘤体处主动脉内径明显增宽，主动脉壁厚薄不均，回声强弱不等，主动脉运动减弱以至消失。超声心动图不仅对主动脉根部及升主动脉瘤可做出初步诊断，而且还能对其引起的主动脉瓣反流、二尖瓣反流及心功能状态进行准确评价。

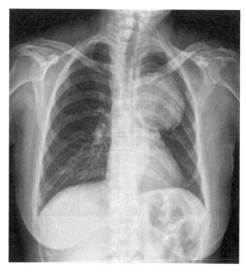

图 2-4-40 弓部主动脉瘤胸部 X 线平片

3. **CT 检查** 能清晰显示胸主动脉及其分支血管的解剖学异常，可作为无创方法广泛用于胸主动脉瘤患者的筛查和诊断。CT 平扫可清晰显示主动脉壁钙化及主动脉周围血肿是其优点。目前新一代多层螺旋 CT 血管造影（CTA）可多角度、多平面、全方位直观显示主动脉瘤的全貌，对于主动脉瘤壁的显示更加接近病理状态，从而可对主动脉瘤做出准确诊断并进行分型和分类，其敏感性达 100%，特异性达 98%~99%。目前，CT 检查是主动脉瘤最常用的术前影像学评估方法，其主要缺点是需要造影剂以提高分辨率，这在严重肾功能不全和有致死性过敏史的患者中是禁忌。

4. **磁共振成像（MRI）或磁共振血管造影（MRA）** MRI 不需造影剂、无放射损伤，其诊断主动脉瘤的敏感性与特异性等同于甚至高于 CT 和超声心动图，分别为 96%~100% 和 98%~100%，诊断准确率达 97.6%。MRA 能够精确地显示主动脉瘤全貌，能比较清晰地显示主动脉分支及受累情况。与 CT 检查相比，其优点是可同时诊断主动脉瓣病变和心功能不全，检查过程中患者无需屏气，适用一些存在肺功能障碍的患者检查。由

于其无放射损害,造影剂无明显肾毒性,是筛查和随访动脉瘤较好的手段。缺点是:①扫描时间较长,用于循环状态不稳定的急诊患者有一定限制;②磁场周围有金属时会干扰成像,故不适用于体内有金属植入物的患者,禁用于有起搏器或除颤器植入的患者;③不能显示血管壁或内膜片的钙化;④不能可靠地判断冠状动脉的情况。

5. **主动脉造影** 动脉造影术可精确地显示主动脉瘤及/或夹层部位、受累分支及真假腔的情况。其缺点是:①动脉造影属有创性检查,需要经验丰富的医生操作。②操作时间较长,患者受到的辐射及造影剂使用量较大。③当假腔内血栓形成时可能出现假阴性结果。因此,主动脉造影一般与主动脉瘤腔内治疗配合应用,应严格掌握适应证,不能作为临床筛查手段(表 2-4-3)。

表 2-4-3 主动脉瘤影像学检查手段的比较和评价

优点/缺点	TTE	CT	MRI	动脉造影
易用性	+++	+++	++	+
诊断可靠性	+	+++	+++	++
床旁/介入应用 [a]	++	–	–	++
连续检查可用于随访	++	++(+) [b]	+++	–
动脉壁钙化评价	+	+++	0	+
检查所需时间	–	––	–––	–––
放射性	0	–––	–	––
肾毒性	0	–––	––	–––

注:CT:计算机断层扫描;MRI:磁共振;TTE:经胸超声心动图;

+代表正性表现,–代表负性表现,标志的数量代表了预估的程度;

[a] 血管内超声(IVUS)可用以介入导引;

[b] +++ 指主动脉支架(金属结构)置入之后或限制辐射剂量的情形

四、升主动脉及主动脉弓部瘤的内科治疗策略

升主动脉及主动脉弓部瘤的主要治疗策略包括一般治疗、药物治疗、外科手术治疗与介入治疗等。一般治疗包括积极戒烟、监测和控制血压以及动脉粥样硬化危险因素的控制。由于吸烟与主动脉瘤发生密切相关,因此戒烟已成为防治主动脉瘤的主要措施之一(Ⅰ类推荐,B级证据)。内科治疗除了针对不同的病因对症治疗外,普通的治疗原则就是降压和降心率,以减少动脉瘤破裂的风险,延长患者的存活时间,为患者接受外科治疗赢得时机。尤其应对已确诊但又暂不需要手术的患者进行密切随访。根据 2010 年美国心脏协会和 2014 年欧洲心脏病学会关于胸主动脉疾病诊治的指南,胸主动脉瘤内科治疗策略主要包括:

1. 高血压是主动脉瘤扩张的危险因素,有效控制血压可降低主动脉瘤壁的张力,是主动脉瘤内科治疗的主要手段。主动脉瘤患者应将血压和心率分别控制在 130/80mmHg 和 60 次/min 以内(Ⅰ类推荐,B级证据)。

2. β 受体阻滞剂可作为控制血压和心率的一线用药,可明显降低马方综合征和主动脉瘤的主动脉扩张,应用 β 受体阻滞剂已成为主动脉瘤患者标准随访治疗(Ⅰ类推荐,B级证据)。

3. 血管紧张素阻滞剂(ARB)和血管紧张素转换酶抑制剂(ACEI)可减缓马方综合征患者动脉瘤的增长速度和并发症的发生,可作为控制胸主动脉瘤血压的二线用药。目前只有缬沙坦有临床询证依据(Ⅱa 类推荐,B级证据)。

4. 他汀类药物具有多效性,不仅能够降低血胆固醇水平,且具有抗炎作用,能够减缓动脉粥样硬化的进展。有研究发现他汀类药物可抑制动脉瘤的扩张,可改善腹主动脉瘤术后的远期存活率。同时,应用他汀类药物将动脉粥样硬化型动脉瘤患者的低密度脂蛋白降至 70mg/dl 以下可明显降低此类患者冠状动脉缺血的风险性,可作为治疗动脉粥样硬化型动脉瘤的三线用药(Ⅱa 类推荐,A级证据)。

五、升主动脉和主动脉弓部瘤的手术时机

通过评估主动脉随时间生长的情况来计算发生破裂或夹层的累计风险,结果显示升主动脉和降主动脉的生长行为曲线中均有独立的转折点,升主动脉的转折点发生在 6cm,降主动脉的转折点发生在 7cm。进一步研究显示,升主动脉直径为 6cm 时,每年破裂的概率为 4%,发生夹

层的概率为 4%，死亡率为 11%。假如将这三者合并的话，可以发现升主动脉瘤患者每年发生破裂、夹层或死亡的概率是 14%。从上述研究结果可以得出询证医学结论：手术切除无症状升主动脉或主动脉弓部瘤可以预防动脉破裂、夹层以及死亡。有研究数据显示，并非特殊的结缔组织病或其他特殊病因导致的升主动脉瘤患者，瘤体最大直径超过 5.5cm 应建议手术；除此之外若瘤体直径增长率超过 3mm/ 年，即使主动脉直径小于 5.5cm 也应强烈建议尽快手术；有外科指征的主动脉瓣病变患者，如升主动脉或主动脉根部内径超过 4.5cm，应推荐同期手术治疗（Ⅰ类推荐、C 级证据）。也有部分学者推荐对于个体患者用体表面积校正后的主动脉直径决定是否手术，例如 40 岁以下体表面积 2m^2 左右的患者在主动脉直径 4.8~5.0cm 时即推荐手术治疗。马方综合征或其他遗传性结缔组织病（Turner 综合征、Ehlers-Danlos 综合征、家族性胸主动脉瘤）患者，升主动脉直径达到 4.5cm 即有手术指征，而 Loeys-Dietz 综合征升主动脉内径达到 4.2cm 时即需要早期干预了；主动脉瓣二叶畸形患者，升主动脉直径 >5cm 时建议进行手术治疗（Ⅱa 类推荐、C 级证据）。单纯弓部主动脉瘤直径达到 5.5cm 或局部有压迫症状时应积极进行手术治疗；如同时存在有手术指征的升主动脉瘤或降主动脉瘤，即使弓部主动脉内径未达到上述手术标准，在进行升主动脉或降主动脉手术时亦需同时进行主动脉弓部手术（Ⅱa 类推荐、C 级证据）。

六、升主动脉和主动脉弓部瘤的外科手术策略及评价

现代外科治疗主动脉疾病开始于 20 世纪 50 年代早期。1956 年，Cooley 和 De Bakey 首次报道成功在体外循环下行升主动脉切除并以同种移植物替换。1957 年，De Bakey 等首次成功在体外循环下行主动脉弓动脉瘤切除并行人造血管置换。1968 年 Bentall 等报道主动脉瓣置换加升主动脉替换，这成为治疗主动脉瓣关闭不全合并主动脉根部瘤的经典手术。Cabrol 等于 1981 年报道以人造血管将左右冠状脉端端连接，再将人造血管侧壁与涤纶血管行侧侧吻合。"象鼻（elephant trunk）手术"由 Borst 在 1983 年首先报道应用于

治疗累及升、弓及降部胸主动脉瘤的一种手术方式。1996 年 Kato 等首次报道采用支架"象鼻"手术（frozen elephant trunk procedure）治疗累及胸降主动脉的动脉瘤和主动脉夹层，后来 Sueda 等和 Mizuno 等将这一技术扩大应用于 A 型主动脉夹层。

（一）升主动脉瘤的外科手术策略

升主动脉术中选择手术方式应个体化了解患者的解剖和病理生理。具体选择包括：是否置换主动脉瓣、主动脉窦、升主动脉和主动脉弓。系统性的评价首先明确患者有无结缔组织病的可能。马方综合征等遗传性主动脉疾病、主动脉瓣二叶畸形或有主动脉夹层家族史的患者手术时应尽量积极彻底，术中行主动脉窦、升主动脉和近端弓置换，因为这类患者再次手术可能性很大。升主动脉瘤切除人工血管替换术是治疗单纯升主动脉瘤的标准术式（图 2-4-41），而且即使合并因窦管交界扩张引起的轻 - 中度主动脉瓣关闭不全亦可采用这种术式。手术在常规体外循环下进行，于窦管交界上方 5mm 以内水平横断升主动脉，选用人工血管的直径大于自身瓣环 1~3mm，以 3-0 丙烯线连续缝合将人工血管与升主动脉近端行端端吻合；同法于无名动脉开口处将人工血管远端与升主动脉行端端吻合。合并中度以上的主动脉瓣狭窄且窦部正常时，可同期分别置换主动脉瓣和升主动脉（Wheat 术，图 2-4-42）。如主动脉窦部也呈瘤样扩张，可应用带瓣管道行主动脉根部替换手术（Bentall 或 Carbrol 手术）。如单纯窦部和升主动脉瘤样扩张，而主动脉瓣叶正常，如仅存在中度以内的反流，可行保留主动脉瓣的主动脉根部和升主动脉替换手术（David 手术），具体术式选择和技术在前节已详细阐述，此处不再重复。升主动脉远端吻合依升主动脉瘤累及主动脉弓部的范围而不同，为避免远期主动脉弓部的进一步扩张，可进行半弓置换（图 2-4-43）或全弓置换，这时远端吻合应采用开放吻合技术，手术需在常温体外循环及低温停循环下进行，并需要脑保护技术。采用纵行切除部分扩张主动脉壁以恢复主动脉内径到正常范围的升主动脉成形术是近年发展的一种术式，主要适用于主动脉瓣病变合并升主动脉瘤样扩张的患者，具有较好的早中期疗效。该术式优点是技术操作简单，手术时间更短，但是

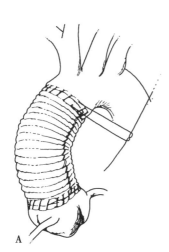

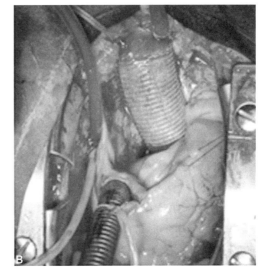

图 2-4-41 升主动脉置换术

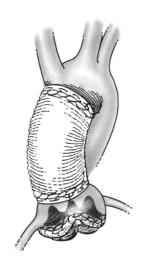

图 2-4-42 Wheat 手术

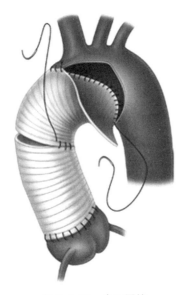

图 2-4-43 半弓置换

否适用于升主动脉瘤尚具有争议,而且因缺乏长期随访数据,不作为常规术式推荐,仅适用于年龄较大、手术风险高的患者。升主动脉置换的手术死亡率为 1.6%~4.8%,主要依赖于手术患者的年龄和手术风险性。升主动脉及弓部手术的卒中发生率为 2.4%~3%。年龄 55 岁以下患者行升主动脉置换,死亡率和卒中发生率仅分别为 1.2% 和 0.6%~1.2%。

(二)主动脉弓部瘤的外科治疗策略及低温停循环脑保护技术的演变

临床上单纯弓部瘤比较少见,常见的弓部瘤为升主动脉瘤累及弓部,绝大多数仅需做右半弓置换,单纯巨大主动脉弓部瘤可行全弓置换,如头臂动脉受累,可应用四分支人工血管分别吻合(图 2-4-44);如头臂动脉分支正常,可应用单根人工血管,头臂动脉采用岛状吻合(图 2-4-45)。复杂弓部动脉瘤同时累及升主动脉以及延伸到降主动脉时,其手术治疗较为棘手。Borst 的"象鼻"手术为经典治疗方法,然而术后随访发现,"象鼻"血管周围形成的血栓以及"象鼻"随血流摆动,可导致重要脏器栓塞甚至截瘫等严重并发症。而且,对于慢性主动脉夹层由于真腔狭小,软"象鼻"非但不能使降主动脉真腔扩大,反而会引起真腔内血流阻塞,加重脏器缺血。1996 年 Kato 等首次报道采用支架"象鼻"手术(frozen elephant trunk procedure)治疗累及胸降主动脉的动脉瘤和主动脉夹层(图 2-4-46)。与传统"象鼻"手术相比,支架"象鼻"手术的最大优点在于带支架的人工血管的自膨胀特性,不仅能封闭血管内膜破口,

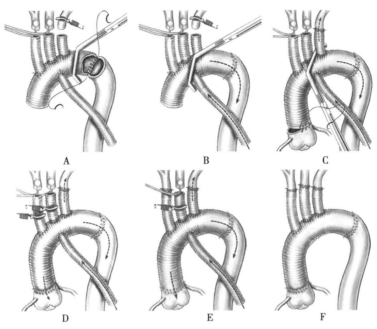

图 2-4-44 四分支人工血管主动脉弓部替换术

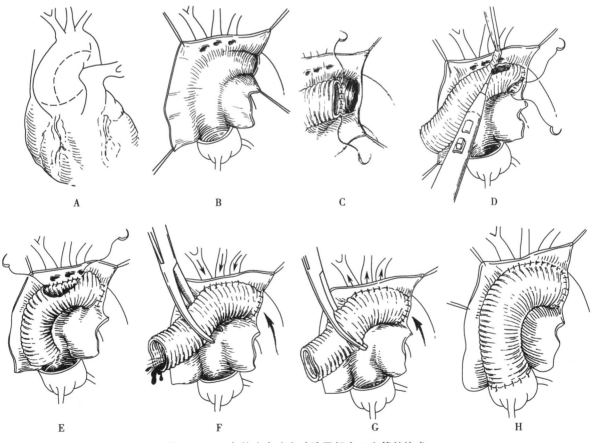

图 2-4-45 岛状吻合法主动脉弓部人工血管替换术

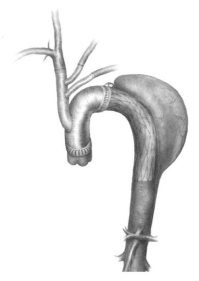

图 2-4-46 支架"象鼻"手术

使受压迫的真腔得到最大限度的扩大,同时还能挤压、消灭假腔,使撕开的血管壁结构重新贴附到一起,从而实现血管壁的重建。对于左半主动脉弓合并降主动脉瘤样病变可采用左心转流下左半弓合并降主动脉置换术和深低温停循环下左半弓合并降主动脉置换术。David 等报道 1 131 例主动脉弓部的手术治疗,其中升主动脉加远端开放吻合术占 34%,升主动脉合并右半弓置换术占 37%,全弓置换占 15%,左半弓合并降主动脉手术占 14%,手术死亡率是 9.9%,其中 26% 为急诊手术,死亡的主要原因是:脑损害(脑卒中)、肾衰竭和呼吸功能衰竭。脑损害与全弓置换、降主动脉手术和高龄(大于 70 岁)相关。

主动脉弓部手术成功的决定性因素,是对脑部动脉血管进行外科操作时怎样更好地进行脑保护,目前这依然是一个具有争议性和值得研究的话题。其相关问题主要涉及两个方面:一是将脑缺血降至最低,另一是防止气栓或动脉粥样硬化斑块引起的脑栓塞病变。脑损伤一直是弓部大血管手术后突出的并发症和致死因素。临床上应用的脑保护方法主要是以下三种技术:深低温停循环(DHCA)、逆行脑灌注(RCP)及选择性顺行脑灌注(SACP)。所有这些技术的基础仍然是低温,在 <18℃时,停循环时间在 40min 内是基本安全的,但是在胸部血管手术中需要有更长时间的低温停循环(HCA)。这需要在 DHCA 过程中辅以脑灌注,首先是 RCP 与 DHCA 联用。RCP 是在停循环时利用上腔静脉的插管以 15~20mmHg

压力灌注动脉血,以达到脑保护目的。但是 RCP 是否能够提供有效的脑灌注及代谢支持,冲洗脑部代谢产物及改善术后神经功能恢复尚有争议。大量基础和临床研究结果显示,RCP 并没有提供足够的脑毛细血管血流量以防止脑缺血,反而可能引起脑水肿。有实验数据显示 RCP 尤其在高压力下,虽然成功去除一些栓子,但可能会加重脑损伤。另一项临床研究发现,RCP 不能有效地预防脑卒中,与单纯 DHCA 组相比 RCP 并没有减少术后短暂性神经功能障碍的发生,如果 RCP 持续时间少于 60min,其恢复与 CABG 相当,而延长 RCP 时间会加重术后神经认知功能损害。2000 年后主动脉弓部手术中开始应用 SACP 进行脑保护,即采用右锁骨下动脉、无名动脉或腋动脉、或同时左颈总动脉插管进行大脑动脉血灌注,灌注流量为 5~10ml/(kg·min),灌注压力维持在 40~50mmHg。经过与 RCP 的前瞻性随机对照研究,一致认为 SACP 优于 RCP,是脑保护的首选方法。在一项多中心研究中,Di Eusanio 明确阐述了 SACP 在减少暂时和永久性神经功能障碍的疗效,588 例患者接受部分或全弓置换,永久或暂时神经损害的风险分别为 3.8% 和 5.6%,总死亡率为 8.7%。SACP 的优点包括:使脑部均衡地降温;维持脑组织自身调节功能,延长脑缺血时的"安全时间",可以在中度低温条件下停循环,缩短体外循环降温与复温时间并减轻低温所致凝血功能障碍。已有临床研究证实了中度低温 SACP 的安全性,Khaladj 等报道 501 例病例(181 例急诊手术),使用中度全身低温(25℃)和 14℃ SACP,通过无名和左侧颈总动脉实施灌注,总死亡率为 11.6%,9.6% 卒中和 13.4% 短暂性神经功能障碍。SACP 可采用单侧动脉灌注,Kucuker 等报道 181 例弓部血管替换手术运用右侧肱动脉行 SACP,取得很满意的结果。但是在浅低温灌注期间,肱动脉的灌注流量显得相对不足,并会引起一定程度的溶血。孙立忠等进行了单侧和双侧 SACP 行脑保护的随机对照研究,认为单侧灌注组操作较为简便,双侧灌注组在 SACP 期间两侧灌注压较为均衡;原南京军区南京总医院在行主动脉弓部血管置换时绝大多数采用双侧颈动脉顺行灌注,术后无一例患者发生脑功能障碍,且术后清醒较早,亦无发生肢体功能异常。Numata 等对 120 例弓置换患者行右腋动脉和左颈总动脉插管,获得了良好结果:死亡率5.8%,卒中率0.8%,短暂性神经功能障碍5.8%。

七、微创技术在升主动脉及主动脉弓部瘤治疗中的应用现状及进展

绝大多数升主动脉和主动脉弓部瘤需要采用传统的开放性人工血管置换术进行治疗,而且经过长期的随访观察,这种技术具有满意和确实的临床治疗效果。但是,开放性人工血管置换术给患者带来的巨大创伤是该技术所面临的首要问题。这种创伤不仅来源于手术损伤,而且来源于术中体外循环或低温停循环所产生的诸多炎性因子,以及术后各脏器的缺血再灌注损伤。这些损伤不仅增加大血管手术的并发症和死亡率,而且使许多老弱患者因无法耐受手术创伤而丧失治疗机会。微创治疗是相对于传统的创伤性治疗而发展起来的新概念。凡是在创伤性治疗基础上,经过技术改进而使创伤程度有所降低并逐渐成为一种常规治疗的方法均可称为微创治疗。胸主动脉瘤微创治疗的目的是通过改进外科治疗技术,并借助于先进的医疗器械,最大限度地减轻手术损伤,减少甚至摒弃体外循环和低温停循环,而且能达到与传统开发性手术同样的治疗效果。随着血管腔内技术的迅猛发展和日趋成熟,主动脉疾病腔内修复术因其出色稳定的疗效、微创且低并发

症而应用范围越来越广泛。但是升主动脉和主动脉弓部却因为其解剖特点的特殊性一直是腔内技术的雷区,如何能将腔内修复技术应用于升主动脉及弓部病变就成了世界血管外科学界研究的热点所在。总结目前用以重建主动脉弓的腔内技术,可以归纳为两大类:

(1)外科手术与腔内修复相结合的杂交术式,又可划分为两支:①主动脉弓上去分支技术;②颈部动脉间转流手术。

(2)完全腔内重建术式,该大类由于技术难度高,对医者和病例选择性较强。

(一)开放性手术与腔内修复相结合的杂交术式

1. 弓上去分支技术 此技术可分为三种类型(图2-4-47):Type I适用于单纯主动脉弓及降主动脉瘤,做胸骨上段小切口开胸,升主动脉应用侧壁钳,可在非体外循环下将分支人工血管主干与升主动脉端侧吻合,远端分支分别与三支头臂动脉行端端吻合以保证头臂动脉的血液供应,然后利用腔内技术将覆膜支架近端锚定在升主动脉并修复弓部病变。Type II适用于升主动脉存在病变的主动脉弓降部动脉瘤,先用四分支人工血管于无名动脉前置换升主动脉,分叉血管远端与三支头臂动脉端端吻合,然后再经人工血管分支顺行或经股动脉逆行置入腔内覆膜支架于人工血管内锚定,修复主动脉弓部病变;这种方法无需

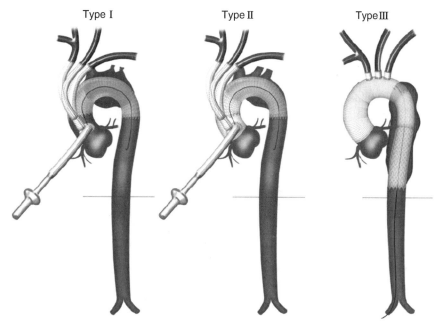

图2-4-47 弓上去分支的杂交手术

低温停循环,因此可避免低温停循环相关的神经系统等并发症的发生,进一步减少了手术创伤。Type Ⅲ适用于巨大广泛的升主动脉、弓部和降主动脉瘤,先应用"象鼻"手术进行升主动脉和全弓置换,再通过腔内技术于降主动脉植入覆膜支架与"象鼻"衔接以修复降主动脉病变,虽然这种技术仍需要开胸、低温停循环、选择性脑灌注等操作,但避免了再次开放手术进行降主动脉置换的巨大创伤。杂交手术的并发症主要包括脑栓塞、Ⅰ型内漏和覆膜支架移位,一篇1 886例弓部杂交手术修复的报道中,围手术期死亡率10.8%,卒中7%,脊髓缺血7%。与开放手术相比,内漏是杂交手术特有的并发症,有报道可达到15%。

2. **弓上头臂动脉间的颈部转流手术**　适用于主动脉弓中远端及降主动脉病变,目的是在弓部建立一段具有正常血管壁的锚定区域,供覆膜支架头端锚定以完成腔内修复手术。主要方法包括左侧颈总动脉 - 左侧锁骨下动脉转流和右颈总动脉 - 左颈总动脉 - 左锁骨下动脉转流,可以将近端锚定区提升至左颈总动脉或无名动脉后缘(图2-4-48)。

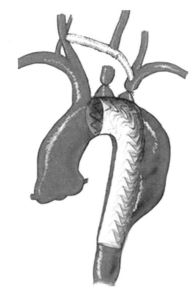

图2-4-48　右颈总 - 左颈总 - 左锁骨下动脉转流

(二)基于传统器械的完全腔内治疗技术

目前关于完全应用腔内修复技术治疗升主动脉病变的报道十分有限,主要包括:假性动脉瘤,冠状动脉移植静脉桥动脉瘤,主动脉插管、冷灌管和主动脉瓣手术切口处形成的动脉瘤等局限性升主动脉病变。目前还没有专门针对升主动脉疾病

治疗的商品化腔内移植物,现有的腔内移植物均有较大的输送系统,而且较为坚硬,因而不建议用于升主动脉病变的治疗。用于升主动脉病变的腔内移植物应稍短一些,其近端和远端应有裸区,设计时需考虑到冠状动脉、无名动脉和主动脉瓣等因素。随着技术不断进步,通过医生和相关人员的共同努力,相信适用于升主动脉治疗的腔内移植物能早日问世。将来的理想器材需要包括冠状动脉灌注的分支、固定于主动脉壁上的结构 - 腔内钉等,当这些技术难题被攻克后,腔内治疗升主动脉疾病将不再是偶然。

完全借助腔内技术及器械对主动脉弓部病变进行血管内腔内修复和重建,对器械设计及术者技术有较严格的要求。与其他部位分支血管腔内重建不同:主动脉弓上分支供应大脑,脑组织对缺血耐受性较差,而主动脉弓的弯曲度及高压血流均对腔内重建分支提出了很大的挑战。基于目前传统器材的主动脉弓分支腔内重建已经取得较多的临床经验,主要包括平行支架技术和开窗技术。

1. 平行支架技术的主要思路是在腔内治疗弓部主动脉病变时,既要保证主体覆膜支架头端有足够的锚定,又需保留弓上分支动脉通畅,进而在分支动脉内植入覆膜支架或裸支架并与主动脉主体覆膜支架并排锚定,以达到修复主动脉病变并保留分支动脉血供的目的(图2-4-49)。根据分支动脉内支架与主体支架的排列关系,平行支架技术又分为烟囱技术、潜望镜技术及三明治技术。2007年,烟囱技术首次在国际上应用于重建左侧颈总动脉或左侧锁骨下动脉,随后得到了飞速的发展。"烟囱"支架可用自膨式覆膜支架或球扩式裸支架,两者各有优缺点,自膨式支架具有较好的顺应性和弹性,可适应分支动脉和主动脉连接处的扭曲和主动脉搏动,有效防止内漏发生,但其径向支撑力偏弱,容易受到主动脉覆膜支架的挤压而出现不同程度的狭窄。球囊扩张式支架能精准定位和释放,并有较强的径向支撑力,能预防支架狭窄,但可能发生完全塌陷导致闭塞,出现内漏的概率较高。有国外研究显示,应用烟囱技术治疗主动脉弓部病变手术技术成功率为99%,1~28个月随访显示,分支支架通畅率97%。我国平行支架技术虽然起步较晚,但例数不少。有研究显示,我国烟囱技术治疗主动脉弓部病变手技术成功率为97.7%，术后30d内无死亡事件发生。随访1~60个月死亡率为1.8%，分支血管通畅率为98.2%。平行支架技术的最大优点是技术操作简单、手术风险相对可控、手术器材限制较小。缺点是无法避免平行支架、主体支架和主动脉壁之间的缝隙，I型内漏发生率高。在治疗近

端锚定区不足的弓部主动脉病变时，特别是急诊情况下不允许等待定制"开窗"或"分支"型支架，烟囱技术是首选考虑的方案。

2. 开窗技术是指预先或术中在主体支架覆膜部分制造一个或多个窗口，并通过窗口植入小支架来重建分支动脉的血流（图2-4-50）。根据

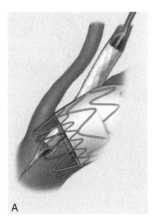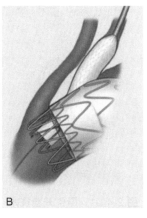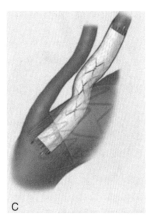

图 2-4-49　烟囱技术

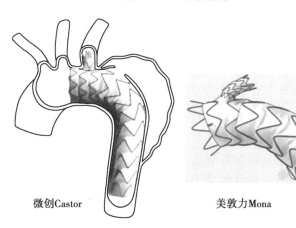

微创Castor　　　　　美敦力Mona

图 2-4-50　外翻式带分支覆膜支架

开窗的时机，可分为预开窗和原位开窗。预开窗技术由于支架的窗口与分支动脉的开口准确对位难度较高，有较强的个体性，操作方式复杂，手术耗时长，推广性差，因此成功报道较少。原位开窗技术目前临床应用相对较多，开窗方法包括导丝及穿刺针开窗、激光辅助开窗及射频辅助开窗等。聚四氟乙烯材料覆膜的支架血管开窗眼扩张后覆膜会呈现皱缩效应，使窗口形态规则平整，与植入的小支架贴合比较严密。2004年原位开窗技术首次应用于重建左侧锁骨下动脉，并取得了理想的临床效果。原位开窗的优势在于：①维持了弓上分支血管的原有解剖结构；②与烟囱技术相比，原位开窗技术不存在主体支架和主动脉壁之间的

缝隙，理论上I型内漏的发生率较低；③弓上分支血管的支架对主动脉内的支架可以起到固定的作用，理论上能够降低主体支架发生移位的概率。原位开窗技术的难点在于术中脑血流的保护。当近端锚定区位于左颈总与左锁骨下动脉开口之间时，发生卒中的概率较低，一般无需特殊处理；当锚定区位于升主或无名动脉开口附近时，脑部血供的保障尤为重要，此时采取转流措施配合原位开窗是合理的选择。

（三）完全腔内修复技术治疗弓部主动脉病变的进展

目前，基于主动脉弓分支血管腔内重建的新器材研发主要沿着分支技术展开。有几种分支

型器材已进入临床应用或临床试验阶段,主要包括外翻分支和内嵌分支两种。外翻分支设计以微创公司单分支型移植物 Castor 为代表,是国际上首款一体式主动脉弓分支重建支架,它可以一期完成左锁骨下动脉重建,延长近端锚定区至左侧颈总动脉后缘。临床研究显示其手术成功率为 100%,无围手术期死亡,无内漏、脑卒中、急性心肌梗死及上肢缺血等严重并发症。类似的外翻单分支设计还有 Mona(图 2-4-51),也用于左锁骨下动脉的腔内重建。但与微创 Castor 不同的是

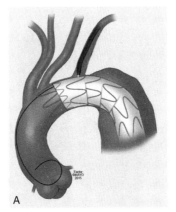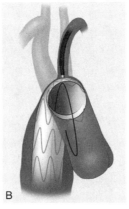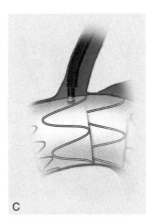

图 2-4-51 原位开窗技术

其单分支设计型如"火山口"状突出主体支架外,需通过在左锁骨下动脉内桥接支架完成分支血管的腔内重建。有研究报道了共 9 例患者,手术技术成功率为 100%,术后 1 个月随访显示,无严重卒中发生,有 4 例非致残性小卒中发生,无死亡、左上肢缺血及二次干预等发生。由于主动脉弓分支解剖的不确定性和主动腔狭小的空间(尤其是累及主动脉弓的夹层),多分支外翻移植物的研发和应用仍面临较大的挑战。内嵌分支设计解决了分支支架受到主体支架挤压的问题,适于在狭小主动脉腔内植入复杂移植物,也解决了多条分支的腔内重建问题,因此真正实现了主动脉弓的腔内重建。目前研发的内嵌分支主动脉弓支架产品有单分支型和双分支型,后者用于重建无名动脉及左侧颈总动脉(图 2-4-52)。临床研究显示,应用双内嵌分支型移植物治疗弓部动脉瘤技术成功率 84.2%,早期行二次干预率 10.5%,早期脑血管并发症发生率 15.8%,随访期间无动脉瘤相关死亡事件发生。另一研究结果显示手术技术成功率为 100%,术后 30d 内未发生死亡事件,早期神经系统并发症 11.1%。随访期间 3 例出现内漏(11.1%),其中 2 例行二次干预治疗。内嵌分支设计理念的缺点在于手术操作较为复杂,而要实现相关产品进入临床大规模应用仍需要时间。近期国内研究小组提出模块分叉支架型血管重建人

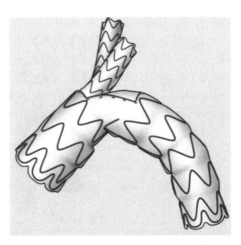

图 2-4-52 Bolton 内嵌式双分支覆膜支架

主动脉弓的概念,并在动物实验中取得满意的结果。此概念提出将人主动脉弓由三个独立模块进行重建,其中模块一、二负责重建升主动脉及前半弓,为分叉支架血管;模块三负责重建后半弓及降主动脉,为非分叉支架血管。因为三个模块是互相独立的,所以此方案的灵活性大、个体性小、操作复杂度相对低,是一个较好的理念。随着对正常人群主动脉腔内技术相关解剖特点研究的完成,相应的模块型号即将出炉,相信该项技术会有一定的发展前景。总之,完全腔内重建主动脉弓依然是腔内修复技术的热点与难点,合理的解决方案依赖于新器材的研发,理想的器材应具备模块化设计、无需定制或改装并具有良好的安全性

能。虽然上述的大部分手术方式还不能在临床上得到广泛的开展,但相信随着腔内技术、器械及医师技术的不断进步,完全腔内技术参与重建主动脉弓会得到更进一步的肯定和发展。

（宋智钢　徐志云）

参 考 文 献

1. Lawrence H Cohn. Cardiac surgery in adult. 5th ed. McGraw-Hill Professional Publication, 2017.

2. Joseph SC, Scott AL. Aortic arch surgery. A John Wiley & Sons Publication, 2008.

3. Diethrich EB, Ramaiab VG. Endovascular and Hybrid Management of the Thoracic Aorta. Blackwell Publication, 2008.

4. Hiratzka LF, Bakris GL, Beckman JA, et al. 2010 ACCF/AHA/AATS/ACR/ASA/SCA/SCAI/SIR/STS/SVM guidelines for the diagnosis and mana gement of patients with thoracic aortic disease. JACC, 2010, 55（14）: e27-129.

5. Okamoto RJ, Xu H, Kouchoukos NT, et al. The influence of mechanical properties on wall stress and distensibility of the dilated ascending aorta. J Thorac Cardiovasc Surg, 2003, 126: 842-850.

6. Agozzino L, Ferraraccio F, Esposito S, et al. Medial degeneration does not involve uniformly the whole ascending aorta: morphological, biochemical and clinical correlations. Eur J Cardiothorac Surg, 2002, 21: 675-682.

7. Loeys BL, Chen J, Neptune ER, et al. A syndrome of altered cardiovascular, craniofacial, neurocognitive and skeletal development caused by mutations in TGFBR1 or TGFBR2. Nat Genet, 2005, 37: 275-281.

8. Erbel R, Aboyans V, Boileau C, et al. 2014 ESC Guidelines on the diagnosis and treatment of aortic diseases: Document covering acute and chronic aortic diseases of the thoracic and abdominal aorta of the adult. The Task Force for the Diagnosis and Treatment of Aortic Diseases of the European Society of Cardiology（ESC）. Eur Heart J, 2014, 35: 2873-2926.

9. Patel HJ, Deeb GM. Ascending and arch aorta: pathology, natural history and treatment. Circulation, 2008, 118: 188-195.

10. Brady AR, Thompson SG, Fowkes FG, et al. Abdominal aortic aneurysm expansion: risk factors and time intervals for surveillance. Circulation, 2004, 110: 16-21.

11. Chiu HH, WuMH, Wang JK, et al. Losartan added to beta-blockade therapy for aortic root dilation in Marfan syndrome: a randomized, open-label pilot study. Mayo Clin Proc, 2013, 88: 271-276.

12. Stein LH, Berger J, Tranquilli M, et al. Effect of statin drugs on thoracic aortic aneurysms. Am J Cardiol, 2013, 112: 1240-1245.

13. Kallenbach K, Kojic D, Oezsoez M, et al. Treatment of ascending aortic aneurysms using different surgical techniques: a single-centre experience with 548 patients. Eur J Cardiothorac Surg, 2013, 44: 337-345.

14. Borst HG. The elephant trunk operation in complex aortic disease. Curr Opin Cardiol, 1999, 14: 427-431.

15. Hirano K, Tokui T, Nakamura B, et al. Impact of the Frozen Elephant Trunk Technique on Total Aortic Arch Replacement. Ann Vasc Surg, 2020, 65: 206-216.

16. Di Eusanio M, Schepens MA, Morshuis WJ, et al. Brain protection using antegrade selective cerebral perfusion: a multicenter study. Ann Thorac Surg, 2003, 76: 1181-1189.

17. Khaladj N, Shrestha M, Meck S, et al. Hypothermic circulatory arrest with selective antegrade cerebral perfusion in ascending aortic and aortic arch surgery: a risk factor analysis for adverse outcome in 501 patients. J Thorac Cardiovasc Surg, 2008, 135: 908-914.

18. Kucuker SA, Ozatik MA, Saritas A, et al. Arch repair with unilateral antegrade cerebral perfusion. Eur J Cardiothorac Surg, 2005, 27: 638-643.

19. 田良鑫,孙立忠,程卫平,等. 单侧与双侧顺行性脑灌注对认知能力的影响. 中国胸心血管外科临床杂志, 2005, 12: 8-10.

20. Cao P, De Rango P, Czerny M, et al. Systematic review of clinical outcomes in hybrid procedures for aortic arch dissections and other arch diseases. J Thorac Cardiovasc Surg, 2012, 144: 1286-1300.

21. Criado FJ. A percutaneous technique for preservation of arch branch patency during thoracic endovascular aortic repair（TEVAR）: retrograde cathelerizalion and stenting. J Endovasc Ther, 2007, 14: 54-58.

22. Lindblad B, Bin JA, Holst J, et al. Chimney grafts in aortic stent grafting: hazardous or useful technique? systematic review of currenl data. Eur J Vase Endovasc Surg, 2015, 50: 722-731.

23. Zhao Y, Shi Y, Wang M, et al. Chimney technique in supra-aortic branch reconstruction in China: a systematic and critical review of Chinese published experience. Vase Endovascular Surg, 2017, 51: 429-435.

24. Roselli EE, Arko FR, Thompson MM. Results of the Valiant Mona LSA early feasibility study for descending thoracic aneurysms. J Vase Surg, 2015, 62: 1465-1471.

25. 马军,孙占峰,张英男,等. 一体式分支支架治疗主动脉弓部疾病临床单中心初期结果. 中国血管外科杂志（电子版），2014（4）：208-211.

26. Haulon S, Greenberg RK, Spear R, et al. Global experience with an inner branched arch endograft. J Thorac Cardiovasc Surg, 2014, 148: 1709-1716.

27. Spear R, Haulon S, Ohki T, et al. Editor's choice-subsequent results for arch aneurysm repair with inner branched endografts. Eur J Vasc Endovasc Surg, 2016, 51: 380-385.

第五节　主动脉假性动脉瘤

一、主动脉假性动脉瘤的临床表现、诊断及应思考的问题

（一）概述

各种病因所引起的主动脉壁全层结构破坏，致使血液溢出血管腔外，被周围组织或血肿包裹，逐渐膨大扩张而形成的瘤腔，称为主动脉假性动脉瘤（图 2-4-53）。

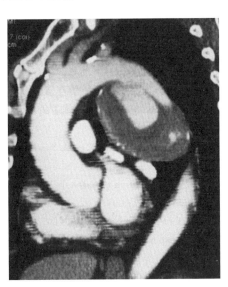

图 2-4-53　主动脉假性动脉瘤

（二）临床表现

1. **症状**　多数主动脉假性动脉瘤患者早期无特异性症状，临床症状与发病原因有密切关系。部分患者可能因其他疾病就诊检查或进行体检和影像学检查时偶然发现。随着假性动脉瘤的增大，患者常逐渐出现疼痛、压迫周围脏器的症状和体征。

（1）疼痛：最为常见，也是多数患者的就诊原因。疼痛性质多为钝痛，有时为持续性痛，也可随呼吸或体力活动而加剧。疼痛部位可随动脉瘤位置不同而变化。升主动脉或主动脉弓部动脉瘤可出现胸骨后或颈部疼痛；降主动脉动脉瘤可出现肩胛间区疼痛或左胸部疼痛；胸腹主动脉和腹主动脉的假性动脉瘤可出现背痛、腹痛。

（2）压迫症状：较常见。升主动脉假性动脉瘤患者常出现活动后胸闷、憋气等，应注意与其他相关心脏疾病鉴别。

主动脉弓部假性动脉瘤可压迫气管、支气管而出现刺激性咳嗽、呼吸困难等症状，严重时可引起肺不张、支气管扩张、支气管和肺部感染等。瘤体压迫上腔静脉时可出现上腔静脉阻塞综合征的症状，即进行性头面部、上肢水肿，重者可波及颈部及胸背，皮肤呈紫红色，胸壁静脉曲张。

主动脉弓部和峡部的假性动脉瘤亦可压迫喉返神经而出现声音嘶哑、饮水反呛等，压迫颈交感神经节时可出现单侧瞳孔缩小、眼睑下垂、眼球内陷和颜面无汗等 Horner 综合征的表现。

降主动脉假性动脉瘤可压迫食管而出现吞咽困难，晚期瘤体可破入食管，气管或支气管出现大量呕血、咯血，造成失血性休克或窒息而引起患者死亡。

腹主动脉假性动脉瘤瘤体可破入十二指肠出现上消化道大量出血而导致患者死亡。

（3）栓塞：可发生脑、肾、腹腔脏器、肢体等不同部位的栓塞，出现与其相应的缺血、坏死症状。

2. **体征**　早期体征一般不明显，可逐渐出现压迫周围脏器的体征，如 Horner 综合征、上腔静脉阻塞综合征、喉返神经受压的体征等。由于瘤体往往压迫右室流出道，体检时常可在胸骨左缘 2、3 肋间闻及收缩期吹风样杂音。当合并动静脉瘘时，为持续性隆隆样杂音，压迫和阻断近段血流时杂音减弱或立即消失。腹主动脉假性动脉瘤在体检时可发现腹部搏动性肿物。

脑、肾、腹腔脏器、肢体等不同部位的动脉栓塞时，体检可发现相应的体征。

（三）影像学诊断

目前，对怀疑患有主动脉假性动脉瘤的患者，有许多影像学检查方法，不但可以明确假性动脉瘤的诊断以及与纵隔肿瘤和其他疾病相鉴别，并且可清楚地了解主动脉假性动脉瘤的部位、范围、大小、与周围组织器官的关系等，特别是主动脉分

支血管受侵情况、瘤腔内有无血栓形成以及瘤体有无破裂等,为进一步治疗提供有效可靠的信息。

1. X 线检查　主动脉破裂或假性动脉瘤可以发现纵隔增宽,气管、食管被推挤移位等现象(图 2-4-54、图 2-4-55),但一般无特异性,需结合其他检查手段进行确诊。许多无症状的患者是通过 X 线平片检查时偶然发现本病的。

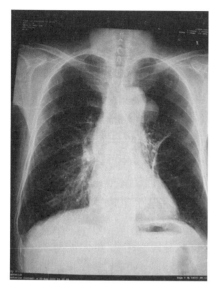

图 2-4-54　X 线检查可以看到纵隔增宽影

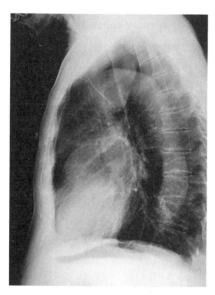

图 2-4-55　X 线检查发现患者食管受到压迫

2. CTA 检查　CTA 检查可精确评价主动脉假性动脉瘤的大小、部位、范围和动脉瘤与周围组织及主要分支血管的关系、并发症等,对于手术时机、体外循环和手术方法选择以及术后治疗效果的评价是极其重要的。该检查还可用于真性动脉瘤、假性动脉瘤、主动脉夹层、主动脉壁间血肿、主动脉溃疡以及其他主动脉周围脏器肿瘤等的鉴别诊断。但需注意,对于碘对比剂过敏或肾功能不全的患者,应慎重或不适于选择 CTA 检查。

3. MRA 检查　MRA 检查可以提供与 CTA 检查类似的影像结果,与 CTA 和 X 线血管造影不同的是,MR 血管成像检查没有电离辐射,MRA 可以不用对比剂提供多平面横断血管影像(如自旋回波序列图像)评价动脉瘤大小、形态及与周围结构的关系,也可以用对比剂提供类似于 X 线血管造影的三维血管影像。MRA 检查的另一优点是可同时评价主动脉和动脉瘤的血流动力学信息,包括血流方向、速度和状态等。

二、主动脉假性动脉瘤发病机制的研究进展及思索

所有能造成主动脉壁结构破坏的因素都可能是主动脉假性动脉瘤形成的病因,包括外伤、感染、穿透性动脉粥样硬化性溃疡、自身免疫性疾病、主动脉手术等。

1. 外伤因素　主动脉外伤多见于降主动脉近段,靠近主动脉峡部。胸部的急减速伤,如乘坐高速交通工具撞击固定物体时,主动脉弓远段及其腔内血液由于惯性作用继续向前运动,这种巨大的剪切力可以造成峡部附近的主动脉发生破裂(图 2-4-56、图 2-4-57)。主动脉外伤破裂多见于动脉导管韧带近端,左锁骨下动脉开口以远 1cm 的范围内,也可见于左锁骨下动脉开口处。少数

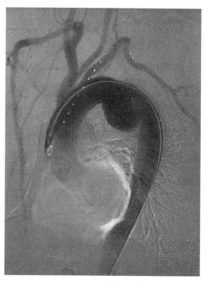

图 2-4-56　车祸后所致降主动脉假性动脉瘤(主动脉造影结果)

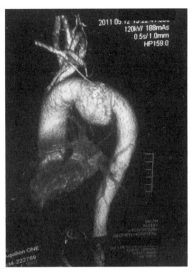

图 2-4-57 车祸后所致降主动脉假性
动脉瘤（主动脉 CTA 检查重建结果）

情况下，破裂可扩展至左锁骨下动脉近端的主动脉弓。其他部位的外伤性主动脉破裂较少见。外伤性升主动脉破裂多发生在升主动脉远段，无名动脉开口附近。胸降主动脉远段破裂多合并有脊柱损伤。

外伤性主动脉破裂可以是完全性的，包括主动脉外膜和纵隔胸膜都会发生破裂。如果剪切力量较小，则主动脉破裂可以是不完全性的，纵隔胸膜甚至主动脉外膜可以保持完整。一般在受伤2周后，主动脉周围的血肿开始液化，液化的血肿吸收或与主动脉交通，逐渐形成假性动脉瘤。较少见的腹主动脉刀刺伤，开腹止血时仅缝合了主动脉伤口以外的组织，暂时止住出血，而主动脉破口未被缝合，也可形成腹主动脉假性动脉瘤。

2. 感染因素 主动脉感染多继发于细菌性心内膜炎、全身菌血症或其他感染性疾病和心血管外科手术等，常见病原菌有金黄色葡萄球菌、表皮葡萄球菌、沙门氏菌和链球菌等。另外，主动脉壁本身有病变或损伤也是导致细菌感染和假性动脉瘤形成的重要原因，如动脉粥样硬化斑块或受外伤的主动脉内膜更易引起动脉壁的感染。

原发性主动脉感染一般较少见。

近年来，梅毒感染患者有增多趋势，临床上应警惕原发性梅毒性主动脉感染。梅毒性主动脉瘤一般在感染梅毒后的15~30年出现，可以整体扩张为梭形主动脉瘤或局部扩张为囊袋状主动脉瘤。梅毒性主动脉瘤多位于升主动脉（约50%），其次常位于主动脉弓（约30%）、降主动脉（约15%）、腹主动脉（约5%），且具有多发趋势。

3. 动脉硬化因素 主要是指主动脉穿通性溃疡，该病是一种溃疡性动脉粥样硬化病变，可以导致主动脉壁间血肿、假性动脉瘤形成或主动脉破裂。如果同时合并主动脉感染，则可能会加速上述病理变化过程。

4. 外科因素 主动脉假性动脉瘤可见于既往曾行心脏、主动脉手术的患者，假性动脉瘤破口可发生在主动脉切口、主动脉插管部位、心脏停搏液灌注针头穿刺部位、冠脉搭桥近端吻合口处、主动脉 - 主动脉或主动脉 - 人工血管吻合口处等部位。有文章指出，肾下型腹主动脉置换术后发生感染性假性动脉瘤的时间多在术后5年之内，而非感染性假性动脉瘤的发生时间多在术后8~10年。

5. 免疫因素 多发性大动脉炎、白塞病、川崎病、巨细胞动脉炎等免疫性疾病都可能导致形成胸主动脉假性动脉瘤。此外，对于患有上述自身免疫疾病的患者进行主动脉手术后，人工血管移植物与患者自身血管的吻合口部位形成假性动脉瘤的概率要比其他患者高。

6. 遗传因素

（1）马方综合征（Marfan syndrome）：是一种常染色体显性遗传性结缔组织疾病，常有家族史。患者微纤维原基因（*FBN1*）突变导致原纤维蛋白 -1 编码错误，使结缔组织的重要成分纤维蛋白原结构异常。FBN1 蛋白广泛分布于主动脉、软骨、晶状体及皮肤等处的弹力纤维中。该病患者的主动脉中层常发生囊性变性，弹力纤维发育不良并容易断裂，从而造成主动脉壁薄弱、扩张而形成动脉瘤。

（2）Ehlers-Danlos 综合征：即先天性结缔组织发育不全综合征，是指有皮肤和血管脆弱、皮肤弹性过强、关节活动过大三大主症的一组遗传性疾病，一般认为是在胚胎期，由于中胚层细胞发育不全而引起。Ehlers-Danlos 综合征Ⅳ型患者可以因动脉瘤破裂而死亡，临床上应有所重视。

病理生理：

1. 瘤体破裂 由于假性动脉瘤无完整的主

动脉壁结构,完全是由血管周围组织包裹所形成,因此其发生破裂的风险很大。假性动脉瘤一旦破裂,多数患者迅速发生出血性休克而死亡,是假性动脉瘤最常见、最凶险的死亡原因。

2. 瘤腔附壁血栓脱落造成栓塞 假性动脉瘤腔内血流缓慢,极易形成附壁血栓,当附壁血栓因血流冲击而发生脱落时,可在血流带动下堵塞远端主动脉分支血管,造成相应脏器或肢体的缺血,甚至发生坏死。

3. 瘤体压迫周围脏器 假性动脉瘤可压迫周围脏器,如气管、支气管、肺脏、食管、上腔静脉、无名静脉、喉返神经、颈交感神经节等,引起相应的临床症状。

三、主动脉假性动脉瘤的治疗对策及评价

主动脉假性动脉瘤一经确诊,必须进行及时有效治疗,以防止其发生破裂产生灾难性的后果,同时还可解除患者的临床症状,提高生活质量。其治疗方法主要包括开胸手术治疗以及主动脉腔内修复术。

（一）主动脉假性动脉瘤的手术治疗

1. 主动脉根部、升主动脉及主动脉弓部假性动脉瘤的手术治疗 此部位主动脉假性动脉瘤可见于既往曾行心脏、主动脉手术的患者。因为其发生部位周围有较多的重要血管分支,故手术治疗是唯一有效的治疗方法。由于上次手术造成的纵隔粘连以及假性动脉瘤形成的局部解剖变化,开胸过程中很可能造成心脏、主动脉或假性动脉瘤破裂,发生大出血而威胁患者生命。因此术前应对于不同的病因或心血管手术导致的假性动脉瘤部位、大小、形态及与周围组织关系进行详细评估,确定开胸可能导致假性动脉瘤破裂风险程度,并制订周密的手术方案和采取不同级别的体外循环方法。一般在开胸之前建立体外循环,并在体外循环保护下进行开胸手术较为安全。此外,术中要注意探查冠状动脉开口和主动脉瓣,如有病变则一并进行处理。

2. 胸降主动脉假性动脉瘤的手术治疗 传统的手术治疗方法为胸降主动脉替换术。其主要适用于:①年轻、无其他脏器功能衰竭且可以耐受手术的患者;②瘤体压迫气管、支气管、喉返神经、颈交感神经节、食管等,症状严重,需要解除压迫症状的患者;③假性动脉瘤累及左锁骨下动脉,无法进行胸降主动脉腔内修复术的患者;④感染性假性动脉瘤的患者。

成功建立体外循环后,分别阻断假性动脉瘤近端和远端胸降主动脉,剖开并切除假性动脉瘤及所累及的胸降主动脉段,用相应管径和长度人工血管替换,分别完成近端和远端的血管吻合。

当假性动脉瘤较大或累及左锁骨下动脉时,术中可能无法阻断假性动脉瘤近端主动脉,建立体外循环后,应在深低温停循环下完成人工血管近端吻合,之后阻断假性动脉瘤远端胸降主动脉,并在恢复体外循环后进行人工血管远端吻合。如果假性动脉瘤累及第8胸椎肋间动脉以下的胸降主动脉,在完成近端吻合后应首先进行肋间动脉重建,以减少脊髓缺血时间。术中要注意脑保护,可在无名动脉处插管持续脑灌注。

（二）主动脉假性动脉瘤腔内修复术

1991年,Parodi等首先报道了用腔内修复术（endovascular aortic repair,EVAR）治疗腹主动脉瘤,开创了主动脉疾病治疗的新纪元。1994年,Dake等将这一技术用于胸主动脉瘤的治疗,1999年Nienaber与Dake又将这一技术应用于B型主动脉夹层的治疗,取得了良好的效果。其后此项技术发展迅速。由于假性动脉瘤的破口都较为局限,且其上下均为正常的主动脉,这就为EVAR使用支架型人工血管治疗该病提供了很好的锚定区。此外,EVAR技术成功率高,围手术期间心肺脑等并发症发生率低,病死率低,手术创伤小,术中输血量少,术后恢复快及住院时间短,这是该技术相比较于上述的外科手术治疗的一大优势。近10年来,EVAR治疗主动脉假性动脉瘤的技术取得了长足的发展和进步,这种治疗方式显然比传统的外科手术治疗简单、创伤小,特别是对于重症患者而言,不失为较好的治疗方法（图2-4-58、图2-4-59）。

然而,尽管EVAR技术较外科治疗有着许多优势,其仍然存在着一些需要引起重视的问题,如EVAR术后无法缓解较大瘤体的压迫症状,支架内漏发生率较高且发生后假性动脉瘤复发、破裂

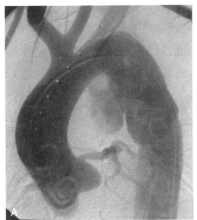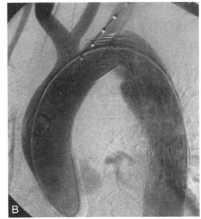

图 2-4-58 支架植入前后对比（1）

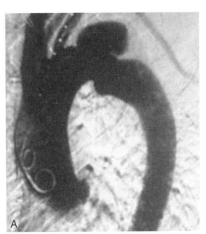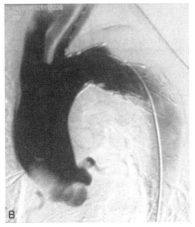

图 2-4-59 支架植入前后对比（2）

以致患者死亡的风险均会增大，部分假性动脉瘤由于其解剖或破口位置较复杂而必须进行手术治疗等，是目前仍难以圆满解决的难题。

EVAR 技术的并发症主要包括支架内漏、支架移位、支架内血栓形成、瘤体内支架坍塌等，其中最严重的并发症为支架内漏，由于其可引起假性动脉瘤瘤腔继续增大，并最终可导致其破裂的严重后果，使治疗失败，故一旦发现内漏，必须要积极处理，以防危及患者生命。因此，EVAR 后要严密随访主动脉假性动脉瘤的变化情况，有助于尽早发现不良事件并给予及时处理。主要的处理方法为再次行 EVAR 术和外科手术治疗，后者是目前唯一对内漏疗效确切的治疗方法，但其手术创伤也使之前 EVAR 人造血管内支架置入术的微创效果不复存在。

除此之外，在应用腔内修复术治疗胸降主动脉瘤时，如果动脉瘤瘤颈距离左锁骨下动脉开口处较近（<15mm），或瘤体已经累及左锁骨下动脉，对于是否封堵左锁骨下动脉开口，以及封堵情况下产生的风险性问题，目前尚有争议。在腔内修复术治疗的早期阶段，对于封堵左锁骨下动脉后引起的相关并发症，主要侧重于对上肢缺血的处理，并且因为其发生率相对较低，很多医疗机构采取的措施是在术后进行密切观察，暂不处理，待出现上肢缺血症状后进行颈总动脉 - 左锁骨下动脉转流或旁路术，以恢复上肢的血供，改善上肢的缺血症状。然而近几年的研究发现，许多其他并发症，如脑卒中、偏瘫、截瘫等，虽然相对于上肢缺血症状这些并发症的发生率并不高，但是一旦出现，对患者造成的后果则是极其严重甚至致命的。因此对于瘤颈距离左锁骨下动脉开口 <15mm 或瘤体累及左锁骨下动脉的降主动脉假性动脉瘤的患者，应用腔内修复术治疗时，除了行颈总动脉 - 左锁骨下动脉转流或旁路术外，还可采用烟囱技术、开窗技术、分支分体支架技术等，用以避免完全阻断左锁骨下动脉的血供，造成严重的术后并

发症,导致患者的不良预后或降低患者的生活质量。

此外还要注意,对于感染性假性动脉瘤的患者和马方综合征的患者,是不适合进行胸降主动脉腔内修复术的。前者将由于支架原因而导致可能的感染扩散,或因为瘤体周围感染而导致支架发生内漏或移位而失效;后者因为其全身血管的病变特性,支架发生内漏的情况十分普遍,并可能给随后要进行的手术治疗造成不必要的麻烦。

由于 EVAR 技术的部分限制,近年来,发展出了将其与传统手术治疗相结合的新的治疗方法,包括直视下术中支架置入术以及复合手术(Hybrid 手术)。其中,术中支架置入术适用于年轻、无其他脏器功能衰竭可以耐受深低温停循环手术,假性动脉瘤开口距离左锁骨下动脉较近(小于 2cm),不适合进行胸降主动脉腔内修复术,并且合并有冠状动脉、心脏瓣膜等疾病需要同时进行手术治疗的患者。而所谓复合手术,就是在一期先进行右颈总动脉或右腋动脉→左颈总动脉、左锁骨下动脉转流,或开胸行升主动脉→右颈总动脉和左颈总动脉 Y 型转流。二期进行主动脉腔内修复术封堵假性动脉瘤破口。对于少数建立杂交手术室的医院,杂交手术可一期完成。主要适用于假性动脉瘤累及左锁骨下动脉或左颈总动脉,患者自身情况较差不适合进行传统开胸手术。

(三)主动脉假性动脉瘤治疗方案的创新

1."分支优先"的手术技术 分支优先技术的核心思想为改变主动脉弓部血管的处理顺序以达到简化操作、减少深低温停循环时间,降低神经系统并发症,降低手术整体风险的目的。目前分支优先技术主要应用于需要进行弓部替换且病情相对稳定,对于建立体外循环时间要求并不急迫的患者中。

分支优先技术操作过程如下:正中开胸,分别游离无名动脉、左颈总动脉、左锁骨下动脉。右腋动脉、右股动脉及右心房插管建立体外循环,先通过右股动脉经体外循环管道向右腋动脉灌注,如流量不满意则开始并行循环,但不降温,保持心脏跳动。离断无名动脉,缝闭近端残端,无名动脉远端与 Y 型人工血管主干远端行端端吻合,阻断人工血管主干近端与分支远端,排气并开放远端无名动脉阻断钳。在此过程中,引流自股动脉的血液由腋动脉插管持续向右颈总及右椎动脉供血。切断左颈总动脉,在 Y 型人工血管分支上取与左颈总动脉对应位置以电烧笔开洞,将左颈总动脉与之吻合,排气后恢复左颈总动脉血流。切断左锁骨下动脉,远端与 Y 型人工血管分支远端端端吻合,恢复左锁骨下动脉血供。降温至 28℃,阻断升主动脉,主动脉根部灌注停跳液,行升主动脉替换,下半身停循环,降主动脉内植入术中支架,并与升主动脉人工血管远端吻合。在升主动脉人工血管侧壁开口与 Y 型人工血管主干进行端侧吻合。

分支优先技术首先游离弓部三根分支血管,当游离并切断重建无名动脉与左颈总动脉后主动脉弓活动度增加,便于寻找和游离左锁骨下动脉。分支优先技术可降低体外循环和深低温停循环时间,同时可在一定程度上提高停循环时最低体温,理论上可降低与体外循环和深低温停循环相关的并发症,尤其神经系统并发症发生率。分支优先技术在开始体外循环前先进行弓部分支的处理,因此病情不稳定,尤其血流动力学不稳定的患者中应避免应用。

2. 去分支 + 升主动脉人工血管成形 + 胸主动脉腔内支架植入术 杂交手术(Hybrid)对患者基础条件要求相对低,手术创伤相对较小,因此成为高危患者获得手术治疗的最后机会,但是杂交手术本身存在一定的缺陷。例如采用类似腋 - 腋转流后再进行胸主动脉腔内支架植入术(TEVAR)遮挡左锁骨下动脉开口以获得充足锚定区治疗累及弓部远端病变的手术方式就存在转流人工血管远期闭塞等问题。传统进行主动脉弓去分支后将覆膜支架近端锚定区前移至升主动脉以处理主动脉弓部病变的术式虽降低了手术风险但会严重增加逆行性 A 型夹层发生的可能性。目前研究认为由于自体升主动脉运动幅度较大,有随心跳周期进行的轴向转动,前后摆动以及径向舒缩运动,未经处理的自体升主动脉并不适合作为支架锚定区,只有经过替换的人工血管或者采用人工血管包裹加强后的升主动脉可作为锚定区。

将升主动脉进行人工血管包裹成形后再作为锚定区有以下优点:①人工血管加强了升主动

脉壁结构强度,同时限制了其径向舒缩运动,减小了升主动脉与支架近端的顺应性不匹配,从而降低逆行性 A 型夹层的发生率;②对于轻度扩张的升主动脉,包裹成形可在一定程度上缩小升主动脉直径,同时避免远期继续扩张;③可以预防近端内漏的发生。当术后造影显示支架近端内漏时,可通过收紧人工血管缝线缩小升主动脉与覆膜支架间的空隙从而消除内漏。此方法目前上缺少大规模临床数据,远期效果仍有待时间检验。

(许尚栋)

参 考 文 献

1. Kevin LS, Robert MS, Stanton NS, et al. Pseudoaneurysm of the Ascending Aorta following Cardiac Surgery. Chest, 1988, 93: 138.

2. Muller BT, Wegener R, Grabitz Pillny M, et al. Mycotic aneurysms of the thoracic and abdominal aorta and iliac arteries: experience with anatomic and extra-anatomic repair in 33 cases. J Vasc Surg, 2001, 33: 106.

3. Mohammadi S, Bonnet N, Leprince P, et al. Reoperation for false aneurysm of the ascending aorta after its prosthetic replacement: surgical strategy. Ann Thorac Surg, 2005, 79 (1): 147.

4. 孙立忠,朱俊明,刘志刚,等. 非体外循环下全主动脉弓替换术治疗主动脉弓降部动脉瘤的早、中期结果. 中华胸心血管外科杂志, 2011, 27(6): 339-341.

5. 郭巍,邹承伟,郭兰敏. 升主动脉假性动脉瘤的诊断与治疗. 山东医药, 2004, 44(6): 24-25.

6. 郭巍,范全心,邹承伟,等. 升主动脉假性动脉瘤手术体外循环的体会. 中国体外循环杂志, 2004, 2(3): 173-174.

7. 陆方林,徐志云,邹良建,等. 胸主动脉假性动脉瘤的外科治疗. 上海医学, 2005, 28(11): 972-973.

8. 陈良万. 主动脉夹层动脉外科学. 北京:人民军医出版社, 2009.

9. 孙立忠. 主动脉外科学. 北京:人民卫生出版社, 2012.

10. Mitchell RS, Dake MD, Sembra CP, et al. Endovascular stent-graft repair of thoracic aortic aneurysms. The Journal of Thoracic and Cardiovascular Surgery, 1996, 111(5): 1054-1062.

11. Beck AW, Bos WTGJ, Vourliotakis G, et al. Fenestrated and branched endograft repair of juxtarenal aneurysms after previous open aortic reconstruction. Journal of vascular surgery, 2009, 49(6): 1387-1394.

12. 郭伟. 盖鲁粤,张国华,等. 腹主动脉瘤腔内治疗的初步研究. 中华医学杂志, 2002, 82(5): 291-293.

13. 许尚栋,孙衍庆,杜嘉会,等. 覆膜支架介入治疗降主动脉假性及夹层动脉瘤八例. 中华医学杂志, 2003, 83(10): 883-884.

14. 明建中,孙冰,曾志斌,等. 外科手术后假性动脉瘤的介入治疗. 介入放射学杂志, 2010, 19(2): 132-134.

15. 陈跃鑫,刘昌伟,李拥军,等. 降主动脉假性动脉瘤腔内治疗临床分析. 中华外科杂志, 2011, 49(10): 897-902.

16. 景在平,赵珺,赵志青,等. 胸主动脉夹层腔内隔绝术后内瘘的分型及意义. 中华实用外科杂志, 2002, 22(3): 154-156.

17. 董智慧,符伟国,王玉琦,等. 胸主动脉腔内修复扩展近端锚定区的探讨. 中华外科杂志, 2005, 43(13): 857-860.

18. Cooper DG, Walsh SR, Sadat U, et al. Neurological complications after left subclavian artery coverage during thoracic endovascular aortic repair: A systematic review and meta-analysis. Journal of vascular surgery, 2009, 49 (6): 1594-1601.

19. 司逸,符伟国,王玉琦,等. 胸主动脉腔内修复术封堵左锁骨下动脉的前瞻性研究. 中华外科杂志, 2009, 47(24): 1868-1872.

20. 张承磊,蔡红波,杨斌,等. 腹主动脉瘤腔内修复术中特殊远端锚定区的处理策略. 中华外科杂志, 2011, 49(10): 907-910.

21. 陈卓,丁文彬,袁瑞凡,等. 国产一体式分叉型覆膜支架治疗腹主动脉瘤的临床评价. 实用临床医药杂志, 2011, 15(3): 88-90.

22. 刘家祎,黄连军,范占明,等. 近端锚定区不足的胸主动脉覆膜支架置入术治疗分析. 中国医药, 2011, 6(11): 1287-1289.

23. Zheng J, Xu SD, Ren CW, et al. Application of the "branch-first technique" in Sun's procedure. Chinese Medical Journal, 2019, 132(4): 495-497.

24. Zheng J, Li JR, Xu SD, et al. Debranching thoracic endovascular aortic repair combined with ascending aortic aortoplasty. Chinese Medical Journal, 2019, 132(18): 2242-2243.

第六节 主动脉溃疡及壁间血肿

主动脉溃疡[也称穿透性动脉粥样硬化溃疡(penetrating atherosclerotic ulcer, PAU)]和主动脉壁间血肿(intramural hematoma, IMH)是急性主动脉综合征(acute aortic syndrome, AAS)的两种

常见类型,两种疾病可以并发存在,并且可以相互转化。近年来,随着人口老龄化、医学影像学技术的进步和临床医师对这些疾病认识提高,对此类疾病的检出率呈逐年递增趋势,其治疗也取得了突破性进展。

一、主动脉溃疡

(一)主动脉溃疡的临床表现、诊断及应思考的问题

穿透性动脉粥样硬化性溃疡(penetrating atherosclerotic ulcers, PAU)是 1934 年 Shennan 首先描述的主动脉疾病。目前普遍认为穿透性动脉粥样硬化性溃疡的定义为在主动脉粥样硬化斑块基础上形成的主动脉溃疡,其特征性病理改变是粥样硬化斑块破裂,穿透动脉内弹力层并在动脉壁中层内形成不同程度的主动脉壁间血肿。穿透性动脉粥样硬化性溃疡占到全部急性主动脉综合征的 2.3%~7.6%,通常为多发,大小 2~25mm,深度 4~30mm。大宗数据表明主动脉穿透性溃疡好发于降主动脉(62%)和腹主动脉(31%),少数也可发生于升主动脉或主动脉弓(7%),并且在 CT 和 MR 图像上有特征性表现。PAU 与典型主动脉夹层(aortic dissection, AD)及主动脉壁间血肿(aortic intramural hematoma, IMH)不同:典型的 AD 有原发内膜破口(入口)及再破口(出口),夹层间有持续活动血流,且有一定压力,病变主要位于内膜与中膜间;IMH 考虑多为主动脉壁滋养血管破裂,表现为中膜及外膜间凝固性血栓形成,往往无压力存在,内膜完整,与主动脉腔无血流交通;以上两种病变在主动脉壁内纵向延伸,范围广泛,可累及主动脉全程及分支。而 PAU 是沿主动脉横轴不断进展,侵犯中膜,甚至穿透外膜形成假性动脉瘤,PAU 无再破口,病变较局限,但可多发。穿透性动脉粥样硬化性溃疡可进展为 IMH、典型 AD 及假性动脉瘤。据西京医院自 2003—2013 年对 188 例穿透性动脉粥样硬化性溃疡患者统计,合并主动脉壁间血肿者占全部患者的 85%。文献报道约有四分之一的病例中溃疡可形成囊状或梭形假性动脉瘤,8% 的病例可导致透壁性主动脉破裂,发展成典型主动脉夹层则较为罕见。虽然胸主动脉溃疡出现症状时会有 50% 以上的胸主动脉破裂风险,但无症状的胸主动脉溃疡的自然病程仍然不能确定。因此,普遍认为穿透性动脉粥样硬化性溃疡是一个独立的疾病。CT 是诊断 PAU 的首选影像学方法。

1. 临床表现 目前普遍认为穿透性动脉粥样硬化性溃疡的易患人群为高血压、年龄偏大、伴有全身动脉粥样硬化病变的患者。文献报道穿透性动脉粥样硬化性溃疡的发生年龄明显高于主动脉夹层和主动脉壁间血肿的发生年龄,多为老年人、男性、吸烟、高血压,冠状动脉疾病,慢性阻塞性肺疾病,并发腹主动脉瘤等广泛的主动脉和主要分支血管动脉粥样硬化等。文献报道溃疡大于 7mm 的患者脑卒中的发生率为 39%,而伴有冠心病的发生率为 20%~40%。其最为典型的临床症状类似于典型主动脉夹层的急性胸痛或胸背部疼痛,部分患者表现为与肌肉骨骼无关的慢性背痛,见于继发囊状动脉瘤、主动脉夹层及溃疡持续进展穿透外膜的患者。大多数患者往往无任何大血管疾病表现,常常以其他心脑血管疾病就诊或为查体发现,化验检查可见 D- 二聚体特异性升高。仅根据症状和体征对穿透性动脉粥样硬化性溃疡诊断较为困难。

2. 影像学诊断 由于穿透性动脉粥样硬化性溃疡患者临床表现常无特异性,因此影像学诊断对于 PAU 的诊断及鉴别诊断尤为重要。随着影像学技术的提高,尤其是 64 排 CT 或更高的 CT 血管造影的应用,PAU 的诊断已较为容易。目前影像学诊断主要方法包括主动脉造影、CT 血管造影(CTA)及磁共振血管成像(MRI)。主动脉造影是一种有创的检查,既往曾是诊断主动脉夹层的"金标准",随着 CTA 及 MRI 等无创影像学技术的发展,目前已不作为诊断穿透性动脉粥样硬化性溃疡的首选手段。目前普遍认为,CTA 较主动脉造影更容易诊断 PAU,且易用于急诊。CTA 对腔内及血管壁内病变均能清晰显示,是 PAU 的最佳影像诊断方法。PAU 的 CTA 影像学表现主要是广泛主动脉壁粥样硬化和突出于主动脉腔的溃疡(或龛影),而没有内膜破口和夹层。CTA 不仅可提供三维血管图像,同时可提供横断影像显示血管壁结构和病变 CTA 能够明确 PAU

病变的范围以及病变的程度,特征性显示弥漫性主动脉壁粥样硬化改变,还可显示穿透性动脉粥样硬化性溃疡的并发症,包括假性动脉瘤和主动脉破裂等,是穿透性动脉粥样硬化性溃疡的优选影像学诊断方法。MRI可提供多序列图像显示增厚主动脉壁特征性病理改变,包括主动脉粥样硬化斑块、主动脉壁间血肿和附壁血栓等,其另一个优点是可评价穿透性动脉粥样硬化性溃疡伴血肿所形成时间的长短,即为新鲜出血或陈旧性血栓。MRI的主要缺点是不能良好显示内膜钙化斑块,可作为对PAU研究的辅助手段。

(二)主动脉溃疡发病机制的研究进展及思索

早期由于既往对PAU的认识不足,认为PAU是不典型的主动脉夹层,临床上也将其以主动脉夹层来诊断和治疗。随着影像学技术的发展,目前对这种主动脉病变日益了解,发现其发病机制、临床特点、治疗及转归与主动脉夹层存在明显区别。目前关于PAU普遍认为是一个特殊的临床和病理病变,其主要特点是溃疡穿透弹力膜进入中膜和不同程度的主动脉壁内血肿形成。早期的PAU局限于内膜层,不伴有壁内血肿。进展期的PAU动脉硬化斑块穿透内弹力膜进入中膜,中膜暴露在搏动的动脉血流中,造成出血进入主动脉壁内,但与主动脉夹层不同,不伴有"飘动的内膜",溃疡较深者可累及外膜。

根据临床推断及影像学资料对比研究,PAU与主动脉夹层、IMH等其他急性主动脉综合征病变存在密切关系,并可发生相互演变:PAU沿动脉中膜进展,可形成壁内血肿或主动脉夹层;PAU向外进展、穿破外膜,可引起主动脉破裂或形成假性动脉瘤;此外,由于PAU破坏弹力板层并使中膜退变,还可引起动脉局部管腔扩张,形成真性动脉瘤。

(三)主动脉溃疡的治疗对策及评价

未经治疗的主动脉穿透性溃疡患者的自然病程包括溃疡的扩大,直至最后形成囊状或梭形动脉瘤,形成壁间血栓,同时还可导致晚期主动脉破裂。患者治疗的依据应该包括年龄、性别、溃疡的位置以及动脉瘤的增长速度或是否已存在主动脉破裂。

目前对穿透性动脉粥样硬化性溃疡的自然病程和预后结果了解不多,也没有肯定的治疗方案。根据患者的个体情况可分为:①内科保守治疗;②外科治疗;③介入治疗。20世纪90年代初胸主动脉覆膜支架腔内修复术(thoracic endovascular aortic repair,TEVAR)的开展应用,由于创伤小、安全性好、技术成功率高等优点,已成为PAU患者的一线治疗方法。无论哪种治疗手段的选择均基于改善患者临床症状,提高患者生活质量,延长患者寿命。根据目前国际国内文献报道及多中心临床观察,目前普遍认为对于无症状的患者,同时影像学资料提示溃疡浸润较浅,累及范围较小,可给予积极处理相关危险因素,或因患者年龄较大且病变广泛,合并高血压、多发溃疡、多脏器受累或其他并发症,外科手术难度较大或伴有较高的并发症和死亡率,这种情况也需定期观察随访,保守治疗。对于溃疡发生于胸降主动脉的患者,如果出现持续或反复的疼痛、血流动力学不稳定、形成假性动脉瘤或主动脉破裂的征象,此时积极干预会明显提高患者生存率,需考虑进行介入或手术干预,尤其是早期行胸主动脉覆膜支架腔内修复术,往往具有良好的效果,其治疗成功率与典型B型夹层腔内治疗效果相当;对于溃疡发生于主动脉弓部患者,也可采用外科手术和介入治疗技术结合的"杂交"手术方法,以降低手术治疗风险;对于溃疡发生于升主动脉的患者,则需行开胸外科治疗。

二、主动脉壁间血肿

(一)主动脉壁间血肿的临床病理表现、诊断及应思考的问题

主动脉壁间血肿(aortic intramural hematoma,IMH)被视为主动脉夹层的一种特殊类型或先兆病变,即称为"没有内膜破口的主动脉夹层"。IMH占到全部急性主动脉综合征的10%~25%,当主动脉壁出现>0.5mm圆形或新月形加厚,同时不伴有血液的流动,即可诊断为IMH。多数学者认为主动脉壁间血肿是由于主动脉壁内滋养血管自发破裂出血,引起主动脉壁环形或新月形增厚,增厚的主动脉壁没有内膜撕裂或溃疡样病变和真假腔血流交通。因此,无论用任何影像学检

查方法,证明没有内膜片和没有内膜撕裂口或溃疡样病变是诊断原发性主动脉壁间血肿的先决条件。

1. **临床表现** 主动脉壁间血肿临床症状特异性较差,多数表现为突发性的胸背部或仅背部剧烈疼痛,短时间不能缓解,一部分患者需要给予止痛处理症状才可控制。急性期表现与PAU、AD类似。根据血肿累及的部位不同,临床症状各不相同,发生在升主动脉可能出现心包积液、主动脉瓣关闭不全,患者伴有胸闷、气短。发生在腹主动脉,少部分患者仅表现为腹部疼痛不适,查体疼痛固定,腹部无反跳痛,临床上需认真与急腹症鉴别。若主动脉血肿累及髂动脉分支,且造成管腔相对性狭窄,患者会出现下肢疼痛、麻木,皮温发凉等表现,此种情况发生极少,但要引起重视。疼痛的程度及范围取决于血肿的厚度及累及的范围。一般来讲,血肿越厚,患者疼痛程度越重,其进一步发展为主动脉夹层的可能性越大。

2. **影像学诊断** 主动脉壁间血肿与主动脉夹层和穿透性动脉粥样硬化性溃疡有着类似临床表现,基于临床症状和体征对主动脉壁间血肿与主动脉夹层或穿透性动脉粥样硬化性溃疡的诊断和鉴别诊断较困难。影像学被认为是主动脉壁间血肿诊断最重要的方法。

(1) X线血管造影:尽管X线血管造影被认为是血管疾病诊断的"金标准",但一些研究表明它对主动脉疾病诊断并不十分精确。原发性主动脉壁间血肿没有内膜断裂,即没有内膜破口、溃疡样病变和真腔与假腔交通,造影剂不能进入壁间显影,使85%以上的主动脉壁内血肿的患者容易漏诊。因此,血管造影检查并不作为IMH的首选诊断方法。

(2) 经食管超声心动图(TEE):TEE是主动脉疾病诊断最重要的影像学方法之一。由于血管图像分辨率高,TEE能清晰地显示主动脉的解剖和病理。典型主动脉壁间血肿的TEE表现是环形或新月形主动脉壁增厚,不伴有内膜断裂,主动脉腔与主动脉壁间血肿也无血流交通。TEE证实主动脉管腔表面光滑,增厚的主动脉壁在内膜下应考虑为主动脉壁间血肿,而主动脉管腔表面不

规则,增厚的主动脉壁在内膜上应考虑为主动脉腔内血栓。考虑经食管超声对患者刺激较大,并且主动脉疾病患者本身血管质量较差,容易刺激血管进一步加重血管病变,该方法也不作为诊断主动脉壁内血肿的首要诊断方法。

(3) 主动脉CTA:自20世纪90年代早期螺旋CT问世以来,CT血管成像(CTA)一直被视为主动脉疾病诊断最主要的方法之一,特别是对急性主动脉综合征的诊断与MRI相比有许多优势。影像学诊断主动脉壁间血肿的主要依据是主动脉壁呈环形或新月形增厚,其厚度≥5mm,没有内膜破口或真假腔血流交通。基于影像学特征,CTA对主动脉壁间血肿的诊断和与主动脉夹层的鉴别诊断并不困难。主动脉壁间血肿在CTA的主要影像学特征是:①环形或新月形增厚的主动脉壁无强化,与主动脉腔相比呈明显低密度。②没有内膜断裂征象,包括没有内膜破口、没有溃疡样病变和没有血肿强化。③主动脉腔内缘表面光整。另外,钙化内膜向主动脉腔内移位也是CT诊断主动脉壁间血肿的重要征象。由于具有诊断检出率高(>96%)等优势,主动脉CTA目前已成为诊断主动脉壁内血肿的首要诊断方法。

(4) 主动脉MRI:IMH的MRI特征性表现为:增厚的主动脉壁呈环形或新月形异常高信号,没有内膜断裂(包括内膜破口和溃疡样病变)和强化征象。当临床遇到IMH与动脉粥样硬化的鉴别时,由于主动脉增厚、血栓或血栓形成的夹层使CT难以分辨时,可以选择磁共振检查,应用电影梯度回波序列方法,能够起到较好的诊断效果。与诊断PAU相同,MRI目前仅作为对IMH研究的辅助手段。

(二)主动脉壁间血肿发病机制的研究现状及思索

目前IMH的病因并不十分清楚,可能与高血压、主动脉粥样硬化、主动脉溃疡、Marfan综合征、Turner综合征、结缔组织病、主动脉瘤、吸食毒品等有关。

虽然IMH临床表现与急性主动脉夹层极为相似,但是其病理完全不同于主动脉夹层。目前对于IMH发病机制有两种观点:第一,大部分学

者认为 IMH 系主动脉滋养血管自发破裂形成主动脉壁间血肿。第二,一些学者认为穿透性动脉粥样硬化性溃疡或溃疡样病变可能是主动脉壁间血肿形成原因之一。无论壁内血肿是来自滋养动脉破裂,还是来自主动脉腔内血液,IMH 及 PAU 的发生均与弥漫的主动脉粥样硬化密切相关。主动脉溃疡是 IMH 的原因还是结果,目前尚不清楚。部分学者的研究表明,内膜破损与 IMH 的形成密切相关。在临床上,IMH 越来越年轻化,并且一部分患者主动脉或其外周主要动脉并未发现明显的粥样硬化。本中心自 2001 年至 2012 年 107 例主动脉壁内血肿患者中,30% 的 IMH 年龄在 40 岁以下,主动脉及颈部血管并未发现明显的斑块或钙化。但手术当中发现主动脉中层弹性差,弹力层较脆。主动脉壁内血肿的发病机制,考虑与某种基础疾病存在,多种影响因素并存,外在因素共同诱发导致。对于主动脉壁间血肿的发病机制还需要更为深入的研究和大量的临床病例的总结。

(三)主动脉壁间血肿的治疗对策及评价

IMH 的临床过程不尽相同,一般有以下几种:主动脉壁内的血肿自然吸收;主动脉夹层形成;形成动脉瘤;主动脉壁破裂。关于 IMH 的预后,不同的报道其转归不同:有报道认为尽管患者积极接受药物治疗,但 IMH 仍可能进展为典型 AD,占病例的 33%,其他的报道,IMH 进展形成典型 AD 或动脉瘤,占病例的 40%;根据国际注册急性主动脉夹层研究(IRAD)报道,IMH 累及升主动脉(A 型 IMH)的急性死亡率较 IMH 累及主动脉弓和降主动脉的 4 倍,其研究同时认为,IMH 患者主动脉直径小于 4.0~4.5cm,壁间血肿厚度小于 1.0cm,积极控制血压,主动脉壁间血肿更倾向于自然吸收。

临床中 IMH 的治疗策略如同典型主动脉夹层一样,根据病变范围不同,分为 A 型和 B 型主动脉壁间血肿,不同类型 IMH 其治疗策略亦有不同及争论。目前认为 IMH 具有"恶性"的临床特点,尤其是位于升主动脉的 A 型 PAU,如果仅行内科保守治疗,大部分患者将进展成主动脉夹层、囊性动脉瘤或者破裂。因此及时并且选择合适的治疗方案,对于挽救患者的生命是十分必要的。

A 型 IMH 累及升主动脉,平均占所有 IMH 的 40%,极为凶险,可进展形成典型主动脉夹层、动脉瘤或主动脉壁破裂,并可侵犯心包或主动脉瓣引起急性心包积液(血)、主动脉瓣关闭不全和胸腔积液等,其中心包积液是 A 型 IMH 的一个主要临床症状,在 75%~100% 的 A 型 IMH 的患者中均有发生。目前国际指南认为:对于病情发展迅速的和随访过程中发现形成主动脉夹层的 IMH 患者需要急诊进行外科手术治疗;而对于升主动脉直径大于 50mm 或壁间血肿厚度大于 12mm 的 A 型 IMH 患者同样建议早期手术治疗;对于升主动脉直径小于 50mm 或壁间血肿厚度小于 11mm 的 A 型 IMH 老年患者,也可以选择控制血压、镇痛及定期影像学复查的保守策略。尽管手术治疗有着不确定的风险,但对于 A 型 IMH 术治疗后的 30d 死亡率为 18%,而仅仅药物治疗的 30d 死亡率为 60%。

对于 B 型 IMH 的治疗,根据是否伴有主动脉溃疡可以分为两种情况。不伴有主动脉溃疡的 B 型 IMH,并且相对稳定,只需要积极进行控制血压的治疗和定期复查主动脉 CT 及随访(I,C 级证据等级)。而伴有主动脉溃疡(PAU)的 B 型 IMH,病情不稳定,易进一步发展。尽管有报道称伴有 PAU 的 IMH 患者中 85% 的患者的壁内血肿吸收消失,但如果患者出现不能控制的疼痛、胸腔积液增多、IMH 伴随的 PAU 的最大直径≥10mm、IMH 累及范围增大、主动脉直径进行性增大、壁间血肿厚度的增加等都应该积极进行治疗,首选行血管内覆膜支架植入治疗(IIa,C 级证据等级)。

总之,IMH 是一种潜在的致死性疾病,需要谨慎处理以避免相关并发症,运用先进的诊疗设备对 IMH 做出准确而快速的诊断,并且及时采取合适的治疗方案,是使患者脱离生命危险和获得良好预后的关键。

(杨　剑)

参 考 文 献

1. Bossone E, LaBounty TM, Eagle KA. Acute aortic syndromes: Diagnosis and management, an update. European heart journal, 2018, 39: 739-749.

2. Chin AS, Willemink MJ, Kino A, et al. Acute limited intimal tears of the thoracic aorta. Journal of the American College of Cardiology, 2018, 71: 2773-2785.

3. Chou AS, Ziganshin BA, Charilaou P, et al. Long-term behavior of aortic intramural hematomas and penetrating ulcers. The Journal of thoracic and cardiovascular surgery.2016, 151: 361-372, 373 e361.

4. DeMartino RR, Sen I, Huang Y, et al. Population-based assessment of the incidence of aortic dissection, intramural hematoma, and penetrating ulcer, and its associated mortality from 1995 to 2015. Circulation. Cardiovascular quality and outcomes, 2018, 11: e004689.

5. Eggebrecht H, Plicht B, Kahlert P, et al. Intramural hematoma and penetrating ulcers: indications to endovascular treatment. European journal of vascular and endovascular surgery: the official journal of the European Society for Vascular Surgery, 2009, 38: 659-665.

6. Erbel R, Aboyans V, Boileau C, et al. 2014 esc guidelines on the diagnosis and treatment of aortic diseases: Document covering acute and chronic aortic diseases of the thoracic and abdominal aorta of the adult. The task force for the diagnosis and treatment of aortic diseases of the european society of cardiology (esc). European heart journal, 2014, 35: 2873-2926.

7. Evangelista A, Dominguez R, Sebastia C, et al. Long-term follow-up of acute intramural hematoma: predictors of outcome. Circulation, 2003, 108: 583-589.

8. Evangelista A, Maldonado G, Moral S, et al. Intramural hematoma and penetrating ulcer in the descending aorta: Differences and similarities. Annals of cardiothoracic surgery, 2019, 8: 456-470.

9. Ganaha F, Miller DC, Sugimoto K, et al. Prognosis of aortic intramural hematoma with and without penetrating atherosclerotic ulcer: a clinical and radiological analysis. Circulation, 2002, 106: 342-348.

10. Gulhane A, Litt H. Acute coronary and acute aortic syndromes. Radiologic clinics of North America, 2019, 57: 25-44.

11. Kouchoukos N, Blackstone E, Doty D, et al. Kirklin/Barrat-Boyes Cardiac Surgery.3rd ed. Churchill Livingstone, 2003: 1820-1849.

12. Lombardi JV, Hughes GC, Appoo JJ, et al. Society for vascular surgery (svs) and society of thoracic surgeons (sts) reporting standards for type b aortic dissections. Journal of vascular surgery, 2020, 109 (3): 959-981.

13. Mohr-Kahaly S, Erbel R, Kearney P, et al. Aortic intramural hemorrhage visualized by transesophageal echocardiography: findings and prognostic implications. J Am Coll Cardiol, 1994, 23: 658-664.

14. Murray JG, Manisali M, Flamm SD, et al. Intramural hematoma of the thoracic aorta: MR image findings and their prognostic implications. Radiology, 1997, 204: 349-355.

15. Nathan DP, Boonn W, Lai E, et al. Presentation, complications, and natural history of penetrating atherosclerotic ulcer disease. Journal of vascular surgery, 2012, 55: 10-15.

16. Nazerian P, Mueller C, Soeiro AM, et al. Diagnostic accuracy of the aortic dissection detection risk score plus d-dimer for acute aortic syndromes: The advised prospective multicenter study. Circulation, 2018, 137: 250-258.

17. Oderich GS, Karkkainen JM, Reed NR, et al. Penetrating aortic ulcer and intramural hematoma. Cardiovascular and interventional radiology, 2019, 42: 321-334.

18. Patel HJ, Sood V, Williams DM, et al. Late outcomes with repair of penetrating thoracic aortic ulcers: the merits of an endovascular approach. The Annals of thoracic surgery, 2012, 94: 516-522; discussion 522-523.

19. Roos JE, Willmann JK, Weishaupt D, et al. Thoracic aorta: motion artifact reduction with retrospective and prospective electrocardiography-assisted multi-detector row CT. Radiology, 2002, 222: 272-277.

20. Stanson AW, Kazmier FJ, Hollier LH, et al. Penetrating atherosclerotic ulcers of the thoracic aorta: natural history and clinicopathologic correlations. Ann Vasc Surg, 1986, 1: 15-23.

21. Tsai TT, Nienaber CA, Eagle KA. Acute aortic syndromes. Circulation, 2005, 112: 3802-3813.

22. Weiss S, Sen I, Huang Y, et al. Cardiovascular morbidity and mortality after aortic dissection, intramural hematoma, and penetrating aortic ulcer. Journal of vascular surgery, 2019, 70: 724-731, e721.

23. Zhao DL, Liu XD, Zhao CL, et al. Multislice spiral ct angiography for evaluation of acute aortic syndrome. Echocardiography, 2017, 34: 1495-1499.

24. 景在平，冯翔. 急性主动脉综合征诊治进展. 中华普外科手术学杂志, 2009, 3(3): 17-19.

25. 李淑珍, 朱宪明, 刘志平, 等. Stanford B 型主动脉穿透性粥样硬化性溃疡腔内治疗临床分析. 岭南心血管病杂志, 2015, 21(06): 791-793.

26. 刘刚, 郑德志, 陈彧, 等. 主动脉壁间血肿的诊断与治疗. 中国胸心血管外科临床杂志, 2014, 21(05): 690-692.

27. 梅菲. 主动脉壁间血肿与 B 型主动脉夹层的单中心回顾性研究. 华中科技大学, 2014.

28. 杨晓彤, 熊爱华, 葛明亮. 256 层螺旋 CT 对主动脉穿透性动脉粥样硬化性溃疡的评价. 医学影像学杂志, 2019, 29(11): 1857-1860.

29. 张兆琪. 心血管疾病磁共振成像. 北京: 人民卫生出版社, 2007: 219-242.

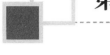

第五章　其他心脏疾病

第一节　缩窄性心包炎

一、漫长的认识过程

虽然人类最早对心包的认识可以追溯到公元前460年,但直到18世纪,缩窄性心包炎(constrictive pericarditis)的临床及病理特征才得以揭开。据文献记载,1761年Morgagni报道了7例缩窄性心包炎的病例,并且指出心脏因血液回流受限而有心脏压塞的风险。1873年Kussmaul首次提出"奇脉"这一概念,同时指出缩窄性心包炎患者在吸气时伴有静脉压升高,这种现象被定义为Kussmaul征。1913年Rehn等人分享了心包切除手术的经验。在1929年,美国心脏外科医生Churchill首次为缩窄性心包炎患者进行了心包切除术。

定义及病因的演变与启示:

缩窄性心包炎,有时也被称为慢性缩窄性心包炎,是由于心包的慢性炎症性病变导致脏壁层心包粘连、增厚,而使心脏的舒张充盈受限,导致一系列循环功能障碍的疾病。在过去的30年时间里,缩窄性心包炎的病因已发生了显著变化。感染性因素(特别是结核)引起的缩窄性心包炎已降低,而因心脏手术(尤其是在发达国家)和胸部的放射性治疗的因素开始上升。Bertog S等在2004年发表在*Journal of the American College of Cardiology*(*JACC*)上的单中心研究显示,在过去的24年中,由特发性(指目前原因尚不明确,排除了既往心脏手术、既往胸部放疗、已知病毒或细菌感染等明确原因外的总和)因素引起的缩窄性心包炎占47%,其次分别为心脏手术及胸部放疗。美国国家医学图书馆(MedlinePlus)网站的研究数据显示,在美国心脏手术已成为缩窄性心包炎的首要病因,胸部的放射性治疗位列第二,结核仅占2%左右。而在非洲和印度等地,结核仍然是最主要的因素。特发性因素也是引起缩窄性心包炎的一个重要病因,此外自身免疫性疾病、结节病、药物(如低剂量卡麦角林)等因素也有陆续报道。在我国,根据已有报道文章及笔者多年的临床经验,特发性因素及结核性因素引起的缩窄性心包炎仍占重要地位,手术及放射相关性缩窄性心包炎并不多见。近年来,随着我国卫生事业和心胸外科的发展,接受心脏手术及胸部放射治疗的患者明显增多,笔者推测我国未来缩窄性心包炎的病因谱将向发达国家靠近。

心脏手术引起的缩窄性心包炎并不是心脏术后常见的并发症,其发生率也没有明确的数据,据估计有2%~3%,甚至更高一些,但根据作者所在单位多年的临床经验,只有极个别患者心脏术后发生缩窄性心包炎。有大样本的研究报道,心脏术后发生缩窄性心包炎的时间差异很大,从1个月到204个月不等,因此在随访过程中应时刻关注此并发症的可能,特别是当患者出现心脏术后不能解释的心力衰竭及呼吸困难时应提高警惕。尽管目前因各类心脏手术继发的缩窄性心包炎的病人数不断增加,但根据现有的研究数据,尚不能阐明心脏手术类型与缩窄性心包炎发生率的相关性。心脏手术后的缩窄性心包炎具有独特的病理生理特点,不同于其他原因引起的缩窄性心包炎,自40年前第一次描述心脏术后缩窄性心包炎至今没有确切的病理生理解释此发生过程。Gaudino M等(Ann Thorac Surg,2013)第一次系统性总结并提出了心脏手术引起的缩窄性心包炎的病理生理模型(图2-5-1)。而与放疗的相关性研究,本章作者早年在*Ann Thorac Surg*上发表的一篇文章总结并分析出了引起放疗性缩窄性心包炎手术预后不佳的原因,包括心肌纤维化、肺损伤、冠状动脉损伤、传导束受损、瓣膜功能障碍等。

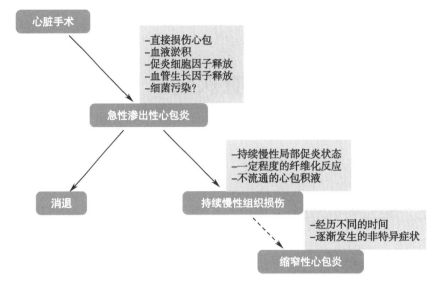

图 2-5-1　心脏手术引起缩窄性心包炎的病理生理发展模型

二、病理生理改变的基本特点

病理解剖发现,缩窄性心包炎是因心包的脏壁层增厚、粘连,在心表面形成一厚薄不均的硬壳(图 2-5-2),显微镜下常可见脏层与壁层心包纤维化,这些病变的心包组织常与邻近的心肌组织相粘连。粘连最常见于心室表面,心房和大动脉次之,约 50% 患者可出现心包的钙化。心包增厚程度不一,一般在 0.3~0.5cm,可以不增厚,据 Nishimura 等报道称约 20% 手术证实为缩窄性心包炎患者术前影像学不表现为心包增厚,较厚者可以达 1cm 以上,增厚最显著的部位常见于心脏移动性较小的位置,如心脏后下方及膈面。

正常人心包腔内压力与胸膜腔内压力相似,

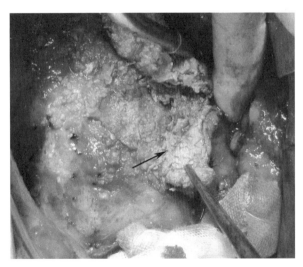

图 2-5-2　缩窄性心包炎患者心包增厚
粘连形成大片钙化灶(箭头)

低于大气压。在缩窄性心包炎时,心室的充盈快速地发生在舒张早期,舒张早期结束后,心室容量不再增加。心室的收缩功能通常是完好的。呼吸运动对心动周期的影响体现在肺毛细血管楔压受到吸气相胸腔内压力下降的影响,而左心室压因缩窄心包的屏蔽而不受呼吸运动导致的压力变化影响。吸气时降低了肺毛细血管楔压和左房压,而不影响左室压力,因此压力阶差的降低阻碍了左室充盈。而在舒张期右心室充盈时可以观察到相反的变化。缩窄性心包炎的生理学结局主要是因心包内的容量受限及心室的充盈受损引起。增厚、粘连、钙化、缩窄的心包对心脏及出入心脏大血管的压迫和束缚,导致了体、肺循环系统淤血、静脉压力升高,患者常表现为颈静脉怒张、肝大、腹腔和胸腔积液等右心衰竭的症状,这需要与限制性心肌病等相鉴别,详见鉴别诊断部分内容。左心舒张充盈受限引起的肺循环淤血,可致呼吸困难,胸腹水的出现将加重这一症状,并可导致低蛋白血症。

三、临床表现的基本特点与罕见症状、各种诊断方法的局限与不足

(一)症状

患者常表现出液体滞留和心输出量减低的症状,前者可表现为胸闷、呼吸困难、下肢水肿、腹水、胸腔积液等,后者可出现劳力性呼吸困难、食欲减低、心悸、乏力、运动不耐受等。部分患者可有一些罕见表现,如咳嗽时晕厥,对于其发生机制,目前尚不清楚。

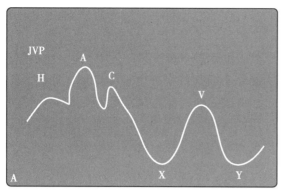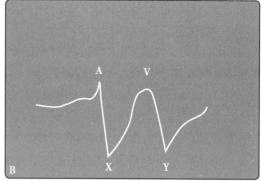

图 2-5-3　正常颈静脉脉冲与快速舒张充盈期颈静脉脉冲比较

A. 正常颈静脉脉冲（JVP）；B. 快速 Y 和 X 的下降反映了缩窄性心包炎和限制型心肌病的快速舒张充盈

（二）体征

颈静脉怒张，吸气相颈静脉压力升高（Kussmaul 征）是缩窄性心包炎的特征，但并不是特异性征象，因为也可见于限制型心肌病；患者肝脏常呈无痛性增大。Kussmaul 征和心包叩击音（pericardial knock）是缩窄性心包炎的重要征象，但心包叩击音与第 3 心音较难鉴别，因为两者的起源是相似的，都是舒张早期心室快速充盈而导致心室震动。弗里德赖希征（Friedreich sign）被认为是缩窄性心包炎最具有特异性的体征，是颈静脉波动描记曲线中快速而短暂 Y 下行波（图 2-5-3），反映了舒张早期快速充盈状态，同时可以反映出血流动力学受损的严重程度。奇脉是心脏压塞的重要体征，在缩窄性心包炎中不常见。

（三）胸片

心脏轮廓可正常或异常，心脏外形可因心包增厚、粘连致两侧心缘变直、僵硬而成为三角形或二尖瓣形。20%~30% 的患者可在 X 线上观察到心包钙化（图 2-5-4），心包钙化是缩窄性心包炎较为特异性的改变，常在侧位，钙化多分布于右心室胸骨面及膈面。

（四）心电图

无明显特异性，多数患者有 QRS 波群低电压，T 波倒置常提示有心肌缺血，部分患者可出现房颤。

（五）超声心动图

典型的缩窄性心包炎可显示心包回声增强、增厚、僵硬，双房增大，舒张中晚期室壁运动受限，下腔静脉及肝静脉扩张等，脉冲多普勒显示二尖瓣口血流随着呼吸发生明显变化，表现为舒张早期二尖瓣前向血流最大流速吸气时减小，呼气时增加，且变化幅度常超过 25%。

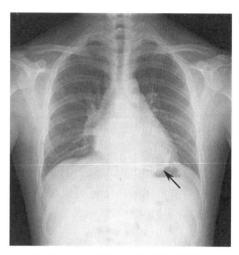

图 2-5-4　缩窄性心包炎患者胸部
X 线片见钙化带（箭头）

（六）心脏 CT 和 MRI

CT 对于诊断缩窄性心包炎是有帮助的，CT 常可显示增厚的心包（>4mm）及钙化（图 2-5-5）。缩窄性心包炎时，CT 可显示正常大小的心室，扩

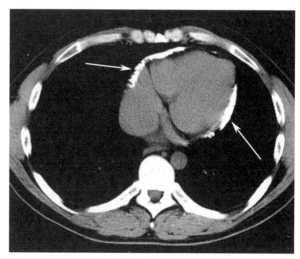

图 2-5-5　缩窄性心包炎患者 CT 示心包
钙化明显（箭头所指）

大的右房、下腔静脉、肝静脉及移位的室间隔。然而如前所述,有近20%的手术患者的术前CT并无心包增厚性改变,因此,CT上未发现增厚的心包并不能除外缩窄性心包炎。反之,即使术前CT发现心包增厚,也不能确诊为缩窄性心包炎,因为这可以是心脏术后的急性心包改变、急性心包炎的演变期或者是心包新生物形成等引起。MRI对于显示心包的增厚及下腔静脉的扩张更为清晰。MRI上,因纤维变性或钙化引起的增厚心包,在T1、T2相及电影序列上均呈低信号。

(七)心导管检查

心导管检查在识别有典型血流动力学改变的缩窄性心包炎患者有帮助,这些改变包括心室的快速充盈及心脏四腔舒张末压相等,心室压力在舒张晚期急剧上升,在心导管描记曲线上表现为"方根征"(指因缩窄性心包炎患者舒张早期充盈压正常,而舒张末期的充盈压则大大提高,这种充盈压的急剧升高,在心导管描记曲线上表现为类似数学根号符的形状),但也见于限制性心肌病患者。心导管检查的优势在于还可以评估有无冠心病及进行心肌活检等。

四、鉴别诊断

缩窄性心包炎应与哪些疾病相鉴别,又应该怎么鉴别呢?从疾病的发病机制入手再结合相应的临床表现,我们发现将缩窄性心包炎与限制型心肌病相鉴别是非常重要的,因为缩窄性心包炎

是可以通过外科手术治愈的,而限制型心肌病除了心脏移植外,目前尚缺乏有效的治疗措施。从两者的病理生理学角度入手(缩窄性心包炎与限制性心肌病的病理生理学区别详见表2-5-1),我们可以找到一些基本的鉴别点。心肌活检可以显示两者病理改变的本质差别,限制型心肌病可表现出淀粉样变性或纤维素样变性,而缩窄性心包炎常为正常的心肌。更进一步,有学者总结出了两者较详细的鉴别点(表2-5-2)。超声心动图、CT及MRI可以用于确定心包厚度及钙化程度,从而为缩窄性心包炎的诊断提供重要的信息。如前述,心脏手术、纵隔放疗后引起缩窄性心包炎很少有心包钙化,即CT及MRI并不能有效判断这

表 2-5-1 缩窄性心包炎和限制型心肌病的病理生理学差异

	缩窄性心包炎	限制型心肌病
发病机制	缺乏弹性的心包限制了心脏容积而导致心室充盈受损	心室本身舒张充盈受损
生理反应	心腔内压力不受到胸腔内压力变化影响	正常的呼吸胸腔内压力的变化影响到心腔内压力
心室交互运动	明显增强	不变
心肌内在功能	正常	异常

表 2-5-2 缩窄性心包炎和限制型心肌病的鉴别要点

特征	缩窄性心包炎	限制型心肌病
病史	特发性、感染性、心脏手术、创伤、放射治疗或胶原血管病	浸润性疾病(淀粉样变或结节病)、放疗或心脏手术
颈静脉波形	明显的短阵Y下行波	持续时间更短的Y下行波
心脏听诊	第3心音伴有高音调心包叩击因,无第4心音 常无二尖瓣或三尖瓣反流	第2、3心音增强伴低音调三音率,出现第4心音有二尖瓣或三尖瓣反流
胸片	心包钙化(20%~30%患者)心影可扩大,肺静脉淤血,双侧胸腔积液少见	罕见心包钙化,心脏轻度扩大,双房增大伴肺静脉淤血,双侧胸腔积液较多见
心电图	振幅减低(<50%),房颤,P波锯齿状增宽	振幅增高或减低(淀粉样变),房颤,去极化异常,病理性Q波和房室传导受损,P波可增宽且振幅增高
超声心动图	心包厚度,室壁厚度正常,快速的舒张早期充盈,室间隔移位	室壁增厚,心瓣膜增厚(淀粉样蛋白),颗粒泡沫状纹理(淀粉样蛋白)

续表

特征	缩窄性心包炎	限制型心肌病
多普勒研究	吸气时右心室收缩速度增加而左心室收缩速度下降,呼吸变化 <15%,呼气增强肝静脉舒张期血流逆转	吸气时右心室与左心室收缩速率降低,吸气增强肝静脉舒张期血流逆转(>25%),二尖瓣反流而三尖瓣无反流,左心室舒张末压常大于右心室舒张末压 5mmHg
心导管检查	右心室舒张末压等于左心室舒张末压,右心室收缩压 <50mmHg,右心室舒张末压大于1/3 右心室收缩压	
心脏 CT 或 MRI	多数患者心包增厚,钆对比剂注射后心包的明显强化提示炎症	心包厚度正常,钆对比剂延迟强化提示心肌层炎症(如浸润性心肌病)
心肌活检	可正常、非特异性肥大或心肌纤维化	可揭示病因如浸润性原因
心脏生物标志物	BNP 升高	BNP 正常或轻度升高

类缩窄性心包炎。对于有心包增厚的患者,诊断相对显得简单些,相反,当心包不增厚时,则依靠超声心动图动态地观察整个呼吸周期的变化。正常情况下在吸气时,左右心室收缩压升高是同步的,但在缩窄性心包炎患者会表现出吸气时压力升高的不协调性,这个变化在鉴别诊断中非常重要。其他还需与如下疾病相鉴别,如心力衰竭、肝硬化、三尖瓣狭窄等。

五、诊断面临的难点及应思考的问题

就目前的临床经验来讲,缩窄性心包炎的诊断与鉴别仍是一个较大的挑战。原因如下:①对于有胸部放疗病史的患者,缩窄性心包炎与限制性心肌病可同时发生,特别是在症状不典型或复杂患者,给诊断带来极大的挑战。②非典型性缩窄性心包炎及其特点:典型的缩窄性心包炎较容易诊断,有些患者临床表现较轻且病程较短,这类患者的血流动力学具有"伸缩性"的特点,而不是刚性收缩,从某种意义上讲,它的压迫症状介于心脏压塞和刚性收缩之间,因而给诊断带来一定的难度。另外,J Sagrista-Sauleda 报道,约 18%(与 Nishimura 研究结果相似)的缩窄性心包炎患者术中发现心包并未增厚(<2mm),这类患者常见于心脏手术及胸部放疗后,并指出此类患者一经诊断,手术效果较心包增厚患者佳。短暂性缩窄性心包炎(transient constrictive pericarditis)患者需要引起重视,尽管大部分急性心包炎患者可最终痊愈,部分患者转变为缩窄性心包炎,也有

一部分患者可先变现为短暂性心包受限,而这部分患者中有 10%~20% 可被内科药物治疗治愈,因此在决定手术前,给予一定时间的内科药物治疗是非常必要的。渗出性缩窄性心包炎(effusive constrictive pericarditis)的特点是当心包内压力因心包积液被去除而降至正常水平时,右心房及心室舒张末期压力仍较高。渗出性缩窄性心包炎的大部分病因为特发性。Sagrista-Sauleda J 和 Hancock EW 在 2004 年提出了渗出性缩窄性心包炎的诊断标准,即心包穿刺后右房压力不能下降一半或不能降至 10mmHg 以下可诊断为渗出性缩窄性心包炎。当然这个诊断标准有缺陷之处,因为右心衰竭或三尖瓣反流时,心包穿刺术不能降低右房压力,所以渗出性缩窄性心包炎的诊断还有待于进一步研究和完善。有患者可表现为暂时性的,也有些可自行缓解,特别是在特发性渗出性缩窄性心包炎时,对于那些不能缓解的患者,需要行心包切除术。

六、治疗过程中值得探讨的问题

(一)治疗方案及原则

控制原发病后,尽早实施手术以避免发展到心源性恶病质,严重肝功能不全等并发症,从而影响预后。对于晚期有淤血症状、有手术禁忌证或高手术风险患者,药物治疗旨在控制症状,但在有手术指征时绝不应耽误手术,因为晚期患者若耽误了手术死亡率较高,且预后不佳。对于有结核感染者,应正规抗结核治疗,待病情稳定后行心包切除术。

化脓性心包炎发展至一定阶段,可形成化脓性感染合并心包缩窄的局面,当心包引流加抗感染无效或症状严重时,应尽早实施心包切除术。

(二)药物治疗研究新进展

有一部分反复发作性心包炎可最终演变为缩窄性心包炎,截至目前尚未发现可治愈缩窄性心包炎的药物。但过去几十年的努力,在药物治疗复发性心包炎方面上已取得一定程度的进展。自 Guindo J 第一次发现秋水仙碱可降低心包炎的复发率以来,秋水仙碱在临床上逐渐得到了重视,并多次被各国学者证实具有降低心包炎复发率的效果。欧洲心脏病学会指南 2004 版将秋水仙碱列为急性心包炎的初始攻击(initial attack)和预防用药(B级证据,Ⅱa类推荐)。Imazio M 等一项随机、双盲、对照、多中心临床研究进一步证实,秋水仙碱可降低心包炎的复发率,降低危险因素,改善症状,增加1周恢复率,且无严重不良反应。近十年在经过多个临床研究验证后,欧洲心脏病学会心包疾病诊断和治疗指南 2015 版,推荐秋水仙碱联合非甾体类抗炎药作为急性和复发性心包炎的一线治疗药物。对于秋水仙碱的作用机制,目前尚不完全清楚。

(三)缩窄性心包炎手术适应证及禁忌证

缩窄性心包炎自然预后欠佳,未经治疗者多数于数年内因病情恶化而死亡,进展缓慢者,严重影响生活质量。目前学者普遍认为缩窄性心包炎一经诊断,应在急性期症状控制后行心包切除术,解除心脏压迫,这是治疗缩窄性心包炎的唯一方案。而对于放射性心包炎,因心肌、冠脉、心内膜等全心可能均受到不同程度损伤,心包剥脱术死亡率高,远期效果差。近些年国内外医院开始尝试行心脏移植手术,远期效果还有待更大样本的研究。

手术禁忌证即那些可导致心包切除术后预后不佳的高危因素,详见本章心包切除术预后及预测因素部分。

(四)术前准备与思考

积极的术前准备对于确保手术顺利进行、降低手术死亡率及术后康复起着重要的作用。术前准备可以从以下五个方面进行:

1. 营养支持 对于术前存在低蛋白血症、胸腹水明显、贫血等患者可给予白蛋白、低盐低脂、富含维生素及铁盐饮食,必要时可静滴白蛋白及红细胞以提高胶体渗透压及血红蛋白水平。

2. 改善心肺功能 心功能改善主要通过利尿及维持水电解质平衡来实现,术前一般不使用洋地黄制剂,因为疾病本身不影响收缩功能,关键在于解除循环淤滞。积极处理肺部疾病以改善肺功能,对于麻醉的顺利进行及术后的恢复有着重要意义。

3. 抗感染治疗 术前存在感染征象患者,应积极抗感染治疗。有明确结核病史或结核不能除外者,应正规抗结核治疗一段时间,以免术后结核复发。

4. 维持水电解质及酸碱平衡 有胸腹水及周围性水肿患者应给予利尿剂以减轻症状,当利尿剂无效或胸腹水较多时,应行穿刺抽液治疗。使用利尿剂及穿刺放液后应复查电解质以及时纠正。

5. 人文关怀 缩窄性心包炎手术复杂,死亡率高,加上患者长期接受疾病的折磨,常出现焦虑、恐惧、抑郁等心理,此时医护人员的主动关心及鼓励对于树立患者信心及积极配合治疗是非常重要的。

(五)手术方案的选择及细节的把握

手术时机的掌握需要注意,根据心包炎病理进展的特点,在化脓性、结核性心包炎时,在早期炎性、渗出、心包积脓积液时,进行抗感染、引流、心包切除等积极治疗,能减少后期缩窄性心包炎发生的概率及严重程度。若在肉芽组织增生明显时期手术,会在手术时遇到困难,如渗血严重,解剖结构不清,心包肉芽组织无法切除,影响手术效果。急性心包炎常常在半年后进入慢性期,心包及心包腔内的肉芽组织纤维化、玻璃样变,造成缩窄,在此期手术,心肌和缩窄的心包分界相对清楚,手术技术上会容易一些,但患者因长期心排量下降,左右心淤血,全身多脏器功能受损,营养不良,手术的风险同样会增大。因此,手术时机的把握,需综合考虑上述因素来决定。根据心包切除范围的不同,可分为完全性心包切除术和部分性心包切除术,根据经胸切口不同可分为胸骨正中切口、双侧开胸横断胸骨切口、左胸前外侧切口、胸骨左缘弧形切口,其中左侧切口因无法彻底剥离心包而增加了二次心包剥脱术的风险,并且当手术中出现意外需要紧急开胸时变得困难,因此 2015 年欧洲心脏病学会关于心包疾病的指南中写明，应该避免使用左侧开胸入路进行缩窄性心包炎的心包剥脱。而在 2019 年有学者发文提出对于复发性缩窄性心包炎，左胸前外侧切口是再次剥脱术的更好路径，它避免了危及生命的胸骨感染，同时也显示了患者 NYHA 状态的显著增强；根据是否借助体外循环手术分为非体外循环下心包切除术与体外循环下心包切除术，因开胸插管困难（但可经股动静脉建立体外循环），肝素化状态容易渗血，也不容易剥脱，且容易诱发病原菌如结核菌播散，因此各中心主要采用非体外循环下心包切除术。针对这些不同手术方案，美国克利夫兰医学中的 Bertog SC 等对 163 位手术患者进行了长达 24 年的随访，研究发现不同的手术方案对患者围手术期死亡率和生存时间无显著性差异。之后，Chowdhury UK 等结合多中心的数据，进行了更大样本的研究，发现缩窄性心包炎的心包切除范围越大，围手术期死亡率更低、低心排综合征更少、住院时间更短、患者生存时间更长。Bertog SC 及 Talreja DR 的研究也认为在技术可行的条件下应尽量完整地切除心包。另一方面，Chowdhury 指出化脓性心包炎应采用左前侧胸切口以避免感染。根据作者经验，不建议体外循环下行心包切除术，因为其对于心包剥离是不利的，其次插管部位常因严重钙化而不能在常规部位进行插管，再者全身肝素化增加了出血的风险，并会掩盖潜在的出血灶及增加感染的可能。但作为一种备用技术，体外循环下心包切除术常在因大量出血而抢救时运用，也应用于合并心内畸形需同期矫正者。对于术中发现的严重钙化或密集瘢痕区域可以不做强行剥离，而使之成为孤立的岛状区域，这样处理可以避免一部分的出血。心包切除时应从左心室表面先切，以防右心室的缩窄解除后大量血液注入肺内，此时左心室的缩窄尚未松解，无法将肺血有效排出，导致肺水肿的发生。在切心包时，手术刀片不宜垂直向下切开心包，这样切开后无法通过深而窄的切口观察是否达到心脏的表面。应斜对着心包向下，用切、割、剔、刮等多种手法分层切开，到达心脏的表面，此时鼓出心包的切口，且搏动的活动度明显增强。再用钝性加锐性的方法扩大剥离面。手术时，不要行隧道样剥离，以防出血，也不要将剥开的心包马上剪

除，万一出血时可用来覆盖缝合。心尖区、心脏前壁、膈面、房室沟、右室流出道等区域应尽量松解。可将左侧膈神经与胸膜一起从心包表面分开，在切其下的心包时不会损伤膈神经。在心包粘连紧密，切除困难时，不必强求彻底剥脱。在右心房表面的心包残留一般不会造成血液回流障碍。若术前超声或 CT 等显示下腔静脉开口无梗阻，则不一定要切除下腔静脉开口处的心包，以防大出血。在少数情况下，心包钙化极其严重，钙化组织呈砂石样，此时钙化层的上下常各有一层纤维瘢痕，可先剥除最外层的纤维板，再用钳子一点一点夹碎钙化层并取出，最后再剥除最下的纤维层。

（六）术前与术中诊断不符时的困惑及其治疗策略探讨

完善的术前检查对于疾病的诊断与治疗起着重要的作用。部分缩窄性心包炎患者在接受心包切除术后，血流动力学及症状改善并不明显，再次检查后往往会发现合并其他疾病。据文献记载，Sirven RH 在 1963 年首次报道了一例缩窄性心包炎合并房间隔缺损的患者，之后也偶有相关报道。Leslie 报道了一例二尖瓣置换术后因严重右心衰竭症状入院的患者，入院后发现患者合并有缩窄性心包炎和房间隔缺损，尽管该患者房间隔缺损原因不能排除之前手术损伤引起，在经过内科介入封堵房间隔缺损部位后，最终该患者症状明显缓解。纵观几十年来对缩窄性心包炎合并房间隔缺损同时出现在一个患者身上的现象，有学者认为其间可能存在某种相关性，但就目前而言尚无定论。Kouvaras G 在一篇病例报道中提出两种疾病同时出现的现象不能排除偶然性。在心脏直视手术时偶可遇到术前未能诊断出的缩窄性心包炎。是同期解决两种病变还是先行心包剥脱术，日后再处理其他心脏病变？术者需要考虑以下几个因素：①感染问题：若在心包腔内有干酪样物质，有炎性渗出液，则不宜同期在体外循环下做心内直视手术，尤其不宜植入人工瓣膜等异物。②技术上的可行性：心包剥脱术后心外膜容易渗血、组织脆弱、存在粘连。在插管、血管阻断、心内结构显露及心脏切口的缝合都有可能会遇到困难。③缩窄性心包炎和合并心脏病变孰轻孰重？在心包剥脱后患者能否耐受另一病变，等待下一次手术以及二期手术的困难程度。④患者的病情

是否允许同期行两种手术？

（七）手术并发症及应急处理措施

手术常见的并发症包括心功能不全、冠状动脉损伤和心肌破裂。心功能不全主要通过药物保守治疗进行调节改善；冠状动脉损伤需要根据情况来决定行不停跳冠脉修补或者冠状动脉搭桥术，其中搭桥又可以分为体外循环下和非体外循环下搭桥；当发生较严重心肌破裂时，需要紧急建立体外循环，助手用纱布和手指按住破裂口（甚至可以经破口插入供血管或引流管以争取时间在升主动脉或股动脉插管），主刀医师立刻判断能否在升主动脉和心房进行插管，如果不能，通过股动静脉建立体外循环，然后在停跳或不停跳下修补破口或者行冠脉搭桥术。

七、心包切除术预后及预测因素研究

缩窄性心包炎的手术预后与疾病的病因、严重程度及是否合并其他疾病相关。大约2%的患者需要再次剥脱手术。据全美国最大的3家心脏病中心报道，缩窄性心包炎的手术死亡率仍较高，为6%~12%，最常见的死亡原因为低心排，其他死亡原因包括出血、呼吸功能衰竭等，特发性缩窄性心包炎术后预后最佳，放射性缩窄性心包炎预后较差。Ling LH及Bertog SC等进行了大样本的研究发现，西方国家心包切除术后的不利因素包括老年患者、心功能分级差、肾功能不全、肺动脉高压、左心室功能不全及放疗后患者。Se Hun Kang等人的研究显示，在亚洲人群中，缩窄性心包炎的术后死亡率与高舒张早期二尖瓣流入速度和糖尿病呈负相关，并指出多普勒超声不仅是诊断缩窄性心包炎的重要工具，而且对于评估心包切除术预后具有重要价值。

八、未来研究方向

1. 特发性心包炎的病因学及干预性措施研究。
2. 缩窄性心包炎术前诊断的新技术研究。
3. 对于合并急性心包炎与缩窄性心包炎患者的手术时机的把握。
4. 心脏手术所致缩窄性心包炎的预防。
5. 放射性心包炎的预防与提高其手术成功率的研究。

（倪一鸣）

参 考 文 献

1. Bertog SC, Thambidorai SK. Constrictive pericarditis: etiology and cause-specific survival after pericardiectomy. J Am Coll Cardiol, 2004, 43: 1445-1452.
2. Gaudino M, Anselmi A. Constrictive Pericarditis after cardiac surgery. Ann Thorac Surg, 2013, 95: 731-736.
3. Ni Y, von Segesser LK. Futility of pericardiectomy for postirradiation constrictive pericarditis? Ann Thorac Surg, 1990, 49: 445-448.
4. Talreja DR, Nishimura RA. Constrictive Pericarditis in the Modern Era. J Am Coll Cardiol, 2008, 51: 315-319.
5. Napolitano G, Pressacco J. Imaging features of constrictive pericarditis: beyond pericardial thickening. Canadian Association of Radiologists Journal, 2009, 60: 40-46.
6. Mookadam F, Jiamsripong P. Constrictive pericarditis and restrictive cardiomyopathy in the modern era. Future Cardiol, 2011, 7: 471-483.
7. Nishimura RA, Carabello BA. Hemodynamics in the Cardiac Catheterization Laboratory of the 21st Century. Circulation, 2012, 125: 2138-2150.
8. Gianni F, Solbiati M. Colchicine is safe and effective for secondary prevention of recurrent pericarditis. Intern Emerg Med, 2012, 7: 181-182.
9. Maisch B, Seferovic PM. Guidelines on the Diagnosis and Management of Pericardial Diseases. European Heart Journal, 2004, 25: 587-610.
10. Kouvaras G, Goudevenos J. Atrial septal defect and constrictive pericarditis. An unusual combination. Acta Cardiol, 1989, 44(4): 341-349.
11. Adler Y, Charron P, Imazio M, et al. 2015 ESC Guidelines for the diagnosis and management of pericardial diseases: The Task Force for the Diagnosis and Management of Pericardial Diseases of the European Society of Cardiology (ESC) Endorsed by: The European Association for Cardio-Thoracic Surgery (EACTS). Eur Heart J, 2015, 36(42): 2921-2964.
12. Yunfei L, Tao L, Yongjun Q. Re-pericardiectomy for recurrent chronic constrictive pericarditis: left anterolateral thoracotomy is a better approach. J Cardiothorac Surg, 2019, 14(1): 152.
13. Welch TD. Constrictive pericarditis: diagnosis, management and clinical outcomes. Heart, 2018, 104(9): 725-731.
14. Zhuang XF, Yang YM, Sun XL, et al. Late onset radiation-induced constrictive pericarditis and cardiomyopathy after radiotherapy: A case report. Medicine (Baltimore), 2017, 96(5): e5932.
15. Garcia MJ. Constrictive Pericarditis Versus Restrictive Cardiomyopathy? J Am Coll Cardiol, 2016, 67(17): 2061-2076.

第二节 心 肌 病

心肌病（cardiomyopathy）是指除心脏瓣膜病、冠状动脉粥样硬化性心脏病（简称冠心病）、高血压性心脏病（简称高心病）、肺源性心脏病（简称肺心病）和先天性心脏病以外的，以高度异质性心肌病变为主要表现的一组疾病。心肌病病因复杂，很多具有明显的遗传倾向。临床上常表现为心室肥厚或扩张，因机械性障碍或心电功能异常而导致心力衰竭或心脏性猝死。

人类对心肌病的认识，从概念、定义、临床、病理、发病机制、遗传学特点、防治手段等，经过一个漫长的、曲折的认知过程。在 20 世纪 80 年代后，随着分子遗传学的进展，人类对心肌病的认识进入了一个全新阶段。目前，在临床使用较多的是 1995 年世界卫生组织对心肌病的定义和分类方法，这已经显示出了很多缺陷，无法满足临床的需求。为此，2006 年美国心脏病学会（American Heart Association，AHA）、2008 年欧洲心脏病学会（European Society of Cardiology，ESC）相继出台了心肌病的新定义和新分类，废弃了以往"缺血性心肌病""瓣膜性心肌病""高血压性肥厚型心肌病"的定义和命名。新的定义和分类体现了近年来在分子遗传学、大样本临床试验及询证医学方面的研究进展，标志着人类对心肌病的认知进入了一个全新的阶段。心肌病种类繁多，除梗阻性肥厚型心肌病外，多数无有效的外科治疗方法，最终发展为心力衰竭后只有依靠心脏移植治疗改善预后。本章着重介绍心肌病的定义、分类、肥厚型心肌病的外科治疗，并简要叙述其他类型心肌病的外科治疗方式和进展。

一、心肌病的定义、分类及历史演进

1891 年德国临床医学家和病理学家 Krehl 详细描述了 9 例不明原因的心脏扩大或肥厚伴有心功能不全而死亡的尸检病理特征，将其命名为"特发性心肌疾病（idiopathischen herz-muskelessan kungen）"。

1901 年法国 Jossesand 和 Gallavasdin 再次描述了此种疾病，并第一次提出了"myocardiopathy"一词，并以"cardiopathy"或"cardiomyopathy"来描述任何侵及心肌的疾病。

1957 年美国 Briden 发表《非常见心肌病：非冠脉性心肌病》一文，首次提出了"心肌病（cardiomyopathy）"一词。

1959 年 Mathinly 提出"原发性心肌病（primary myocardial disease）"的命名，指该病主要侵犯心肌，"原发性"则用来区别因各种全身性疾病所继发的心肌病变。

1965 年 Hudson 提出诊断原发性心肌病的 4 个阴性和 4 个阳性标准，对原发性心肌病的认识及诊断有了新的认识。

1968 年世界卫生组织（World Health Organization，WHO）采纳了 Goodwin（1961—1964 年）根据临床及心血管造影等提出的功能分类，即充血型、肥厚型及限制型。并将心肌病定义为："以心脏扩大和心力衰竭为特点的病因不明疾病"，这是国际上首次对心肌病分类进行规范，使其研究逐渐由临床深入到心肌病病因。

1978 年 Fontain 提出了致心律失常性右室心肌病（arrhythmogenic right ventricular cardiomyopathy，ARVC）的概念。

1980 年世界卫生组织（WHO）及国际心脏病学会（International Society and Federation of Cardiology，ISFC）工作组将原发性心肌病定义为："原因不明的心肌疾病"，并对心肌病分类进行了修改（表 2-5-3），将充血型改为扩张型，因为在充血出现前，心室已存在扩张的病理变化。

表 2-5-3　1980 年 WHO/ISFC 的心肌病分类

I不明原因的心肌病	II特异性心肌疾病
①扩张型心肌病	①感染性
②肥厚型心肌病	②代谢性
③限制型心肌病	③全身系统性疾病
④未分类心肌病	④家族遗传性
	⑤敏感性及毒性反应

1996 年 WHO/ISFC 工作组公布了 1995 年专家委员会关于心肌病定义及分类报告。该报告更新了心肌病的定义为"伴心功能障碍的疾病"，补充了心肌病的内容，进一步细化了心肌病的病因分类，将本病在原来分为扩张型、肥厚型、限制型心肌病的基础上，增加了致心律失常性右室心肌病和未分类心肌病，将特异性心肌疾病（specific heart muscle disease）改为特异性心肌病（specific cardiomyopathy）（表 2-5-4）。

表 2-5-4　心肌病的定义和分类（1995 年 WHO/ISFC）

1. 心肌病的定义：伴有心脏功能障碍的心肌疾病
2. 心肌病的分类：以病理生理、病因学和发病学为基础，对心肌病分类
①扩张型心肌病：左室或双心室扩张，有收缩功能障碍
②肥厚型心肌病：左室或双心室肥厚，通常为非对称性室间隔肥厚
③限制型心肌病：单或双心室舒张功能低下及舒张容积减少，室壁不厚，收缩正常
④致心律失常性右室心肌病：右室进行性纤维脂肪变
⑤未分类心肌病：不适合归类于上述类型的心肌病（如弹性纤维增生症、非致密性心肌病、线粒体心肌病、心室扩张较轻而收缩功能减弱心肌病）
⑥特异性心肌病：病因明确或与系统疾病相关的心肌疾病

此报告对心肌病的定义和分类代表了当时对于心肌病的认识水平，被临床和病理医生广泛采纳和应用。然而，对病因诊断和治疗而言，该分类也存在不少缺陷。如定义中的心脏功能障碍应该包括心脏机械性障碍和心电活动障碍两大部分，而该分类并没有将原发性电紊乱性疾病（心肌离子通道病）归纳进来；另如此分类中特异性心肌病即继发性心肌病的概念过于宽泛，将慢性缺血性心肌病、瓣膜性心肌病和原发性高血压均纳入

其中。

1995 年心肌病分类出台以来，心肌病相关研究取得了显著的进展，尤其是分子遗传学领域取得的突破性进展。1995 年版的分类方法似已过时，2006 年 3 月 AHA 发布了心肌病定义和分类的专家共识。AHA 对心肌病的新定义为"心肌病是一组由各病因（主要是遗传因素）引起的高度异质性心肌疾病，包括心脏机械和/或心电活动异常，通常表现为心肌不适当肥厚或扩张。心肌病可单纯局限于心脏本身，亦可为全身疾病的一部分，最终导致心功能不全或心脏性死亡"。分类法依然沿用了原发性和继发性的分类。原发性心肌病分为 3 种类型（遗传性、获得性和混合性），将 WHO/ISFC 的 5 种类型分别归入这 3 种类型内。将心脏结构正常的原发性电紊乱（离子通道病）和 Lenegre 病也归入心肌病。废弃了瓣膜性心脏病、高血压、先天性心脏病导致的心肌损害，特别是冠心病导致的缺血性心肌病；摒弃了未分类心肌病。继发性心肌病特指心肌病变是全身系统性疾病的一部分，心脏受累的程度和频度变化很大。2006 年 AHA 心肌病分类见表 2-5-5、表 2-5-6。

欧洲心脏病学会（ESC）对 AHA 的分类有不同意见。2008 年 ESC 心肌与心包疾病工作组，在 *HERZ* 杂志发布了心肌疾病最新的定义和分类，认为应依据心室的形态与功能分组且以临床特点为导向性的分类方法。ESC 分类是从临床角度出发的，对心肌病而言应按照临床诊断程序和治疗流程进行。对于某些心肌病的基因突变，应在诊

表 2-5-5　原发的心肌病的分类

①遗传性原发性心肌病	②混合性（遗传性及非遗传性）原发性心肌病
肥厚型心肌病（HCM）	扩张型心肌病（DCM）
致心律失常性右室心肌病/发育不良（ARVC/D）	限制型心肌病（非肥厚非扩张型）
左室心肌致密化不全（LVNC）	③获得性原发性心肌病
糖原贮积病	炎症性心肌病（心肌炎）
传导系统缺陷	应激性心肌病（"Tako-Tsubo"心肌病）
线粒体性心肌病	围生期心肌病
离子通道病	心动过速性心肌病
长 QT 综合征（LQTS）	心内膜弹力纤维增生症
Brugada 综合征	
短 QT 综合征（SQTS）	
儿茶酚胺性多形性室性心动过速（CPVT）	
"不明原因突然夜间死亡综合征"（SUNDS）	

表 2-5-6 继发的心肌病的分类

浸润性疾病	神经肌肉性 / 神经性疾病
淀粉样变性病	Friedreich 遗传性共济失调
Gancher 病	进行性肌营养不良
Hurler's 病	Emery-Dreifuss 肌营养不良
Hunter's 病	强直性肌营养不良
蓄积性疾病	神经纤维瘤病
血色素沉着症	结节性硬化症
Fabry's 病（弥漫性血管角质瘤）	营养缺乏性疾病
糖原贮积病（Ⅱ型，Pompe's 病）	脚气病（维生素 B_1 缺乏）
Niemann-Pick 病	糙皮病（维生素 PP 缺乏）
中毒性疾病	坏血病
药物、重金属、化学物质	硒缺乏
心内膜疾病	肉毒碱缺乏
心内膜纤维化	小儿恶性营养不良症（因缺蛋白质所引起）
嗜酸性细胞增多症（Löeffler's 心内膜炎）	自身免疫性疾病 / 胶原病
炎症性疾病（肉芽肿性）	系统性红斑狼疮
肉瘤样	皮肌炎
内分泌疾病	类风湿性关节炎
糖尿病	硬皮病
甲状腺功能亢进	结节性多动脉炎
甲状腺功能减退	电解质失衡
甲状旁腺功能亢进	癌症治疗并发症
嗜铬细胞瘤	蒽环类抗生素、阿霉素、柔红霉素
肢端肥大症	环磷酰胺
心面综合症	辐射
Noonan 综合征（努南综合征）	
着色斑病	

疗过程中进一步筛查而确立，而不是以确认基因突变开始处理心肌病患者。

ESC 将心肌病定义为"心肌病为非冠状动脉疾病、高血压、心瓣膜病和先天性心脏病缺陷导致的心肌结构和功能异常的心肌疾病"。分类法仍保留了 1995 年 WHO/ISFC 分类的 5 种类型心肌病分类原则，有所改进的是在每一种心肌病的基础上分别增加了家族性 / 遗传性、非家族性 / 非遗传性两个亚组。在家族性 / 遗传性亚组再分类成未证实的基因缺陷、疾病亚型两类，而在非家族性 / 非遗传性亚组再分类成特发性和疾病亚型两类，有利于筛查和分析基因突变。摒弃了传统的原发性和继发性心肌病的分类。与 AHA 相同，它也增加了"心肌致密化不全"、"Takotsubo 心肌病（或称应激性心肌病）"，并明确将这两种心肌病归入到未分化心肌病中。

ESC 的分类具有以下特点：①新分类建立于心室的形态及功能之上，而非建立于病理生理结构之上，更适于临床应用；②新分类将心肌病进一步分为家族性和非家族性，重视了心肌病的遗传因素；③不再对原发性和继发性心肌病进行区别；④诊断重新从以排除诊断为主转向寻找积极的、有逻辑性的诊断指标。2008 年 ESC 心肌病分类见图 2-5-6。

总之，人类对心肌病的认识，是一个漫长而曲折的过程。随着科学的进步，经历了一次又一次观念上的更新和概念上的转变。2006 年 AHA 和 2008 年 ESC 专家共识均重视了遗传因素，并从基因和分子遗传学的高度来阐明心肌病的发病机制，也标志着分子心肌病时代已经来临。从新的分类方法重新认识心肌病，也有助于广大研究生学子从基因、分子层面发现问题、提出问题并进一步深入研究，为心肌病的诊断、治疗、预防谱写新的篇章。

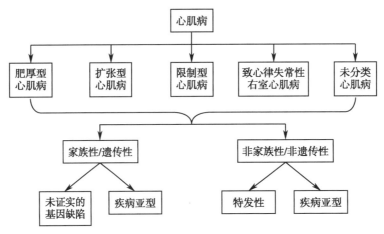

图 2-5-6　2008 年 ESC 心肌病分类

二、肥厚型心肌病的外科治疗

（一）概述及种类繁多的命名

肥厚型心肌病（hypertrophic cardiomyopathy，HCM）是由于编码肌蛋白基因突变导致的原发性心肌病，其表现型和基因型异常突出，其遗传基础最为明确，家族者呈常染色体显性遗传。它以心肌非对称性肥厚为特征，可累及心室的不同部位，尤以室间隔为著，左室容积为正常或减少，以左室血流充盈受阻、左室舒张期顺应性下降为基本病理的心肌病变。临床表现为呼吸困难、心绞痛、晕厥、心律失常。HCM 是青少年和运动员发生猝死的最常见原因，心脏性猝死（sudden cardiac death，SCD）常见于 10~35 岁的年轻患者，心力衰竭（心衰）死亡多发生于中年患者，HCM 相关的心房颤动（房颤）导致的卒中则以老年患者多见。SCD 的危险性随年龄增长而逐渐下降，但不会消失。在三级医疗中心就诊的 HCM 患者年死亡率为 2%~4%。

在一百多年的医学发展过程中，HCM 在不同时期有着不同的命名。以往常根据病理类型或病理生理学特点将其称为：梗阻性肥厚型心肌病（特发性肥厚型主动脉瓣下狭窄，idiopathic hypertrophic subaortic stenosis，IHSS）、肌性主动脉瓣下狭窄、家族性或遗传性主动脉瓣狭窄、瓣下主动脉狭窄综合征、梗阻性心肌病等；近年来发现家族性 HCM 是由于编码肌节收缩蛋白基因突变所致，导致其产物，主要是蛋白质的改变，引起心肌细胞结构缺陷，功能受损，心肌发生肥厚、纤维化，因此有人也称 HCM 为肌小节病、肌节性心肌病、肌节性肥厚型心肌病。自 1980 年 WHO 提出肥厚型心肌病的命名以来，HCM 能较好地概括该病的病理及临床特点，较易为临床医师接受及应用，故一直沿用至今。

HCM 是一种全球性疾病，可见于不同的地区和民族，也可发生于各个年龄段：婴儿期、儿童期、成年期，偶见老年期。其发病率各国间差异巨大，美国成年人发病率约为 0.17%~0.19%，日本成年人发病率约为 0.17%。欧美发达国家发病率为 0.17%~0.20%。而根据阜外心血管病医院中德室研究者的调查，我国成年人发病率达 0.08%。安贞医院最新资料表明，我国 HCM 发病率为 0.16%，男女比例约为 2∶1，据此推算，我国 HCM 患者保守估计有 200 万之众，加之基因携带者，我国 HCM 患者数量可能居世界之首。对于大多数 HCM 患者而言，年病死率约为 1%，与正常人群的寿命相当，患者可接近正常生活。但 HCM 患者中有的亚群，年病死率高达 5%，应当注意识别此类患者，积极治疗，改善预后。

（二）遗传学特点、病因及启示

目前认为 HCM 是多种复杂的遗传学和非遗传学因素相互作用的结果。绝大部分 HCM 呈常染色体显性遗传，约 60% 的成年 HCM 患者可检测到明确的致病基因突变，90% 以上的 HCM 病例是家族性的。目前分子遗传学研究证实 40%~60% 为编码肌小节结构蛋白的基因突变，自 1989 年 Jarcho 首次报道编码肌球蛋白重链的 *MYH7* 基因突变以来，目前已发现 27 个基因与 HCM 有关，这些基因编码粗肌丝、细肌丝、Z 盘结构蛋白和钙调控相关蛋白。遗传性 HCM 多是由特定基因突变后使相应蛋白表达异常或缺如。其最常见的 3 种突变是 *MYH7*、*MYBPC3* 和 *TNNT2*，分别编码 β-MYHC、肌球蛋白结合蛋白 -C 和肌钙蛋白 T，占了家族性 HCM 病例的 60%，TNNT3 编码肌钙蛋白 I，TPM1 编码 α- 原肌球蛋白，上述两个基因突变共同占 HCM 病例的 5%~10%。临床诊断的 HCM 中，5%~10% 是由其他遗传性或非遗传性疾病引起，包括先天性代谢性疾病（如糖原贮积病、肉碱代谢疾病、溶酶体贮积病）、神经肌肉疾病（如 Friedreich 共济失调）、线粒体疾病、畸形综合征、系统性淀粉样变等，这类疾病临床罕见或少见。另外还有 25%~30% 为不明原因的心肌肥厚。值得注意的是，近年来研究发现约 7% 的 HCM 患者存在多基因或复合突变，发病可能较单基因突变者更早，临床表现更重，预后更差。

HCM 的确切发病机制尚未完全清楚，家族性 HCM 基因突变的发病机制主要有以下两种学说。①毒性多肽学说：受累的等位基因突变，经转录翻译后产生毒性多肽，影响了肌小节、肌丝的正常装配与合成，使心肌功能发生障碍，有一系列的体外实验支持该学说。②单倍体不足学说：又称无效等位基因学说，基因突变产生大量的无效等位基因，导致不能产生足够的蛋白质，导致肌小节蛋白质化学成分失衡，从而影响肌丝的结构与功能，进而导致整个心脏的功能障碍，心肌启动代偿机制，使心肌纤维增粗、心肌肥厚。除遗传学发病机制外，有学者认为神经内分泌激活与 HCM 之间有某些联系，并在动物实验上得到了验证；原癌基因与心肌肥厚之间的关系，近年来也颇受关注，也颇有一些有意义的研究成果。

充分了解 HCM 的遗传特点和可能的发病机制，能带给我们以下启示：①在关注 HCM 的临床表现和辅助检查特点的同时，其遗传学因素不可忽视，基因诊断及治疗的发展可能是未来治疗 HCM 甚至其他原发性心肌病的希望；②尽管近年来在遗传学领域取得了巨大的突破，几个常见的基因突变已在临床的基因诊断方面取得了应用，仍有许多基因突变位点尚未确定，其发病机制亦较复杂，短期内难以完全清楚，精确的基因诊断和基因治疗仍有很长的路要走。

（三）病理生理变化和思考

HCM 的病变大多累及室间隔，室间隔增厚部分向左室腔隆起，致使左室腔狭窄，肥厚部分分布不均匀，多数在室间隔的上部增厚明显而呈隆突，也可在室间隔中部或心尖部，多数是非对称性的，少数有向心性肥厚（图 2-5-7）。肥厚的程度也有很大差别，临床上常以室间隔厚度与左室后壁厚度之比≥1.3 作为 HCM 的诊断标志之一。由于室间隔肥厚，乳头肌常被推移变位，造成二尖瓣前叶关闭不全。根据超声心动图检查时测定的左心室流出道与主动脉峰值压力阶差（left ventricular outflow tract gradient，LVOTG），可将 HCM 患者分为梗阻性、非梗阻性及隐匿梗阻性 3 种类型。安静时 LVOTG>30mmHg（1mmHg=0.133kPa）为梗阻性；安静时 LVOTG 正常，负荷运动时 LVOTG>30mmHg 为隐匿梗阻性；安静或负荷时 LVOTG 均 <30mmHg 为非梗阻性。根据临床资料显示，对于梗阻患者，临床症状出现得更早和严重，非梗阻性 HCM 的平均病死率 1%/ 年，但在梗阻患者中为 2%/ 年，且猝死的风险增加了 4 倍。本节主要阐述梗阻性

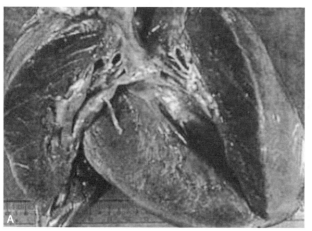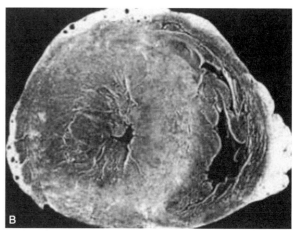

图 2-5-7 肥厚型心肌病的尸检标本

HCM 的特点。

梗阻型 HCM 另一重要病理特征是室间隔和二尖瓣的动力形态改变。在典型的室间隔肥厚病例，梗阻位于左室流出道下部和二尖瓣前叶游离缘之间，当左室收缩时，二尖瓣前叶突然向室间隔运动，于收缩晚期又迅速回到二尖瓣关闭位置，称之为二尖瓣前叶的收缩期前向运动（systolic anterior motion，SAM）。这种现象加重了左室流出道梗阻程度，称之为 SAM 现象。形成 SAM 的机制可能是：①HOCM 的乳头肌向前移位，使二尖瓣前叶前移；②肥厚的室间隔收缩运动减弱，左室后壁代偿性运动增强，后基底部的有力收缩使二尖瓣前叶进入血液几乎排空的左室流出道；③由于左室腔压力显著高于左室流出道，当心室收缩时，急速血流通过左室流出道，在狭窄下方形成低压腔，吸引本已前移的二尖瓣进一步前向移动，及所谓的"射流效应（venturi effect）"，从而使狭窄加重，压差增加（图 2-5-8）。

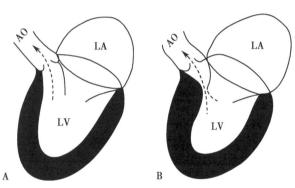

图 2-5-8　HCM SAM 现象产生机制示意图

认真思考梗阻性 HCM 的病理生理学变化，可以发现一些生理状况和药物可以影响左室流出道梗阻和梗阻的程度，了解这些，对于疾病的诊治非常重要：

1. **改变心肌收缩力的因素**　增加收缩力的因素可以使梗阻加重，减弱收缩力的因素可减轻梗阻。应用洋地黄和 β 肾上腺素兴奋剂、心情紧张、心动过速、期前收缩，可使心肌收缩力增强而加重梗阻。β 受体阻滞剂（普萘洛尔）、抑制心肌药物钙拮抗剂、镇静药物，可以减弱心肌收缩力而使梗阻减轻。

2. **影响前负荷的因素**　增加前负荷，左室腔增大，梗阻减轻，减少前负荷的因素使梗阻加重。Valsalva 动作、失血、失液及利尿，应用血管扩张剂，心动过速，可减低前负荷使梗阻加重。补充血容量、下蹲、举腿、心动过缓可以增加前负荷，增大左室腔，使梗阻减轻。

3. **影响后负荷的因素**　左室射血时阻力增大，梗阻减轻，阻力减小则梗阻加重。血容量不足，应用血管扩张剂，可降低血压，减少射血阻力，加重梗阻。补充血容量，下蹲，手紧握，应用 α 肾上腺素兴奋剂，可增加后负荷，减轻梗阻。

（四）临床表现、辅助检查的特点

1. **症状**

（1）呼吸困难：是最常见的症状，约占有症状患者的 90%，这与左室舒张功能受损、舒张末期压力增高、肺淤血有关。

（2）胸痛：25%~30% 的 HCM 患者有胸痛不适的症状，多呈劳力性胸痛，也有不典型的疼痛持续发生且发生于休息时及餐后，但冠状动脉造影正常。胸痛持续时间长，对硝酸甘油反应不佳，可能由心肌肥厚需氧量增加，冠脉供血相对不足所致，也与舒张期充盈压高影响冠脉灌注有关。

（3）晕厥：常发生在突然站立、情绪激动或运动后，是由于左室流出道梗阻和左室顺应性下降，心排量不足或心律失常导致脑供血不足所致。

（4）猝死：约 4%~6% 的患者发生猝死。主要发生在 35 岁以下、心室壁厚度 >30mm、有室性心律失常病史、有阳性家族史、合并冠心病及晕厥病史的患者。

（5）心力衰竭：在疾病晚期，有约 10% 的患者发生左心室扩张，称为 HCM 扩张期，室壁变薄，收缩力下降等，类似于扩张型心肌病，出现左右心力衰竭的症状。值得注意的是，部分 HCM 患者终末期心脏不呈现扩张型改变（射血分数 >50%，左心室 ≤55mm），同样出现严重的心力衰竭症状。

2. **体征**　患者可触及双峰脉搏；心尖搏动向左下移位，搏动强而有力，范围扩大；胸骨左缘 3、4 肋间及心尖部可闻及收缩期杂音，呈喷射性，向主动脉瓣区及左腋下传导，突然下蹲可使杂音减轻，甚至消失，做 Valsalva 动作可使之加重，杂音的这个特点对鉴别诊断非常重要。

3. **辅助检查及新变化**　心电图、超声心动图及心室测压为传统的辅助检查项目，尤其是超声心动图为诊断 HOCM 最常用、最可靠、最经济的方法。近年来逐渐成熟的心脏磁共振（MRI）

检查和基因筛查对 HCM 的诊断进行了补充和完善。

（1）心电图：心电图改变往往早于临床表现，多表现为左室肥厚，部分患者可出现异常 Q 波，如无心肌梗死史，应疑诊肥厚型心肌病。心电图还可出现各类室性心律失常、房颤、束支传导阻滞等变化。

（2）超声心动图：可显示室间隔肥厚的部位和程度，二尖瓣收缩期前向运动，二尖瓣反流及程度，左室流出道狭窄程度及压差大小。可作为手术治疗的依据。

（3）左室造影和左室流出道测压：适用于对超声诊断有疑问，或疑诊冠心病需同期行冠状动脉造影的患者。左室造影可以显示不同的肥厚形态，同时行左室流出道测压，以准确判断左室流出道是否存在明显的可变的压力阶差。

（4）心脏 MRI 检查：是目前最敏感、可靠的无创诊断方法，可观察局部的心肌肥厚，注射造影剂可观察瘢痕、纤维化，定量观察肥厚程度，对超声心动图不能明确的患者有效。对于非梗阻性 HCM，MRI 更有诊断价值。

（5）基因筛查：诊断准确性达 99.9%，敏感性达 50%~70%，是 HCM 诊断的"金标准"。HCM 致病基因的外显率（即携带致病基因患者最终发生 HCM 的比率）为 40%~100%，发病年龄异质性也较大，对基因诊断的结果应谨慎。目前仍有 30%~50% 心肌病尚不能找到相应的基因突变，即出现假阴性，7% 的患者存在复合或多基因突变。目前在美国，突变筛查已经商业化，10 个常见致病基因筛查需 7ml 血，6 周时间出报告。若已找到先证者的基因突变，则其他家系成员的筛查变得很容易。

（五）诊断与鉴别诊断

年轻患者出现气短和心绞痛症状，硝酸甘油不能使其缓解，患者有晕厥发作史，心脏收缩期杂音，心电图出现异常 Q 波，应考虑梗阻性 HCM。超声心动图发现室间隔肥厚 >15mm，室间隔与左室后壁之比 ≥1.3~1.5，二尖瓣前叶收缩期前向运动（SAM 现象），LVOTG 压差 >30mmHg 可明确诊断梗阻性 HCM。梗阻性 HCM 需与主动脉瓣狭窄、主动脉瓣下隔膜、二尖瓣反流、室间隔缺损、冠心病等疾病相鉴别。双峰脉、超声心动图特异性

改变，杂音强度可变化、心内膜组织活检及左室造影等为有意义的鉴别依据。

（六）治疗方案的选择与评价

1. **药物治疗** 药物治疗是改善 HCM 患者症状的基础，长期坚持服用可使患者受益。

（1）β 受体阻滞剂：对于出现左心室流出道梗阻的患者，推荐一线治疗方案为给予无血管扩张作用的 β 受体阻滞剂（剂量可加至最大耐受剂量），可减少心肌收缩力，减慢心率，增加心室容量，减低心肌耗氧量，防止心律失常、心绞痛及晕厥的发生，增加心输出量。认为该药需长期使用，不经过两年以上的治疗，很难看出有益效果。

（2）钙离子通道拮抗剂：对于无法耐受 β 受体阻滞剂或有禁忌证的患者，推荐应用维拉帕米（异搏定），维拉帕米能缓解左室流出道动力性梗阻，还能减轻左室壁心肌的僵硬度，改善舒张期顺应性。但当患者出现严重心力衰竭、窦性心动过缓、房室阻滞时应避免使用。对于无法耐受维拉帕米或有禁忌证的患者，应考虑给予地尔硫草以改善症状（剂量可加至最大耐受剂量）。避免应用硝苯地平或其他二氢吡啶类钙通道阻滞剂。

（3）胺碘酮或索他洛尔：可以预防和减少心律失常导致的猝死。当患者有自发持续性室速，却无条件安装 ICD，应给予胺碘酮治疗。

（4）对于有左心室流出道梗阻的患者，应避免使用动静脉扩张剂，包括硝酸盐类药物和磷酸二酯酶抑制剂，避免使用洋地黄类药物，避免使用多巴胺、多巴酚丁胺、去甲肾上腺素和其他静脉应用的正性肌力药治疗低血压。

（5）药物进展：动物实验数据显示，他汀类药物有对 HCM 症状预防性治疗和逆转心肌肥厚的作用；预期临床实验也表明氯沙坦能逆转心肌肥厚，改善舒张功能；在转基因兔 HCM 动物实验中，发现 N-乙酰半胱氨酸明显逆转心肌肥厚和纤维化，并防止心脏收缩功能进行性恶化；哌克昔林能改善心肌能量代谢，对治疗 HCM 有着非常重要的意义。但这些药物研究进展目前仅限于动物模型，在人体的应用及对患者病理生理的整体影响仍需大规模的临床试验提供证据。

2. **内科介入治疗**

（1）双腔起搏（DDD）治疗：该方法源于 20 世

纪 70 年代中期,植入永久起搏器,起搏点位于右室心尖部,心脏激动最早从右心室心尖部开始,是室间隔预先激动,在左心室收缩射血之前,室间隔已提前收缩,这样可减轻对流出道的梗阻作用,同时减轻而二尖瓣的收缩期前向移动,使梗阻的血流得到改善。DDD 在 HCM 患者中的长期疗效尚存在争议,故常用于药物治疗无效,且由于某种原因不能行外科手术或室间隔化学消融术的梗阻性 HCM 患者。

（2）植入式心律转复除颤器（implantable cardioverter defibrillator, ICD）治疗：心脏猝死是 HCM 患者死亡的主要原因,可能源于室性心律失常,至少 30% 的患者在动态心电图上记录到室速和其他更严重的室性心律失常。作为猝死的二级预防,对于室颤幸存者或有自发性持续性室速的 HCM 患者,需要安装 ICD。

（3）经皮室间隔心肌化学消融术：经皮室间隔心肌的乙醇化学消融术（percutaneous transluminal septal myocardial ablation, PTSMA）于 1995 年正式投入临床应用,自 2008 年以来,接受 PTSMA 的 HCM 患者例数已超过同期行室间隔部分切除术的手术患者例数。本手术将球囊导管插入左冠状动脉,进入给肥厚室间隔心肌供血的间隔支冠脉,然后应用导管顶部的球囊阻断该间隔支的血流证实治疗的有效性。注射无水乙醇 1~4ml 造成该血管供应室间隔心肌的化学性坏死,解除流出道梗阻（图 2-5-9）。适合于经过严格药物治疗 3 个月、基础心率控制在 60 次 /min 左右、静息或轻度活动后仍出现临床症状、既往药物治疗效果不佳或有严重不良反应、纽约心脏协会（NYHA）心功能Ⅲ级及以上或加拿大胸痛分级Ⅲ级,经胸超声心动图和多普勒检查,静息状态下 LVOTG>50mmHg,或激发后 LVOTG>70mmHg 的患者。常见的并发症包括：高度或Ⅲ度房室传导阻滞、束支传导阻滞、心肌梗死、急性二尖瓣关闭不全或室间隔穿孔。手术相关死亡率为 1.2%~4.0%。

3. 外科治疗 梗阻性 HCM 可通过手术切除肥厚的室间隔,加宽左室流出道,减少左室流出道压力差,改善症状及预后。最近的文献报道,平均随访 8 年（最长 25 年）,近 85% 的患者术后无症状或仅为轻度症状（NYHA 分级Ⅰ或Ⅱ）,且有较低的围手术期死亡率和并发症发生率。国内外大

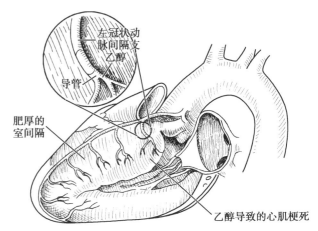

图 2-5-9　PTMSA 示意图

量的队列研究证实,HCM 患者接受外科手术治疗后,远期生存率接近于正常人群。因此,手术治疗仍为治疗梗阻性 HCM 的"金标准"。

（1）手术适应证及术式选择

①经主动脉室间隔肌肉切开 - 部分切除术（Morrow 术）：为最常见的手术,手术适应证为：药物治疗效果不佳,经最大耐受剂量药物治疗仍存在呼吸困难或胸痛（NYHA 心功能Ⅲ或Ⅳ级）或其他症状（如晕厥、先兆晕厥）；静息或运动激发后,由室间隔肥厚和二尖瓣收缩期前移所致的 LVOTG≥50mmHg。对于部分症状较轻（NYHA 心功能Ⅱ级）,LVOTG≥50mmHg,但是出现中、重度二尖瓣关闭不全、房颤或左心房明显增大等情况的患者,也应考虑外科手术治疗,以预防不可逆的合并症。近年来认为行扩大的室间隔肌肉切除术（改良 Morrow 术）,切除应深达二尖瓣前乳头肌基底部,更有利于消除术后的 SAM 现象,改善左室流出道压差。

②主动脉 + 左室联合切口肥厚肌肉切除术：由于左室切口损伤左室功能,可致左室壁破裂出血或中远期形成左室壁瘤,故该方法仅用于室间隔病变比较弥漫而累积室间隔下部的患者。

③改良 Konno 手术：适用于梗阻较深或肥厚肌肉切除后残留梗阻者。

④二尖瓣置换术：Cooley 等报道替换二尖瓣后,由于消除了二尖瓣前向运动,可解除流出道梗阻。但考虑到长期抗凝风险和人工瓣膜功能障碍的情况,应在合并其他二尖瓣器质性病变时才考虑该手术。对于二尖瓣前叶延长的患者,行二尖瓣折叠术来作为二尖瓣置换术的可选方法。

（2）Morrow 手术步骤

1）心外探查：应注意有无升主动脉外形改变，瓣环有无狭窄，升主动脉有无狭窄后扩张，有上述变化多为主动脉瓣狭窄或瓣上狭窄。正常梗阻性 HCM 无上述改变，左心大小正常，心脏跳动活动幅度小，有僵硬感。

2）经升主动脉及右房插管建立体外循环，经右上肺动脉建立左心引流。鼻温降至 30~32℃，阻断升主动脉。经主动脉根部灌注停跳液，应注意给予足够量的灌注，比常规心脏手术灌注量要大得多，这对于心肌保护、维护心功能和术后减少心律失常十分重要。灌注满意后可触及室间隔或心室游离壁不规则的心肌，而右室和左室后壁变得松软。

3）在主动脉根部做斜切口或横切口，切口上端平行主动脉，下端斜向无冠窦中点，至窦内 3~4mm，用长拉钩牵开主动脉右冠瓣叶，同时在心室中部外侧用湿纱布加压帮助显露。这时可看到二尖瓣前叶通常增厚，肥厚心肌最高点心内膜纤维性增厚，用压板伸向心尖，下压二尖瓣前叶和乳头肌，保护其免受损伤并有助于显露。用刀片做肥厚心肌切除。右侧切口在右冠瓣中点下（注意不可再偏右，可能损伤传导束）向心尖部伸展包括全部肥厚肌肉，深度根据心肌肥厚程度而定。切口完成后，在其左方 1cm 或在左、右冠瓣交界下，做另一平行切口，在瓣环下做一连接两平行切口的横切口，用剪刀或圆刀切除切口间的肥厚心肌（图 2-5-10）。用生理盐水冲洗左心室，冲出肌肉碎屑，避免动脉栓塞。缝闭升主动脉切口，左心排气，开放升主动脉。

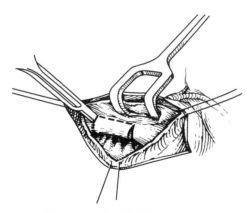

图 2-5-10　切除肥厚心肌示意图

Morrow 术或改良 Morrow 术为外科治疗心肌病中最常见的手术方式，在手术过程中必须注意以下几点：

①在灌注心肌停跳液时一定要足量，有时甚至为正常灌注量的 2~3 倍，避免体外循环中的心肌损伤。

②应清楚传导束的走行，避免三度房室传导阻滞的发生。

③切除深度适当，太浅梗阻解除不满意，太深则有室间隔穿孔和心室破裂的危险。

④切除范围适当，避免损伤主动脉瓣及二尖瓣。应术中行食管超声检验切除是否满意，一些中心目前常规行扩大室间隔肌肉切除范围，直至二尖瓣前乳头肌根部，临床效果满意。

（3）手术并发症

①房室传导阻滞：完全性房室传导阻滞发生率为 2%~5%，当术前存在完全性右束支传导阻滞时，左束支损伤后可造成完全性房室传导阻滞，而单纯的左束支传导阻滞不影响生活质量。预防的方法是切除肥厚肌肉的部位更向左一些，避免强力牵拉和碰撞传导束走行的部位，如发生三度房室传导阻滞，需安装永久起搏器。

②室间隔穿孔：发生率 3%，原因为冠状动脉间隔支损伤，造成室间隔梗死，或肥厚肌肉切除过深，一般多发生在术后，一旦确诊，应急诊手术修补。

③围手术期心肌梗死：发生率低，可能为组织碎屑阻塞冠脉分支或心肌保护不良所致。

④主动脉瓣关闭不全：发生率 4%，多发生于年龄小于 6 个月的主动脉细小患者，可能与术中过度钳夹或者手术器械损伤主动脉瓣有关。

（4）手术效果评价及危险因素：Morrow 或改良 Morrow 手术是梗阻性 HCM 效果可靠的治疗方法，手术死亡率低，并发症发生率较 PTSMA 等其他治疗方式低，左室压差显著降低，心功能和活动耐量改善明显。Schute 报道 519 例患者的手术结果，近 10 年的手术死亡率为 1.9%，术后 10 年生存率为 88%，26 年为 72%，与疾病相关死亡率仅为 0.6%。Robbins 报道 158 例，年龄 12~80 岁，手术死亡率为 3.2%，其中 <60 岁的 109 例无 1 例死亡。中国医学科学院阜外医院总结 20 年 700 余例 Morrow 手术，左心室功能及预后改善令人满意。对于符合适应证的梗阻性 HCM 患者应积极行手术治疗。

高龄、术前充血性心力衰竭、术前有突发或严重的心律失常史、术中左室压差解除不满意，是术后早期死亡的危险因素。

晚期死亡的原因多为充血性心力衰竭，多发于手术5~6年以后。第2位的死因为突发或严重的心律失常，多发生于术后10年后。第3位的死因为脑卒中，与房颤和心肌梗死有关。

（5）心脏移植和心室辅助：心脏移植是终末期HCM患者最有效的治疗手段。根据国际心肺移植协会（the International Society of Heart and Lung Transplantantion，ISHLT）数据，肥厚型心肌病在总心脏移植中占比约为2%。终末期HCM出现左心功能异常（LVEF<50%）后，预后极差，中位生存率仅为3年左右。心脏移植能显著改善HCM患者预后，文献报道HCM患者心脏移植术后1年生存率91.6%，5年生存率82.5%，显著优于缺血性心肌病患者。中国医学科学院阜外医院2004年以来完成50余例心脏移植，占总心脏移植例数约5%，1年生存率93.2%、5年生存率86.7%，稍优于国际平均水平。除射血分数下降外，其他HCM预后不良的因素包括肺动脉高压、左心房增大以及运动能力下降等，出现肺动脉高压和心肺运动试验峰值耗氧量<50%预计值应作为HCM心脏移植适应证，传统标准［峰值耗氧量12~14ml/（kg·min）］可能低估HCM风险进而贻误最佳移植时机，必须指出的是，即使峰值耗氧量>14ml/（kg·min）也不应作为HCM患者入选心脏移植候选者的排除标准，需结合其他指标综合分析。文献报道，接受心脏移植的终末期HCM患者中，约2/3心脏表现为非扩张型改变（射血分数>50%，左心室≤55mm），但这部分患者心输出量和峰值耗氧量已经显著下降。因此，临床医师应对非扩张型改变的终末期HCM患者引起重视，及时评估是否符合心脏移植指征。HCM合并肾功能不全常见，肾功能不全是影响心脏移植术后生存的主要危险因素，严重肾功能不全是心脏移植禁忌证，因此HCM出现肾功能不全时需早期进行心脏移植评估。

机械辅助装置作为一种心室辅助技术近年来在国际上广泛开展起来，它包括左心辅助装置、右心辅助装置、人工心脏等，这些心室辅助装置在一段时期内可帮助患者恢复心脏功能或者为进一步心脏移植赢得时间。

三、其他类型心肌病的外科治疗

（一）扩张型心肌病

扩张型心肌病（dilated cardiomyopathy，DCM）是一种异质性心肌病，以心室扩大和心肌收缩功能降低为特征。发病时除外高血压、心脏瓣膜病、先天性心脏病或缺血性心脏病等。各年龄组均有发病，中青年多见。中国DCM患病率约为19/10万。本病进展迅速，病死率高，欧洲报道DCM5年病死率为15%~50%。2014年一项研究显示随访52个月病死率为42.24%。

1. 病因 随着分子遗传学的发展，DCM根据病因分类为：原发性DCM和继发性DCM。原发性DCM包括家族性（familial dilated cardiomyopathy，FDCM）、获得性和特发性。目前已知60个基因突变与FDCM有关，大部分为常染色体显性遗传，也有少数性连锁遗传及常染色体隐性遗传的报道，FDCM发病率在DCM患者中占20%~50%。获得性DCM指遗传与环境因素共同作用引起的DCM。特发性DCM指原因不明的类型，约占DCM的50%。继发性DCM指全身系统性病患累及心肌，心肌病变仅为系统性病变的一部分。

DCM发病机制尚不清楚，其他机制可能与自身免疫损伤、病毒性心肌炎、营养代谢障碍、细胞介导的细胞毒作用有关。

2. 临床表现的特点和变化过程

第一阶段：为无症状阶段，体检可以正常，X线检查心脏可以轻度增大，心电图有非特异性改变，超声心动图测量左室内径为50~65mm，射血分数（EF）0.4~0.5，此阶段患者无明显自觉症状，容易被漏诊。

第二阶段：主要以极度疲劳、乏力、气促、心悸为主要临床表现，常闻及第三、第四心音，超声心动图测得左室舒张末径为65~75mm，EF一般为0.2~0.4。

第三阶段：病情晚期，有肝大、水肿、腹腔积液等慢性心力衰竭的表现。病程长短不一，患者可出现心律失常，部分患者有体循环栓塞或肺栓塞。

3. 排除性的诊断标准 DCM采用排除性诊断，诊断标准如下：①临床表现为心脏扩大、心室收缩功能降低,伴或不伴有慢性心力衰竭和心律失常,可发生栓塞和猝死等并发症。②超声心动图示全心扩大,尤以左室扩大为显著[左心室舒张末内径 >50mm(女性),>55mm(男性),或大于年龄和体表面积预测值的117%],左室多呈球形扩张。③超声心动图检测室壁运动弥漫性减弱,左室射血分数降低(缩短分数 <0.25 或射血分数 <0.45)。④排除其他疾病(高血压、心脏瓣膜病、先天性心脏病、缺血性心肌病等)引起的心脏扩大和心功能减退,方可做出本病的诊断。

DCM 排除标准:①血压持续 >160/110mmHg。②冠状动脉主要血管狭窄 >50%。③饮酒 >100g/d。④持续性高频率的室上性心律失常。⑤全身系统性疾病。⑥心包疾病。⑦先天性心脏病。⑧心肌炎。⑨肺部疾病。

DCM 需与心脏瓣膜病、心包积液、缺血性心肌病、继发性心肌病相鉴别。

4. 治疗方式与评价

(1)一般治疗:包括休息、控制感染等。

(2)药物治疗:包括 β 受体阻滞剂、血管紧张素转化酶抑制剂(angiotensin converting enzyme inhibitor, ACEI)、洋地黄类药物、利尿药、醛固酮受体拮抗药、血管紧张素 II 受体阻滞剂(angiotensin II receptor blocker, ARB)、心肌营养代谢药物等,其中以前两种药物患者受益更明显。

(3)心律失常的治疗:除胺碘酮药物治疗外,植入性心律转复除颤器(ICD)和心脏再同步治疗(cardiac resynchronization therapy, CRT)是十分重要的治疗手段。ICD 是临床上治疗持续性或致命性室性心律失常的一个重要手段,CRT 又称心房同步双心室起搏装置,可以改善晚期心力衰竭患者的心功能,提高患者的运动耐量和生活质量。2005 年 AHA/ACCA 已将 CRT 作为符合条件的心力衰竭患者治疗的 Ia 类适应证。

(4)外科手术治疗:DCM 晚期表现为顽固性心力衰竭,药物治疗效果不佳,可尝试外科手术改善心功能,延长生命。外科手术方式的疗效并不确切,不同中心报道的中远期结果也有较大差异,应谨慎选择。主要手术方式有:

1)心室减容成形术(Batista 术):DCM 患者左室扩大,减容手术将扩大的左室游离壁纵向部分切除,左室腔减小并更趋于椭圆形,使心肌僵硬度减低、左室壁局部应力变小、局部左室后负荷减小,改善左室泵功能。但手术的中远期疗效还不确定。减容手术可使患者心功能短暂改善。但手术难度大,重建左室腔后无法重建心肌收缩的连续性,围手术期死亡率和术后并发症发生率较高。

2)动态心肌成形术(dynamic cardiomyoplasty, DCMP):有少数北美医师尝试在扩心病及其他心肌病导致的慢性顽固性心力衰竭患者身上取其自体的背阔肌,包绕缝合在心脏左室表面,并同时植入一心肌刺激装置,以保证移植于心表的骨骼肌在收缩期与固有心肌同时协调的收缩。但长期随访结果并不满意,可能由于骨骼肌是快反应的肌肉纤维,不耐疲劳,收缩不能持久,导致术后出现心律失常和心力衰竭。有人已成功在动物模型中将 β 肌球蛋白重链的基因和其他一些基因导入骨骼肌内,使快反应的不耐疲劳的骨骼肌转变为耐疲劳、慢反应的肌肉,这将有可能用于这类晚期心力衰竭和其他遗传性心脏病的治疗。

(5)心脏移植和左心室辅助装置:心脏移植是治疗终末期 DCM 最有效的治疗方法。国际心肺移植协会(the International Society of Heart and Lung Transplantantion, ISHLT)数据显示 DCM 患者占心脏移植比例接近 50%,2004 年以来,DCM 1 年生存率 83.9%,5 年为 71.6%,10 年为 51.7%。中国医学科学院阜外医院自 2004 年以来,对近 500 例扩心病患者进行了心脏移植,占心脏移植总例数比例超过 50%,术后 1 年生存率 96.9%,5 年 91.6%,10 年 82.6%,显著高于其他病因约 7~10 个百分点,同时明显高于 ISHLT 报道的国际平均水平 10%~30%。

肺动脉高压增加 DCM 心脏移植术后风险,对合并二尖瓣大量反流合并肺动脉高压患者,可先行 IABP 植入,待肺动脉压力适当下降后再行心脏移植手术。左室辅助装置(left ventricular assist device, LVAD)能维持 DCM 患者心脏的泵功能,随着 LVAD 技术的不断提高,LVAD 作为等待心脏移植过渡期的重要治疗手段,获得不错的生存率,有效缓解心脏供体不足的现状。同时过渡至心脏移植后,能获得不错的中长期生存率。

5. 预后 DCM 的病程长短不一,一旦发生心力衰竭,则提示预后不良。近年来随着慢性心力衰竭药物治疗的进步,国外报道 DCM 的预后已有所改善, 5 年生存率达 76%。尽管如此,目前对 DCM 的绝大多数治疗仍只能改善症状,预防并发症和延缓病情进展,外科行心脏移植仍是终末期 DCM 患者的救命稻草。

(二)限制型心肌病

限制型心肌病(restrictive cardiomyopathy, RCM)是以心内膜及心内膜下心肌纤维化,导致受累心室顺应性减低,心室舒张功能障碍和心室充盈受损,而收缩功能保持正常或仅轻度受损的心肌病。RCM 分为原发性和继发性,继发性 RCM 包括一些特殊的心肌疾病,即多系统疾病的一部分,可为浸润性、贮积性疾病。除终末期行心脏移植外无特异性外科治疗方法。本节主要是介绍原发性 RCM,即热带地区发生的心内膜心肌纤维化(endomyocardial fibrosis, EMF)和温带地区多见的嗜酸性粒细胞增多性心肌病(eosinophils increased cardiomyopathy löffler, cardiomyopathy)的特点和外科治疗方法。

1. 多样的临床表现 由于病变部位和程度不同,临床表现亦不同。右室型表现为右房增大,有时形成巨大右房,可有三尖瓣反流、肝脏增大、腹水等右心衰竭的表现,还可以有心包积液。听诊三尖瓣区往往无收缩期杂音,有颈静脉怒张和肝脏搏动。左室型表现为二尖瓣反流、气短、肺动脉高压等左心衰竭表现,听诊可有心尖部收缩期杂音、肺动脉区第 2 心音亢进、肺部湿啰音等。双心室型 EMF 比单独发生的左室型或右室型多见。如左室病变较轻,则不会发生严重肺动脉高压。典型的双室病变者可只有右室 EMF 的表现,唯有二尖瓣收缩期杂音才可提示左室已被累及。

2. 诊断要点及局限性 一般情况下,RCM 的症状和体征均较明显,临床症状出现后则依靠各项检查可以确诊。心肌心内膜活组织检查如有阳性的特异性发现,有助于诊断。

诊断要点:①血中嗜酸性粒细胞增多;②X 线检查心影扩大,可能见到心内膜心肌钙化的阴影,心室造影见心室腔缩小;③超声心动图检查心内膜反光增强和增厚,心室腔和收缩功能正常或接近正常;④特征性病理改变,心内膜心肌组织活检可见心内膜心肌纤维化、嗜酸性粒细胞增多性心内膜炎。

但目前的诊断方法和诊断标准主要针对出现症状或已有明确病变的患者,有一定的局限性。寻找一种能够发现早期诊断疾病的方法仍需更多的工作。

3. 治疗方法和评价

(1)一般治疗:疾病早期阶段,即有活动性炎症表现时,可考虑用肾上腺皮质激素治疗,对控制炎症有一定作用,但能否阻止本病发展,尚缺少证据支持。出现心力衰竭后使用利尿药和血管扩张药可缓解症状,但应注意小剂量使用,避免降低心室充盈而影响心排出量。钙通道阻滞药对改善心室顺应性可能有效。舒张功能损害明显者,在发生快速心房颤动时可应用洋地黄制剂改善心室充盈。有附壁血栓和 / 或已发生栓塞者应加用抗凝及抗血小板制剂。

(2)手术治疗:当心内膜心肌病已进展到纤维化阶段时,外科手术行心内膜剥离效果较好,如果房室瓣受损可同时行瓣膜置换术可获得相对较好的治疗效果。Sehneider 报道 17 例,其中 14 例手术,3 例未手术,无手术死亡,手术治疗者 5 年、10 年生存率分别为 72% 和 68%,未手术者仅有 1 例生存超过 5 年。但该病发病率较低,目前有报道的手术例数较小,可能无法反映真正世界的外科治疗结果,在选择时仍应慎重。

常用手术方式如下:

1)内膜剥离及人工瓣膜植入:常规建立体外循环,切开右房,切除三尖瓣,找到显微组织与心肌的分界面,沿房室环向心尖剥离纤维化组织,由于纤维束长入心肌内,需用锐性剥离,将长入心肌的纤维组织锐性切断。切断全部纤维化的乳头肌。内膜剥离像心包炎剥除心包一样,向纤维组织用力,不要切到心肌,特别有些纤维组织长入肌小梁之间,剥离不仔细会切除过多的心肌。从房室口至心尖将贴着心室内壁的纤维化组织片全部切除,然后植入人工瓣膜(图 2-5-11)。同样的方法进行左室手术,当左室存在钙化时,剥离将更加困难。

2)内膜剥离及瓣膜成形:常规建立体外循环,心脏停搏后,切开左、右心房,探查两侧房室瓣和心腔。为了进入左室腔,二尖瓣全部后瓣叶沿瓣环切下并向前拉,使左室游离壁和乳头及得到充分显露,从瓣环至心尖部剥离增厚的心内膜。游离出乳头肌,切开增厚融合的腱索,以增加其柔

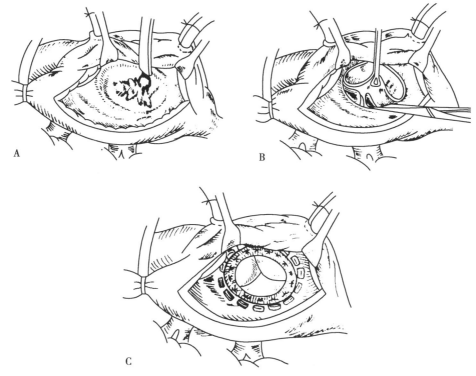

图 2-5-11　内膜剥离及人工瓣膜植入

顺性和活动度。完成心腔内操作后,将后叶直接缝至瓣环或用戊二醛处理的自体心包缝至后瓣环(图 2-5-12),需要时可以植入人工瓣环。通过三尖瓣口切除右室纤维化心内膜,并行三尖瓣成形。

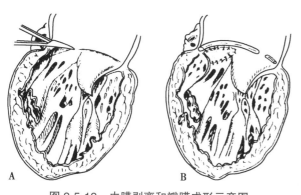

图 2-5-12　内膜剥离和瓣膜成形示意图

3)经心室切口内膜剥离方法:建立体外循环,降温至 28℃。切开左房,探查二尖瓣病变及反流情况,通过二尖瓣口探查左室心内膜增厚情况,在左室前壁近心尖部前降支和对角支之间做一小切口,切开心肌,找到心肌与纤维性心内膜的分界面,由心尖向心底部分离增厚的内膜约 3cm,切除剥离的心内膜进入心腔,探清乳头肌后,继续向房室环和左室流出道分离增厚的心内膜,避免损伤二尖瓣及乳头肌。缝合左室切口。

4)对于左室功能正常的右室型 RCM,可以考虑双向 Glenn 术行一个半心室矫治。

(3)心脏移植和心室辅助装置:与其他类型心肌病不同的是,RCM 没有能够改善预后的药物或器械治疗手段。此外,扩血管药物易导致低血压,利尿剂易导致肾前性氮质血症,RCM 对症治疗往往效果较差。因此,心脏移植可能是改善 RCM 患者预后的唯一方法。特别是对于儿童患者,RCM 患者预后差,与 DCM 和 HCM 相比,需要心脏移植的比例高。RCM 患者由于心室充盈压力不断升高,可进一步导致肺血管重塑和固定性的肺动脉高压,产生心脏移植禁忌。因此,一些儿童移植中心认为 RCM 患者无论心力衰竭症状如何,一旦出现肺动脉高压应考虑进行心脏移植,避免出现不可逆的肺循环血管收缩。ISHLT 数据显示,RCM 移植占总移植例数约为 2%。除外心脏放射性损伤和心肌淀粉样变所致的 RCM,RCM 心脏移植患者术后 1 年、5 年和 10 年生存率分别为 86%、66% 和 45%。中国医学科学院自 2004 年以来,完成近 50 例 RCM 心脏移植,占比超过 6%,1 年、5 年和 10 年存活率分别为 83.6%、76%、76%,高于国际平均水平。RCM 移植术后危险因素包括肺动脉高压、肾功能不全等,中国医学科学院阜外医院研究首次发现移植前右心室前后径增大为影响心脏移植术后生存的危险因素。

LVAD 较少应用于 RCM 患者，RCM 患者植入性机械辅助装置缺乏有力的数据支持，不推荐 LVAD 作为 RCM 的标准治疗。对于某些特殊选择的患者，完全性人工心脏、外置或内置的双心室辅助装置可作为 RCM 移植过渡支持在有经验的中心使用。

4. 预后　RCM 的预后主要取决于心肌损害和心内膜纤维化的程度。RCM 预后不良的因素主要包括：诊断时出现肺淤血；心电图心肌损伤表现；左心房直径大于 60mm；男性反应性肺动脉高压；左心室缩短分数下降；舒张末心室壁增厚。本病病程长短不一，轻者存活期可达 25 年，死亡原因多为心力衰竭或肺栓塞。儿童和年轻患者预后较差，5 年生存率可低至 38%。

（三）致心律失常性右室心肌病

致心律失常性右室心肌病（arrhythmogenic right ventricular cardiomyopathy，ARVC）是主要累及右心室的遗传性心肌紊乱性疾病，右心室心肌持续性被纤维脂肪组织替代是该病的病理学特点。ARVC 是年轻人和运动员出现心源性猝死的重要原因。欧洲地区发病率在 1/5 000~1/2 000 之间，我国尚缺乏流行病学调查数据。编码桥粒蛋白基因突变，致细胞黏附出现异常是 ARVC 主要发病机制，主要突变位点包括：JUP、DSP、PKP2、DSG2、DSC2。约 50% 的 ARVC 患者存在家族史，绝大多数为常染色体显性遗传，少数可表现为常染色体阴性遗传，由于男性 ARVC 患者病情普遍较重，提示性染色体可能参与疾病的进展。

1. 临床表现　ARVC 患者通常在 20~40 岁发病，最常见的临床表现为心悸和由劳力性因素诱发的晕厥，约 20% 的患者以猝死为首发表现，心律失常事件常出现于心脏结构改变之前。一般认为 ARVC 病情进展分为 4 期：隐匿期、心律失常期、心功能不全期、终末期。在疾病早期，受累心室的形态、结构等变化不明显。终末期 ARVC 可累及左心室，出现全心衰竭，DSP 基因突变 ARVC 患者可早期出现左心室受累，这也提示 ARVC 可能为双心室心肌疾病，因此部分学者建议使用心律失常性心肌病（arrhythmogenic cardiomyopathy）对 ARVC 命名进行扩展。阜外医院于 2019 年提出了 ACM 的病理分型，且不同型别患者的基因突变类型和临床表型有所差异，该分型受到国际认可，并被命名为 ACM 的"阜外分型"。33% 的患者心电图可出现典型 Epsilon 波（V_1~V_3 导联 QRS 波终末出现低振幅、碎裂状的棘样波），其他心电图表现包括 QRS 波时限延长、右胸导联复极异常（V_1~V_3）等，同时可出现频发室性期前收缩、室性心动过速甚至室颤。影像学通常提示右心室出现球状扩张、功能障碍和局部运动异常，较少累及左心室及室间隔。MRI 钆延迟显像能够显示心肌纤维脂肪组织浸润程度。

2. 诊断　2009 年欧洲心律失常学会公布了最新的国际专家工作组对 ARVC 的诊断标准，主要包括如下方面：①心脏整体和 / 或局部功能不全和结构改变；②室壁组织学特征；③复极异常；④除极 / 传导异常；⑤心律失常；⑥家族史。心脏磁共振成像（MRI）已成为影像学检查的首选，它可非侵入性地评估心室结构与功能异常；后期钆增强可用于评估纤维脂肪心肌瘢痕是否存在及其存在的数量。心肌活检可能对 ARVC 的诊断有一定价值，活检的最佳部位是右室游离壁。基因测试技术的进步增加了对 ARVC 患者基因分析的可能性，扩大了基因检测在临床实践中的应用，但目前对基因突变的解释仍然存在争议，阴性的基因检测不能除外是否由未知的基因突变所致。

3. 危险分层　考虑到 ACM 人群发生恶性心律失常和 SCD 的风险较高，一旦患者确诊为 ACM，则需根据患者可能发生 SCD 的危险程度来决定是否安放植入式心律转复除颤器（implantable cardioverter defibrillator，ICD）。循证医学证实，由于室速或室颤导致心搏骤停，或由于持续性室速导致血流动力学不稳定的 ACM 患者为高危型，推荐植入 ICD。疑似因室性心律失常导致晕厥的 ACM 患者为中危型，考虑植入 ICD。此外，ACM 患者发生 SCD 的主要危险因素包括非持续性室速、电生理检查可诱发室速、LVEF≤49%，次要危险因素包括男性、室性期前收缩 >1 000 次 /min、右心室功能不全、先证者、携带≥2 种 ACM 相关突变基因。通过对 ACM 患者进行危险分层来决定是否置入 ICD。

4. 治疗方法和评价

（1）一般治疗　包括休息、控制感染等。

（2）药物治疗　ARVC 的药物治疗主要包括抗心律失常药物、β 受体阻滞剂和抗心力衰竭药物。最常用的抗心律失常药物为胺碘酮。由于 ARVC 患者心动过速通常与肾上腺能神经有关且多由运动因素诱发，β 受体阻滞剂能减少心动过速的发生，应逐渐加量至最大可耐受剂量。ARVC 的抗心力衰竭药物治疗与扩张型心肌病等其他心力衰竭病因治疗大致相同。

（3）导管消融：适应证：①反复发作的持续性单形性室速，但胺碘酮治疗无效或不能耐受的患者；②伴室早或持续性室速，且由于心脏负荷过大而出现心力衰竭症状，但抗心律失常药物治疗无效或不能耐受的患者；③反复发作的持续性室速患者，在药物治疗辅助下可尝试行导管消融。心内膜导管消融术能够消除心律失常折返环，短期成功率为 60%~80%，但由于纤维脂肪组织的持续浸润，50%~70% 的患者在 3~5 年内复发。近年来，有研究发现 ARVC 心律失常折返环倾向于在心外膜下形成，心外膜消融术正在越来越多地应用，短期成功率为 85%，随访 18 个月后，77% 的患者未再发室性心动过速，成功率较传统心内膜消融治疗有所提高。

（4）ICD 治疗：ICD 在 ARVC 患者中表现出了较好的有效性和安全性。已经出现室颤或室速的最能够从 ICD 中获益，1 年、3 年、7 年的生存率可提高 23%、32% 和 35%。由于 ICD 器械相关并发症发生率约为 3.7%/ 年，ICD 是否用于心源性猝死的一级预防仍然存在争议。

（5）手术治疗：ARVC 的手术治疗主要包括右心室心肌成形术、右心室离断术和左心交感神经切除术。但必须指出的是，上述外科手术仅限于小样本研究，临床应用有限。

1）右心室心肌成形术（right ventricular card-iomyoplasty，RV-CMP）：左侧背阔肌（latissimus dorsi muscle，LMD）能够紧贴右心室游离壁前方且肌纤维方向于右心室长轴垂直，因此 LMD 可用于 RV-CMP。首先分离 LMD 并紧贴右心室游离壁前、下和膈面，LMD 应尽量深入心包与膈肌间隙，并使用 4-0 于心包缝合（图 2-5-13）。植入 2 枚电极并与左心室相连，保证 LMD 于心室收缩同步，控制器植入腹部皮下囊袋。LMD 在电刺激下收缩，进而挤压右心室获得血流动力学改善。部分患者需在 RV-CMP 手术同时行三尖瓣手术成形术。后第 2 周可开始对 LMD 进行电刺激收缩，为避免 LMD 过度刺激，刺激频率与心率比值应小于 1∶2。小样本临床研究表明，该术式对于改善右心衰竭有一定作用。Juan C Chachques 等人对 7 位右心室衰竭患者（4 例患者右心衰竭由致心律失常心肌病导致）行右心室成形术。结果显示无围手术期死亡发生，在平均 10 年 ±3.5 年的随访过程中，6 名患者生存质量显著提升（4 名患者 NYHA Ⅰ，2 名患者 NYHA Ⅱ），一名患者随访第 7 年死于卒中。最后一次随访，右室射血分数为 33%±11.8%，左室射血分数为 52%±12.6%。因此，右室成形术后，可以改善患者右心衰竭症状。

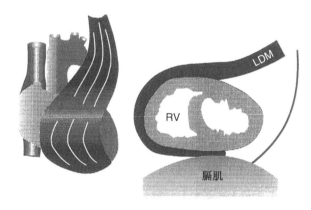

图 2-5-13　右心室心肌成形术

2）右心室离断术（right ventricular disarticulation）：在施行该手术前，需首先通过心内电生理检查确定室性心动过速来源于右心室游离壁。在心脏停搏和体外循环下，沿冠状动脉前降支右室侧 4~5mm、后降支、右心室流出道、肺动脉下瓣、三尖瓣结构下部、房室间沟完全离断右心室壁全层，仅保留右冠脉和心外膜脂肪组织与其他心脏结构相连（图 2-5-14）。切开过程中主要保护瓣膜及瓣环结构。随后使用 4-0 缝线缝合右心室壁并封闭右心室。最后刺激右心室游离壁发作室速，确认右心室已经完全电学离断。对于药物、导管消融和 ICD 无效的顽固性室速，该术式能够控制心动过速的出现。Zacharias 等人对 17 名患者行右心室离断术（right ventricular disarticulation），结果显示在中位随访 13 年过程中，住院死亡率为 6%。3 名患者分别在术后 9、11、17 年死亡。2 名患者由于双心室衰竭需行心脏移植。10 年生存率为 77%。上述结果说明，对于药物治疗无效和不能耐受 ICD 的患者,使用右心室离断术可以缓解心律失常症状。但是部分患者可出现双心室衰竭,出现此现象的原因可能是致心律失常心肌病的自然进程。

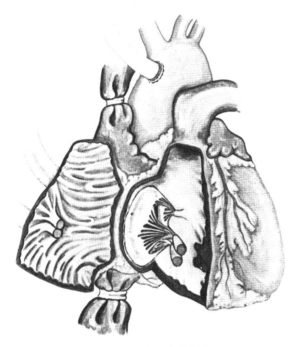

图 2-5-14　右心室离断术

3）左心交感神经切除术（left cardiac sympathetic denervation）：在右侧支气管气管插管条件下,使用胸腔镜确认胸膜交感神经节,进而分离暴露胸 1~ 胸 4 交感神经干,通过确认支配心脏的交感神经交通支及更小分支,切除相应交感神经节。切除组织整体送病理检查进一步确认。该术式为致命性室性心律失常的治疗提供了新的选择。Mira A Coleman 等人对 27 名对常规治疗无效的室性心律失常患者（包括 1 名致心律失常心肌病患者）行左心交感神经切除术,结果显示术后患者心律失常事件发生率减少。

（6）心脏移植:ARVC 患者出现难以控制的室性心动过速或难治性心力衰竭是心脏移植适应证。ARVC 接受心脏移植术后生存率高于其他类型疾病,文献报道 1 年生存率 94%,平均随访的 6.2 年 ±4.8 年中,88% 的患者存活。中国医学科学院阜外医院完成 60 余例 ARVC 心脏移植术,在平均 6 年的随访时间内,无 1 例死亡。心脏移植是治疗终末期 ARVC 最有效的手段。

5. 预后　不同中心报道 ARVC 死亡率差异较大,0.08%~3.6%/ 年。影响预后的危险因素主要包括心律失常的严重程度和心功能情况。持续性室速或出现室颤的患者,死亡率较高,10%/ 年;无危险因素以及未携带明确治病基因的患者,死亡率较低,<1%/ 年。

（王　巍）

参 考 文 献

1. 郭航远 . 新编心肌病学 . 杭州:浙江大学出版社,2007:197-209.

2. 邢福泰 . 临床心肌病学 . 长沙:湖南科学技术出版社,2012:265-295.

3. 中华医学会心血管病学分会中国成人肥厚型心肌病诊断与治疗指南编写组,中华心血管杂志编辑委员会 . 中国成人肥厚型心肌病诊断与治疗指南 . 中华心血管病杂志,2017,45（12）:1015-1032.

4. Alam M,Kokainish H,Lakkis NM. Hypertrophic obstructive cardiomyopathy alcohol septal ablation vs myectomy:a meta-analysis. Eur Heart J,2009,30（9）:1080-1087.

5. Sorajja P,Valeti U,Nishimura,et al. Outcome of alcohol septal ablation for obstructive hypertrophic cardiomyopathy. Circulation,2008,118（2）:131-139.

6. 朱晓东 . 心脏外科学 . 北京:人民卫生出版社,2007:1245-1262.

7. Schulte HD,Borisov K,Gams E. Management of symptomatic hypertrophic obstructive cardiomyopathy long-term results after surgical therapy. Thorac Cardiovase Surg,1999,47（4）:213.

8. Robbins RC,Stinson EB. Long-term results of left ventricular myotomy and myectomy for obstructive hypertrophic cardiomyopathy. J Thorac Cardiovasc Surg,1996,111（3）:586.

9. 宋云虎 . Morrow 手术治疗肥厚型梗阻性心肌病 719 例疗效分析 . 中国循环杂志,2015:86.

10. Torres MF,Perez-Villa F. Heart transplantation in patients with hypertrophic cardiomyopathy. Glob Cardiol Sci Pract,2018（3）:32.

11. Zuñiga Cisneros J,Stehlik J,Selzman CH,et al. Outcomes in Patients With Hypertrophic Cardiomyopathy Awaiting Heart Transplantation. Circ Heart Fail,2018,11（3）:e004378.

12. Fernández A,Vigliano CA,Casabé JH,et al. Comparison of prevalence,clinical course,and pathological findings of left ventricular systolic impairment versus normal systolic function in patients with hypertrophic

cardiomyopathy. Am J Cardiol, 2011, 108（4）: 548-555.

13. Kato TS, Takayama H, Yoshizawa S, et al. Cardiac transplantation in patients with hypertrophic cardiomyopathy. Am J Cardiol, 2012, 110（4）: 568-574.

14. 中华医学会心血管病学分会, 中国心肌炎心肌病协作组. 中国扩张型心肌病诊断和治疗指南. 临床心血管病杂志, 2018, 34（5）: 421-434.

15. Benicio A, Moreira LF, Bacal F, et al. Reevaluation of long-term outcomes of dynamic cardiomyoplasty. Ann Thorac Surg, 2003, 76（3）: 821-827; discussion827.

16. Lars H Lund, Kiran K Khush, Wida S Cherikh, et al. The Registry of the International Society for Heart and Lung Transplantation: Thirty-fourth Adult Heart Transplantation Report-2017; Focus Theme: Allograft Ischemic Time. J Heart Lung Transplant, 2017, 36（10）: 1037-1079.

17. Schneider U, Jenni R, Turina J, et al. Long-term follw up of patients with endomyocardial fibrosis: effects of surgery. Heart, 1998, 79（4）: 362-367.

18. Mandeep R Mehra, Charles E Canter, Margaret M Hannan, et al. The 2016 International Society for Heart Lung Transplantation Listing Criteria for Heart Transplantation: A 10-year Update. Heart Lung Transplant, 2016, 35（1）: 1-23.

19. Corrado D. Treatment of arrhythmogenic right ventricular cardiomyopathy/dysplasia: an international task force consensus statement. Eur Heart J, 2015, 36（46）: 3227-3237.

20. Chachques JC, Argyriadis PG, Fontaine G, et al. Right ventricular cardiomyoplasty: 10-year follow-up. Ann Thorac Surg, 2003, 75: 1464-1468.

21. Zacharias J, Forty J, Doig JC, et al. Right ventricular disarticulation. An 18-year single centre experience. Eur J Cardiothorac Surg, 2005, 27: 1000-1004.

22. Coleman MA, Bos JM, Johnson JN, et al. Videoscopic left cardiac sympathetic denervation for patients with recurrent ventricular fifibrillation/malignant ventricular arrhythmia syndromes besides congenital long-QT syndrome. Circ Arrhythm Electrophysiol, 2012, 5: 782-788.

第三节 心脏肿瘤

一、概述

心脏肿瘤（cardiac tumors）是一种相对少见的疾病, 尸检病理报告发病率约为 0.002%~0.03%。既往由于临床表现不典型且很难及时诊断, 大部分在尸检时才被发现。近年随着心脏超声等辅助检查方法的普遍应用, 临床诊断机会明显增加, 治疗效果有所改善。

1562 年 Golumbus 首先尸检报道心脏肿瘤。1934 年 Barnes 首先在活体心电图和转移结节病检中做出心脏肿瘤的临床诊断。1952 年 Gokdberg 等首次应用心导管造影法查出左心房黏液瘤。1936 年 Beck 首次手术切除心包和心室壁的畸胎瘤。1954 年 Crafoord 首次在体外循环下完成第 1 例左心房黏液瘤切除术, 为外科治疗心脏肿瘤奠定基础。国内阜外心血管病医院报道, 1975 年 12 月至 2004 年 7 月共完成心脏肿瘤手术 494 例, 其中男女比例为 0.73∶1, 年龄 4 个月~78 岁, 占同期心脏手术 0.85%。

正常生理条件下, 心脏对恶性组织增生具有一定抵抗性, 导致原发于心脏部位的肿瘤不仅整体发病率低, 而且良性居多, 而邻近或远隔部位的恶性肿瘤, 亦可以继发转移到心脏。据尸检统计, 原发性心脏肿瘤约每 2 000~4 000 人发生 1 例, 继发性心脏肿瘤可见于 20% 晚期癌症转移患者。心脏肿瘤主要临床表现包括: 疼痛、心包积液或压塞、心脏快速增大、心脏杂音、心电图改变、房性或室性心律失常、房室传导阻滞等。如心脏外恶性肿瘤患者出现心脏方面症状与体征, 需警惕肿瘤继发侵害心脏。

二、原发性心脏肿瘤的病理学分类

根据病因及病理学特征, 原发性心脏肿瘤可分为心脏黏液瘤、非黏液瘤原发性良性心脏肿瘤、原发性恶性心脏肿瘤。国内外资料显示, 良性肿瘤占原发性心脏肿瘤的 75%~90%, 其中黏液瘤最常见, 占 50% 以上, 其次为横纹肌瘤、纤维瘤、脂肪瘤、乳头状纤维弹力瘤、畸胎瘤等; 恶性肿瘤较少见, 其中约 95% 为肉瘤, 包括未分化肉瘤、横纹肌肉瘤、纤维肉瘤、血管肉瘤等, 仅 5% 为淋巴瘤。

（一）心脏黏液瘤（myxomas）

心脏黏液瘤是最常见的原发性心脏肿瘤, 具体内容详见"八、心脏黏液瘤"。

（二）非黏液瘤原发性良性心脏肿瘤（图 2-5-15）

1. 横纹肌瘤（rhabdomyoma） 横纹肌瘤是一种心肌细胞错构瘤, 是胎儿、婴儿和儿童期最

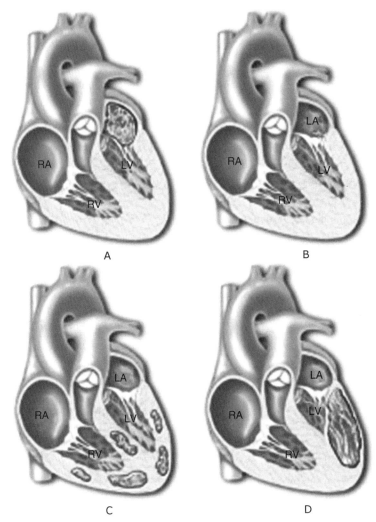

图 2-5-15 常见原发性良性心脏肿瘤
A. 黏液瘤；B. 乳头状纤维弹性瘤；C. 横纹肌瘤；D. 纤维瘤

常见的心脏肿瘤。其肿瘤细胞大于邻近心肌细胞，呈圆形或多角形，细胞质稀疏，有空泡，富含糖原，细胞核位于中央或偏心，有细丝连接胞核与胞膜，呈现典型的蜘蛛状。肿瘤通常为多发，大小几毫米至几厘米，呈分叶状，表面光滑，多局限于心壁内，累及室间隔和心室肌，也可部分突入腔内。30%~50% 患者合并结节性硬化症，后者是一种常染色体显性遗传疾病，特点为广泛分布于脑、心、肾、皮肤及其他重要脏器错构瘤样组织增生。

临床表现包括：心肌梗死、快速心律失常、房室传导阻滞、心包积液、心室预激甚至猝死。个别患者表现为低氧发作，需与法洛四联症相鉴别，可通过心导管造影、心电图、磁共振（MRI）等得到证实。因其活动度小，且具部分或完全自然消退的特点，若体积较小不妨碍血流，可长期随访而不急于手术；若体积较大，出现心室流出道梗阻和

药物难以控制的心律失常，则需手术切除。合并结节性硬化症者可在儿童期出现抽搐、精神行为发育障碍等影响预后。

2. 纤维瘤（fibroma） 纤维瘤主要由成纤维细胞和胶原纤维构成。瘤体近似圆形，多为纤维化、坚实的黄白色团块，剖面呈螺环纹状，与邻近心肌边界清楚，易于剥离，但镜检下肿瘤细胞与邻近心肌细胞混合呈浸润状，伴局灶性钙化或囊性退行性变。可见于各年龄段，但 80% 发生在儿童期，常为孤立性结节，生长缓慢，体积较大，直径通常为 1~9cm，常见部位如室间隔、左室前侧壁或后壁、右室壁等。近 1/3 的患者可能累及传导系统，导致心律失常或左室流出道梗阻而发生猝死。心脏超声可清晰描绘心室壁内纤维瘤，心电图可表现出特征性的电轴左偏。已报道完全或部分切除肿瘤后有极好的长期存活率，但若无临床症状也

可长期随访。

3. 乳头状纤维弹性瘤（papillary fibroelastoma） 也称乳头状瘤或乳头状纤维瘤，是一种少见的良性肿瘤，常发生在 >60 岁老年人，没有明显的性别差异。80%~90% 累及主动脉瓣和二尖瓣，其次是三尖瓣和肺动脉瓣。这些肿瘤较小，直径通常在 0.5~2cm，形似海葵，常为多发的乳头分叶状，借一短蒂附着于心室内膜。因质地较脆，且表面易形成血栓，可引起脑、眼部栓塞，若使冠状动脉开口或大分支闭塞，可致心绞痛、心肌梗死甚至猝死。应用心脏超声等手段提高了对乳头状纤维弹性瘤的阳性检出率，但需注意与瓣膜赘生物相鉴别。因为有致大脑、冠状动脉栓塞的风险，即使对小的乳头状纤维弹性瘤，也推荐早期外科切除。

4. 脂肪瘤（adipoma） 脂肪瘤可发生在心脏各处，直径为 1~15cm。心内膜下脂肪瘤体通常较小，而心外膜下脂肪瘤体可以很大，压迫冠状动脉引起心绞痛。心包内脂肪瘤引起心包积液，可被误认为是心包囊肿，表现为无症状的心脏或纵隔增大。心肌内脂肪瘤有包膜，一般较小。偶见瘤体起源于二尖瓣或三尖瓣，应与二尖瓣囊肿或二尖瓣淋巴管瘤相鉴别。个别病例表现为心脏多发大小不一豆样脂肪瘤，导致全心功能损害。MRI 检查可见位于心包腔的脂肪瘤低回声，而心腔内的脂肪瘤则为均质强回声。

房间隔的脂肪瘤样肥大是一种良性病变，特征为团块状脂肪聚集在房间隔上，直径为 2~8cm，可膨胀进入心房腔或上腔静脉口，可能伴有临床上无法解释的室上性心律失常、传导阻滞、心包积液反复发作和猝死。本病是由于脂肪组织无包膜增生所引起，与年龄增长、肥胖有关，易被误诊为脂肪瘤。心脏超声提示房间隔增厚呈双叶片状，计算机断层扫描（CT）和 MRI 有助组织学诊断。

5. 畸胎瘤（teratoma） 心脏畸胎瘤内含内胚层、中胚层及外胚层成分，常为多叶囊肿夹杂实质区域，囊肿由不同组织细胞覆盖，实质区域为黏液样基质伴多种不同组织。大部分畸胎瘤位于心包内、心脏基底大血管根部，少数完全在心肌内。约 2/3 心包内畸胎瘤患者为女性，可导致心脏压塞，甚至心脏移位或压迫气道。

6. 血管瘤（hemangiomas） 血管瘤约占心脏良性肿瘤的 5%~10%，多见于男性，通常为累及

心外膜或心包的弥漫性组织增生。经常无临床症状，在尸检时被发现，可引起心律失常或血流梗阻，冠状动脉造影时可产生特征性肿瘤潮红现象。对无症状者可长期随访，对有症状者应进行手术切除，但完整切除肿瘤通常是不现实的，心脏移植可作为治疗选择之一。

7. 房室结囊性瘤（atrioventricular nodal cystic tumor） 房室结囊性瘤可能起源于间皮或内胚层，几乎总是良性。发病年龄可从新生儿到 90 岁，女性占绝大多数。虽然囊性瘤可超过 3cm，但除术中发现外，活体不易被诊断。患者常表现为不完全或完全性房室传导阻滞，可死于完全性房室传导阻滞或室颤。心电图除显示房室传导阻滞外，窄 QRS 综合波也常见，电生理检测提示希氏束近端阻滞。这些患者可维持多年的稳定期，电起搏有助于维持足够的心率，但即使诊断性电生理研究，也可能诱发心电不稳定性和猝死。因此对所有不明原因的猝死，特别是儿童和年轻人，应警惕房室结囊性瘤的可能。

8. 副神经节瘤（paragangliomas） 副神经节瘤（嗜铬细胞瘤和化学受体瘤）可在心腔内或心腔上的任何部位被发现，但多见于迷走神经集中分布的心脏基底部。通过 ^{131}I- 间碘苯甲胍核素扫描，能提高对纵隔区域肿瘤的检出率和定位率。MRI 检查以及图像三维重建能进一步定位心脏副神经节瘤，提供引导外科切除肿瘤的详细信息。由于这些肿瘤含有大量血管、相互粘连，若外科治疗很难切除，需考虑心脏移植。

9. 其他 室间隔右侧可以是极少数先天性良性甲状腺病生长的位置，易致右心室流出道阻塞，应采取完全手术切除。

（三）原发性恶性心脏肿瘤

原发性恶性心脏肿瘤多见于儿童，可源自任何心脏组织，形态学特点包括：基底宽，形态不规则，通常无蒂；呈浸润性生长，可侵入心肌、心腔或向心外膜渗透；可对周边组织造成压迫和阻塞；经常累及多个腔室，侵袭范围较大，与正常组织分界不清，可直接毁坏瓣膜。临床症状包括突发心力衰竭；快速积聚血性心包积液，常伴心脏压塞；梗阻心腔或瓣膜，导致周围栓塞以及各种心律失常或传导阻滞。若有心包内渗液，可能在抽吸液中找到肿瘤细胞。

1. 血管肉瘤（hemangiosarcoma） 血管肉瘤是最常见的心脏恶性肿瘤，75% 发生在右心系统，特别是右心房，男性常见，因密集的血管网可产生连续性杂音。1/4 患者部分瘤体在腔内，进展期可完全侵袭心房壁，将整个心腔填满，并侵袭邻近结构，临床表现包括瓣膜或腔静脉梗阻、特征性右心衰竭和血性心包积液。有右心房血管肉瘤引起心脏破裂的报道。心房血管肉瘤可呈现极不一致的组织学类型，与 Kaposi 肉瘤有重叠。超声心动图、血管造影、CT 或 MRI 等有助诊断。冠状动脉造影可显示肿瘤区血管分布。虽然肿瘤切除、放疗和化疗可部分缓解或减轻症状，但因病情迅速进展和广泛转移常使外科治疗难以实施。

2. 横纹肌肉瘤（rhabdomyosarcoma） 横纹肌肉瘤是第二常见的原发性心脏肉瘤，男性多发。在四个心房、心室的发生率相当，半数患者出现至少一个瓣膜的显著性梗阻。一般预后很差，如果没有外科切除，90% 患者在确诊后第 9~12 个月死亡，完整手术切除加上辅助化疗可能延长生存。

3. 未分化肉瘤（undifferentiated sarcoma） 未分化肉瘤被认为是未分化或不可分类的肉瘤，以前被称为恶性纤维组织细胞瘤，没有特殊的组织学类型。常呈分叶状，发生在左心房，固定或有蒂，直径可达 10cm，有时被误诊为黏液瘤。与血管肉瘤很早发生转移不同，其转移发生较晚，可表现为急性心力衰竭、低血压、外周水肿等。

4. 淋巴瘤（lymphoma） 临床可见累及心脏或心包的原发性心脏淋巴瘤，也可见肿瘤组织大部分位于心脏的非霍奇金淋巴瘤。心脏淋巴瘤在免疫功能正常人群中少见，常见于免疫缺陷者，例如艾滋病患者。常表现为难以控制的心力衰竭，病情进展迅速。确诊有赖于心包积液的细胞学检查或超声引导下经静脉或经胸廓的组织活检。

三、原发性心脏肿瘤临床征象的基本特点

原发性心脏肿瘤的临床征象，取决于肿瘤所在部位和大小，而非肿瘤本身的病理及细胞学特征。早期常无症状，进展期可有很多非特异性症状，如：①阻塞血流及干扰瓣膜功能；②局部侵犯引起心律失常或心包积液；③由肿瘤碎片或周围血栓引起大脑、冠状动脉、视网膜栓塞；④全身症状，如呼吸困难、晕厥、胸痛、胸闷、憋气、发热、体重减轻等（表 2-5-7）。

表 2-5-7 不同部位心脏肿瘤临床征象

心腔内肿瘤	心包内肿瘤	心肌肿瘤
腔内阻塞	心包炎，疼痛	心律失常（室性或房性心律）、心电图改变
瓣膜损伤	心包积液	胸片心脏扩大
栓塞表现：外周组织、脑、冠状动脉	心脏压塞	心脏传导阻滞
全身症状：发热、乏力、体重减轻、肌肉关节痛	缩窄性心包炎	充血性心力衰竭
	胸片心脏扩大	心绞痛、心肌梗死
	心律失常（主要是房性心律）	

（一）心腔内肿瘤

心腔内肿瘤主要累及心脏瓣膜，引起瓣膜功能失常（阻塞及反流）、栓塞和发热、不适、关节痛等全身症状。黏液瘤多见于 30~60 岁妇女，常为一孤立性病变，最多见于左心房内，附着在房间隔上。舒张期瘤体进入二尖瓣口，阻碍血流由左房进入左室，从而产生肿瘤扑落音，宛如开放性拍击音，而舒张期隆隆样杂音与风湿性二尖瓣狭窄杂音相似。乳头状纤维弹性瘤常因系统性栓塞、冠状动脉栓塞，在心脏超声检查时被发现。血管肉瘤患者男多于女，好发于心包和右房，可引起流出道梗阻及充血性右心衰竭。

（二）心包内肿瘤

心包内肿瘤一般在压迫心腔时才显现症状，通常导致压塞，偶可造成缩窄。原发性心包肿瘤少见，常见为畸胎瘤、纤维瘤、血管瘤、脂肪瘤以及恶性间皮瘤、肉瘤等。因肿瘤继发侵害心脏，常采取接触蔓延和直接扩散方式，故转移瘤是最常见的心包肿瘤。超声引导下心包穿刺抽液、微创心包切开术、手术引流和部分心包切除术等，常能起到较好的近中期效果。

（三）心肌肿瘤

位居心肌内的心脏肿瘤最少见，可无自觉症

状,亦可引起心律失常或向心腔突出而引起梗阻。脂肪瘤是有包囊的心脏原发良性肿瘤,临床常无症状。各种肉瘤对心脏侵害甚广,并向心腔突出,蔓延进入心包腔,进展迅速。

四、继发性心脏肿瘤临床征象的特殊性

继发性心脏肿瘤(转移瘤)发病率是原发性心脏肿瘤的 100~1 000 倍。几乎所有类型肿瘤都可发生心脏转移,多见于 50 岁以上者,无性别差异。典型的转移瘤是通过血源播散到达心脏,其次为淋巴播散或直接侵入。支气管肺癌和乳腺癌易通过淋巴传播。纵隔肿瘤转移至心脏亦主要通过纵隔淋巴管。继发性肿瘤常累及心包、心肌、心内膜、瓣膜和冠状动脉。对于一些无法解释的心脏症状,如心脏扩大、心律失常或心力衰竭,需警惕心脏转移瘤。

1. **心包受累** 心包积液和心脏压塞可能是恶性肿瘤累及心脏最早的表现。首先表现为胸痛,吸气时加重,伴心包摩擦音。心包积液常常为血性;X 线表现为进行性心脏扩大;有心脏压塞的症状和体征,出现颈静脉压增高、脉压减低以及奇脉;心电图出现 QRS 电压降低,甚至电交替;心脏超声能明确心包积液的程度和范围,观察右心房、右心室的舒张期塌陷,有无下腔静脉过度充盈、随吸气改变的多普勒流速变化以及吸气反应是否迟钝。大量心包积液和肿瘤一起包裹心脏,可导致持续的心脏压塞,甚至在心包穿刺放液术后也不缓解。外科引流术时可行心包镜检查,并在可疑区域活检。

2. **心肌受累** 房扑和房颤是最常见表现,可能提示对常规治疗不敏感。室性期前收缩、严重室性心律失常提示肿瘤浸润到心肌,并出现传导紊乱和完全性房室传导阻滞。肿瘤累及心肌广泛,或引起心脏淋巴系统阻塞,可致充血性心力衰竭。使用某些化疗药物也可引起心肌损伤和心力衰竭,放疗和化疗联合应用协同加重心肌损伤。非特异性 ST 段和 T 波改变是最主要心电图异常,提示肿瘤侵入心肌。

3. **冠状动脉受累** 恶性肿瘤直接累及冠状动脉、瘤栓堵塞冠状动脉、肿瘤压迫外周冠状动脉,以及接受纵隔放疗患者发生冠状动脉粥样硬化和纤维化,都可引起心绞痛或心肌梗死。当肿瘤侵入大块心肌或大量心包积液时,可出现心肌梗死型心电图表现。

4. **腔内肿瘤症状** 肾细胞癌、肝细胞癌和子宫平滑肌瘤等肿瘤扩散,可沿着下腔静脉进入右心房,表现为类似腔内阻塞的肿块。平滑肌肉瘤可能原发在腔静脉(常为下腔静脉),直接扩散进入心腔。腔内的转移灶或扩展的心肌肿瘤,可进行性影响心功能,或导致瓣膜阻塞,有时伴不明原因的发热。腔内肿块引起的右心房和三尖瓣阻塞,极像肿瘤侵入。

此外,临床可能遇到一些有关继发性心脏肿瘤的特殊问题:

(1)白血病:大多数急性白血病患者,尸检发现有心脏浸润,大多伴有心包受累。慢性淋巴细胞白血病,可引起心肌浸润以及二尖瓣功能不全、充血性心力衰竭。心脏破裂可以是急性髓细胞性白血病的早期表现。白血病可致大量心包积液(常为血性)和心脏压塞,必要时给予心包穿刺放液、化疗等处理,对反复心脏压塞患者应予心包腔减压。急性白血病可并发感染性心内膜炎,且常为真菌性感染,若累及瓣膜需进行瓣膜置换术。

(2)恶性淋巴瘤:霍奇金淋巴瘤和非霍奇金淋巴瘤均可发生心脏或心包转移,通过淋巴、血源性播散和胸内直接扩散,首先累及心包脏层,心脏受累可直接引起死亡。

(3)艾滋病相关性肿瘤:Kaposi 肉瘤累及心脏可能是原发的,也可能是大范围播散过程的一部分。一般经心包脏层,进而累及心肌,有致命性心脏压塞报道,但临床心功能不全少见。恶性淋巴瘤在艾滋病和其他免疫抑制者中发生率较高,可弥散性浸润,或局部结节累及心脏各层。约 50% 患者无症状。超声心动图能显示心包积液、肿块大小及位置和室壁运动异常。经静脉活检有助诊断。

(4)类癌性心脏病:肿瘤产生的类癌综合征大多数源于胃肠道,也可来源于支气管、胆管、胰腺和睾丸。这些类癌含有高浓度 5- 羟色胺(5-HT)和 5- 羟吲哚乙酸(5-HIAA),进入血液循环可引起全身效应,表现为皮肤发红、肠蠕动活跃、支气管收缩、水肿和心脏损害。类癌性心脏病,一般在出现心脏杂音和右心衰竭体征,特别是颈静脉压升高伴吸气增高 v 波(三尖瓣反流的特征)时,才能被临床认识。心脏超声显示右心室容量过度负

荷,右侧心瓣膜异常,三尖瓣典型性增厚且固定在半开放位置,三尖瓣显著狭窄时可能出现三尖瓣穿窿;半数患者可见肺动脉瓣异常,反流比狭窄多见;偶见左侧心瓣膜受累,二尖瓣多于主动脉瓣。

类癌性心脏病的诊断,有赖于类癌综合征的全身性反应,以及临床识别出特征性的右心衰竭表现。尿中排泄 5-HIAA 显著升高,色氨酸大量转移到这一代谢途径,导致严重的低蛋白血症和烟酰胺缺乏(糙皮病)。某些类癌综合征的表现,可能被 α 肾上腺素能阻滞剂、血清胺阻断药、生长抑素类似物等减轻。对类癌性心脏病,出现血流动力学症状时,建议行三尖瓣置换和肺动脉瓣切开术,必要时行右室流出道扩大术。

五、心脏肿瘤的影像学诊断方法

心脏肿瘤临床表现多样,包括胸痛、晕厥、充血性心力衰竭、瓣膜狭窄或关闭不全、心律失常、传导障碍、心内分流、缩窄性心包炎、血性心包积液或心脏压塞等,容易与心脏其他疾病相混淆,诊断较为困难。因为心电图和 X 线表现特异性不强,目前心脏肿瘤的辅助检查通常依赖心脏超声、CT、MRI 等影像学方法。在考虑外科治疗前,必须结合临床表现和影像学诊断,以明确肿瘤性质、部位、大小、数目及其对血流动力学的影响。

心脏超声作为一种无创性检查,为胎儿、婴幼儿和老年体弱患者提供了一个安全、有效的诊断方法,不仅对肿瘤形态、位置、范围、特征(单个或多个,心肌内或心腔内,实质或囊性)等有准确的描述,还可对肿瘤造成的血流梗阻程度和心功能状况做出评估。经胸心脏超声(TTE)和经食管心脏超声(TEE)诊断敏感率分别为93.3%和96.8%。TTE 能够评估肿瘤的大小、形态、附着点和活动度,术中 TEE 可以进一步确定肿瘤的解剖位置,尤其累及心房或大静脉时,并帮助评价瓣膜狭窄及关闭不全程度,指导静脉插管位置。对那些不能切除和需要化疗前进行组织学分析的患者,可以在 TEE 引导下对右侧心腔肿瘤进行活检,帮助明确诊断。

无创性 CT 和 MRI 检查是对心脏超声的有效补充,对于体积大、界限不清以及侵及多个心腔的肿瘤,能够在术前提供更详细的解剖资料。MRI 具有软组织对比度好、视野宽广等特点,结合增强

造影显像可以区别肿瘤组织和正常心肌,并利用序列显像分析以及图像三维重建观察肿瘤的移动和对血流的影响,对肿瘤进行组织学诊断,在诊断及评价原发和继发性心脏肿瘤时价值很突出(表 2-5-8)。CT 空间分辨力优于 MRI,且检查时间短,还可通过了解脂肪含量及钙化等帮助诊断肿瘤类型。

表 2-5-8 良恶性心脏肿瘤的 MRI 鉴别

	良性肿瘤	恶性肿瘤
病程	缓慢	迅速恶化
好发部位	心腔,左心房为多	无特异性,右心系统稍多
大小数目	局限单发,也可多发	累及多个心腔或弥漫性
形态	规则,卵圆形或分叶状,心腔基底窄或有瘤蒂	大或形态不规则,心腔肿瘤基底宽
MRI 信号	均匀	高低混杂,囊变、坏死、出血
增强	轻度或均匀强化	明显强化,不均匀
浸润性	无	易累及心脏瓣膜大血管
心包积液	一般无	多见,血性积液
心外转移	无	常见

此外,心导管造影能了解冠状动脉是否受肿瘤压迫和合并其他心脏畸形,且可联合心导管活检术做出组织学诊断,缺点是有一定创伤性和费用较高。心包穿刺放液术不仅迅速缓解心脏压塞症状,而且有助于细胞学诊断。正电子发射型计算机断层显像(PET)对确定继发性心脏肿瘤的转移范围有很大意义。放射性核素骨扫描对判断肿瘤性质及有无远处骨转移有参考价值。

六、心脏肿瘤的病因学探讨

心脏肿瘤相对罕见,发病机制不尽相同,相关研究有限。实验发现,许多心脏肉瘤表现出基因重组易位,可产生新型嵌合基因,编码多种融合蛋白质。因此,一些新的分子生物学治疗手段,如反义寡核苷酸技术、病毒载体基因治疗、小分子融合蛋白阻断剂以及针对心脏肉瘤的抗血管生成治疗

等正在研究中,有望提供新的治疗手段。

乳头状纤维弹性瘤是第二大心脏良性肿瘤,好发于瓣膜心内膜面,周围覆以内皮细胞和疏松结缔组织。目前普遍认为它可能来源于巨大 Lambert 赘生物、错构瘤、血栓或者由于心内膜感染或手术创伤而形成的炎症病灶。基于在这些瘤体中发现大量活跃的树突状细胞和巨细胞病毒,Grandmougin 等认为,该肿瘤形成可能类似一种慢性病毒性心内膜炎过程。Kurup 等对 12 例乳头状纤维弹性瘤病例分析后,提出胸部放疗和开放式心脏手术可能是促进该肿瘤病理生理进展的潜在因素。近年通过对纤维蛋白、透明质酸、弹性纤维组织化学分析发现,该肿瘤发生还可能与组织血栓形成有关。

脂肪瘤是另一种相对常见的心脏良性肿瘤,由成熟的脂肪细胞组成,起源于心外膜,然后逐渐形成心包的一部分。2010 年 Fibrizios 在一例右心房脂肪瘤病例报道中发现该患者肿瘤细胞 *PTEN* 基因发生突变,高度怀疑与 Cowden 综合征有关,具体机制尚在研究之中。

心脏横纹肌肉瘤是一种间叶细胞来源的恶性软组织肉瘤,早期即表现出典型的恶性病理特点和转移行为。现阶段对于横纹肌肉瘤的研究已进入分子水平,1993 年 Galili 等发现横纹肌肉瘤细胞第 2 和第 13 号染色体、第 1 和第 13 号染色体之间易位导致嵌合基因编码的融合转录因子 PAX3/FKHR 和 PAX7/FKHR 出现。PAX3/FKHR 和 PAX7/FKHR 致癌作用之一即是抗细胞凋亡。Christiane 等研究证实,抗凋亡蛋白 Bcl-XL 转录依赖于 *PAX3* 和 *PAX3/FKHR* 基因调控,PAX3 和 PAX3/FKHR 可以激活 Bcl-XL 转录基因的启动子,刺激 Bcl-XL 内源性 mRNA 在细胞内的转录,而过度表达的 PAX3、PAX3/FKHR 和 Bcl-XL 使肿瘤细胞免于凋亡。Frascella 等研究发现该肿瘤往往伴随肿瘤抑制基因 *p53* 突变和致癌基因 *Ras* 异常表达。随后 Mira 等提出通过腺病毒将 *p53* 基因导入人体后,明显增强对放化疗的敏感性,抑制肉瘤细胞在体内和体外的大幅增长,为有效治疗横纹肌肉瘤提供新的思路。

七、心脏肿瘤治疗方案的选择

随着心脏外科的进步,几乎所有原发性心脏肿瘤可得到有效治疗,预后亦较以往明显改善(表 2-5-9)。

表 2-5-9 心脏肿瘤分类

肿瘤分类	例数	百分比	男:女/例	部位	手术方式	预后
良性肿瘤	96	94.1%				
黏液瘤	88	86.3%	35:53	左房(83 例)右房(2 例)右室(3 例)	完全切除	早期死亡 1 例
平滑肌瘤	3	2.9%	0:3	下腔静脉至右房	完全切除 2 例,部分切除 1 例	无复发
纤维瘤	1	1.0%	1:0	右房	完全切除	无复发
脂肪瘤	2	2.0%	2:0	心包	完全切除	无复发
畸胎瘤	1	1.0%	1:0	心包	完全切除	无复发
血管瘤	1	1.0%	1:0	心包	完全切除	无复发
恶性肿瘤	6	5.9%				
血管肉瘤	2	2.0%	2:0	上腔静脉、右房及房间隔(1 例),右房及右室(1 例)	完全切除 1 例,部分切除 1 例	早期症状复发,死亡 2 例
横纹肌肉瘤	2	2.0%	2:0	右室	部分切除	早期症状复发,死亡 2 例
恶性间皮瘤	2	2.0%	1:1	肺动脉	部分切除	1 例症状复发,1 例症状缓解

（一）手术原则

良性肿瘤以及无转移征象、可切除的原发性恶性心脏肿瘤，均有明确的手术指征。对于无法完全切除的肿瘤，若合并明显症状，可以进行姑息性切除。对于有明显栓塞可能或堵塞瓣膜开口的患者，需要急诊手术。术前应考虑：①肿瘤位置和心脏传导系统、瓣膜及冠状动脉的关系；②肿瘤数量及分布情况对心脏功能的影响；③肿瘤病理性质与周边组织的界面情况。除心包肿瘤外，均需体外循环辅助。对单个、体积不大、与周边正常心肌组织有分界面，与传导系统、瓣膜结构没有关联者，应全部摘除，体积太大者则考虑部分切除；对多个且分散，估计切除后对心功能影响较大者，考虑选择性部分切除；肿瘤巨大或广泛累及心肌，症状明显，心功能极差者，可考虑心脏移植。心房肿瘤一般经心房切口，右心室肿瘤经三尖瓣或右室及肺动脉切口，左心室肿瘤经主动脉、二尖瓣或左室切口，注意手术径路对心功能影响。

（二）手术方式

对于良性及局部化的肿瘤，外科原则是完整地切除肿瘤组织，并包含足够多的边缘组织（尤其侧面及深部）。对周围组织有广泛侵入的原发及继发性肿瘤，应尽可能切除，若无法完全切除且进展很快者，可以进行姑息性切除。对于病程短、进展快、术前难以确诊的心脏恶性肿瘤，手术目的在于消除肿瘤相关症状、防止栓塞和提取肿瘤组织做病理检查。婴幼儿横纹肌瘤有自发消退可能，一般不需外科手术，如果必须手术，应在保留周围组织前提下切除肿瘤。心室纤维瘤是进展很快且需完整切除的肿瘤，如果瘤体巨大则考虑心脏移植。

心脏黏液瘤和非黏液性良性肿瘤均在全麻、低温、体外循环灌注冷停搏液下进行心肌手术。上、下腔静脉或股静脉插管引流，常规胸骨正中切口，主动脉插灌注管，切开右心房或右心室摘除右房、右室肿瘤；切开右心房及房间隔摘除左房肿瘤；经二尖瓣口、左心室尖或升主动脉切口摘除左心室肿瘤。手术中应尽量避免肿瘤组织破碎及脱落，以免产生瘤栓。为防止原位复发，将有瘤蒂者蒂周围1cm宽的心内膜或心肌切除。房间隔组织切除后，缺损较大者应用自体心包片或补片修复。如果瘤蒂与房室瓣邻近，必须切除一部分瓣叶，而瓣膜成形不满意时则行瓣膜置换术。切除附着在左心房顶或侧壁的肿瘤，要防止切穿房壁，必要时心包补片修补。术中还需注意体外循环机回收血不宜再回输。

恶性肿瘤手术较复杂，一般在全麻体外循环下行肿瘤切除或大部分切除术，肿瘤广泛浸润转移者仅行活检术；肿瘤若侵及三尖瓣尽可能完整切除，同期行三尖瓣成形术或置换术；若侵犯肺动脉瓣，应用同种肺动脉瓣管道行肺动脉根部置换术。对于一些显露不好、复杂的心脏肿瘤，有学者提出应用自体心脏移植方法，将心脏取出来，仔细切除肿瘤和修复心脏后，将心脏重新移植入原位，但现阶段对于恶性肿瘤心脏移植的手术效果存在争议。

（三）放疗及化疗

对完整切除或低度恶性的心脏肿瘤，放疗及化疗有助提高治疗效果。心脏是对放射线很敏感的器官，可耐受20~40Gy剂量，超过此剂量则增加心包、心肌和瓣膜损伤的危险性。对于那些不能完全切除的心脏恶性肿瘤，可采用放疗做姑息性治疗，但对改善症状和提高生存率效果有限，故放疗应慎重，剂量也需严格要求。全身性化疗，适用于恶性心包积液患者，可从心包内给予氟尿嘧啶、放射性金（氮芥）和四环素等。

（四）预后

心脏良性肿瘤只要能够完整切除，预后良好；心脏恶性肿瘤则预后不良。原发性心脏肉瘤复发率较高，仅在早期诊断且无转移时，手术切除有一定效果。心脏恶性肿瘤的外科治疗仅仅是姑息性手术，国外文献报道肉瘤病例平均生存时间在3~12个月，与国内统计恶性肿瘤结果相近。对心脏淋巴瘤积极进行治疗，患者可以生存5年，但如果不进行治疗，生存期不足1个月。血管肉瘤预后也很差，即使手术和放、化疗，仅能生存6~9个月。对恶性肿瘤无转移患者尽早实施心脏移植可能产生较好效果。

（史嘉玮 董念国）

参 考 文 献

1. Lee Goldman, Dennis Ausiello, 王贤才. 西氏内科学. 北京：世界图书出版公司, 2009: 729-730.

2. 胡盛寿,王小啟,许建屏,等. 心脏肿瘤外科治疗经验总结. 中华医学杂志,2006,86(11):766-770.

3. Fuster Valentin, R. Wayne Alexander, Robert A O'Rourke. 赫斯特心脏病学. 胡大一,孙静平,译. 北京:人民军医出版社,2008:1967-1981.

4. Centofanti P, Di Rosa E, Deorsola L, et al. Primary cardiac neoplasms: early and late results of surgical treatment in 91 patients. Ann Thorac Surg, 1999, 68:1236-1241.

5. Miralles A, Bracamonte L, Soncul H, et al. Cardiac tumours: clinical experience and surgical results in 74 patients. Ann Thorac Surg, 1991, 52:886-895.

6. 杨思源,陈树宝. 小儿心脏病学. 4版. 北京:人民卫生出版社,2012:660-663.

7. Shapiro LM. Cardiac tumors: diagnosis and management. Heart, 2001, 85:218-222.

8. 吴孟超,吴在德. 黄家驷外科学. 北京:人民卫生出版社,2008:2246-2252.

9. Mark H. Beers,薛纯良. 默克诊疗手册. 北京:人民卫生出版社,2001:2089-2091.

10. David C. Sabiston,王德炳. 克氏外科学. 北京:人民卫生出版社,2000:1865-1869.

11. Neri M, Di Donato S, Maglietta R, et al. Sudden death as presenting symptom caused by cardiac primary multicentric left ventricle rhabdomyoma, in an 11-month-old baby-an immunohistochemical study. Diagn Pathol, 2012, 7:169-173.

12. Murakami M, Kurazumi H, Suzuki R, et al. Valve replacement for papillary fibroelastoma involving the mitral valve chordae. Ann Thorac Surg, 2013, 95(4):1458.

13. Jonjev S, Torbica V. Multiple papillary fibroelastomas as a cause of recurrent syncope. J Thorac Cardiovasc Surg, 2013, 145(5):e51-e52.

14. Kim KH, Choi JB. Papillary fibroelastoma in tricuspid valve: an unusual cause of atypical chest pain. J Thorac Cardiovasc Surg, 2013, 145(4):1131.

15. Jabir S, Al-Hyassat S. Histological diagnosis of cardiac lipoma in an adult with tuberous sclerosis. BMJ Case Rep.2013, 2013:bcr2012007484.

16. Xia HM, Jiang Y. Cardiac paraganglioma. J Am Coll Cardiol, 2013, 61(18):e167.

17. Liu X, Miao Q, Zhang H, et al. Primary cardiac pheochromocytoma involving both right and left atria. Ann Thorac Surg, 2013, 95(1):337-340.

18. Verbeke F, Binst D, Stegen L, et al. Total venous inflow occlusion and pericardial autograft reconstruction for right atrial hemangiosarcoma resection in a dog. Can Vet J, 2012, 53(10):1114-1118.

19. Saraiva F, Antunes M, Providência LA. Cardiac angiosarcoma in a pregnant woman: a case report and review of the literature. Acta Cardiol, 2012, 67(6):727-731.

20. Fatima J, Duncan AA, Maleszewski JJ, et al. Primary angiosarcoma of the aorta, great vessels, and the heart. J Vasc Surg, 2013, 57(3):756-764.

21. Taguchi S, Mori A, Yamabe K, et al. Malignant solitary fibrous tumor of the left ventricular epicardium. Ann Thorac Surg, 2013, 95(4):1447-1450.

22. Wang JG, Li YJ, Liu H, et al. Primary cardiac myxofibrosarcoma: a case report and review of the literature. Tumori, 2012, 98(6):165e-168e.

23. Matsushita T, Negoro E, Takata H, et al. Cardiac xanthoma originating from primary cardiac lymphoma. Ann Thorac Surg, 2012, 94(6):2120-2122.

24. El Batti S, Mercier O, Rohnean A, et al. Recurrence of thymoma in the right atrium arising from the coronary sinus. Ann Thorac Surg, 2013, 95(3):e71-e72.

25. 吴轶凡. 心脏肿瘤的诊断和治疗. 中华老年心脑血管病杂志,2009,11(5):394-395.

26. Chiles C, Woodard PK, Gutierrez FR, et al. Metastatic involvement of the heart and pericardium: CT and MRI imaging. Radiographics, 2001, 21:439-449.

27. Kavanagh MM, Janjanin S, Prgomet D. Cardiac metastases and a sudden death as a complication of advanced stage of head and neck squamous cell carcinoma. Coll Antropol, 2012, 36 Suppl 2:19-21.

28. Subrahmanyan L, Stilp E, Bujak M, et al. Hepatocellular carcinoma metastatic to the right ventricle. J Am Coll Cardiol, 2013, 61(4):e77.

29. Sharma J, Brunson JM, Memon N, et al. Metastatic melanoma presenting as polymorphic ventricular tachycardia. Tex Heart Inst J, 2012, 39(6):890-893.

30. Tamenishi A, Matsumura Y, Okamoto H. Malignant fibrous histocytoma originating from right ventricular outflow tract. Asian Cardiovasc Thorac Ann, 2012, 20(6):702-704.

31. Luciano CA, Vanessa DT. Heart valve papillary fibroelastoma associate with cardioembolic cerebral events. Rev Bras Cir Cardiovasc, 2011, 26(4):670-672.

32. Neerod KJ, Michael K, Donogh MM, et al. Papillary fibroelastoma of the aortic valve-a case report and literature review. J Cardiothora Surg, 2010, 5:84-88.

33. Murat B, Mustafa C, Erman P, et al. Papillary fibroelastoma of the left atrial wall: a case report. J Cardiothora Surg, 2009, 4:28-31.

34. Fernando FF MN, Carlos RR deM. Lipoma resection of the interventricular septum. Rev Bras Cir Cardiovasc, 2010, 25(4):591-593.

35. Fumiko K, Yuka M, Takatomo N, et al. Myocardial fat at cardiac imaging: how can we differentiate pathologic from

physiologic fatty infiltration? RadioGraphics, 2010, 30: 1587-1602.

36. Fabrizio C, Graziella C, Enrico F, et al. Cardiac general right atrial lipoma in patient with Cowden syndrome. Interact CardioVasc Thorac Surg, 2010, 11: 803-805.

37. Margue CM, Bernasconi M, Barr FG, et al. Transcriptional modulation of the anti-apoptotic protein BCL-XL by the paired box transcription factors PAX3/FKHR. Oncogene, 2000, 19 (25): 2921-2929.

38. Milas M, Yu D, Lang A, et al. Adenovirus-mediated p53 gene therapy inhibits human sarcoma tumorigenicity. Cancer Gene Ther, 2000, 7 (3): 422-429.

39. Carmona P, Lázaro J, Llagunes J, et al. Primary cardiac neuroendocrine carcinoma and minimally invasive cardiac surgery. Asian Cardiovasc Thorac Ann, 2012, 20 (6): 721-723.

40. 肖宜超, 刘启明. 心脏肿瘤的诊疗进展. 心血管病学进展, 2011, 32 (6): 824-829.

41. 周诚, 张凯伦, 蒋雄刚, 等. 103 例原发性心脏肿瘤的外科治疗. 临床心血管病杂志, 2008, 24 (11): 829-832.

42. 仇黎生, 徐志伟, 苏肇伉. 小儿原发性心脏肿瘤的外科治疗. 中华小儿外科杂志, 2006, 27 (1): 13-15.

43. Reardon M, Defelice C, Sheinbaum R, et al. Cardiac autotransplant for surgical treatment of a malignant neoplasm. Ann Thorac Surg, 1999, 67: 1793-1795.

44. Uberfuhr P, Meiser B, Fuchs A, et al. Heart transplantation: an approach to treating primary cardiac sarcoma. J Heart Lung Transplant, 2002, 21: 1135-1139.

45. Gowdamarajan A, Michler RE. Therapy for primary cardiac neoplasms: is there a role for heart transplantation. Curr Opin Cardiol, 2000, 15: 121-125.

46. Liombart-Cussac A, Pivot X, Contesso G, et al. Adjuvant chemotherapy for primary cardiac sarcomas: the IGR experience. Br J Cancer, 1988, 78: 1624-1628.

八、心脏黏液瘤

(一) 概述

心脏肿瘤可以被分为起源于心脏本身的原发肿瘤与通过转移而来的继发肿瘤两大类。原发性肿瘤发病率大约在 0.001 7%~0.019%, 可以进一步分为良性肿瘤与恶性肿瘤两种, 其中良性肿瘤大约占 75%, 恶性肿瘤占 25%。心脏黏液瘤 (myxoma) 是最常见的心脏原发性良性肿瘤, 约占所有成人心脏原发良性肿瘤的 50%, 儿童的 15%, 婴幼儿罕见。

追溯历史, King 最早在 1845 年对黏液瘤做出明确描述。直至 1952 年, Goldberg 首次通过心血管造影术明确诊断心脏黏液瘤。第一次通过外科手术成功治疗是在 1954 年, 瑞典人 Crafoord 报道应用体外循环技术切除了 1 例左房黏液瘤。安全、无创的超声诊断技术于 1959 年在心脏外科开始应用, 对心脏黏液瘤的诊断和治疗具有划时代的意义。截至 1964 年, 仅有 60 例心脏黏液瘤被成功切除。但目前心脏黏液瘤心内摘除手术已经成为心外科的常规手术, 死亡率极低。

(二) 发病机制与病理解剖

绝大多数黏液瘤零星发病, 以女性为多见。男女患者比例约为 1 : 2。发病可见于任何年龄, 目前病例报道中年龄最小者为尚未出生的胎儿。发病高峰年龄段为 30~60 岁。大约 94% 的黏液瘤是孤立发病的, 即仅见于一个心腔。左房内更多见, 约占 75%, 右房黏液瘤仅 10%~20%。剩余的 5%~15% 以相等的概率分布在左右心室。累及双侧心腔者仅约占 3%。黏液瘤在组织学上无特异性, 至今仍未明确界定其发病机制和组织来源, 只是被认为是心内膜下多能干细胞的产物。结构上包括酸性黏多糖、黏液基质以及多边形的瘤细胞和毛细血管。值得注意的是, 黏液瘤也可以在外部刺激下出现, 已有房间隔缺损心内修复、房间隔穿刺、二尖瓣闭式扩张等术后出现黏液瘤生长的报道。

黏液瘤在发病分类上可分为单纯和复杂两类。单纯黏液瘤占绝大多数, 单发为主, 通常位于左房内, 手术切除后不易复发。复杂黏液瘤的临床特点是发病年龄轻, 生长部位变异大, 手术摘除后容易复发, 瘤体易于脱落及向远处转移等。复杂黏液瘤在病理类型上尚可分类为多发黏液瘤、家族性黏液瘤、黏液瘤综合征等。

肉眼观察大体结构, 大约 2/3 的黏液瘤是接近球形或者卵圆形的半透明的胶冻样组织, 有着平滑或者呈分叶状的表面 (图 2-5-16), 也可以呈葡萄串珠形。通常情况下不会自发性碎裂。很少见的一类黏液瘤表面呈绒毛状或者乳头状突起, 呈凝胶样, 容易碎裂而引起周围动脉栓塞或脑血管栓塞。

多数黏液瘤通过一个长度不等的瘤蒂附着在心内膜上, 一般位于房间隔卵圆窝处, 其余依次为心房壁、心耳、上下腔静脉壁、心瓣膜、肺动脉、心室游离壁和室间隔等部位。可随心脏的舒缩而在心腔内随意移动。其移动性取决于蒂的长度、蒂

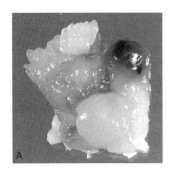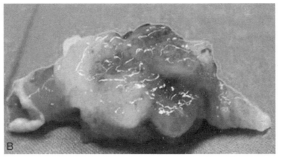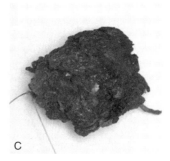

图 2-5-16 形态各异的黏液瘤

与心脏组织结合基底部的范围和程度以及黏液瘤自身的胶原含量。

黏液瘤的颜色多呈淡黄色、黄红夹杂、灰黑色,也可以有白色、红色、棕色,偶尔表面覆盖血栓。黏液瘤局部会有出血、囊肿形成、坏死等。根据病程早晚,黏液瘤大小变化较大,通常直径 5cm 左右,重量波动于 8~175g,平均 50~60g。直径 15cm 或者更大的黏液瘤也有报道。瘤体生长的速度不同,有时候其生长会自发性停止,甚至自行退化消失。Malekzadeh 等报道左房黏液瘤的生长速度为1.2g/ 月或 14g/ 年。极少数黏液瘤可发生恶变,成为黏液肉瘤,此时表现为复发、局部浸润以及转移等。血管造影证实大多数黏液瘤自身的滋养来源于瘤蒂。瘤蒂内一般含有 1 个较大的滋养动脉和1~2 个静脉,连接于心内膜上,但瘤蒂本身并不在心内膜上向其深部生长(图 2-5-17)。

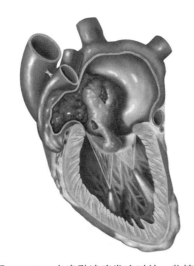

图 2-5-17 左房黏液瘤发病时的一些情况

黏液瘤可以在左房内生长并通过一个蒂附着于房间隔组织上。在心脏收缩期,黏液瘤组织的一部分或者全部可以通过二尖瓣进入左心室,甚至主动脉内。由黏液瘤引起的二尖瓣相对性狭窄会引起患者出现左心房、肺静脉压力升高以及各种类型的心房颤动,进而如本患者在左心耳处产生血栓

(三)病理生理与临床表现

黏液瘤临床症状包括充血性心力衰竭(67%)、栓塞症状(29%)、全身性发热(19%)、体重减轻(17%)、关节肌肉疼痛、虚弱(5%)等。心律失常与感染罕见。其症状的轻重还取决于肿瘤的位置、大小、活动性等。肿瘤较小的患者,可以无明显症状。黏液瘤也有远处转移的报道,脱落的肿瘤组织可以在脑血管和周围血管的上皮继续生长,破坏血管壁,形成局限性血管瘤。

1. 心内梗阻 左房内黏液瘤通常类似于二尖瓣疾病,产生体位相关性的呼吸困难,伴随心力衰竭的症状和体征,且左房压、肺静脉压增高。右房黏液瘤影响三尖瓣功能,则产生右心衰竭以及上下腔静脉高压、肝大、腹水、下肢水肿等一系列综合征。如果卵圆窝尚在开放状态,则可出现右向左分流,临床上患者出现中心型发绀。瘤体在房室腔之间来回运动可导致瓣膜关闭不全,但单纯关闭不全或以关闭不全为主的情况较少。房室瓣被黏液瘤完全阻塞的瞬间,可引起患者一过性晕厥或猝死,大的心室黏液瘤产生类似于流出道梗阻症状,这是本病最为常见的临床急诊症状。

2. 栓塞 黏液瘤引起的体循环栓塞可见于 30%~40% 患者,其中约 50% 的栓塞发生在神经系统,特别是中枢神经系统。由此产生的神经系统问题可能是一过性的,但更多的则是永久性的。特异性的神经系统症状主要包括颅内动脉瘤、偏瘫、脑组织坏死等。此外还有散在的视网膜动脉栓塞导致失明的报道。黏液瘤栓子也有梗阻髂动脉、股动脉、腹腔动脉、肾动脉及冠状动脉的报道。右侧黏液瘤栓塞主要表现为肺动脉栓塞、肺动脉高压,甚至致死性的急性梗阻(图 2-5-18)。

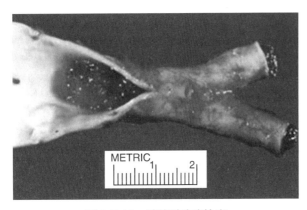

图 2-5-18 动脉黏液瘤栓塞

3. **全身症状** 几乎所有的黏液瘤患者在入院时会有各种各样的全身症状,少数患者还有血白细胞增多、血细胞比容增加、红细胞沉降率增快、溶血性贫血、血小板减少症、C反应蛋白含量增高等。免疫电泳检查可提示免疫球蛋白IgG明显增加。其他不太常见的症状包括雷诺综合征、关节痛、肌痛、皮肤红疹、杵状指(趾)。可能病因包括继发性的栓子脱落致系统栓塞、免疫应答增加等。肿瘤抗原-循环抗体-补体激活可能在其中扮演了一定的角色。这些复杂的临床表现可以在外科手术后烟消云散。

4. **感染** 黏液瘤直接引起的感染罕见,但可继发感染性心内膜炎。感染增加了系统栓塞的风险,有些患者可能需要急诊手术。

(四)诊断

对患者详细地询问病史,仔细地查体,并结合现代化的诊疗设备,目前对本病的诊断并不困难。

1. **查体** 入院查体要注意黏液瘤的大小、生长部位以及活动度等。左房黏液瘤可以有类似二尖瓣病变的杂音与症状体征。特征性的心尖部"肿瘤扑落音"(tumor plop)产生是由于二尖瓣开放早期,黏液瘤在心动周期内与心内膜壁相互撞击时所产生,但常常与第三心音混淆。杂音随体位改变是本病的特征性改变,杂音可以为单纯舒张期杂音、单纯收缩期杂音以及双期杂音。左房黏液瘤堵塞二尖瓣,可引起左室充盈受限,导致肺动脉压力升高以及肺动脉区第二音增强。右房黏液瘤在听诊上有着与左房黏液瘤相似的结果,只是最佳听诊位置不在心尖部,而是在胸骨下缘处。另外,右心房压力升高引起颈静脉怒张,严重时症

状甚至类似上腔静脉综合征。

2. **胸部 X 线片** 胸部 X 线片可见全心扩大,个别心腔扩大、肺动脉高压、肺静脉淤血等改变,上述改变并不明显。瘤体钙化后在胸片上可以看见局部高密度影,以右心房、右心室黏液瘤多见。

3. **心电图** 心电图对于本病诊断通常并无特别的帮助。

4. **超声心动图** 超声心动图可以提供关于肿瘤大小、形状、生长与附着部位、活动度以及附着情况等多方面信息,是目前最有效也最具价值的检查和评估手段。二维超声诊断本病的敏感度及准确率为100%,被广泛应用。经食管超声(TEE)在准确度上优于经胸超声(TTE)。TEE 最小可以检测直径 1~3mm 的黏液瘤。要特别注意左房后壁、房间隔、右心房等部位,以及有无双心房黏液瘤、多发黏液瘤等情况。将三维超声应用于临床,可以直接显示黏液瘤的立体形态以及与心腔内主要结构的空间位置关系,对临床诊断与外科治疗具有更大的指导意义。心血管造影目前仅用于排查是否合并冠心病(图 2-5-19)。

5. **CT 与 MRI** 在心脏黏液瘤已被超声心动图很好地检出的今天,CT 与 MRI 主要用来显示被心脏影重叠或覆盖的纵隔、肺、胸膜等结构,以及其他超声检查不易观察的部位。CT 和 MRI 都可以检测最小直径 0.5~1.0cm 的黏液瘤。

6. **实验室诊断** 实验室常规进行红细胞沉降率、血液分析、肝肾功能、心肌酶谱等检查,无明显特异性。

7. **鉴别诊断** 根据位置不同,黏液瘤可以与二尖瓣狭窄并关闭不全、三尖瓣病变、主动脉瓣病变、肺动脉瓣病变、上下腔静脉综合征、缩窄性心包炎、心腔内血栓等多种疾病相鉴别。通过完善相关检查,一般情况下可以逐一排除。

(五)外科处理

1. **手术适应证与禁忌证** 外科手术切除是治疗黏液瘤唯一有效的措施。一旦黏液瘤诊断确立,手术就应该尽早进行,至少8%的患者可能死于黏液瘤引起的心腔内梗阻和外周血管栓塞。存在非黏液瘤所致发热、心力衰竭、贫血、肝肾功能不全等情况时,要客观、动态地分析病情变化及预后,如果上述症状由黏液瘤引起,更要积极主动地

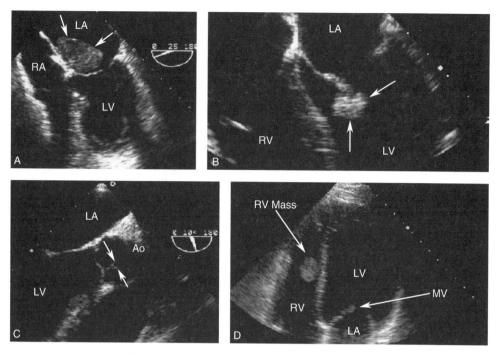

图 2-5-19 出现在不同位置和不同形态的黏液瘤

手术治疗,以免在等待症状改善中途失去抢救患者的机会。近年发现,部分新生儿心脏黏液瘤存在自发性退化倾向,提示婴幼儿患者可能不一定需要尽快外科手术,只有发生心力衰竭时才需立即手术治疗。

黏液瘤阻塞瓣膜开口导致心力衰竭或心搏骤停,或瘤栓脱落导致脑栓塞者,应立即进行气管插管等抢救措施,积极对症治疗。一旦患者清醒,立即手术。当伴有非黏液瘤引起的肝、肾功能严重衰竭,或者发生脑血管、肺血管以及其他重要脏器血管栓塞,虽经积极处理,但患者仍处于多脏器衰竭状态,则认为已丧失手术时机。昏迷状态的患者不宜进行手术。

2. **术前准备** 黏液瘤患者并无特殊术前准备,与一般心脏手术相同。只是应避免剧烈活动引起房室瓣梗阻等恶性事件发生。术前针对患者一般情况对症治疗,对于有梗阻倾向者尽量安排急诊手术。术前患者应尽量避免右上卧位。一旦出现非出血性脑栓塞,最好在发生栓塞7d以后再进行外科手术,以免再次发生类似事件,同时使大脑局部栓塞的情况相对稳定,有利体外循环手术的顺利实施。

3. **麻醉与体位** 因为心腔内的肿瘤可随体位改变而移动,随时可能造成流入或流出道梗阻,因此麻醉诱导时必须有外科医生在场,必要时须紧急开胸。应保证患者被平稳地麻醉诱导和维持,防止低血压、室性期前收缩,甚至猝死。诱导时患者取平卧位或头低脚高位,避免引起血流梗阻。

4. **手术步骤** 手术一般采用胸部正中开胸,纵行切开心包,观察左房的扩大程度并适当进行心外探查。探查时注意避免挤压心脏,以防肿瘤破碎引起栓塞。迅速建立体外循环,腔静脉插管的位置尽量靠近腔静脉的开口,以免插管时引起黏液瘤破裂。下腔静脉套带等动作要轻柔。要尽量减少阻断主动脉前的心内操作,防止脆弱的黏液瘤组织破碎脱落。

对于左房黏液瘤,可以采用经右肺静脉前面的房间沟径路,上腔静脉与下腔静脉可以广泛地游离,以利于显露。此切口还可以向上、下延伸以获取最佳的暴露。对于瘤体较大的黏液瘤,不易显露瘤蒂的基底部,也不易修复房间隔创面。笔者习惯于经右心房-房间隔径路完成手术。切开房间隔前,可将心内吸引器通过右上肺静脉放置在左心房,以利引流左心房内的血液。一般房间隔组织中局部纤维增生,质地较硬的部位即为瘤蒂或瘤基部附着处,可以将牵引线缝于此处。沿卵圆窝纵行切开房间隔进入左心房,笔者用一个直角钳探查瘤蒂所在的位置及范围,然后撑开直角钳,由助手在张开的直角钳开口之间剪除瘤蒂所附着的房间隔组织。再分别向上、向下扩大房间隔切口，将黏液瘤完整移出左心房，此时务必小心，必要时用血栓勺托住瘤体底部，防止肿瘤破碎，注意检查瘤体是否完整、有无碎裂。黏液瘤切除后还要探查各心腔有无多发性肿瘤、瘤组织残留以及房室瓣是否累及，防止存在多发黏液瘤的可能。最后膨肺排出左右肺静脉内可能遗留的肿瘤碎块，用大量生理盐水彻底冲洗心腔，冲洗水用体外吸引器吸走，并仔细检查是否有遗漏的脱落碎片。虽然少见，但仍有黏液瘤切除术后远端转移的报道，这就提示可能存在黏液瘤的术中播散。因此黏液瘤从暴露到被切下并移除的这段时间里，应该使用心外吸引器。最后用电刀逐一烧灼切除瘤蒂后的创面。

无论采用哪种手术径路，标准的手术切除范围均应包括肿瘤（黏液瘤）、瘤蒂以及瘤蒂附着的房间隔或心内膜组织周围约0.8~1.0cm区域，以免复发。在切除深度上，虽然有观点认为黏液瘤很少向心内膜的深部侵入，仅做次全层切除并无黏液瘤复发率升高的报道，但笔者依然建议尽量做全层切除。由此产生的房间隔缺损多采用涤纶片、牛心包补片或自体心包片修复，务必防止术后左心房容量过小。对于靠近房室瓣的黏液瘤，切除瘤蒂时注意避免损伤瓣环。对于心房内由于切除瘤蒂而产生的粗糙面，可以在修复房间隔时用4-0 Prolene双层连续缝合使其内膜化。黏液瘤累及房室瓣时不要犹豫，姑息切除必然导致黏液瘤复发，应根据所剩瓣膜面积的大小和关闭情况，果断行瓣膜成形术或置换术。

对于右房黏液瘤，特别是位置过高、过低或者巨大的右房黏液瘤，会遇到腔静脉插管问题，此时可以考虑采用经颈静脉或者股静脉插管，特别困难的则在深低温停循环下完成手术。心室黏液瘤通常通过房室瓣径路切除。小的流出道黏液瘤有时通过大动脉切口完成。除非万不得已，尽量避免做心室的直接切口。黏液瘤切除手术也可以通过胸腔镜、达·芬奇机器人系统等微创操作方式完成。心脏黏液瘤患者凝血机制一般较差，术后要严密止血，严防二次开胸止血。术毕缝心外膜临时起搏导线防治术后心率缓慢。对于瘤体巨大或粘连等难以处理的心腔黏液瘤，若无法在常规切口下彻底切除时，可采用原位心脏移植的方法进行手术治疗。

5. 术后处理 黏液瘤摘除术后处理与其他体外循环下心内直视手术相同。应严格控制输液量及输液速度，积极强心、利尿、扩血管等治疗。此类患者一般术前心功能尚可，术后可根据左房压适当补充血容量，保证足够的前负荷。对术前心功能较差者，术后应根据情况适当应用正性肌力药与血管扩张药，保证足够的尿量，待患者清醒后尽早脱离呼吸机。应注意黏液瘤的自身免疫反应。对于术后早期出现的严重低心排综合征，应想到可能与黏液瘤体变性坏死以及多系统栓塞的免疫反应有关。

（六）结果

外科治疗黏液瘤的危险因素包括患者年龄、术前一般状态、心功能状态、术前栓塞致残以及术后并发症等。整体手术效果满意，心房黏液瘤摘除术的死亡率小于5%，心室黏液瘤死亡率略高，大约10%。

术后很重要一点是黏液瘤复发问题。即使术中对黏液瘤进行了彻底的切除，术后黏液瘤仍然可以复发。整体而言，单纯、非家族性的黏液瘤复发率大约1%~4%，20%合并DNA异常的患者复发率为12%~40%，家族性黏液瘤复发率甚至高达67%。复发最短时间可至术后6个月，无病灶生存期平均为4年。大多数黏液瘤二次复发位置虽然也在心腔内，但是可以与初次发病在相同或者不同的心腔，可以呈多发性表现。现在认为黏液瘤是否具有复发性，主要由基因表达相关的生物学特性决定，而非与组织学等因素相关，对此尚需大样本进一步研究。家族性、多点起源、非常规位置起源的患者是黏液瘤术后心腔内复发的重要人群。对于黏液瘤术后，尤其是有上述病史的患者应定期开展随访。

（史嘉玮 董念国）

参 考 文 献

1. Reynen K. Cardiac myxomas. N Engl J Med, 1995, 333: 1610.
2. Patil NP, Dutta N, Satyarthy S, et al. Cardiac myxomas: experience over one decade. J Card Surg, 2011, 26: 355.
3. Goldberg HP, Glenn F, Dotter CT, et al. Myxoma of the

left atrium: Diagnosis made during life with operative and postmortem findings. Circulation, 1952, 6:762.

4. Gelder HM, O'Brian DJ, Styles ED, et al. Familial cardiac myxoma. Ann Thorac Surg, 1992, 53:419.

5. Krikler DM, Rode J, Davies MJ, et al. Atrial myxoma: a tumor in search of its origins. Br Heart J, 1992, 67:89.

6. Jones DR, Hill RC, Abbott AE Jr, et al. Unusual location of an atrial myxoma complicated by a secundum atrial septal defect. Ann Thorac Surg, 1993, 55:1252.

7. Wold LE, Lie JT. Cardiac myxomas: a clinicopathologic profile. Am J Pathol, 1980, 101:219.

8. Malekzadeh S, Roberts WC. Growth rate of left atrial myxoma. Am J Cardiol, 1989, 64(16):1075-1076.

9. Pinede L, Duhaut P, Loire R. Clinical presentation of left atrial cardiac myxoma: a series of 112 consecutive cases. Medicine, 2001, 80:159.

10. Suzuki T, Nagai R, Yamazaki T, et al. Rapid growth of intracranial aneurysms secondary to cardiac myxoma. Neurology, 1994, 44:570.

11. Kuroki S, Naitoh K, Katoh O, et al. Increased interleukin-6 activity in cardiac myxoma with mediastinal lymphadenopathy. Intern Med, 1992, 31:1207.

12. Samanidis G, Perreas K, Kalogris P, et al. Surgical treatment of primary intracardiac myxoma: 19 years of experience. Interact Cardiovasc Thorac Surg, 2011, 13:597.

13. Yuan SM, Sternik L. Mitral valve myxoma: a large-scale collective review. J BUON, 2012, 17:543.

14. Pinede L, Duhaut P, Loire R. Clinical presentation of left atrial cardiac myxoma: a series of 112 consecutive cases. Medicine, 2001, 80:159.

15. Dato GMA, Benedictus M, Dato AA, et al. Long-term follow-up of cardiac myxomas (7-31 years). J Cardiovasc Surg, 1993, 34:141.

16. Greco E. Video-assisted cardioscopy for removal of primary left ventricular myxoma. Eur J Cardiothorac Surg, 1999, 16:667.

17. Gelder HM, O'Brian DJ, Styles ED, et al. Familial cardiac myxoma. Ann Thorac Surg, 1992, 53:419.

18. Seidman JD, Berman JJ, Hitchcock CL, et al. DNA analysis of cardiac myxomas: flow cytometry and image analysis. Hum Pathol, 1991, 22:494.

第四节 心脏外伤

心脏外伤是由于各种直接或间接暴力作用所致的心脏及大血管结构的破坏，心脏创伤主要分为：穿透性心脏伤、闭合性心脏伤、医源性心脏伤。

在致伤因素中，战时以火器伤及冲击伤为主；和平时期以机械伤和交通事故为主；胸部创伤直接导致 25% 的创伤患者死亡，间接导致 25% 的创伤相关死亡。胸部创伤可导致广泛的心脏损害，从无症状的心肌挫伤到迅速致命的心脏压塞或心室壁引起的失血。据报道，心脏损伤的发生率差异很大，从 15% 到 76% 不等。近些年来，随着心血管介入技术的发展，医源性损伤有明显增加。心脏创伤通常伤情危重，多伴有严重的复合伤，许多伤员在来院之前已死亡。因此，早期正确而迅速的诊断，及时有效的急救处理对抢救伤员生命及提高抢救成活率都具有重要的意义。

一、心脏外伤救治历史的启示

奇特的心脏和它与生命相伴的节律性跳动，一直被认为是生命的重要象征，心脏也被认为是"灵魂、精神、思想"的寓所，Galen 认为心脏一旦受伤将是致命的。这一观点一直到 16 世纪时，才有大夫观察到，如果刀刺伤不刺穿心脏的话，伤员可能会活下来。1730 年，意大利的 Morgani 描述了两例外伤致心脏压塞，并提出心包引流解除心脏压塞的可能性。直到 1810 年，Larry 对一例心脏外伤患者施行了开胸心包引流，手术获得了成功，但因为继发严重感染，患者最终死亡。尝试的失败使得 Larry 非常沮丧，他认为心脏损伤是致命的、难以抢救的。

随后不断有医生报道，心脏受伤后极少数伤员可以奇迹般存活下来，1855 年 Purple 大夫总结了 42 例心脏外伤患者，发现有 4 例伤员并非因为心脏外伤直接死亡。1868 年，德国的 Fisher 大夫综述 400 多例心脏外伤的情况，有近 50 例伤员可以存活一段时间，一部分患者最终死于心脏外伤以外的原因。这些报道意味着，心脏外伤并非绝对致命，甚至是可以救治的。

1882 年，年轻的 Bloch 大夫总结了自己在不同动物尝试缝合心脏损伤的实验，结果表明心脏外伤可以进行缝合且可以达到满意的愈合。但这一极具创新性的论文却在发表过程中引起了巨大的争议，在外科领域做出诸多杰出开拓性贡献的 Billroth 教授认为，尝试对外伤心脏进行缝合的外科医生可能会失去业界的尊重。Riedinger 也认为，尽管尝试缝合损伤的心脏的设想是认真的，但几乎不值得予以鼓励。Stephen Paget 教授甚至在 1896 年出版的一本外科专著中对心脏外科做出了悲观的预言：心脏可能是自然给外科所设定的界限，没有什么方法和技术可以逾越这一困难！

1896 年 9 月，德国法兰克福的一位退伍军人被人刺伤左前胸，倒地后被送往一家诊所，而主诊大夫 Ludwid Rehn 不巧在外出诊，直到次日才回到诊所，伤员的情况不断恶化，生命垂危。Rehn 果断决定采用左侧第四肋间开胸，在左侧膈神经前延长心包伤口，清除积血后，探明伤员的右心室前壁有约 1.5cm 的刀口，他用手指压迫控制出血，使用细针丝线对伤口缝合了三针！经过术后抗感染等艰苦努力，伤员终于得救出院了！Ludwid Rehn 历史性的三针缝合，打破了 Paget 等权威教授有关心脏外科悲观预言的魔咒，开创了心脏外科辉煌发展的序幕。Ludwig Rehn 的成功极大鼓舞了外科业界，意大利、美国等国家的大夫相继成功开展了心脏外伤的缝合手术。我国的张超昧医师在极为艰难的情况下，成功抢救了第一例心脏外伤患者。

心脏外伤的成功救治打破了心脏不能进行手术的禁区，开创了外科新的领域，鼓舞了后来者创新开拓心脏疾病的外科治疗新篇章。心脏外伤救治技术的进步，也极大提高了危重胸部外伤，特别是胸部战伤的救治水平，在第一次、第二次世界大战和后来的战争中，心脏外科在危重伤员救治中发挥了重要的作用。

启示：在心脏外科的历史长河中，我们的前辈们勇于在他人甚至是巨人划定的"禁区"中求突破，在困境中求发展，成就了我们这个学科的辉煌历史，也成就了他们无悔的人生。前辈们勇于开拓不断创新的精神，永远值得我们学习，是鼓励我们进步的不竭的精神财富！

二、穿透性心脏伤

穿透性心脏损伤占心脏损伤的 62%~84%，大多数是由枪弹、弹片、尖刀等锐物穿入所致，少数可为胸骨或肋骨骨折断端猛烈向内移位穿刺或碰撞所致，因食管或气管内异物穿破心脏者罕见。心脏穿透伤都伴有心包膜的破损，但两者破损的大小、损伤程度及伤口数目均未尽相同，这也是不同患者临床表现不尽相同的病理基础。

（一）心脏穿透性损伤的病理和病理生理

穿透性心脏损伤战时多见，按致伤物性质大致可分为火器伤和刃器伤两大类。在第二次世界大战中约占胸部穿透伤的 3.3%（75/2 267），亦有报道高达 11.4%~15.1%。在一组 482 例因胸部穿透伤死亡病例统计，心脏穿透伤却占 44.6%，提示穿透性心脏损伤是造成胸部伤死亡的一个重要原因。心脏穿透伤不仅可刺透心壁，损伤冠状动脉，也可损伤心内结构。其中仅伤及心包和心壁的称为单纯性心脏穿透伤（simple penetrating cardiac injury），合并冠状血管和心内结构损伤者称复杂性心脏穿透伤（complex penetrating cardiac injury）。

心脏穿透伤包括心包伤、心肌伤，同时可伴有或不伴有冠状动脉及心内结构的损伤（如心瓣膜、乳头肌、腱索、传导束等）的损伤。就损伤的部位而言，右心室最常见（约占 60%），其次为左心室（20%）、右心房（10%）和左心房。心脏穿透伤的病理特点与致伤物的特质、大小、损伤时心脏所处的功能状态等有关。通常而言，锐器伤创口较小，边缘整齐，污染较轻；而火器伤则同时伴有致伤物本身及高速冲击震荡所致的创口周围组织的损伤，创口边缘欠整齐，周围组织挫伤严重，常伴有异物存留。应当指出的是，30% 左右的心脏穿透伤为两处以上的多发性损伤。

心脏穿透伤都有心包膜的损伤，心脏损伤的部位和伤口大小、心包伤口大小和通畅状况是影响伤情演变的重要因素，可能出现下列四种不同的病理生理改变和临床表现。

心包伤口通畅，心脏出血可通畅地自胸壁伤口流出体外或流入胸腔、纵隔、腹腔等处，心包腔内无血液积存，临床上多表现为急性失血性休克征象，患者多因急性大出血而迅速死亡。少数患者可因心脏伤口小、出血速度慢，临床上可出现口渴、烦躁、血压下降、呼吸浅快、脉搏细数、全身湿冷、皮肤发绀等休克表现。

心包创口较小，被周围组织或血凝块堵塞，而心脏出血仍在继续，出血大量积存于心包腔内而引起心脏压塞征象。心包腔压力的上升首先引起腔静脉及心房回流障碍，引起中心静脉压和舒张末压力的升高。随着心包腔压力的继续身高，心室舒张功能严重受损,导致心率加快,每搏输出量下降而动脉压降低。同时,由于心搏出量减少及心包腔压力的升高,冠状动脉灌注大大减少,导致心肌缺血缺氧,心功能失代偿而发生心力衰竭。临床上,该组患者多表现为急性心脏压塞征象:全身湿冷、口唇发绀、颈静脉怒张、呼吸急促、血压下降、脉搏细数,心脏浊音界扩大,晚期可出现奇脉、典型的 Beck 三联征(心音遥远、中心静脉压升高、收缩压降低)的出现有助于确诊。

心脏创口较大而心包伤口较小或流出不畅,心脏出血量大于心包外溢量,故可在出现失血性休克的同时出现缓慢的心脏压塞的征象。因为该型的心包破口既能略微控制致死性的大出血,又可对心脏压塞起减压的作用,故能稍延长患者的生存时间,获得更多的救治机会。

心脏伤口小,特别是心室的斜行刺伤,如心包穿刺所致的心脏损伤,创口可因心肌收缩,血凝块堵塞等因素而致出血自行停止,病情趋于稳定。也有部分患者于创伤后数天,因血块溶解或脱落而再度出血,引起所谓的延迟性心脏压塞。

(二)心脏穿透伤的诊断

心脏穿透伤的诊断主要依据受伤历史、伤情和体格检查,由于伤势严重往往来不及做任何辅助检查,即使送达医院时伤情比较稳定,但也可能迅速恶化,过多的检查,可能酿成严重后果,要边抢救、边进行有针对的检查,同时启动紧急手术的流程。诊断明确的胸内大出血,特别心脏穿透伤,应急症剖胸探查。这样对心脏、大血管损伤,或胸壁内乳血管出血,均能及时做出诊断和鉴别诊断,并得到确实处理。

任何胸腹部穿透伤,假如创道指向心脏,应高度警惕可能损伤心脏。必须指出的是:①投射物在人体中通过,遇上较大阻力时可能改变方向;②射击时瞬间姿势和医生检查时患者姿势不一定相同;③火器伤冲击波尚可造成伤道邻近及远处组织和器官损伤。有心脏压塞或内、外出血征象的病例,较易做出诊断。对任何胸腹部外伤患者,估计出血量与休克程度不符合,或经足量输血而无迅速反应者,应高度疑及心脏压塞。在临床上,初期低血压经补充血容量后迅速改善,于数分钟或数小时又突然恶化,亦应考虑心脏大血管损伤的存在。

床旁超声心动图和彩色多普勒检查,对心脏穿透伤诊断价值最为便捷和有意义。Meyer 等报道,经胸心脏超声检查对心脏穿透伤诊断的敏感性接近 100%,特异性也在 90%~97%。经食管心脏超声检查可以更加清晰显示心脏结构受伤情况,但操作复杂,有可能诱发伤员病情变化,不宜做常规应用,如果能在急救手术中应用,对于明确诊断和指导手术,具有重要意义。心电图检查如有电压下降,ST 段和 T 波改变,可提示心脏损伤。

伤情允许的情况下,应该做胸部 X 线摄片,对于发现肺损伤、判断胸部合并损伤程度有意义。伤员循环呼吸稳定,可以进行心脏大血管 CT 造影检查,对于明确诊断,特别是大血管损伤有确诊意义。

(三)心脏穿透伤的治疗

Ivatury 按生命体征将送达急诊室的伤员分为 5 类:①死亡:到达时无生命体征。②临床死亡:途中尚有生命体征,到达后生命体征消失。③濒死状态:半昏迷、脉细、测不到血压和叹息呼吸。④重度休克:动脉收缩压 <80mmHg,神志清楚。⑤循环尚稳定。

当伤员到达急诊室时意识消失呈半昏迷状态,呼吸急促,脉搏细弱和血压测不到,首先要警惕可能为心脏或大血管伤,应快速输血补液扩充容量,以提高中心静脉压增加同心血量。同时准备紧急气管插管进行开胸探查。

1. **急症开胸探查** 急诊室开胸探查术(emergency room thoracotomy, ERT),第 1 类伤员是难以救活的,第 2、3 类需立即开胸抢救,第 4 类可先扩容,如情况不改善,主张及早转到手术室行开胸探查术。急诊室开胸术有可能救活部分濒死状态伤员。其关键是急诊室必须有相关设备和有经验的外科医师在场。对疑有心脏压塞病例,急诊室无开胸条件,可采用心包穿刺术,这时即使排出 20~30ml 心包积血,也可使伤情暂时得到缓解,心脏减压后将患者迅速转运到手术室处理。

2. **手术室开胸探查** 胸部穿透伤,伤后几分钟或 1h 内即呈现严重休克或大量血胸考虑有心脏大血管损伤时。有心脏压塞征象,心包穿刺时发现大量血液积存,或穿刺后症状稍有改善,随即又恶化者。主张积极采用开胸探查手术的理由:①不开胸探查,心脏损伤程度及范围无法断定,也无法断定是否还会出现继发性急性心包积血或心脏压塞;②相当一部分伤员在伤后几小时、几天甚至几周还可出现延迟性心脏出血;③约50%伤员心包腔内有凝血块,心包穿刺抽不尽积血,还可能引起慢性心包渗液,粘连性或慢性缩窄性心包炎。所以,手术室开胸探查直接修补心脏穿透伤是最有效的确定性治疗,应持积极态度。

手术方法步骤:全身麻醉气管插管和按常规消毒手术野。手术切口可根据创伤部位和创道行径选择。前胸正中切口能充分显露心脏前壁穿透伤,以及伤情比较复杂的心脏贯通伤,两侧胸腔都可以显露,失血少,肺部并发症也较少,还可向下延伸切口,探查腹腔。但当循环不稳定或怀疑后纵隔有损伤时,前外侧开胸切口则能更快进胸探查,缝合心脏裂伤和探查后纵隔,手术探查时经食管超声检查对实时心脏功能和心内病变的判断十分有帮助,可选择应用。

切开心包后迅速吸尽心包腔内积血清除凝血块时,要注意防止心脏破口大出血。一旦找到心脏破口,手指压迫止血或侧壁钳钳夹创缘止血,然后缝合心房壁伤口,最好应用3-0号带小垫片涤纶线连续缝合。心室壁伤口可采用间断褥式缝合。

注意探查有无合并心内结构损伤,如有室间隔穿孔、心脏瓣膜损伤等存在,视情况决定是否立即在体外循环下进行修补。术中出血多,可采用自体血液回收装置输血,避免丢失大量血液。Vagnor曾观察110例心脏穿透伤患者的失血量,心脏单个裂口伤的失血量约为(1 092±120)ml,多个裂口伤为(2 410±246)ml。91例患者接受了自体输血,回收血液平均(1 233±215)ml,不但极大节约用血量,缓解了急诊血源紧张,而且使输血更为及时、有效。

(四)心脏穿透伤的疗效评价

心脏穿透伤早期致死率很高,因此加强前沿和急诊室抢救已引起关注。1989年Jebara报道在贝鲁特战争中抢救49例心脏高速枪弹伤,该医院距前线仅1km,伤员15min即可到达医院。17例到达急诊室时心脏已停搏,抢救存活4例。另32例经手术修补存活27例,总的存活率为63%,略高于第二次世界大战伤的60%。Karvolius等报道急诊室开胸手术中,心脏穿透伤的生存率

为27%,其中心脏刺伤44%,枪伤21%。2012年Akeam报道9例在急诊室因胸部创伤心搏骤停进行开胸复苏术。5例穿透伤,3例术后康复出院,2例术后死亡。4例钝性伤无1例恢复,提示穿透伤效果满意。同年Burlew指出复苏性开胸手术成功率在穿透性心脏伤休克患者中约为35%,反之,钝性心脏伤休克组患者存活率仅3%,无生命体征患者<1%,对处于临床死亡状态的钝性心脏伤因急诊室开胸救治成功率很低,应慎重对待。2013年Nicol分析111例心脏穿透伤合并血心包治疗,指出锐器刺伤病例血流动力学相对稳定,经床旁心包引流一般是安全有效的,不增加死亡率。循环不稳定疑有活动性出血者,应尽早开胸探查。

三、闭合性心脏损伤

心脏和大血管损伤是严重胸部外伤致伤员死亡的首要原因,在所有外伤死亡病例中高达10%~25%的伤员合并心脏和大血管损伤。致伤原因包括如下:暴力直接经胸骨传递到心脏;车轮碾压过胸部,心脏被挤压于胸骨和胸椎之间;腹部或下肢突然受暴力打击,心血管内压力骤然升高;高速的人体突然减速,由于惯性作用和扭转应力而损伤;爆炸时高压气浪冲击伤。

(一)闭合性心脏损伤的病理和病理生理

根据损伤的部位不同,闭合性心脏损伤可分为心包损伤、心脏震荡伤、心肌挫伤、心脏破裂、冠状动脉损伤及以内结构(如房室瓣、主动脉瓣、房室间隔)的损伤,某些患者在恢复过程中还可形成外伤性室壁瘤。

1. **心包损伤** 单纯的心包损伤十分少见,1958年,Pamly对546例闭合性心脏损伤的尸检显示,其发生率仅为3.3%(18例)。较小的心包裂伤仅可造成血心包或急性心脏压塞,心包大的撕裂伤则可造成心脏脱位或心包内膈疝。诊断和早期手术治疗,是改善这类严重而少见的钝性心包伤预后的关键。

2. **心脏震荡伤(cardiac concussion; commotio cortis)** 多见于健康人群,往往是在心前区受到低能量致伤物,如棒球或木棒等击中后昏倒,心搏骤停,体表可无外伤痕迹,现认为是由于严重心电紊乱而导致正常传导功能障碍的一种致命性损伤。猝死多发生在年轻、体型偏瘦弱者,尸检时心

脏及主要脏器均见不到损伤痕迹,甚至心肌细胞也无损伤,血液中心肌酶不升高,也检测不出心肌梗死标志物肌钙蛋白I(cTn-I)等。

有关动物实验研究结果表明,60km/h 以下低速且短时间(10~20ms)直接撞击胸骨可以诱致心脏震荡伤,可能机制是对胸部的撞击在 T 波上升支,左心室腔内压力骤然升高,导致心室壁和心肌细胞膜牵张损伤,进一步激活细胞膜离子通道,特别是机械电耦合障碍 ATP 敏感钾通道异常,心肌的室颤阈值降低,诱发严重心律失常导致猝死。

3. **心肌挫伤** 是闭合性心脏挫伤中最常见的一种。文献报道和发病率相差悬殊,约占胸部闭合性损伤的 9%~76%。其病理改变的程度和范围变异很大,从心外膜下或心内膜下的点片状出血性瘀斑到大块心肌出血和透壁性心肌坏死不一。光镜下的特点与心肌梗死酷似,均表现为间质的出血、水肿、肌纤维溶解伴心肌肌节的坏死。部分挫伤心肌在纤维化、瘢痕形成后可形成外伤性室壁瘤。但病变范围与冠状动脉分支无相关性是其与心肌梗死的最大区别。

心肌挫伤的临床表现差异很大,轻者可无明显症状或仅表现为心悸、气短、一过性的胸骨后疼痛,有时胸前区疼痛可延至数小时至数周出现。严重的心肌挫伤则可发生酷似心绞痛的心前区疼痛,可向左肩背放射,但不能为冠状动脉扩张药所缓解。同时伴有胸痛、呼吸困难,大面积心肌挫伤可出现心源性休克或心力衰竭。

4. **心包损伤** 单纯的心包小裂伤或合并少量心包积液的患者可无明显的临床症状,少数可有一过性的心包摩擦音或喀喇音。如心包内出血较多且破口通畅,可因大量血液流入纵隔或胸腔而出现循环不稳的征象,患者临床可出现胸痛、胸闷、肢端厥冷、烦躁不安、血压下降、脉搏频数等失血性休克的表现。如心包内出血较多且破口欠通畅时,可因心包腔内压力迅速上升而出现急性心脏压塞征象,患者表现为与估计出血量不相符的循环衰竭症状,典型的 Beck 三联征(心音遥远,收缩压低,中心静脉压高)仅见于 35%~40% 的患者中,若奇脉出现则是急性心脏压塞的特征性表现。心包破裂最大的危险是心脏自心包破口脱出而形成心脏嵌顿,此类破口常位于心脏基部,膈神经前上方或后方,因受嵌顿环限制,心脏的舒缩功

能严重受限,心脏脱位导致颈静脉回流不畅及动脉排出障碍,故患者病情危重,常致猝死。也有部分心包损伤的患者受伤之初无明显症状,但在伤后几周可出现缓慢的心包渗液甚至慢性心脏压塞。心包积血的患者如未经彻底引流,晚期可形成慢性缩窄性心包炎。

5. **心脏破裂** 是心脏损伤中最为严重的情况,是导致患者死亡的常见原因。据 1986 年 Calhoom 报道,在美国高速公路上因车祸死亡的 5 万人中,闭合性心脏破裂伤约占 5%,Parmley 尸检统计,闭合性心脏损伤中约 64% 的伤员死于心脏破裂。

钝性心脏损伤多见于房、室的游离壁,左、右心室及右房发生破裂的概率相等,约为 27%,左房破裂相对少见,右房破裂也可见于上、下腔入口处相对的固定部位。主要表现为伤后立即发生出血性休克或急性心脏压塞。

除原发性的心脏破裂伤外,因心脏伤口堵塞的凝血块脱落或心肌挫伤软化灶坏死穿孔还可导致继发性心脏破裂,进行性的心内膜、心肌撕裂亦可引起迟发性心脏破裂。多可发生于受伤后 1~2 周内,在病情相对稳定后骤然出现胸痛、休克等症状。

6. **闭合性冠状动脉损伤** 可分为冠状动脉血栓形成与闭塞、冠状动脉撕裂及冠状动脉瘘三种。最常损害的冠状动脉为左冠状动脉前降支及右冠状动脉。

闭合性室间隔穿孔虽然临床上房、室间隔都可破损,但以室间隔破裂更为重要且多见,多位于肌部间隔,常伴有心肌挫伤及心内结构的损伤。室间隔破裂既可在外力的挤压下直接撕裂所致,也可继发于室间隔的严重挫伤,坏死穿孔形成。破孔较小,分流量不大的轻伤患者可无心血管系统的症状或主诉,更多的人则有心慌、胸闷、气短等表现;如破孔较大,分流量多时,则早期可能引起急性左心功能不全,出现呼吸困难、端坐呼吸、咳血性泡沫痰,可能伴有严重的心律失常甚至休克。晚期则可因心力衰竭而死亡。

7. **心脏瓣膜损伤** 发生率依次为主动脉瓣、二尖瓣、三尖瓣。主动脉瓣损伤多表现为瓣叶撕裂或交界部撕脱,房室瓣的损伤多表现为腱索和乳头肌的撕裂或瓣叶穿孔。因外伤所造成的瓣膜

关闭不全病变发生迅速,心脏功能缺乏代偿适应的过程,故更容易发生急性心功能不全。

8. 外伤性室壁瘤 可分为真性室壁瘤和假性室壁瘤两类。前者为心肌挫伤或冠状动脉损伤后,挫伤区域心肌坏死变薄,为纤维组织取代并向外突出所致。后者则为心肌撕裂后,血液流出心脏外,在心包腔内形成血肿或被包裹,囊壁逐渐纤维化,瘤壁无心肌纤维组织。室壁瘤以左室多见,亦可见于右心室或心房,甚至在双心室发生。

(二)闭合性心脏损伤的诊断

闭合性心脏损伤的及时准确诊断尚无统一的规范,仍然是十分具有挑战的问题,对于钝性胸部外伤患者,及时明确是否合并心脏损伤及损伤的程度,对于成功的救治具有决定性的意义。但因为闭合性心脏损伤伤员到院时伤情各异,一些伤员的心脏损伤表现隐匿、进行加重、延迟发生,加之合并伤复杂,病情演变迅速,增加了诊断的难度。需要指出的是,心脏损伤多合并其他部位的复合伤,诊断时必须全面而仔细,忙而不乱,才不致顾此失彼,造成重大合并伤的漏诊。

2012 年美国东部外科创伤协会提出了处理指南,对于严重胸部闭合性创伤患者,应高度警惕合并心脏大血管损伤的可能。心电图和血清心肌损伤标志物动态监测具有重要提示意义,如果伤员心电图和血清肌钙蛋白均无异常,可以排除合并心脏损伤。但仅凭心电图正常或异常,不足以排除或确定是否合并心脏损伤。

心脏多普勒超声检查对于诊断心脏损伤具有重要意义,可以在床旁进行,及时发现心包积液和提示心脏压塞,明确心内结构损伤,判断心室功能,指导及时手术干预。

在循环稳定的伤员,可以进行心脏大血管 CT 造影检查,明确心脏损伤和心包积液情况,特别是对于合并大动脉钝性损伤、冠状动脉撕裂具有重要价值。

美国创伤外科协会(AAST)在器官损伤量表中定义了心脏损伤的严重程度(表 2-5-10)。

1. 心脏震荡伤 多见于年轻运动员,常在心前区受到球、棒类低能量致伤物击中后昏倒和心搏骤停,物体击中后立即昏倒,或移动数米后倒地。检查心搏停止,意识丧失,体表一般无明显外伤痕迹。现场心电图检查有时可描记到心室颤动。和心肌挫伤的鉴别是体表无明显外伤痕迹,尸检时无心肌损伤证据,心肌酶和肌钙蛋白 I 不增高。

2. 心肌挫伤 ECG 是诊断心肌挫伤一项快速而有效的方法,但缺乏特异性。窦性心动过速、室性期前收缩、阵发性房颤是最常见的心律失常。此外,还可出现 ST 段抬高,T 波低平、倒置等颇似心肌梗死的 ECG 图形。

心肌酶学特别是 CK-MB 是诊断心肌细胞损伤的一项敏感指标。Healay 等发现,胸部外伤后,如 CK-MB≥200U/L 时,100% 发生了心肌损伤。但近来研究证实,肌肉损伤也可释放 CK-MB。肌钙蛋白(TnT,TnI)是诊断心肌细胞损伤更为敏

表 2-5-10 美国创伤外科协会心脏创伤分级

级别	损伤程度
I	钝性损伤超声心动图示轻度心脏异常 钝性或穿透性心包损伤,未伤及心脏无心脏压塞或嵌顿
II	钝性损伤心脏传导阻滞或心肌缺血,但无心力衰竭 穿透性心肌线性非贯穿伤,无心脏压塞
III	钝性心脏伤合并多源室性期前收缩(>5 次 /min) 钝性或穿透性损伤合并室间隔撕裂,肺动脉瓣或三尖瓣关闭不全 冠状动脉远端阻塞,乳头肌功能异常,但无心力衰竭 钝性心包撕裂伤合并心脏嵌顿 钝性心脏伤合并心力衰竭 穿透性心肌线性非贯穿伤,有心脏压塞
IV	钝性或穿透性损伤合并室间隔撕裂,肺动脉瓣或三尖瓣关闭不全,有心力衰竭 冠状动脉远端阻塞,乳头肌功能异常,有心力衰竭 钝性或穿透性损伤合并主动脉瓣或二尖瓣关闭不全 钝性或穿透性损伤右心室、右心房或左心房
V	钝性或穿透性损伤合并冠状动脉近端闭塞 钝性或穿透性左心室穿孔(破裂) 卫星状伤口,右心室、右心房或左心房组织缺失 <50%
VI	钝性心脏撕脱 穿透性损伤导致 >50% 心室组织缺失

感和特异的指标,它具有在血中出现时间早,灵敏度高,特异性强和持续时间长等优点。一般认为正常人 cTnT 浓度为（0.18±0.1）μg/L, cTnI 正常值 <3.1μg/L,超出正常值上限即有诊断意义。

X 线胸片意义不大,有时可见胸腔积气积液或胸骨、肋骨骨折。超声心动图特别是食管超声是一项较为理想的诊断手段。影像上可见心肌挫伤区心壁变薄,搏动减弱和节段性室壁运动异常,射血分数下降,有时可探到心包积液征象。

3. 心包损伤 存在心包积液的患者,X 线检查意义有限。如可见心包内液平或胸腔、纵隔内积血,则提示内出血较多。心脏嵌顿疝在 X 线胸片上表现为心脏轮廓外周有局部隆起的阴影,与某些室壁瘤也很难鉴别。心包积血的 ECG 仅表现为窦速、低电压、ST-T 改变等非特征性改变。二维超声心动图可见心包内有液性暗区,心搏幅度减弱,心包腔内纤维素样物沉积可确诊。心包穿刺抽液则兼具诊断和治疗的意义。

4. 心脏破裂 心脏破裂多病情严重,往往没有机会做更多的辅助检查,需根据病史和临床表现迅速做出诊断。心电图检查提示心动过速、ST 段和 T 波改变。床旁心脏彩色多普勒超声对于确诊具有重要意义。

5. 冠状动脉损伤 冠状动脉破裂常合并严重的心肌挫伤或心脏破裂,临床上主要表现为心脏压塞和 / 或失血性休克。外伤性冠状动脉血栓形成的临床表现则极似冠心病、急性心肌梗死。可出现心前区的压榨性疼痛,向左肩背部发散。ECG 可出现 ST 段抬高、T 波倒置及病理性 Q 波。确诊需做造影检查。冠状动脉心腔瘘则可在受伤后心前区闻及特征性的连续心脏杂音,超声心动图和冠状动脉造影可明确瘘口位置。

6. 间隔破裂 外伤性室间隔穿孔也可在胸骨左缘第三、四肋间听到粗糙的收缩期杂音,并可伴有细震颤。X 线胸片及 ECG 的诊断均无特异性,心脏超声心动图可见室间隔连续性中断,左、右室腔扩大,挫伤区房室壁搏动减弱。彩色超声多普勒检查则可确定分流量的大小和穿孔的部位及数目,可作为确认依据。

7. 主动脉瓣、房室瓣损伤 心脏彩色超声多普勒检查具有确诊意义。

8. 外伤性室壁瘤 胸部检查可见心界扩大,心尖搏动弥散。大的室壁瘤在心前区可闻及收缩期杂音和第二音分裂,并可同时伴有心功能不全的征象。X 线胸片可显示心影扩大、膨出。ECG 如 ST 段持续抬高不回落,应考虑室壁瘤的诊断。二维超声心动图和心血管造影则可确定诊断。

（三）心脏闭合性损伤的治疗原则

心脏闭合性损伤伤情差异巨大,诊断和抢救治疗的关键在于确定是否有心脏破裂。因伤员常合并多发伤,伤情比较复杂,病情变化快,判断有时非常困难。Getz 指出,遇以下临床情况,可能提示心脏破裂:①严重低血压和低血容量的临床表现和创伤程度不成比例;②对输血、输液无反应,血压不回升,伤情不改善;③尽管安装有胸管引流,胸腔引流出大量积血仍不能减轻血胸征象;④尽管充分补液,代谢性酸中毒得不到纠正;⑤低血压伴中心静脉压升高或颈静脉饱满。

钝性心脏创伤的流程（图 2-5-20）:

对于排除心脏破裂的伤员,如较轻的心包挫伤或小的裂伤、心脏挫伤,主要采用非手术疗法。患者卧床 2~4 周,严密监护,对症处理。应注意迟发性心脏破裂及后期缩窄性心包炎的形成。迟发性心脏破裂发生时应紧急手术。后期形成室壁瘤或缩窄性心包炎时,可择期手术。

确诊大的心包裂伤和心脏破裂（含冠状动脉破裂）,出现心脏压塞或出血性休克时,一经诊断,应立即手术。

手术方法:

1. 麻醉 常规采用气管插管下的全身麻醉,对部分病情危重,濒临死亡的患者也可直接或在局麻下边开胸,边麻醉,但必须在劈开胸骨前建立人工通气。

2. 体位 采用平卧位,胸骨正中切口。

3. 心脏损伤修补术

（1）对单纯心包裂伤造成心脏压塞者,可先采用心包穿刺引流或剑突下心包开窗术。发现有活动性出血不易止血者,可开胸探查止血。对心包裂伤合并心脏疝者,应立即开胸,松解造成心包嵌顿的心包破口,尽早还纳心脏。要注意有无合并的心脏损伤以及嵌顿口处的冠状动脉情况,必要时行冠状动脉旁路移植术。

（2）心脏破裂的手术方法同心脏贯通伤。

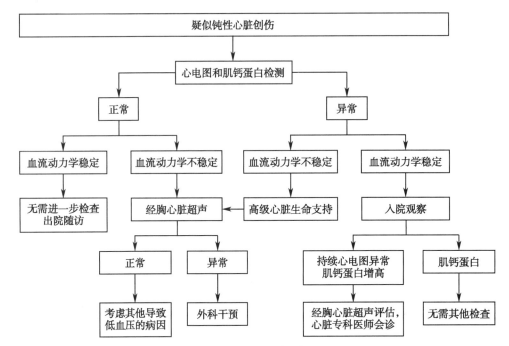

图 2-5-20 钝性心脏创伤流程

（3）冠状动脉破裂可先采用 6-0 Prolene 线进行修补，如修补失败或冠状动脉已破裂，需行冠状动脉旁路移植术。冠状动脉瘘可根据病情进行冠状动脉结扎或修补术。

（4）较小的外伤性室间隔破裂，分流量小，血流动力学稳定者，应观察 3~6 个月，看能否自行闭合；6 个月后仍不能闭合者可择期手术。较大的室间隔破裂，若病情允许，应争取在伤后 2~3 个月手术；若患者出现进行性心力衰竭，应尽早手术。

外伤性室间隔破裂需在全麻、体外循环下进行。因其破口多在室间隔肌部，故多采用右心室切口。如破口不大且边缘纤维化良好，可用 3-0 无创线带垫片直接间断褥式缝合；如破口较大，也可选用合适的涤纶片做间断褥式缝合；需急诊修复的室间隔破裂，因创口边缘处于创口水肿期，因此修补时进针可适当远离创口，并注意术后随访，观察有无残余分流发生。

（5）房室瓣或主动脉瓣破裂后，若分流量较小，病情稳定，可待创伤反应消退后手术较安全；若出现急性或进行性心功能不全，应尽早手术。对主动脉瓣损伤，除少数瓣膜交界撕脱病例可行交界成形术，多数需行瓣膜置换术。二尖瓣的损伤，则需根据操作的严重程度综合考虑是行修补术还是瓣膜置换术。一般来说，三尖瓣更倾向于采用成形术，如自身修复有困难还可采用自体心

包片修补。

术后管理：常规应用广谱高效抗生素 1 周以上。闭合性心脏损伤几乎都合并心肌挫伤，患者术后易发生心律失常及心功能不全，应常规应用正性肌力药、扩血管药以及心肌代谢药，促进心功能的警惕。

疗效判定：闭合性心脏损伤的预后及心脏损伤的严重程度和抢救是否及时关系密切。较轻的心肌挫伤预后较好，恢复后可不留任何后遗症。严重的心肌挫伤则可因心律失常或进行性心力衰竭造成近 20% 的患者死亡。心脏破裂则多数在入院前已死亡，入院后的死亡率也高达 35%~50%。因此，加强入院前的救治和转运，改善手术和抢救条件，做好术后管理是提高此类患者成活率的重要手段。此外，因部分病例在伤后数月或数年尚可发生迟发性并发症，故对于所有闭合性心脏伤的病例，都应做长期的随诊观察。

四、医源性心脏损伤

心脏大血管和复杂胸部手术是医源性心脏和大血管损伤的最常见原因，在相应章节中有详细叙述。本节主要叙述心血管介入诊疗过程中并发的心脏大血管损伤。

（一）医源性心脏损伤的分类和表现

心导管检查所致的损伤，主要包括：①穿刺

部位的损伤;②心脏血管的损伤;③由于导管故障即由于操作不当造成的导丝或导管打结,导管或导丝折断、残留等所造成的损伤。

冠状动脉造影及介入治疗所致的损伤主要包括冠状动脉穿孔及冠状动脉的急性闭塞。前者可造成急性心脏压塞或冠状动脉-心腔瘘,后者则可造成急性心肌梗死。冠状动脉穿孔常发生于小分支和末梢血管,多是导引钢丝(特别是亲水涂层和中硬以上的钢丝)直接损伤,或球囊在闭塞病变的假腔内或桥状侧支内扩张,或介入新器械过硬、血管相对小而弯曲直接损伤的结果。而发生急性冠状动脉闭塞的常见原因包括冠状动脉夹层形成,冠状动脉内血栓形成(由于粥样硬化斑块破碎脱落,原冠状动脉内血栓被导管推入远端,经导管误注入气栓等),冠状动脉痉挛、分支闭塞和无再流现象。

心脏瓣膜病介入治疗技术应用范围和例数不断增加,引起复杂程度高,发生心脏大血管损伤的风险也比较高。二尖瓣球囊扩张术存在心脏穿孔、心脏压塞、房间隔撕裂、二尖瓣腱索断裂、瓣环瓣叶撕裂等严重并发症。据美国国家心肺血液研究所对 738 例球囊导管二尖瓣狭窄分离术的调查结果显示,有 40% 病例至少并发一种并发症。TAVR 技术的迅速扩大应用也伴随着并发心脏血管损伤的增加,主要的损伤包括心导管损伤、球囊或人造瓣膜撕裂主动脉根部和主动脉瓣环、主动脉夹层、人工瓣膜移位、冠状动脉急性闭塞或堵塞等。

儿童肺动脉瓣狭窄介入性治疗所致损伤可包括肺动脉瓣瓣叶穿孔、撕裂致严重关闭不全、肺动脉壁损伤及穿孔等。先天性主动脉瓣狭窄介入性治疗术后主动脉瓣反流的发生率高达 21.4%,有报道发生主动脉瓣环撕裂、升主动脉穿孔等严重并发症。

未闭动脉导管、房间隔缺损和室间隔缺损介入封堵过程中,可能并发封堵器脱落、移位,甚至发生重要脏器血管堵塞,异物存留等。

经皮心导管消融术治疗心律失常技术可能并发心脏穿孔、房间隔撕裂等导丝或导管相关损伤,还可能因消融导致肺静脉或左心房后壁损伤。人工心脏起搏术过程中出现一定的并发症。

(二)医源性心脏伤的诊断

心导管穿破心肌或血管时,术者可感到操作过程中的异常,患者通常也会出现胸痛、胸闷、恶心、呕吐、血压低、心律失常等表现。如穿孔小,心包腔缓慢积血,早期可能不会出现心脏压塞征象;如穿孔较大,则患者可迅速出现全身湿冷、烦躁不安、血压下降、呼吸浅快、脉搏细速甚至晕厥、休克等症状。

心肌穿孔时,导管压力和血氧可出现明显变化;另一个简单的方法是经导管注入少量造影剂,见造影剂溢出心血管腔并沉积于心底部可证明诊断。心脏超声心动图,尤其是经食管心脏超声实时引导和检查,有助于快速明确导管位置和行径异常,发现大量液性暗区支持诊断。超声或 X 线定位引导心包穿刺兼具诊断及治疗作用。

封堵器脱入右心或肺动脉可造成肺栓塞,脱入主动脉造成体循环栓塞。残余分流的症状依据分流量的大小不同而不同。对于创伤性主动脉瓣关闭不全,在主动脉瓣听诊时闻及舒张期杂音,三尖瓣关闭不全则可在胸骨左缘第 4、5 肋间或剑突下闻及收缩期杂音。胸部的 X 线检查对确定脱落的异物位置有意义,而超声心动图和彩色超声多普勒检查则对残余分流和瓣膜损伤具有确诊意义。

对于合并主动脉损伤应进行 CTA 检查,对于明确主动脉夹层及范围具有确诊价值。

(三)医源性心脏损伤的治疗

心血管介入过程中出现心脏损伤治疗的原则是迅速解除心脏压塞,恢复心脏冠脉血流灌注和循环稳定,修补心脏和血管损伤,合理处置基础疾病。

心脏介入诊治过程中发生的医源性心脏损伤,多为导管尖端所致,因其口径较小,发现后应立即终止操作、拔除心导管,给予鱼精蛋白中和肝素抗凝作用,进行心包穿刺抽吸治疗可获得成功。冠状动脉穿孔时,可先用球囊扩张封堵住破口或血管近端,阻止血液漏入心包,再以鱼精蛋白中和肝素的抗凝作用,小穿孔往往可自行闭合。冠脉夹层分离导致的血管闭塞,可重新插入球囊导管,再次扩张狭窄部位,使内膜复位并植入冠状动脉支架支持。

若患者有明确心脏压塞表现,出现下列情况之一者,应积极转行全麻气管插管,并准备体外循环人员和设备,进行急诊开胸手术:①心搏骤停者;②心脏压塞征象明显,而心包穿刺未出液体或穿刺抽液后症状虽稍有改善,随即又迅速恶化者;③心包引流量>200ml/h,连续2h以上;④主要冠状动脉闭塞导致大面积急性心肌缺血或梗死,或冠状动脉置入支架失败者;⑤并发升主动脉夹层需急诊手术;⑥TAVR手术中发生心脏血管损伤、冠脉开口堵塞、主动脉夹层、人工瓣膜移位等;⑦心导管导丝断裂,断端存留于心腔内等。

启示:心脏血管损伤的救治对于心血管外科医生和团队是严峻的考验,我们应该敬畏生命,勇于担当责任和承担风险,尽最大能力挽救患者生命。

(肖颖彬)

参 考 文 献

1. Turk EE, Tsang YW, Champaneri A, et al. Cardiac injuries in car occupants in fatal motor vehicle collisions-an autopsy-based study. J Forensic Leg Med, 2010, 17(6): 339-343.

2. Teixeira PG, Georgiou C, Inaba K, et al. Blunt cardiac trauma: lessons learned from the medical examiner. J Trauma, 2009, 67(6): 1259-1264.

3. Elie MC. Blunt cardiac injury. Mt Sinai J Med, 2006, 73(2): 542-552.

4. Bjornstad JL, Pillgram-Larsen J, Tonnessen T. Coronary artery dissection and acute myocardial infarction following blunt chest trauma. World J Emerg Surg, 2009, 4: 14.

5. Clarke DL, Quazi MA, Reddy K, et al. Emergency operation for penetrating thoracic trauma in a metropolitan surgical service in South Africa. J Thorac Cardiovasc Surg, 2011, 142(3): 563-568.

6. Rajkumar CA, Claridge S, Jackson T, et al. Diagnosis and management of iatrogenic cardiac perforation caused by pacemaker and defibrillator leads. Europace, 2017, 19(6): 1031-1037.

7. Verevkin A, von Aspern K, Leontyev S, et al. Early and long-term outcomes in patients undergoing cardiac surgery following iatrogenic injuries during percutaneous coronary intervention. J Am Heart Assoc, 2019, 8(1): e010940.

8. Affronti A, Ruel M. Emergency surgery for iatrogenic injuries attributable to percutaneous coronary interventions: when planning and time matter. J Am Heart Assoc, 2019, 8(1): e011525.

9. Gilhofer TS, Saw J. Spontaneous coronary artery dissection: update 2019. Curr Opin Cardiol, 2019, 34(6): 594-602.

10. Huis In't Veld MA, Craft CA, Hood RE. Blunt cardiac trauma review. Cardiol Clin, 2018, 36(1): 183-191.

第六章　心脏移植及再生医学

第一节　心脏移植

心力衰竭患者呈增长趋势。终末期心力衰竭患者需要反复住院,生活质量减低及死亡率增加。心脏移植是这类患者的有效治疗手段。免疫抑制、排斥反应、感染领域的巨大进展已使心脏移植从实验研究转变为常规治疗手段。

心脏移植的诞生可以追溯到 1905 年,法国外科医生 Alexis Carrel 与 Charles Guthrie 在犬身上进行了首例异位心脏移植。1930 年,Mayo Clinic 的 Frank Mann 对异位心脏移植进行了深入研究。其早期实验动物模型选择颈部作为植入位置,以便于连接大血管,易于移植器官的监测,而且受体自身心脏可作为移植器官的心脏辅助装置。他还提出心脏移植排斥反应的概念,描述了排斥反应表现为供受体之间的生物不相容性,发生排斥反应的心肌表现为白细胞浸润。1946 年,前苏联的 Vladimir Demikhov 在腹股沟部位进行了不成功的尝试后,首次在胸腔内成功地植入异位心脏移植物。他后来证明,心 - 肺移植和单独肺移植在技术上也是可行的。

随着亚低温、体外循环及心房套袖状吻合技术的使用,1960 年斯坦福大学的 Norman Shumway 和 Richard Lower 在犬模型上完成了原位心脏移植(图 2-6-1)。1964 年 James Hardy 在密西西比大学使用黑猩猩的心脏完成首例人异种心脏移植。尽管 Shumway 的手术技术令人满意,但灵长类动物的心脏无法维持受体的循环负荷,患者于术后几个小时死亡。尽管在人类心脏移植获得成功仍存疑,但是在 1967 年 12 月 3 日,南非的 Christiaan Barnard 完成了首例人同种异体心脏移植,震惊了世界。

接下来的几年,早期临床结果很糟糕地宣布

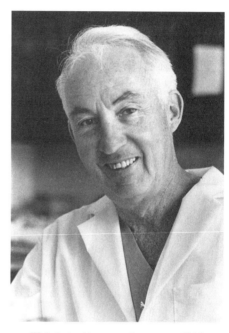

图 2-6-1　Norman Shumway 教授

了心脏移植的"死刑",只有最具献身精神的中心继续在该领域进行实验和临床工作。斯坦福大学的 Shumway 及同事的开拓性努力,最终在 20 世纪 70 年代末重新铺平了心脏移植的道路。1973 年 Philip Caves 推出了经静脉心内膜心肌活检,为监测心脏移植排斥反应提供了可靠的手段。1981 年免疫抑制剂环孢素的出现,显著增加患者的存活率,标志着成功的心脏移植进入了现代。心脏移植成为终末期心力衰竭患者的治疗选项得到了普遍认同。但是因为供体来源的限制(2012 年 9 月的 UNOS 资料),自 2002 年起在美国每年心脏移植(大约 2 400 例 / 年)的数量在缓慢地增长。

一、心脏移植受体

(一)受体选择

评价潜在心脏移植候选人的筛选工作由一个多学科委员会负责执行,以确保有限的供体器官最大程度公平、客观、合理地分配给那些可获得长期益处的患者。启动心脏移植程序后建立起医患之间、社会支持系统、整个移植团队的长期联系很重要。

表 2-6-1 中列出了心脏移植的适应证和潜在禁忌证。不同移植中心的纳入和排除标准有所不同。遴选过程的基本目标是要找出相对健康、药物或常规手术治疗无效并具有潜在恢复正常积极

表 2-6-1 心脏移植受体选择

适应证	Ⅶ. 限制型心肌病
	A. 干预治疗后仍有心功能Ⅳ级症状
Ⅰ. 收缩性心力衰竭（射血分数 <35%）	B. 淀粉样变性（如能结合化疗 / 自体干细胞移植治疗）
A. 纳入病因	**绝对禁忌证**
1. 缺血性心脏病	Ⅰ. 年龄 >65~75 岁（各移植中心不一致）
2. 特发性心肌病	Ⅱ. 药物干预治疗无效的固定肺高压
3. 瓣膜性心脏病	A. 肺血管阻力 >4~6Wood
4. 高血压性心脏病	B. 跨肺压差 >12~18mmHg
5. 其他	Ⅲ. 因限制移植后生存率的系统性疾患
B. 有争议病因	A. 皮肤癌以外的恶性肿瘤（无瘤生存 <2~5 年）
1. 艾滋病感染	B. 人类免疫缺陷病毒 / 艾滋病（疾控中心定义 CD4
2. 心脏肉瘤	细胞计数 <200 个 /mm³）
Ⅱ. 有顽固性心绞痛的缺血性心脏病	C. 出现多系统损害并处于活动期的系统性红斑狼疮
A. 最大耐受量药物治疗无效	或结节病
B. 不适合做直接心肌血运重建术或经皮血运重建或	D. 移植心脏有高度可能复发的任何系统性疾患
经心肌血运重建手术	E. 不可逆的（肾 / 肝 / 肺）功能不全
C. 心肌血运重建手术未成功	**潜在相对禁忌证**
Ⅲ. 顽固性心律失常	Ⅰ. 近期恶性肿瘤病史
A. 起搏器和心脏除颤器不可控的心律失常	Ⅱ. 慢性阻塞性肺疾病
1. 单独电生理或联合药物治疗没有改善的心律失常	Ⅲ. 近期没有解决的肺梗死和肺栓塞
2. 不适合射频消融治疗	Ⅳ. 终末期靶器官损害（神经、肾、视网膜病变）的糖尿病
Ⅳ. 肥厚型心肌病	Ⅴ. 外周血管或脑血管病变
A. 各种干预治疗后仍有心功能Ⅳ级症状	Ⅵ. 活动性胃溃疡
1. 室间隔穿隔支动脉酒精注射	Ⅶ. 目前或最近患有憩室炎
2. 心肌及肌瘤切除术	Ⅷ. 限制患者生存或康复的其他系统性疾患
3. 二尖瓣置换术	Ⅸ. 严重肥胖或恶病质
4. 最大程度药物治疗	Ⅹ. 严重骨质疏松
5. 起搏器治疗	Ⅺ. 酗酒，吸烟或药物滥用
Ⅴ. 没有重度固定肺动脉高压合并症的先天性心脏病	Ⅻ. 有不依从史或干扰远期依从性的精神类疾患
Ⅵ. 心脏肿瘤	ⅩⅢ. 缺乏精神心理支持
A. 仅局限于心肌	
B. 没有远处转移证据	

的生活能力和保证心脏移植后服从严格医疗方案的终末期心脏病患者。

1. **终末期心脏衰竭病因** 终末期心脏衰竭的病因及潜在可逆性的认定对于移植人选至关重要。总体来说，从 1982 年至 2012 年，成人心脏移植受体适应证主要是缺血性心力衰竭和非缺血性心肌病（接近 90%），瓣膜病（2%~3%），成人先心病（2%），再次移植（2%）及其他病因。

随着个体化药物治疗、高风险的血运重建技

术以及新型抗心律失常药物和植入性除颤器及双心室起搏器的日益普及，不可逆性心脏衰竭的看法正在改变。其他的外科方式如心室辅助装置（VADs）及心室重塑手术（SVR）治疗逐渐增多。更重要的是那些没有心肌缺血或瓣膜病的心肌病的预后可能有差别，应慎重判断这些亚组患者的预后，在强化药物治疗和 / 或机械辅助支持治疗后应观察一段时间再考虑心脏移植。

2. **潜在心脏移植受体的评估** 受体评估的复

杂性决定了需要一个团队来完成。初步评估包括了全面的病史和体格检查来帮助决定病因及禁忌证。表2-6-2列出了心脏移植的评估检查。应完成常规血液及生化检查和器官系统的相关检查。

表2-6-2　心脏移植评价检查项目

实验室检查	全血分类和计数、血小板计数,肌酐、血尿素氮、电解质、肝功、血脂、血钙、血磷、总蛋白、白蛋白、尿酸;甲状腺功能;抗核抗体;血沉;快速血浆反应素(RPR);铁结合试验;部分凝血酶原时间、凝血酶原时间;血型;抗巨细胞病毒的免疫球蛋白G、免疫球蛋白M检查;单纯疱疹病毒、人免疫缺陷病毒(HIV)、水痘病毒、乙肝表面抗原、丙肝抗原、弓形体病及其他检查,结核菌素试验;前列腺特异抗原(>50岁男性);乳腺X线及宫颈涂片检查(>40岁女性);筛检抗群体反应性抗体(PRA)和人白细胞抗原表型(HLA);24h尿蛋白和肌酐清除率;尿液分析及尿培养,细菌和真菌培养;粪便检查寄生虫及虫卵
心脏	12导联心电图、24h动态心电图、超声心动图;采用铊-201心肌显像、正电子发射断层扫描(PET)和心脏磁共振显像(MRI)来评价心肌活力;运动压力试验和呼吸气体分析测量氧摄取:运动峰值氧耗(VO₂max);右心和左心导管检查;心力衰竭病因不明确的选定患者行心肌活检检查
血管	外周血管检查,55岁以上患者行颈动脉超声多普勒或二维超声检查
肾脏	有适应证行肾脏超声/静脉肾盂造影检查
肺脏	胸片,肺功能检查,胸片异常或老年患者(通常>65岁)需检查胸主动脉行胸部CT扫描
胃肠道	有适应证行上消化道内镜/结肠镜检查,有适应证行上消化道钡餐和/或钡灌肠检查,有适应证行经皮肝穿刺活检
代谢	骨密度检查
神经系统	筛选评价
精神方面	筛选评价
牙齿	彻底的牙科检查评价
物理治疗	评价
社会工作	患者态度和家属支持力度,医疗保险和整体经济来源
移植协调员	宣传教育

心脏本身的评估除了常规12导联心电图、动态心电图、超声心动图外,如果病情允许,所有患者应进行心肺运动试验检查来评价心功能储备。最大氧耗量(VO₂max)是评价心功能状态及储备的指标,心力衰竭患者的死亡率与最大氧耗量之间呈反比关系。在运动时足够努力,获得的呼吸交换比值大于1或最大氧耗量时无氧阈值应在50%~60%是必需的,这样才能避免低估心功能储备。

在移植中心应行右心导管检查以评价心力衰竭的严重程度(移植名单上患者的心功能状态水平)和肺动脉高压(PH)情况。在等待心脏移植期间,右心导管检查也能帮助指导治疗。在缺血性心肌病患者应行冠状动脉造影检查以确认冠脉病变无手术指征。同样,选定的患者应行正电子发射断层扫描(PET)即铊-201再分布显像检查和心脏磁共振显像(MRI)检查,如果有足够的存活心肌,可能是适合血运重建的候选人群。

心力衰竭病因不明确的所有患者应行心内膜心肌活检,特别是那些病史少于6个月的没有缺血性心肌病症状的患者。这可以协助治疗决策,排除心脏移植的相对禁忌证如淀粉样变性诊断。

心脏病患者神经精神的评估应由有经验的人员来评价其是否有器质性脑功能病变或精神类疾患。有经验的社会工作者应该可以评估患者是否有足够的社会和经济支持。列入心脏移植名单等待期间,移植协调员应确保患者及家属明白等待期间、术前准备、长期药物维持治疗及移植后生活规律的特别之处。同样重要的是应讨论患者万一在等待移植期间病情恶化的情况下采取何种生命支持措施(使用时间和类型)。

(1)心脏移植适应证:心脏移植是保留给那些药物治疗不佳或不能进行外科治疗,且不进行移植手术治疗其预后1年生存率低于50%的终末期心力衰竭患者。目前因为没有可靠的客观的预后标准,移植委员会对患者生存预测的临床判断相当主观。在接受理想的治疗后,低射血分数(<20%)、最大氧耗量降低[<14ml/(kg·min)]、心律失常、高肺毛细血管楔压(>25mmHg)、高血浆去甲肾上腺素水平(>600pg/ml)、低血清钠(<130mEq/dl)、高氨基末端脑钠肽前体(>5 000pg/ml)的患者预后不良,是潜在的心脏移植适应证人选。左室射血分数和最大耗氧量减低是预测患者存活与否的最强独立危险因素。

当心脏病出现新的药物或外科治疗突破时,应持续更新列表中的心脏移植适应证。

(2)心脏移植禁忌证:表2-6-1 中列出了心脏移植传统的绝对和相对禁忌证。应该承认严格的指南是有问题的,针对绝对标准,每个移植方案可以基于临床实际及经验而变化。移植列表中传统的禁忌证正受到质疑。

年龄是最具争议的移植排除标准之一。每个移植中心决定受体的年龄上限,但重点是受体的生物学年龄而不是实际年龄。2009 年国际心肺移植协会官方报道注册登记 25 年来的成人心脏移植病例,60 岁以上患者稳定增加,这组病例 2002—2008 年已接近 25%,而 1982—1988 年仅大于 5%。尽管老年受体比年轻受体更可能合并全身性隐匿性疾病影响术后恢复过程,但是精心挑选的老年受体的移植术后患病率和生存率可与年轻受体媲美。他们比年轻受体更少发生排斥反应。

固定的肺动脉高压(PH)经常表现为肺血管阻力(PVR)升高,是原位心脏移植为数不多的绝对禁忌证之一。固定的肺动脉高压增加了移植物发生急性右室衰竭的风险,因其在术后不能立即适应肺动脉高压。跨肺压差(TPG)是独立于血流之外的流经肺血管床的压力梯度,在低心排的患者使用跨肺压差这个指标可以避免肺血管阻力出现很大的误差,有些人也主张使用肺血管阻力指数(PVRI),它通过体表面积来计算得出。

肺血管阻力(PVR,Wood)= 平均肺动脉压(MPAP,mmHg)- 肺毛细血管楔入压(PCWP,mmHg)/ 每分钟心输出量(CO,L/min)

肺血管阻力指数(PVRI,单位)= 平均肺动脉压(MPAP,mmHg)- 肺毛细血管楔入压(PCWP,mmHg)/ 每分钟心输出量(CO,L/min)× 体表面积(BSA)= 肺血管阻力(PVR)/ 体表面积(BSA)

跨肺压差(TPG,mmHg)= 肺动脉平均压(MPAP,mmHg)- 肺毛细血管楔入压(PCWP,mmHg)

其中 MPAP 为平均肺动脉压,PCWP 为肺毛细血管楔压,CO 为心输出量,CI 为心脏指数,BSA 为体表面积。

固定的肺血管阻力大于 5~6Wood 及跨肺压差大于 15mmHg 是一个广泛被接受的排除心脏移植的绝对标准。这些年来,一些研究已经证实肺动脉高压通过一些变量、阈值、随访时间对移植术后的死亡率有重要的影响。然而,一些报道显示术前是否有肺动脉高压对术后的生存率没有影响。也许更重要的是可测量的肺动脉高压参数会随着心脏移植而得到改善。2005 年约翰霍普金斯医院报道了 172 例心脏移植患者,随访 15.1 年,结果显示轻中度的术前肺高压(PVR=2.5~5.0Wood)和术后死亡率没有相关性,尽管移植术后头 6 个月的肺高压增加了死亡风险。然而,当使用连续变量 PVR 时,术前 PVR 每增加 1Wood,术后死亡率增加 15% 或更高,尤其在术后第 1 年,但是没有达到统计学差异。术前严重肺高压(PVR≥5Wood)在移植术后 1 年内校正潜在共性因子后与死亡率有相关性,1 年后总体死亡率没有相关性。

心脏移植受体术前如发现肺动脉高压,应行心导管检查评价其可逆性。传统使用硝普钠,开始剂量 0.5μg/(kg·min),在维持足够的体循环收缩压基础上逐渐加量硝普钠直至 PVR 下降到可接受的水平,理想的是 2.5Wood 或至少下降 50%。如果硝普钠不能达到上述目标,可以使用其他血管扩张剂如腺苷、前列腺素 E$_1$、米力农或吸入 NO 或前列环素(雾化的伊洛前列素,Iloprost)。一些患者在持续应用静脉正性肌力药物后短期没有反应,48~72h 后可能有反应可重复导管检查。在顽固性肺动脉高压的患者静脉应用 B 型钠酸肽也就是奈西立肽(Natrecor)有一些效果。近来,心室辅助装置(VADs)在那些合并有肺动脉高压的心脏移植候选者中使用扮演了很重要的角色。左心辅助(LVAD)支持一段时间后,可能因左心卸负荷后使肺动脉压力得以降低。那些有不可逆肺动脉高压的患者可能是异位心脏移植、心肺移植或左心辅助装置终点治疗的候选者。阜外医院的经验是心力衰竭合并肺动脉高压患者经过药物及主动脉内球囊反搏治疗后肺动脉高压具有可逆性,如肺动脉收缩压可下降至 50mmHg 以下,跨肺压差在 15~20mmHg 之间亦可安全实施心脏移植手术。为那些术前有严重肺动脉高压的心脏移植受体使用偏大一些的供体心脏可提供额外的右室储备。

系统性疾患的患者预后很差,可累及供心,移植后免疫抑制剂治疗可加剧病情进展,因而是心脏移植的绝对禁忌证。原来有任何肿瘤都是排除患者心脏移植的原因,但目前可用的数据似乎没有理由排除其中一些患者,大多数心脏移植可考虑那些没有恶性肿瘤在 5 年以上的患者。最近的一项多中心研究调查了移植前恶性肿瘤对患者心和肺移植后肿瘤复发和长期存活的影响。在这一队列中,111 个受者(肺:37;心脏:74)与 113 个移植前恶性肿瘤被鉴定。将队列分为移植术前无癌间隔时间 <12 个月、12~60 个月和 ≥60 个月 3 组。移植前 5 年无癌移植患者平均随访(70 ±63)个月,肿瘤复发率最低(6%,≥60 个月;26%,12~60 个月;63%,<12 个月),术前无癌间隔时间 <12 个月的移植术后患者的生存率很差,而其他两组移植术后生存率没有差异。有必要进一步研究确定最佳的无癌间隔移植手术时机。因淀粉样变性而实施心脏移植仍有争议,因为淀粉样物质可以在供心沉积。尽管在文献检索中有长期存活的病例报告,1 年以上的生存率趋势是减少的。

人免疫缺陷病毒(HIV)感染的患者通常是排除在心脏移植之外的。直到哥伦比亚大学心脏移植组最近的一组病例。使用新型的抗逆转录病毒药物,血清学转阴后估计 10 年生存率超过 90%。在 1 679 例心脏移植患者的回顾性单中心分析中,7 例 HIV 阳性患者接受了心脏移植。移植前 5 例扩张型心肌病患者(4 例男性)被诊断为 HIV,2 例心脏移植后血清学转阴。5 例艾滋病受者平均年龄(42 ± 8)岁,血清转阴的平均时间为 9.5 年。所有接受心脏移植的都是高危者。在移植时所有患者的病毒载量均检测不到,CD4计数为(554 ± 169)个细胞 /μl,两名血清学呈艾滋病毒阳性的患者在移植后 1 年和 7 年转阴。所有患者移植前后都没有发现艾滋病定义的疾病。6 例患者接受了高度活跃的抗逆转录病毒疗法。在免疫抑制的情况下,病毒载量仍然很低。移植后随访(57 ± 78.9)个月,所有患者均存活。

不可逆的肾功能不全是心脏移植的禁忌证。肌酐清除率 <50ml/min 和血肌酐大于 2mg/dl 增加了移植术后透析的风险和降低了移植术后生存率。然而,可以考虑给患者进行心肾联合移植。

最近对 1 732 名合并慢性肾功能不全(CKD)的受者在心脏移植后的结果进行了研究。在这组人群中,移植时 4 期和 5 期的 CKD 发生率为 3%,移植 1 年后增加到 11%,移植 6 年后增加到 15%以上。CKD 4 期和 5 期患者的死亡风险显著增高(危险度 CKD 4 期:1.66;CKD 5 期:8.54;透析:4.07)。在这个队列中多器官移植没有被评估,因为患者可能会考虑联合心肾移植。

不可逆的肝功能不全与肾功能不全的结果相似。如果转氨酶高于正常值 2 倍且合并凝血功能异常,应行经皮肝穿刺活检以除外原发性肝病。这不应与慢性心源性肝病相混淆,它表现为胆汁淤积指标上升合并正常或轻度转氨酶升高,这些指标在心脏移植术后是潜在可逆的。MELD和 MELD-XI(不包括国际标准化比值)可以预测心脏移植和 VAD 后的生存率。如果 MELD-XI 在 VAD 支持期间正常,与之前没有肝功能不全的患者在心脏移植后的存活率相似。在 MELD-XI 评分高的 VAD 患者中,分数降低 <17 可能有助于确定最佳移植候选者。

严重的慢性支气管炎或阻塞性肺病可能在移植术后引发肺部感染及延长机械辅助通气时间。1 秒用力呼气量(FEV₁)与用力肺活量的比值小于预测值的 40%~50%,或者在理想药物治疗后 FEV₁ 小于预测值 50% 的患者是心脏移植效果不好的候选者。

在糖尿病患者只有在出现重要靶器官损害(糖尿病肾病,视网膜病变或神经病变)才是移植禁忌。一些中心已经成功扩展了心脏移植标准应用于那些轻、中度靶器官损害的患者。

活动性感染在越来越多的辅助装置应用之前是延迟心脏移植手术的一个理由,植入的左心辅助装置报道有感染证据的占 48%。有趣的是,LVAD 继发感染的治疗是急诊心脏移植。

其他相对禁忌证包括非心脏的严重动脉硬化性血管疾病、严重骨质疏松、活动性胃溃疡或十二指肠憩室炎,所有这些疾病可能增加死亡率。恶病质定义为体重指数(BMI)<20kg/m² 或低于理想体重(IBW)的 80%,肥胖则定义为体重指数大于 35kg/m² 或大于理想体重的 140%,两者均增加移植术后死亡率。营养不良也可能限制术后早期康复。1998—2008 年 UNOS 注册登记的 15 960 名受

者进行了代谢危险因素（高血压、糖尿病、肥胖）的评估。这些危险因素增加了移植后死亡的风险，高血压的危险比为 1.10，糖尿病的危险比为 1.22，肥胖的危险比为 1.17。此外，随着每个危险因素的增加，死亡率呈指数增长趋势，三个危险因素都有的受者比一个危险因素度没有的受者死亡率高 63%。

最终的移植成功取决于受体的社会心理稳定性和依从性。术后严格的多种药物治疗方案，频繁的随诊和例行的心内膜心肌活检要求患者的合作承诺。患者有心理疾病、药物滥用或既往治疗（特别是终末期心脏衰竭治疗）不依从史，有充分理由拒绝其作为移植候选人。缺乏家庭或社会支持是另一相对禁忌证。

（二）潜在心脏移植受体的管理

1. **预留的抗人白细胞抗原的抗体**　体内有预留的高水平抗人白细胞抗原（HLAs）的群体反应性抗体（PRAs）的患者较没有此类抗体的患者发生器官排斥反应的概率更高，生存率更低。因此许多医学中心在移植前进行前瞻性的交叉配型，也就是通过流式细胞仪或 ELISA 方法来确定是否有威胁供体的特异性抗体存在。这使采用心室辅助装置（VADs）等待心脏移植的患者增加了预留的反应性抗体的发生率，成为一个问题。而且，并不是所有抗体是补体固定的或危险的，进行前瞻性的交叉配型需要花费时间，同时供体器官的不稳定状态或转运情况导致运输成本增加，受体等待手术时间更长，使交叉配型经常不能成行。近来，虚拟的交叉配型已被用来消除前瞻性的组织交叉配型的需要，现代的实验室技术可以确定抗体及其滴度。因为所有的供体抗原在分配时是已知的，可以在没有实际进行的组织/血清学分析的情况下来评价。然而，特定的患者抗体簇随着时间的推移是动态变化的。因此，对那些有多种抗体和高抗体滴度的患者应特别小心。血浆置换、静脉用免疫球蛋白、环磷酰胺、霉酚酸酯和利妥昔单抗都被用来降低 PRA 水平，取得了不同的结果。

2. **药物治疗过渡到心脏移植**　心功能极度受损的患者需要入住 ICU 病房行静脉正性肌力药物治疗。多巴酚丁胺是合成的儿茶酚胺，保留了这个药物组的原型成分，然而磷酸二酯酶Ⅲ抑制剂米力农具有类似效果。儿茶酚胺中的多巴胺常用于肠外的正性肌力药，中大剂量可以产生可观的血管收缩作用。在那些需要更大剂量正性肌力药物治疗的患者，可以联合应用多巴酚丁胺和米力农。对于依赖静脉正性肌力药物的移植术前患者，嗜酸性细胞心肌炎可发展为对多巴酚丁胺过敏，可导致病情急转直下。应及早考虑心室辅助装置治疗，尤其是营养指数下降的患者。

3. **机械辅助过渡到心脏移植**　初始药物治疗不佳的难治性心力衰竭患者有必要放置主动脉内球囊反搏（IABP）。阜外医院对这些术前重症心力衰竭进行性恶化患者（合并心源性急性肝肾功能不全、重度肺动脉高压）采用 IABP 辅助过渡到心脏移植，取得良好成效。通过腋动脉放置可移动的 IABP 并过渡到心脏移植有少许病例报道，但是今天仍然没有广泛使用。

标志性的机械辅助治疗充血性心力衰竭随机评价（REMATCH）证明，左心辅助（LVAD）支持治疗与理想的药物治疗比较，减少了任何原因导致的死亡风险，有统计学意义。接受左心辅助装置治疗的 68 例患者 1 年生存率是 52%，2 年是 29%，而接受理想药物治疗的 61 例患者 1 年生存率是 28%，2 年是 13%（$p=0.008$，log-rank 检验）。对于终末期心力衰竭患者而言，使用左心辅助装置治疗较理想的药物治疗在延长随访期的情况下仍使患者生存率及生活质量获益。最近对已发表的文献进行系统性回顾，支持这一观点。回顾性研究中，左心辅助可支持 390d，其中 70% 的患者可存活至心脏移植。阜外医院已有两例心力衰竭患者 LVAD 后成功实施心脏移植。

全人工心脏（TAH）原位放置并替代了天然的心室和心脏瓣膜。这个装置潜在的好处是消除了采用因左室辅助装置或双心室辅助装置带来的右心衰竭、瓣膜反流、心律失常、心室内血块、心室内联接和低血流量的问题。Copeland 及同事报道使用全人工心脏的患者中有 79% 可过渡到心脏移植，移植后 1 年、5 年的生存率分别是 86%、64%。

因为这些辅助装置不能撤除，安装前仔细审议患者的移植候选人资格是非常重要的。将来的趋势是开发更新、更具创新性、持续时间更长、并发症更少的心室辅助装置，更多地考虑并允许其作为治疗终点选择。

4. 威胁生命的室性心律失常 有症状的室性心动过速和心脏性猝死（SCD）史是放置植入性自动转复除颤器（AICD）的适应证。长期胺碘酮治疗或偶尔的导管射频消融治疗也提高了存活率。可考虑在这个亚组使用双心室 VADS 和 TAH 治疗。

（三）心脏移植受体的优先原则

与药物治疗最大化和外科手术治疗比较，恰当的移植受体的优先原则是基于移植后受体的生存和生活质量预期。器官共享联合网络（UNOS）是一个国家组织维护器官移植等待名单并根据受体的优先级别分配器官。优先级别基于受体的状态水平（也就是ⅠA、ⅠB 或Ⅱ级），血型、身体尺寸和特别状态水平的持续时间。应考虑供体与潜在受体之间的地理距离。最优先考虑本地等待时间最长的ⅠA 级受体。1999 年器官共享联合网络（UNOS）建立了受体级别标准（表 2-6-3）。在 1994 年，等待时间超过 2 年的占 23%，到 2003 年时增加到 49%。从 1998 年（采用新的状态系统）至 2007 年，移植时患者的状态发生戏剧性变化。1999 年接受心脏移植的受体当中，ⅠA 级占 34%，ⅠB 级占 36%，Ⅱ级占 26%。2007 年则变为ⅠA 级占 50%，ⅠB 级占 36%，Ⅱ级占 14%。

表 2-6-3 器官共享联合网络（UNOS）的当前受体状态标准*

ⅠA 级
A. 患者病情要求使用以下一个或多个机械辅助循环装置
1. 全人工心脏
2. 植入左心室和/或右心室辅助装置≤30d
3. 主动脉内球囊反搏
4. 体外膜肺氧合（ECMO）
B. 机械辅助循环 >30d，出现与装置相关的严重并发症
C. 机械通气
D. 连续血流动力学监测左室充盈压并要求持续输入大剂量正性肌力药物
E. 不进行心脏移植，预期寿命 <7d

ⅠB 级
A. 患者至少有一个以上的下列辅助装置或治疗措施
1. 植入左心室和/或右心室辅助装置 >30d
2. 持续静脉输入正性肌力药物

Ⅱ级
非ⅠA 或ⅠB 标准的所有其他等待移植患者

注：*1999 年 8 月 UNOS 执行的程序

考虑心脏移植的患者应至少每 3 个月复查一次以重新评估受体状况。等待列表上的所有候选人每年应行右心导管检查，因选定受体有肺动脉高压排除了心脏移植治疗。目前没有既定的方法对那些药物治疗已经稳定的患者进行除名而不损失先前的累计等候时间。

二、心脏供体

（一）供体的可获得性

1968 年美国统一器官捐赠法案指出年龄 18 岁以上的所有有行为能力的个人可以捐出自己身体的全部或部分，建立了在目前自愿基础上实行的器官捐赠。为了满足日益增长的器官需求，原来严格的供体资格标准有所放宽，通过开展教育活动增加了人们对更大捐献需求的认识。1986 年，美国《请求程序法（Required Request）》获得通过，要求医院在近亲属同意的情况下复苏器官，鼓励医生依从捐献者的要求获取器官。将来的改革是唤醒公众对移植的态度，集中在医生和公众的继续教育方面。

供体紧缺仍然是心脏移植的主要限制因素。心脏移植早期，在美国进行心脏移植手术的数量稳定增长至 1995 年的最高点 2 363 例，在 1998 年达到平台期。此后心脏移植数量逐年减少，在 2004 年为最低点 2 015 例，此后又稳步增长至 2007 年的 2 207 例。人们讨论了一种更规避风险的捐献使用方法来减少器官使用。相反，最近有报道成功使用了心脏骤停 <8min 和有心肺复苏史的供体心脏。

有趣的是，可能由于术前医疗护理的改进，心脏移植等待列表上的患者死亡率稳步下降。

（二）供体器官分配

为了增加器官捐赠和协调公平分配，1984 年美国国会通过《国家器官移植法》。这一法案导致了上文中《请求程序法》的起草，联邦合同法授予器官共享联合网络（UNOS）来发展一个国家的器官获取和分配网络。美国按地理划分为 11 个区域以便于移植开展。

捐赠器官在提供给其他区域之前优先考虑给本区域的严重患者。这有助于减少器官保存时间，提高器官质量并改善移植结果，减少移植患者的费用，增加移植的可行性。

新的 UNOS 更广泛的供体器官共享区域的算法将供体心脏优先分配给等待名单上的高风险（状态 1A 和 1B）患者，显著降低等待名单上 1A 和 1B 状态患者死亡率，没有改变等待名单上低优先级患者（状态 2）的死亡率。重要的是，尽管受者处于高风险状态，但移植后的结果很好。

1. **供体选择** 一旦患者已确认为脑死亡并被列为潜在的心脏供体，应接受严格的三阶段筛选方案。由器官获取机构负责主要检查工作。收集患者的年龄、身高、体重、性别、ABO 血型、住院过程、死亡原因资料和常规的实验室数据包括巨细胞病毒、人免疫缺陷病毒、乙型肝炎和丙型肝炎病毒血清学检查结果。心脏外科医生或心内科医生执行二次检查，包括潜在禁忌证的进一步检查（表 2-6-4），确定维持供体所需的血流动力学支持，以及心电图、胸部 X 线片、动脉血气、超声心动图资料的复审。尽管有可能报告不利的供体标准，但是经常派遣一个团队到医院现场评估供体情况。

表 2-6-4 心脏移植的供体选择标准

Ⅰ. 建议的心脏供体标准
 A. 年龄 <50~60 岁
 B. 没有下列情况：
  1. 心脏停搏时间过长
  2. 严重低血压的时间过长
  3. 原有心脏病史
  4. 心内注射药物
  5. 严重胸部外伤并有心脏损伤证据
  6. 败血症
  7. 颅外恶性肿瘤和胶质母细胞瘤
  8. 人类免疫缺陷病毒、乙肝病毒、丙型肝炎病毒血清学试验阳性
  9. 没有大剂量正性肌力药支持［多巴胺 <20μg/（kg·min）］，血流动力学稳定

Ⅱ. 建议的心脏供体评价
 A. 既往医疗史及体检
 B. 心电图
 C. 胸片
 D. 动脉血气
 E. 实验室检查（ABO 血型、人类免疫缺陷病毒、乙肝病毒、丙型肝炎病毒）
 F. 超声心动图、肺动脉导管评价、选定供体行冠脉造影检查

虽然超声心动图对心脏解剖异常的检出非常有用，但是单独使用超声心动图来确定供体的生理适应性没有证据支持。英国 Papworth 医院的移植组通过使用肺动脉导管对供体心室功能异常进行生理性评价和管理，的确增加了供体的使用范畴。如果供体年龄过大（男性供体 >45 岁，女性供体 >50 岁），有吸毒史或有冠心病的三个高危因素，如高血压、糖尿病、吸烟史、血脂异常、冠心病家族史，应行冠状动脉造影检查。

最后和最重要的检查是在心脏外科小组获取供体器官的手术当中。直视心脏有无右室或瓣膜功能不全、既往心肌梗死表现，继发于闭式胸部按压引起的心肌挫伤或胸部钝性创伤的证据。触摸冠状动脉分支有无动脉粥样硬化疾病的严重钙化。如果直观检查心脏没有发现明显异常，那么通知接受供体器官的医院，外科医生切除心脏获取供心，通常情况下，同时获取其他多个器官。

2. **扩大的供体标准和备用等待名单** 供体短缺加剧恶化而等待移植的患者数量增加，一个兴趣增长点是边缘供心提供给边缘受体使用。因此，一些中心使用备用等待名单来匹配确定的受体，如果不使用边缘供心，他们就可能被排除在标准的等待名单之外。扩大的供体标准包括使用比受体体重小的供体，供体有冠心病可能需要冠状动脉旁路移植术（CABG）治疗，左室功能不全或高龄供体。洛杉矶的加利福尼亚大学（UCLA）移植组已报道了可接受的手术死亡率，并显示备用等待名单不能独立预测早期或晚期死亡率。它也显示接受大于 40 岁的供体心脏与剩下的等待名单相比较，患者生存率有获益。其他的高危供体，例如丙肝病毒阳性或乙肝病毒（核心抗体 IgM 阴性）阳性的供体，在那些选择性的高危受体中使用也是合适的。

另一个感兴趣的是有酗酒或吸毒的供体对心脏移植的影响。一个小的单中心研究显示患者接受酗酒者的供心（>56.7g 纯酒精 /d，持续 3 个月以上），早期结果不佳，暗示供心术前存在亚临床的酒精性心肌病，不能耐受移植后的排斥事件。因为可卡因的广泛滥用，供体指南中已经宣称静脉药物滥用是选择供体的相对禁忌证。然而，从非静脉药物滥用者中选择供体心脏的困局仍是一个开放的议题。已有报道患者接受非静脉滥用可卡因的供体心脏获得了良好的结果，仍强烈建议明智地使用那些器官来源于有可卡因滥用史的供

体。特别推荐的共识是拓宽供体心脏的来源。

（三）心脏供体的管理

心脏供体的医学管理是器官保存的一个组成部分，牵涉到脑死亡复杂的生理现象以及需要与获取其他器官团队之间的协调。脑死亡伴随有自主神经放电及细胞因子风暴现象。释放去甲肾上腺素导致心内膜下缺血，随后的细胞因子释放进一步导致心肌顿抑。同时伴随显著的血管扩张及体温调节功能丧失。硝普钠可快速降低后负荷，而吸入性麻醉药可帮助降低交感神经暴发强度。自主神经剧烈活动的早期伴随交感神经张力丧失，极大地降低了外周血管阻力。总体来说，脑干死亡导致了严重的血流动力学不稳定，并直接与脑外伤严重程度相关，可导致血管舒缩功能障碍、低血容量、低温和心律失常。积极的容量复苏有时是必要的，可以在漂浮导管的指导下进行，应避免液体超负荷以防止心腔扩张、心肌水肿引起的术后移植物功能障碍。推荐中心静脉压在6~10mmHg的前提下可应用正性肌力药物（如多巴胺、多巴酚丁胺、肾上腺素、去甲肾上腺素）来维持平均动脉压（MAP）≥60mmHg。外源性的儿茶酚胺的应用使得ATP快速消耗，对移植后的心脏功能有不利影响。低剂量血管升压素作为一线支持药物应用逐渐增加，除了在治疗糖尿病尿崩症之外，还可以在脑干死亡的供体减少外源性的正性肌力药物的使用并提高动脉血压。理想供体管理最关键的是维护正常体温、电解质、渗透压、酸碱平衡及氧合。超过50%的供体因垂体功能障碍、大量利尿发展为中枢性糖尿病性尿崩症使体液和电解质管理复杂化。糖尿病性尿崩症的初始治疗应着重于纠正低血容量，通过使用5%右旋糖酐或鼻饲水来进行液体交换使血钠维持在正常水平。在严重的病例，除了静脉输注血管升压素，也可间断使用合成的精氨酸血管升压素类似物（DDAVP）来治疗。

一些研究显示脑干死亡的供体使用甲状腺激素和甾体类激素对供体心脏的功能有益。最近的指南主张供体管理采用标准的激素复苏方案包括甲泼尼龙（15mg/kg静推），三碘甲腺原氨酸（4μg静推，然后3μg/h静脉泵入），精氨酸血管升压素（1U静推，然后0.5~4U/h静脉泵入）。供体也接受胰岛素滴定治疗维持血糖在120~180mg/dl之间。其

他相关的策略包括标准的呼吸机管理，反复气管内吸痰，使用变温毯、灯光、加温的静脉输入液体及吸入气体将体温调节目标维持在34~36℃。开始广谱的头孢类抗生素治疗并收集血液、尿液以及痰标本进行培养。按照会议推荐进行供体心脏管理，使尸体供体器官得以复苏并获得最大化利用：心脏推荐部分在表2-6-5及图2-6-2中列出。

表2-6-5 心脏供体的管理

Ⅰ. 常规管理，在做超声心动图前行下列检查：
   A. 调整容量状态（中心静脉压维持在6~10mmHg）
   B. 纠正代谢紊乱，包括：
      1. 酸中毒（维持pH在7.40~7.45）
      2. 低氧血症（PO_2>80mmHg, SpO_2>95%）
      3. 高碳酸血症（PCO_2维持在30~35mmHg）
   C. 纠正贫血（维持血细胞比容30%，血色素10g/dl）
   D. 调整正性肌力药物用量维持平均血压在60mmHg，去甲肾上腺素和肾上腺素应迅速减量并应用多巴胺及多巴酚丁胺
   E. 多巴胺或多巴酚丁胺的目标剂量应<10μg/（kg·min）

Ⅱ. 超声心动图检查
   A. 检出心脏结构异常（有意义的左室肥厚IVS/PW>13mm、瓣膜功能异常、先天性病变）
   B. 如果左室射血分数是45%，在手术室进行复苏（采用以下积极的管理来改善心功能）并做最后的评估
   C. 如果左室射血分数<45%，强烈推荐激素复苏并行漂浮导管检查

Ⅲ. 激素复苏
   A. 三碘甲腺原氨酸（4μg静推，然后3μg/h静脉泵入）
   B. 精氨酸血管升压素［1U静推，然后0.5~4U/h静脉泵入，维持外周血管阻力在800~1 200dyn·s/cm⁵］
   C. 甲泼尼龙：15mg/kg静推
   D. 胰岛素：最小1U/h；维持血糖在120~180mg/dl

Ⅳ. 积极的血流动力学管理：
   A. 与激素复苏同步进行
   B. 放置漂浮导管
   C. 治疗持续2h
   D. 调整液体入量，血管活性药物及血管升压素剂量，每15min基于血流动力学指标减少β受体激动剂用量并达到下列标准（Papworth）：
      1. 平均血压>60mmHg
      2. 中心静脉压4~12mmHg
      3. 肺毛细血管楔压8~12mmHg
      4. 外周血管阻力800~1 200dyn·s/cm⁵
      5. 心脏指数>2.4L/（min·m²）
      6. 多巴胺或多巴酚丁胺的目标剂量应<10μg/（kg·min）

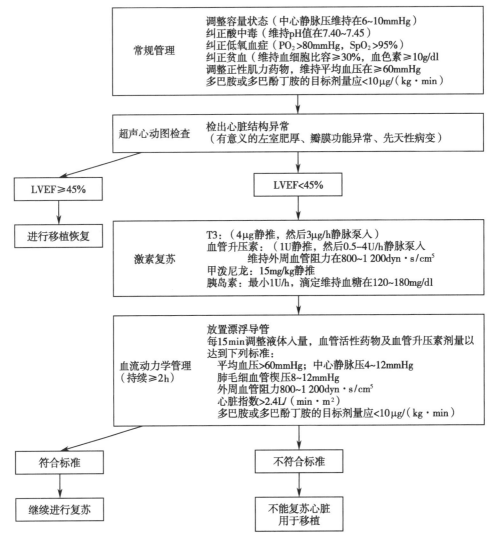

常规管理
- 调整容量状态（中心静脉压维持在6~10mmHg）
- 纠正酸中毒（维持pH值在7.40~7.45）
- 纠正低氧血症（PO$_2$>80mmHg，SpO$_2$>95%）
- 纠正贫血（维持血细胞比容≥30%，血色素≥10g/dl
- 调整正性肌力药物，维持平均血压在≥60mmHg
- 多巴胺或多巴酚丁胺的目标剂量应<10μg/（kg·min）

超声心动图检查　检出心脏结构异常
（有意义的左室肥厚、瓣膜功能异常、先天性病变）

LVEF≥45%

LVEF<45%

进行移植恢复

激素复苏
- T3：（4μg静推，然后3μg/h静脉泵入）
- 血管升压素：（1U静推，然后0.5~4U/h静脉泵入
维持外周血管阻力在800~1 200dyn·s/cm^5
- 甲泼尼龙：15mg/kg静推
- 胰岛素：最小1U/h，滴定维持血糖在120~180mg/dl

血流动力学管理（持续≥2h）
放置漂浮导管
每15min调整液体入量，血管活性药物及血管升压素剂量以
达到下列标准：
- 平均血压>60mmHg；中心静脉压4~12mmHg
- 肺毛细血管楔压8~12mmHg
- 外周血管阻力800~1 200dyn·s/cm^5
- 心脏指数>2.4L/（min·m^2）
- 多巴胺或多巴酚丁胺的目标剂量应<10μg/（kg·min）

符合标准

不符合标准

继续进行复苏

不能复苏心脏
用于移植

图 2-6-2　心脏供体管理推荐

三、供体心脏获取

正中切口开胸，纵向切开心包。检查和触摸心脏有无心脏疾病或损伤的证据。可视化实时联系移植团队，以便在供体器官预期到达时无缝衔接受体手术操作。

在上、下腔静脉和奇静脉套上阻断带，游离主动脉及肺动脉之间的韧带。为方便摘除肝脏组开腹获取肝脏，获取心脏组经常暂时离开手术台或帮助牵拉显露。一旦摘取肝脏、胰腺、肺、肾的准备完成后，给患者静脉注射 3 万 U 肝素。

双重结扎奇静脉和上腔静脉（SVC）（或缝闭），分离到奇静脉远端以保留长段的上腔静脉（图 2-6-3），横断下腔静脉（IVC），切断肺静脉或通过左心耳行左房引流。在无名动脉起始处应用血管钳阻断升主动脉，并在阻断钳近端

灌注（1 000ml 或 10~20ml/kg）心脏停搏液。心包腔内浇注冷盐水及冰屑使心脏快速冷却降温（图 2-6-3）。

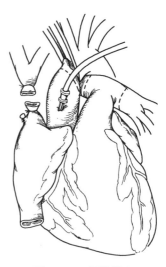

图 2-6-3　切除供心

心脏停搏液灌注结束后,将心尖抬向头侧,离断所有肺静脉以切除心脏。

如果同时需要获取两个肺脏,这项操作可能需要适当修改,以便为两肺及心脏保留足够的左心房吻合口。用非优势手向下牵拉心脏的同时,在无名动脉近端横断升主动脉和在肺动脉分叉远端离断肺动脉(同样,如果同时获取肺脏,有必要修改这项操作)。

对于患有先天性心脏病的心脏移植受体尽可能保留更长的大血管和上腔静脉。另一替代方法是首先离断上腔静脉及下腔静脉,然后离断主动脉及肺动脉,切除左房是最后一步。这个方法可以充分游离左房,尤其是在摘取肺并进行复苏的情况下。

至关重要的是避免左室充胀并确保心脏得到冰盐水的充分冷却。

一旦供体心脏摘取完成后,检查有卵圆孔未闭的同时应予闭合,并检查有无任何瓣膜异常。供心放至无菌容器中保持冷藏并送到受体所在医院。

(一)器官保存

当前临床器官保存技术通常允许 4~6h 的安全缺血时间。导致术后严重心肌功能障碍的因素包括欠理想的供体管理、低温、缺血再灌注损伤和能量贮备耗竭。

大多数移植中心采用单一的灌注停搏液或保存液后静态低温 4~10℃ 储存器官。人们对于可获得的广泛组成成分不同的晶体灌注液的争论,本身说明目前没有理想的晶体灌注液存在。根据它们的离子组成,晶体灌注液被分为细胞内液或细胞外液。细胞内液型晶体灌注液含中高浓度钾和低浓度钠,据称通过模拟细胞内液的特点来减少低温诱导的细胞水肿。常用的有威斯康星大学(UW 液)、欧洲柯林斯(Euro-Collins)、布雷特施奈德(HTK 液)及斯坦福细胞内液型停搏液。

细胞外液型停搏液含低到中浓度钾和高浓度钠,理论上避免潜在的细胞损伤及与高浓度钾相关的血管阻力增加,具代表性的有霍普金斯(Hopkins)、Celsior、Krebs 和圣托马斯(St. Thomas)医院的细胞外液型停搏液。不同类型的细胞内及细胞外液型停搏液之间的比较有不同的结果。尽管心脏停搏液含有多种药理学添加剂,今后常规使用渗透剂、底物和抗氧化剂可能有巨大潜力。同时也正在对白细胞抑制和耗竭的药理机制进行探索。

连续性低温灌注(CHP)保存的潜在好处是均一的心肌冷却,持续的底物补充,移除代谢产物因心脏细胞外水肿恶化和内在的复杂灌注装置的后期保养问题使得连续灌注保存技术的潜在好处黯然失色。正在开发可携带的新型灌注装置,近来的研究采用 CHP 保存 24h 较常规静态保存 4h 的狗心脏模型显示减少了氧化应激和 DNA 的损伤。

在加州大学洛杉矶分校(UCLA)领导的一项前瞻性、随机、多中心、国际、非劣效试验中,研究人员假设接受心脏移植患者采用器官维护系统(OCS)与标准冷藏保存的供体心脏的临床结果相似。研究设计旨在为随访研究 OCS 是否能扩大供体心脏池(通过测试/改进"非标准/边缘"供体心脏)提供数据。OC 仅是临床平台(2014 年),用于体外的供体心脏灌注。它使供体心脏在从供体医院运输到受体医院期间保持温暖的跳动状态。研究在美国和欧洲的 10 个心脏移植中心进行。在 PROCEEDⅡ试验中移植了 128 例患者:OCS 组 65 例,对照组 63 例。主要终点是 30d 患者和移植物存活的情况,OCS 组被发现没有劣于对照组[OCS 组:94%(61/65)与对照组:97%(61/63)];两组次要终点的结果相似。与对照组相比,OCS 组的总保存时间明显延长,冷缺血时间更短。在 OCS 组的 5 个供体心脏出现代谢异常而被拒绝移植。该系统的临床作用尚未确定。然而,延长保存时间和更好地安排心脏移植是 OCS 保存的真正潜在好处。

(二)供受体匹配

潜在受体与合适供体之间的匹配标准主要基于 ABO 血型相容性及患者的体重。在心脏移植方面不应该跨越 ABO 血型的屏障,因为血型不兼容往往造成致命的超急性排斥反应。儿童供受体体重相差应在 30% 以内,否则体重匹配要求更严格。如果受体肺血管阻力大于 5~6Wood,首选更大体重的供体以减少术后早期右心衰竭的风险。在加州大学洛杉矶分校,当体重和肺高压是一个问题时,我们更喜欢男性供体给男性受体。

如果群体反应性抗体(PRA)百分比大于 10%,表明受体对同种抗原已预致敏,移植前受体 T 细胞交叉配型呈阴性结果是必需的。即便在没有进行 PRA 检查或 PRA 滴度低的情况下,术前也总是完成交叉配型以做回顾性研究。回顾性研究也表明,如果供受体 HLA-DR 位点匹配,发生排斥反应和感染的概率更少,提高了总的生存率。因为目前的分配标准以及对移植心脏缺血时间的限制,前瞻性的 HLA 配型是不可能的。

四、心脏移植手术技术

(一)原位心脏移植

1. 受体手术准备 Shumway 和 Lower 最初描述的原位心脏移植手术技术今天仍在通用。正中开胸,纵行切开心包,患者肝素化后准备体外循环。双腔静脉插管,最好在靠近无名动脉起始部的升主动脉远端插管。上、下腔静脉套上阻断带,开始体外循环并行降温到 28℃,阻断上、下腔静脉及升主动脉。在半月瓣裂隙上方横断大血管,而沿房室沟切开心房并保留套袖口与植入供体心脏吻合。切除心耳减少术后发生血栓的危险。切除心脏后,用电刀分离主动脉和肺动脉近端 1~2cm,注意避免伤及右肺动脉。通过直接插入或通过右上肺静脉插入引流管至残余左房来连续引流支气管侧支血管回流的肺静脉血。供受体心脏切除的时限非常重要以减少移植物缺血时间和受体体外循环时间。获取器官和移植团队之间的频繁沟通以保证相关程序得到最佳协调。理想情况下,受体心脏切除应正好在供体心脏到达之前完成。

在确定供体器官安全到达之前,不应进行不可改变的手术操作。再次开胸手术和撤除 VAD 或 TAH 会使这一时间复杂化,应仔细考虑估计的供体器官缺血时间。

2. 植入 供心从冷藏转运箱内取出后放在盛有冷盐水的容器内,如果事先没有准备,这时候可以完成供心的准备。电灼和锐性分离主动脉和肺动脉。通过连接肺静脉口切开左心房,多余的心房组织剪裁成一个圆形套袖口与供体残留的左心房正好吻合(图 2-6-4)。

通过在受体左上肺静脉水平的左心房袖口与供体左心耳基底部附近的左心房袖口之间采用 3-0 双头针滑线进行吻合,开始植入供心(图 2-6-5)。将供心放至受体的纵隔内,顶部包绕冷海绵以使供心免受来自相邻胸腔组织的直接热转移。放置绝缘垫以保护膈神经。向下继续缝合至房间隔的中下部(图 2-6-6)。另一头沿左房顶向下吻合至房间隔。不断评估供受体之间左房大小的差异是

非常重要的,以便适当折叠富余的组织完成吻合。左心房连续用冷盐水冲洗,右心房、肺动脉和主动脉吻合完成,左心房充满盐水排气后将缝线的两头在心脏外面系紧打结。大多数移植中心通过向纵隔持续吹入二氧化碳来减少心内的空气。

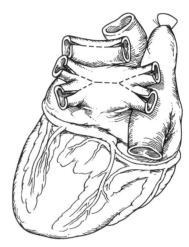

图 2-6-4 供心肺静脉开口连接处切开形成左心房袖口

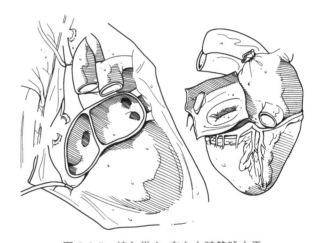

图 2-6-5 植入供心,在左上肺静脉水平开始左心房第 1 针吻合

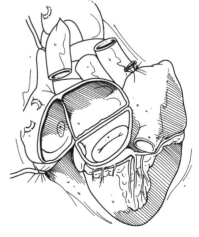

图 2-6-6 植入供心,左心房吻合

一旦左心房吻合完成后,传统的双房法袖口技术从右心房袖口吻合术开始,经下腔静脉朝向右心耳做一个供心的曲线切口。最初由 Barnard 提出的右房改良切口减少了窦房结(SA)损伤的风险,从大多数受体证实并观察到保持了窦性心律。通过切口检查三尖瓣结构和房间隔。原有肺动脉高压和心脏容量超负荷的受体在术后早期右心压力有增高的倾向。正在复苏的右心室不能耐受上述两种情况。为防止动静脉分流引起的难治性低氧血症,缝闭了未闭的卵圆孔。右心房吻合的方法与左心房吻合类似,要么在房间隔的最上端或最下端开始吻合,最后缝线在房间隔的前外侧壁中部系紧打结(图 2-6-7)。

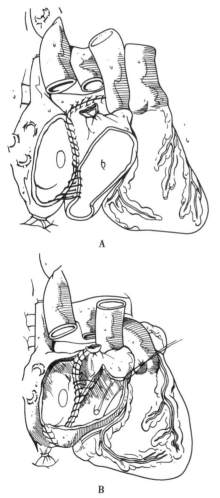

图 2-6-7 植入供心(A)开始右房
吻合(B),右房吻合完成

使用 4-0 或 5-0 滑线开始从血管内后壁端端吻合供受体肺动脉,然后在前壁外面吻合肺动脉并系紧打结(图 2-6-8)。修剪肺动脉断端非常重要,目的是去除可能引起血管扭曲的多余组织。

供受体主动脉吻合,与肺动脉吻合技术类似,只是需要采取一些必要步骤以便出血时能看到主动脉后壁的缝线(图 2-6-9)。

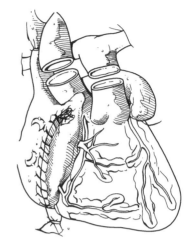

图 2-6-8 植入供心。肺动脉吻合

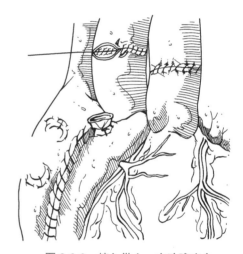

图 2-6-9 植入供心。主动脉吻合

和许多其他移植中心一样,我们现在更喜欢直接 IVC 和 SVC 端端吻合。这项技术最大限度地降低了三尖瓣反流或窦房结损伤的风险。注意预防腔静脉吻合口扭曲或狭窄是必不可少的。利用这项技术,我们进行了左房袖口,然后是 PA,主动脉,IVC 和 SVC 的吻合。

通常在主动脉吻合前开始复温,主动脉吻合采用标准的端端吻合方式。常规排气,吻合完成后常规静脉给予利多卡因(100~200mg)及甲泼尼龙(500~1 000mg),控制灌注压力(<50mmHg),去白细胞并含底物增强剂(天冬氨酸和谷氨酸)的灌注液温灌 3min,然后用去白细胞温血灌注 7min 后开放主动脉阻断钳。

主动脉阻断钳去除后半数患者需要电除颤。

患者采用陡 Trendelenburg 体位,升主动脉插入针头吸引排出全部气体。仔细检查缝线并止血。输注正性肌力药物,临时起搏器保驾,撤除体外循环并拔出插管,在供心的右心房和右心室表面放置临时心外膜双极起搏导线,在纵隔及胸腔插入引流管,用标准方法关闭正中切口。

在双腔静脉法心脏移植术中,各移植中心多使用冷血心脏停搏液,心脏从容器中取出后在植入前先给一个初始剂量,在右心房或者下腔静脉吻合后再给一次初始剂量。

我们一般不会在心脏从冷藏箱取出后再使用心脏停搏液。然而在开放升主动脉钳之前,一个含底物增强剂(天冬氨酸和谷氨酸)的灌注液再温灌 4min,控制灌注压力(<50mmHg),用去白细胞并含有天冬氨酸和谷氨酸底物的灌注液温灌 4min,灌注平均压为 45~50mmHg,然后再用去白细胞温血灌注 5~7min。

(二)原位心脏移植的替代技术

双腔静脉法是目前最普遍的心脏移植术式。此术式要求完全切除受体右房,制作左房及上下腔静脉袖口,用标准 Shumway 方法吻合供体及受体左房袖口,供受体肺动脉和主动脉分别吻合,上、下腔静脉断端也分别吻合(图 2-6-10)。

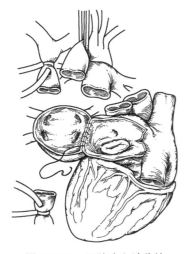

图 2-6-10 双腔法心脏移植

尽管这些技术难度比标准原位心脏移植技术更高,但是一系列文献报道使用这些技术,缩短了患者住院时间,减少了术后对利尿剂的依赖,此外房性心律失常、传导阻滞、二尖瓣及三尖瓣关闭不全、右心衰竭的发生率较低。在一个单中心研究中,对比双腔静脉法及双房法,双腔法患者组

12 个月的生存率更高。然而,UNOS 数据库最近分析得出以下结论,在超过 11 000 名心脏移植患者中,尽管双腔法患者组,患者住院时间短及术后需植入起搏器发生率较低,两组患者在生存时间上并无差别,仍然需要对这些替代技术进行随机试验并进行远期预后评价。

(三)异位心脏移植

肺动脉高压和右心衰竭一直是造成心脏移植患者早期死亡的主要原因之一。这导致人们对异位心脏移植产生了兴趣。目前异位心脏移植的数量很少,适应证是患者有不可逆转的肺动脉高压或供受体大小严重不匹配。

(四)心室辅助装置后的心脏移植

心室辅助装置或全人工心脏后进行心脏移植是有挑战性的。所有患者近期均需进行胸部增强 CT 检查,以确定心脏结构和纵隔的粘连情况及人工管道的位置及走向。在再次开胸手术前需分离股动脉或腋动脉、股静脉以备紧急插管。开胸时应将胸膜与心脏小心分离以安全放置牵引器。最初的重点是上下腔及主动脉的分离。后续的分离可能需要在体外循环下完成。因为存在空气进入血液循环的风险,体外循环前不应对心尖及左房进行处理,尤其是使用的轴流泵装置的患者。最后在体外循环前应夹闭流出管道以防止装置反流。开胸及游离粘连比较困难及耗时,游离时间和供体心脏的到达时间是个体化的,因此在供体心脏到达之前不应采取任何不可逆转的步骤,也不应延长切除供体心脏后的缺血时间和装置去除的时间。

五、术后管理

(一)血流动力学管理

1. 移植心脏生理 完整的心脏是由附属于自主神经系统的相对立的交感神经和副交感神经纤维所支配。移植时由于切断这些纤维,发生了去神经化的生理学改变。缺乏自主神经信号的传入,移植心脏的窦房结(SA)触发的内源性静息状态下的心率增加至 90~110 次/min。移植心脏依靠远处非心脏病位产生的儿茶酚胺水平来调节心率,因此其对应激的反应(例如低血容量、缺氧、贫血)延迟,直到循环中的儿茶酚胺能够真正对心脏产生正性变时作用。因为对静脉回心血量缺乏正常的反射性心动过速，移植患者易发生直立性低血压。

去神经化改变了原来直接通过心脏自主神经系统对心脏干预的反应性。颈动脉窦按摩、Valsalva动作、阿托品对移植心脏的窦房结节律触发或房室传导没有作用。因为供心长期使用正性肌力药物支持使心肌内儿茶酚胺耗竭，移植的心脏通常需要使用大剂量的儿茶酚胺。

正性肌力药物支持通常需要几天。在移植前有心室辅助装置特别是采用轴流泵的患者，血管麻痹需要正性肌力药物支持。

2. 常规血流动力学管理 供心的心肌术后即刻可有短暂受抑制表现。因供体血流动力学不稳定、低温、保存期间的缺血所致的移植物损伤使新移植心脏的心室顺应性和收缩性减低。由于心房中部的吻合导致心房异常的血流动力学状态加剧降低了心室舒张期负荷。常规在手术室使用肾上腺素、去甲肾上腺素或多巴酚丁胺和米力农提供临时的正性肌力支持。心脏去神经化可能导致几种结果，其中可能包括对外源性儿茶酚胺的变时作用及正性肌力作用超级敏感。心肌功能恢复正常后，通常允许在5~7d内谨慎撤除正性肌力药物支持。

血管麻痹通常需要使用血管升压素、去甲肾上腺素或去氧肾上腺素。吸入一氧化氮可改善右心室功能障碍。

3. 早期移植物衰竭 高达20%的心脏移植患者因早期移植物衰竭在围手术期死亡。原发性移植物衰竭的原因可能是多因素的，但最重要的病因是供体循环不稳定，肺动脉高压，器官保存期间的缺血损伤和偶尔的急性排斥反应。在药物治疗无效的情况下尽管可以使用主动脉内球囊反搏、心室辅助装置或体外膜肺氧合（ECMO），但这些措施甚至再移植都增加了死亡率。

慢性右心衰竭常与高肺血管阻力有关，没有准备的供心右心室可能无法克服增加的后负荷。尽管已经对那些不可逆的肺动脉高压患者进行了甄别，以确保其不考虑心脏移植，但是右心衰竭仍然是术后早期死亡的主要原因。肺动脉高压的初步治疗涉及使用肺血管扩张剂，如吸入一氧化氮、静脉泵入硝酸甘油或硝普钠。对这些血管扩张剂无效的肺高压需要使用前列腺素 E1（PGE1）或者前列环素。几个医疗机构常规吸入一氧化氮治疗肺高压。主动脉球囊反搏和右心室辅助装置（Centromag）也可以用于那些对药物治疗无反应的患者。在开胸移植手术双心室功能不全的情况下用 ECMO 支持几天，可以成功地使得移植物有时间恢复。

4. 心律失常 移植心脏去神经化使心脏失去了自主神经调节电生理活动的功能。去副交感神经使心脏丧失对窦房结自律性的抑制，并导致术后持续加快静息心率，并且失去对正常快速心率的调节能力。去副交感神经也使地高辛及阿托品对移植后心脏的变时作用消失。同时心脏去交感神经导致心脏对运动或应激诱发的窦房结自律增加作用减弱及延迟，导致运动时最大心率降低。

多达一半的移植患者术后发生窦性或交界区心动过缓。窦房结功能障碍的主要危险因素是器官缺血时间延长，窦房结动脉异常，不是采用双腔静脉法的双房法心脏移植，术前应用胺碘酮，以及排斥反应。静脉泵入正性肌力药物和/或应用临时心外膜起搏可达到足够的心率。大多数心动过缓可以在 1~2 周内纠正。茶碱对这些心动过缓的患者有效，并减少这部分人群永久起搏器的使用。

文献报道心脏移植术后患者房颤、房扑及其他室上性心律失常发生率为 5%~30%，对这些患者进行个体化风险获益评估抗凝治疗是有必要的。移植术后室上速的药物治疗同非移植患者，但是剂量稍小。折返环路或明确异位兴奋灶引起的复发性心律失常也可以通过射频消融治疗。由于室性期前收缩通常快速自行终止故不被认为是恶性的，10% 移植术后患者突然及无法解释的死亡被认为可能与持续性室速及室颤相关。

表 2-6-6 反映了常用抗心律失常药物在移植患者及非移植患者的应用的差异。任何形式的心律失常持续存在都应引起进一步的关注，积极寻找缺血、排斥、肺部疾病或感染的证据。如果心律失常频发且有潜在严重危害性，可以考虑再次移植。

5. 全身性高血压 高血压应予处理，以防止移植心脏的不必要的后负荷压力。术后早期静脉泵入硝普钠或硝酸甘油，使用硝酸甘油减少了因肺缺氧引起的肺血管收缩反射所致的肺血管分流。已有报道在术后立即输注尼卡地平能更快地控制术后高血压,维持左室功能优于硝普钠。如果高血压持续下去,可添加口服降压药物并撤除静脉降压药物。

表 2-6-6 常用心血管药物及治疗手段在移植患者及非移植患者的应用的差异

抗心律失常治疗	移植后差异
药物	
作用于房室结的药物	
地高辛	不影响心率
β 受体阻断剂	加剧运动耐量下降
钙离子拮抗剂	加重了减慢窦房结及房室结传导作用,影响环孢素浓度
腺苷	加重了减慢窦房结及房室结传导作用
肾上腺受体激动剂	
去甲肾上腺素	外周作用不变,轻度增加正性肌力及变时效应
肾上腺素	外周作用不变,轻度增加正性肌力及变时效应
多巴胺	外周作用不变,较小正性肌力作用
多巴酚丁胺	不变
麻黄碱	外周作用不变,较小正性肌力作用
苯肾上腺素	外周作用不变,无反射性心率减慢作用
异丙肾上腺素	不变
抗心律失常药物	
Ⅰa 类(奎尼丁、丙吡胺、普鲁卡因胺)	无迷走神经阻滞作用
Ⅰb 类(利多卡因、美西律)	无相关报道
Ⅰc 类(恩卡尼、氟卡尼、莫雷西嗪、普罗帕酮)	无相关报道
Ⅲ类(胺碘酮、索他洛尔、伊布利特、多非利特)	作用也许增加或者为非典型作用
抗凝剂	
肝素	无相关报道
华法林	无相关报道

续表

抗心律失常治疗	移植后差异
其他	
阿托品	不影响心率
甲基化黄嘌呤(茶碱 氨茶碱)	可能增加了变时效应
电复律	无相关报道
射频消融	可能有通路及心腔解剖位置不同
电生理装置	
起搏器	无相关报道
ICD	无相关报道

6. **呼吸管理** 接受心脏移植受体的呼吸管理采用与常规心脏手术相同的治疗方案。

7. **肾功能** 慢性心脏衰竭导致的术前肾功能不全和钙调磷酸酶抑制剂如 FK506 及环孢素的肾毒性作用使心脏移植患者增加了术后发生肾功能不全的风险。钙调磷酸酶抑制剂诱发的急性肾功能不全,通常在减少环孢素剂量后可以恢复。有肾衰竭危险的患者可尝试持续静脉滴注环孢素,以消除口服制剂引起的血药浓度大幅波动。此外,钙调磷酸酶抑制剂与甘露醇合用可减少其肾毒性。大多数移植中心术后立即使用细胞溶解剂,可延迟钙调磷酸酶抑制剂的使用。

8. **门诊随访** 所有心脏移植患者出院前均应得到有关术后用药、饮食、运动及感染识别的详细指导。经验丰富的移植团队的密切随访是患者心脏移植术后成功获得长期生存的基石。综合性团队有利于排斥反应、机会性感染、患者的不依从性、免疫抑制剂不良后遗症的早期发现。同时常规预约心内膜心肌活检、体检、实验室检查、胸部 X 线检查及心电图检查。

(二)急性排斥反应

1. **同种异体免疫学** 心脏移植排斥反应是宿主识别异己细胞的正常反应。在绝大多数情况下是细胞介导的免疫反应,涉及巨噬细胞、细胞因子和 T 淋巴细胞的级联放大反应。抗体介导的排斥反应(AMR)也称为体液排斥或血管排斥反应较少见,但是要诊断出来很具有挑战性。供体是年轻人或女性是发生排斥反应的高危因素（不考虑受体性别）。虽然85%的排斥反应仅单独使用皮质激素治疗就可以逆转，但是排斥反应仍然是心脏移植受体死亡的主要原因之一。因此，未来十年心脏移植的关键研究重点包括个体化免疫抑制治疗、长期免疫和非免疫并发症的调查和管理。

2. 超急性排斥反应　受体有预留的供体特异性抗体导致了超急性排斥反应。ABO血型的匹配和群体反应性抗体的筛选使这一并发症变得罕见。超急性排斥反应发生在移植后几分钟到几小时之内，结果是灾难性的。大体标本检查结果显示移植物呈花斑样或暗红色，弛缓性收缩无力，病理检查证实了特征性的广泛间质水肿出血不伴淋巴细胞浸润。免疫荧光技术显示在血管内皮上有免疫球蛋白和补体沉积。一旦发生，需即刻进行血浆置换，静脉应用免疫球蛋白，机械辅助支持，并且再移植也许是唯一的成功治疗策略。

3. 急性排斥反应的诊断　在环孢素时代前，急性排斥反应的典型临床表现包括低热、疲倦、白细胞升高、心包摩擦感、室上性心律失常，心电图导联低电压、低心输出量、运动耐量下降、充血性心力衰竭的表现。在环孢素时代，典型的排斥反应变得更为隐袭性，患者即使在排斥反应发生后期也可没有上述症状。因此，常规监测并及早发现排斥反应至关重要，以尽量减少对移植物的累积损伤。右心室心内膜心肌活检仍然是急性排斥反应诊断的"金标准"。最常用经皮右颈内静脉途径技术对原位心脏移植物进行心肌活检。室间隔心肌标本常用甲醛固定做永久切片，冷冻切片偶尔用于紧急诊断。可通过肺动脉导管获得血流动力学参数。并发症比较罕见（1%~2%），包括静脉血肿、误穿刺入颈动脉、气胸、心律失常、心脏传导阻滞、右心室穿孔及三尖瓣损伤。不同医疗机构心内膜心肌活检日程变动很大，但也反映出患者心脏移植后的头6个月排斥风险更大。在术后早期，最初每7~10d进行活检，在第1年后延长为3~6个月进行心肌活检。怀疑排斥反应时应额外进行心肌活检。

根据国际心肺移植协会（ISHLT）心肌活检标准分级系统，合格的活检样本要求最小4块心内膜组织，每块组织血栓、纤维组织及其他不可判断的组织成分比率应小于50%。淋巴细胞浸润的细胞种类及程度，再加上活检有无发现肌细胞坏死，决定了细胞排斥的严重程度。最近又有人提出了细胞排斥的病理学特征以及怎样与体液排斥相鉴别。2004年国际心肺移植协会简化了1990版的细胞排斥病理诊断分为轻中重度排斥和确定体液排斥组织学特征诊断标准，并与体液排斥组织学特征相鉴别。制订的新评分表更好地应对旧评分系统的挑战和不一致之处。表2-6-7和表2-6-8显示新的2004年ISHLT分级量表。阜外医院对265例心脏移植术后患者进行了850例次心内膜心肌活检（术后2~3周、3个月、半年、1年），发生轻度排斥743例次（87.4%），中度排斥106例次（12.5%），重度排斥1例次（0.1%）。

表2-6-7　国际心肺移植协会（ISHLT）心肌活检标准分级系统2004[*]

分级	组织学表现
0R[†]	无排斥
1R（轻度）	间质性和/或血管周围淋巴细胞浸润，最多1个局灶性心肌损伤
2R（中度）	两个或两个以上部位淋巴细胞浸润伴心肌损伤
3R（重度）	弥漫性淋巴细胞浸润伴多灶性心肌损伤，伴或不伴细胞水肿、出血、血管炎症

注：[*]根据是否存在急性抗体介导的排斥（AMR），分级为AMR0级及AMR1级；

[†]其中R表示修订等级，以避免与1990方案混淆

表2-6-8　国际心肺移植协会（ISHLT）推荐的急性抗体介导的排斥（AMR）2004

AMR0级	急性AMR阴性，无AMR组织学及免疫病理学表现
AMR1级	AMR阳性，有AMR组织学特征，免疫荧光染色阳性或免疫过氧化物酶染色阳性（CD68，CD4阳性）

无创方法对于诊断急性排斥是不可靠的。测量心电图导联电压、E玫瑰花环试验在早期心脏移植时代诊断排斥是有用的，但它们对于目前应用环孢素的移植患者没有诊断价值。信号平均心电图、超声心动图、前两者相结合、MRI、锝心室造

影、各种免疫生化标记物特异性及敏感性均不高，所以并没有广泛应用。外周血基因表达谱是一个令人兴奋的新领域。自 2006 年以来，Allomap 试验已被 FDA 批准并广泛实施，以帮助在稳定的心脏移植受者中排除急性排斥反应，以减少心内膜心肌活检的应用。

4. 急性排斥反应的预防和治疗 基线免疫抑制剂治疗在过去 40 年中有了很大的发展。目前的趋势表明，环孢素 A 比钙调磷酸酶抑制剂他克莫司的使用率低。霉酚酸酯（MMF）在很大程度上取代了依木兰，是最常用的联合用药。几个中心正在尝试实现无类固醇激素的二联免疫抑制方案。

皮质类固醇激素是抗排斥反应治疗的基石。对于发生在术后 1~3 个月的任何排斥反应或被视为严重排斥反应的治疗选择，是应用短疗程（3d）静脉注射甲泼尼龙（1 000mg/d）治疗。几乎所有其他排斥反应治疗是最初增加口服泼尼松（100mg/d）剂量，然后在几周内逐渐减为维持量。尽管没有被普遍接受，许多移植中心成功地减少了皮质类固醇的剂量，而排斥逆转率与传统剂量类似。

强化抗排斥反应治疗结束后 7~10d 应重复进行心内膜心肌活检，以评估是否得到足够的治疗。如果活检结果没有改善，建议进行第二次类固醇激素冲击治疗，如果排斥反应进展（或者患者血流动力学不稳定），是进行抢救治疗的指征。

用他克莫司替代环孢素也许可以用于治疗激素不敏感反复发作的排斥反应，可能减少住院的需要。西罗莫司也同样可以作为霉酚酸酯及硫唑嘌呤的替代治疗。可以用 OKT3、抗胸腺细胞球蛋白、免疫球蛋白治疗血流动力学不稳定的严重排斥反应。氨甲蝶呤在消除慢性低级排斥反应方面特别成功。在某些难治性排斥反应采用全淋巴细胞照射及光化学疗法也取得了成功。对上述干预治疗没有反应的患者再次心脏移植是其最终的治疗选择。然而，因排斥反应进行再次移植的结果令人沮丧，故在大多数中心，它不再是再次移植的适应证。在严重排斥反应积极的药物治疗过程中，合并心源性休克需要 ECMO 支持治疗。

无症状的轻度排斥反应（1 级）通常不予处理但应重复心内膜心肌活检来进行监测，因为只

有 20%~40% 的轻度排斥反应进展为中度排斥反应。另一方面，存在心肌细胞坏死表现（3b 和 4 级）的排斥反应一定会危及移植物的活力，是普遍接受的治疗适应证。中度排斥反应（3a 级）的治疗存在争议，需要考虑多种因素。特别是 Stoica 和他的团队发现急性中重度细胞排斥反应对移植物血管病变的发生有累积效应。不管活检结果如何，移植物功能障碍是住院抗排斥治疗的适应证，严重情况下应行有创血流动力学监测和正性肌力药物支持。

5. 抗体介导的排斥反应 抗体介导的排斥反应（AMR）也称为血管性排斥反应或体液排斥反应，是由体液来源介导的免疫反应。与细胞排斥反应不同的是发生血管性排斥反应时患者血流动力学不稳定，经常需要正性肌力药物支持。心脏移植后第一年无症状 AMR 的发生率较高，复发率也高。越严重的 AMR，改善的机会越低。

诊断需要光镜下血管内皮细胞肿胀和免疫荧光技术免疫球蛋白 - 补体复合物沉积的证据。移植物功能障碍的积极治疗包括血浆置换、大剂量皮质激素、肝素、IgG 和环磷酰胺。尽管有这些干预措施，有症状的急性血管性排斥反应死亡率很高。急性或慢性低级别血管性排斥反应的反复发作被认为在发展为移植物冠状动脉疾病方面发挥主导作用（表 2-6-9）。

表 2-6-9 国际心肺移植协会 2011 年共识会议建议的抗体介导排斥初步命名方案

pAMR0 级	病理 AMR 两者都阴性 组织学和免疫病理学均为阴性
pAMR1（H+）	仅组织病理学 AMR 阳性 组织学表现阳性而免疫病理学表现阴性
pAMR1（I+）	仅免疫病理学 AMR 阳性 组织学表现阴性而免疫病理表现阳性
pAMR2	病理学 AMR：组织学和免疫病理均有阳性发现
pAMR3	严重病理学 AMR：分类识别为罕见的严重 AMR 病例； 组织病理学表现为间质出血、毛细血管碎裂、混合炎性浸润、内皮细胞核固缩和 / 或核破裂和明显水肿。该组报告的经验是这些病例有严重的移植物功能障碍和不良的临床结果

（三）心脏移植的感染并发症

1. 病原体与感染时机 感染是心脏移植群体发病和死亡的主要原因。一种为避免发生由 CMV 感染导致严重疾病的预防治疗方案的引进，使得其感染发生减少并延迟感染。在移植后的头 3 个月或因急性排斥反应而增强免疫抑制或再次移植的患者发生致命感染的风险最大。表 2-6-10 列出了在心脏移植受体最常见的病原菌感染。

表 2-6-10 心脏移植受体的感染

早期感染（术后 1 个月内）

Ⅰ. 肺炎：革兰氏阴性杆菌（GNB）

Ⅱ. 纵隔炎及胸部切口感染：
　　表皮葡萄球菌
　　金黄色葡萄球菌
　　革兰氏阴性杆菌（GNB）

Ⅲ. 导管相关的菌血症：
　　表皮葡萄球菌
　　金黄色葡萄球菌
　　革兰氏阴性杆菌（GNB）
　　白色念球菌

Ⅳ. 泌尿系统感染：
　　革兰氏阴性杆菌
　　肠球菌
　　白色念球菌

Ⅴ. 皮肤黏膜感染：
　　单纯疱疹病毒（HSV）
　　假丝酵母菌

晚期感染（术后 1 个月后）

Ⅰ. 肺炎
　　A. 弥漫性间质性肺炎
　　　卡氏肺囊虫
　　　巨细胞病毒（CMV）*
　　　单纯疱疹病毒（HSV）
　　B. 叶或结节性（空洞性）肺炎：
　　　隐球菌
　　　曲霉菌
　　　细菌（社区获得性，院内感染）
　　　星状诺卡氏菌
　　　分枝杆菌

Ⅱ. 中枢神经系统感染：
　　A. 脓肿或脑膜脑炎
　　　曲霉菌
　　　弓形虫*
　　　脑膜炎双球菌
　　　隐球菌

续表

　　李斯特菌

Ⅲ. 胃肠道感染：
　　A. 食管炎
　　　白色念珠菌
　　　单纯疱疹病毒（HSV）
　　B. 腹泻或下消化道出血
　　　曲霉
　　　假丝酵母菌

Ⅳ. 皮肤感染：
　　A. 水泡性病变
　　　单纯疱疹病毒（HSV）
　　　水痘带状疱疹病毒
　　B. 结节性或溃疡性病变
　　　诺卡氏菌
　　　念珠菌（播散性）
　　　非典型分枝杆菌
　　　隐球菌

注：* 已知的供体传播的病原菌

2. 预防措施和预防感染 病原体如 CMV、弓形虫、乙型肝炎病毒、丙型肝炎病毒、HIV 在移植术后有传染性是明确的。术后感染的预防开始于移植前供受体的筛查。表 2-6-11 列出了当前的建议指南，它概述了围手术期和术后抗菌药物预防以及免疫接种。

3. 心脏移植特异性病原体感染

（1）细菌：革兰氏阴性杆菌感染是心脏移植最常见的细菌感染并发症。此外，大肠埃希菌、铜绿假单胞菌分别是最常见导致尿路感染和肺炎的病原微生物。葡萄球菌已被证明是大多数的革兰氏阳性菌感染的病原菌。

（2）病毒：巨细胞病毒仍然是心脏移植术后患者发生感染及死亡的最常见致病病原体。巨细胞病毒不仅仅导致感染疾患综合征，更间接与急性排斥反应，加速移植物冠状动脉病变，术后淋巴细胞增殖性疾病相关。并且与巨细胞病毒感染相关的白细胞减少患者容易继发其他病原体感染（如卡氏肺囊虫肺炎）。CMV 感染可继发于供体来源的传播、受体体内潜在感染的激活或血清学巨细胞病毒阳性患者不同病毒株的再感染；许多移植中心应用不同类型的更昔洛韦治疗方案。有症状 CMV 感染的标准治疗方案为静脉应用更昔洛韦 2~3 周（5mg/kg，一天两次，随肾功能调整剂量）。对于组织侵袭性病变，特别是肺炎，许多中

表 2-6-11 心脏移植感染的常规筛查及预防准则

Ⅰ. 术前筛查
  A. 供体
    1. 临床评价
    2. 血清学检查（艾滋病毒，乙肝、丙肝病毒，巨细胞病毒，弓形体）
  B. 受体
    1. 病史及体检
    2. 血清学检查（艾滋病毒，乙肝、丙肝病毒，巨细胞病毒、弓形体、单纯疱疹病毒、水痘带状疱疹病毒、EB 病毒、区域性真菌）
    3. 纯化蛋白衍生物（PPD）或结核菌素皮试
    4. 中段尿培养
    5. 粪便寄生虫及虫卵检查（特定移植中心检查小杆线虫）

Ⅱ. 抗生素预防
  A. 围手术期
    第一代头孢菌素（或万古霉素）
  B. 术后
    1. 甲氧苄啶（TMP）- 磺胺甲基异噁唑（SMX）或脒剂（治疗卡氏肺囊虫）
    2. 制霉菌素或克霉唑（治疗念珠菌）
    3. 阿昔洛韦一旦停用后，使用更昔洛韦治疗（用于巨细胞病毒阴性的供、受体以外的所有患者）
    4. 阿昔洛韦（治疗单纯疱疹病毒和带状疱疹，常规使用尚有争议）
    5. 标准的心内膜炎预防
  C. 术后免疫接种
    1. 肺炎球菌（每 5~7 年增强免疫一次）
    2. A 型流感病毒疫苗（每年接种；各移植中心自定）
    3. 接触过麻疹病毒、水痘、破伤风梭菌、乙型肝炎病毒的未预防接种过的受体需要特异性免疫球蛋白治疗（例如水痘带状疱疹免疫球蛋白，VZIG）

心用高效价抗 CMV 免疫球蛋白治疗。抢先治疗 CMV 感染要求定期应用血浆 PCR 及 CMV 抗原技术监测，这些技术可以在临床感染表现之前的重要时间段就能快速诊断检测到外周血淋巴细胞病毒蛋白质。缬更昔洛韦是一种比口服更昔洛韦有效 10 倍的抗病毒药，并被证明对预防及抢先治疗 CMV 感染有效且更方便。

虽然阿昔洛韦不能治愈单纯疱疹或带状疱疹病毒，但是可以减少其复发以及减轻水疱带来的不适症状。EB 病毒感染可能与移植后免疫功能低下患者发生淋巴细胞增殖性疾病相关。

（3）真菌：常见的皮肤黏膜念珠菌病通常可以局部用抗真菌药物治疗（制霉菌素或克霉唑）。上述治疗不佳或累及食管的念珠菌病可采用氟康唑治疗，对于治疗念珠菌血症同样有效。要特别注意的是，氟康唑体外条件下治疗特殊菌株如克柔念珠菌及白色假丝酵母菌敏感性差。曲霉菌是一种移植术后患者机会感染性病原体，死亡率高。5%~10% 的受体在移植后头 3 个月因曲霉菌导致严重肺炎，曲霉菌播散至中枢神经系统几乎没救，由于对于免疫低下患者，即使在治疗情况下仍有高致死率，医生应对其保持高度敏感性及积极性，一旦怀疑，即使无明确证据，也应该开始着手治疗。两性毒素 B、伊曲康唑、伏立康唑是可供选择的治疗药物。

（4）原虫：心脏移植受体卡氏肺囊虫感染发生率为小于 10%。由于病原体在肺泡内生存，通常通过支气管肺泡灌洗液来进行必要的诊断。在做了肺活检的患者，组织病理学检查对于诊断肺孢子菌肺炎也是有帮助的。高剂量甲氧苄啶（TMP）/ 磺胺甲基异噁唑（SMX）或静脉应用戊烷脒是本病的治疗选择。

弓形虫多倾向于侵入肌肉组织，往往是血清反应阳性的潜在弓形虫感染的供体心脏移植到受体后再发病的结果。弓形虫感染可经由未煮熟的肉类或猫粪获得。活检标本只要发现其滋养体伴周围组织炎症即可确诊，也可应用 PCR。它通常导致中枢神经系统感染，可以用乙胺嘧啶加磺胺嘧啶或克林霉素治疗。

（四）心脏移植慢性并发症

1. 心脏移植物血管病变（CAV） 心脏移植物血管病变是一种独特的、快速进展的动脉粥样硬化性疾病，以移植术后移植物早期血管内膜增生，晚期心外膜下血管狭窄，小血管闭塞，伴心肌梗死为特征。心脏移植受体的长期存活主要受移植物冠状动脉疾病进展程度的限制，是移植 1 年后死亡的首要原因。血管造影检查报告了在移植 5 年后 40%~50% 的患者有心脏移植物血管病变。CAV 尽管与冠状动脉粥样硬化类似，但仍有重要区别（图 2-6-11）。特别是 CAV 血管内膜增生呈向心性而非偏心性，且病变弥漫，从近端到远端冠状动脉均受累，多不伴钙化，且弹性层完好。

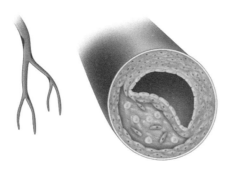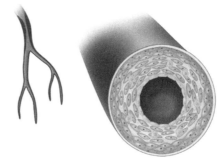

图 2-6-11　典型粥样硬化和移植物冠状动脉疾病示意图

心脏移植物血管病变的精确病因仍不明确，但有强烈证据表明这种现象与受非免疫危险因素调节的免疫机制相关。免疫机制包括急性排斥反应，抗 HLA 抗体的形成。非免疫因素主要包括移植手术本身、供体年龄、高血压病、高脂血症及术前糖尿病。另外与免疫抑制剂（如钙调磷酸酶抑制剂或激素）相关的负作用，如 CMV 感染、肾毒性、新发糖尿病，在 CAV 发展中扮演重要角色。

通常认为 CAV 发病的起始机制为亚临床移植物冠状动脉血管内皮损伤，然后引起级联免疫瀑布反应，涉及细胞因子、炎症介质、补体激活、白细胞黏附分子。这些改变导致血管炎症反应，最终导致血栓形成，平滑肌细胞增生，血管狭窄。起始的血管内皮损伤可能是缺血再灌注损伤或者宿主抗移植物免疫反应的结果。

CAV 可能在移植术后几周内就出现，然后隐匿性加速发展，导致冠脉管腔闭塞，发生心肌缺血，继发移植物衰竭。因为移植物去神经化后导致的无症状性心肌缺血使得移植物冠状动脉疾病的临床诊断尤为困难和复杂。移植物冠状动脉疾病重大事件的最初表现通常是室性心律失常、充血性心力衰竭、猝死。每年例行冠状动脉造影检查是监测目前移植物冠状动脉疾病诊断的标准方法。根据目前 ISHLT 的命名建议，心脏移植 1 年后的中度或重度 CAV 与随后的主要心脏不良事件有关。血管内超声（IVUS）能更好地提供关于血管壁形态和内膜增厚程度的重要定量信息。

由于冠脉造影及血管内超声是有创检查，可能增加患者额外风险。然后无创性检查（如铊显像，多巴酚丁胺负荷心电图）筛查 CAV 敏感性及特异性均不高。其他可能的方法包括脉冲组织多普勒影像、电子束 CT、快速 CT 扫描、MRI。这些检查将来可能取代上述有创检查。

目前终末期移植物冠状动脉疾病的唯一有确切疗效的治疗手段是再次移植，再次移植也增加了患者的风险，并且也有供体短缺的问题。由于 CAV 病变弥漫，且远端血管受累的特点，支架植入及血管成形比非心脏移植术后患者治疗效果差，并且需要重复治疗的可能性极大，所以预防移植物冠状动脉疾病是重点。移植手术前，供体脑死亡时应避免血管内皮损伤，缩短冷缺血时间，储存及转运供心时要重点注意做好心肌保护。

移植术后应经验性地修正危险因素（如饮食、降低血清胆固醇药物、戒烟、控制高血压等）。有几项研究表明，使用钙通道阻滞剂、血管紧张素酶抑制剂（ACEI）和戊二酰辅酶 A（HMG-CoA）还原酶抑制剂，减少了移植物冠状动脉疾病的发生。

新型免疫抑制剂，尤其是细胞增殖抑制剂（如依维莫司，西罗莫司），也许对降低 CAV 发病率、减轻其严重程度及减缓疾病进展有帮助。

2. 肾功能不全　2009 年 ISHLT 报告有关近期（2001—2007 年）心脏移植患者长期随访肾功能不全队列研究的重要进展，与 1994—2000 年心脏移植患者相对照，据 Kaplan-Meire 法生存分析估计，1994—2000 年心脏移植患者 10 年内仅有 60% 无严重肾功能不全（定义为血肌酐水平超过 2.5mg/dl，并且需要透析或者肾移植治疗）。2001—2007 年心脏移植患者 5 年时严重肾功能不全发生率较 1994—2000 年队列患者绝对值下降了 11%。值得注意的是心脏移植患者伴有终末期肾衰竭死亡风险明显增加。

环孢素对心脏移植患者的肾毒性作用已被广泛认同并已被详细阐明。由于环孢素微乳剂（新山地明）的生物利用度较传统剂型提高了，给药2h后（C2）血药浓度就达到了监测浓度。新山地明C2浓度监测是一个检测免疫抑制效率比谷值水平监测更有价值的指标，也是避免环孢素肾毒性及其相关副作用的良好方法。减少环孢素剂量对于延缓肾病进展也许有用，尤其是与新型免疫抑制剂如霉酚酸酯、西罗莫司（雷帕霉素）合用时。也有一些移植中心采用无钙调磷酸酶抑制的免疫抑制方案。

3. **高血压** 50%~90%的心脏移植受体术后合并有中重度全身性高血压。液体潴留及外周血管收缩似乎发挥很大作用。虽然确切机制目前还不清楚，但是很可能与环孢素诱导的肾小管毒性以及交感神经兴奋介导的全身动脉和肾动脉收缩相关。服用他克莫司的高血压发生率较环孢素低。单一的抗高血压药物治疗效果不佳，对于这种难治性高血压治疗难度大，目前仍仅是经验性治疗。在一个前瞻性、随机试验中，应用单药赖诺普利或地尔硫䓬血压控制达标率均小于50%。利尿剂应慎用于这部分人群，因为水肿伴高血压与容量不足伴低血压之间的平衡较脆弱。过度利尿可以通过进一步降低肾血流量及改变环孢素药代动力学，而增加环孢素肾毒性。β受体阻滞剂也应小心应用，因为其减弱了运动时心脏对心率的调节能力。

4. **恶性肿瘤** 长期免疫抑制治疗增加了恶性肿瘤的发病率，约4%~18%，比一般人群发生率高100倍。由于免疫抑制药物治疗的进展使移植物和患者生存时间增加，同样也导致了肿瘤发生率增加。与移植物血管病变一样，恶性肿瘤也成为一个限制移植患者长期生存的重要因素。淋巴细胞增殖性疾病和皮肤癌是心脏移植受体最常见的恶性肿瘤。T淋巴细胞失去对EB病毒（EBV）的控制使得EB病毒刺激B淋巴细胞增殖，似乎是发展为淋巴细胞增殖性疾病的主要机制。在使用单克隆抗体和多克隆抗体治疗后，发生这些恶性肿瘤的危险进一步增加。在移植受体的治疗方案包括减少免疫抑制剂的用量和使用大剂量阿昔洛韦（削弱EB病毒复制）治疗，也包括癌症的常规疗法（化疗、放疗和手术切除），但这些疗法风险较高且成功率较低。

在单中心（1985—2007年）接受移植的255例患者的回顾性研究中探讨了他汀类药物和患癌风险。接受他汀类药物治疗的患者移植后8年恶性肿瘤的累积发生率降低（34%：13%）。此外，他汀类药物的使用与改善患者无癌率及整体生存率有关。似乎有必要进行前瞻性研究，虽然研究人员不可能对所有混杂因素进行调整，但这些数据表明，在那些接受他汀类药物治疗的患者无癌率和总体生存率都有所改善。

5. **其他慢性并发症** 大多数受体最终发展为高脂血症，可通过控制饮食、运动及降脂药物来治疗。移植术后其他并发症的发病通常包括骨质疏松症、肥胖、恶病质及胃肠道并发症，尤其是胆石症。

六、再次心脏移植

目前再次心脏移植占心脏移植的比例小于3%。再次心脏移植的主要适应证是早期移植物衰竭，移植物冠状动脉病变及难治性急性排斥反应。

手术技术和免疫抑制方案与首次心脏移植类似。尽管进入环孢素时代后患者死亡率减低，但再次心脏移植实际生存率仍明显降低。国际心移植协会（ISHLT）1987—1998年再移植患者注册分析显示，再移植患者1年、2年、3年的生存率分别为65%、59%、55%。两次移植间隔小于等于6个月的1年生存率仅50%。相反的，如果两次移植间隔超过2年，再移植1年生存率接近于初次移植。2009年ISHLT注册研究显示，再移植患者的5年生存率较前一阶段每次都提高了15%~17%（1982—1991，1992—2001，2002—2007）。同样在最近（2002—2008年）一个队列研究中，如果和初次移植时间间隔超过5年，再移植的1年生存率与同时期的初次移植1年生存率相同（86%），供体年龄大也是这部分受体死亡率增加的预测因子。

最近一项UNOS注册研究调查了与再次移植后发生移植物衰竭的危险因素（n=671）。通过多因素分析发现老年、血清肌酐升高和术前机械通气与1年移植物衰竭有关。受体年龄每增加10岁，一年移植物衰竭的发生率递增20%。此外，血清肌酐每增加1mg/dl，移植物衰竭的可能性增加58%。

另一个 UNOS 注册项目研究了患者采用机械循环支持过渡到再次移植的有效性。根据 UNOS 注册登记,1 690 例再次移植中有 149 例是用机械循环支持过渡到再次移植的,其中 54 例是体外膜肺氧合(ECMO),90 例是 VAD。过渡到再次移植总体表现不佳,ECMO 亚组表现最差。在首次移植至少 1 年后采用 VAD 过渡再次移植的患者,与那些不需要 VAD 过渡的再次移植患者生存率相似。然而,在首次移植后一年内接受再移植的过渡人群中,存活率显著下降。

这些数据说明,尽管再移植与高死亡率及高发病率相关,如果小心选择患者,尤其是那些年龄小,与初次移植间隔时间长的患者,再次移植的预后还是可以让人接受的。然而,供体心脏需求的差异仍然是再次移植的重要伦理问题。

（一）心脏移植结果

虽然没有可能进行的直接比较试验,但与 REMATCH 药物治疗及器械治疗的试验相比,其生存率还是令人满意的。心脏移植尤其适用于中高危的晚期心力衰竭患者。尽管心脏移植增加了手术相关风险,但是总的实际结果更好。

心脏移植的围手术期死亡率(即 30d)大约 5%~10%,总体的 1 年生存率高达 86%。心脏移植术后前 6 个月生存曲线较陡,此后每年生存率以线性速率下降(每年下降约 3.5%),甚至超过 15 年的生存率还较高。术后前 30d 死亡原因主要是移植物衰竭(原发的,非特异性的死亡原因)、多器官衰竭以及感染。术后 1 年内的死亡原因主要是感染,移植物衰竭及急性排斥反应。此后 CAV 及肿瘤是死亡的主要原因。许多亚组,包括致心律失常性右室心肌病、肥厚型心肌病、限制型心肌病(除淀粉样变性或化疗 / 放射治疗的患者外)和成人先天性心脏病患者的有可比较的结果,但 485 例围产期心肌病(PPCM)妇女的移植术后结果较差。使用 UNOS 注册登记(1987—2010 年;n=42 406 例)进行了结果审查。PPCM 患者年龄较小,致敏程度较高,需要较高强度的移植前心血管支持治疗,增加了移植物衰竭和死亡率,这可能是继发于较高的移植前敏锐度,更多的排斥反应和更大程度的致敏化。研究表明,心脏移植后患者的健康相关生活质量有显著改善,特别是在没有并发症的情况下,移植 10 年后生活质量接近正常人群。在几项研究中研究了影响长期生存的因素,在 UNOS(1987—1999 年)注册分析显示,存活大于 10 年(n=9 404 例)与存活小于 10 年(n=10 373 例)的受体进行比较,多因素模型中长期存活的预测因子包括移植时受体年龄 <55 岁,较短的供心缺血时间,较年轻的供体年龄,白种人,年移植手术量 >9 例。机械通气和患有糖尿病降低了长期生存的可能性。

最近的一项研究考察了保险和教育对长期生存的影响。医疗保险和医疗补助患者的 10 年生存率低于(分别为 8.6% 和 10.0%)私人保险 / 自费患者。受过大学教育的患者 10 年生存率高出 7.0%。这些生存差异随时间推移而增加。多变量分析表明,大学教育降低了 11% 的死亡风险,而医疗保险和医疗补助分别增加了 18% 和 33% 的死亡风险。

最近的一项系统性回顾调查发现,低移植手术量的中心死亡率增加。无法确定最小的移植手术量;然而,每年 10~12 例移植手术量符合低移植手术量类别死亡率相对较高的上限。无法确定和找到确保最小目标移植手术量的影响。

(2000—2010 年)UNOS 注册登记使用先前验证的受体风险指数来研究受体风险与机构数量在短期死亡率之间的关系。每年的机构手术量,定义为低(<7 例)、中(7~15 例)和高(>15 例),作为风险和死亡率之间一个关联的修正因素,高风险受体在高手术量中心进行移植的 1 年生存率更高。

另一项 UNOS 注册研究表明,使用混合效应 Logistic 回归模型,虽然 1 年死亡率随着移植中心手术量的减少而增加,但这只占不同移植中心死亡率变异度的 16.7%。显示虽然机构手术量可能是结果的重要预测因素,但在目前注册登记收集的数据可能不包括其他因素导致的死亡风险。

（二）UNOS 数据库的其他见解

正如上述章节所指出的,最近有关分析多中心器官共享联合网络(UNOS)的移植患者的开放队列研究的文献明显增多。这个数据库包括了全美 1987 年 10 月以后所有的心脏移植患者,并且是一个公共网络。这个网络也有等待名单、供体信息以及临床结果信息。与其他大型管理数据库一样,UNOS 受到编码潜在错误以及填充变量不全的限制。然而,以前只能使用单一或有限的多机构数据处理的问题,现在可以使用这2万多例患者进行队列调查。

上述文献的发表对于研究影响受体近期及远期生存率的因素有很大冲击。Russo 与合作者报道了简单的糖尿病不应作为心脏移植的排除标准,因其与非糖尿病患者的生存率相同。然而,严重的糖尿病的移植生存率较低,应该考虑最终的心室辅助装置治疗,或者被列为移植高危。Zaidi 与合作者报道了结节病患者心脏移植术后短期及中期生存率比其他疾病患者更好,所以结节病不应作为心脏移植排除标准。Kpodonu 与合作者研究表明女性淀粉样变性心肌病患者移植后1年生存率显著下降,而男性淀粉样变性心肌病患者与其他疾病移植后1年生存率相似。Nwakanma 与合作者证明了 PRA 增高的受体移植1年后的排斥风险增加,生存率下降。Weiss 与合作者报道了高龄受体(大于60岁)远期生存率也是可以接受的(5年生存率大于70%)。尽管老年充血性心力衰竭受体术后感染及急性肾功能不全发生率,以及大于2d 住院时间确实轻度增高了,其移植后生存获益仍然是值得信服的。Weiss 与合作者另一个研究发现有潜在器官捐赠倾向的肥胖供体,同样也适合用于潜在肥胖的受体。值得注意的是,尽管肥胖患者在列入等待移植名单后等待时间更长,获得供体的可能性较其他人群低一些,但是移植术后短期生存率一样。

有关心脏移植手术技术以及应用左室辅助装置对术后生存率的影响,也可以从 UNOS 数据库获得。之前提到过的,Weiss 与合作者报道了采用双房法及双腔静脉法进行心脏移植获得了相同的术后生存率。然而他们也证实了双腔静脉法心脏移植患者住院时间缩短,永久起搏器的应用率降低。Pal 与合作者通过分析应用心室辅助装置以及应用静脉正性肌力药物患者过渡到心脏移植,发现了应用心室辅助装备的1类状态患者大多数成功过渡到了心脏移植,而那些应用正性肌力药物患者多数未能达到。与 ISHLT 数据库相对比,发现有 LVAD 支持的患者与没有 LVAD 支持的1类状态患者移植术后发病率及死亡率未增加。Shuhaiber 与合作者对比了应用 Novacor 型及 HeartMate 型 LVAD 支持过渡到心脏移植的患者,两者一年生存率、排斥及感染发生率没有差别。然而 Novacor 组被证实术后5年生存率较低。

Weiss 与合作者也调查了移植中心手术量与移植术后远期结果之间的联系,指出了年手术量是原位心脏移植患者短期死亡的独立预测因子。尽管目前心脏移植中心医疗保险和医疗补助授权获得资金的资格为年手术量达到10例,但这项研究发现年手术量对于预后的影响有个拐点,年手术量超过40例的移植中心手术30d 死亡率小于5%。

七、展望

过去十年来心脏移植空前的发展,心脏移植的临床结果已显著提高。虽然心脏移植仍然是终末期心脏衰竭患者的最佳治疗选择,等待今后面临的许多挑战仍是进一步提高存活率、减少移植相关发病率。限制受体长期生存的一个主要因素是移植物排斥反应和免疫抑制剂副作用。发展可靠、无创性诊断能更频繁地评价早期发现排斥反应和监测治疗效果。最终,这将有助于更精准地控制免疫抑制,从而减少移植物累积损伤和感染并发症。分子水平检测及基因表达图谱很快可以得到应用,也许会成为最佳的无创诊断手段。

在免疫抑制策略方面,仍需要继续努力,以确保希望保留受体的大部分免疫反应而对移植器官抗原无特异性反应。增殖信号抑制剂如西罗莫司及伊维莫司目前出具了良好结果。另外可通过基因工程技术改变细胞膜结合分子的表达使供体器官不容易受到免疫攻击。这种方法目前正被用于研究临床可应用的异种移植心脏来源。异种移植最终可能作为供体器官的一个额外来源,尽管延长异种移植存活时间仍然是一个遥不可及的目标。并且转基因试验这个未解决的伦理问题和牲畜病原体可能潜在传播给免疫抑制的受体的问题使异种移植更加复杂化。

未来器官保存技术的改进,允许更长的贮存时间有以下几个好处。除了增加供体池,贮存时间延长有利于按供受体免疫配型情况更好地分配器官。心室辅助装置目前正被应用,既作为过渡到移植的支持治疗手段,同时也是终末期心力衰竭的最终治疗手段。随着辅助装置技术的发展,辅助装置作为严重充血性心力衰竭患者长期治疗手段仅是时间问题。利用不同来源的心肌细胞，自体平滑肌细胞，表皮成纤维细胞使衰竭心脏再生的设想目前正在实验阶段。阴性细胞系骨髓细胞或者骨髓来源的内皮前体细胞目前正在被研究用来诱导心肌梗死后的新生血管形成。心脏移植仍然是 20 世纪人类的突出进步，是终末期心脏治疗方法的革新。为了克服目前长期移植物功能及患者生存率的难题，需要做更深入的研究。

（宋云虎）

参 考 文 献

1. Steinman TI, Becker BN, Frost AE, et al. Guidelines for the referral and management of patients eligible for solid organ transplantation. Transplantation, 2001, 71: 1189.

2. Boyle A, Colvin-Adams M. Recipient selection and management. Semin Thorac Cardiovasc Surg, 2004, 16: 358.

3. Deng MC. Cardiac transplantation. Heart, 2002, 87: 177.

4. Costanzo MR, Augustine S, Bourge R, et al. Selection and treatment of candidates for heart transplantation: a statement for health professionals from the Committee on Heart Failure and Cardiac Transplantation of the Council on Clinical Cardiology, American Heart Association. Circulation, 1995, 92: 3593.

5. Taylor DO, Stehlik J, Edwards LB, et al. Registry of the international society for heart and lung transplantation: twenty-sixth official adult heart transplant report-2009. J Heart Lung Transplant, 2009, 28 (10): 1007-1022.

6. Rose EA, Gelijns AC, Moskowitz AJ, et al. Randomized Evaluation of Mechanical Assistance for the Treatment of Congestive Heart Failure (REMATCH) Study Group: long-term mechanical left ventricular assistance for end-stage heart failure. N Engl J Med, 2001, 345: 1435.

7. Menicanti L, Di Donato M. Surgical left ventricle reconstruction, pathophysiologic insights, results and expectation from the STICH trial. Eur J Cardiothorac Surg, 2004, 26: S42.

8. Stelken AM, Younis LT, Jennison SH, et al. Prognostic value of cardiopulmonary exercise testing using percent achieved of predicted peak oxygen uptake for patients with ischemic and dilated cardiomyopathy. J Am Coll Cardiol, 1996, 27: 345.

9. Rothenburger M, Wichter T, Schmid C, et al. Aminoterminal pro type B natriuretic peptide as a predictive and prognostic marker in patients with chronic heart failure. J Heart Lung Transplant, 2004, 23: 1189.

10. Francis GS, Cohn JN, Johnson G, et al. Plasma norepinephrine, plasma renin activity, and congestive heart failure: relations to survival and the effects of therapy in V-HeFT II. The V-HeFT VA Cooperative Studies Group. Circulation, 1993, 87: VI40.

11. Mudge GH, Goldstein S, Addonizio LZ, et al. Twenty-fourth Bethesda Conference on Cardiac Transplantation. Task Force 3: recipient guidelines. J Am Coll Cardio, 1993, 22: 21.

12. Laks H, Marelli D, Odim J, et al. Heart transplantation in the young and elderly. Heart Failure Rev, 2001, 6: 221.

13. Demers P, Moffatt S, Oyer PE, et al. Long-term results of heart transplantation in patients older than 60 years. J Thorac Cardiovasc Surg, 2003, 126: 224.

14. Kieler-Jensen N, Milocco I, Ricksten SE. Pulmonary vasodilation after heart transplantation: a comparison among prostacyclin, sodium nitroprusside, and nitroglycerin on right ventricular function and pulmonary selectivity. J Heart Lung Transplant, 1993, 12: 179.

15. Bourge RC, Naftel DC, Costanzo-Nordin MR, et al. Pretransplantation risk factors for death after heart transplantation: a multiinstitutional study. The Transplant Cardiologists Research Database Group. J Heart Lung Transplant, 1993, 12: 549.

16. Chen JM, Levin HR, Michler RE, et al. Reevaluating the significance of pulmonary hypertension before cardiac transplantation: determination of optimal thresholds and quantification of the effect of reversibility on perioperative mortality. J Thorac Cardiovasc Surg, 1997, 114: 627.

17. Tenderich G, Koerner MM, Stuettgen B, et al. Pre-existing elevated pulmonary vascular resistance: long-term hemodynamic follow-up and outcome of recipients after orthotopic heart transplantation. J Cardiovasc Surg, 2000, 41: 215.

18. Chang PP, Longenecker JC, Wang NY, et al. Mild vs severe pulmonary hypertension before heart transplantation: different effects on posttransplantation pulmonary hypertension and mortality. J Heart Lung Transplant, 2005, 24: 998.

19. Sablotzki A, Hentschel T, Gruenig E, et al. Hemodynamic effects of inhaled aerosolized iloprost and inhaled nitric oxide in heart transplant candidates with elevated pulmonary vascular resistance. Eur J Cardiothorac Surg, 2002, 22: 746.

20. O'Dell KM, Kalus JS, Kucukarslan S, et al. Nesiritide for secondary pulmonary hypertension in patients with end-stage heart failure. Am J Health Syst Pharm, 2005, 62: 606.

21. Salzberg SP, Lachat ML, von Harbou K, et al. Normalization of high pulmonary vascular resistance with LVAD support in heart transplantation candidates. Eur J

Cardiothorac Surg, 2005, 27: 222.

22. Newcomb AE, Esmore DS, Rosenfeldt FL, et al. Heterotopic heart transplantation: an expanding role in the twenty-first century?. Ann Thorac Surg, 2004, 78: 1345.

23. Sigurdardottir V, Bjortuft O, Eiskjaer H, et al. Long-term follow-up of lung and heart transplant recipients with pre-transplant malignancies. J Heart Lung Transplant, 2012, 31: 1276-1280.

24. Pelosi F Jr, Capehart J, Roberts WC. Effectiveness of cardiac transplantation for primary (AL) cardiac amyloidosis. Am J Cardiol, 1997, 79: 532.

25. Dubrey SW, Burke MM, Hawkins PN, et al. Cardiac transplantation for amyloid heart disease: the United Kingdom experience. J Heart Lung Transplant, 2004, 23: 1142.

26. Uriel N, Jorde UP, Cotarlan V, et al. Heart transplantation in human immunodeficiency virus-positive patients. J Heart Lung Transplant, 2009, 28 (7): 667-669.

27. Koerner MM, Tenderich G, Minami K, et al. Results of heart transplantation in patients with preexisting malignancies. Am J Cardiol, 1997, 79: 988.

28. Ostermann ME, Rogers CA, Saeed I, et al. Pre-existing renal failure doubles 30-day mortality after heart transplantation. J Heart Lung Transplant, 2004, 23: 1231.

29. Thomas HL, Banner NR, Murphy CL, et al. Incidence, determinants, and outcome of chronic kidney disease after adult heart transplantation in the United Kingdom. Transplantation, 2012, 93: 1151-1157.

30. Dichtl W, Vogel W, Dunst KM, et al. Cardiac hepatopathy before and after heart transplantation. Transpl Int, 2005, 18: 697.

31. Chokshi A, Cheema FH, Schaefle KJ, et al. Hepatic dysfunction and survival after orthotopic heart transplantation: application of the MELD scoring system for outcome prediction. J Heart Lung Transplant, 2012, 31: 591-600.

32. Yang JA, Kato TS, Shulman BP, et al. Liver dysfunction as a predictor of outcomes in patients with advanced heart failure requiring ventricular assist device support: use of the Model of End-stage Liver Disease (MELD) and MELD eXcluding INR (MELD-XI) scoring system. J Heart Lung Transplant, 2012, 31: 601-610.

33. Morgan JA, John R, Weinberg AD, et al. Heart transplantation in diabetic recipients: a decade review of 161 patients at Columbia Presbyterian. J Thorac Cardiovasc Surg, 2004, 127: 1486.

34. Morgan JA, Park Y, Oz MC, et al. Device-related infections while on left ventricular assist device support do not adversely impact bridging to transplant or

posttransplant survival. ASAIO J, 2003, 49: 748.

35. Lietz K, John R, Burke EA, et al. Pretransplant cachexia and morbid obesity are predictors of increased mortality after heart transplantation. Transplantation, 2001, 72: 277.

36. Kilic A, Weiss ES, Arnaoutakis GJ, et al. Identifying recipients at high risk for graft failure after heart retransplantation. Ann Thorac Surg, 2012, 93: 712-716.

37. Rivard AL, Hellmich C, Sampson B, et al. Preoperative predictors for postoperative problems in heart trans-plantation: psychiatric and psychosocial considerations. Prog Transplant, 2005, 15: 276.

38. Loh E, Bergin JD, Couper GS, et al. Role of panel-reactive antibody cross-reactivity in predicting survival after orthotopic heart transplantation. J Heart Lung Transplant, 1994, 13: 194.

39. McKenna D, Eastlund T, Segall M, et al. HLA alloimmuni-zation in patients requiring ventricular assist device support. J Heart Lung Transplant, 2002, 21: 1218.

40. Aranda JM Jr, Schofield RS, Pauly DF, et al. Comparison of dobutamine versus milrinone therapy in hospitalized patients awaiting cardiac transplantation: a prospective, randomized trial. Am Heart J, 2003, 145: 324.

41. Cochran RP, Starkey TD, Panos AL, et al. Ambulatory intraaortic balloon pump use as bridge to heart transplant. Ann Thorac Surg, 2002, 74: 746.

42. Dembitsky WP, Tector AJ, Park S, et al. Left ventricular assist device performance with long-term circulatory support: lessons from the REMATCH trial. Ann Thorac Surg, 2004, 78: 2123.

43. Clegg AJ, Scott DA, Loveman E, et al. The clinical and cost-effectiveness of left ventricular assist devices for end-stage heart failure: a systematic review and economic evaluation. Health Technol Assess, 2005, 9: 1.

44. Copeland JG, Smith RG, Arabia FA, et al. CardioWest Total Artificial Heart Investigators. Cardiac replacement with a total artificial heart as a bridge to transplantation. N Engl J Med, 2004, 351: 859.

45. Ermis C, Zadeii G, Zhu AX, et al. Improved survival of cardiac transplantation candidates with implantable cardioverter defibrillator therapy: role of beta-blocker or amiodarone treatment. J Cardiovasc Electrophysiol, 2003, 14: 578.

46. Vega JD, Moore J, Murray S, et al. Heart transplantation in the United States, 1998—2007. Am J Transplant, 2009, 9 (Part 2): 932-941.

47. Khush KK, Menza R, Nguyen J, et al. Donor predictors of allograft use and recipient outcomes after heart transplantation. Circ Heart Fail, 2013, 6: 300-309.

48. Southerland KW, Castleberry AW, Williams JB, et al. Impact of donor cardiac arrest on heart transplantation. Surgery, 2013, 154: 312-319.

49. Quader MA, Wolfe LG, Kasirajan V. Heart transplantation outcomes from cardiac arrest-resuscitated donors. J Heart Lung Transplant, 2013, 32: 1090-1095.

50. Singh TP, Almond CS, Taylor DO, et al. Decline in heart transplant wait list mortality in the United States following broader regional sharing of donor hearts. Circ Heart Fail, 2012, 5: 249-258.

51. Zaroff JG, Rosengard BR, Armstrong WF, et al. Consensus conference report: maximizing use of organs recovered from the cadaver donor: cardiac recommendations, March 28-29, 2001, Crystal City, VA. Circulation, 2002, 106: 836.

52. Wheeldon DR, Potter CD, Oduro A, et al. Transforming the "unacceptable" donor: outcomes from the adoption of a standardized donor management technique. J Heart Lung Transplant, 1995, 14: 734.

53. Laks H, Marelli D, Fonarow GC, et al. UCLA Heart Transplant Group. Use of two recipient lists for adults requiring heart transplantation. J Thorac Cardiovasc Surg, 2003, 125: 49.

54. Lietz K, John R, Mancini DM, et al. Outcomes in cardiac transplant recipients using allografts from older donors versus mortality on the transplant waiting list: implications for donor selection criteria. J Am Coll Cardiol, 2004, 43: 1553.

55. Freimark D, Aleksic I, Trento A, et al. Hearts from donors with chronic alcohol use: a possible risk factor for death after heart transplantation. J Heart Lung Transplant, 1996, 15: 150.

56. Freimark D, Czer LS, Admon D, et al. Donors with a history of cocaine use: effect on survival and rejection frequency after heart transplantation. J Heart Lung Transplant, 1994, 13: 1138.

57. Smith M. Physiologic changes during brain stem death: lessons for management of the organ donor. J Heart Lung Transplant, 2004, 23: S217.

58. Stoica SC, Satchithananda DK, Charman S, et al. Swan-Ganz catheter assessment of donor hearts: outcome of organs with borderline hemodynamics. J Heart Lung Transplant, 2002, 21: 615.

59. Rosendale JD, Kauffman HM, McBride MA, et al. Hormonal resuscitation yields more transplanted hearts, with improved early function. Transplantation, 2003, 75: 1336.

60. Harms J, Isemer FE, Kolenda H. Hormonal alteration and pituitary function during course of brain stem death in potential organ donors. Transplant Proc, 1991, 23: 2614.

61. Novitzky D, Cooper DK, Chaffin JS, et al. Improved cardiac allograft function following triiodothyronine therapy to both donor and recipient. Transplantation, 1990, 49: 311.

62. Conte JV, Baumgartner WA. Overview and future practice patterns in cardiac and pulmonary preservation. J Card Surg, 2000, 15: 91.

63. Wildhirt SM, Weis M, Schulze C, et al. Effects of Celsior and University of Wisconsin preservation solutions on hemodynamics and endothelial function after cardiac transplantation in humans: a single-center, prospective, randomized trial. Transplant Int, 2000, 13: S203.

64. Garlicki M. May preservation solution affect the incidence of graft vasculopathy in transplanted heart?. Ann Transplant, 2003, 8: 19.

65. Segel LD, Follette DM, Contino JP, et al. Importance of substrate enhancement for long-term heart preservation. J Heart Lung Transplant, 1993, 12: 613.

66. Zehr KJ, Herskowitz A, Lee P, et al. Neutrophil adhesion inhibition prolongs survival of cardiac allografts with hyperacute rejection. J Heart Lung Transplant, 1993, 12: 837.

67. Fitton TP, Barreiro CJ, Bonde PN, et al. Attenuation of DNA damage in canine hearts preserved by continuous hypothermic perfusion. Ann Thorac Surg, 2005, 80: 1812.

68. Abbas Ardehali MD, Fardad Esmailian MD, Mario Deng MD, et al. A prospective, randomized, multi-center trial of ex-vivo donor heart perfusion for human heart transplantation: the proceed II trial. The Lancet, 2015, 3859(9987): 2577-2584.

69. Betkowski AS, Graff R, Chen JJ, et al. Panel-reactive antibody screening practices prior to heart transplantation. J Heart Lung Transplant, 2002, 21: 644.

70. Jarcho J, Naftel DC, Shroyer JK, et al. Influence of HLA mismatch on rejection after heart transplantation: a multi-institutional study. J Heart Lung Transplant, 1994, 13: 583.

71. Baumgartner WA, Reitz BA, Achuff SC. Operative techniques utilized in heart transplantations//Achuff SC. Heart and Heart-Lung Transplantation. Philadelphia: Saunders, 1990.

72. Milano CA, Shah AS, Van Trigt P, et al. Evaluation of early postoperative results after bicaval versus standard cardiac transplantation and review of the literature. Am Heart J, 2000, 140: 717.

73. Aziz T, Burgess M, Khafagy R, et al. Bicaval and standard techniques in orthotopic heart transplantation: medium-term experience in cardiac performance and survival. J

Thorac Cardiovasc Surg, 1999, 118: 115.

74. Weiss ES, Nwakanma LU, Russell SB, et al. Outcomes in bicaval versus biatrial techniques in heart transplantation: an analysis of the UNOS database. J Heart Lung Transplant, 2008, 27(2): 178-183.

75. Cotts WG, Oren RM. Function of the transplanted heart: unique physiology and therapeutic implications. Am J Med Sci, 1997, 314: 164.

76. Tischler MD, Lee RT, Plappert T, et al. Serial assessment of left ventricular function and mass after orthotopic heart transplantation: a four-year longitudinal study. J Am Coll Cardiol, 1992, 19: 60.

77. Gerber BL, Bernard X, Melin JA, et al. Exaggerated chronotropic and energetic response to dobutamine after orthotopic cardiac transplantation. J Heart Lung Transplant, 2001, 20: 824.

78. Kirklin JK, Naftel DC, Bourge RC, et al. Evolving trends in risk profiles and causes of death after heart transplantation: a ten-year multi-institutional study. J Thorac Cardiovasc Surg, 2003, 125: 881.

79. Minev PA, El-Banayosy A, Minami K, et al. Differential indication for mechanical circulatory support following heart transplantation. Intensive Care Med, 2001, 27: 1321.

80. Srivastava R, Keck BM, Bennett LE, et al. The results of cardiac retransplantation: an analysis of the Joint International Society for Heart and Lung Transplantation/United Network for Organ Sharing Thoracic Registry. Transplantation, 2000, 70: 606.

81. Kieler-Jensen N, Lundin S, Ricksten SE, et al. Vasodilator therapy after heart transplantation: effects of inhaled nitric oxide and intravenous prostacyclin, prostaglandin E1, and sodium nitroprusside. J Heart Lung Transplant, 1995, 14: 436.

82. Arafa OE, Geiran OR, Andersen K, et al. Intra-aortic balloon pumping for predominantly right ventricular failure after heart transplantation. Ann Thorac Surg, 2000, 70: 1587.

83. Stecker EC, Strelich KR, Chugh SS, et al. Arrhythmias after orthotopic heart transplantation. J Cardiol Fail, 2005, 11: 464.

84. Chin C, Feindel C, Cheng D. Duration of preoperative amiodarone treatment may be associated with postoperative hospital mortality in patients undergoing heart transplantation. J Cardiothorac Vasc Anesth, 1999, 13: 562.

85. Bertolet BD, Eagle DA, Conti JB, et al. Bradycardia after heart transplantation: reversal with theophylline. J Am Coll Cardiol, 1996, 28: 396.

86. Patel VS, Lim M, Massin EK, et al. Sudden cardiac death in cardiac transplant recipients. Circulation, 1996, 94(9 Suppl): II273-277.

87. Kwak YL, Oh YJ, Bang SO, et al. Comparison of the effects of nicardipine and sodium nitroprusside for control of increased blood pressure after coronary artery bypass graft surgery. J Int Med Res, 2004, 32: 342.

88. Miller LW. Treatment of cardiac allograft rejection with intervenous corticosteroids. J Heart Transplant, 1990, 9: 283.

89. Sharples LD, Caine N, Mullins P, et al. Risk factor analysis for the major hazards following heart transplantation: rejection, infection, and coronary occlusive disease. Transplantation, 1991, 52: 244.

90. Shah MR, Starling RC, Schwartz Longacre L, et al. Working Group P: Heart transplantation research in the next decade—a goal to achieving evidence-based outcomes: National Heart, Lung, And Blood Institute Working Group. J Am Coll Cardiol, 2012, 59: 1263-1269.

91. Cunningham KS, Veinot JP, Butany J. An approach to endomyocardial biopsy interpretation. J Clin Patho, 2006, 59: 121.

92. Billingham ME, Cary NRB, Hammond ME, et al. A working formulation for the standardization of nomenclature in the diagnosis of heart and lung rejection: heart rejection study group. J Heart Lung Transplant, 1990, 9: 587.

93. Rodriguez ER. International Society for Heart and Lung Transplantation. The pathology of heart transplant biopsy specimens: revisiting the 1990 ISHLT working formulation. J Heart Lung Transplant, 2003, 22: 3.

94. Stewart S, Winters GL, Fishbein MC, et al. Revision of the 1990 working formulation for the standardization of nomenclature in the diagnosis of heart rejection. J Heart Lung Transplant, 2005, 24: 1710.

95. Lower RR, Dong E, Glazener FS. Electrocardiogram of dogs with heart homografts. Circulation, 1966, 33: 455.

96. Cooper DK, Charles RG, Rose AG, et al. Does the electrocardiogram detect early acute heart rejection?. J Heart Transplant, 1985, 4: 546.

97. Volgman AS, Winkel EM, Pinski SL, et al. Characteristics of the signalaveraged P wave in orthotopic heart transplant recipients. Pacing Clin Electrophysiol, 1998, 21: 2327.

98. Boyd SY, Mego DM, Khan NA, et al. Doppler echocardiography in cardiac transplant patients: allograft rejection and its relationship to diastolic function. J Am Soc Echocardiogr, 1997, 10: 526.

99. Morocutti G, Di Chiara A, Proclemer A, et al. Signal-averaged electrocardiography and Doppler echocardiographic

study in predicting acute rejection in heart transplantation. J Heart Lung Transplant, 1995, 14: 1065.

100. Almenar L, Igual B, Martinez-Dolz L, et al. Utility of cardiac magnetic resonance imaging for the diagnosis of heart transplant rejection. Transplant Proc, 2003, 35: 1962.

101. Addonizio LJ. Detection of cardiac allograft rejection using radionuclide techniques. Prog Cardiovasc Dis, 1990, 33: 73.

102. Wijngaard PL, Doornewaard H, van der Meulen A, et al. Cytoimmunologic monitoring as an adjunct in monitoring rejection after heart transplantation: results of a 6-year follow-up in heart transplant recipients. J Heart Lung Transplant, 1994, 13: 869.

103. Mehra MR, Uber PA, Uber WE, et al. Anything but a biopsy: noninvasive monitoring for cardiac allograft rejection. Curr Opin Cardiol, 2002, 17: 131.

104. Horwitz PA, Tsai EJ, Putt ME, et al. Detection of cardiac allograft rejection and response to immunosuppressive therapy with peripheral blood gene expression. Circulation, 2004, 110: 3815.

105. Deng MC, Eisen HJ, Mehra RM, et al. Non-invasive detection of rejection in cardiac allograft recipients using gene expression profiling. Am J Transplant, 2006, 6: 150-160.

106. Starling RC, Pham M, Valantine H, et al. Molecular testing in the management of cardiac transplant recipients: initial clinical experience (Invited Editorial). J Heart Lung Transplant, 2006, 25: 1389-1395.

107. Deng MC, Elashoff B, Pham MX, et al. Utility of gene expression profiling score variability to predict clinical events in heart transplant recipients. Transplantation, 2014, 97(6): 708-714.

108. Pham MX, Teuteberg JJ, Kfoury AG, et al. Gene expression profiling for rejection surveillance after cardiac transplantation. N Engl J Med, 2010, 362: 1890-1900.

109. Lund LH, Edwards LB, Kucheryavaya AY, et al. The registry of the international society for heart and lung transplantation: thirtieth official adult heart transplant report—2013; focus theme: age. J Heart Lung Transplant, 2013, 32: 951-964.

110. Michler RE, Smith CR, Drusin RE, et al. Reversal of cardiac transplant rejection without massive immunosuppression. Circulation, 1986, 74(5 Pt 2): III68-71.

111. Yamani MH, Starling RC, Pelegrin D, et al. Efficacy of tacrolimus in patients with steroid-resistant cardiac allograft cellular rejection. J Heart Lung Transplant, 2000, 19: 337.

112. Radovancevic B, El-Sabrout R, Thomas C, et al. Rapamycin reduces rejection in heart transplant recipients. Transplant Proc, 2001, 33: 3221.

113. Cantarovich M, Latter DA, Loertscher R. Treatment of steroid-resistant and recurrent acute cardiac transplant rejection with a short course of antibody therapy. Clin Transplant, 1997, 11: 316.

114. Ross HJ, Gullestad L, Pak J, et al. Methotrexate or total lymphoid radiation for treatment of persistent or recurrent allograft cellular rejection: a comparative study. J Heart Lung Transplant, 1997, 16: 179.

115. Lloveras JJ, Escourrou G, Delisle MG, et al. Evolution of untreated mild rejection in heart transplant recipients. J Heart Lung Transplant, 1992, 11: 751.

116. Winters GL, Loh E, Schoen FJ, et al. Natural history of focal moderate cardiac allograft rejection: is treatment warranted? . Circulation, 1995, 91: 1975.

117. Stoica SC, Cafferty F, Pauriah M, et al. The cumulative effect of acute rejection on development of cardiac allograft vasculopathy. J Heart Lung Transplant, 2006, 25: 420.

118. Michaels PJ, Espejo ML, Kobashigawa J, et al. Humoral rejection in cardiac transplantation: risk factors, hemodynamic consequences and relationship to transplant coronary artery disease. J Heart Lung Transplant, 2003, 22: 58.

119. Kfoury AG, Snow GL, Budge D, et al. A longitudinal study of the course of asymptomatic antibody-mediated rejection in heart transplantation. J Heart Lung Transplant, 2012, 31: 46-51.

120. Lones MA, Czer LS, Trento A, et al. Clinical-pathologic features of humoral rejection in cardiac allografts: a study in 81 consecutive patients. J Heart Lung Transplant, 1995, 14: 151.

121. Olsen SL, Wagoner LE, Hammond EH, et al. Vascular rejection in heart transplantation: clinical correlation, treatment options, and future considerations. J Heart Lung Transplant, 1993, 12: S135.

122. Hammond EH, Yowell RL, Price GD, et al. Vascular rejection and its relationship to allograft coronary artery disease. J Heart Lung Transplant, 1992, 11: S111.

123. Miller LW, Naftel DC, Bourge RC, et al. Infection after heart transplantation: a multi-institutional study. J Heart Lung Transplant, 1994, 13: 381.

124. Eastlund T. Infectious disease transmission through cell, tissue, and organ transplantation: reducing the risk through donor selection. Cell Transplant, 1995, 4: 455.

125. Schaffner A. Pretransplant evaluation for infections in donors and recipients of solid organs. Clin Infect Dis,

2001, 33: S9.

126. Rubin RH. Prevention and treatment of cytomegalovirus disease in heart transplant patients. J Heart Lung Transplant, 2000, 19: 731.

127. Merigan TC, Renlund DG, Keay S, et al. A controlled trial of ganciclovir to prevent cytomegalovirus disease after heart transplantation. N Engl J Med, 1992, 326: 1182.

128. Bonaros NE, Kocher A, Dunkler D, et al. Comparison of combined prophylaxis of cytomegalovirus hyperimmune globulin plus ganciclovir versus cytomegalovirus hyperimmune globulin alone in high-risk heart transplant recipients. Transplantation, 2004, 77: 890.

129. Egan JJ, Barber L, Lomax J, et al. Detection of human cytomegalovirus antigenemia: a rapid diagnostic technique for predicting cytomegalovirus infection/pneumonitis in lung and heart transplant recipients. Thorax, 1995, 50: 9.

130. Devyatko E, Zuckermann A, Ruzicka M, et al. Pre-emptive treatment with oral valganciclovir in management of CMV infection after cardiac transplantation. J Heart Lung Transplant, 2004, 23: 1277.

131. Wiltshire H, Hirankarn S, Farrell C, et al. Pharmacokinetic profile of ganciclovir after its oral administration and from its prodrug, valganciclovir, in solid organ transplant recipients. Clin Pharmacokinet, 2005, 44: 495.

132. Gray J, Wreghitt TG, Pavel P, et al. Epstein-Barr virus infection in heart and heart-lung transplant recipients: incidence and clinical impact. J Heart Lung Transplant, 1995, 14: 640.

133. Montoya JG, Chaparro SV, Celis D, et al. Invasive aspergillosis in the setting of cardiac transplantation. Clin Infect Dis, 2003, 37: S281.

134. Patterson TF, Kirkpatrick WR, White M, et al. Invasive aspergillosis: disease spectrum, treatment practices, and outcomes. Aspergillus Study Group. Medicine (Baltimore), 2000, 79: 250.

135. Cardenal R, Medrano FJ, Varela JM, et al. Pneumocystis carinii pneumonia in heart transplant recipients. Eur J Cardiothorac Surg, 2001, 20: 799.

136. Lehto JT, Anttila VJ, Lommi J, et al. Clinical usefulness of bronchoalveolar lavage in heart transplant recipients with suspected lower respiratory tract infection. J Heart Lung Transplant, 2004, 23: 570.

137. Speirs GE, Hakim M, Wreghitt TG. Relative risk of donor transmitted Toxoplasma gondii infection in heart, liver and kidney transplant recipients. Clin Transplant, 1988, 2: 257.

138. Cermakova Z, Ryskova O, Pliskova L. Polymerase chain reaction for detection of Toxoplasma gondii in human biological samples. Folia Microbiol (Praha), 2005, 50: 341.

139. Costanzo MR, Naftel DC, Pritzker MR, et al. Heart transplant coronary artery disease detected by coronary angiography: a multi-institutional study of preoperative donor and recipient risk factors. Cardiac Transplant Research Database. J Heart Lung Transplant, 1998, 17: 744.

140. Avery RK. Cardiac-allograft vasculopathy. N Engl J Med, 2003, 349: 829.

141. Caforio AL, Tona F, Fortina AB, et al. Immune and nonimmune predictors of cardiac allograft vasculopathy onset and severity: multivariate risk factor analysis and role of immunosuppression. Am J Transplant, 2004, 4: 962.

142. Valantine H. Cardiac allograft vasculopathy after heart transplantation: risk factors and management. J Heart Lung Transplant, 2004, 23: S187.

143. Day JD, Rayburn BK, Gaudin PB, et al. Cardiac allograft vasculopathy: the central pathogenic role of ischemia-induced endothelial cell injury. J Heart Lung Transplant, 1995, 14: S142.

144. Hollenberg SM, Klein LW, Parrillo JE, et al. Coronary endothelial dysfunction after heart transplantation predicts allograft vasculopathy and cardiac death. Circulation, 2001, 104: 3091.

145. Kass M, Haddad H. Cardiac allograft vasculopathy: pathology, prevention and treatment. Curr Opin Cardiol, 2006, 21: 132.

146. Mehra MR, Crespo-Leiro MG, Dipchand A, et al. International Society for Heart and Lung Transplantation working formulation of a standardized nomenclature for cardiac allograft vasculopathy-2010. J Heart Lung Transplant, 2010, 29: 717-727.

147. Prada-Delgado O, Estevez-Loureiro R, Paniagua-Martin MJ, et al. Prevalence and prognostic value of cardiac allograft vasculopathy 1 year after heart transplantation according to the ISHLT recommended nomenclature. J Heart Lung Transplant, 2012, 31: 332-333.

148. Kobashigawa JA, Tobis JM, Starling RC, et al. Multicenter intravascular ultrasound validation study among heart transplant recipients: outcomes after five years. J Am Coll Cardiol, 2005, 45: 1532.

149. Smart FW, Ballantyne CM, Farmer JA, et al. Insensitivity of noninvasive tests to detect coronary artery vasculopathy after heart transplant. Am J Cardiol, 1991, 67: 243.

150. Redonnet M, Tron C, Koning R, et al. Coronary angioplasty and stenting in cardiac allograft vasculopathy following

heart transplantation. Transplant Proc, 2000, 32: 463.

151. Mehra MR, Ventura HO, Smart FW, et al. Impact of converting enzyme inhibitors and calcium entry blockers on cardiac allograft vasculopathy: from bench to bedside. J Heart Lung Transplant, 1995, 14: S246.

152. Kobashigawa JA, Katznelson S, Laks H, et al. Effect of pravastatin on outcomes after cardiac transplantation. N Engl J Med, 1995, 333: 621.

153. Mancini D, Pinney S, Burkhoff D, et al. Use of rapamycin slows progression of cardiac transplantation vasculopathy. Circulation, 2003, 108: 48.

154. Eisen HJ, Tuzcu EM, Dorent R, et al. Everolimus for the prevention of allograft rejection and vasculopathy in cardiac transplant recipients. N Engl J Med, 2003, 349: 847.

155. Mancini D, Vigano M, Pulpon LA, et al. 24-month results of a multi-center study of Certican for the prevention of allograft rejection and vasculopathy in de novo cardiac transplant recipients. Am J Transplant, 2003, 3: 550.

156. Haverich A, Tuzcu EM, Viganò M, et al. Certican in de novo cardiac transplant recipients: 24-month follow-up. J Heart Lung Transplant, 2003, 22: S140.

157. Eisen H, Kobashigawa J, Starling RC, et al. Improving outcomes in heart transplantation: the potential of proliferation signal inhibitors. Transplant Proc, 2005, 37: 4S.

158. Senechal M, Dorent R, du Montcel ST. End-stage renal failure and cardiac mortality after heart transplantation. Clin Transplant, 2004, 18: 1.

159. Arizon del Prado JM, Aumente Rubio MD, Cardenas Aranzana M, et al. New strategies of cyclosporine monitoring in heart transplantation: initial results. Transplant Proc, 2003, 35: 1984.

160. Citterio F. Evolution of the therapeutic drug monitoring of cyclosporine. Transplant Proc, 2004, 36: 420S.

161. Angermann CE, Stork S, Costard-Jackle A. Reduction of cyclosporine after introduction of mycophenolate mofetil improves chronic renal dysfunction in heart transplant recipients: the IMPROVED multicentre study. Eur Heart J, 2004, 25: 1626.

162. Fernandez-Valls M, Gonzalez-Vilchez F, de Prada JA, et al. Sirolimus as an alternative to anticalcineurin therapy in heart transplantation: experience of a single center. Transplant Proc, 2005, 37: 4021.

163. Groetzner J, Meiser B, Landwehr P, et al. Mycophenolate mofetil and sirolimus as calcineurin inhibitor-free immunosuppression for late cardiac-transplant recipients with chronic renal failure. Transplantation, 2004, 77: 568.

164. Ventura HO, Mehra MR, Stapleton DD, et al. Cyclosporine-induced hypertension in cardiac transplantation. Med Clin North Am, 1997, 81: 1347.

165. Taylor DO, Barr ML, Radovancevic B, et al. A randomized, multi-center comparison of tacrolimus and cyclosporine immunosuppressive regimens in cardiac transplantation: decreased hyperlipidemia and hypertension with tacrolimus. J Heart Lung Transplant, 1999, 18: 336.

166. Brozena SC, Johnson MR, Ventura H, et al. Effectiveness and safety of diltiazem or lisinopril in treatment of hypertension after heart transplantation: results of a prospective, randomized multicenter trial. J Am Coll Cardiol, 1996, 27: 1707.

167. Starling RC, Cody RJ. Cardiac transplant hypertension. Am J Cardiol, 1990, 65: 106.

168. Ippoliti G, Rinaldi M, Pellegrini C, et al. Incidence of cancer after immunosuppressive treatment for heart transplantation. Crit Rev Oncol Hematol, 2005, 56: 101.

169. Hanto DW, Sakamoto K, Purtilo DT, et al. The Epstein-Barr virus in the pathogenesis of posttransplant lymphoproliferative disorders. Surgery, 1981, 90: 204.

170. Swinnen LJ, Costanzo-Nordin MR, Fisher SG, et al. Increased incidence of lymphoproliferative disorder after immunosuppression with the monoclonal antibody OKT3 in cardiac transplant recipients. N Engl J Med, 1990, 323: 1723.

171. El-Hamamsy I, Stevens LM, Carrier M, et al. Incidence and prognosis of cancer following heart transplantation using RATG induction therapy. Transplant Int, 2005, 18: 1280.

172. Frohlich GM, Rufibach K, Enseleit F, et al. Statins and the risk of cancer after heart transplantation. Circulation, 2012, 126: 440-447.

173. Kirklin JK, Benza RL, Rayburn BK, et al. Strategies for minimizing hyperlipidemia after cardiac transplantation. Am J Cardiovasc Drugs, 2002, 2: 377.

174. Bianda T, Linka A, Junga G, et al. Prevention of osteoporosis in heart transplant recipients: a comparison of calcitriol with calcitonin and pamidronate. Calcif Tissue Int, 2000, 67: 116.

175. Mueller XM, Tevaearai HT, Stumpe F, et al. Gastrointestinal disease following heart transplantation. World J Surg, 1999, 23: 650.

176. Radovancevic B, McGiffin DC, Kobashigawa JA, et al. Retransplantation in 7290 primary transplant patients: a 10-year multi-institutional study. J Heart Lung Transplant, 2003, 22: 862.

177. Srivastava R, Keck BM, Bennett LE, et al. The result of cardiac retransplantation: an analysis of the joint

International Society of Heart Lung Transplantation/ United Network for Organ Sharing Thoracic Registry. Transplantation, 2000, 4: 606.

178. Kilic A, Weiss ES, George TJ, et al. What predicts long-term survival after heart transplantation? An analysis of 9, 400 ten-year survivors. Ann Thorac Surg, 2012, 93: 699-704.

179. Khan MS, Mery CM, Zafar F, et al. Is mechanically bridging patients with a failing cardiac graft to retransplantation an effective therapy? Analysis of the United Network of Organ Sharing database. J Heart Lung Transplant, 2012, 31: 1192-1198.

180. Haddad H. Cardiac retransplantation: an ethical dilemma. Curr Opin Cardiol, 2006, 21: 118.

181. Lim E, Ali Z, Ali A, et al. Comparison of survival by allocation to medical therapy, surgery, or heart transplantation for ischemic advanced heart failure. J Heart Lung Transplant, 2005, 24: 983.

182. Luckraz H, Goddard M, Charman SC, et al. Early mortality after cardiac transplantation: should we do better?. J Heart Lung Transplant, 2005, 24: 401.

183. Rasmusson K, Brunisholz K, Budge D, et al. Peripartum cardiomyopathy: post-transplant outcomes from the United Network for Organ Sharing Database. J Heart Lung Transplant, 2012, 31: 180-186.

184. Politi P, Piccinelli M, Poli PF, et al. Ten years of "extended" life: quality of life among heart transplantation survivors. Transplantation, 2004, 78: 257.

185. Kilic A, Conte JV, Shah AS, et al. Orthotopic heart transplantation in patients with metabolic risk factors. Ann Thorac Surg, 2012, 93: 718-724.

186. Allen JG, Weiss ES, Arnaoutakis GJ, et al. Insurance and education predict long-term survival after orthotopic heart transplantation in the United States. J Heart Lung Transplant, 2012, 31: 52-60.

187. Pettit SJ, Jhund PS, Hawkins NM, et al. How small is too small? A systematic review of center volume and outcome after cardiac transplantation. Circ Cardiovasc Qual Outcomes, 2012, 5: 783-790.

188. Arnaoutakis GJ, George TJ, Allen JG, et al. Institutional volume and the effect of recipient risk on short-term mortality after orthotopic heart transplant. J Thorac Cardiovasc Surg, 2012, 143: 157-167 (67e1).

189. Kilic A, Weiss ES, Yuh DD, et al. Institutional factors beyond procedural volume significantly impact center variability in outcomes after orthotopic heart transplantation. Ann Surg, 2012, 256: 616-623.

190. Russo MJ, Chen JM, Hong KN, et al. Survival after heart transplantation is not diminished among recipients with uncomplicated diabetes mellitus: an analysis of the United Network of Organ Sharing database. Circulation, 2006, 114 (21): 2280-2287.

191. Zaidi AR, Zaidi A, Vaitkus PT. Outcome of heart transplantation in patients with sarcoid cardiomyopathy. J Heart Lung Transplant, 2007, 26 (7): 714-717.

192. Kpodonu J, Massad MG, Caines A, et al. Outcome of heart transplantation in patients with amyloid cardiomyopathy. J Heart Lung Transplant, 2005, 24 (11): 1763-1765.

193. Nwakanma LU, Williams JA, Weiss ES, et al. Influence of pretransplant panel-reactive antibody on outcomes in 8, 160 heart transplant recipients in recent era. Ann Thorac Surg, 2007, 84 (5): 1556-1562; discussion 1562-1563.

194. Weiss ES, Nwakanma LU, Patel ND, et al. Outcomes in patients older than 60 years of age undergoing orthotopic heart transplantation: an analysis of the UNOS database. J Heart Lung Transplant, 2008, 27 (2): 184-191.

195. Weiss ES, Allen JG, Russell SD, et al. Impact of recipient body mass index on organ allocation and mortality in orthotopic heart transplantation. J Heart Lung Transplant, 2009, 28 (11): 1150-1157.

196. Pal JD, Piacentino V, Cuevas AD, et al. Impact of left ventricular assist device bridging on posttransplant outcomes. Ann Thorac Surg, 2009, 88 (5): 1457-1461; discussion 1461.

197. Shuhaiber J, Hur K, Gibbons R. Does the type of ventricular assisted device influence survival, infection, and rejection rates following heart transplantation?. J Card Surg, 2009, 24 (3): 250-255.

198. Weiss ES, Meguid RA, Patel ND, et al. Increased mortality at lowvolume orthotopic heart transplantation centers: should current standards change?. Ann Thorac Surg, 2008, 86 (4): 1250-1259; discussion 1259-1260.

199. Orlic D, Kajstura J, Chimenti S. Bone marrow cells regenerate infarcted myocardium. Nature, 2001, 410: 701.

第二节 机械循环辅助

心力衰竭在人群中的发病率约为0.9%,是最常见的致死病因之一。据统计,目前在欧洲大约有900万心力衰竭患者,美国有500万以上。中国约有1 300万心力衰竭患者,其中100万以上为终末期心力衰竭。此外,国内每年还有近30万的新增心力衰竭病例。心力衰竭治疗不仅用常规疗法难以奏效,而且耗费巨额社会卫生资金。据美国统计,2012年美国已花费300亿美元用于心力衰竭治疗,预计到2030年将增加到690亿美元。如不寻求革命性的治疗方法,将为社会带来巨大负担。现今所有治疗方法中,唯独机械循环支持(mechanical circulatory support,MCS)和心脏移植是治疗终末期心力衰竭的有效手段。另据美国胸外科协会(ATS)数据库统计资料显示,每年全球范围内的心脏供体仅有4 000个左右,还不到总需求量的1%。因此,在供体极为匮乏的现今,MCS的重要性日益突出。

美国心脏病学院和美国心脏协会(ACC/AHA)2005版指南将心力衰竭患者按照心血管疾病的轻重分为A~D四个阶段,外科干预在每个阶段中都扮演了重要角色。这些外科干预措施主要包括冠状动脉旁路移植术(CABG)、瓣膜置换或修复、心室成形术、心脏移植、持久性MCS。在这些外科干预措施中,MCS因可部分代替衰竭心脏的泵血功能且不受供体来源限制,角色和优点尤为突出。MCS主要包括心肺支持(cardiopulmonary support,CPS)例如体外膜肺氧合(extracorporeal membrane oxygenation,ECMO)、主动脉内球囊反搏(IABP)、主动脉旁反搏、心室辅助装置(ventricular assist device,VAD)、完全人工心脏(total artificial heart,TAH)。本章将重点讨论VAD。

一、心室辅助装置的发展史和启示

1953年,Gibbon创建的体外循环技术引起了心脏手术的革命,开辟了心脏手术的新纪元;实践证明,人工心肺机这一机械装置能够代替心脏工作。1959年Spencer证实,循环支持能够用于衰竭心脏的辅助。1963年,DeBakey首次将可植入式机械辅助装置应用于一例主动脉瓣替换术后心搏骤停患者的循环支持治疗,患者不幸在术后第4天死亡。

1963年,DeBakey和Lederberg在美国国会阐述不同领域中人工心脏的必要性,如那些除了心脏功能衰竭外其他方面都健康的患者和可能需要做长时间太空旅行的航天员。1964年,随着美国国会的特别批准,美国国家心脏病咨询委员会设立了任务导向型AHP(Artificial Heart Program)计划,旨在设计和开发相应的设备以协助衰竭的心脏。

早期AHP计划共有6项研究,包括急救设备、临时设备和仪器、生理学和植入材料、组装和检测、短期循环支持装置、长期循环支持装置。后期该计划支持了27项相关的研究。

最初生物材料和供急救临时使用的设备研究进展非常快,几天到几周的循环支持被证明非常成功,然而,在当时技术条件下实现长期的辅助循环仍然很难。早期的机械循环是以模拟自然心脏的搏动方式以及全人工心脏为主。

DeBakey在1966年报道了第1例成功应用MCS的病例。随后,Cooley在1969年首次将植入式气动人工心脏应用于晚期心力衰竭患者,作为向心脏移植过渡的桥梁(bridge to transplantation,BTT)。1984年,DeVries及其同事成功为一名患者植入了全人工心脏(Jarvik-7-100 TAH),但由于血栓栓塞和感染等并发症,使这些机械辅助装置的研发遇到了困难。直到20世纪90年代,左心室辅助装置(left ventricular assist devices,LVAD)经过不断技术改进,最终于1994年获得了美国FDA的认证,确定LVAD可作为等待心脏移植患者的过渡性治疗手段(BTT)。2001年,由NHLBI进行的机械辅助治疗充血性心力衰竭的随机临床评价研究证明,LVAD在提高此类患者存活率及生活质量方面发挥了重要作用。然而,相关的感染、机械衰竭以及血栓等问题也限制了LVAD的广泛应用。新一代的心室辅助装置正逐步克服这些弊端。这类泵的特点是由旋转式轴流泵或离心泵驱动连续性血流,并可产生轻度的搏动。随着接受机械循环支持装置(mechanical circulatory support device,MCSD)治疗的患者不断增加,2005年美国建立了针对性的注册系统Intermacs。该系统有利于帮助改进MCSD治疗的临床效果,加快新装置的临床试验并促进相关研究。

心室辅助装置半个多世纪的发展历程表明,一项重大新技术从诞生到逐步发展成熟,不仅需要投入大量的人力、物力和资金,还需要几代人朝着一个目标坚持不懈地努力。

(一)MCSD分类

1. **体外膜肺氧合** ECMO的管道回路模式

可分为两种,即静脉-动脉体外膜肺氧合(VA-ECMO 模式)和静脉-静脉体外膜肺氧合(VV-ECMO 模式)。ECMO 转流方式的选择要根据病因、病情而定。总体上,心脏功能衰竭及心肺衰竭病例选 V-A 模式;肺功能衰竭选用 V-V 模式。

2. 心室辅助装置(VAD) VAD 按辅助时间长短可分为短期非植入式装置和长期植入式装置;按照结构类型分为单心室型和双心室型;按照血泵工作原理分为容积式(搏动泵)和旋转式连续血流 VAD(包括轴流泵和离心泵两种);还可根据开发年代和工作原理分为第一代搏动式、第二代接触轴承式和第三代非接触轴承式(悬浮式)VAD。

3. 全人工心脏(total artificial heart, TAH) TAH 提供了在心脏原位的双心室支持,因此不受心脏本身条件的限制。其最主要的缺点是,一旦发生严重故障,功能难以替代,可导致猝死。又因植入手术较复杂,体积较大,有的 TAH 装置例如 20 世纪 90 年代生产的 Cardio West 仅适合体表面积 >1.72m² 的患者。目前已获得美国 FDA 批准开始进行临床可靠性研究的 TAH 是法国研制的 CARMAT TAH,其最大创新点是通过电动液压泵往复驱动生物膜,仿生模拟心脏搏动,产生搏动性血流;与血液接触的表面材料为经过特殊处理的牛心包膜和生物瓣,血液相容性优异,无噪声;具有根据生理需求进行反馈血流调节机制,但该装置体积较大,部分体表面积小的患者无法植入。SynCardia CardioWest TAH 仍然是目前唯一获得美国 FDA 批准,作为 BTT 在全世界使用最广泛的全人工心脏。值得一提的是,BiVACOR 是新近研发的另一种富有前景的 TAH,它是有源磁悬浮单转子双叶轮离心式连续流血泵,具有智能调节系统,可以根据生理需求调节体、肺循环血流。目前正在等待美国 FDA 审批,进行临床植入实验。

(1)第一代心室辅助装置:20 世纪 60 年代至 80 年代末开发的第一代血泵多为气动或电动机械挤压式搏动泵,庞大笨重。根据安装模式,这类 VAD 可分为外置型和可植入型两种。主要代表产品有 ABIOMED BVS5000, Berlin Heart Excor 和 Thoratec PVAD;后二者可用于体型较小的患者,包括儿童。

ABIOMED BVS5000 为搏动血流隔膜式 VAD,主要材料是聚氨酯,气体驱动,名字中的"5000"表示可以提供 5L/min 的流量。是第一个获得美国 FDA 批准用于心脏手术后严重低心排的短期 VAD。自 1992 年以来已有上万例临床应用。

Thoratec PVAD 为中、短期搏动性血泵,也是由聚氨酯材料制作,气驱动,最大可泵出 7.2L/min 的流量。1982 年开始试用于心脏术后低心排短期辅助,1984 年试用于心脏移植过渡期循环支持治疗,1995 年正式获得美国 FDA 批准,用于心脏术后短期辅助或心脏移植过渡期,北美临床 5 000 例以上。

Berlin Heart Excor 国内常被称为"柏林心",是一种气动外置式搏动性血泵,主要针对 2kg 以上婴儿设计。1988 年最先用于心脏移植过渡,1992 年在欧洲获得 CE 认证并首先应用于小儿心脏辅助治疗。2000 年 8 月,儿童型 Excor 在美国 FDA 通过 HDE(人道使用规定)以及在加拿大卫生部通过"特别准入条例"允许在北美洲上市,目前已救治超过 2 000 例儿童,直到今天仍然时有应用。

第一代可植入型 VAD 的主要产品有美国 Baxter 公司研制的 Novacor 和 HeartMate XVE。

Novacor 公司所研发的左心辅助装置是使用电机驱动的双推进盘式血泵。1984 年该装置由斯坦福大学的 Phil Oyer 植入一名叫做 Robert St. Laurent 的患者体内,成功进行了过渡到移植的治疗。之后该装置与其他几个类似装置一起参加了由 NIH 承担的设备可行性评价研究。随着 Novacor LVAD 的测试成功,1 项临床试验在 3 个临床医疗中心开展起来。30 个 LVAD 纳入计划,20 个用于随机的临床试验,10 个作为备用和测试。由研究者、FDA 和 NHLBI 特别成员组成的指导委员会,拟定了关于患者及设备治疗终点,患者纳入标准,患者及设备的管理,生存质量评价和随访的草案。建立数据和安全监控系统用以做进一步的专家鉴定和监督。

Thermo Cardiosystems 公司与 Novacor 几乎同时进行了 HeartMate VE 的研发,这是一种隔膜式泵。该公司在 NIH 指导下开展可靠程度的测试,并且设计开展了一项针对等待心脏移植的终末期心力衰竭患者循环支持治疗的临床试验。多中心研究纳入了申请心脏移植却没有得到资格的终末期心力衰竭患者，对比了常规优化的医疗措施和长期植入左心辅助装置的治疗效果。研究入组了没有取得心脏移植资格的 129 例终末期心力衰竭患者，随机接受常规优化的医疗措施或者 HeartMate VE 左心辅助装置治疗。Kaplan-Meier 生存曲线显示接受 VAD 的患者 1 年死亡率减少了 48%。虽然 VAD 组不良事件发生率较高，但是 1 年生存质量却显著提高。接受常规优化医疗措施治疗的患者存活情况比预计情况差得多。这项工作作用了 9 年的时间，大约花费了 4 200 万美元。FDA 于 1994 年批准气动 HeartMate VE 作为心脏移植的 BTT 过渡治疗措施，4 年后，FDA 批准增强版的 HeartMate XVE 作为 BTT。

第一代 VAD 皆由模拟心室的囊腔和瓣膜组成，有驱动、检测和控制系统，开发最早，但结构复杂、体积大、功耗高、噪音严重，已逐渐被新一代旋转式连续血流型 VAD 替代。

（2）第二代心室辅助装置：20 世纪 80 年代末，MCS 研究重点转向提供连续流的旋转式机械 VAD 开发。1996 年 NHLBI 实施创新心室辅助系统（IVAS）计划。IVAS 项目支持了众多的旋转式 VAD 设备的研究和发展，最终产生了 HeartMate II、Jarvik 2000 等产品。第二代产品的特点是采用机械轴承的旋转式叶片泵，将电机带动叶片旋转产生的动能转变为血液的压力能，既有轴流泵也有离心泵。该类血泵具有体积小、耗电少、运转部件少、无瓣膜、机械故障少等优点。泵体基本采用钛合金制作，入口与心腔插管连接，出口经人工血管与动脉相连。泵体安装于体内，导线经皮与体外电源及控制系统连接。

早期对此类旋转式 VAD 的研究主要侧重于溶血和长时间非搏动血流的影响。从 20 世纪 60 年代至 80 年代对各类泵进行了大量的实验研究。出现了大量可用于临床的产品，如 DeBakeyVAD、HeartMate II、Jarvik 2000 和全植入式电动泵 LionHeart-2000 等。此外，还有一种可通过心导管植入心内的只能进行短期左心室辅助的微型轴流泵 Impella Recover LD/LP 2.5&5.0，以及单纯右心室辅助的 Impella RD（USA）。

DeBakey VAD 是一种微型转子轴流泵，由 Baylor 医学院和美国宇航中心（NASA）于 1988 年联合研发，1996 年实现商品化，1998 年作为 BTT 在欧洲首先进入临床试用，2000 年 6 月开始在美国临床试用，目前已获 FDA 认证。该泵泵体（不含两端的进出管路）仅 30.5mm × 76.2mm，重 95g，容量 25ml，最高流量达 10L/min。该产品现更名为 HeartAssist 5，在欧洲使用较多。

HeartMate II 的研制起源于 1991 年，由 Nimbus 公司和匹兹堡大学联合研究，经过多年研究和迭代，特别是球窝式宝石轴承的流体力学复合设计后，该泵基本定型，为双端红宝石球轴承支撑的轴流泵，重约 290g，流量可达到 10L/min 且对血液破坏较小。从 1997 年起，在匹兹堡大学 McGowan 中心进行批量动物实验，51 只小牛平均存活时间（47 ± 49）d，最长 226d。之后 Nimbus 公司被 Thermo Cardiosystems 公司收购，该公司的研发人员基于 HeartMate 搏动式泵的开发和产业化经验，在外围设备包括驱动器、电池、充电器和监控器等方面进行了约 2 年的改进工作和测试。2000 年 7 月 27 日，HeartMate II 首次由 Jacob Lavee 在以色列的 Sheba 医疗中心植入人体。之后 FDA 的临床研究从 2005 年 3 月开始至 2007 年 3 月，进行了两期临床，分别入组 133 名患者和 281 名患者，术后 180d 生存率分别是 79% 和 84%，最终 FDA 于 2008 年 4 月批准 HeartMate II 用于 BTT 治疗，2010 年 1 月该装置被批准用于 DT 治疗。目前该装置是世界范围内应用最广的 LVAD，已植入超过 23 000 名患者。

Jarvik 2000 也是一种微型转子轴流泵，1989 年由德克萨斯心脏研究所、剑桥心脏中心和 Transcoil 公司联合研制，1994 年开始进行动物植入实验，2000 年初经美国 FDA 批准进入临床试用阶段。该泵外壳由钛合金制成，大小约 25mm × 55mm，重量 90g，转速 8 000~12 000r/min，流量 3~7L/min。小儿型血泵大小仅为成人型的 1/5，重量只有 18g。该装置有两个特点，一是控制驱动器采用模拟控制方式，将速度分为 5 档进行调节；另一个特点就是采用耳后出线的方式，经皮导线是耳后引出，因耳后皮肤抗感染较好。

LionHeart VAD-2000 为全置入式电动 VAD，由宾夕法尼亚大学与 Arrow 公司合作开发，是第一个作为永久性终末心脏辅助支持而进行临床试验的装置，也是第一个采用跨皮肤无线充电系统的全置入式 VAD,其 TET 的研发方向很有启迪。

第二代 LVAD 对终末期心力衰竭患者能提供良好血流动力学支持,耐久性及感染率均明显优于第一代。安装手术可减轻损伤和降低感染机会。有 3 种手术径路可供选择:胸骨正中切口,人工血管出口与升主动脉吻合;左侧开胸切口,人工血管与降主动脉吻合;左肋缘下切口,人工血管与腹主动脉吻合。DeBakey VAD 作为第二代 LVAD 较早应用于终末期心力衰竭的终点治疗手段(destination therapy,DT),可置于胸腔内。在一组 150 例报道中,2 年生存率 50%~66%,装置失功率 3%,明显优于第一代搏动血流泵。Heart Mate II 通常经胸骨正中切口置入,泵体置于膈下。Jarvik-2000 型 LVAD 用于终末期心力衰竭 BTT 和 DT 均可提供安全有效的循环支持。首例已生存 6 年以上。该装置体积较小,心腔插管可直接插入左室尖部。

以 HeartMate II 为代表的第二代 LVAD 是目前技术上相对最为成熟、综合性能最佳、临床应用最多的心室辅助装置。全世界已经植入 HeartMate II 超过 23 000 例。然而,由于第二代血泵采用的是机械接触式轴承,旋转摩擦时产热可导致磨损和血栓形成,这必然会影响其长期应用效果。

(3)第三代心室辅助装置:针对第二代机械式接触轴承血泵在临床应用过程中所存在的问题,第三代非接触式轴承的旋转血泵相继问世。该类装置的主要特点是采用液浮轴承、无源永磁轴承、有源电磁轴承等非接触式轴承取代二代血泵上的宝石或陶瓷轴承。

第三代 VAD 形态结构和植入技术与第二代基本相似,能够提供持续性血流。其主要技术革新是利用磁场力或血液动压浮力使转子悬浮,减少了泵的机械摩擦与耗损,因而减轻了对红细胞的破坏,减轻了溶血程度并减少了血栓形成。

迄今为止已有多种不同类型的三代血泵问世,代表产品如 HeartWare HVAD、DuraHeart、Berlin Heart Incor 和 HeartMate III 等。其中 HeartWare HVAD 和 HeartMate III 最为引人关注,用量也最广。

HeartWare 为磁液悬浮式离心泵,也是首先采用将入口的心尖插管直接连在泵体上从而可

以心尖植入的血泵(图 2-6-12)。其体积小、效率高、耗能低、耐久性好,不需另作兜袋,安装和撤除操作可不需体外循环支持。

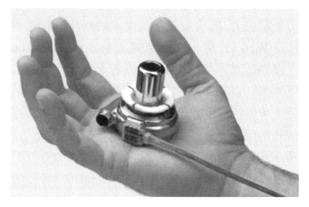

图 2-6-12　HeartWare 样机

2006 年 3 月 22 日,在维也纳总医院,由 Georg Wleselthaler 医生植入了一名 48 岁的男性患者体内,2007 年 5 月 23 日该患者成功进行心脏移植,HVAD 对该患者左心辅助 427d。其后进行了大量的临床试验获得了 CE 许可。2008 年 8 月至 2010 年 2 月间,HVAD 在美国 30 家中心进行了 140 例的临床试验研究,180d 存活率达到 92%。因此 FDA 于 2012 年 11 月 20 日批准了 HVAD 的 BTT 治疗许可,后于 2017 年 9 月 27 日批准了 HVAD 的 DT 治疗许可。目前该产品已植入超过 13 000 名患者。最近还有报道应用两个 HeartWare 进行双心室辅助治疗终末期双心室衰竭的成功经验,取得良好效果。

其余应用于临床的第三代 VAD:

Incor 为磁悬浮轴流泵,自 2002 年获得欧共体准用证以来已用于 BTT 212 例,支持时间(162 ± 182)d(最长 3 年),过渡到心脏移植者 65 例(31%),左心功能恢复后撤除 LVAD 11 例(5%),死亡 93 例(44%),脑血管意外、多脏器功能衰竭等并发症 69 例(35%)。

DuraHeart 亦为磁悬浮离心泵,2003 年在欧洲 4 个医学中心进行临床试验,用于 BTT 55 例,6 个月和 1 年生存率分别为 86% 和 77%,最长生存 2.7 年;病死率 18%(10 例),主要原因为颅内出血。

HeartMate III 是 T 基于主动磁悬浮的离心式 VAD,重 200g,转子在位移传感器及电磁线圈之间的闭环反馈控制下悬浮,转速 3 000~9 000r/min,最大流量 10L/min(图 2-6-13)。该产品于 2014 年

1月27日在德国汉诺威医学院由 Axel Haverich 医生首次植入人体。之后进行了大量临床试验，

最终 FDA 于 2017 年 8 月 23 日批准其 BTT 治疗，2018 年 10 月 18 日批准其 DT 治疗。

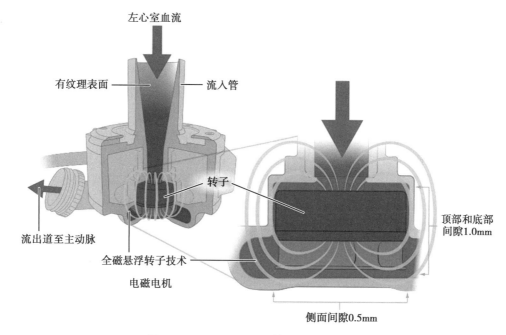

图 2-6-13　HeartMateⅢ的工作原理示意图

HeartMateⅢ结合了连续血流和人工脉冲工作方式，协助泵内自清洗及周期性冲刷的血流设计，以利于减少泵内血栓形成及其相关的不良事件，在新近国外开展的世界最大规模的 LVAD 临床实验 MOMENTUM 3 中已经显示出优良的中期结果，在与 Heart MateⅡ的对比研究中发现，其植入者手术 6 个月后脑卒中和消化道出血发生率显著降低；术后 2 年免于致残性脑卒中的生存率显著提高（74.7% *vs.* 60.6%）。

另外，2019 年 4 月，以色列医生报道了人类医学史上第一次应用无线跨皮能量传输系统 CET 驱动 Jarvik 2000 LVAD 成功应用于两例终末期心力衰竭患者，为实现 LVAD 真正意义上的完全可植入迈出了坚实的一步。

二、我国心室辅助装置的历史与现状

我国心室辅助装置的研发起步较晚。1998 年 5 月，广东省心血管病研究所获得国家"九五攻关"课题资助，开始了我国第一代气动血泵——罗叶泵的研发工作，并于 2006 年 4 月通过验收进入临床实验，共 11 例急性重症心力衰竭患者使用罗叶泵循环辅助治疗，其中康复出院 5 例，死亡 6 例。同一时期，江苏理工大学、北京安贞医院、

北京阜外医院和泰达国际心血管病医院相继开展了第二代轴流血泵的研发工作。其中北京阜外医院自主研发的轴流泵最早获得原卫生部和 SFDA 有限批准，于 2012 年开始临床试验应用。共有 4 例心脏术后低心排患者接受了 VAD 循环支持治疗，经几天支持，全部成功撤离心室辅助并康复出院。2011 年 10 月，苏州研制的第三代有源磁悬浮离心血泵（CH-VAD）取得了植入实验羊存活 38d 的当时国内最长纪录。2009 年 3 月，中国运载火箭研究院第十八研究所与泰达国际心血管病医院合作，经过 4 年 5 轮的泵结构与材料的改进、升级，于 2013 年 3 月开发出新一代无源磁液双悬浮离心式血泵（HeartCon 火箭心），并创造出植入血泵的取名为"天久"的实验羊存活 120d 的当时国内最长纪录。目前 HeartCon 已经圆满完成批量动物植入实验，实验动物的各项血液生化指标全都正常，血泵的各项技术参数（电流、转速、流量、温升、标准溶血指数等）均达到国际上同类产品水平，而且该产品可实现通过北斗卫星全球定位、远程跟踪、血泵运转参数包括报警信息实时上传、通过手机 APP 实施物联网云端管理。最近，2 例终末期心力衰竭患者通过人道主义豁免方式成功植入 HeartCon 火箭心，均

已健康存活超过 1 年,心功能均达到 HYHA1 级以上。

目前,国内引进的日本专利技术重庆永仁心(EverHeart),是国家食品药品监督管理总局批准的第一个可用作 BTT 的产品,但该装置体积较大且需要定期进行血泵冲洗,给患者带来不便和困扰。苏州的 CH-VAD 目前已经得到国家药品监督管理局批准,正在进行由北京阜外医院牵头实施的临床植入实验。我国此轮心室辅助装置的跨越式发展,将为国产 VAD 早日投入临床使用打下坚实基础。

(一)辅助目标

1. 心脏移植前的过渡治疗(bridge to transplantation,BTT) 心脏移植是目前终末期心力衰竭最有效的治疗方法。但由于供心的缺乏,不少患者在等待心脏移植的过程中死亡。对于这些患者,安装 VAD 是最佳的选择。植入 VAD 不仅能降低等待期的死亡率,而且能在一定程度上改善患者心脏和其他重要脏器功能,提高移植术后的生存率,并提高等待期患者的生活质量。约有20% 接受心脏移植术者在移植术前接受了 VAD 辅助治疗。目前临床上还没有完善的指导 BTT 治疗的指南及标准,主要是根据患者的具体病情权衡利弊后做出决定。

2. 实现心室功能恢复/重构的过渡治疗(bridge to recovery,BTR) 主要适用于那些合并心源性休克、重度心肌炎、心脏直视术后不能脱离体外循环支持或术后发生严重低心排综合征的患者。如低心排的主要原因是心脏本身病变造成,绝大多数病例在短期内可以恢复。据统计,接受心脏手术治疗的患者中约 7.5% 需要安装 VAD 进行短期循环支持治疗。

愈来愈多的证据表明,降低心室负荷能够改善和恢复衰竭心肌的结构和功能。LVAD 支持减轻了左心室的压力和容量负荷,使扩大的心室腔缩小、心室重量减轻、肥大的心肌细胞变小、心肌收缩力增强,即促进了心肌逆重构。临床经验证明,一些患者在 LVAD 支持后心脏泵血功能得到足够改善,可撤除辅助装置而无需再做心脏移植。此研究证明,LVAD 支持也可以成为过渡到心脏功能恢复的一种方法。遗憾的是,植入 LVAD 后心室功能得到恢复的患者仅有 5%

左右。有关这方面的研究工作还在不断进行中。令人鼓舞的是,研究发现,将药物治疗或再生医学与 MCSD 相结合可更好地促进心肌恢复正常功能。

3. 永久性支持治疗(destination therapy,DT) 对于心功能已达 NYHA 分级Ⅳ级且无法接受心脏移植的终末期心力衰竭患者,VAD 能改善患者的临床症状、提高生存率,疗效明显优于常规的药物治疗,可作为心脏移植的替代疗法。REMATCH 是 1998 年进行的一项心室机械辅助治疗研究,包括 20 所医院的 129 例患者,所用的装置是 Thoratec HeartMate LVAD。实验组患者是不适合接受心脏移植的成年终末期心力衰竭患者,随机分成 LVAD 组和药物治疗组。研究以死亡作为主要终点,次要终点包括评定生活质量、并发症及住院情况。2001 年 7 月达到预定的死亡数后终止研究。68 名患者接受 LVAD 支持,其他 61 名患者仅接受药物治疗。两组患者的一般情况相似,1 年生存率分别为 52% 和 25%,2 年分别为 23% 和 8%;药物治疗组死亡原因主要为心力衰竭(96%),LVAD 治疗组则主要是感染(41%)和机械装置故障(17%)。LVAD 组患者的死亡危险度较药物治疗组低 48%,生活质量测定高于药物组,但不良事件发生率比药物组高 2 倍,主要表现为感染、出血和机械故障。LVAD 组患者平均住院天数较长,但出院后存活率较高。这一研究结果进一步肯定了 LVAD 可以作为治疗心力衰竭的有效手段并可作为心脏移植的替代技术。

三、心室辅助装置的安装指征

机械循环辅助治疗的适应证参考了随机临床评价研究的入选标准,即不适合心脏移植的终末期慢性心力衰竭患者(NYHAⅣ级,病程至少 90d,预期寿命少于两年),且满足以下所有条件:

1. 在最近 60d 内,常规治疗(药物及饮食疗法)不能控制Ⅳ级心力衰竭症状。

2. EF<25%。

3. 氧耗量峰值 <12ml/(kg·min)引起的功能受限,或因症状性低血压而需要持续给予静脉血管活性药物,或由于灌注不足导致的进行性脏

器功能障碍（肝肾功能障碍）或肺充血加重。

4. 患者体型适合植入 VAD（BSA≥1.5m²）。

（一）患者术前评估

随着 VAD 技术的发展与成熟，需要应用该装置的患者日益增多。然而，使用 LVAD 的并发症和死亡率仍较高。要降低死亡风险，患者的选择及辅助装置的选择和管理至关重要。VAD 植入手术成功的关键之一就是患者的选择。主要适应证为终末期心力衰竭，包括慢性充血性心力衰竭、原发性扩张型心肌病和心脏术后急性心力衰竭等。心力衰竭的临床征象为肺毛细血管楔压大于 20mmHg、心脏指数低于 2.0L/（min·m²）、收缩压低于 80mmHg 且药物治疗无效。美国哥伦比亚大学和克利夫兰临床基金会（Cleveland Clinic Foundation）于 1995 年制订出一套对 LVAD 植入术预后进行评估的评分系统。随着机械辅助装置相关技术的不断改进，其应用范围不断扩大。后来对 Columbia 评分系统进行了修订以更好地反映 LVAD 植入指征。在以前的评分中列出对死亡率影响最大的 10 种危险因素。单因素统计分析证明，超过 5 分的患者植入 LVAD 后死亡的危险性大于 33%。修订后的评分以 1996—2001 年中 130 例植入 HeartMate 装置的患者为样本，应用单因素和多因素统计分析法分析手术死亡率。新制订的与死亡率相关的术前危险因素包括：LVAD/RVAD 植入史、急性心梗、心脏术后、中心静脉压大于 16mmHg、凝血酶原时间大于 16s、术前使用机械通气、冠状动脉病变以及扩张型心肌病。值得注意的是，术前肾功能衰竭仅在旧的标准中被列入，而未被列入新修订的术前危险因素，可能是因为有了超滤和透析等有效的治疗方法。逐步线性回归统计显示，机械通气和有过 LVAD 植入是评估死亡率的两项独立预期危险因素。经多因素统计分析法分析后，在新评分方法中包括 5 项风险因素：机械通气（4 分）、再次手术（2 分）、LVAD 植入史（2 分）、CVP 大于 16mmHg（1 分）、PT 大于 16s（1 分）。得分超过 5 分者预测死亡率达 46%；小于 5 分者为 12%。Lietz 等人分析了影响 DT 预后的风险因素，通过对接受 LVAD（HeartMate XVE）植入的 309 名患者中的 280 位进行分析，发现 9 个变量与 90d 住院死亡率密切相关。如表 2-6-12 所示。

表 2-6-12　LVAD 术后评分系统

患者特点	Odds Ratio（CI）	P 值	风险评分
血小板计数≤148×10³/μl	7.7	<0.01	7
血清白蛋白≤3.3g/dl	5.7	<0.01	5
INR>1.1	5.4	0.01	4
血管扩张剂治疗	5.2	0.008	4
平均肺动脉压≤25mmHg	4.1	0.009	3
谷氨酰胺肽酶>45U/ml	2.6	0.002	2
血细胞比容<34%	3.0	0.02	2
血尿素氮>51U/dl	2.9	0.03	2
无正性肌力药静脉输入	2.9	0.03	2

注：分值累计后分为：低度风险（0~8），中高度风险（9~18），极高度风险（>19）

尽早安装机械辅助装置是存活的重要因素。Deng 等的调查证实，同早期植入 LVAD 或不需机械辅助的患者相比，紧急安装 LVAD 的患者能存活过渡到移植的比率明显降低。尽管 LVAD 植入组患者病情更重，但有效植入 LVAD 后不再做移植的心力衰竭患者的生存率高于单用药物治疗者。

（二）心室辅助装置的选择

一旦决定给患者安装 VAD，即应选择适合该患者的装置。如前所述，目前有许多性能可靠的 MCSD 可供选用。在不久的将来还会有更多更好的选择。但并非所有装置在任何情形下都适用。首先，取决于患者需要短期还是长期的心脏恢复？作为移植的过渡还是终极性治疗？因患者的体型不同，用哪种大小的装置适合？患者需要双心室辅助还是仅需左心辅助？外置型辅助装置如 Excor 可用于少于 6 个月的中短期支持，也适于右心辅助。可植入式 VAD 如 HeartWare 和 HeartMate II、III 可用于中长期支持和终极性治疗。2012 年和 2018 年，美国 FDA 先后批准了两种新型第三代磁悬浮离心血泵 HeartWare 和 HeartMate III，二者均作为可植入型心室辅助装置应用于临床。这两种装置体积小，流量可达 10L/min，可安置在心包腔内，作为 BTT、DT 以及双心室辅助。双心室辅助适用于中心静脉压高、肺血管阻力高、多脏器功能衰竭以及药物难以控制的恶性心律失常。全心衰竭患者也可选择 SynCardia CardioWest 全人工心脏。总之,应该使装置适合患者而不是让患者去适应装置。这是选择 VAD 最重要的原则。

四、手术技术

各类辅助装置的植入方法是多样的,这里主要介绍安装 HeartMateⅡ和 HeartWare 左心辅助装置的手术方法。按常规体外循环做术前准备,正中胸及上腹部联合切口,肝素化前先在左上腹的腹膜外做一 LVAD "囊袋",然后建立体外循环。辅助装置事先预充好拿上手术台备用。驱动导线经皮下隧道通过,从右上腹穿出皮肤。全量肝素化后,先量好人工血管至升主动脉吻合口的长度,剪去多余人工血管。如果血流动力学情况稳定,尽可能在心脏不停跳下使用侧壁钳做主动脉端的吻合。用侧壁钳钳夹并切开升主动脉,用 4-0 Prolene 线将人工血管与之做连续端侧吻合。吻合口处使用生物胶以防止出血。开放侧壁钳前降低血压,减少因压力高可能造成的出血。主动脉开放后立刻止血;心脏停搏后,在左心尖打一口,用带片双头针环绕切口缝合一圈并缝入流入道入口端 Teflon 缝合环。全部缝线排好后将流入管道插入心室,缝线打结固定。流入管道与 LVAD 泵体连接,吻合口处以生物胶加固。停体外循环和开始辅助装置启动前先对人工泵注水排气。胸腔内置入胸管,纵隔和 LVAD "囊袋" 内也分别放置引流管。常规关胸关腹。

HeartMateⅢ和 HeartWare 的安装方法类似,这两种血泵均可置于心包腔内。经正中开胸常规插管建立体外循环,诱发室颤,在心尖部适当位置做一圈间断带垫片褥式缝合,将血泵输入管固定环固定在心尖上,在环中央部用特制心尖打孔器做心尖打孔,插入血泵。注意保证输入管长轴与室间隔平行,泵口对准二尖瓣口方向。血泵输出人工血管与升主动脉的连接,方法与 HeartMateⅡ相同。启动 LVAD,装置内彻底排气后开放事先夹闭的血泵输出端人工血管,逐渐增加 LVAD 转速,减低体外循环辅助流量。常规应用经食管超声,观察室间隔位置是否居中,右心室腔大小与功能。平均动脉压维持在 75~85mmHg,CVP 8~12mmHg,逐步撤离体外循环。

五、术后监护

术后患者转入重症监护病房,机械辅助呼吸,需特别加强右心功能的监护。术后早期常规应用米力农和吸入 NO 治疗。如果在手术室内发现出血过多,可延后关胸返回 ICU,待凝血正常后再回手术室关胸。在 ICU 内,患者的肺动脉压力在正常范围时可停止 NO 吸入并拔除气管插管。无出血表现时可拔除胸腔引流管。血泵转速的选择应保证 LVAD 能够提供足够的心输出量,同时尽量减少右心室的前负荷。应避免高泵速引起室间隔向左移位进而导致三尖瓣反流或超声心动图显示的左心房或左心室塌陷。HeartMateⅡ的典型泵速为 8 600~9 800r/min,HVAD 为 2 400~3 200r/min。术后早期的泵速优化取决于通过 LVAD 的前向血流、心脏收缩力、右心室和左心室充盈压力以及心室后负荷之间的相互作用。例如,当发生右心室压力过负荷时,室间隔向左偏移,则需进行以下处理:利尿,降低血泵转速,调整扩血管药物以优化 LVAD 后负荷。由于循环容量状态的波动,术后早期 LVAD 的转速常需要进行动态调节。超声评价理想的 LVAD 转速应使室间隔居中位,主动脉瓣能够保持 1:3~1:4 开启,这样可避免主动脉瓣关闭不全的发生,亦有助于防治主动脉瓣口血栓形成。转速过高可使左心室塌陷,主动脉瓣处于持续关闭状态,而主动脉瓣长期关闭可导致瓣膜交界粘连、融合、瓣叶钙化,最终发生瓣膜关闭不全。长期左心室辅助情况下 LVAD 理想的泵速设置目前尚无统一标准。

HeartMateⅢ和 HeartWare 都是后负荷依赖性离心式连续流 VAD,血压管理至关重要。在转速不变情况下,血压过高可导致 VAD 流量降低,泵内血栓形成甚至血液逆流;血压过低(MAP<60mmHg)会导致血泵流量增大,左室吸瘪,甚至出现泵管吸壁现象,同时引起右室增大,室间隔左移,最终导致右心功能不全。

术后血压监测需要注意的是,植入平流型血泵的患者不能通过传统的血压测量袖带来测量血压,而是需要一种特殊的 Doppler 装置来探测桡动脉的收缩压(峰值压力)或平均压。术后血压管理亦非常重要,有些 LVAD 植入术后患者可发生严重高血压(可能与机体自身的血压反馈调节机制失功有关），如果未能及时发现、及时治疗，常可导致脑血管破裂、颅内出血等严重并发症。最近对 CF LVAD 患者的研究表明，维持平均血压小于 80mmHg，发生出血性脑卒中、血栓栓塞事件和主动脉瓣反流的比率明显降低。因而，最新的 LVAD 术后血压管理目标是维持 MAP 在 70~80mmHg。

目前临床上常用的各种类型的 LVAD 植入术后一般都需要抗凝治疗，有些机型术后早期还需要肝素抗凝。常规的抗凝治疗方案是口服华法林 + 抗血小板药物，比如氯吡格雷、阿司匹林，术后第一天即开始服用华法林，直到 INR 值达到 2 以后才可停用氯吡格雷。LVAD 植入术后 INR 一般要求维持在 2~3 之间。

LVAD 植入术后部分患者会出现主动脉瓣关闭不全，造成心室与血泵之间发生血液环流，从而影响血泵的辅助功效。因此，中等量以上的主动脉瓣关闭不全必须手术处理，修复主动脉瓣或者实施主动脉瓣生物瓣替换术。

尽早加强患者术后物理治疗和营养支持。1993 年 FDA 制定了多个相关指南来确保 LVAD 患者从生理到心理上应具备的出院条件，包括：体力恢复、心脏超声显示心功能处于边缘状态（一旦机器出现故障不能提供循环支持，可通过其他床旁操作保持患者存活），接受过装置操作培训。满足这些条件后，患者开始在院内活动，并逐步增加户外步行距离，适应后可以出院，每周返院复查。经过多家心脏中心不断充实完善后，目前已有更具合理性和操作性的出院流程：首先，患者在进入出院流程前必须接受加强的住院康复训练并且心功能要达到 I 级；超声心动图证实，当 LVAD 处于最低运转状态时，患者自体心脏有能力开放主动脉瓣，以确保当 LVAD 出故障时心脏能短暂地提供足够的血压直到人工泵恢复工作；患者和 24h 陪护人员需接受有关 LVAD 使用和维护的培训课程，尤其是紧急状况的处置措施。当满足这些基本条件后逐步开始实施 4 个阶段的出院计划。第一阶段，单日往返于医院及住处，离院时间不超过 16h。返回医院时患者和陪护人员均需填写问卷来评估设备管理的依从性和个人对治疗及设备管理的关切情况。第二阶段，当成功完成几个单日往返后，可一次性离院 3d。返回医院后同样要填写问卷来评估依从性并确保能辨别潜在的问题。第三阶段，短期离院，返回后填写问卷完成评估。第四阶段，当成功完成几个短期离院后，可完全出院回家，只需每周到 LVAD 门诊随访。

六、并发症

（一）出血

VAD 安装术后早期容易发生出血，常见的原因有：术前心功能衰竭导致的肝功能不全、抗凝、与 VAD 异物表面接触对凝血机制的影响、外科创面大、体外循环时间长等。围手术期出血的发生率为 20%~50%。随着使用 VAD 经验的积累，出血发生比率也在下降。必须严密监测凝血参数和全血细胞计数，必要时需更换 VAD。出血所致的死亡率在 0%~15%。有时需要再次开胸探查并做好反复开胸准备。如果在关胸时出血过多，可暂时不闭合胸骨。待患者回 ICU 凝血正常后再关胸。出血事件也是 CF-LVAD 植入后远期的常见并发症，在植入 HVAD 或 HeartMate II 的患者中发生率为 30%~59%。这些并发症是 LVAD 植入后再入院第二个重要的原因，通常以胃肠道出血或脑出血的形式发生。大多数 LVAD 患者需进行抗凝和 / 或抗血小板治疗，但在正常 INR 的情况下仍会出现许多出血并发症。

（二）感染及免疫功能失常

长期循环支持的另一个严重并发症是感染。对于 VAD 引起感染的明确定义以及感染类型尚有争议。安装 LVAD 后的感染可来自于驱动导线、VAD "囊袋"、血液或 VAD 本身所致的心内膜炎。对血培养阳性者，有时候很难鉴别感染是由 VAD "囊袋" 引起还是患者携带的各种侵入性的管道中的致病菌引起。除 VAD 感染外，危重患者还常并发肺炎、毒血症以及泌尿道感染。据报道，患者感染的发生率为 12%~55%。HeartMate 和 Novacor "囊袋" 感染发生率在 11%~24% 之间。由驱动导线引发感染的比例更高，达 18%~30%。但这些数据不是绝对的，因为定义这些感染的标准还不十分明确，而且许多病例的临床表述不够确切。11%~26% 的患者因脓毒血症死亡，占 LVAD 死亡患者的 21%~25%。然而，感染并不是 VAD 患者实施心脏移植的禁忌证，这些患者仍可以成功接受移植。

VAD 植入后,机械装置与人体的相互作用是一个值得探讨的话题。人们发现,LVAD 患者 B 细胞的高反应性能够引起抗 HI、AI 类或 II 类抗原抗体升高并引起群体反应性抗体(panel reactive antibodies,PRA)增高。PRA 是各种组织器官移植术前筛选过敏受者的重要指标,与移植排斥反应和存活率密切相关。哥伦比亚大学的研究表明,LVAD 植入后免疫系统激活,并出现 T 细胞功能失常、凋亡以及 CD95 水平增高。和药物治疗的患者相比,LVAD 患者 T 细胞激活后增殖缓慢。这种免疫功能失常是长期 VAD 支持患者感染率增高的重要原因。应加强该领域的研究,以进一步确定这一现象的原因。

(三)栓塞

由于血液与 VAD 内表面的相互作用,长期循环支持患者的一个主要问题是血栓栓塞。栓塞在使用不同的 VAD 者中的发生率在 7%~47%,约有 25% 的患者发生脑栓塞。HeartMate III 的血栓发生率最低,有报道仅为 1.4%。这主要是由于其独特的织物状血液接触界面加速形成新生内膜以及泵内具有冲刷作用的流场设计,使血栓不易形成。但目前包括 HeartMate III 在内的临床上所有应用的 LVAD 在植入后均需要使用华法林 + 抗血小板药物抗凝。除血液与异物之间的相互作用会形成血栓外,其还可由血液在管道或泵体内的非生理性湍流引起。

(四)机械故障

机械故障的原因和情形比较复杂。随着 VAD 设计的不断改进其安全性得到了很大提高,但 VAD 本身或控制器部分的故障仍时有发生。HeartMate III 植入术后 2 年的长期支持患者中机械故障的发生率仅为 2.3%,是同类 VAD 中安全性能最可靠的。发生机械故障并不一定导致死亡,大多数病例有足够的时间和备用的装置可供更换。

(五)右心衰竭

从 LVAD 植入前到术后早期都需要关注患者有无右心功能衰竭。在评估患者的 LVAD 植入情况的同时,应时刻注意维持良好的右心功能状态。多数病例由于左室辅助减少了左心室的负荷而有益于右心功能。如果随着左心排空,LVAD 流量逐渐减低,而中心静脉压开始增高,常提示右心衰竭的发生。这种情况下吸入 NO 治疗可能有效,但有时还需安装右心辅助装置(RVAD)。LVAD 植入后右心衰竭的发生率约占 20%~40%,其中 5% 病例需要右心室辅助,20% 的患者因右心衰竭需要延长强心药物使用时间。输液过快和终末器官衰竭也会导致右心衰竭。右心衰竭患者在 ICU 留住天数以及死亡率均明显上升。

(六)多器官功能衰竭

多器官功能衰竭也是常见的并发症。多数患者由于术前已存在终末期多器官衰竭,所以 VAD 植入后也很难完全恢复。许多情况下,多器官功能衰竭只是一系列并发症如感染、出血等的最终结局。同时,也可能原有的多器官功能衰竭在遭受手术打击后变得更为严重。其死亡率为 11%~29%。

(七)神经系统并发症

接受 MCSD 治疗的患者有发生神经系统缺血性损伤和脑卒中的风险。有报道其发生率约为 8%~20%,可能与 VAD 装置的类型有关,例如连续流 LVAD 容易发生脑出血,因而术后严格的血压管理,使平均动脉压控制在 70~80mmHg 至关重要。

七、心室辅助装置植入患者的预后

(一)短期辅助

ABIOMED 注册登记研究显示,全世界 1 319 例应用 ABIOMED 的病例中,63% 为术后低心排,作为心脏移植过渡者占 15%,急性心梗占 7%,心脏移植失败占 9%,急性暴发性心肌炎占 2%,其他约占 4%。该组病例中 52% 为双心室辅助,34% 为左心辅助,14% 为右心辅助。最终约 50% 病例成功脱离辅助,但仅有 34% 患者存活出院。

(二)长期辅助

2001 年,世界上第一个关于机械辅助(HeartMate XVE 搏动泵)治疗晚期充血性心力衰竭的多中心随机评价的文献报道(REMATCH)面世,共有 129 名终末期心力衰竭患者入组。结果显示:MCS 治疗组 1 年存活率为 52%,显著优于药物治疗组 23%,p=0.002;2 年存活率 MCS 组亦明显高于药物治疗组(23% vs. 8%,p=0.009)。2009 年,HeartMate II 的研究人员报道了关于新一代 HeartMate II 微型轴流泵同 HeartMate XVE 搏动泵的随机临床实验研究。结果共有 200 例晚期心力衰竭患者入组，前者 1 年、2 年的实际生存预期分别为 68% 和 58%，显著优于后者的 55% 和 24%，*p*=0.008。结果证明，采用连续血流模式的 HeartMate II 轴流泵，其血流动力学特性和装置的耐久性均明显优于老一代的搏动泵。最近报道，最长植入 HeartMate II 者已健康存活超过 10 年。2018 年在美国完成的多中心前瞻性随机对照研究中发现，最新一代 LVAD，HeartMate III 术后 2 年免于致残性脑卒中的生存率显著优于 HeartMate II，成为目前长期循环辅助的最佳选择。

八、展望

心脏辅助装置的研发，是在几代临床医生和工程技术人员的共同不懈努力力和坚持下，投入了大量的人力、财力、物力，历经了近半个世纪的发展历程，才取得了今天这样的成就。然而，距离实现终极目标，即可以完全替代心脏功能、实现长期心脏辅助、体积小重量轻、植入简单、使用方便、感染栓塞等并发症发生率低、跨皮肤充电、无线控制的理想血泵，还有很长的路要走。

（刘晓程）

参考文献

1. Gibbon JH Jr. Application of a mechanical heart and lung apparatus to cardiac surgery. Minn Med, 1954, 37（3）: 171-185.

2. DeBakey ME. Development of mechanical heart devices. Ann Thorac Surg, 2005, 79（6）: S2228-2231.

3. Gemmato CJ, Forrester MD, Myers TJ, et al. Thirty-five years of mechanical circulatory support at the Texas Heart Institute: an updated overview. Tex Heart Inst J, 2005（2）: 168-177.

4. DeVries WC, Anderson JL, Joyce LD, et al. Clinical use of the total artificial heart. NEJM, 1984, 310（5）: 273-278.

5. Sun BC, Catanese KA, Spanier TB, et al. 100 long-term implantable left ventricular assist devices: the Columbia Presbyterian interim experience. Ann Thorac Surg, 1999, 68（2）: 688-694.

6. Rose EA, Gelijns AC, Moskowitz AJ, et al. Long-term mechanical left ventricular assistance for end-stage heart failure. NEJM, 2001, 345（20）: 1435-1443.

7. Lawrence H. Cohn. Cardiac surgery in the adult. 4th ed. Mc Graw Hill Medical, 2012: 1353-1371.

8. Pagani FD. Clinical implications of the total artificial heart: Adversity and progress. J Heart Lung Transplant, 2018, 37（11）: 1298-1300.

9. Stevenson LW, Pagani FD, Young JB, et al. INTERMACS profiles of advanced heart failure: the current picture. J Heart Lung Transplant, 2009, 28（6）: 535-541.

10. Kormos RL, Cowger J, Pagani FD, et al. The society of thoracic surgeons intermacs database annual report: evolving indications, outcomes, and scientific partnerships. Ann Thorac Surg, 2019, 107: 341-353.

11. Kormos RL, Cowger J, Pagani FD, et al. The society of thoracic surgeons intermacs database annual report: evolving indications, outcomes, and scientific partnerships. Ann Thorac Surg, 2019, 107: 341-353.

12. Mehra MR, Uriel N, Naka Y, et al. A Fully Magnetically Levitated Left Ventricular Assist Device-Final Report. N Engl J Med, 2019, 380（17）: 1618-1627.

13. Pya Y, Maly J, Bekbossynova M, et al. First human use of a wireless coplanar energy transfer coupled with a continuous-flow left ventricular assist device. J Heart Lung Transplant, 2019, 38: 339-343.

14. 罗征祥. 左心辅助泵的研制与临床应用. 广东医学杂志, 2002, 2（2）: 116-118.

15. 张岩, 胡盛寿, 周建业, 等. FW 型轴流泵的体外溶血与动物实验研究. 中国胸心血管外科临床杂志, 2009, 16（2）: 114-117.

16. 李海洋, 吴广辉, 王成德, 等. 磁悬浮离心血心室辅助装置在体实验及其血液相容性. 中国组织工程研究, 2012, 16（43）: 8061-8066.

17. Klotz S, Jan Danser AH, Burkhoff D. Impact of left ventricular assist device（LVAD）support on the cardiac reverse remodeling process. Prog Biophys Mol Biol, 2008, 97（2-3）: 479-496.

18. Rose EA, Moskowitz AJ, Packer M, et al. The REMATCH trial: rational, design, and end points, randomized evaluation of mechanical assistance for the treatment of congestive heart failure. Ann Thorac Surg, 1999, 67（3）: 723-730.

19. Piacentino V III. Impact of tricuspid valve regurgitation in patients treated with implantable left ventricular assist devices. Ann Thorac Surg, 2011, 91（5）: 1342-1347.

20. Saeed O, Jermyn R, Kargoli F, et al. Blood pressure and adverse events during continuous flow left ventricular assist device support. Circ Heart Fail, 2015, 8: 551-556.

21. Smedira NG, Hoercher KJ, Lima B, et al. Unplanned hospital readmissions after HeartMate II implantation: frequency, risk factors, and impact on resource use and

survival. JACC：HF，2013，1（1）：31-39.

22. Lopilato AC, Doligalski CT, Caldeira C. Incidence and risk factor analysis for gastrointestinal bleeding and pump thrombosis in left ventricular assist device recipients. Artif Organs, 2015, 39（11）：939-944.

23. Forest SJ, Bello R, Friedmann P, et al. Readmissions after ventricular assist device：etiologies，patterns，and days out of hospital. Ann Thorac Surg, 2013, 95（4）：1276-1281.

24. Bhimaraj A, Uribe C, Suarez EE. Physiological impact of continuous flow on end-organ function：clinical implications in the current era of left ventricular assist devices. Methodist Debakey Cardiovasc J, 2015, 11（1）：12-17.

25. Harvey L, Holley CT, John R. Gastrointestinal bleed after left ventricular assist device implantation：incidence，management，and prevention. Ann Thorac Surg, 2014, 3（5）：475-479.

第三节 细胞移植

随着医学研究的不断深入，人们逐渐认识到细胞是生命的基础，细胞健康是人体健康的根本。世界卫生组织（WHO）对疾病康复也规定了新的定义：治愈疾病最根本的途径是修复细胞、改善细胞代谢、激活细胞功能。由此可见，疾病康复的标准已提高到细胞水平。因此，有科学家形象地说："20世纪是药物治疗的时代，21世纪将是细胞治疗的时代"。细胞治疗是指应用具有生物活性的细胞材料在体内或体外获得预期疗效的方法。细胞疗法（干细胞或分化细胞）、组织疗法（不同的活组织移植）、基因疗法（基因转移和基因干预）以及生物活性蛋白质分子治疗都属于生物疗法。细胞疗法始于20世纪90年代，第一例临床试验是移植胚胎组织治疗帕金森病患者，结果证实细胞治疗可有效地治疗神经障碍。随着研究的深入，人们发现越来越多的细胞类型可以通过外源性给药方式，在不同动物疾病模型中展示出显著的治疗效果。

一、细胞移植治疗心脏疾病的历史、意义和展望

（一）细胞移植的概念及发展简史

细胞移植指利用患者自体（或异体）的成体细胞（或干细胞）对组织、器官进行修复的治疗方法。干细胞移植的理论是由 Alexander Maximov 在1909年提出的，他发现在外周血淋巴细胞中有一个共存的循环干细胞群（gemeinsame stammzellen），这些细胞具有或能够获得多潜能性。1957年Thomas 将 Maximov 的理论首次用于临床，将同种异体来源的骨髓悬液静脉注入接受过化疗和放疗的白血病患者体内。这项研究证明移植大量骨髓是安全的，同时发现移植的供体细胞在受体体内仅能短期存活，这可能与细胞间的不相容性和排斥反应有关。由于缺乏可靠的组织分型以及移植物抗宿主病的发生，而导致的移植失败和受体感染，使得骨髓移植在20世纪60年代中期几乎被放弃。幸运的是，一些科学家坚持研究证明了 Maximov 的假说；1961年，脾集落形成实验明确了造血干细胞（HSC）的存在，人类开始真正认识人和哺乳动物干细胞；1963年 Mathe 报道了第一例接受同种异体骨髓移植并长期存活的病例。此后，干细胞移植成为治疗多种疾病的新手段。1999年美国《科学》（Science）杂志公布的年度十大科学成果中，"干细胞研究的新发现"名列榜首，并于2000年入选21世纪世界十大科学成果。2012年诺贝尔医学奖授予了在诱导多能干细胞（induced pluripotent stem cells，iPSCs）和细胞编程研究领域有杰出贡献的日本科学家 Shinya Yamanaka 和英国科学家 John Gurdon，这极大地推动干细胞基础研究和临床转化。干细胞研究的发展将会给更多患者带来新的治疗方法。

细胞移植是生命科学领域古老而又永恒的课题，输血是西医发展初期发明的经典细胞移植方法，它促使了外科学的蓬勃发展；而当今的细胞移植如干细胞移植已被赋予更为科学的内涵：如生物信息，分子结构和基因调控。我们相信随着干细胞的深入研究，干细胞移植一定会像"输血"一样，给临床医学带来变革性发展。

（二）细胞移植治疗心脏疾病的历史、现状和前景

长期以来心脏疾病一直是全球范围造成死亡的主要原因之一。心脏疾病包括冠状动脉粥样硬化性心脏病、心肌病、心脏瓣膜病等，最终结局都是心力衰竭，其病理特征是有完整舒缩功能的心肌细胞数量减少，受损心肌由纤维组织瘢痕修复而形成的重构。目前的疗法只能缓解症状，而不

能逆转心脏的重构,即无法根治心力衰竭。心脏移植作为目前唯一有效的治疗终末期心力衰竭的方法,因供体的匮乏、移植后长期使用免疫抑制剂所致副作用等,使其临床应用受到限制。干细胞具有多向分化和自我更新能力,可以分化成心肌细胞和血管内皮细胞,既能增加有舒缩功能的心肌细胞,又可以增加心肌的血供,从而使患者的心功能得以恢复。因此,在坏死或丧失功能的组织区域移植干细胞,促使受损心肌恢复功能,是治疗心力衰竭的根本措施之一。

近二十年来,人们在干细胞领域的研究突飞猛进。1995年,Wakitani第一次证明骨髓间充质干细胞在体外可以诱导分化为心肌样细胞;20世纪末,美国科学家首次分离出人胚胎干细胞,并在体外成功建系;与此同时,科学家们发现,来自多种组织的成体干细胞也可分化为其他胚层组织,即成体干细胞的可塑性,为干细胞移植治疗心脏疾病提供了理论基础;这些发现为干细胞的基础研究与临床应用开拓了广阔前景。2001年8月Strauer等首次证实经冠脉内输入自体骨髓单个核细胞治疗急性心梗是安全可行的。其后与2002年TOPCARE-AMI试验、2004年的Boost试验等十余项临床研究均证实干细胞移植能改善心脏功能。

目前,干细胞移植在临床试验中选择的心脏疾病主要包括冠状动脉粥样硬化、缺血性心肌病、扩张型心肌病而致的心力衰竭;所采用的移植细胞主要是自体或者异体骨髓细胞(如造血干细胞、内皮祖细胞和间充质干细胞)、脐带血或者脂肪源间充质干细胞以及骨骼肌成肌细胞;移植途径包括经冠状动脉输注和心肌注射(经心外膜、心内膜)。干细胞移植治疗缺血性心肌病的临床研究比较多,如REPAIR-AIM试验、MAGIC CELL-3-DES试验的结果,以及2012年国际循证医学协作组完成的骨髓干细胞治疗急性心肌梗死(AMI)的荟萃分析均表明:干细胞能改善左室射血分数,减少梗死面积并改善左室重构,此效应可长期持续;而且这种心功能的改善与输注的细胞数量相关,同时干细胞治疗相关的不良事件并无增加。

干细胞移植治疗扩张型心肌病(dilated cardio-myopathy, DCM)的临床前研究也逐渐开展。大部分研究结果显示细胞移植使左室射血分数显著增加,心功能获得明显改善,患者生活质量提高,5年总死亡率降低;但另一部分研究发现细胞移植后出现了室性心律失常,细胞移植组的死亡率无明显降低等不同的结果。

综上所述,大多临床试验都证实干细胞移植可改善心力衰竭患者的心功能,但其试验结果存在较大变异,特别是长期效果不稳定,可能原因是:移植的种子细胞质与量的差异,移植细胞的成活与功能作用不稳定,干细胞的分化环境与宿主内命运调控不一等。因此,需对干细胞的分化调控、信号转导、归巢分子以及移植细胞与宿主细胞的功能整合等机制进行深入研究;另一方面为策应干细胞移植的临床转化,需对细胞产品、细胞剂量进行标准化研究,对移植途径和方法、移植时机进行优化研究;这样干细胞治疗心脏病的疗效方可大大提高。总之,干细胞移植技术作为心脏病治疗的一种崭新方法正在展示其强大的生机。

二、干细胞移植治疗的机制

干细胞移植首次用于冠心病临床治疗十几年以来,世界各国的科学家和医务工作者对干细胞移植治疗心脏疾病的可行性、安全性、有效性及可能机制进行了大量的基础和临床研究;其机制研究主要从干细胞的直接作用与间接作用两方面进行探索,如外源性移植干细胞分化的心血管细胞与间质结构重建,干细胞的旁分泌与归巢,心肌细胞的凋亡与微环境等。研究成果为干细胞移植的临床应用提供了科学依据,但不能完全解释临床试验中的诸多现象,仍需深入研究。

(一)各类干细胞功能比较

干细胞是一类具有自我复制和分化潜能的早期未分化细胞,其主要细胞生物学特性包括:①具有自我更新与自我维持的能力;②具有多向分化的潜能;③分裂能力可维持较长的时间;④既具有生理性的更新能力,也具有对损伤或疾病的反应与修复能力;⑤自我更新与分化需要特定的微环境,这种稳态微环境能维持干细胞处于未分化状态,这与一些调节因子的动态平衡有关。

从概念上讲,干细胞和前体细胞是细胞移植最合适的细胞来源,但每种类型的细胞在临床应用中都有各自的优势和局限性。目前用于心脏疾病治疗的细胞来源有：多能干细胞（包括胚胎干细胞和诱导性多能干细胞）和成体干细胞。

1. 多能干细胞 从 1998 年首个人胚胎干细胞（embryonic stem cells, ESCs）的建立到 2007 年 iPSCs 的成功获得，干细胞领域的飞速发展给再生医学带来了革命性的变化。由于包括 ESCs 和 iPSCs 在内的多潜能干细胞可以无限制的自我更新，并可分化成任何一种成体细胞类型，如心脏前体细胞、心肌细胞等，是替代心肌受损、实现心脏再生的理想细胞来源。

胚胎干细胞是受精卵分裂发育成囊胚时的内层细胞团，可在体外非分化状态下"无限制地"自我更新，并且具有向三个胚层所有细胞分化的潜力，但不具有形成胚外组织（如胎盘）的能力；从理论上讲，ESCs 可分化为人体 200 余种细胞，从而构成机体各种复杂的组织器官，是一种全能干细胞。

诱导多能干细胞（induced pluripotent stem cells, iPSCs）是经成体细胞重编程方法获得，此细胞具有全能干细胞的特性，但避免了胚胎干细胞存在的伦理和免疫排斥问题，为心脏再生提供了新的治疗策略。我国科学家们已在 iPSCs 制备领域开发了许多新技术：如从人体尿样中的肾上皮细胞制备 iPSCs，使低成本、无创制备 iPSCs 成为现实；利用化学小分子组分诱导 iPSCs 的方法，可有效避免传统 iPSCs 制备的基因组改变和诱导组分不明确等问题。随着科技瓶颈的相继突破，多潜能干细胞的应用呈现极好前景。

虽然研究表明 ESCs 和 iPSCs 直接移植后可原位再生心肌、平滑肌和内皮等心血管细胞，改善心功能，但干细胞直接注射有致瘤的风险；因此，采用 ESCs 或 iPSCs 体外分化的心血管细胞（特别是心肌细胞）来治疗心脏疾病也是转化医学研究的方向。大量的小动物以及灵长类动物模型研究已明确了 ESCs 和 iPSCs 衍生的心血管功能细胞在心脏疾病治疗中的疗效；但是 ESCs 分化的心肌细胞（embryonic stem cells derived cardiomyocytes, ESC-CMs）移植到灵长类动物时检测到了非致命的室性心律失常。2013 年，首例 ESCs 治疗心力衰竭的 I 期临床试验于法国启动（NCT02057900）。临床案例显示 ESCs 衍生的 CD15$^+$/Isl-1$^+$ 心肌前体细胞有改善患者心功能的作用。2016 年，首例利用 iPSC-CMs 移植治疗心脏病的临床实验启动。

尽管临床前研究已证明 ESCs 和 iPSCs 衍生的心血管功能细胞可有效修复心肌梗死等缺血性心脏病；但这些心血管功能细胞在应用于临床前仍有很多问题亟待解决，例如如何提高细胞的纯度、功能成熟度，防止潜在成瘤性和致心律不齐的风险等。

2. 成体干细胞 成体干细胞是位于各种成熟组织中未分化的干细胞，这类干细胞具有有限的自我更新和分化潜力。在特定条件下，成体干细胞或者产生新的干细胞，会按一定的程序分化，形成新的功能细胞，从而使组织和器官保持增殖和衰退的动态平衡。目前，主要研究的成体干细胞如下：

（1）造血干细胞（hematopoietic stem cells, HSCs）：造血干细胞是骨髓中最早发现的干细胞群，是一类具有高度自我更新和高分化潜能的造血前体细胞。用 c-Kit、Sca-l、Thy-1 和造血系标记分子（Lin）可以在骨髓中分离造血干细胞亚群。临床前研究显示，纯化的造血干细胞植入缺血组织可以获得心肌细胞、内皮细胞和平滑肌细胞表型，产生新生血管，部分恢复心肌功能。

（2）骨髓间充质干细胞（bone marrow mesenchymal stem cells, BMSCs）：间充质干细胞是一类存在于多种组织（如骨髓、脐带血和脐带组织、胎盘组织、脂肪组织等），具有多向分化潜力的非造血的成体干细胞；这类干细胞具有向多种细胞（如成骨、成软骨及成脂肪细胞等）分化的潜能，并具有独特的细胞因子分泌功能。BMSCs 具有不同表型特征的细胞亚群，可以行全 BMSCs 移植，也可行某特定亚群移植。在临床试验中 BMSCs 是应用较为广泛的一类干细胞。

（3）血管内皮祖细胞（endothelial progenitor cells, EPCs）：近年来研究发现，在骨髓中存在一类可分化为血管内皮细胞的细胞群——血管内皮祖细胞。这些细胞表达 CD133、CD34 和血管内皮生长因子受体 -2（KDR-2）；当受到内源性或外源性刺激因素作用时，EPCs 就会增殖迁移到血管新生的位置，分化为血管内皮细胞。

（4）c-Kit+ 内皮细胞：科学界长期以来对心脏干细胞（cardiac stem cells, CSCs）的存在及是否能分化为心肌细胞存在很大的争议。CSCs 的鉴定依赖表面标志物分子 c-Kit、Sca-1 和 Isl1 等，但是这些表面标志物都不是心脏特异性的,仍不清楚哪种标志分子阳性的细胞发挥了功能。现阶段科学家基本达成共识,长期被认为是 CSCs 的细胞群体实际上是 c-Kit+ 内皮细胞,并不能分化为心肌细胞,这群细胞对心脏功能的修复作用可能通过促血管形成和旁分泌作用来实现。

三类干细胞的特点和功能比较如表 2-6-13 所示。

表 2-6-13 三类干细胞的比较

	胚胎干细胞	诱导性多能干细胞	成体干细胞
来源	来自胚泡的内细胞群	体细胞	来源于骨髓、外周血、角膜、视网膜、脑、骨骼肌、齿髓、肝、皮肤、胃肠道黏膜层和胰腺、脐带等
分化	发育全能性,可诱导分化为个体	发育全能性,可诱导分化为个体	分化较局限,部分成体干细胞(造血干细胞、骨髓间充质干细胞、神经干细胞)有一定跨系、跨胚层的"可塑性"
更新	无限的自我更新能力	无限的自我更新能力	病理条件下才显出一定的自我更新潜能
应用	细胞可不断增殖,"永生化",移植后有成肿瘤风险	诱导成功率低,移植后有成瘤风险	成瘤的可能性很小
	不能自体移植	可自体移植	自体移植可避免免疫排斥
	有伦理问题	分离和使用不存在伦理问题	分离和使用不存在伦理问题

然而,各类干细胞均有其优点和不足,修复组织的机制也不完全相同,应该通过深入机制研究,筛选出最佳的移植种子细胞,以供临床应用。

(二)干细胞移植治疗心脏疾病的可能机制

干细胞的临床治疗效应不能单纯由某一种机制来解释,而是多个机制相互补充,机制的阐明必将有利于解决临床应用的瓶颈问题。

1. 心肌再生 干细胞移植后能分化为有功能的心肌细胞,具有心肌的收缩性,增加了心肌的顺应性和弹性,并与宿主心肌细胞形成耦联,参与宿主心脏的同步收缩,从而改善心功能。干细胞诱导心肌连接蛋白(Cx40,Cx43,Cx45)表达,使干细胞与心肌细胞形成缝隙连接,代替坏死的心肌细胞;缝隙连接使干细胞具有心肌样的电 - 机械耦联和电生理特性,达到功能性整合。

2. 抗凋亡作用 干细胞可分泌许多生长因子,不仅可刺激内皮细胞的增殖和迁移,同时还可抑制内皮细胞凋亡;研究发现干细胞移植后心肌细胞凋亡减少,可能与血管新生后有效侧支循环建立,存活心肌细胞的供氧及营养物质改善有关;同时,干细胞诱导分化为有功能的心肌细胞,取代坏死心肌,并传递信号分子,控制受体细胞基因的表达,使受体心肌细胞去分化,重新进入增殖周期,减少心肌细胞凋亡。

3. 旁分泌作用 干细胞通过旁分泌的形式来传递细胞因子和 miRNAs 等。外泌体作为纳米级胞外膜泡可运载大量的蛋白、脂质、DNA 和 RNA,并且在细胞与细胞的交流中起着重要作用。研究表明,MSCs、EPCs、ESCs 和 iPSCs 及其衍生的功能细胞均可产生外泌体,这些外泌体可以通过减少凋亡、促进血管再生以及促进细胞存活和增殖等多种机制促进心脏修复和再生。移植细胞可分泌多种细胞因子促进细胞增殖与血管再生,改善宿主血液供应;目前认为这些细胞因子主要有两大类:促血管生成因子和炎症因子,促血管生成因子主要是血管内皮生长因子(VEGF)和碱性成纤维生长因子(bFGF),炎症因子主要是 IL-6 和 PGE-2 等。

4. 干细胞归巢(cell homing) 细胞归巢是一个多步骤的过程,包括细胞通过整合素与内皮细胞黏附、迁移以及损伤组织的浸润。归巢强度可能依赖于细胞类型和转移方法的不同而变化。基质源细胞因子 -1(SDF-1)及其受体趋化因子受体 4(CXCR4)在归巢的起始阶段发挥主要作用,包括增加循环中内皮祖细胞的数量,调节对整合素的黏附和促进向损伤组织的迁移。归巢涉及的

"细胞-细胞外基质-细胞因子"网络极其复杂，其中的调控机制仍不清楚。考虑到细胞归巢的复杂性，首先要进行临床前研究探索细胞因子调控的作用，利用这些因子增强干细胞治疗的有效性。

然而，由于心脏的结构多样和功能的特异性，干细胞对心脏功能修复较之于其他器官更难，其机制更为复杂。移植细胞与宿主细胞间的兴奋收缩耦联和同步化是干细胞修复心脏功能的关键。上述四种机制能说明一些现象，但不能解释所有的功能修复结果，这些机制的相关性和如何有机结合仍不清楚。因此，需通过机制的深入研究去解决干细胞移植治疗心脏疾病的临床瓶颈问题，以提高其治疗效果。

三、干细胞治疗心脏疾病的瓶颈及临床应用策略

移植干细胞来替代受损的心肌是治疗伴有心力衰竭的心脏疾病的理想方法。迄今为止的临床前研究和临床试验中发现，该方法的临床应用仍有许多瓶颈，包括种子细胞的选择、移植细胞存活、移植细胞与宿主细胞的功能整合和疗效评估方法等。为了推进该项新技术在临床中的应用，应针对临床面临的问题，与基础研究相结合，通过探讨作用机制，寻找相应对策，完善技术体系，使干细胞治疗心脏疾病成为新的有效诊疗手段。

（一）种子细胞的优化

间充质干细胞（MSCs）是临床上用于治疗心脏疾病最常用的细胞类型，如骨髓间充质干细胞（BMSCs），但因其是多克隆群体，细胞的均质性、增殖和心肌分化能力差异大，造成疗效不稳定，而受到质疑。ESC 或者 iPSC 可以体外诱导获得分化的心肌细胞，但这些细胞仍然是心房肌、心室肌或起搏细胞的混合体，移植后难以与宿主细胞功能整合，存在引发心律失常等并发症的风险。只有移植细胞与受体心肌细胞类型一致，方可使其与宿主心肌有效匹配、整合，并保持收缩的同步性和电稳定性。因此，如何获取单一类型的心肌细胞或者前体细胞，是目前利用干细胞治疗心脏疾病的技术难点之一。

科学家利用心脏发育相关干细胞表面标志物，筛选出 Sca-1+/CD45+/CD31+ 骨髓干细胞亚群，该类细胞的表面标记与骨髓间充质干细胞完全不同，其具有更强心肌分化、归巢及抗凋亡等能力，这是一类心肌修复能力更强的新型骨髓干细胞亚群。另外利用 CRISPR/Cas9 技术清除干细胞中某些分子（如 B2M）的表达，可降低细胞免疫原性；使用 IGF-1 对移植细胞进行预处理，增强 MSC 的抗凋亡能力，并促进归巢因子 CXCR4 表达。这些优化方法进一步增加移植细胞的抗凋亡能力，提高其生存率。

全球多个研究团队在干细胞定向分化为特异型心肌细胞方面也做了深入研究，包括干细胞分化效率、分化成熟度、分化机制等。其中，通过调节视黄酸信号通路，可将胚胎干细胞定向分化成心房肌细胞或心室肌细胞；另外，利用化学小分子可以将 ESCs 和 iPSCs 诱导分化成高纯度和产量的心肌细胞，且具有心肌细胞特有功能和结构元件，可表现钙瞬变、电传导和兴奋性。但是 ESC 和 iPSC 来源的心肌细胞（PSC-CMs）表现出未成熟细胞特征，如体积小、缺少 T 小管结构、Ca^{2+} 流应变效率低以及胚胎期的代谢表型等，这些有待进一步研究。

基于以上研究进展，可根据特定心肌细胞分化命运及电生理功能形成的分界点，选择不同分化状态的干细胞移植入病变心肌，通过比较其在体内的分化效率，明确最适于移植的细胞分化状态，揭示细胞移植后的体内分化机制，获得适宜临床移植的最佳种子细胞。

（二）移植途径与移植率

心脏是一个输送血液的动力器官，心肌时刻不停地运动收舒，而且心肌自身的血液循环极快；这使得如何将干细胞有效地移植至心肌并能滞留，是提高细胞移植效果的先决条件，所以移植途径与移植率是临床前研究的关键问题。目前干细胞移植治疗心脏疾病的途径主要包括经冠状动脉、经静脉和经心肌直接注射等。经静脉移植干细胞，细胞外逸至其他器官的比例较高；直视下心肌内注射移植细胞的滞留率高，但需要开胸手术，创伤大，该方法仅适用于患者接受心脏直视手术时联合应用；经冠状动脉移植相对简单，是目前临床试验采用的主要移植方法，但移植的干细胞随快速血液循环外流，导致在受损心肌处极低滞留率和低存活率（仅 1%~10%）。因此，如何优化移植方法，提高细胞的移植率是近年来的研究

热点。

移植时机的选择也是干细胞移植领域备受关注的课题。Schenk 等研究发现，心梗后 1 个月单核细胞趋化蛋白 -3（MCP-3）高表达，可促进骨髓间充质干细胞归巢到心脏，改善心脏功能。研究发现分别在心梗后 1h、1 周、2 周及 4 周，在大鼠梗死心肌周边注射骨髓间充质干细胞，1 周组未发现移植细胞存活，左心室功能及心梗面积与对照组相似；而在 1h 及 2 周、4 周细胞移植组可观察到大量移植细胞存在，心功能与心梗面积都有显著改善，并且 2 周组改善效果最佳；因此目前普遍认为，梗死后 2~4 周进行细胞移植效果最佳。

近年来，国内外多个课题组专注于如何提高干细胞的移植率，从而改善干细胞移植治疗心脏疾病的疗效，主要包括以下几个研究方向：

1. **移植途径的创新**　2011 年 S. Hu 国际上首次报道了经冠状动脉桥血管移植自体骨髓来源单个核细胞的临床研究，发现在心脏停跳状态下经冠状动脉移植桥血管注射可明显提高细胞的移植率。另有课题组应用生物可降解注射性水凝胶做干细胞移植的载体，显著地提高了移植细胞的滞留率和存活率，从而极大地提高移植效率，促进心脏功能的恢复。而在外科治疗中，在胸腔镜辅助下经心外膜注射干细胞，可实现微创条件下的精准移植，是开拓细胞移植途径的新设想。

2. **缺血心肌微环境的优化**　缺血心肌微环境决定干细胞的存活、分化和迁移。缺血缺氧的微环境是导致干细胞凋亡的主要原因；此外，单核 / 巨噬细胞系统包括循环中的单核细胞和定居于组织中的巨噬细胞，在心梗炎症反应始动阶段到纤维化重塑阶段均发挥着重要调控作用，对心梗炎性微环境的走向至关重要。心梗局部释放一系列炎性反应介质和促凋亡因子，导致移植细胞发生凋亡；同时，一些细胞因子对干细胞有趋化作用，能促使干细胞向梗死心肌迁移；Schenk 等研究发现：细胞移植前在心肌梗死局部使用单细胞趋化蛋白（MCP-3）预处理，可促进干细胞的迁移和归巢，并提高移植效率。

3. **移植时机的选择**　心梗急性期剧烈的炎症反应和氧化应激损伤均会严重影响移植干细胞的存活与分化。目前研究认为干细胞治疗缺血性心肌病适宜的移植时机在炎症反应后、瘢痕形成前，以心肌梗死后 2~4 周为最佳时机。

（三）移植细胞与宿主心肌细胞的功能整合

心脏是一种机电功能合胞体，心肌细胞之间的电 - 机械匹配通过特殊闰盘结构实现正常的收缩功能，产生于心房 / 心室某一处的兴奋可以在心肌细胞之间迅速传递，引起所有心肌细胞同步收缩。如果移植细胞与宿主心肌之间不能形成心电 - 机械耦联，将可能出现收缩不同步或异位兴奋，心脏功能就会受到明显影响，从而引发恶性心律失常，危及生命。因此，移植细胞能否与受体心肌细胞功能整合，是干细胞源心肌细胞临床应用必须解决的关键问题之一。

由于心脏结构和功能的特异性，移植细胞与宿主心肌细胞需要形成闰盘结构，达到兴奋收缩耦联和同步收缩，从而最大化改善心功能。而研究移植细胞与宿主心肌细胞功能整合，首先要建立在体示踪技术，对移植细胞的体内存活、迁移和功能整合情况进行动态观察，评价移植效果。

新近研究成果显示，基因编码的传感蛋白（GCaMP）是一种高亲和力、高信噪比，可用于活体成像的新型钙探针。应用 GCaMP 蛋白可以示踪体内存活且有收缩功能的移植细胞；如果 GCaMP 蛋白联合 "双 CCD 电位 - 钙瞬变" 技术，则可在器官水平上有效观察细胞移植后的归宿以及与受体细胞（组织）的功能整合。另外，移植细胞经某些小分子化合物预处理后，可促进特异表达 GCaMP 的分化心肌细胞与宿主功能整合。

因而，利用由电生理、分子影像学和基因编码荧光蛋白探针相结合的新在体示踪技术，揭示移植细胞在体内分化及功能整合状态包括兴奋收缩耦联、与宿主细胞同步化，为细胞移植治疗心脏疾病的临床转化提供理论及试验基础，但这些示踪技术的临床应用还需大量的研究验证。

（四）疗效及安全性客观评价体系的建立

国内外诸多临床中心开展了干细胞移植治疗心脏疾病的临床试验，治疗效果不一，其原因还有：临床试验中，缺乏客观的疗效检测方法。目前临床主要通过多普勒超声心动图、核素心肌显像及脑钠肽（BNP）等指标来评估心脏功能，这些临床常用指标不能灵敏客观地评价心功能的改善，且这些指标也未标准化。因此，需要建立心功能检测的新方法，以更客观、灵敏地评估干细胞移植治疗心脏疾病的疗效。

另外，干细胞移植作为一种新的医疗手段和医疗产品，由于移植细胞类型、数量、时机、移植途径和疗效评价方法的不同，导致其暂时无法成为同质化产品，无法使用统一的标准对其进行监测和管理，因此，干细胞移植的疗效评估也是亟待解决的重要问题。从临床应用出发，结合基础研究中的实验技术，可以从如下方面建立干细胞的临床疗效及安全性客观评价体系：

1. **生物学检测新指标** 应用基础研究的前沿方法筛选一些与心肌细胞有关的生物标记物，判断心肌细胞存活与坏死。如流式细胞微球芯片捕获技术检测移植宿主血清中的干细胞分泌的细胞因子、ROS、炎症相关因子、心肌损伤标志物等，或者通过蛋白抗体芯片筛选出移植宿主中特异的生物指标，为细胞移植临床疗效评估的生物学新方法的建立提供实验依据。

2. **影像新技术与新材料相结合的疗效评价方法** 应用影像技术结合新型材料提高检测的灵敏度和特异性。如采用新型核素示踪材料和纳米材料行 PET/CT 检测移植细胞在体内活性和定位变化；采用实时三维超声心动评估左室收缩同步性；采用应变分析技术分析同一周期左心室各节段心肌应变，生成各节段的应变曲线，评价心功能变化；联合心肌灌注与 FDG 心肌代谢显像评价心肌细胞代谢及活力；利用心脏磁共振技术（cardiac MRI），在心脏功能和心肌灌注等方面对宿主心肌进行精确测量，尤其在移植后的特征变化，重点观察移植区域的心肌动态改变，建立核磁评价心脏功能的定量检测方法。综上，多模态影像评价体系能综合评估干细胞移植治疗心血管疾病的有效性和安全性。

3. **安全性评价研究** 安全性的最重要方面是干细胞移植后成瘤性。目前大多数干细胞移植治疗心脏疾病的临床研究领域缺乏对细胞成瘤性的评估。需要选择合适的动物模型，观察时限大于 1 年作为成瘤性评估的标准。应从培养条件、培养环境到移植的整体系统进行规范化，以保证无肿瘤相关基因突变，以确保临床应用的安全。

移植后干细胞心外逃逸对其他脏器的生物安全性影响以及细胞移植后长期非预期分化也是亟待解决的重要问题。开展干细胞外逸安全性研究，主要通过标记技术观察这些细胞对肝脏、脾脏和肺等重要器官的影响，如外逸细胞的分布、与宿主细胞的融合状态、局部促异常血管新生情况及局部成瘤现象。针对细胞的非预期分化，可以利用特定的检测技术，在动物体内实验中研究、评估和监控干细胞非预期分化的可能性。

四、展望

干细胞移植治疗心脏疾病是转化医学的典范。将干细胞基础研究的最新成果快速有效地转化为临床医学技术，即从实验室到病床（Bench to Bedside），再从临床应用中提出科学问题回到实验研究（Bedside to Bench），解决瓶颈问题。这样的连续循环过程，即"B-to-B"或"B2B"将有助于理论与实践的结合，大大提高科技成果转化效率，加快临床转化速度。更重要的是干细胞移植技术在心脏疾病治疗中的转化思路是源于心力衰竭治疗效果不佳的临床需求（Beside to Bench），是伴随着干细胞能修复心肌阻断心力衰竭的心室重构而应运产生，这种转化具有广阔的临床应用前景。

然而，干细胞移植治疗心脏疾病仍是一种新的疗法，需科学对待，深入研究，进一步完善。同时进行一系列严格对照、多中心、随机双盲、前瞻性大样本临床试验，使干细胞移植治疗心脏病的手段成为不同于内科传统药物治疗、介入治疗和外科手术治疗的又一全新治疗方法，为重大疾病的防治和公共卫生服务提供新措施。

（沈振亚）

参 考 文 献

1. Thomas ED. Intravenous infusion of bone marrow in patients receiving radiation and chemotherapy. N Engl J Med, 1957, 257 (11): 491-496.

2. Till JE. A direct measurement of the radiation sensitivity of normal mouse bone marrow cells. Radiat Res, 2011, 175 (2): 145-149.

3. Mathe G. Haematopoietic chimera in man after allogenic (homologous) bone-marrow transplantation. (control of the secondary syndrome. Specific tolerance due to the chimerism). Br Med J, 1963, 2 (5373): 1633-1635.

4. Whelan RS. Cell death in the pathogenesis of heart disease: mechanisms and significance. Annu Rev Physiol, 2010, 72: 19-44.

5. Wakitani S. Myogenic cells derived from rat bone marrow mesenchymal stem cells exposed to 5-azacytidine. Muscle Nerve, 1995, 18（12）: 1417-1426.

6. Strauer BE. Intracoronary, human autologous stem cell transplantation for myocardial regeneration following myocardial infarction. Dtsch Med Wochenschr, 2001, 126（34-35）: 932-938.

7. Assmus B. Transplantation of Progenitor Cells and Regeneration Enhancement in Acute Myocardial Infarction（TOPCARE-AMI）. Circulation, 2002, 106（24）: 3009-3017.

8. Schächinger V. Intracoronary bone marrow-derived progenitor cells in acute myocardial infarction. N Engl Jed, 2006, 355（12）: 1210-1221.

9. Clifford DM. Stem cell treatment for acute myocardial infarction. Cochrane Database Syst Rev, 2012, 15（2）: CD006536.

10. Gho JM. Cell therapy, a novel remedy for dilated cardiomyopathy? A systematic review. J Card Fail, 2013, 19（7）: 494-502.

11. Yoshida Y. Induced Pluripotent Stem Cells 10 Years Later: For Cardiac Applications. Circ Res, 2017, 120（12）: 1958-1968.

12. Wang L. Generation of integration-free neural progenitor cells from cells in human urine. Nat Methods, 2013, 10（1）: 84-89.

13. Li X. Direct Reprogramming of Fibroblasts via a Chemically Induced XEN-like State. Cell Stem Cell, 2017, 21（2）: 264-273.

14. Wu S. In Vivo Dynamic metabolic Changes After Transplantation of Induced Pluripotent Stem Cells for Ischemic Injury. J Nucl Med, 2016, 57（12）: 2012-2015.

15. Chong JJ. Human embryonic-stem-cell-derived cardiomyocytes regenerate non-human primate hearts. Nature, 2014, 510（7504）: 273-277.

16. Menasche P. Human embryonic stem cell-derived cardiac progenitors for severe heart failure treatment: first clinical case report. Eur Heart J, 2015, 36（30）: 2011-2017.

17. Khan M. Embryonic stem cell-derived exosomes promote endogenous repair mechanisms and enhance cardiac function following myocardial infarction. Circ Res, 2015, 117（1）: 52-64.

18. Kang L. Viable mice produced from three-factor induced pluripotent stem（iPS）cells through tetraploid complementation. Cell Res, 2011, 21（3）: 546-549.

19. Chen J. H3K9 methylation is a barrier during somatic cell reprogramming into iPSCs. Nat Genet, 2013, 45（1）: 34-42.

20. He J. Injection of Sca-1+/CD45+/CD31+ mouse bone mesenchymal stromal-like cells improves cardiac function in a mouse myocardial infarct model. Differentiation, 2013, 86（1-2）: 57-64.

21. Zhang Q. Direct differentiation of atrial and ventricular myocytes from human embryonic stem cells by alternating retinoid signals. Cell Res, 2011, 21（4）: 579-587.

22. Esteban MA. Vitamin C improves the quality of somatic cell reprogramming. Nat Genet, 2012, 44（4）: 366-367.

23. Kattman SJ. Specification of multipotential cardiovascular progenitor cells during embryonic stem cell differentiation and embryonic development. Trends Cardiovasc Med, 2007, 17（7）: 240-246.

24. Schenk S. Monocyte chemotactic protein-3 is a myocardial mesenchymal stem cell homing factor. Stem Cells, 2007, 25（1）: 245-251.

25. Hu S. Isolated coronary artery bypass graft combined with bone marrow mononuclear cells delivered through a graft vessel for patients with previous myocardial infarction and chronic heart failure: a single-center, randomized, double-blind, placebo-controlled clinical trial. J Am Coll Cardiol, 2011, 57（24）: 2409-2415.

26. Ji G. Ca^{2+}-sensing transgenic mice: postsynaptic signaling in smooth muscle. J Biol Chem, 2004, 279（20）: 21461-21468.

27. Chen Y. Structural insight into enhanced calcium indicator GCaMP3 and GCaMPJ to promote further improvement. Protein Cell, 2013, 4（4）: 299-309.

第四节 再生医学

一、概述

人类成熟的心肌细胞为终末分化细胞,增殖能力极低,致使心肌组织受损后无法实现功能性的自我修复和再生。心肌损伤是冠心病、心肌病等心血管疾病发生发展的重要环节,其实质是心肌细胞的坏死、凋亡及功能障碍。人类心脏的左室包含 20 亿~40 亿心肌细胞,一次心肌梗死便可导致约 25% 的左室心肌细胞在数小时内发生坏死或凋亡。凋亡坏死的心肌细胞被周边组织吸收后,受损心肌无法获得足量的新生心肌细胞予以补充,与此同时,增殖能力旺盛的成纤维细胞会取代填充受损区域,造成心肌组织瘢痕化、纤维化并形成室壁瘤,收缩性的丧失导致心脏射血功能严重受损。随后,心室在心肌损伤和心脏超负荷做功的双重刺激下发生重塑,最终导致心脏泵功能衰竭。传统治疗手段（如药物溶栓，经皮支架植入或外科冠状动脉旁路移植术等）只能在增加氧供、减轻缺血负担方面发挥作用，而无法从根本上解决心肌细胞丢失的问题，致使心肌损伤后心力衰竭的发病率居高不下。因此，临床迫切需要新的途径治疗心肌损伤乃至由其导致的心力衰竭，在此背景下，心血管再生医学逐步兴起。

再生医学（regeneration medicine）是在传统医学的基础上，利用细胞生物学、发育生物学、分子生物学、材料科学，以及生物医学工程等学科的原理与方法，促进机体自我修复与再生，或构建新的组织与器官以维持、改善，最终修复损伤组织和器官功能的一门交叉学科。就心脏疾病而言，再生医学的目标是利用再生医学手段，在细胞、组织，乃至器官水平实现对受损心脏结构和功能的修复，改善心脏病患者的疾病预后和生活质量。

1. **心肌再生的生物学基础** 在自然界，蝾螈和斑马鱼作为低等脊椎动物，拥有出色的器官再生能力，能实现肢体、尾部、心脏等复杂结构在受损后的再生；这为探索再生现象提供了理想的模型。蝾螈的心肌损伤后，心肌细胞会发生去分化，表现为心肌特异标志物的消失和肌节蛋白的降解；将蝾螈心肌细胞移植到其正在再生的肢体中，1d 后心肌细胞特异表达的肌球蛋白重链、肌钙蛋白 T 等都会消失，经过 15d 的再生后上述心肌细胞标志物会再次出现。研究人员认为，心肌受损后，蝾螈大多数心肌细胞能够重新进入有丝分裂的 S 期，约有三分之一的心肌细胞能够完成一次或多次细胞分裂，从而实现对损伤心肌的修复。

斑马鱼的心肌再生过程和蝾螈相似，如果切除成年斑马鱼的心室尖部分（占心室面积的20%），缺损可在 2 个月内完全再生。通过 BrdU 标记、免疫荧光定位、遗传追踪等技术可以确认，斑马鱼心脏受损后的再生通过心肌细胞数目增加实现，但新生心肌细胞的来源一直在学界争论不休。最初的观点认为，斑马鱼新生的心肌细胞来源于心肌细胞去分化后的自我增殖；并且在斑马鱼心室尖切除术后，几乎在整个心脏范围内都存在心肌细胞去分化的现象。Poss 等在其随后的工作中揭示了斑马鱼心肌再生需要激活心外膜；随后 Kikuchi 等通过荧光标记技术，发现斑马鱼心肌损伤再生过程中心外膜下的心室肌细胞表达了

GATA4,同样提示心外膜细胞很可能是心肌再生的重要来源。

与斑马鱼不同，成年哺乳动物损伤后会在损伤部位形成纤维瘢痕。目前的观点认为，成年鱼类和哺乳动物心肌再生能力的差异可能是两种生物心脏解剖结构和心肌细胞性质不同所致。哺乳动物心脏是四腔心、双循环、心脏负荷大；而鱼类心脏是两腔心、单循环、心脏负荷相对要小。另外，斑马鱼心脏中的心肌细胞终生都保持单核状态，并且具有明显的再生能力；而小鼠的心肌细胞出生后很短的时间内就会有 90% 的心肌细胞，通过 DNA 复制及单纯核分裂（细胞质不分裂）成为双核细胞。在小鼠体内应用多种同位素质谱分析心肌更新速率，结果显示小鼠心肌细胞的更新速率非常低（每年新生心肌细胞的比例在年轻成年鼠中为 5.5%,老年鼠中则为 2.6%）。这提示哺乳动物心脏可能具有一定的更新能力，但不足以应对心脏损伤。2011 年，美国西南医学中心的 Eric Olson 课题组发现，将 1 日龄的小鼠的心室尖部切除，心肌组织会在 21d 内像成年斑马鱼一样呈现出无瘢痕的完全再生修复。而对出生 7d 的小鼠实施心尖切除，则会引发纤维化和瘢痕修复，不能观察到心尖再生的现象，这与成年鼠心肌损伤后的情况相同。将损伤模式更换为更富有现实意义的心肌梗死模型（结扎冠状动脉左前降支）后，研究人员进一步印证了上述现象。当前的观点认为成年哺乳动物个体在环境暴露下，纤维化能够更高效地发挥作用，并能为机体提供更多的生存保障；与纤维化相比，再生需要消耗大量的能量及更长的时间，不利于及时阻止体液流出和抑制外界细菌感染，所以成年哺乳动物心肌的再生能力受到了抑制可能是进化选择的结果。

2. **人类心肌细胞的更新与再生** 传统观点认为人类心脏是终末分化器官，成年之后心肌细胞通过肥大实现器官体积的增长，而心肌细胞无增殖更新能力。然而近年来的研究证明，出生后人类的心肌细胞不会一成不变。有研究指出心肌梗死后和严重心力衰竭的患者心肌细胞都出现分裂增殖现象，但是这种细胞分裂现象比较有限，不能完全代偿损失的心肌。

2009 年有研究者利用放射性 ^{14}C 渗入来评估人体心肌细胞的更新速度的研究，为人类成年个

体心肌细胞的更新提供了最为直接的证据。通过计算在 1955 年到 1963 年的原子弹实验中泄露出的 ^{14}C 在渗入人类 DNA 中之后的半衰期，研究人员估算出了人类心肌细胞在成年个体中的更新速度：20 岁时心肌细胞年更新率为 1%，随着年龄的增长，年更新率相应下降，到 75 岁时年更新率为 0.45%；在人的一生中，有大约 45% 的心肌是出生之后再生出来的。另外，在一组分析癌症患者组织样本的实验中，通过检测 19 岁到 104 岁癌症患者的碘苷渗入率，发现人体每年有约 22% 的心肌细胞发生更新。由于技术差异，两个研究得出的心肌细胞更新速率不同，但均表明人类个体成年之后心肌细胞依然能够发生可测量的更新，只是这种更新能力非常有限，不足以应对心脏受损后对心肌细胞在短时间内的大量需求。

二、心血管再生医学的临床策略

再生医学干预的角度在心肌损伤阶段和终末期心力衰竭阶段有所差异。一般来讲，心肌损伤阶段可以开展治疗性血管新生、细胞移植、原位激活心肌细胞增殖、心肌组织块移植以补给受损心肌细胞并促进损伤部位的血运重建。而如果心脏发生泵衰竭之后，则需要心脏移植和植入人工心脏，在器官水平，实现对整个心脏在结构和功能上的辅助或替代。下文将从细胞、组织、器官等层面出发，就心脏的再生加以阐述。

1. **治疗性血管新生**　相当一部分心肌组织病变为冠状动脉堵塞引发的心肌缺血、缺氧所致，因此改善心肌缺血、提高心肌再灌注是这类心肌病变的主要治疗方向。近年来，血管发生的基础研究领域所取得的一些重大进展，为缺血性心脏病的治疗开启了新的思路。大量研究发现，组织器官在缺血、缺氧的刺激下，会导致多种血管生长因子的表达升高，促进缺血组织内一些原有的侧支血管的开放和新生血管的形成。所谓的治疗性血管新生是指人为在缺血部位导入外源性血管生长因子，诱导心肌新生血管的发育，提高组织内侧支循环的代偿能力，形成安全有效的"生物旁路"。目前常用的治疗性血管新生的方法有重组蛋白治疗、基因治疗、干细胞治疗及激光血运重建等。

（1）重组蛋白治疗：在心肌缺血部位定向注射人工重组血管生长因子，经过一系列复杂的基质重构过程，形成新生的血管，称之为重组蛋白治疗。目前研究中最为看好的血管生长因子包括血管内皮生长因子家族、成纤维细胞生长因子家族、转化生长因子 β、血小板源性生长因子、肝细胞生长因子、血管生长素和血管形成素等。

（2）基因治疗：直接注射的血管生长因子在体内半衰期短，单次注射效果难以持久，若剂量过大则有引起致命性低血压、蛋白尿等并发症的风险。因此，在直接注射血管生长因子取得一定疗效后，人们又开始探索将促血管生长因子的基因直接导入到缺血的心肌组织的途径，以期获得原位持续性高效率表达血管生长因子的作用。

基因治疗最主要的难点在于基因载体的优化。目前研究中常用的载体大致可分为病毒和非病毒载体两大类。病毒载体具有较高的转染效率，但存在着载体容量有限、易诱发机体免疫反应和存在插入突变致畸致瘤的风险，因而在临床上的推广受到限制。非病毒载体包括裸 DNA 质粒、脂质体、多聚物/DNA 复合物、磁性纳米颗粒等。相比之下，非病毒载体虽然转染效率不如病毒载体，但具有相对安全、无免疫原性、不受载体容量限制、制备简便等优点，受到许多研究人员和临床医生的青睐。当下也有研究通过移植携带血管内皮生长因子等促进血管新生基因的细胞至心肌梗死周边区域，再以旁分泌的方式加强分泌血管新生相关因子，实现在补给细胞的同时促进心肌建立侧支循环，恢复心功能。

（3）激光心肌血运重建：激光心肌血运重建在 20 世纪八九十年代曾经热极一时，即结合仿生学原理和激光的高能特性，在心脏表面用激光打孔，使左室氧合血能够经这些孔道直接灌注心肌，同时促进侧支循环的形成。1981 年 Mirhoseeini 等人首先报道了用低能二氧化碳激光打孔，不仅改善动物缺血心肌的血液灌注，而且能防止孔道内纤维组织的过度增生，从此掀起了激光心肌血运重建试验和临床研究的热潮。尽管有临床研究表明，激光心肌血运重建可以一定程度地缓解心绞痛、提高运动耐量、增加缺血心肌的灌注；但后续的一些研究表明，激光心肌血运重建并不能降低冠心病患者的心肌梗死发生率，也没有降低病死率，且没有令人信服的证据证明激光心肌血运重建能显著改善心功能。

2. 细胞层面的心脏再生

（1）细胞移植：作为人体再生能力最差的器官之一，缺血缺氧、病毒感染、炎症等任何原因导致的心肌细胞的大量丢失都会导致心功能下降，并进而逐渐进展成心力衰竭。从再生角度而言，解决这一问题最为直接的思路就是在受损部位补给功能相同的细胞，因此细胞移植是心肌再生开展最为广泛的研究之一。细胞移植面临的第一个问题便是"种子"细胞的选择，一般来说，种子细胞需要具备如下特点：

1）较强的自我更新能力；

2）多向或定向分化潜能；

3）易于体外培养扩增；

4）能够规避免疫排斥反应；

5）能与宿主心肌细胞发生整合。

目前世界各地的科研工作者和临床医生正采用多种生物学技术，尝试将多种组织来源的细胞进行自体心肌移植，修复受损心肌组织。已开展心肌梗死移植治疗的细胞主要有胚胎干细胞、骨髓间充质干细胞、造血干细胞、心脏祖细胞和诱导多能干细胞等。鉴于细胞移植在心血管疾病治疗中的重要性和广阔的未来应用前景，本教材单独设立了"细胞移植"一节，细胞移植在心血管疾病再生治疗中的相关内容可参见本章第三节"细胞移植"。

干细胞治疗心脏疾病一直以来是再生医学领域争议较大的话题。随着谱系追踪（lineage tracing）技术的发展，研究人员利用特异性荧光标记转基因小鼠，证实 c-kit 心脏干细胞在心肌再生中没有发挥作用。研究者指出，心脏内不存在"心脏干细胞"，曾被称为"心脏干细胞"的其实是血管内皮细胞或者免疫细胞，并且该部分细胞不具有分化成心肌细胞的能力，这也为该领域持续了将近二十年的纷争画上了休止符。最新的研究则提示，移植的干细胞往往是通过诱发免疫反应而促进心肌修复的，注射干细胞碎片，甚至免疫促进分子（如：酵母多糖）同样可以促进受损心肌组织修复。同时，免疫应答启动后心脏修复的促进是通过募集巨噬细胞和调节胞外基质来实现的。这为细胞移植治疗的研究提供了新的思路。

（2）非心肌细胞重编程：将心脏组织中的非心肌细胞重编程为心肌细胞是修复心肌损伤的一种理想模式，目前相关基础研究已经初现端倪。人类的心脏由心肌细胞、心脏成纤维细胞、上皮细胞、血管平滑肌细胞等多种类型的细胞构成，其中心肌细胞占 30% 左右，心脏成纤维细胞则占 60%~70%。心脏成纤维细胞对心脏起到结构支撑和分泌细胞因子及信号分子的作用，当心肌组织受到损伤时心脏成纤维细胞参与瘢痕的形成。如果能够直接将心脏成纤维细胞重编程为搏动的心肌细胞，那么大量的内源性心脏成纤维细胞将成为再生治疗中心肌细胞募集的重要潜在来源。

细胞重编程是指分化细胞在特定条件下重新恢复为具备分化能力的干细胞，或者直接转变为其他类型细胞的过程；这一理念伴随日本学者 Yamanaka 创造出诱导多能干细胞（iPSC 或 iPS 细胞）而备受关注。所谓诱导多能干细胞，就是通过人工诱导（主要通过重新表达 OCT4、SOX2、KLF4 和 MYC 四种转录因子），导致特异细胞去分化、重编程，所获得的具备多向分化潜能的干细胞。目前人们已经实现将人类成纤维细胞诱导得到的 iPS 细胞诱导分化为包括心肌细胞在内的多种细胞类型，为心肌损伤的细胞治疗提供了新的选择。

尽管 iPS 细胞能够分化为心肌细胞，但这种方法应用于患者的最大障碍是 iPS 细胞的致畸性和转录因子的致癌性；此外，注射细胞的排斥性、心肌细胞的重编程效率以及外源细胞是否能够成功转移并整合入受损心肌等都是需要面对的棘手难题。为了克服这些困难，研究人员开始探索直接重编程心脏自身的成纤维细胞为功能性心肌细胞，从而降低瘢痕的形成，并在心肌梗死区域产生新的心肌层。最新的研究结果发现，GATA4、MEF2C 和 TBx5 三种转录因子组合能够将小鼠心脏和皮肤成纤维细胞重编程为心肌细胞样细胞，重编程率约为 5%~7%。经过 4~5 周的培养，只有少部分的细胞可以出现自发搏动，并且这种方法的效率很不稳定。而在加入转录因子 HAND2 后，这一重编程的效率增加到 20%，并且研究提示新生的心肌细胞样细胞似乎是不需要经过干细胞的中间状态而直接重编程自成纤维细胞。完成重编程的成纤维细胞同时表达心室肌和心房肌基因；同时成纤维细胞特异的基因表达发生下调，且部分细胞表现出电特性和钙瞬变。

在此之后也有学者发现,心脏特异的 microRNA(miR-1, miR-133, miR-208 和 miR-499)同样能够诱导心肌成纤维细胞重编程为心肌细胞。microRNA 在基因操作层面具有更大的简便性,并且可能摆脱对病毒载体的依赖,这一发现很可能对提高诱导的生物安全性和简化重编程诱导因子的操作具有重要意义。

3. 免疫反应与心肌再生 几乎所有的损伤都可以引发免疫炎症反应,从而保护机体免受病原微生物的侵害。哺乳动物的心肌受损后,机体同样会触发急性炎症反应:受损心脏中的免疫细胞被募集调动,完成对死亡细胞碎片的吞噬和清理,同时,免疫细胞还会释放大量的细胞因子,实现与周围细胞的相互作用,参与调控损伤修复过程。出生 1d 的小鼠其心脏具有强大的再生能力,心肌损伤后能够实现心脏的完全再生,这为研究哺乳动物心肌再生提供了理想的动物模型。在新生小鼠心肌损伤后,急性炎症的启动能够促进小鼠心肌细胞增殖和心脏再生;但就成年小鼠而言,心肌受损后的炎症反应往往对心肌再生修复发挥了抑制作用,并促进了纤维瘢痕的形成。因此,通过调控免疫反应来实现对心肌损伤后的及时修复具有重要意义。

在急性免疫应答促进心肌再生过程中,作为心脏中含量最丰富的免疫细胞——巨噬细胞,在其中起到了重要的作用。巨噬细胞可以通过促进小鼠心肌梗死区域的血管新生,来促进心肌损伤后的修复。近些年来,对心脏中巨噬细胞的分型逐渐成为学者们研究的热点。心脏中主要存在两种类型的巨噬细胞:一种是心脏驻留的巨噬细胞,该类巨噬细胞来源于胚胎时期的卵黄囊和肝脏,通过自我增殖实现更新,是心脏固有的免疫细胞;第二种是自循环招募而来的巨噬细胞,该类巨噬细胞由骨髓来源的单核分化形成,在心脏应激情况下被招募富集。目前的研究表明,驻留巨噬细胞和招募而来的巨噬细胞在应对损伤后的基因表达是不同的,其中驻留巨噬细胞虽然在心脏中占比较小,却在维持心脏免疫稳态、促进心脏损伤后修复中发挥了极其重要的作用。此外,新生小鼠和成年小鼠心肌损伤后巨噬细胞浸润类型也存在差异,将新生小鼠心脏巨噬细胞注射入成年心梗小鼠体内,能够有效地促进成年小鼠心梗后的心脏再生,这也为临床上治疗心肌梗死提供了新的视角和思路。

4. 胞外基质调节心脏再生 胞外基质是一类由各种蛋白质组成的有组织的、动态的网状结构,其在调节心脏再生中的作用被逐渐发掘。目前的研究表明,胞外基质具有复杂的生物学效应,如能够影响心肌细胞的增殖和迁移、调节细胞间信号的传递和各种分泌因子的表达等。最近,Bassat 等人研究发现 Agrin 这种细胞外基质的组分,能够有效地改善心梗后的心脏修复。Agrin 可以通过促进心肌细胞的增殖来减小成年小鼠心梗后的心肌梗死面积,促进心功能的恢复,为临床干预靶点的制备提供了理论基础。尽管如此,胞外基质作为维持心脏间结构的复杂成分,其能够在多大程度上促进体内组织再生仍不清楚,是否能够作为内源性独立治疗的手段仍有待进一步研究。

5. 心肌组织工程 心肌组织工程是着眼于组织水平上的心肌结构和功能再生的新型技术。

Langer 和 Vacanti 首先提出在人工支架上种植细胞,形成功能性结构以用于修复损伤的器官或组织,此为组织工程学的滥觞。相对于其他组织器官的组织工程而言,心肌组织工程难度更大。就结构而言,心肌组织细胞成分复杂,包含心肌细胞、内皮细胞、血管平滑肌细胞以及成纤维细胞等成分;就功能而言,心肌需要不停地泵血做功,处于持续的高代谢状态,心肌细胞间需要缝隙连接以快速地完成电信号的传导。因此,传统的二维的细胞培养方法无法满足心肌组织所需要的代谢物质以及电学和物理学环境,心肌组织的构建需要不同于细胞培养的方法,目前常用的构建方法主要有以下几种:

(1)经典组织工程方法:经典的组织工程方法是在体外将合适的种子细胞种植于支架材料培养以期构建出所需要的组织,然后将构建的组织移植入体内,补充或替代损害组织。其理论基础是适当的支架材料能为细胞的生长提供支持,同时新产生的细胞外基质逐步替代不断降解的支架材料进而形成理想的组织。已有的研究提示,对于经典组织工程方法而言,心肌组织块移植后的存活率低可能是影响其治疗效果的主要障碍。

（2）液态化水凝胶培养：液态化基质培养法利用心肌细胞能在高密度的液态水凝胶内自发聚集成细胞集落的特性，在细胞与水凝胶的相互作用过程中，使多个细胞集落融合成一个功能性的合胞体。虽然这种方法能在体外构建出不同几何形状的具有较强收缩功能的心肌组织，但其不可避免的需要动物源性材料的参与，可能诱发严重的排斥反应；此外，与经典组织工程方法类似，同样存在移植后的心肌组织存活率低的缺陷。

（3）单层细胞片叠加：温度敏感生物材料的出现为细胞片的构建提供了可能，这种温度敏感性材料37℃时具有疏水性，此时单层细胞能贴附于温度敏感材料表面，低于32℃时具有亲水性，此时贴壁的单层细胞能从温度敏感材料脱离形成细胞片。细胞片叠加法的优点是避免了生物材料应用，而且避免了消化酶对细胞间连接的破坏而更好地保护了细胞之间的电信号转导以及收缩功能，其主要缺点是叠加层数有限，而且叠加的细胞片易碎而不方便临床应用。

（4）去细胞心脏重细胞化：Taylor研究小组2008年报道了一种全新的构建方法，通过冠状动脉灌注消化酶去除心脏内的细胞成分而仅保留细胞外支架，然后灌注合适比例的心肌细胞及内皮细胞成分在生物反应器内培养，术后第4天即可观察到心脏收缩，第8天给予合适的前负荷和电刺激即可产生相当于正常心脏2%的收缩功能。本方法的最大优势是通过灌流去细胞保留了较完整的细胞外基质，天然的细胞外基质能为心肌细胞的存活以及功能发挥提供最佳的环境，而且通过这种方法可以构建整个心脏。不足之处在于灌注的细胞较难在残留的细胞外基质中有机地重排而形成完整的功能合胞体；并且灌注干细胞是否能在这种细胞外基质环境中分化为成熟的心肌细胞以及血管内皮细胞也不得而知。

6. 器官替代与人工心脏 心脏移植是终末期心力衰竭最有效的治疗手段，但由于供体来源的受限，心力衰竭患者在等待过程中6个月死亡率为21%，12个月的死亡率为47%，而心室辅助装置主要作为心脏移植前的过渡支持和永久替代治疗使用，能显著提高终末期心力衰竭患者的生存率和生活质量。截至2009年，在美国约有22%的心脏移植患者在移植前接受过心室辅助循环支

持，预计未来有4万~20万心力衰竭患者将通过安装心室辅助装置后获得合适的供体心脏。因此，无论是心脏病患者，还是临床医生和生物医学工作者，均渴望用机械性装置暂时或永久地代替自然心脏维持机体血液循环，挽救患者生命，这种机械性心室辅助装置即人工心脏。人工心脏可分为全人工心脏和心室辅助装置。全人工心脏一般要把患者的衰竭心脏切除，由一个全人工心脏置换，而心室辅助则保留患者的自然心脏。人工心脏的出现在一定程度上实现了心脏在器官水平的再生，人工心脏的研发设计医学和工程学的方方面面，内容庞杂，具体可见相关章节。

三、现有争议与未来展望

心血管再生医学为受损心肌的结构与功能再生提供了新的治疗手段和思路，显示出十分诱人的临床应用前景。但几乎所有新技术产生和成熟都会经历从奔走相告到垂头丧气，再到理性面对的过程。尽管从理论上讲，再生医学治疗可用于修复替代受损或老化的器官，也有大量基础及临床研究一定程度度证实其治疗效果；但是心血管再生医学仍然面临大量争议，其大规模应用前景依然并不明朗。

1. 种子细胞的选择 无论是使用成肌细胞、骨髓干细胞抑或胚胎干细胞，都存在副作用、治疗效果、细胞来源、分化潜能，乃至伦理学等问题，因此，心肌再生的细胞来源仍不理想，仍有待于基础研究的科学家和临床医生的探索。自体骨骼肌细胞来源的成肌细胞是最早应用于心脏再生的细胞源，但由于该类细胞植入宿主后易诱发恶性心律失常而很快被淘汰。骨髓来源的单核细胞是目前临床研究最多的细胞类型，尽管其可自体获得，无需培养扩增，但多个荟萃分析发现其对心脏功能的改善收效甚微。备受瞩目的iPS细胞尽管在细胞来源、诱导分化为心肌细胞方面优势巨大，但其制备过程的病毒载体、植入后的致瘤性等生物安全问题依然是未能跨越的门槛。新近中国科学家实现利用小分子物质成功诱导iPS细胞产生，解决了病毒载体所带来的生物安全隐患，受到了业界的广泛关注，这一工作可能将加快将iPS细胞推向心血管再生医学应用领域的步伐。

2. 种子与土壤 对于移植细胞或组织工程

心肌而言,除了需要理想的种子,还必须有合适的土壤:移植的微环境。在已经瘢痕化的心肌梗死部位种植细胞,就如同在沙漠中撒种,即便存留,也很难存活。因此在积极再灌注治疗的基础上,将细胞或组织工程心肌移植与基因治疗、血管生成治疗等结合起来,优化综合治疗方案,方有可能起到最佳治疗效果。

3. **治疗的导入与调控** 尽管细胞移植和基因治疗应用于心血管疾病历经近 20 年的研究,可是目前依然没有找到一种非常理想的细胞注射途径和合适的可调控基因载体。以心肌直接注射法为例,有研究认为约 90% 的细胞直接从注射部位漏出,或者被血液循环冲走;移植到心脏后的细胞滞留率在不同研究中差异很大;而经冠状动脉注射,或经心内膜注射与心肌注射效果的比较,也有待临床试验进一步探索。对于基因治疗而言,目前常用的注射途径有外周静脉注射、经导管冠状动脉内注射、经导管心内膜下注射、直视下心肌注射、心包内注射等;同样面临导入途径靶向性和安全性方面的争议。另一方面,进入体内的细胞或基因如何加以调控,向着治疗所期望的方向生长、迁移、分化依然是所有生物治疗所面临的巨大难题。

4. **生物安全性问题** 尽管有报道指出细胞移植对于缺血性心肌病具有积极的治疗作用;然而也有研究发现,细胞移植以后有出现心律失常、微血管栓塞、局部钙化、形成肿瘤样血管等的风险。基因治疗与原位诱导非心肌细胞转分化目前尚不能完全摆脱对病毒载体的依赖,并且导入的基因如果因得不到恰当控制而过量表达会导致肿瘤的发生,其带来的生物安全问题不言而喻。

5. **组织工程心肌面临的前景** 理想的组织工程心肌应当尽可能模拟自体心肌的结构与功能,而且能与自体心肌在电、机械和功能方面整合形成功能合胞体才能改善心脏功能。目前组织工程心肌的研究虽然取得了一定进展,但目前仍处于起步阶段,进入临床研究和应用还有许多问题尚待解决。

由于心肌组织处于持续的高代谢状态,正常心肌组织具有丰富的血管网络以支持血供;血管化不足被认为是组织工程心肌发展的最大挑战,目前包括生物反应器在内的构建体系仅能依靠物质的弥散作用提供营养及氧气,因此构建的心肌厚度尚未超过 200μm,不具备临床应用价值。植入灌流管道增加心肌细胞的供氧,添加血管新生生长因子虽然一定程度提高了植入组织块的存活,但与构建具有临床意义的心肌组织尚存在距离。

除血管化不足外,组织工程心肌与受体心肌的电生理整合是另一挑战。正常心肌细胞通过缝隙连接形成各向异性功能合胞体,外源性的心肌细胞必须与自身心肌细胞之间构成正常的缝隙连接以完成电信号的正常传导和整合。目前有较多研究证实组织工程心肌能与受体心脏形成部分性电整合,这种部分性整合虽然加强了两者之间的联系,但不同电生理特性心肌之间的连接可能引起整体心脏电活动的不均一性,进而诱发心律失常。目前所有的组织工程心肌动物实验都在小动物模型完成,关于心律失常的实验需要在大动物模型进一步验证;因此,在构建心肌组织时需要进一步考虑其电生理特性。

此外,目前作为重要组成部分的种子细胞和支架材料都存在不同方面的缺陷,与理想状态之间还有很大的距离。心肌的组织工程学是一项跨学科领域的研究,需要生物学、工程学和医学的相互交叉融合,因此,组织工程心肌成功应用于临床需要相关学科研究者的共同努力才能实现。

(胡盛寿)

参 考 文 献

1. He J, Gu D, Wu X, et al. Major causes of death among men and women in China. N Engl J Med, 2005, 353(11): 1124-1134.

2. Goldstein S, Fagerberg B, Hjalmarson A, et al. Metoprolol controlled release/extended release in patients with severe heart failure: analysis of the experience in the MERIT-HF study. J Am Coll Cardiol, 2001, 38(4): 932-938.

3. O'Connor CM, Velazquez EJ, Gardner LH, et al. Comparison of coronary artery bypass grafting versus medical therapy on long-term outcome in patients with

ischemic cardiomyopathy（a 25-year experience from the Duke Cardiovascular Disease Databank）. Am J Cardiol, 2002, 90（2）: 101-107.

4. Henry TD, Annex BH, McKendall GR, et al. The VIVA trial: Vascular endothelial growth factor in Ischemia for Vascular Angiogenesis. Circulation, 2003, 107（10）: 1359-1365.

5. Mirhoseini M, Cayton MM. Revascularization of the heart by laser. J Microsurg, 1981, 2（4）: 253-260.

6. Menasche P, Hagege AA, Vilquin JT, et al. Autologous skeletal myoblast transplantation for severe postinfarction left ventricular dysfunction. J Am Coll Cardiol, 2003, 41（7）: 1078-1083.

7. Siminiak T, Kalawski R, Fiszer D, et al. Autologous skeletal myoblast transplantation for the treatment of postinfarction myocardial injury: phase I clinical study with 12 months of follow-up. Am Heart J, 2004, 148（3）: 531-537.

8. Kajstura J, Rota M, Whang B, et al. Bone marrow cells differentiate in cardiac cell lineages after infarction independently of cell fusion. Circ Res, 2005, 96（1）: 127-137.

9. Asahara T, Murohara T, Sullivan A, et al. Isolation of putative progenitor endothelial cells for angiogenesis. Science, 1997, 275（5302）: 964-967.

10. Murohara T, Ikeda H, Duan J, et al. Transplanted cord blood-derived endothelial precursor cells augment postnatal neovascularization. J Clin Invest, 2000, 105（11）: 1527-1536.

11. Rafii S. Circulating endothelial precursors: mystery, reality, and promise. J Clin Invest, 2000, 105（1）: 17-19.

12. Rafii S, Lyden D, Benezra R, et al. Vascular and haematopoietic stem cells: novel targets for anti-angiogenesis therapy？ Nat Rev Cancer, 2002, 2（11）: 826-835.

13. Rafii S, Lyden D. Therapeutic stem and progenitor cell transplantation for organ vascularization and regeneration. Nat Med, 2003, 9（6）: 702-712.

14. Kocher AA, Schuster MD, Szabolcs MJ, et al. Neovascularization of ischemic myocardium by human bone-marrow-derived angioblasts prevents cardiomyocyte apoptosis, reduces remodeling and improves cardiac function. Nat Med, 2001, 7（4）: 430-436.

15. Friedenstein AJ, Piatetzky S II, Petrakova KV. Osteogenesis in transplants of bone marrow cells. J Embryol Exp Morphol, 1966, 16（3）: 381-390.

16. Wakitani S, Saito T, Caplan AI. Myogenic cells derived from rat bone marrow mesenchymal stem cells exposed to 5-azacytidine. Muscle Nerve, 1995, 18（12）: 1417-1426.

17. Rangappa S, Entwistle JW, Wechsler AS, et al. Cardiomyocyte-mediated contact programs human mesenchymal stem cells to express cardiogenic phenotype. J Thorac Cardiovasc Surg, 2003, 126（1）: 124-132.

18. Deng W, Han Q, Liao L, et al. Allogeneic bone marrow-derived flk-1+Sca-1- mesenchymal stem cells leads to stable mixed chimerism and donor-specific tolerance. Exp Hematol, 2004, 32（9）: 861-867.

19. Di Nicola M, Carlo-Stella C, Magni M, et al. Human bone marrow stromal cells suppress T-lymphocyte proliferation induced by cellular or nonspecific mitogenic stimuli. Blood, 2002, 99（10）: 3838-3843.

20. Planat-Benard V, Menard C, Andre M, et al. Spontaneous cardiomyocyte differentiation from adipose tissue stroma cells. Circ Res, 2004, 94（2）: 223-229.

21. Su W, Zhang H, Jia Z, et al. Cartilage-derived stromal cells: is it a novel cell resource for cell therapy to regenerate infarcted myocardium？ Stem Cells, 2006, 24（2）: 349-356.

22. Abedin M, Tintut Y, Demer LL. Mesenchymal stem cells and the artery wall. Circ Res, 2004, 95（7）: 671-676.

23. Kucia M, Dawn B, Hunt G, et al. Cells expressing early cardiac markers reside in the bone marrow and are mobilized into the peripheral blood after myocardial infarction. Circ Res, 2004, 95（12）: 1191-1199.

24. Erbs S, Linke A, Adams V, et al. Transplantation of blood-derived progenitor cells after recanalization of chronic coronary artery occlusion: first randomized and placebo-controlled study. Circ Res, 2005, 97（8）: 756-762.

25. Wollert KC, Meyer GP, Lotz J, et al. Intracoronary autologous bone-marrow cell transfer after myocardial infarction: the BOOST randomised controlled clinical trial. Lancet, 2004, 364（9429）: 141-148.

26. Meyer GP, Wollert KC, Lotz J, et al. Intracoronary bone marrow cell transfer after myocardial infarction: eighteen months' follow-up data from the randomized, controlled BOOST（Bone marrow transfer to enhance ST-elevation infarct regeneration）trial. Circulation, 2006, 113（10）: 1287-1294.

27. Lunde K, Solheim S, Aakhus S, et al. Intracoronary injection of mononuclear bone marrow cells in acute myocardial infarction. N Engl J Med, 2006, 355（12）: 1199-1209.

28. Doetschman TC, Eistetter H, Katz M, et al. The in vitro development of blastocyst-derived embryonic stem cell lines: formation of visceral yolk sac, blood islands and myocardium. J Embryol Exp Morphol, 1985, 87: 27-45.

29. Klug MG, Soonpaa MH, Koh GY, et al. Genetically selected cardiomyocytes from differentiating embronic stem cells form stable intracardiac grafts. J Clin Invest, 1996, 98 (1): 216-224.

30. Thomson JA, Itskovitz-Eldor J, Shapiro SS, et al. Embryonic stem cell lines derived from human blastocysts. Science, 1998, 282 (5391): 1145-1147.

31. Kehat I, Kenyagin-Karsenti D, Snir M, et al. Human embryonic stem cells can differentiate into myocytes with structural and functional properties of cardiomyocytes. J Clin Invest, 2001, 108 (3): 407-414.

32. Kehat I, Khimovich L, Caspi O, et al. Electromechanical integration of cardiomyocytes derived from human embryonic stem cells. Nat Biotechnol, 2004, 22 (10): 1282-1289.

33. Abe H, Takeda N, Isagawa T, et al. Macrophage hypoxia signaling regulates cardiac fibrosis via Oncostatin M. Nat Commun, 2019, 10: 2824.

34. Ben-Mordechai T, Holbova R, Landa-Rouben N, et al. Macrophage subpopulations are essential for infarct repair with and without stem cell therapy. J Am Coll Cardiol, 2013, 62: 1890-1901.

35. Dick SA, Macklin JA, Nejat S, et al. Self-renewing resident cardiac macrophages limit adverse remodeling following myocardial infarction. Nat Immunol, 2019, 20: 29-39.

36. He L, Han M, Zhang Z, et al. Reassessment of c-Kit (+) Cells for Cardiomyocyte Contribution in Adult Heart. Circulation, 2019, 140: 164-166.

37. Li Y, Li H, Pei J, et al. Transplantation of murine neonatal cardiac macrophage improves adult cardiac repair. Cell Mol Immunol, 2020.

38. Wakitani S, Takaoka K, Hattori T, et al. Embryonic stem cells injected into the mouse knee joint form teratomas and subsequently destroy the joint. Rheumatology (Oxford), 2003, 42 (1): 162-165.

39. Kolossov E, Bostani T, Roell W, et al. Engraftment of engineered ES cell-derived cardiomyocytes but not BM cells restores contractile function to the infarcted myocardium. J Exp Med, 2006, 203 (10): 2315-2327.

40. Beltrami AP, Barlucchi L, Torella D, et al. Adult cardiac stem cells are multipotent and support myocardial regeneration. Cell, 2003, 114 (6): 763-776.

41. Oh H, Bradfute SB, Gallardo TD, et al. Cardiac progenitor cells from adult myocardium: homing, differentiation, and fusion after infarction. Proc Natl Acad Sci U S A, 2003, 100 (21): 12313-12318.

42. Martin CM, Meeson AP, Robertson SM, et al. Persistent expression of the ATP-binding cassette transporter, Abcg2, identifies cardiac SP cells in the developing and adult heart. Dev Biol, 2004, 265 (1): 262-275.

43. Cai CL, Liang X, Shi Y, et al. Isl1 identifies a cardiac progenitor population that proliferates prior to differentiation and contributes a majority of cells to the heart. Dev Cell, 2003, 5 (6): 877-889.

44. Laugwitz KL, Moretti A, Lam J, et al. Postnatal isl1+ cardioblasts enter fully differentiated cardiomyocyte lineages. Nature, 2005, 433 (7026): 647-653.

45. Zimmermann WH, Didie M, Wasmeier GH, et al. Cardiac grafting of engineered heart tissue in syngenic rats. Circulation, 2002, 106 (12 Suppl 1): I151-157.

46. Shimizu T, Yamato M, Isoi Y, et al. Fabrication of pulsatile cardiac tissue grafts using a novel 3-dimensional cell sheet manipulation technique and temperature-responsive cell culture surfaces. Circ Res, 2002, 90 (3): e40.

47. Narmoneva DA, Vukmirovic R, Davis ME, et al. Endothelial cells promote cardiac myocyte survival and spatial reorganization: implications for cardiac regeneration. Circulation, 2004, 110 (8): 962-968.

48. Bettencourt-Dias M, Mittnacht S, Brockes JP. Heterogeneous proliferative potential in regenerative adult newt cardiomyocytes. J Cell Sci, 2003, 116 (Pt 19): 4001-4009.

49. Giardoglou P, Beis D. On zebrafish disease models and matters of the heart. Biomedicines, 2019, 7 (1): 15.

50. Poss KD, Wilson LG, Keating MT. Heart regeneration in zebrafish. Science, 2002, 298 (5601): 2188-2190.

51. Kikuchi K, Holdway JE, Werdich AA, et al. Primary contribution to zebrafish heart regeneration by gata4 (+) cardiomyocytes. Nature, 2010, 464 (7288): 601-605.

52. Porrello ER, Mahmoud AI, Simpson E, et al. Transient regenerative potential of the neonatal mouse heart. Science, 2011, 331 (6020): 1078-1080.

53. Jopling C, Sleep E, Raya M, et al. Zebrafish heart regeneration occurs by cardiomyocyte dedifferentiation and proliferation. Nature, 2010, 464 (7288): 606-609.

54. Bergmann O, Bhardwaj RD, Bernard S, et al. Evidence for cardiomyocyte renewal in humans. Science, 2009, 324 (5923): 98-102.

55. Bergmann O, Zdunek S, Felker A, et al. Dynamics of cell regeneration and turnover in the human heart. Cell, 2015, 161 (7): 1566-1575.

第七章 微创心脏外科手术

第一节 微创心脏瓣膜外科

"微创"作为一种理念,并没有明确的定义。随着心脏外科技术的发展,"微创"也被不断赋予新的内涵。狭义的"微创"特指手术切口的缩小。相对于常规手术,避免正中切开胸骨,维持了胸廓稳定性的手术就是"微创";而广义的"微创"则不仅局限于手术切口和路径的重新设计和规划,更涵盖了器官功能的保护以及代谢稳态的维持等,涉及外科手术、麻醉、体外循环、输血管理和血液保护、术后监护和快速康复等治疗的全过程。在心脏手术过程中,从减少血液制品的输入,到零输血心脏手术的开展,输血相关并发症的降低是一种"微创"的过程;从常规体外循环到mini体外循环,以及新型管路材料的应用,体外循环所导致的全身炎症反应等得以显著降低,这也是一种"微创";相对于on-pump CABG,off-pump CABG规避了体外循环及相关并发症,也是一种"微创";经导管结构性心脏病治疗技术的兴起,不仅摒弃了传统的外科手术切口和体外循环,更缩短了手术和住院治疗时间,成为一种更深层次的"微创"。"微创"已成为心脏外科发展的重要方向之一,目前微创心脏瓣膜外科主要包括小切口直视手术、胸腔镜辅助的微创手术、全胸腔镜手术、机器人辅助的心脏手术以及最新的经导管瓣膜治疗技术等。

一、微创心脏外科的发展历史

1953年人工心肺机首次成功在临床的应用揭开了现代心内直视手术迅猛发展的序幕,微创心脏外科则起步于20世纪90年代并成为心脏外科领域的重大进步之一。美国克利夫兰医学中心的Navia和Cosgrove医生、哈佛大学的Cohn医生等在国际上率先应用右侧胸骨旁切口及部分胸骨小切口开展微创瓣膜手术;1996年,法国Carpentier医生完成世界首例胸腔镜辅助小切口二尖瓣成形术;随后,法国Carpentier医生和美国Chitwood医生开始应用二维腔镜和机器人技术;1998年,德国莱比锡Mohr医生首次应用三维腔镜、声控驱动机器人技术完成瓣膜手术;同年,Carpentier医生首次应用达·芬奇机器人系统完成二尖瓣修复手术;2000年开始,我国在国际上率先开展全胸腔镜心脏外科手术;经导管二尖瓣夹合技术的概念在1998年被首次提出,并于2002年开发出初代的MitraClip产品,迄今第三代MitraClip产品已经应用于临床;2002年4月,法国的Cribier医生等首次为1例男性主动脉瓣狭窄患者成功进行了经导管主动脉瓣置换(TAVI)手术。目前,经导管心脏瓣膜治疗已经成为心脏病治疗领域发展最为迅猛的新技术之一。

二、微创心脏手术的优势和局限

体外循环辅助的胸骨切开入路的常规心内直视手术经历近50年的发展之后,手术的安全性大幅度提高,但是胸骨切开所导致的胸廓稳定性降低、术后对呼吸功能的影响、切口瘢痕所导致的心理影响等成为常规心脏直视手术的重要缺陷。由此改良手术切口成为心脏外科医生探索的新方向,小切口的直视心脏手术应运而生。随着腔镜技术的发展和应用,放大了视野,在一定程度上弥补了小切口手术显露困难的缺点。新型手术器械的设计和开发,使得小切口深部操作的精准性得到保证,进一步推动了小切口心脏直视手术和全胸腔镜心脏手术的发展。就远期效果而言,微创手术是否具有优势还有待多中心前瞻随机对照研究或大样本的回顾性临床研究来证实。但微创手术的美容效果已经获得外科医生和患者的广泛认可。由于术者的"学习培训"曲线、特殊仪器设备等因素以及临床效果的某些不确定性,微创心脏手术还远远不能替代常规心脏手术。2018年STS的统计报告显示,过去5年间北美地区一千余家医疗中心,74%的心脏手术仍然采用常规的胸骨正中切口,微创入路仍然没有成为主流。

经导管心脏瓣膜治疗是一种基于外科心脏瓣膜治疗理念,是完全颠覆传统外科治疗技术的新兴治疗手段。经导管瓣膜治疗技术可以使无法接受外科治疗的高危患者得到救治,但是对于外科中低危险的患者群,经导管瓣膜治疗技术目前还不能替代传统的外科治疗方式。尽管经导管瓣膜治疗的适应证已经呈现出由外科高危患者向外科中低危患者过渡的趋势,但其远期临床效果还有待更多循证医学证据予以支持。

三、微创心脏瓣膜手术技术要点

无论瓣膜病的病理生理机制是狭窄还是关闭不全,或者两者共存,未经治疗的瓣膜病必将导致心肌受累和心功能的下降。瓣膜病治疗的目标是在不可逆的心功能下降之前纠正瓣膜病变。心脏瓣膜疾病多见于二尖瓣和/或主动脉瓣,病理基础包括风湿性病变、退行性改变、感染以及先天性病变等。三尖瓣病变多为二尖瓣或主动脉瓣病变的继发性改变。常规瓣膜外科是通过胸骨正中切口在体外循环辅助下完成的治疗方式。微创心脏瓣膜手术避免了胸骨正中全程劈开,降低了外科创伤,维持了胸廓的稳定和完整性、加快术后恢复并具有美容效果。无论实施哪种微创心脏瓣膜手术,必须具备特殊设备和手术器械,以及训练有素的外科、体外循环以及麻醉等技术团队。

(一)小切口直视手术

1. 小切口直视主动脉瓣手术　实施小切口直视主动脉瓣手术的前提条件包括良好的显露、完备的体外循环技术、确切的心肌保护等。目前常用四种手术入路:上段胸骨部分切开、右侧胸骨旁切口、右前肋间切口及胸骨横切口。

(1)上段胸骨部分切开:此术式是最常用的微创主动脉瓣手术之一。术前常规在体表安置除颤贴片。胸骨中线上段6~10cm直切口至第3或4肋间,拐向左侧和/或右侧肋间,形成"J"或"T"切口。小号胸骨开张器辅助显露心包,心

包切开后,缝置心包牵引线即可清晰显露升主动脉,主动脉根部以及右心耳和大部分右心房。通过升主动脉、右心房插管建立体外循环。也可以应用外周血管,如股动、静脉插管建立体外循环。降温至32~34℃,阻断主动脉后,经主动脉顺行灌注、直视下冠状动脉开口顺行灌注心肌保护液。经右肺上静脉放置左心引流管。与常规主动脉瓣手术类似,主动脉前壁斜切口,实施主动脉瓣成形或置换手术。安置临时起搏导线和引流管。起搏导线在右侧乳房下缘区域穿出,引流管在剑突下区域穿出。应用3~4道胸骨钢丝固定胸骨切口,同时连接固定上下段胸骨。

该入路手术死亡率及并发症与常规手术相似,甚至优于传统手术。在减轻术后疼痛、缩短呼吸机辅助时间、减少输血量、降低胸骨感染率、缩短住院时间方面更具优势。

(2)右侧胸骨旁切口:在上段胸骨旁切除第2、3或4肋软骨,分离并结扎右侧胸廓内动脉。通过升主动脉、右心房插管建立体外循环或股、动静脉插管建立体外循环。与常规主动脉瓣手术类似,主动脉前壁斜切口,实施主动脉瓣成形或置换手术。

此术式可以避免全程胸骨切开相关的风险及并发症,临床疗效与其他方法相似,但肺疝发生率较高,有时甚至需要外科手术矫治。

(3)右前肋间切口:此术式采用第2肋间切口,主动脉的右侧可以清晰显露。心包吊线及左肺单肺通气时PEEP的应用可以辅助主动脉的显露。升主动脉、右心房插管建立体外循环或股动、静脉插管建立体外循环。利用特制的主动脉阻断钳阻断升主动脉。其他操作与前述方法类似。

对于既往接受冠状动脉旁路移植术拟行主动脉瓣手术的患者,此种手术入路可避免因分离组织粘连时损伤桥血管(此种损伤常是再次手术潜在的致命性的损伤)。此术式同样适合胸骨感染高危病例,如长期服用激素、癌症放疗、糖尿病、长期依靠上肢活动等病例。

(4)胸骨横切口:此术式切口经左右第3肋间横断胸骨,切口长度8~10cm,需要分离并结扎双侧胸廓内动脉。头足侧方向牵开切口,体外循环和心肌保护方式、手术方法与常规手术类似。

由于该术式需要结扎双侧胸廓内动脉,胸骨

并发症率高,临床应用较少。

2. 小切口直视二尖瓣手术 常用手术入路包括:上段胸骨部分切开、下段胸骨部分切开、右侧胸骨旁切口、右前外侧肋间切口等。

(1)上段胸骨部分切开:与微创主动脉瓣手术基本相同,胸骨中线上段 6~10cm "J" 或 "T" 形切口。升主动脉、右心房插管建立体外循环或股、动静脉插管建立体外循环。阻断主动脉后,主动脉顺行灌注或冠状静脉窦逆行灌注心肌保护液。右肺上静脉放置左心引流管。经左房切口显露二尖瓣。如需经房间隔途径显露二尖瓣或需要同时处理三尖瓣病变,则需上、下腔静脉分别插管建立静脉回流。由于该切口显露有限,下腔静脉插管和阻断较为困难,可选用股静脉插管并将插管尖端置于下腔静脉入口远端或应用自带球囊阻断的下腔静脉插管。二尖瓣手术技术与常规手术相同。

此切口不需要特殊器械和牵开器,可提供良好的显露,美容效果好,保留部分胸骨的完整性,缩短恢复时间。由于为了保证良好显露,双房切口,尤其是涉及左房顶部切口时,可能有严重出血的风险。

(2)下段部分胸骨切开:与上段切口相反,胸骨中线下段由剑突至第 3 或 4 肋间约 10cm 直切口,拐向左侧和/或右侧肋间,形成 "J" 或 "T" 形切口。小号胸骨开张器辅助显露心包,心包切开后,缝置心包牵引线。由于切口低,主动脉插管存在困难,可选择股动脉插管。经右胸小孔行上、下腔静脉插管或右房插管。在右锁骨下方应用特殊主动脉阻断钳阻断循环,经主动脉顺行灌注或经冠状静脉窦逆行灌注心肌保护液。右肺上静脉放置左心引流管。常规技术显露二尖瓣,并实施瓣膜成形或者置换手术。体外循环插管应用的孔道,可以用来留置引流管。

(3)右侧胸骨旁切口:与微创主动脉瓣手术类似,目前临床应用较少。

(4)右前外侧肋间切口:取右胸抬高 30° 平卧位,右前外侧第 4 肋间 5~7cm 小切口。术中需要左侧单肺通气。一般股动、静脉插管建立体外循环。若股静脉引流不充分,可于颈静脉插管(12F 或 14F)或利用负压装置增加静脉回流。股动脉插管同时可以提供侧孔,放置主动脉内阻断

球囊,或利用特殊设计的阻断钳阻断升主动脉。升主动脉顺行或经冠状静脉窦插管逆行灌注心肌保护液。左房切口或右心房切口经房间隔途径,应用专用牵开器可以充分显露二尖瓣,实施瓣膜成形或者置换手术。亦可同时完成三尖瓣手术、房颤消融手术等。术野充满二氧化碳有助排气,减少气栓发生率。

右胸前外侧小切口直视二尖瓣手术可以减少再次手术分离组织粘连的损伤,并获得良好的显露,尤其适用于不合并冠心病的高龄患者。此术式同样非常适合胸骨感染高危病例,如长期服用激素、癌症放疗、糖尿病、长期依靠上肢活动等病例。

3. 小切口直视多瓣膜手术 右胸前外侧第 4 肋间切口一般可以满足二尖瓣手术同期实施三尖瓣手术的要求。对于需要同期处理主动脉瓣和二尖瓣病变,选择右前外侧第 3 肋间切口,可以同时较好地显露主动脉瓣和二尖瓣。

(二)胸腔镜辅助的微创手术

随着胸腔镜技术的发展,胸腔镜辅助的微创手术已经涵盖了除大血管以外的各类心脏手术,手术例数呈现逐年递增的态势。由于胸腔镜提供良好的视野,因此胸腔镜辅助的微创手术切口更小,美容效果更好。胸腔镜辅助的微创心脏手术仍然可以采用直视完成,因此较全胸腔镜心脏手术的学习曲线更短,更容易掌握。

1. 胸腔镜辅助的微创主动脉瓣手术 全身麻醉,双腔气管插管,取仰卧位右侧胸部抬高 15°~20°,右侧胸骨旁切口或右前 2 肋间切口为主操作口,经第 5 肋间胸骨旁线作 1.5~2.0cm 切口,置入 45° 10mm 胸腔镜。经股动、静脉插管建立体外循环,二级股静脉插管在 TEE 引导下头端置入上腔静脉,侧孔位于右心房。左肺通气并给予适量 PEEP,纵行切开心包并牵引暴露主动脉根部,阻断主动脉,主动脉根部顺行灌注或分别于左、右冠状动脉开口灌注心肌保护液,主动脉根部斜形切口,实施主动脉瓣膜成形或置换手术。术后右侧胸腔置入 28F 胸腔引流管,第 5 肋间切口引出。

胸腔镜可以明显改善视野,因此主操作口可以较单纯小切口手术切口更小。胸腔镜在手术中主要用于探查,如胸腔有无粘连,右侧胸廓内动脉位置,主动脉窦及瓣环相对位置,左右冠状动脉开

口,主动脉瓣钙化程度及左心室流出道,主动脉切口缝合及胸壁止血情况。

2. 胸腔镜辅助的微创二尖瓣瓣手术 患者取右胸抬高30°平卧位。多采用右前外侧4或5肋间切口为主操作口。腔镜置入孔位于右腋前线第4或5肋间。经股动、静脉插管建立体外循环。如需切开右心房,可采用特殊的2级静脉插管,尖端位于上腔静脉,侧孔位于下腔静脉,并阻断上、下腔静脉。阻断主动脉,主动脉根部顺行灌注心肌保护液。经左心房切口或房间隔途径显露二尖瓣,完成瓣膜成形或置换手术。手术结束后,经胸腔镜操作孔留置胸腔引流管。

(三)全胸腔镜手术

全胸腔镜心脏手术是通过胸腔镜镜头传输到屏幕上的放大图像观察手术野,经胸壁3个小孔置入特殊腔镜手术器械完成全部心脏手术操作。目前主要适用于只需经右房或左房径路便可完成的手术,包括二尖瓣成形或置换手术以及三尖瓣手术,尚未应用于主动脉瓣手术。

完全胸腔镜二尖瓣手术的技术要点:仰卧位,右肩抬高20°~30°,右上肢悬吊于头架,右侧腹股沟处行股动、静脉插管(股静脉2极管)。右侧胸壁做3个长1.5cm小孔,根据患者右心房相对位置选择切口。第1个孔一般取右锁骨中线第4肋间,观察有无胸膜粘连,置入手术器械及下腔静脉阻断带;第2个孔取右侧腋中线第4肋间,置入上腔静脉阻断带及器械、灌注针、升主动脉阻断钳及手术器械;第3个孔作为胸腔镜的入口取右腋中线第7肋间。术中通过胸腔镜可以明确右侧膈神经的走行,并从其上方选择纵行方向切开心包,切开长度上至升主动脉根部,下至下腔静脉根部,建立体外循环后,阻断上、下腔静脉,升主动脉根部插入灌注针,阻闭升主动脉,给予体外循环降温,通过冷晶体心脏停搏液顺行性灌注保护心肌。在心脏停搏状态下通过左心房切口或房间隔入路显露二尖瓣,一般二尖瓣成形或置换的缝合针自第一孔引出,成形环或人工瓣膜也由第一孔送入并打结。严格排气后缝合心脏切口,间断缝合心包切口,并置入胸腔闭式引流管,充分止血后缝合3个切口。

全胸腔镜微创心脏手术术前准备、麻醉和基本技术操作等均与常规心脏手术有很大的差别,

需要麻醉医生、助手和灌注师团队的默契配合才能顺利实施。术者需要在熟练掌握常规心脏手术技术基础之上,进行胸腔镜外科的规范培训,以适应腔镜下放大的解剖和二维操作,循序渐进地接受全胸腔镜微创心脏手术专门的外科模拟、动物实验训练和临床专业培训。随着3D胸腔镜的推广和应用,使"屏幕"操作更加接近于实际操作,一定程度上缩短术者的"学习"曲线。

全胸腔镜心脏手术充分保持胸廓的完整性,对呼吸、上肢运动及体力活动无明显影响,美容效果好。全胸腔镜心脏手术操作过程中切割少、创伤轻、出血少、输血少、术后恢复较快、住院时间较短。但由于对技术操作和相关设备、手术器械的特殊要求,以及术者较为严苛的培训过程,一定程度上限制了全胸腔镜心脏手术的推广和普及。

(四)经导管瓣膜治疗技术

经导管瓣膜治疗完全不同于常规瓣膜外科治疗的技术操作,是一种以介入技术为主导,涵盖心血管内科、外科、心脏超声以及影像医学等多学科的新兴技术,可以用最为微创的方式置换或者修复瓣膜病变。近年来,国际上经导管瓣膜治疗技术呈现飞跃式发展,多种技术和新产品应用于临床或进入临床实验阶段。以经导管主动脉瓣置换(TAVI)和经导管二尖瓣夹合术(MitralClip)为代表的新技术已经广泛应用于临床,并取得良好的临床疗效。

1. TAVI技术 TAVI技术主要是指将配有记忆合金支架的自膨式主动脉生物瓣膜压缩并组装到特殊的导管输送系统并输送至主动脉瓣位,释放后利用径向支撑力或定位键等固定于主动脉瓣位,替代原有主动脉瓣,在功能上实现主动脉瓣置换。目前,TAVI技术主要包括经心尖和经外周血管两种途径。经心尖途径需在左胸壁心尖对应肋间位置做一小切口,入胸后,切开心包,显露心尖,经心尖穿刺,植入输送系统。该种方式输送路径较短,定位准确,容易实施,但需在全麻下完成手术,创伤相对较大。经外周血管途径可根据患者情况,选择股动脉、颈动脉或锁骨下动脉穿刺,植入输送器。经外周血管途径创伤更小,对于综合条件较好的患者甚至可以在局麻下完成,即所谓的"极简式"TAVI。经外周血管途径输送路径

较长,同时受到外周血管直径、走行等影响,输送和定位难度相对较大。目前经外周血管途径完成的 TAVI 手术约占 TAVI 总手术量的 80%,其比例仍呈现增高趋势。

TAVI 手术的主要适应证为主动脉瓣重度狭窄,且具有外科手术高危因素(STS 评分≥8)或高龄的患者。目前只有少数产品适用于单纯主动脉瓣反流,如国产的经心尖途径的 J-Valve 心脏瓣膜。主动脉瓣瓣环直径一般在 19~29mm 之间,如果选择外周血管途径,外周血管直径一般应 >6mm,并排除严重的主动脉钙化、迂曲和动脉瘤等。术前应进行主动脉根部形态学评估,明确瓣环形状和大小、主动脉瓣瓣叶类型、钙化程度和分布、冠状动脉开口位置等,并根据评估结果以及不同品牌瓣膜的特点,选择瓣膜种类和大小。TAVI 手术的主要并发症包括房室传导阻滞、瓣周漏、脑卒中、局部血管并发症、冠状动脉阻塞及心肌梗死、主动脉瓣环破裂、主动脉撕裂夹层以及移植物脱落等。目前的国内外瓣膜病治疗指南提出的禁忌证主要包括左心室内血栓、左心室流出道梗阻、30d 内心肌梗死、左心室射血分数 <20%、严重右心能不全、主动脉根部解剖形态不适合等。

TAVI 手术实施的硬件条件主要为能同时满足介入和外科手术需要的杂交手术室。国内外指南均建议由心内科医师、心外科医师、超声心动图医师、放射科医师、麻醉师、护士及相关专业技术人员构建的多学科心脏团队实施 TAVI 手术,而且强调 TAVI 手术的实施必须有心脏外科团队在现场。

随着手术例数的增加,产品的更新换代,TAVI 手术的治疗效果日益提高。2011 年,PARTNER 1A 研究指出,对于外科高危的重度主动脉瓣狭窄患者,TAVI 和外科手术尽管有不同的围手术期风险,但术后的 1 年生存率差异无显著性;2014 年,CoreValve 研究首次证实了在较高风险的重度主动脉瓣狭窄患者中,TAVI 手术 1 年全因死亡率(14.2%)明显低于外科手术(19.1%);2016 年,PARTNER 2 研究又将研究转向中危人群,结果显示在中危人群中 TAVI 与外科手术的死亡率和致残性卒中的发生率相似;2019 年,多项研究证实低危重度主动脉瓣狭窄患者 TAVI 术后 1 年的全因死亡率、卒中发生率和再住院率明显低于外科

手术,术后 2 年的复合死亡终点和致残性卒中发生率并不劣于外科手术。因此,TAVI 手术的指征将逐渐从外科高危患者向外科中低危患者过渡。

2. MitralClip MitralClip 是基于"缘对缘"二尖瓣修复理念,设计的一种二尖瓣夹合装置。经过股静脉穿刺,于右心房穿刺房间隔进入左心房和左心室,在超声心动图和 DSA 的引导下,利用夹合器夹住二尖瓣前后叶中部,进而减轻二尖瓣反流。MitraClip 是目前唯一同时获得欧洲 CE 和美国 FDA 认证的并在全世界范围内得到广泛应用、商品化的二尖瓣介入治疗产品。

欧洲和美国心脏瓣膜病指南将外科手术高危或禁忌(STS≥8 分)、解剖合适、预期生存时间超过 1 年的症状性重度原发性二尖瓣反流作为 MitraClip 适应证。

多项临床研究结果显示,MitraClip 的安全性良好,器械相关并发症发生率仅为 1.4%。目前正在进行中危患者的临床试验。临床研究也显示 MitralClip 可以用于治疗继发性二尖瓣,并具有良好的临床效果。MitralClip 也可以应用于三尖瓣,成为三尖瓣反流的治疗手段。

3. 其他经导管二尖瓣治疗技术

(1)Mitralign 系统通过外周动脉将可调弯鞘管送达左心室,通过射频导丝穿刺二尖瓣瓣叶交界处瓣环到达左房,沿射频导丝送入 2 个锚定垫片附着于瓣环上,通过收紧垫片间的细绳可以拉近垫片进而缩紧二尖瓣瓣环,以减轻二尖瓣反流。

(2)Cardioband 是一种局部瓣膜成形环,通过静脉入路穿刺房间隔从左心房到达二尖瓣瓣环,将环形条带定位和放置于瓣环上,通过缩短环形条带进而缩小二尖瓣瓣环。其治疗机制也是瓣环环缩,适用于继发性(功能性)二尖瓣反流。

(3)NeoChord 原理是将人工腱索经心尖途径送入左室,一端连接左室心肌,另一端连接二尖瓣,形成人工腱索,从而改善二尖瓣反流程度,适用于二尖瓣脱垂患者。

上述几种经导管治疗二尖瓣反流的治疗技术和装置主要还在进行临床前期研究,有限的临床应用,初步结果显示具有较好的临床应用前景,但相关技术和器械还需进一步改进和优化。目前国内外已经有多种经导管二尖瓣置换装置在进行临床前期研究和临床实验。虽然人工二尖瓣装置复

杂性和疾病异质性给经导管二尖瓣置换带来了诸多挑战，随着导管技术和瓣膜制造工艺的发展，经导管二尖瓣置换技术也会在不久的将来广泛应用于临床。

四、展望

心脏外科微创化是未来发展的重要方向。从手术切口的改变、胸腔镜技术的引入、机器人手术的开展，到经导管瓣膜治疗技术兴起，无不体现了心脏外科技术和理念的变革，甚至是对传统技术的颠覆。但是无论技术和理念如何变革，经典的心脏外科技术仍然是基础而不能摒弃。随着影像技术、数码电子技术、生物科学技术、再生医学技术等的飞速发展以及人工智能的出现，微创心脏外科技术将迎来空前的发展机遇，心脏外科、心内科以及介入治疗等界限将越来越小，甚至出现新兴学科，也必将开创心脏瓣膜疾病治疗的新纪元。

（谷天翔）

参考文献

1. 胡盛寿. 临床微创心脏外科技术. 合肥：安徽科学技术出版社，2005.
2. 胡盛寿. 中国心血管外科的技术发展现状和医疗质量控制. 手术，2016，1：1-7.
3. 中国医师协会心血管内科医师分会结构性心脏病专业委员会，中华医学会心血管病学分会结构性心脏病学组. 经导管主动脉瓣置换术中国专家共识. 中国介入心脏病学杂志，2015，23：661-666.
4. Navia JL, Cosgrove DM. Minimally invasive mitral valve operations. Ann Thorac Surg, 1996, 6：1542-1544.
5. Cohn LH, Adams DH, Couper GS, et al. Minimally invasive cardiac valve surgery improves patient satisfaction while reducing costs of cardiac valve replacement and repair. Ann Surg, 1997, 4：421-428.
6. Chitwood WR Jr, Elbeery JR, Moran JF. Minimally invasive mitral valve repair: using a minithoracotomy and transthoracic aortic occlusion. Ann Thorac Surg, 1997, 63：1477-1479.
7. Chitwood WR, Wixon CL, Elbeery JR, et al. Video-assisted minimally invasive mitral valve surgery: "micromitral" operation. J Thorac Cardiovasc Surg, 1997, 113：413-414.
8. Falk V, Walther T, Autschbach R, et al. Robot-assisted minimally invasive solo mitral valve operation. J Thorac

Cardiovasc Surg, 1998, 115：470-471.
9. Mihaljevic T, Cohn LH, Unic D, et al. One thousand minimally invasive valve operations: early and late results. Ann Surg, 2004, 240：529-534.
10. Ito T, Maekawa A, Hoshino S, et al. Three-port (one incision plus two-port) endoscopic mitral valve surgery without robotic assistance. Eur J Cardiothorac Surg, 2017, 51：913-918.
11. Chitwood WR Jr, Rodriguez E, Chu MW, et al. Robotic mitral valve repairs in 300 patients: a single-center experience. J Thorac Cardiovasc Surg, 2008, 136：436-441.
12. Kundi H, Strom JB, Valsdottir LR, et al. Trends in isolated surgical aortic valve replacement according to hospital-based transcatheter aortic valve replacement volumes. JACC Cardiovasc Interv, 2018, 11：2148-2156.
13. Vemulapalli S, Carroll JD, Mack MJ, et al. Procedural volume and outcomes for transcatheter aortic-valve replacement. N Engl J Med, 2019, 380：2541-2550.
14. Polimeni A, Sorrentino S, De Rosa S, et al. Transcatheter versus surgical aortic valve replacement in low-risk patients for the treatment of severe aortic stenosis. J Clin Med, 2020.
15. Arnold SV, Li Z, Vemulapalli S, et al. Association of transcatheter mitral valve repair with quality of life outcomes at 30 days and 1 year: analysis of the transcatheter valve therapy registry. JAMA Cardiol, 2018, 3：1151-1159.
16. Feldman T, Foster E, Glower DD, et al. Percutaneous repair or surgery for mitral regurgitation. N Engl J Med, 2011, 364：1395-1406.
17. Feldman T, Kar S, Elmariah S, et al. Randomized comparison of percutaneous repair and surgery for mitral regurgitation: 5-year results of EVEREST Ⅱ. J Am Coll Cardiol, 2015, 66：2844-2854.

第二节 微创冠心病外科

回顾冠心病的历史，其实早在1759年医生们就认识了心绞痛症状，但直到20世纪初才开始尝试外科治疗。早期曾尝试以增加侧支循环为目的的心包粘连术及乳内动脉心肌植入术，效果均不明显。但后一种术式提出了心肌血运直接重建的概念，为日后的冠状动脉旁路移植术奠定了理论基础。1958年，Cleveland医学中心的Sones医生发明了选择性冠状动脉造影术，这是冠状动脉外科里程碑式的大事件。1959年，Dubost医生第一次在体外循环下为一位冠状动脉狭窄的患者施行血管疏通术。1962 年，Sabiston 医生做了世界首例大隐静脉至右冠状动脉的冠状动脉搭桥术。1967 年，Favaloro 医生首次将端端吻合改为了端侧吻合，将当时的左进胸术式改为正中进胸，从而将体外循环和心脏停搏下心肌血运重建术作为标准术式。在这些心外科先驱们的不懈努力下，在 20 世纪 80 年代，传统的冠状动脉旁路移植术式基本成形。1974 年，北京阜外医院郭加强院长完成了我国第一例冠状动脉旁路移植术，之后全国各地的大医院相继开展了该手术。

1977 年，Gruentzing 医生实行了首例经皮冠状动脉成形术（percutaneous transluminal coronary angioplasty，PTCA），但是由于疗效不稳定，未获得广泛推广。然而，随着 1987 年 Sigwart 医生在临床首次开展冠状动脉支架（percutaneous coronary intervention，PCI），冠状动脉旁路移植术面临了问世以来的第一个巨大挑战。这同时也拉开心脏内、外科医生近 20 年来在血运重建领域激烈竞争的序幕。面对内科介入技术的挑战，冠状动脉搭桥走向了微创的道路。在现代心脏外科概念里，微创冠状动脉外科的含义包括减少手术切口的创伤，采用小切口；避免体外循环或主动脉阻断等非生理状态对机体的损害，选择非体外循环等；具有微创含义但不同于传统心脏手术方式的技术，如胸腔镜三维成像技术、闭式体外循环技术、机器人等。其实这并非是新技术，早期很多医生都在行非体外循环下冠状动脉旁路移植（off-pump coronary artery bypass，OPCAB），只不过当时是经济所迫。随着体外循环技术的完善，其安全性有了很大的提高，很多医生放弃了非体外循环手术。而在南美以 Benetti 医生和 Buffolo 医生为首的两个心脏中心仍然坚持 OPCAB，并取得了 1 000 例以上病例的成果。正是他们的努力为面临内科支架挑战的冠状动脉外科找到了一条成功的出路。OPCAB 被认为是微创冠状动脉外科最值得自豪的成就之一。适应证也从以前的单支血管病变扩大到了多支血管病变。几乎所有单纯冠状动脉搭桥的患者均可作为评估对象。微创技术也从仅仅不停跳搭桥，发展到小切口搭桥甚至小切口桥血管取材。我国自 1996 年 4 月于阜外医院首次开展 OPCAB 后，该术式已经在国内得到了广泛的开展。

目前微创冠状动脉外科引导着冠状动脉外科的剧变。随着 20 世纪 90 年代末期，大量成熟的市场化微创外科辅助器械问世，微创冠状动脉外科技术日趋成熟。微创冠心病外科技术包括 OPCAB、微创直视下冠状动脉旁路移植术（minimally invasive direct coronary artery bypass，MIDCAB）、机器人辅助、杂交技术、吻合装置、主动脉隔离装置、内镜取大隐静脉等，而目前 OPCAB 系其中开展最多的微创冠脉搭桥技术。

一、非体外循环下冠状动脉旁路移植术

非体外循环下冠状动脉旁路移植术（off-pump coronary artery bypass，OPCAB）即在心脏跳动下实施的冠状动脉搭桥手术，本节中作者把 OPCAB 定义为通过标准的胸骨正中切口完成的 OPCAB。随着手术和麻醉技术以及搭桥器械的发展，OPCAB 得到越来越广泛的应用，据中国心脏外科注册登记的数据显示，我国 OPCAB 占单纯 CABG 手术例数的 60.1%，比重过半，高于欧美国家。

（一）OPCAB 历史

最初开创性的心肌再血管化尝试均是在心脏跳动下完成的。1961 年，Goetz 等在临床上完成右侧乳内动脉与右冠状动脉的连接术；1962 年，Sabiston 医生完成了大隐静脉至右冠状动脉的冠状动脉搭桥术；1964 年，DeBakey 在美国、1967 年，Kolesov 在前苏联分别完成了用静脉和乳内动脉与左前降支吻合的旁路移植术；1975 年，加拿大的 Trapp 和 Bisarya、美国的 Ankeney 分别报道了各自非体外循环下心肌再血管化的病例，均取得了良好的临床结果。但这些个别的研究结果不久就被弃用，原因是技术难度大，另外认为远端冠状动脉的灌注对避免心肌梗死是绝对必要的，即使短时间冠状动脉的阻断也是不允许的。

随着体外循环技术和心肌保护方法的发展，心脏停搏下心肌再血管化的方法得到越来越广泛的普及，并很快成为标准的常规术式，OPCAB 几乎被摒弃。然而世界上少数几位心脏外科医生相信 OPCAB 同样能成功完成心肌再血管化手术，其中代表性人物为巴西的 Buffolo 医生和阿根廷的 Benetti 医生，他们在 1981 年分别独立地开始将心脏跳动下心肌再血管化应用于临床，并对 OPCAB 技术进行探索和改进，包括用硅橡胶材料

暂时阻断冠状动脉血流、用药物降低心率和心肌耗氧等，从而使得OPCAB的结果具有可重复性，并促进了这一术式的复兴。

（二）OPCAB适应证及禁忌证

1. 心脏方面的适应证和禁忌证 OPCAB早期的适应证仅限于左前降支和右冠状动脉病变，近年来扩大到心脏侧后壁的血管，包括对角支、回旋支的分支、左室后支及后降支。

一些类型的冠状动脉病变不能采用非停跳手术。弥漫性冠状动脉钙化即使短暂阻断患者也不能耐受；在跳动的心脏上游离和暴露心肌内的左前降支相当困难；一些作者认为左主干重度狭窄增加OPCAB的危险性，但这一观点尚有争议。在行OPCAB时需要注意的情况还有严重左心功能不全、左室舒张末压明显增高和中到重度的二尖瓣反流。

2. 非心脏方面的适应证和禁忌证 老年患者可因明显降低神经系统并发症的发生而得益于OPCAB；有升主动脉钙化的患者从OPCAB获益最大，因为该术式不需要主动脉插管及主动脉完全钳闭，从而排除了冠状动脉旁路手术栓塞性卒中的发生可能；OPCAB同样被应用于术后可能发生神经系统损害的高危患者，即有严重颈动脉狭窄或既往有神经系统损害的患者；肾功能不全、慢性阻塞性肺疾病、有出血体质的患者也是OPCAB的获益人群。但是，一个应特别注意的情况是：OPCAB医源性主动脉夹层的发生率是传统CABG的50多倍，这是由部分钳夹扩张的升主动脉所致。虽然发生率仅为1%，但这一并发症无论何时都应尽量避免。

（三）OPCAB手术过程

1. 保温 低温对机体的影响是多方面的，首先是寒战反应，表现为肌紧张、呼吸加快、血压升高、心肌氧耗增加。另外，低温影响凝血功能，可导致渗血或出血，所以保温对OPCAB尤为重要。保温的方法包括提高手术室温度，应用变温毯，减少身体暴露等。

2. 监测 除了一般的心电监测、中心静脉压、有创动脉压和经皮血氧饱和度监测之外，对于左室功能差、严重左主干病变、不稳定型心绞痛患者应放置血氧定量的肺动脉导管进行心功能和血流动力学监测。术中食管超声推荐应用于疑难重症

患者。肝素用量2~4mg/kg，维持ACT 400s以上。

3. 血液回收和体外循环准备 减少血液丢失和减少输血也是微创外科的范畴。在OPCAB术中应用红细胞回收机，从切皮至缝皮全程血液回收，经离心处理后回输体内，安全有效、节约费用。尽管OPCAB技术越来越成熟，但术中仍避免不了遇到困难或突发情况需要体外循环帮助解决，所以，常规要求灌注医师做好体外循环准备，以备不时之需。

4. 吻合顺序 对于多支血管病变的吻合顺序，大多数心外科医生主张先完成LIMA-LAD吻合，再进行左侧壁的钝缘支、对角支吻合，然后完成右冠状动脉、后降支或左室后支的吻合，冠状动脉吻合口全部完成后最后与升主动脉吻合。最先完成LIMA-LAD吻合能立即改善左室前壁和室间隔大部分的血供，有利于增强暴露侧后壁血管时心脏的耐受性，尤其对于左主干或前降支近段严重狭窄的病例至关重要。

5. 靶血管的稳定 随着心脏的跳动，靶血管的移动幅度较大，很难进行精细的冠状动脉吻合，OPCAB早期的尝试中仅仅依靠β受体阻滞剂减慢心率耐心地进行冠状动脉吻合。之后，美国的Pfister报道了通过一助对靶血管的局部压迫稳定进行吻合。

20世纪90年代，冠状动脉稳定器的问世解决了这一问题，从而使得OPCAB技术更加安全，适应证越来越宽。目前有Medtronic-Utrecht Octopus组织稳定系统、Genzyme OPCAB系统和Guidant OPCAB系统三种稳定器。各种稳定装置基本都是由三部分组成：冠状动脉稳定叉（U型叉或窗型片）、方向调节杆和固定底座。机械原理分为：压迫稳定和吸附稳定。前者是通过U型叉的两根齿分别轻轻压迫靶血管两侧的心外膜来实现的；后者通过冠状动脉稳定叉带负压吸引的两根齿分别吸附靶血管两侧的心外膜来达到稳定的效果。

（四）OPCAB围手术期桥血管通畅性的评价

多中心的临床研究结果表明OPCAB手术的近期效果满意，但是目前仍然缺乏对于远期效果的长期评价资料。心脏稳定器的使用提高了心脏跳动下吻合冠状动脉的准确性，但人们仍担心OPCAB会增加吻合失败的可能。下面将介绍

OPCAB 术中及术后血管吻合效果评价的方法及评价结果。

1. 术中桥血管的评价

（1）即时血流测量仪：即时血流测量仪（transit time flow measurement，TTFM）的原理早在 1962 年即已得到阐述，但直到 1983 年第一台商品流量仪才得以诞生。流量曲线和搏动指数（pulsatile index，PI）实时显示在显示器上。PI 可以很好地显示血流状态并由此反映吻合口质量。PI 值以最大流量与最低流量之差与平均流量的比值表示，1~5 为正常值。PI 值越高，表明吻合口的质量越差。远端吻合口 PI≥5 即需重新吻合。

目前对 TTFM 测量结果的评价仍然主要依赖于检查者的个人经验。因此目前的研究多集中于建立标准的 TTFM 曲线及数值以提高该技术的实用性。目前 TTFM 仍是应用最为广泛的 OPCAB 术中桥血管的评价方法。

（2）多普勒超声：多普勒超声是将笔形超声探头（5~20MHz）经少量无菌凝胶与血管壁相耦合。常用的测量指标包括：流量（L/min）、流速（cm/s）、血管内径（mm）。根据以上数据计算出桥血管与冠状动脉的阻力 - 脉搏曲线。该方法已广泛应用于停跳下 CABG，但在 OPCAB 的应用鲜见报道。

（3）术中血管造影：血管造影是评价吻合口质量的"金标准"。然而，该方法是有创性的，费用相对昂贵、费时。并且，目前大多数手术室无施行血管造影的条件。因此，仅用于 OPCAB 术中的吻合口评价。

2. 术后桥血管的评价

（1）术后早期（<1 个月）血管造影结果：Subramanian 等发现心脏稳定器可显著提高吻合口的通畅率。111 例 OPCAB 患者进行术后血管造影。分为两组：药物控制心率组和使用心脏固定器组。两组患者术后早期（术后 36h）通畅率为 93%。应用心脏稳定器组的通畅率（97%）较药物控制组（86%）明显增高（$p=0.028$）。

（2）术后中期（1~12 个月）血管造影结果：Calafiore 等报道了经胸骨正中切口施行两支及两支以上冠状动脉移植 122 例的初步经验。67 例（55%）患者共 185 个远端吻合口于术后（33±35）d 行血管造影，总通畅率为 98.9%。以上数据表明，在非体外循环下对心脏任一部位进行精细的 CABG 是可行的。

（3）术后长期（>1 年）血管造影结果：Kim 等非随机抽取了 122 例连续的 OPCAB 病例，并将其与 65 例连续的停跳搭桥病例进行比较。两组病例在平均远端吻合口数量上类似。OPCAB 组 99% 的病例于出院前行血管造影，结果显示动脉桥的通畅率为 96%，大隐静脉桥的通畅率为 86%。1 年后，74% 的病例进行了随访，动脉桥通畅率为 98%，大隐静脉桥通畅率为 68%。停跳搭桥组 1 年后有 65% 的患者进行了随访，动脉桥通畅率为 93%，静脉桥通畅率为 88%。该项研究表明 OPCAB 中静脉桥的通畅率低于动脉桥。同时，相比于传统的 CABG，OPCAB 静脉桥的 1 年通畅率较低。

（五）小结

OPCAB 技术仍在不断改进并完善，术中如何更好地保护心肌仍是降低手术风险及死亡率的重要课题。术中及术后造影仍是评价桥血管通畅情况的"金标准"。尽管如此，关于该技术的价值、费用仍有争议。阜外医院单中心的远期随访结果显示，OPCAB 与常规 CABG 相比可以降低手术近期的并发症，但可能增加远期心血管事件的发生和医疗费用。因此在术式选择上，需要综合考虑患者病情、心外科医师的技术水平和医疗机构的整体能力等。冠状动脉 CT 造影、磁共振血管造影等无创检查方法标准的制定及易用性的提高将使之越来越多地被应用于 OPCAB 围手术期远端吻合口通畅的评价。

二、微创直视下冠状动脉旁路移植术

微创直视下冠状动脉旁路移植术（minimally invasive direct coronary artery bypass，MIDCAB）即通过不同于传统的正中胸骨切口，常温、在跳动的心脏上施行心肌再血管化的一种手术方法，以区别于 OPCAB。1994 年，Benetti 首次应用胸腔镜游离 LIMA，然后通过一个小的左前胸切口将 LIMA 与 LAD 吻合，这标志着一个微创冠心病外科时代的到来，是心外科领域里程碑的事件，MIDCAB 这一名词由此而产生。

在经典的 MIDCAB 技术广泛开展的同时，其他部位的小切口微创 CABG 技术也得到相应的应用,如经右前胸小切口行 RIMA-RCA(右侧乳内动脉 - 右冠状动脉)吻合,经胸骨下段小切口、左后外侧小切口和剑突下小切口 CABG 等。这些手术均在小切口常温心脏跳动下完成,获得了与经典 MIDCAB 所具有的相似优点,从而拓宽了 MIDCAB 的概念和应用范围。我国 MIDCAB 技术基本上与国际上同步发展。阜外医院的胡盛寿教授于 1996 年底在国内率先开始施行 MIDCAB 技术。

(一)MIDCAB 适应证和禁忌证

随着 MIDCAB 技术和专用手术器械越来越成熟,目前该术式已不仅限于 LAD 或 RCA 单支病变的患者,其适应证被一定程度地放宽。有几类患者可考虑进行 MIDCAB。首先是单纯前降支和 / 或对角支,或单纯 RCA 病变。其次是非单支病变合并胸骨切开的禁忌证,这些患者的非前降支病变已经皮治疗,或同时治疗,即通过杂交技术完成。第三类患者是对体外循环并发症具有高风险,包括近期卒中或卒中高风险的患者,不能控制的糖尿病、肾功能不全、血液系统疾病、高龄、肺部疾病、升主动脉钙化、再次手术或因信仰不能输血的患者。最后,必须考虑患者的自身意愿。

MIDCAB 的禁忌证是基于解剖因素、技术因素和临床因素等多方面的。多支病变旁路移植和呼吸功能不全不能耐受单肺通气是相对禁忌证。胸壁过厚或乳房太大而导致手术器械无法进入,靶血管细小、深入心肌内和 / 或钙化,心力衰竭失代偿或难治性心律失常都是禁忌证。

(二)MIDCAB 外科技术

MIDCAB 不同方法的使用取决于患者再血管化的个体需要。这些方法包括:经第 4 或第 5 肋间的左前胸切口手术;由腋动脉供应血流的左前胸切口合并锁骨下切口;剑突途径手术;内镜途径;后外侧切口,特别是再次手术的患者或只需要回旋支搭桥的患者。每种方法将分别讨论如下。

1. 左胸前外侧切口 MIDCAB(经典 MIDCAB) 患者取平卧位,全麻、常温,最好选择双腔气管插管,单侧通气,偏于外科操作。于正中线旁两指,左第 4 肋间做一个 6~10cm 的切口。采用专用的胸壁牵开器来暴露和游离 LIMA,注意缓慢打开牵开器,以减少肋骨骨折和术后疼痛的危险。血管蒂游离近段至锁骨下静脉,远端至切口的下一

肋间。常规肝素化(1mg/kg)后,远端离断,用罂粟碱盐水包裹带蒂 LIMA 备用。更换带心脏稳定器的牵开器,切开心包,暴露 LAD,直视下切开冠状动脉,7-0 Prolene 线行端侧吻合。

该切口根据患者体型及靶血管的位置可以选择第 3 或第 5 肋间,以第 4 肋间最常用。而且,该切口逐渐推广到前胸壁,包括右前外侧小切口(RIMA-RCA)、胸骨旁小切口等。

此外,经典的 MIDCAB 还有两种特殊情况。一是对于不能应用 LIMA 的患者,即 LIMA 在获取时损坏,或先前已用过 LIMA 但已闭塞的再次手术患者,或 LIMA 遭受了放射损伤者,可以使用经腋动脉灌注的桡动脉或大隐静脉。同时取锁骨下切口,桥血管远端与腋动脉吻合,近段在第 1 或第 2 肋间经胸部筋膜进胸,与 LAD 吻合。另一种情况是,如果对角支或中间支位置合适,可以取一段桡动脉移植于 LIMA 和 LAD 之间,称为 T MIDCAB 或 H 移植。

2. 剑突下切口 MIDCAB 剑突下切口(或称低位胸骨切口、腹部切口)MIDCAB 较经典 MIDCAB 来说更简单,痛苦更小。皮肤切口自第 4 肋间以下 6cm 左右,切开剑突及部分胸骨至第 4 肋间水平,向两侧横断胸骨呈 T 形,也可以向左侧或右侧开胸。该切口也适合二次 CABG 的患者。

经此切口游离 LIMA 一般只能到达第 3 肋间水平,桥血管游离长度受限。绝大多数情况下需要游离胃网膜右动脉(right gastroepiploic artery,RGEA)吻合到 RCA 或其分支上。这种手术方法虽可用于多支病变的患者,但因其入路与大多数心脏手术不同,所以医生多不采用。此外,还有经胸骨上段小切口的入路,但应用较少,主要用于 LAD 和第一对角支的旁路移植术。

3. 左胸后外侧切口 MIDCAB 左胸后外侧切口是回旋支系统血管移植的最佳入路;对二次 CABG 的患者来说,这也是一个安全的途径,尤其是 LIMA 仍然通畅的患者。必要时,患者的体位应允许进行股动静脉插管。在手术开始前常规备体外除颤电极片,并且在患者置右侧卧位之前取桡动脉或大隐静脉备用。左胸部切口通常在第 4 肋间,约 8~10cm,游离左肺,松解下肺韧带至肺静脉,打开心包,辨认回旋支血管。桥血管近段与

降主动脉吻合,远端与靶血管吻合。注意桥血管长度要根据肺膨胀后情况预留,以防太短或打折扭曲。放置胸腔引流管后常规关胸。

4. 内镜MIDCAB 内镜MIDCAB,即胸腔镜下冠状动脉旁路移植术(endoscopic coronary artery bypass,ENDOCAB)是另一种特殊的MIDCAB术式。它通过三个小孔、用胸腔镜游离LIMA或RIMA,然后通过一个约4~5cm的前胸外侧切口行LIMA与LAD或RIMA与RCA吻合。ENDOCAB通常在心脏跳动下完成,也可以在体外循环下完成。前者始于1994年,主要借助于对心率的良好控制以及吻合血管局部良好的固定来完成;后者始于1996年,该方法对前降支单支病变的患者效果理想,对多支复杂病变难度较大。这个领域现在发展到机器人辅助(见第三节),完全胸腔闭式内镜下CABG不再是幻想,已进入实质性阶段并获得了良好的早期结果。

(三)MIDCAB 术后结果

与OPCAB一样,对MIDCAB关注的主要问题是冠状动脉吻合的质量。一些外科医生质疑小切口在心脏跳动下完成血管吻合的可靠性,然而越来越多的证据显示MIDCAB可以获得良好的血管通畅率(表2-7-1)。

表2-7-1 MIDCAB 结果及术后 LIMA-LAD 的通畅率

作者	年代	患者例数	死亡例数(%)	即刻通畅率/%	6个月通畅率/%
Calafiore	1998	261	1(0.3)	95	93
Doty	1999	162	8(4.9)	85	NA
Diegeler	1999	246	0(0)	99	99
Repossini	2000	150	1(1.6)	100	100
Cremer	2000	306	3(0.9)	98	NA
Moussa	2001	365	13(3.5)	88	NA
Holzhey	2007	1 347	11(0.8)	96	97

NA:无数据

(四)小结

MIDCAB与OPCAB相比,其优点是避免了胸骨的全部切开,从而降低胸骨感染的可能、减少卧床时间;并且可以减轻术后的疼痛(术后早期除外),改善生活质量。但该术式一个明显的缺点是经前胸切口不能建立体外循环,术中一旦出现血流动力学不稳定,必须通过股动静脉插管建立体外循环。另一个缺点是游离LIMA时肺要放气,需要插双腔气管插管保持单侧肺通气,可增加麻醉时间,且对COPD和肺动脉高压的患者是禁忌的。

毫无疑问,尽管已经证明MIDCAB有着良好的临床效果,但掌握该术式有一个学习曲线。为了每个患者制订出个体化的CABG方案,MIDCAB应该成为每名心脏外科医生所掌握的技术之一。

三、机器人辅助下冠状动脉旁路移植术

20世纪90年代,随着微创外科的兴起和发展,机器人手术的概念第一次被引进心脏外科领域。机器人辅助下冠状动脉旁路移植术(robotic-assisted/computer-enhance coronary artery bypass,RACAB)是机器人技术在心外科最早介入的领域,也是目前机器人技术应用最为广泛、技术最为成熟的领域。

(一)机器人的系统构成和特点

目前,用于心脏手术的手术机器人产品主要有美国Computer Motion公司生产的宙斯(Zeus)外科机器人手术系统和美国Intuitive Surgical公司生产的达·芬奇(da Vinci)机器人手术系统。

两种机器人手术系统的构成基本相似,主要由控制台和操作臂组成。控制台由计算机系统、手术操作监视器、机器人控制监视器、操作手柄和输入输出设备等组成;操作臂一般包括1个摄像臂,2个器械臂,da Vinci系统可根据需求配置第4个机械臂,以方便手术时更换器械。两种手术系统均为伺服动作系统(master/slave),即医师手指活动通过操作手柄被转换为电信号,再经计算机系统转换为计算机指令,指导器械臂(slave)进行同样动作。控制台的计算机系统还可提供手振动消除(tremor filter,平滑式过滤医师的频率在8~10Hz/s的生理性颤动,提高手术器械的操作精度)、动作比例设定(motion scaling,将外科医师手柄操作的动作幅度按一定比例降低,然后器械臂按照降低后的动作幅度重复动作)、动作指标化(indexing,医师的动作停止时器械臂所控制的手术器械停留在动作停止时的位置状态)等多个功能。

摄像臂提供手术区域的视图,左右器械臂重

复外科医师双臂的活动,分别操作两件手术器械。Zeus 系统中摄像臂内装有伊索(Aesop)声控内镜定位装置,3 组机器人手臂被分别安装在手术台上,左右两条机械臂所持有的专业手术器械本身具有微腕(microwrist)结构,可提供包括旋转、开合、左右、上下、出入在内的 5 个自由度,新一代的 Zeus 系统还可以提供另外一个器械末端关节弯曲的自由度;而 da Vinci 系统的 3 或 4 条机械臂被共同安置于其机器人手术塔上,机械臂可沿着手术塔中心立柱内部的轨道上下滑动,也可通过几个关节做上下、前后、左右的运动,加之 Intuitive Su cal 公司根据各种不同手术的需要,设计制作了 17 种功能各异的专业手术器械本身所具的内镜下机械腕(Endowrist)结构所提供的左右、旋转、张合、末端关节弯曲 4 个自由度,共有 7 个自由度,可完成人手不能完成的很多高难度动作,大大增加了手术可覆盖的区域。

(二)RACAB 的历史、现状、问题及展望

1998 年德国 Mohr 等使用达·芬奇系统完成了世界首例 RACAB。次年,Loulmet 等在闭式体外循环技术(heart-port/port-access,PA)帮助下完成了首例完全腔镜下冠状动脉旁路移植术(total endoscopic coronary artery bypass,TECAB)。但是使用闭式体外循环系统手术,达不到真正微创的目的。随后,Boyd 等借助特殊设计的胸骨抬高器完成了首例非体外循环下完全内镜下冠状动脉旁路移植术(off-pump total endoscopic coronary artery bypass,OPTECAB),但仅限于左侧乳内动脉(LIMA)与左前降支(LAD)的吻合。经过十余年的发展,机器人辅助下冠状动脉旁路移植术已经成为一股热潮席卷全球,各大临床中心已完成数千例手术,积累了丰富的经验。

2001 年,德国莱比锡大学心脏病中心 Mohr 等报道了自 1998 年 12 月至 2000 年 4 月应用达·芬奇系统对 131 例患者进行 RACAB 的情况,其中 81 例仅用达·芬奇系统切取乳内动脉,手工行移植血管与冠状动脉吻合;15 例应用达·芬奇系统进行移植血管与冠状动脉的机器人辅助吻合,所有吻合口术后通畅良好;27 例在 PA 支持下实施了 TECAB,其中 5 例术中通畅情况不满意转为小切口冠状动脉旁路移植术或正中开胸血管吻合;8 例行 OPTECAB,最终 4 例成功实施了

该术式,4 例 TECAB 中转开胸的原因包括:LAD 钙化严重、心脏壁内 LAD、胸膜粘连、LAD 阻断前心律失常等。2006 年,Srivastava 等报道了 150 例 RACAB,所有患者均顺利完成手术,无心肌梗死、卒中、切口感染等并发症,无死亡,4 例因出血再次开胸,平均住院时间仅 3.6d,术后 3 个月对 55 例行冠状动脉 CT 造影术(coronary computed tomography angiography,CCTA)检查,无桥血管狭窄。同年,Argenziano 等报道了多中心完成的 85 例 RACAB,除 5 例转为传统开胸手术外,其余均在完全机器人腔镜下完成手术,无死亡及脑卒中发生,术后 3 个月桥血管通畅率达 91%。

解放军总医院心血管外科主任高长青教授对机器人心脏手术系统进行了多年的跟踪考察,建立了中国第一个全机器人心脏外科手术团队,于 2007 年 1 月 15 日成功完成了国内第一例心脏跳动下 RACAB。2011 年,高长青教授报道了自 2007 年 1 月至 2011 年 3 月间 105 例接受 OPRACAB 患者的情况。该手术组包括 77 名男性和 28 名女性患者,年龄从 33 岁到 77 岁,平均(59±10)岁。所有患者心脏跳动下成功完成 RACAB,桥血管平均流量为(21±13)ml/min。1 例患者于术后第一天发生心脏骤停,但很快恢复,CCTA 显示桥血管通畅。1 例术前脑卒中患者术后肺部感染,经治疗后出院。无死亡及脑卒中发生,所有患者无并发症出院。术后随访(30±12)个月所有患者桥血管均通畅。

当然,机器人辅助下 CABG 仍然面临着诸多挑战。首先,该术式对患者的筛选标准非常严格,尽管各大中心的标准并不非常一致,但一般都只限于单支冠状动脉病变,而对于冠状动脉钙化严重,心功能低下(通常指射血分数 <0.3),肺部病变严重、不能耐受单肺通气(如肺水肿、严重慢性阻塞性肺疾病、严重肺纤维化等),循环不稳定,解剖变异如心肌桥或有胸部手术史导致胸腔粘连等,均不适合该术式。其次,机器人辅助下 CABG 手术时间较传统手术明显延长。手术时间的延长也正是限制机器人辅助全胸腔镜下完成多支冠状动脉病变 CABG 的重要原因,尽管近年来有少量报道机器人辅助下完成双支或三支 CABG,但手术时间较单支 CABG 更是大大延长,Bonatti 等报道 10 例双支 CABG,手术时间平均 500min。所以

大多数研究中心在处理双支或三支冠状动脉病变时多选择另外加用一小切口完成血管口的吻合，或直接改用传统手术。再次，根据多中心统计，完全胸腔腔镜机器人辅助下CABG吻合口通畅率较传统手术低，约90%，增加了患者的再手术概率，因而如何提高吻合口通畅率也成为亟待解决的问题。当然，除外以上各种不足之外，机器人辅助CABG还有一些困难，如目标血管显露、吻合区选择、术中出血控制等。但我们更应该看到它的优点，机器人辅助下CABG切口小、疼痛轻、患者恢复快，还能进行远程手术，避免了正中开胸带来的诸多并发症，这些都是传统手术所无法替代的。综合各国报道，机器人辅助心脏手术除手术时间较传统手术方式明显延长外，患者术后ICU监护时间、机械通气时间、住院时间及术后早期疗效与传统手术技术差异无统计学意义。目前多中心前瞻性研究正在进行，以期得出更可靠的结论。

相对于传统的心脏外科而言，机器人辅助微创心脏外科的发展刚刚起步，尽管在较多方面仍然还不成熟，临床运用还存在较多的限制，但它的优势无疑是巨大的，如出血少、创伤小、住院时间短、恢复快、生活质量提高等，而且这些优势随着科学技术的发展及我们临床经验的增加将越来越明显，而相应的运用限制将日趋减少。我们有理由相信，随着科学技术的不断发展，在不远的将来，机器人辅助下CABG在心脏外科的应用将会越来越广泛。

四、杂交手术及其他微创冠心病外科技术

（一）杂交手术

体外循环的避免和隐蔽切口的选择是微创心脏外科学的两个标志性技术。近年来，随着腔内介入治疗学和影像医学的发展，另外一种微创技术应运而生，即外科和介入技术相结合的杂交技术（hybrid technique）：其核心理念就是在一个较特殊的手术室，外科医师进行开胸术后在实时影像学指引下使用介入器械，结合其他常规心脏外科手术完成心脏病的治疗。由于心脏介入和外科手术各有利弊，专家们开始探索多学科合作的治疗策略。1996年，Angelini及其同事们首次将经皮冠状动脉介入治疗（PCI）和MIDCAB整合起来，治疗多支冠脉病变。

阜外医院在国内首次提出了将传统心外科技术与现代介入治疗技术融为一体的"一站式复合技术"或"开胸后复合式心脏外科"的概念。经过十余年的发展，它的概念目前基本涵盖了两个方面：一是经外科途径，采用介入器械、设备治疗疾病，外科手段是为介入治疗创造条件和提供路径；二是同时采用外科手段和介入手段治疗疾病，二者分别从不同角度处理疾病或处理不同疾病。根据外科手术和介入手术是否同时实施，杂交手术分为"一站式"和分期两种方式。阜外医院从2007年6月至2010年12月，共完成冠心病"一站式"杂交手术141例，结果发现该术式显著减少了ICU监护时间、住院总时间和血液制品使用量。经过平均3年随访发现，杂交手术组（6.4%）患者主要不良心脑血管事件（MACCE）发生率明显低于PCI（22.7%）和CABG组（13.5%）。在SYNTAX评分高危组，CABG组和杂交手术组的MACCE发生率显著低于PCI组。在EuroSCORE高危组，杂交手术的MACCE发生率显著低于CABG组和PCI组。2012年，Bonatti报道了2001—2011年间226例冠状动脉多支病变患者实施机器人辅助下杂交手术的疗效。评价随访5年，92.9%的患者存活，75.2%的患者避免了MACCE事件，结果令人鼓舞。同年，Leacche报道了80例杂交手术患者与301例传统CABG患者在多支病变中的30d疗效总结，证实杂交手术对于多支病变而言是一种安全有效的术式。

目前，杂交手术的适应证包括：无保护的左主干及三支病变，前降支闭塞或分叉病变、严重迂曲及弥漫性病变，拟行分期（先处理非LAD病变，再处理LAD）的患者，以及传统CABG高危的多支病变患者（如多器官功能不全、升主动脉钙化、缺乏适宜桥血管材料等）。

此外，冠心病合并颈动脉、肾动脉等外周动脉狭窄性疾病的患者，可在CABG术前施行相应动脉支架植入术，二者可以同期或分期，也属于杂交手术的范畴。作者在该领域开展了初步尝试，并取得了良好效果。

（二）其他微创冠心病外科技术

1. 闭式冠状动脉旁路移植术　闭式冠状动脉旁路移植术（heart-port/port-access coronary

artery bypass，PACAB）是指经前胸小切口在体外循环辅助和心脏停搏下完成的冠状动脉旁路移植术。患者通过股动静脉插管建立体外循环，并通过一个主动脉内球囊将冠状动脉循环与全身循环分开。

该术式的优点是通过小的切口，在静态、无血的情况下完成远端血管的吻合。但缺点也有几个：最主要的是有逆行性主动脉夹层的危险；另外，主动脉内球囊移位有引起脑缺血的危险；这种方法需要较长手术和体外循环时间，且花费较高。

2. 德累斯顿手术　德累斯顿手术（Dresden technique）是指第3肋间前外侧切口，并将邻近的胸肋关节离断，行右房和主动脉插管建立体外循环后行冠状动脉旁路移植术。该术式优点同PACAB，但它没有主动脉内球囊移位和主动脉逆行夹层的缺点。其主要缺点是手术入路不熟悉、第3肋骨从胸肋关节离断后可引起患者术后明显的不适、手术时间延长且对技术要求明显增加。故而，目前仅有少数几个心脏中心能开展此项技术。

3. 桥血管的微创获取技术　超过95%的CABG患者需要采用大隐静脉作为桥血管材料。传统的下肢长切口获取大隐静脉的方法可以带来一系列的并发症：水肿，血肿，感染，切口裂开，坏死需清创、植皮，甚者截肢。故而，微创大隐静脉获取方法应运而生。目前有小切口直视下获取和内镜下获取大隐静脉两种技术。前者采取经皮隧道的方法，一系列的切口分布于皮肤表面，并由皮下隧道相通。该技术的优势是避免踝关节、膝关节和腹股沟处的皮肤切口，从而减少愈合不良及感染的概率。后一种方法是使用特殊装置（包括内镜及 CO_2 吹入装置），取膝关节上方切口开始游离，皮下形成一个围绕吹气装置的密闭腔。血管的游离在内镜直接引导下进行。

微创技术同样也被应用于桡动脉的获取。有研究表明微创法可提高所获取的桡动脉的通畅率。然而，由于存在夹层、血肿、骨筋膜室综合征等较高的并发症发生率，此方法并未得到广泛应用。

（孙寒松）

参 考 文 献

1. Hu S S, Xiong H, Zheng Z, et al. Midterm outcomes of simultaneous hybrid coronary artery revascularization for left main coronary artery disease. The heart surgery forum, 2012, 15: E18-22.

2. Yeatman M, Caputo M, Ascione R, et al. Off-pump coronary artery bypass surgery for critical left main stem disease: Safety, efficacy and outcome. European journal of cardio-thoracic surgery: official journal of the European Association for Cardio-thoracic Surgery, 2001, 19: 239-244.

3. Chavanon O, Carrier M, Cartier R, et al. Increased incidence of acute ascending aortic dissection with off-pump aortocoronary bypass surgery? The Annals of thoracic surgery, 2001, 71: 117-121.

4. Subramanian V A, McCabe J C, Geller C M. Minimally invasive direct coronary artery bypass grafting: Two-year clinical experience. The Annals of thoracic surgery, 1997, 64: 1648-1653; discussion 1654-1645.

5. Calafiore A M, Teodori G, Di Giammarco G, et al. Multiple arterial conduits without cardiopulmonary bypass: Early angiographic results. The Annals of thoracic surgery, 1999, 67: 450-456.

6. Kim K B, Lim C, Lee C, et al. Off-pump coronary artery bypass may decrease the patency of saphenous vein grafts. The Annals of thoracic surgery, 2001, 72: S1033-1037.

7. Hu S, Zheng Z, Yuan X, et al. Increasing long-term major vascular events and resource consumption in patients receiving off-pump coronary artery bypass: A single-center prospective observational study. Circulation, 2010, 121: 1800-1808.

8. Benetti F J, Ballester C. Use of thoracoscopy and a minimal thoracotomy, in mammary-coronary bypass to left anterior descending artery, without extracorporeal circulation. Experience in 2 cases. The Journal of cardiovascular surgery, 1995, 36: 159-161.

9. Benetti F, Mariani M A, Sani G, et al. Video-assisted minimally invasive coronary operations without cardiopulmonary bypass: A multicenter study. The Journal of thoracic and cardiovascular surgery, 1996, 112: 1478-1484.

10. Stevens J H, Burdon T A, Peters W S, et al. Port-access coronary artery bypass grafting: A proposed surgical method. The Journal of thoracic and cardiovascular

surgery, 1996, 111: 567-573.

11. Calafiore A M, Vitolla G, Mazzei V, et al. The last operation: Techniques and results before and after the stabilization era. The Annals of thoracic surgery, 1998, 66: 998-1001.

12. Doty J R, Fonger J D, Salazar J D, et al. Early experience with minimally invasive direct coronary artery bypass grafting with the internal thoracic artery. The Journal of thoracic and cardiovascular surgery, 1999, 117: 873-880.

13. Diegeler A, Matin M, Falk V, et al. Quality assessment in minimally invasive coronary artery bypass grafting. European journal of cardio-thoracic surgery: official journal of the European Association for Cardio-thoracic Surgery, 1999, 16 Suppl 2: S67-72.

14. Repossini A, Moriggia S, Cianci V, et al. The last operation is safe and effective: Midcabg clinical and angiographic evaluation. The Annals of thoracic surgery, 2000, 70: 74-78.

15. Cremer J T, Wittwer T, Boning A, et al. Minimally invasive coronary artery revascularization on the beating heart. The Annals of thoracic surgery, 2000, 69: 1787-1791.

16. Moussa I, Oetgen M, Subramanian V, et al. Frequency of early occlusion and stenosis in bypass grafts after minimally invasive direct coronary arterial bypass surgery. The American journal of cardiology, 2001, 88: 311-313.

17. Holzhey D M, Jacobs S, Mochalski M, et al. Seven-year follow-up after minimally invasive direct coronary artery bypass: Experience with more than 1 300 patients. The Annals of thoracic surgery, 2007, 3: 108-114.

18. Mohr F W, Falk V, Diegeler A, et al. Computer-enhanced coronary artery bypass surgery. The Journal of thoracic and cardiovascular surgery, 1999, 117: 1212-1214.

19. Loulmet D, Carpentier A, d'Attellis N, et al. Endoscopic coronary artery bypass grafting with the aid of robotic assisted instruments. The Journal of thoracic and cardiovascular surgery, 1999, 118: 4-10.

20. Boyd W D, Rayman R, Desai N D, et al. Closed-chest coronary artery bypass grafting on the beating heart with the use of a computer-enhanced surgical robotic system. The Journal of thoracic and cardiovascular surgery, 2000, 120: 807-809.

21. Mohr F W, Falk V, Diegeler A, et al. Computer-enhanced "robotic" cardiac surgery: Experience in 148 patients. The Journal of thoracic and cardiovascular surgery, 2001, 121: 842-853.

22. Srivastava S, Gadasalli S, Agusala M, et al. Use of bilateral internal thoracic arteries in cabg through lateral thoracotomy with robotic assistance in 150 patients. The Annals of thoracic surgery, 2006, 81: 800-806; discussion 806.

23. Argenziano M, Katz M, Bonatti J, et al. Results of the prospective multicenter trial of robotically assisted totally endoscopic coronary artery bypass grafting. The Annals of thoracic surgery, 2006, 81: 1666-1674; discussion 1674-1665.

24. Gao C Q, Wu Y, Yang M, et al. Robotically assisted coronary artery bypass grafting on beating heart. Zhonghua wai ke za zhi, 2011, 49: 923-926.

25. Bonatti J, Schachner T, Bonaros N, et al. Robotic totally endoscopic double-vessel bypass grafting: A further step toward closed-chest surgical treatment of multivessel coronary artery disease. The heart surgery forum, 2007, 10: E239-242.

26. Damiano R J Jr., Ehrman W J, Ducko C T, et al. Initial united states clinical trial of robotically assisted endoscopic coronary artery bypass grafting. The Journal of thoracic and cardiovascular surgery, 2000, 119: 77-82.

27. Bonatti J O, Zimrin D, Lehr E J, et al. Hybrid coronary revascularization using robotic totally endoscopic surgery: Perioperative outcomes and 5-year results. The Annals of thoracic surgery, 2012, 94: 1920-1926; discussion 1926.

28. shLeacche M, Byrne J G, Solenkova N S, et al. Comparison of 30-day outcomes of coronary artery bypass grafting surgery verus hybrid coronary revascularization stratified by syntax and euroscore. The Journal of thoracic and cardiovascular surgery, 2013, 145: 1004-1012.

29. Wu H, Sun H, Jiang X, et al. Simultaneous hybrid revascularization by peripheral artery stenting and off-pump coronary artery bypass: The early results. The Annals of thoracic surgery, 2011, 91: 661-664.

中英文名词对照索引

G

H

J

W

X

登录中华临床影像库步骤

| 公众号登录 >>

扫描二维码
关注"临床影像库"公众号

点击"影像库"菜单
进入中华临床影像库首页

临床影像库

中华临床影像库内容涵盖国内近百家大
型三甲医院临床影像诊断中所能见…… ∨

7位朋友关注

关注公众号

影像库

| 网站登录 >>

输入网址 medbooks.ipmph.com/yx
进入中华临床影像库首页

进入中华临床影像库首页

注册或登录

PC 端点击首页"兑换"按钮
移动端在首页菜单中选择"兑换"按钮

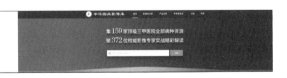

输入兑换码,点击"激活"按钮
开通中华临床影像库的使用权限

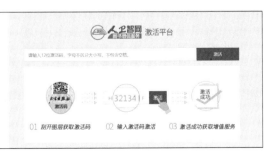

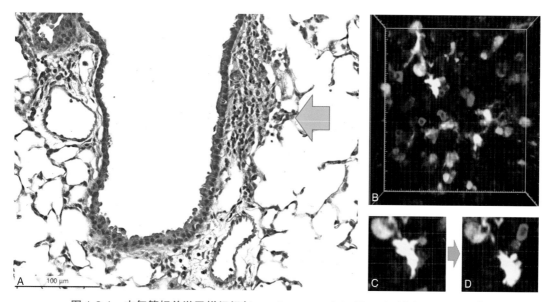

图 1-3-1　支气管相关淋巴样组织（bronchus-associated lymphoid tissue，BALT）

A. 双重共刺激阻滞诱导 Balb/c=>C57/BL6 小鼠肺移植完全耐受，术后 3 周移植肺内支气管旁可见单个核细胞聚集形成的 BALT（黄箭头）；B. 活体多光子荧光成像显示，BALT 内有大量受者来源的树突状细胞（黄色荧光蛋白 /YFP）和 Treg 细胞（绿色荧光蛋白 /GFP）；C、D. 树突状细胞和 Treg 细胞原本紧密接触，中性粒细胞（红色 /PE-Ly6G）被高温灭活铜绿假单胞菌激活后作用于 Tregs，使其与树突状细胞脱离

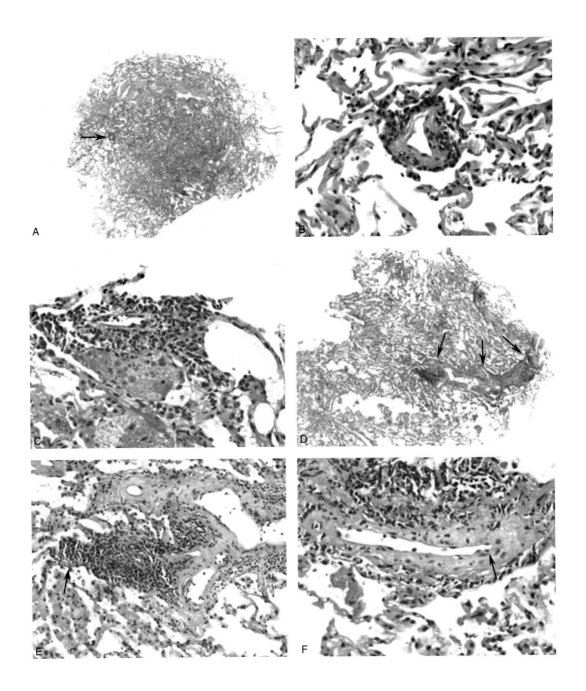

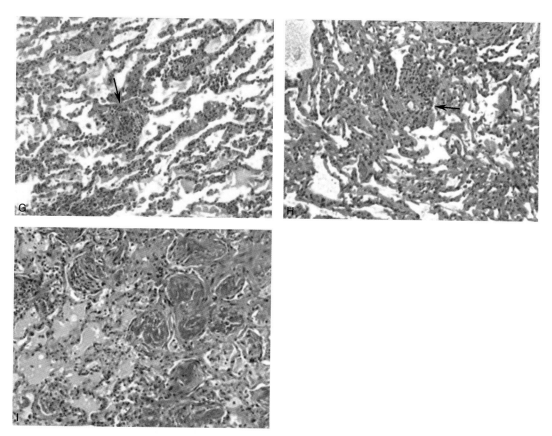

图 1-3-2 移植肺急性排斥病理分级及相关病理改变

A、B. A1 级（极轻微的小血管周围浸润）；C. A2 级（轻度的小血管周围浸润,但未累及肺泡）；D~F. A3 级（中度浸润,累及小血管和小支气管周围肺泡间隔,但未明显破坏肺泡结构,中性粒细胞少见）；G~I. A4 级（重度浸润,肺泡结构破坏、机化,中性粒细胞浸润明显且排除感染因素）

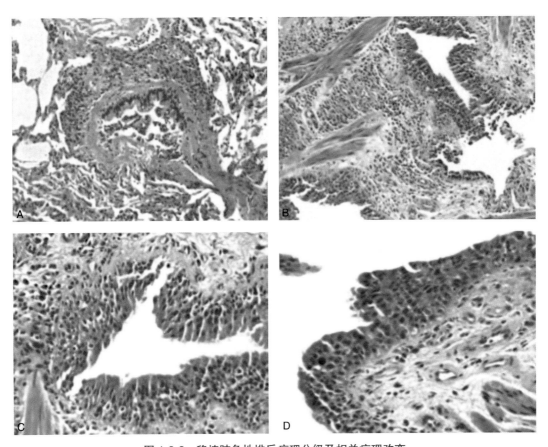

图 1-3-3　移植肺急性排斥病理分级及相关病理改变

A. B1R（细支气管黏膜下层少量散在的单个核细胞浸润，不伴有上皮损伤和浸润）；B~D. B2R（黏膜下层有大量单个核细胞浸润，伴有上皮损伤和浸润，重者有坏死、中性粒细胞浸润）

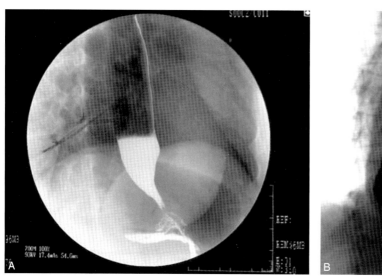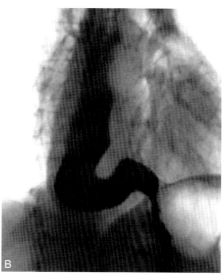

图 1-5-1　贲门失弛缓症钡餐造影表现

A. 钡餐造影的典型表现：食管胃接合部呈鸟嘴样改变；B. 重度食管扩张可表现为食管的走向扭曲呈 S 形（sigmoid esophagus）

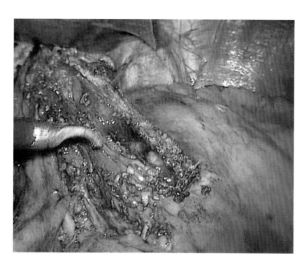

图 1-5-2　食管肌层切开术：切开食管下段
环形肌及纵行肌直至胃壁

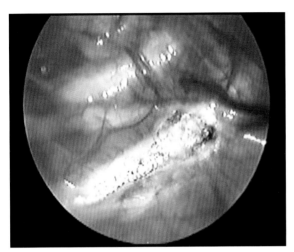

图 1-7-4　右侧 R3 切断

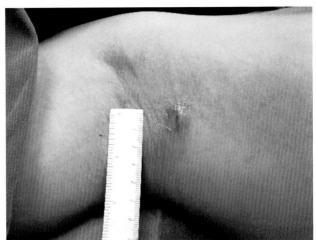

图 1-7-5　<1cm 的腋窝单切口,采用医用胶粘合

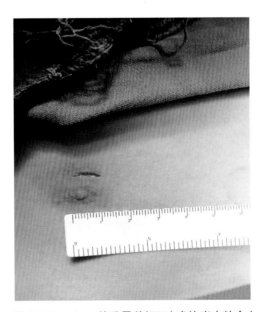

图 1-7-6　<1cm 的乳晕单切口(术毕尚未粘合)

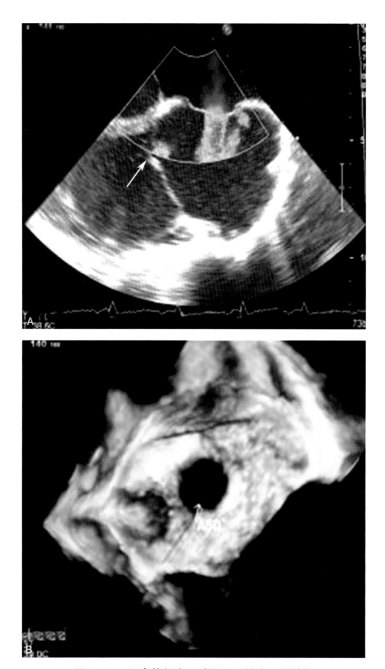

图 2-1-7 经食管超声心动图显示的房间隔缺损

二维食管超声显示的继发孔型房间隔缺损分流情况（A），三维食管超声心动图更可以清晰地显示外科视角级别的房间隔缺损图像，从而明确其形态及其与周围邻近组织关系，B 显示了呈圆形的继发孔中央型房间隔缺损

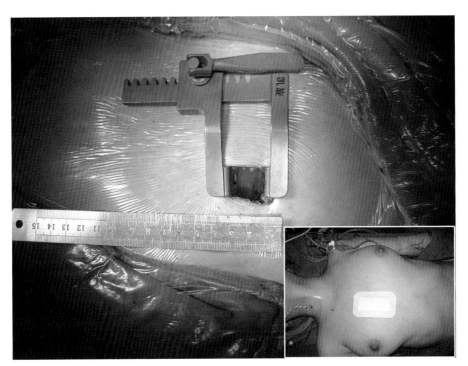

图 2-1-8　经胸房间隔缺损封堵所采用的经右胸微创小切口
其切口长度仅约 3cm

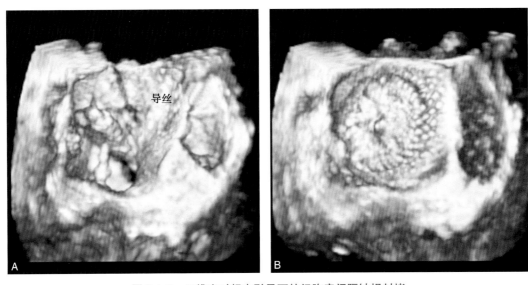

图 2-1-9　三维实时超声引导下的经胸房间隔缺损封堵
可见封堵器左右伞盘释放,关闭房间隔缺损分流

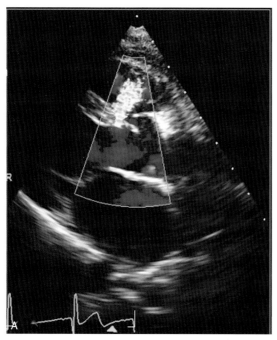
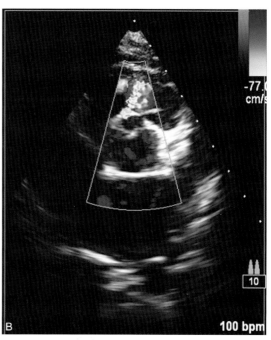
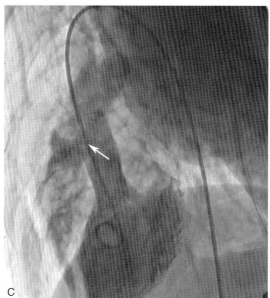

图 2-1-10 经胸超声心动图 / 经导管造影显示双动脉干下型室间隔缺损

A、B. 经胸超声心动图显示的双动脉干下缺损,可见缺损分流经主动脉瓣及肺动脉瓣膜下方;C. 造影图像同样清晰地显示室间隔缺损位于主 / 肺动脉瓣膜下(箭头)

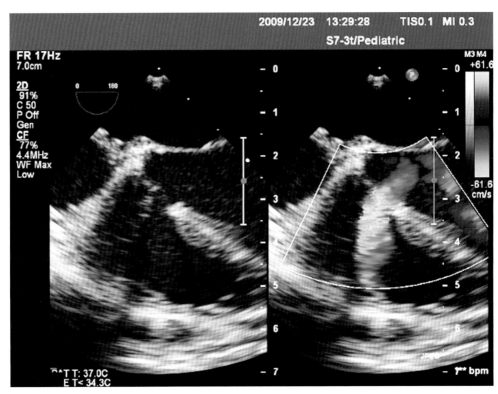

图 2-1-11　经食管超声显示的膜周部室间隔缺损及其左向右分流

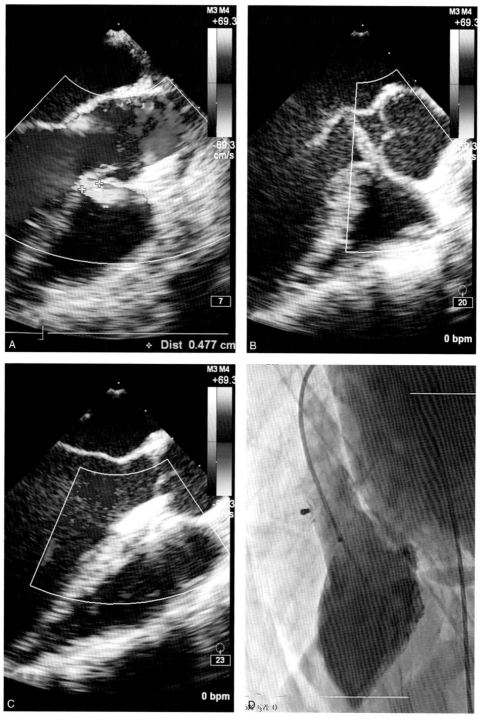

图 2-1-14　干下型室间隔缺损经胸外科封堵

A. 经食管超声显示的干下型室间隔缺损；B. 导管输送鞘进入室间隔缺；C. 释放偏心封堵器，在不干扰主动脉瓣膜的前提下封闭室间隔缺损分流；D. 造影显示伞盘位置良好,心内分流消失

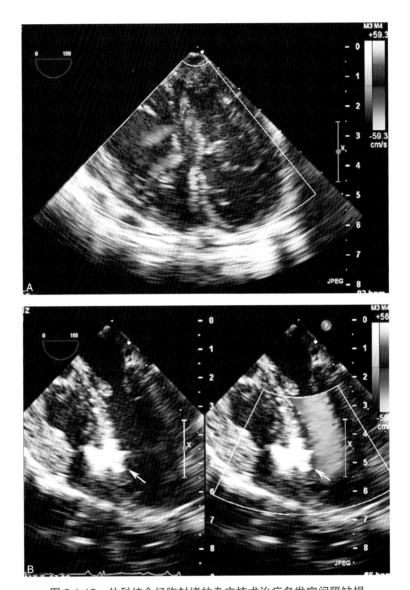

图 2-1-15　外科结合经胸封堵的杂交技术治疗多发室间隔缺损

对于心尖部难以暴露的肌部缺损,采用经胸封堵的方式进行治疗(A),对于中肌部缺损则通过外科修补的方式,从而达到一站式杂交治疗多发肌部缺损的目的(B)

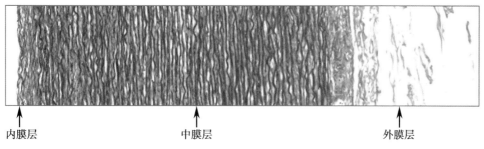

内膜层　　　　　　　中膜层　　　　　　　外膜层

图 2-4-25　正常主动脉三层组织结构

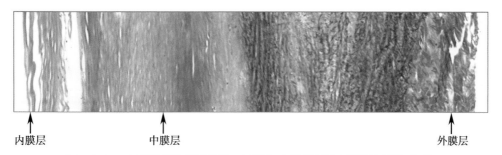

内膜层　　　　　　　中膜层　　　　　　　外膜层

图 2-4-26　主动脉瘤的组织分层：内膜层、中膜层（弹力纤维的断裂、坏死，
大量黏液性物质出现，形成血管中层囊性变性）和外膜层

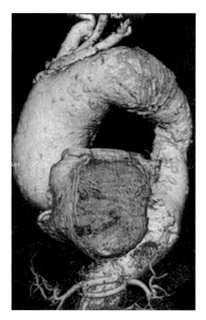

图 2-4-39　动脉硬化性动脉瘤

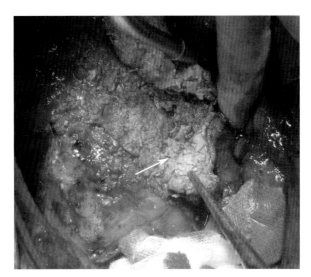

图 2-5-2　缩窄性心包炎患者心包增厚
粘连形成大片钙化灶（箭头）

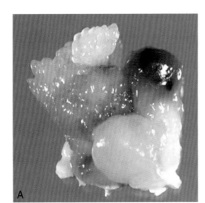

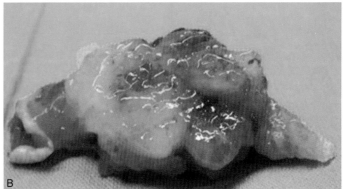

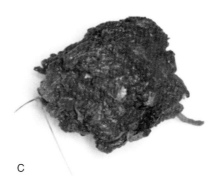

图 2-5-16　形态各异的黏液瘤

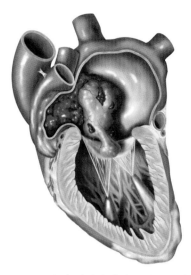

图 2-5-17　左房黏液瘤发病时的一些情况

黏液瘤可以在左房内生长并通过一个蒂附着于房间隔组织上。在心脏收缩期,黏液瘤组织的一部分或者全部可以通过二尖瓣进入左心室,甚至主动脉内。由黏液瘤引起的二尖瓣相对性狭窄会引起患者出现左心房、肺静脉压力升高以及各种类型的心房颤动,进而如本患者在左心耳处产生血栓

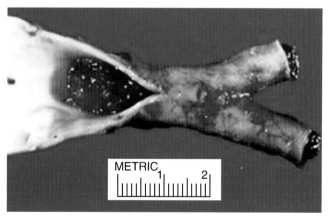

图 2-5-18　可见黏液瘤对动脉组织的栓塞